a entrevista
psiquiátrica
na prática clínica

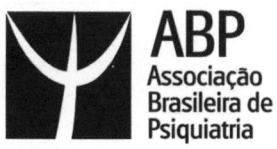
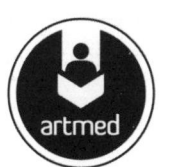

A Artmed é a editora oficial da ABP

Nota: A medicina é uma ciência em constante evolução. À medida que novas pesquisas e a própria experiência clínica ampliam o nosso conhecimento, são necessárias modificações na terapêutica, onde também se insere o uso de medicamentos. Os autores desta obra consultaram as fontes consideradas confiáveis, num esforço para oferecer informações completas e, geralmente, de acordo com os padrões aceitos à época da publicação. Entretanto, tendo em vista a possibilidade de falha humana ou de alterações nas ciências médicas, os leitores devem confirmar estas informações com outras fontes. Por exemplo, e em particular, os leitores são aconselhados a conferir a bula completa de qualquer medicamento que pretendam administrar, para se certificar de que a informação contida neste livro está correta e de que não houve alteração na dose recomendada nem nas precauções e contraindicações para o seu uso. Essa recomendação é particularmente importante em relação a medicamentos introduzidos recentemente no mercado farmacêutico ou raramente utilizados.

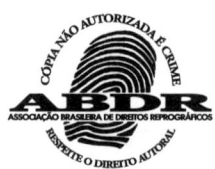

M158e MacKinnon, Roger A.
     A entrevista psiquiátrica na prática clínica / Roger A. MacKinnon, Robert Michels, Peter J. Buckley ; tradução: Celeste Inthy, Soraya Imon De Oliveira ; revisão técnica: Gustavo Schestatsky. – 3. ed. – Porto Alegre : Artmed, 2018.
     xiv, 560 p. ; 25 cm.

     ISBN 978-85-8271-438-6

     1. Psiquiatria. 2. Entrevista psiquiátrica. I. Michels, Robert. II. Buckley, Peter J. III. Título.

CDU 616.89

Catalogação na publicação: Poliana Sanchez de Araujo – CRB 10/2094

ROGER A. MACKINNON
ROBERT MICHELS
PETER J. BUCKLEY

a entrevista
psiquiátrica
na prática clínica

3ª EDIÇÃO

Tradução:
Celeste Inthy
Soraya Imon De Oliveira

Revisão técnica:
Gustavo Schestatsky
*Psiquiatra. Mestre em Psiquiatria pela Universidade Federal
do Rio Grande do Sul (UFRGS). Professor da Residência
Médica em Psiquiatria do Hospital Psiquiátrico São Pedro.*

Reimpressão 2019

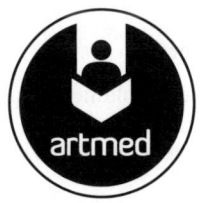

2018

Obra originalmente publicada nos Estados Unidos por American Psychiatric Association Publishing, Arlington, VA., Copyright © 2016, sob o título The Psychiatric Interview, Third Edition. Todos os direitos reservados. ISBN 9781615370344

First published in the United States by American Psychiatric Association Publishing, Arlington, VA.

Copyright © 2016. All rights reserved.

First published in Brazil by Artmed Editora Ltda., a Grupo A Educação S.A. company, in Portuguese. Publicação em língua portuguesa para o Brasil por Artmed Editora Ltda., uma empresa Grupo A Educação S.A. Artmed Editora Ltda is the exclusive publisher of The Psychiatric Interview, Third Edition, (Copyright © 2016) authored by Roger A. MacKinnon, M.D., Robert Michels, M.D., and Peter J. Buckley, M.D. in Portuguese for distribution Worldwide.

Artmed Editora Ltda. é a editora exclusiva do título acima mencionado em língua portuguesa, de autoria dos autores mencionados. Permission for use of any material in the translated work must be authorized in writing by Artmed Editora Ltda. Permissão para reprodução de material desta obra deverá ser submetida à Artmed Editora Ltda. The American Psychiatric Association played no role in the translation of this publication form English to the Portuguese language and is not responsible for any erros, omissions, or other possible defects in the translation of the publication. A American Psychiatric Association não se responsabiliza por eventuais erros, omissões ou outros possíveis defeitos na tradução desta obra.

Gerente editorial: *Letícia Bispo de Lima*

Colaboraram nesta edição:

Coordenadora editorial: *Cláudia Bittencourt*

Capa: *Paola Manica*

Preparação de originais: *Danielle Oliveira da Silva Teixeira*

Projeto e editoração: *Bookabout – Roberto Carlos Moreira Vieira*

Reservados todos os direitos de publicação, em língua portuguesa, à
ARTMED EDITORA LTDA., uma empresa do GRUPO A EDUCAÇÃO S.A.
Av. Jerônimo de Ornelas, 670 – Santana
90040-340 – Porto Alegre – RS
Fone: (51) 3027-7000 – Fax: (51) 3027-7070

SÃO PAULO
Rua Doutor Cesário Mota Jr., 63 – Vila Buarque
01221-020 – São Paulo – SP
Fone: (11) 3221-9033

SAC 0800 703-3444 – www.grupoa.com.br

É proibida a duplicação ou reprodução deste volume, no todo ou em parte, sob quaisquer formas ou por quaisquer meios (eletrônico, mecânico, gravação, fotocópia, distribuição na Web e outros), sem permissão expressa da Editora.

IMPRESSO NO BRASIL
PRINTED IN BRAZIL

Este livro é dedicado a
Cynthia, Verena e Maxine.

AGRADECIMENTOS

Como sempre, agradecemos aos nossos alunos, colegas e pacientes, que continuam nos ensinando e iluminando. Mais especificamente, agradecemos a John Barnhill, M.D., Brad Foote, M.D., e Alessandra Scalmati, M.D., Ph.D., por suas contribuições originais a esta edição.

John McDuffie, Greg Kuny e Tammy Cordova, da American Psychiatric Association Publishing, foram soberbos facilitadores da criação desta nova edição. O suporte administrativo de Bessie Jones foi decisivo. E Bob Hales foi o "parteiro" cuidadoso que trouxe esta nova edição à vida.

AUTORES

Roger A. MacKinnon, M.D., Professor Emérito de Psiquiatria Clínica, College of Physicians and Surgeons, Columbia University. Supervisor e instrutor de analistas, Columbia University Center for Psychoanalytic Training and Research, Nova York.

Robert Michels, M.D., Walsh McDermott University Professor de Medicina e Psiquiatria, Weill Medical College, Cornell University. Supervisor e instrutor de analistas, Columbia University Center for Psychoanalytic Training and Research, Nova York.

Peter J. Buckley, M.D., Professor de Psiquiatria e Ciências do Comportamento, Albert Einstein College of Medicine, Yeshiva University, Nova York. Supervisor e instrutor de analistas, Columbia University Center for Psychoanalytic Training and Research, Nova York.

COLABORADORES

John W. Barnhill, M.D., Professor de Psiquiatria Clínica, DeWitt Wallace Senior Scholar, Vice-diretor de Medicina Psicossomática, Departamento de Psiquiatria, Weill Medical College, Cornell University. Chefe do Consultation-Liaison Service, New York-Presbyterian Hospital/Weill Cornell Medical Center Hospital for Special Surgery, Nova York.

Brad Foote, M.D., Professor Associado de Psiquiatria Clínica e Ciências do Comportamento, Albert Einstein College of Medicine/Montefiore Medical Center, Nova York.

Alessandra Scalmati, M.D., Ph.D., Professor Associado de Psiquiatria Clínica e Ciências do Comportamento, Albert Einstein College of Medicine/Montefiore Medical Center, Nova York.

Os autores e colaboradores não declararam conflitos de interesse.

PREFÁCIO

A 3ª edição deste livro soma-se à 2ª, publicada em 2006. Diferentemente da 2ª edição, escrita 35 anos após a 1ª, as alterações ocorridas na psiquiatria ao longo do intervalo de nove anos foram menos gigantescas ou revolucionárias. Em um editorial do *American Journal of Psychiatry*, publicado em 2006, delineamos e criticamos os desdobramentos radicais ocorridos no panorama psiquiátrico entre a publicação da 1ª e a da 2ª edição. Estes incluíram o refinamento do diagnóstico psiquiátrico fenomenológico do DSM-III e das revisões subsequentes; uma crescente base biológica para o entendimento das origens somáticas da doença mental e tratamentos farmacológicos efetivos; a expansão do pensamento psicodinâmico além da psicologia do ego para incorporação de diferentes perspectivas teóricas; e uma mudança drástica nas atitudes socioculturais quanto à relação médico-paciente. Este último desenvolvimento ainda é especialmente relevante e continua orientando a entrevista psiquiátrica. A relação entre o paciente e o entrevistador deixou de ser assimétrica. Os pacientes estão mais bem informados, acreditam acertadamente que seus corpos e mentes lhes pertencem e desejam se envolver nas tomadas de decisão. A aliança terapêutica entre médico e paciente se tornou a base dos esforços terapêuticos em toda a medicina. A afirmação dos direitos intrínsecos dos pacientes tem suas origens nas mudanças culturais iniciadas na década de 1960. O movimento dos direitos civis, o movimento feminista e o movimento da liberação *gay* foram catalisadores para o questionamento de dogmas autoritários e paternalistas, bem como para a afirmação das identidades individuais. Ao longo destes nove anos, notamos que essa evolução progressiva se estendeu aos pacientes transexuais.

Hoje, sabemos que a experiência subjetiva de ser "diferente" é universal, e que a psiquiatria é enriquecida ao reconhecer e explorar essa experiência, validando sua existência e universalidade e tentando compreender como se dá a sua influência sobre a vida do paciente. Essa democratização foi prevista há meio século, quando Anna Freud, comentando a situação psicanalítica, escreveu:

> Entretanto – e me parece importante – enquanto o paciente tiver uma parte saudável de sua personalidade, seu relacionamento real com o analista jamais afundará totalmente. Com o devido respeito pela estritamente necessária manipulação e interpretação da transferência, ainda sinto que deveríamos dar algum espaço para a percepção de que analista e paciente também são duas pessoas reais, na mesma condição de adultos, em um

relacionamento pessoal real um com o outro.

Acreditamos fortemente que esse credo se aplica à entrevista psiquiátrica e ao intercâmbio entre o paciente e o entrevistador em todas as suas manifestações e vicissitudes.

As alterações ocorridas no panorama psiquiátrico no decorrer dos últimos nove anos foram incrementais. Esta nova edição do nosso livro foi alinhada ao DSM-5, publicado em 2013, todavia mantendo um pouco da crítica à classificação DSM que expressamos na edição anterior. Conforme observamos na 2ª edição, o DSM, em suas sucessivas edições, tem enfatizado abordagens fenomenológicas descritivas de psicopatologia e, infelizmente, continua incentivando a entrevista psiquiátrica exageradamente focada na descrição de sintomas e no estabelecimento de diagnósticos, em vez de no aprendizado sobre o paciente, em seus problemas, em suas doenças e em sua vida. Exemplificando, enquanto os avanços em psiquiatria biológica estabeleceram definitivamente que a esquizofrenia é uma "doença cerebral" e um distúrbio do neurodesenvolvimento, persiste ainda uma infeliz diminuição da atenção à experiência subjetiva dos pacientes psicóticos individuais. Como a psicose somente pode ser expressa por meio da personalidade do paciente individual, a história pessoal do indivíduo e a estrutura do seu caráter determinam muitos aspectos da "experiência" psicótica que devem ser identificados e abordados no envolvimento clínico.

O DSM-5 reconheceu a controvérsia existente na conceitualização dos *transtornos da personalidade*, fornecendo uma versão essencialmente inalterada dos critérios encontrados no DSM-IV-TR, na Seção II do texto, além de um modelo alternativo na Seção III, que enfatiza os comprometimentos do funcionamento da personalidade e os *traços* de personalidade patológica. Os transtornos da personalidade são uma parte central do componente *principais síndromes clínicas* do nosso livro, e achamos o modelo original na Seção II mais compatível com a nossa abordagem clínica. Assim, mantivemos essas definições em nosso texto atual. Basicamente, concordamos com um editorial publicado em 2010, no *American Journal of Psychiatry*, que argumentava que a unidade primária do diagnóstico deveria ser uma *síndrome* de personalidade englobando cognição, afetividade, funcionamento interpessoal, comportamento, enfrentamento e defesas, e que os sistemas baseados em traços têm menos utilidade na prática clínica.

Os avanços na psiquiatria biológica – genética, neurociência cognitiva, psicofarmacologia, imagens cerebrais e neurociências em geral – continuam a passos largos, orientam a cultura da psiquiatria e fornecem um entendimento crescente acerca da origem das doenças mentais. Continuamos apoiando o ponto de vista enunciado por Glen Gabbard de que "quase todos os principais transtornos psiquiátricos são amálgamas complexos de diáteses genéticas e influências ambientais. Genes e ambiente estão intrincadamente conectados no modelamento do comportamento humano".

A entrevista psiquiátrica envolve o entrevistador em um diálogo com o paciente. Nesse sentido, trata-se da "voz" e de sua interface – o vocalista e a resposta e a interpretação do ouvinte. Esperamos ter mantido na edição atual uma apreciação para o leitor da complexa melodia envolvida.

Peter J. Buckley, M.D.
Robert Michels, M.D.
Roger A. MacKinnon, M.D.

SUMÁRIO

Parte I
PRINCÍPIOS GERAIS

Capítulo 1   Princípios gerais da entrevista 3
Capítulo 2   Princípios gerais da psicodinâmica 63

Parte II
SÍNDROMES CLÍNICAS IMPORTANTES

Capítulo 3   O paciente obsessivo-compulsivo 87
Capítulo 4   O paciente histriônico 110
Capítulo 5   O paciente narcisista 142
Capítulo 6   O paciente masoquista 165
Capítulo 7   O paciente deprimido 185
Capítulo 8   O paciente com transtorno de ansiedade 227
Capítulo 9   O paciente *borderline* 254
Capítulo 10   O paciente traumatizado 277
Capítulo 11   O paciente com transtorno dissociativo de identidade 305
Capítulo 12   O paciente antissocial 331
Capítulo 13   O paciente paranoide 358
Capítulo 14   O paciente psicótico 387
Capítulo 15   O paciente psicossomático 409
Capítulo 16   O paciente com deficiência cognitiva 420

Parte III
SITUAÇÕES CLÍNICAS ESPECIAIS

Capítulo 17   O paciente na emergência 437
Capítulo 18   O paciente hospitalizado 457
Capítulo 19   O paciente com experiência diferente 471

Parte IV
FATORES TÉCNICOS QUE AFETAM A ENTREVISTA

Capítulo 20   Anotações e a entrevista psiquiátrica..495
Capítulo 21   Telefones, *e-mails*, outras mídias digitais
              e a entrevista psiquiátrica 501

Posfácio 523
Referências 525
Índice 537

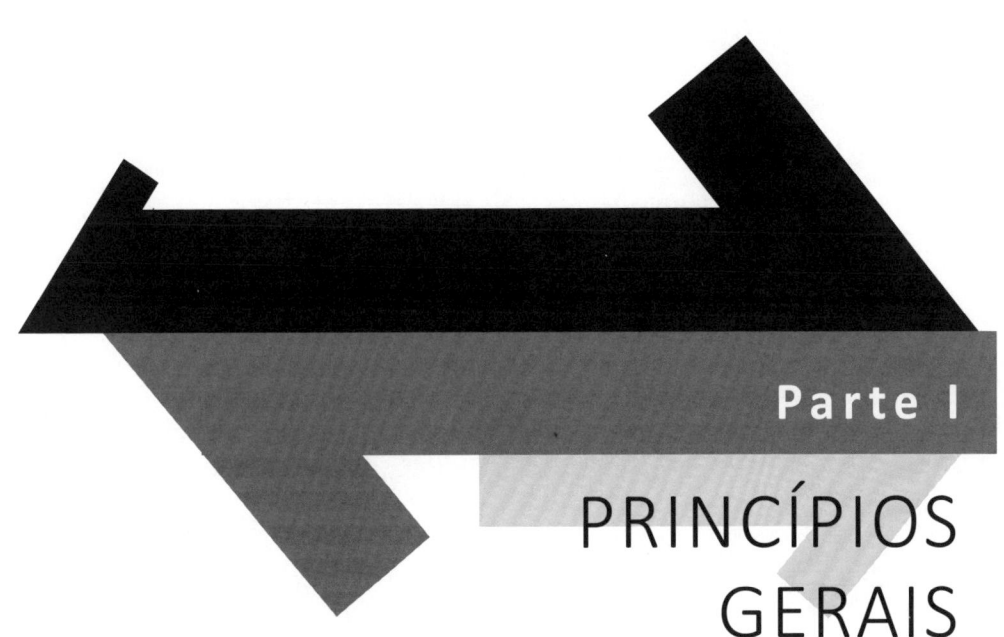

Parte I
PRINCÍPIOS GERAIS

Capítulo 1

PRINCÍPIOS GERAIS DA ENTREVISTA

Este livro considera as entrevistas psiquiátricas com o objetivo de compreender e tratar as pessoas com problemas emocionais ou com doenças psiquiátricas. Ele não considera princípios ou técnicas destinados a pesquisa, procedimentos judiciais ou avaliação da adequação para emprego, o que geralmente envolve terceiros ou uma motivação não terapêutica. Essas entrevistas possuem pouco em comum com aquelas descritas aqui, exceto pelo fato de que podem ser conduzidas por um profissional da saúde mental.

Acreditamos que são necessários vários anos para que um estudante iniciante se torne um entrevistador qualificado. No entanto, o tempo em si não cria um entrevistador psiquiátrico experiente. O treinamento nas ciências básicas da psicodinâmica e da psicopatologia é essencial, além dos professores médicos qualificados, que entrevistam os pacientes na presença dos alunos e que também observam e discutem as entrevistas conduzidas pelos estudantes.

Freud forneceu os fundamentos do nosso atual conhecimento da psicodinâmica, apesar de outros terem ampliado e estendido seus conceitos. Incluímos contribuições da psicologia do ego, da teoria das relações de objeto, da psicologia comportamental, da psicologia do *self*, da psicologia relacional e da psicologia intersubjetiva, embora nem sempre identificadas como tais. Qualquer tentativa sistemática de integrar essas teorias está bem além do escopo deste livro. Elas são tratadas resumidamente no Capítulo 2, "Princípios Gerais da Psicodinâmica", juntamente com as influências biológicas no comportamento. Preferimos uma orientação teórica eclética ou pluralística.

Depois de dois capítulos introdutórios, a próxima parte discute as mais significativas síndromes clínicas e tipos de personalidade, que são determinantes importantes do desdobramento da entrevista e dos problemas posteriores no tratamento. Cada um desses capítulos clínicos começa com uma discussão sobre a psicopatologia, os achados clínicos e uma formulação psicodinâmica. Depois, eles discutem o comportamento característico na entrevista e oferecem conselhos referentes à condução da entrevista para cada tipo de paciente. As vinhetas clínicas apresentadas neste livro foram extraídas, em sua grande parte, de nossa prática clínica ou de nossa experiência no ensino.

Essa abordagem não significa que essas sejam as técnicas "corretas" ou que alguém possa aprender a entrevistar memorizando-as. Nosso estilo de entrevistar não agradará nem será adequado igualmente a todos os leitores. No entanto, há estudantes que têm poucas oportunidades de observar as entrevistas de médicos experientes ou de serem observados. Embora este livro não possa substituir um bom ensino clínico, ele pode fornecer alguns vislumbres úteis de como médicos experientes conduzem entrevistas.

Uma segunda razão para fornecer respostas clínicas específicas tem origem nas habituais e equivocadas interpretações dos princípios abstratos da entrevista. Por exemplo, um supervisor que sugeriu a um aluno "interpretar a resistência do paciente" mais tarde foi informado de que o terapeuta inexperiente disse o seguinte ao paciente: "Você está sendo resistente". Só depois de o paciente ter reagido negativamente é que o estudante compartilhou o fato com seu supervisor e reconheceu seu erro. Após o supervisor mostrar a sensibilidade do paciente à censura e a necessidade de se ter cuidado, o residente refez sua forma de expressar, formulando: "Parece que você acha que isso não é um problema para tratar com um psiquiatra" ou "Algumas das minhas perguntas lhe parecem irrelevantes?".

A Parte III trata das situações de entrevistas em que os entrevistados apresentam problemas especiais. Elas poderão envolver um paciente com alguma síndrome ou doença. Aqui, a ênfase deixa de estar no tipo específico da psicopatologia e passa a estar nos fatores inerentes ao quadro clínico, os quais poderão ter prioridade na determinação da conduta do entrevistador. A consulta realizada na ala de um hospital geral ou o paciente com uma característica cultural diferente pode servir de exemplo.

A parte final deste livro está reservada para questões técnicas especiais que influenciam a entrevista psiquiátrica, como anotações, *e-mail* e o papel do telefone, incluindo o celular ou *pager* do paciente.

A ENTREVISTA CLÍNICA

Uma entrevista profissional difere de outros tipos de entrevistas em que um indivíduo está consultando alguém que é considerado um especialista. Espera-se que o "profissional" ofereça alguma forma de ajuda, seja ele advogado, economista, arquiteto, psicólogo, assistente social ou médico. Na entrevista médica, tradicionalmente, uma pessoa está sofrendo e deseja alívio; espera-se, então, que o outro forneça esse alívio. A esperança de obter ajuda para aliviar seu sofrimento motiva o paciente a expor-se e a "contar tudo". Esse processo é auxiliado pela confidencialidade da relação médico-paciente. Na medida em que o paciente considera o médico como uma potencial fonte de ajuda, fala mais ou menos livremente sobre qualquer assunto que ache ser pertinente à sua dificuldade. Portanto, com frequência é possível obter uma considerável quantidade de informações sobre o paciente e seu sofrimento apenas ouvindo o que ele tem a dizer.

A entrevista psiquiátrica

A entrevista psiquiátrica difere das entrevistas clínicas em geral em uma série de aspectos. Como Sullivan demonstrou, o psiquiatra é considerado um especialista no campo das relações interpessoais; consequentemente, o paciente espera encontrar mais do que um simpático ouvinte. Qualquer pessoa que justificadamente procura ajuda psicológica espera a direção do especialista na entrevista. O médico demonstra essa perícia pelas perguntas que faz, por aquelas que não faz e por determinadas atividades, as quais são apresentadas mais adiante. A busca pela entrevista clínica tradicional é voluntária e, de modo geral, acompanhada da cooperação do paciente. Embora essa situação seja o padrão em muitas entrevistas psiquiátricas, há ocasiões em que a pessoa entrevistada não foi voluntariamente à consulta do especialista em saúde mental. Essas entrevistas são discutidas em separado, mais adiante, neste livro (ver Cap. 14, "O Paciente Psicótico"; Cap. 15, "O Paciente Psicossomático"; e Cap. 18, "O Paciente Hospitalizado").

Geralmente, as entrevistas médicas em áreas não psiquiátricas enfatizam a história médica, com o propósito de obter informações que facilitarão o estabelecimento de um diagnóstico correto e a instituição do tratamento adequado. Essa entrevista está programada para a doença atual, a história passada, a história familiar e a revisão dos sistemas. Dados relativos à vida pessoal são importantes quando podem interferir na doença atual. Por exemplo, se um paciente descreve práticas sexuais inseguras, o entrevistador perguntará se ele já teve uma doença venérea ou se foi testado para HIV. Caso o paciente fique inseguro em relação à privacidade dos registros escritos, essa informação poderá não ser registrada. O psiquiatra também está interessado nos sintomas, na data de início e nos fatores significativos da vida do paciente que possam estar relacionados à sua condição. No entanto, o diagnóstico psiquiátrico e o tratamento baseiam-se tanto na história geral de vida do paciente quanto na sua doença atual. Isso inclui o estilo de vida, a autoestima, os padrões tradicionais de enfrentamento e o relacionamento do paciente com outras pessoas.

O paciente clínico acredita que seus sintomas ajudarão o profissional a compreender sua doença e a prescrever o tratamento eficaz. Normalmente, ele deseja contar ao médico qualquer coisa que pensa estar relacionada à sua doença. No entanto, muitos sintomas psiquiátricos envolvem funções defensivas do ego e representam conflitos psicológicos inconscientes (ver Cap. 2, "Princípios Gerais da Psicodinâmica"). Da mesma forma que o paciente se defende da ciência desses conflitos, também os esconde do entrevistador. Por isso, embora esteja motivado a revelar-se para obter alívio do seu sofrimento, o paciente psiquiátrico também está motivado a esconder seus sentimentos mais profundos e as causas fundamentais do seu transtorno psicológico.

O medo do paciente de olhar além das suas defesas não é a única razão para esconder fatos na entrevista. Toda pessoa está preocupada com a impressão que causa nos outros. Com frequência, o médico, como uma figura de autoridade, representa, de forma simbólica, os pais do paciente; por isso, as suas reações são especialmente importantes para este. Na maioria das vezes, o paciente deseja obter o amor ou o respeito do médico, mas podem ocorrer outros padrões. Se suspeitar que alguns dos aspectos menos admiráveis da sua personalidade estão envolvidos em sua doença, o paciente poderá relutar em revelar tal material até que tenha certeza de que não perderá o respeito do entrevistador ao se expor.

Entrevistas diagnósticas e terapêuticas

Em geral, ocorre uma falsa distinção entre a entrevista para diagnóstico e a terapêutica. A entrevista que está totalmente orientada para estabelecer um diagnóstico dá ao paciente a impressão de que ele é um espécime da patologia sendo examinado, o que de fato o inibe quanto à revelação dos seus problemas. Se existe algum sinal do sucesso de uma entrevista, esse é o grau do sentimento de compreensão recíproca desenvolvido pelo paciente e pelo médico. Frequentemente, o iniciante interpreta essa afirmação de forma equivocada, como um conselho para fornecer reasseguramento ou aprovação. Por exemplo, declarações que iniciam com "Não se preocupe" ou "Isso é perfeitamente normal" são tranquilizantes, mas não empáticas. Observações como "Sei o quanto você se sente mal..." ou aquelas que mencionam as circunstâncias nas quais o paciente ficou "perturbado" são empáticas. Uma entrevista focada em compreender o paciente fornece informações diagnósticas mais valiosas do que aquelas que buscam descobrir a psicopatologia. Mesmo que o entrevistador acredite que estará com o paciente apenas por uma vez, é possível uma interação terapêutica verdadeira.

Entrevistas iniciais e posteriores

À primeira vista, a entrevista inicial poderia ser definida, de forma lógica, como a primeira entrevista do paciente com um profissional, mas, de certo modo, essa definição não está correta. Todo adulto teve um contato anterior com um médico e tem uma maneira característica de se comportar nessa situação. O primeiro contato com um profissional da saúde mental é apenas o mais recente em uma série de consultas com profissionais de saúde. A situação é mais complexa com o paciente que já se submeteu à psicoterapia ou que tenha estudado psicologia, porque isso o faz chegar, antes da sua entrevista psiquiátrica inicial, ao ponto do autoconhecimento que exigiria vários meses de tratamento com uma outra pessoa. Também existe a questão do tempo: Qual é a duração da entrevista inicial? Uma, duas ou cinco horas? Certamente existem questões que diferenciam a entrevista inicial das posteriores; no entanto, essas, em geral, compreendem mais de uma sessão. Os assuntos que podem ser discutidos com determinado paciente na primeira ou na segunda entrevista, com outros pacientes, não poderão ser discutidos antes de dois anos de tratamento. Ao longo deste livro, alertamos sobre os assuntos que deverão ser discutidos nas primeiras sessões e sobre aqueles que serão deixados para fases posteriores do tratamento. Uma precisão maior necessitaria da discussão sobre sessões específicas com pacientes específicos. Apresentamos, aqui, vários exemplos oriundos de nossas próprias consultas.

Este livro discute a consulta e a fase inicial da terapia, que poderá levar poucas horas, alguns meses ou mesmo mais tempo. O entrevistador usa os mesmos princípios básicos nas primeiras entrevistas e no tratamento mais prolongado.

Dados da entrevista

Conteúdo e processo

O *conteúdo* de uma entrevista refere-se tanto à informação factual fornecida pelo paciente quanto às intervenções específicas do entrevistador. Muito do conteúdo pode ser transmitido verbalmente, embora ambas as partes também se comuniquem por meio do comportamento não verbal. Com frequência, o conteúdo verbal não está relacionado à mensagem real da entrevista. Alguns exemplos comuns são o paciente que corta um pedaço de papel em pedacinhos ou que se senta com uma postura rígida e os punhos cerrados, ou uma mulher sedutora que expõe suas coxas e provoca, não verbalmente, um olhar furtivo e culposo do entrevistador. O conteúdo envolve mais do que o significado das palavras do paciente encontrado no dicionário. Também diz respeito, por exemplo, ao estilo de linguagem do paciente – uso das formas verbais ativa ou passiva, jargão técnico, comunicação coloquial ou ordens frequentes.

O *processo* da entrevista refere-se ao desenvolvimento da relação entre o entrevistador e o paciente. Esse processo está especialmente vinculado ao significado implícito da comunicação. O paciente apresenta vários graus de consciência do processo, principalmente vivenciada na forma das suas fantasias sobre o médico e um senso de confidência e confiança nele. Alguns analisam o médico, especulando sobre o porquê de ele dizer determinadas coisas em determinados momentos. O entrevistador se esforça no sentido de uma consciência contínua dos aspectos do processo, como: "Por que usei essas palavras na minha observação?" ou "Por que o paciente me interrompeu nesse momento?".

O processo inclui a maneira pela qual o paciente conta os fatos para o entrevistador. Ele se mostra isolado, sedutor, agradável, charmoso, arrogante ou evasivo? Seu modo de contar poderá ser fixo ou variar com frequência durante a entrevista. O entrevistador aprende a ter consciência das suas próprias respostas emocionais ao paciente. Se ele as examinar à luz do que o paciente acabou de dizer ou fazer, poderá melhorar sua compreensão sobre a interação. Por exemplo, poderá começar a ter dificuldade de concentrar-se no discurso de um obsessivo-compulsivo e, por isso, achar que o paciente está usando as palavras mais para evitar contato do que para se comunicar. Em outra situação, a resposta emocional do próprio médico poderá ajudá-lo a reconhecer uma depressão subjacente do paciente ou, ainda, que este é narcisista ou *borderline*.

Dados introspectivos e de observação

Os dados comunicados na entrevista psiquiátrica são tanto introspectivos quanto de observação. Dados *introspectivos* incluem o relato do paciente sobre seus sentimentos e experiências. Em geral, esse material é expresso verbalmente. Dados de *observação* envolvem o comportamento não verbal do paciente e do entrevistador. O paciente não possui consciência da importância da comunicação não verbal e do seu momento em relação ao conteúdo verbal. A comunicação não verbal comum envolve as respostas emocionais do paciente, como choro, risos, rubor e agitação. Uma forma muito importante pela qual se comunica os sentimentos é pelas características físicas da voz. O entrevistador também observa o comportamento motor do paciente para inferir processos mais específicos de pensamento que não foram verbalizados. Por exemplo, brincar com a aliança de casamento ou olhar o relógio comunica mais do que uma ansiedade difusa.

Afeto e pensamento

Normalmente, a decisão de consultar um especialista em saúde mental é vivenciada com certa ambivalência, mesmo quando o paciente já teve uma experiência anterior com esse tipo de situação. É assustador revelar-se para um estranho. Isso é válido sobretudo se o estranho não se esforça para deixar o paciente à vontade, ou se ele mesmo se sente pouco à vontade. O paciente teme embaraços, julgamentos prematuros ou críticas por parte do entrevistador. Entrevistadores inexperientes são mais propensos à ansiedade quando encontram um paciente pela primeira vez. Este está ansioso a respeito de sua doença e dos problemas práticos do tratamento psiquiátrico. Muitas pessoas acham a ideia de consultar um profissional da saúde mental extremamente inquietante, o que complica ainda mais a situação. Em geral, a ansiedade do médico está centrada na reação do seu novo paciente para com ele, bem como na sua capacidade de ajudar. Se o entrevistador também é um estudante, as opiniões dos seus professores serão de grande importância.

O paciente poderá expressar outros tipos de afeto, como tristeza, raiva, culpa, vergonha, orgulho ou alegria. O entrevistador deverá perguntar o que ele sente e o que acha que provocou tal sentimento. Se a emoção é óbvia, o entrevistador não precisará perguntar o que o paciente sente, mas o que levou à emoção do momento. Se o paciente negar a emoção nomeada pelo entrevistador, mas identificá-la com um sinônimo, este aceitará a correção e perguntará o que estimulou tal sentimento, em vez de discutir com o paciente. Alguns pacientes expõem completamente suas respostas emocionais, enquanto outros as escondem até de si próprios. Embora suas opiniões sejam importantes, suas respostas emocionais são a chave para a interpretação da entrevista. Por exemplo, uma paciente que estava descrevendo em detalhes a situação da sua vida atual segurou as lágrimas quando mencionou a sogra. O entrevistador poderia observar algo como: "Parece que este assunto é constrangedor" ou "Você está contendo o choro?".

Os processos do pensamento do paciente podem ser observados em termos de quantidade, taxa de produção, conteúdo e organização. Suas opiniões estão limitadas? Em caso afirmativo, que assuntos restringem o paciente? Suas ideias são expressas de forma organizada e coerente? Os distúrbios graves no padrão de associações, na taxa de produção e na quantidade total do pensamento são facilmente reconhecidos.

O paciente

Psicopatologia. A *psicopatologia* se refere à fenomenologia dos transtornos emocionais. Isso inclui os sintomas neuróticos ou psicóticos, bem como os transtornos comportamentais e caracterológicos. Nessas categorias estão as falhas na capacidade de atuar nas áreas de amor, sexo, trabalho, diversão, socialização, vida familiar e ordem fisiológica. A psicopatologia também lida com a eficácia dos mecanismos de defesa, as inter-relações entre eles e sua integração geral dentro da personalidade.

Psicodinâmica. A *psicodinâmica* é a ciência que tenta explicar o desenvolvimento psíquico total do paciente. Não somente seus sintomas e patologia do caráter são explicados, mas também os pontos fortes e as virtudes da sua personalidade. As reações dos pacientes aos estímulos internos e externos ao longo de toda a sua vida fornecem os dados para as explicações psicodinâmicas. Esses tópicos são discutidos em detalhes no Capítulo 2, bem como nas aplicações específicas nos vários capítulos clínicos da Parte II deste livro. Nos últimos anos, a pesquisa neurocientífica forneceu conhecimentos úteis da função cerebral. Por exemplo, no caso do transtorno de estresse pós-traumático, as técnicas de imagem cerebral identificam áreas cerebrais lesadas como resultado de estresse psicológico grave. Isso não anula o significado psicológico da experiência do paciente. O único sobrevivente de uma companhia liquidada pelo inimigo em uma batalha sofre mais do que simplesmente o testemunho da morte de seus amigos e companheiros. Ele se pergunta por que foi poupado e o que poderia ter feito de diferente para ajudar os demais. A culpa é um componente essencial do aparelho psíquico humano, e geralmente o paciente encontra uma razão consciente ou inconsciente para responsabilizar-se por seu sofrimento.

Pontos fortes da personalidade. Frequentemente o paciente vai a uma consulta com a expectativa de que o entrevistador está apenas interessado em seus sintomas e falhas de caráter. Poderá ser tranquilizador o fato de o médico expressar interesse pelas virtudes, pelos talentos e pelos pontos fortes da sua personalidade. Com alguns pacientes, essas informações são obtidas de forma voluntária, mas, com outros, o entrevistador precisará perguntar: "Poderia contar-me alguma coisa de que gosta em você ou de que se orgulha?". Muitas vezes, as virtudes mais importantes do paciente podem ser descobertas por meio das suas reações durante a entrevista. O entrevistador poderá ajudar o paciente a revelar suas características saudáveis. É normal estar tenso, ansioso, constrangido ou culpado quando se está revelando suas deficiências a um estranho. Existe pouca probabilidade de que o paciente demonstre sua capacidade de divertir-se e de orgulhar-se caso, logo depois de tristemente ter revelado algum material doloroso, o entrevistador lhe pergunte: "O que você faz para se divertir?". Muitas vezes, é necessário conduzir sutilmente o paciente para longe dos assuntos inquietantes, permitindo-lhe um período de transição antes de explorar assuntos mais agradáveis.

Nessa área, mais do que em qualquer outra, o entrevistador não reativo perderá importantes informações. Por exemplo, se o paciente perguntar: "Você gostaria de ver as fotos dos meus filhos?", e o entrevistador parecer neutro, o paciente interpretará isso como indiferença. Se o médico olhar para as fotos e não fizer qualquer comentário, é improvável que o paciente mostre toda a sua capacidade de sentimentos afetuosos. Normalmente, as fotos fornecem pistas para observações adequadas, que serão responsivas e ajudarão o paciente a ficar à vontade. O entrevistador poderá comentar sobre as semelhanças familiares ou sobre sentimentos que estão aparentes na foto, indicando que aceita sinceramente a oferta do paciente. Também poderá perguntar os nomes das pessoas retratadas.

Transferência. *Transferência* é um processo no qual o paciente desloca inconscientemente aqueles padrões de comportamento e reações emocionais que se originaram com as figuras significativas da sua infância para as pessoas da sua vida atual. O relativo anonimato do entrevistador e seu papel de pai/mãe-substituto facilitam esse deslocamento para ele. Essas questões de transferência estão integradas com as reações realísticas e apropriadas do paciente para com o entrevistador e, juntas, formam a relação total.

Muitos psicanalistas acreditam que todas as respostas nas relações humanas estão baseadas na transferência. Outros fazem distinção entre transferência e *aliança terapêutica*, que é a relação real entre a pessoa profissional do entrevistador e o comportamento saudável, observador e racional do paciente. A realística aliança terapêutica cooperativa também tem sua origem na infância e está baseada no vínculo da verdadeira confiança entre a criança e sua mãe. Com frequência, o termo *transferência positiva* é empregado livremente para referir-se a todas as respostas emocionais positivas do paciente ao terapeuta, mas, no sentido exato da palavra, o termo deverá ser limitado a respostas que sejam realmente transferências – isto é, atitudes ou sentimentos que são deslocados das relações da infância e que são irreais no *setting* terapêutico. Um exemplo é a onipotência comumente atribuída ao terapeuta. É desejável uma forte aliança terapêutica no tratamento para que o paciente deposite sua confiança e confidência no médico – processo equivocadamente referido como "manutenção da transferência positiva". O iniciante poderá interpretar de forma errônea esse conselho, entendendo que o paciente deverá ser encorajado a amá-lo ou a expressar apenas os sentimentos positivos. Isso leva o entrevistador a um comportamento "cortês". Certos pacientes, como os paranoicos, ficam mais à vontade, sobretudo no início do tratamento, se mantiverem uma transferência negativa moderada manifestada sob a forma de suspeita.

Para outros pacientes, como muitos com transtornos psicossomáticos ou depressão, a transferência negativa deverá ser reconhecida e resolvida imediatamente, ou abandonarão o tratamento.

Neurose de transferência refere-se ao desenvolvimento de um novo grupo dinâmico de sintomas durante a psicoterapia intensiva. O terapeuta se torna a personalidade central na dramatização dos conflitos emocionais, os quais tiveram início na infância do paciente. Enquanto a transferência envolve reproduções fragmentadas de atitudes do passado, a neurose de transferência é um tema constante e infiltrado da vida do paciente. Suas fantasias e sonhos estão centralizados no entrevistador.

Os fatores realísticos relacionados ao médico poderão ser pontos de partida para a transferência inicial. Idade, sexo, maneira pessoal e a cultura social e étnica influenciam a rapidez e a direção das respostas do paciente. Possivelmente, uma entrevistadora provocará reações competitivas nas pacientes e respostas eróticas dos pacientes. Se a juventude da entrevistadora e sua aparência indicarem que ela é uma estagiária ou estudante, esses fatores também influenciarão a transferência inicial. Com os entrevistadores ocorre o oposto. A transferência não é simplesmente positiva ou negativa, mas uma recriação das várias fases do desenvolvimento emocional do paciente ou um reflexo das suas complexas atitudes em relação às importantes figuras-chave da sua vida. Em termos de fenomenologia clínica, alguns padrões comuns de transferência podem ser reconhecidos.

Desejo de afeição, respeito e satisfação das necessidades de dependência são a forma mais comum de transferência. O paciente procura evidências de que o entrevistador o ama ou poderá amá-lo. Solicitação de tempo especial ou de ponderações financeiras, pegar emprestado uma revista da sala de espera e pedir um copo de água são exemplos comuns de manifestações simbólicas dos desejos de transferência. O entrevistador inexperiente tentará diferenciar solicitações "legítimas", reais, daquelas demandas de transferência "irracionais" para, então, atender às primeiras e frustrar e interpretar as últimas. Como resultado, serão cometidos muitos erros no manejo desses episódios. O problema poderá ser simplificado se for considerado que todas as solicitações incluem um significado de transferência inconsciente. Em seguida, a questão se tornará uma perfeita mistura de satisfação e interpretação. A decisão depende do momento da solicitação, de seu conteúdo, do tipo de paciente, da natureza do tratamento e da realidade da situação. O melhor é não fazer a maior parte das interpretações de transferência até que uma aliança terapêutica tenha sido firmemente estabelecida.

Por exemplo, no primeiro encontro, o paciente poderá saudar o entrevistador dizendo: "Você tem um lenço de papel?". Ele começa sua relação fazendo uma solicitação especial. O médico deverá simplesmente atender à sua solicitação, já que recusas ou interpretações poderiam ser prematuras e rapidamente rechaçar o paciente. No entanto, uma vez que uma relação inicial já tenha sido estabelecida, o paciente poderá pedir um lenço de papel e acrescentar algo como: "Acho que tenho um em algum lugar, mas teria de procurar". Se o entrevistador escolher explorar esse comportamento, poderá simplesmente elevar suas sobrancelhas e esperar. Normalmente, o paciente procurará seu próprio lenço enquanto comenta: "Você possivelmente atribui algum significado a isso!", e o entrevistador poderá responder: "Qual, por exemplo?". Isso fornece uma oportunidade para mais perguntas sobre as razões do paciente.

O entrevistador que forneceu lenços de papel em várias ocasiões poderá comentar: "Observei que frequentemente você me pede lenços de papel". A discussão explorará se essa solicitação reflete uma prática geral ou ocorre apenas no consultório do terapeuta. Em qualquer evento, o diálogo poderá evoluir para a atitude do paciente em relação à autoconfiança e à dependência de outros.

Ocasionalmente, sentimentos iniciais de transferência poderão aparecer na forma de uma pergunta: "Como você pode ficar ouvindo pessoas se queixarem todos os dias?". O paciente está tentando dissociar-se dos aspectos da sua personalidade que menospreza e teme não serem aceitos pelo médico. O entrevistador deverá responder: "Talvez você esteja preocupado com minha reação para com você" ou "Pacientes fazem outras coisas além de se queixar", e assim abrir o tópico de como o tempo de tratamento poderá ser utilizado.

Os sentimentos transferenciais de onipotência são revelados por observações como: "Eu sei que você pode me ajudar!"; "Você deve saber a resposta."; ou "O que os meus sonhos significam?". Hollywood já desgastou a abordagem inicial padrão de: "O que você acha?". Em contrapartida, o entrevistador poderá responder: "Você acha que eu tenho todas as respostas?"ou "Você acha que estou sonegando informações?". Uma manifestação mais difícil desse problema poderá ser observada nos pacientes mais jovens, que persistentemente se referem ao entrevistador de forma polida, como "Senhora" ou "Doutor". O entrevistador encontrará grande resistência se tentar interpretar prematuramente esse comportamento, sobretudo se o paciente tiver sido criado em um ambiente onde tal tratamento é tradicional e sinal de boa educação.

Questões sobre a vida pessoal do entrevistador poderão envolver tipos diferentes de transferência. No entanto, é comum que a maior parte das perguntas revele interesse sobre a experiência ou a capacidade do entrevistador de entender o paciente. São exemplos: "Você é casado?"; "Você tem filhos?"; "Qual é a sua idade?"; "Você é judeu?" ou "Você mora aqui na cidade?". Em geral, o entrevistador experiente sabe o significado dessas perguntas em virtude da sua experiência e conhecimento dos dados do paciente e, intuitivamente, poderá reconhecer quando é preferível responder à pergunta de forma direta. Na maioria dos casos, aconselha-se o iniciante a perguntar: "O que você tem em mente?"ou "O que o leva a fazer essa pergunta?". A resposta do paciente poderá revelar sentimentos de transferência. Nesse momento, o entrevistador poderá interpretar a pergunta do paciente afirmando: "Talvez você esteja perguntando sobre a minha idade porque tem dúvidas se sou experiente o suficiente para ajudá-lo" ou "Sua pergunta acerca de eu ter filhos parece indicar que há dúvidas em relação a eu ser capaz de compreender como é ser um pai". Em outras ocasiões, tais perguntas traduzem muito mais o desejo do paciente de tornar-se um amigo social do que um paciente, já que ele não gosta da assimetria do papel que representa, e acredita que uma relação simétrica fornecerá o contato que almeja. Nesse ponto, o entrevistador poderá explorar o assunto das amizades do paciente e perguntar se ele tenta discutir seus problemas com os amigos, e se essas tentativas são bem-sucedidas. Se o fossem, o paciente não estaria no consultório médico.

Mais tarde no processo, é normal que o terapeuta se torne um ideal de ego para o paciente. Esse tipo de transferência positiva com frequência não é interpretada. O paciente poderá imitar os maneirismos, a fala ou o estilo de vestir do terapeuta, em geral inconscientemente. Alguns admiram abertamente o traje do médico, o mobiliário ou os quadros. Perguntas como: "Onde você comprou esta cadeira?" poderão ser respondidas com: "O que leva à sua pergunta?". Normalmente, o paciente responde que admira o artigo e deseja comprar um também. Se o terapeuta desejar alimentar essa transferência, poderá dar a informação; se desejar interpretá-la, explorará o desejo do paciente de competir com ele. Ao adquirir mais experiência, o entrevistador fica mais confortável, respondendo ocasionalmente a essas perguntas, primeiro porque está mais tranquilo no seu papel de terapeuta, e segundo porque possivelmente encontrará uma oportunidade para comentar o episódio em uma interpretação posterior na sessão ou em uma sessão subsequente, depois de ter acumulado mais material semelhante.

Os sentimentos de competição que se originam de relações antigas com os pais ou irmãos poderão ser expressos na transferência. Um exemplo é o de um jovem que regularmente chegava para as entrevistas matutinas mais cedo do que o terapeuta. Um dia ele atipicamente chegou poucos minutos depois e observou: "Bem, hoje você me ganhou". Ele vivenciava tudo como uma luta competitiva. O terapeuta respondeu: "Eu não percebi que estávamos competindo", chamando a atenção para a construção do paciente sobre o evento e ligando-o a um tema que já havia sido discutido.

Outras manifestações comuns de transferência competitiva incluem observações depreciativas sobre o consultório, as maneiras e as roupas do terapeuta; opiniões desafiantes e dogmáticas; ou tentativas de avaliar a memória do médico, seu vocabulário ou seu grau de conhecimento. Atitudes depreciativas também poderão aparecer de outras formas, como referir-se ao médico como "cara" ou interrompê-lo constantemente. Outros exemplos incluem o uso do primeiro nome do terapeuta sem autorização ou falar de forma depreciativa com ele. O médico poderá abordar diretamente o sentimento subjacente, perguntando: "Você acha que existe algo de humilhante em falar comigo?". Em geral, é melhor ignorar o comportamento competitivo na entrevista inicial, porque o paciente está vulnerável ao que será vivenciado como uma crítica.

Os pacientes do sexo masculino mostram interesse no poder masculino do médico, no *status* ou no sucesso financeiro; com uma médica, eles ficam mais preocupados com seu instinto maternal, seu poder de sedução e sua capacidade de ter uma carreira e uma família. As pacientes estão preocupadas com a atitude do terapeuta do sexo masculino em relação ao papel das mulheres, se ele poderá ser seduzido, que tipo de pai ele é e como é a sua esposa. A paciente está interessada na carreira da terapeuta e em sua adequação como mulher e mãe. Poderá perguntar: "Como você administra tudo?" ou "Como você faz as escolhas difíceis?".

Os temas competitivos poderão refletir a rivalidade fraternal, bem como conflitos edipianos. Os sentimentos de competividade do paciente poderão manifestar-se quando este responder aos outros pacientes do terapeuta como se fossem irmãos. Observações depreciativas espontâneas ("Como você pode tratar uma pessoa como esta?" ou "Eu odeio o cheiro de perfume barato.") são exemplos comuns. Nas entrevistas iniciais, é preferível não responder.

Os pacientes idosos poderão tratar um jovem entrevistador como uma criança. As pacientes mães poderão trazer quitutes para o terapeuta ou aconselhá-lo sobre sua saúde, excesso de trabalho e coisas assim. Os pacientes pais poderão oferecer conselhos paternais sobre investimentos, seguros, automóveis e assim por diante. A atenção prematura para as dimensões desses comentários insinuantes ou paternalistas poderia romper a relação em desenvolvimento. Essas atitudes de transferência também poderão ocorrer com pacientes mais jovens. Esses comentários são bem-intencionados no nível consciente e são indicativos de sentimentos conscientes positivos. Por isso, com frequência não são interpretados, sobretudo nas primeiras entrevistas. Em geral, entrevistadores mais velhos com pacientes mais jovens induzem transferências parentais. Se o paciente tem uma relação positiva com seus pais, poderá desenvolver uma transferência positiva inicial, submetendo-se ao bom senso e à experiência do entrevistador, ou procurando conselho em uma situação específica. Os pacientes mais velhos preferem médicos mais velhos, e os pacientes de alto *status* geralmente procuram profissionais de alto *status*. Pacientes mais velhos e influentes, do sexo masculino, estão inclinados a chamar o entrevistador do sexo masculino pelo seu primeiro nome logo no início do contato, às vezes perguntando ou estabelecendo: "Espero que você não se importe com o fato de eu chamá-lo de John!". Essa situação poderá ser tratada com a resposta: "Como preferir". É improvável que isso aconteça com uma paciente, exceto se for com uma entrevistadora.

Alguns terapeutas usam os primeiros nomes com seus pacientes. Isso não é bom nem ruim, mas sempre significa algo, e esse significado deverá ser entendido. Os símbolos usados na relação deverão refletir o respeito mútuo e ser socialmente aceitos. De modo geral, os terapeutas chamam as crianças ou os adolescentes pelo primeiro nome, como fazem outros adultos. Os pacientes que tratariam o terapeuta pelo primeiro nome fora da situação terapêutica poderão preferir usar os primeiros nomes no ambiente profissional, e não há razão para não fazê-lo. No entanto, isso sempre deverá ser simétrico. O paciente que deseja ser chamado por seu primeiro nome, mas chama o terapeuta de "Dr. _____", está expressando o desejo de uma relação assimétrica que possui um importante significado de transferência, que deverá ser explorado mas não atuado pelo terapeuta. Normalmente, isso sugere a oferta do paciente de submeter-se ao terapeuta, envolvendo autoridade ou poder social, racial, genealógico, sexual ou outro. O terapeuta que aceitar essa oferta não só estará abusando do paciente, como estará deixando escapar uma importante oportunidade terapêutica. De modo inverso, o terapeuta que, sem ser autorizado, tem o impulso de chamar um paciente adulto pelo seu primeiro nome deverá explorar o significado contratransferencial desse impulso. É comum isso acontecer com pacientes com reconhecido *status* inferior – social, econômico ou por causa de patologia ou idade avançada. Compreender a tentação poderá ajudar o paciente; expressar isso na ação é destrutivo.

Em geral, a transferência não é discutida no início do tratamento, exceto no contexto da resistência. Isso não significa que apenas a transferência negativa seja discutida; a transferência positiva também poderá tornar-se uma resistência poderosa. Por exemplo, se o paciente discute apenas sua afeição pelo médico, o entrevistador poderá observar: "Você gasta muito mais tempo discutindo seus sentimentos sobre mim do que falando sobre si mesmo ou seus problemas". Outros pacientes evitam mencionar alguma coisa que esteja relacionada ao entrevistador. Nesse caso, o médico deverá esperar até que o paciente pareça suprimir ou evitar uma opinião consciente e perguntar: "Pareceu que você hesitou por um momento. Você evitou algum pensamento?". Quando um paciente que falava livremente fica silencioso, em geral é por causa de pensamentos ou sentimentos sobre o médico. O paciente poderá dizer: "Fiquei sem assunto para falar". Se o silêncio persistir, o entrevistador poderá comentar: "Talvez exista algo que você não se sente confortável de comentar".

Resistência. A *resistência* é qualquer atitude por parte do paciente que se opõe aos objetivos do tratamento. A psicoterapia orientada para o *insight* precisa da exploração dos sintomas e dos modelos de comportamento, e isso leva à ansiedade. Portanto, o paciente está motivado a resistir à terapia para manter a repressão, repelir o *insight* e evitar a ansiedade. O conceito de resistência é uma das pedras fundamentais de toda a psicoterapia dinâmica.

A resistência poderá desenvolver-se a partir de quaisquer atitudes de transferência previamente descritas. Cada um dos principais tipos de transferência, às vezes, é usado como uma resistência. O paciente tentará extrair evidências do amor do médico ou esperará uma cura mágica por meio do seu onipotente poder. Mais do que resolver seus conflitos básicos, o paciente poderá simplesmente tentar uma identificação com o terapeuta ou poderá adotar uma atitude de competição em vez de trabalhar junto com este. Esses processos podem assumir formas sutis – por exemplo, o paciente poderá apresentar material que é de interesse particular do médico, simplesmente para agradá-lo. Assim como a transferência poderá ser usada como uma resistência, poderá servir como um fator motivador para o trabalho junto com o médico.

> Por exemplo, um residente veio até um de nós para análise. Rapidamente o paciente foi informado ao terapeuta (que ocupava uma importante posição administrativa no programa) sobre a má conduta de outros residentes. As tentativas de explorar o significado da conversa foram úteis, mas o comportamento continuou. Finalmente, o terapeuta sugeriu que o paciente omitisse os nomes dos outros residentes. Isso depois de explorar a fantasia óbvia de que o analista recebera gratificação dessa fonte particular de informação. O paciente respondeu, irritado: "Não era para dizer o que viesse à cabeça?".
>
> O terapeuta respondeu: "Você poderá continuar a discutir os incidentes e seus significados para você, mas eu não preciso saber os nomes". Nesse ponto, o paciente parou de falar dos colegas.

Outro exemplo de resistência é ilustrado pela má vontade do paciente em renunciar aos benefícios secundários que acompanham sua doença. Dessa forma, a paciente com um sintoma conversivo de dor nas costas está de fato incapacitada de realizar suas indesejadas tarefas domésticas, enquanto estiver doente e, ao mesmo tempo, recebe atenção e simpatia.

Uma resistência diferente é aquela manifestada pela necessidade inconsciente de punição. Os sintomas submetem o paciente a um sofrimento que ele reluta em renunciar. Isso é especialmente notório no tratamento de pacientes deprimidos ou daqueles que sentem culpa intensa quando lutam contra sentimentos de crítica em relação a um ente querido.

É uma observação clínica válida que pacientes mantêm modelos fixos mal-adaptativos de comportamento, apesar do *insight* e da anulação da repressão. Os neurocientistas explicam esse fenômeno em termos de persistência de padrões estabelecidos de neurocircuitos. Isso significa que o terapeuta e o paciente deverão aprender a aceitar aquilo que não podem mudar, independentemente das múltiplas repetições dos padrões alternativos.*

Exemplos clínicos de resistência. Os exemplos clínicos de resistência são bastante cla-

---

* Sandor Rado estava décadas à frente do seu tempo, com sua crença em uma base neurobiológica da resistência às mudanças e de que o paciente precisava mudar ativamente seu comportamento antes de poder desenvolver novas respostas para antigas situações.

ros e representam a mistura de vários mecanismos. São classificados muito mais com base nas suas manifestações durante a entrevista do que de acordo com a psicodinâmica subjacente hipotética.

Em primeiro lugar, estão as resistências expressas pelos padrões de comunicação durante a sessão. O silêncio é o mais facilmente reconhecido e o mais desconfortável para muitos entrevistadores. O paciente poderá explicar: "Nada vem à minha mente" ou "Não tenho nada para dizer". Depois de a fase inicial da terapia ter passado, o médico poderá tranquilamente sentar e esperar pelo paciente. Essa abordagem raramente é útil nas primeiras entrevistas.

O entrevistador deverá sinalizar seu interesse no silêncio do paciente. Ele poderá comentar: "Você está silencioso. O que isso significa?" ou "Fale-me sobre seu silêncio". Dependendo do tom emocional do silêncio, revelado pela comunicação não verbal, o médico poderá decidir sobre um significado da tentativa e fazer a observação adequada. Por exemplo, ele poderá dizer: "A vergonha faz as pessoas se esconderem" ou "Talvez exista algo que seja difícil para você discutir". Se o paciente parecer sentir-se desamparado e com dificuldade de direção, o entrevistador poderá interpretar: "Você parece sentir-se perdido". O paciente poderá responder: "Você poderia me fazer algumas perguntas?". O objetivo do entrevistador é ensinar o paciente a participar, sem provocar-lhe o sentimento de que sua atuação tem sido inadequada. Uma resposta possível é: "Em geral, ajuda saber exatamente o que se passava em sua mente quando ela ficou em branco. A última coisa sobre a qual estávamos falando era a questão dos seus filhos. O que você estava pensando naquele momento?".

Se o silêncio for mais uma manifestação da rebeldia ou obstinação retentiva do paciente, uma observação apropriada seria: "Você pode ter ficado ressentido por ter exposto seu problema para mim" ou "Você parece sentir-se trancado".

Muitas vezes, os entrevistadores iniciantes inconscientemente provocam silêncios por assumirem uma responsabilidade desproporcional de manter a continuidade da entrevista. Fazer perguntas que possam ser respondidas com "sim" ou "não" ou munir o paciente com respostas de múltipla escolha para uma pergunta desencoraja seu senso de responsabilidade para com a entrevista. Essas perguntas limitam a espontaneidade do paciente e restringem o fluxo das ideias. O paciente se recolhe para a passividade, enquanto o entrevistador se esforça em busca da pergunta correta que "abrirá o paciente".

O paciente que fala muito poderá usar as palavras como um meio de evitar compromisso com o entrevistador, bem como de desviar suas próprias emoções. Se o entrevistador não puder ter a palavra, poderá interromper o paciente e comentar: "Acho difícil dizer qualquer coisa sem interromper você". O paciente poderá replicar: "Oh, você queria dizer algo?". Uma resposta adequada seria: "Estou querendo saber o que dificulta conversarmos juntos?".

Censuras ou correções de pensamentos são universais. Os indícios incluem interrupções no fluxo livre do discurso e mudanças bruscas de assunto, expressões faciais e outros comportamentos motores. Normalmente, estes não são interpretados de forma direta, mas o entrevistador, às vezes, observa: "Você não parece livre para dizer tudo que vem à sua mente", "O que interrompeu seus pensamentos?" ou "Parece que você está escolhendo seus pensamentos". Esses comentários enfatizam mais o processo de censura do que o conteúdo. Outra forma de censura ocorre quando o paciente vem para uma consulta com uma agenda preparada, tornando evidente que o comportamento espontâneo durante a entrevista será o mínimo possível. Essa resistência não deve ser interpretada nas primeiras entrevistas, já que o paciente será incapaz de aceitar que é uma resistência até bem depois. O Capítulo 2 discute mais profundamente esse assunto.

O paciente que traz anotações para a entrevista poderá utilizá-las como uma forma de controlar a entrevista ou de evitar a interação com o entrevistador. Contudo, trazer anotações para a entrevista nem sempre é uma manifestação de resistência. Por exemplo, um paciente desorganizado poderá utilizar as anotações como auxílio, ou um idoso poderá utilizá-las para compensar a deficiência de memória.

A *intelectualização* é uma forma de resistência encorajada pelo fato de a psicoterapia ser uma terapia de "conversa", que emprega as construções intelectuais. Os entrevistadores iniciantes apresentam uma dificuldade especial no reconhecimento do uso defensivo do intelecto pelo paciente, exceto quando isso ocorre em pacientes obsessivos ou esquizofrênicos, nos quais a ausência de afeto é um vestígio óbvio. No entanto, no caso do paciente histriônico, que fala de uma maneira viva, geralmente com mais "emoção" do que o entrevistador, o processo poderá não ser reconhecido. Se o paciente manifestar algum *insight* desse seu comportamento e perguntar ao entrevistador: "Está correto?", a resistência estará operando independentemente de quanto afeto esteve presente. Apesar de o *insight* ser válido, o comentário secundário revela a preocupação do paciente em relação à cooperação ou à aprovação do entrevistador. É o uso da intelectualização, para ganhar o apoio emocional do terapeuta, que demonstra a resistência do paciente. Este estará simultaneamente abrindo assuntos relacionados à aliança terapêutica à medida que tenta colaborar com o médico em aprender a "linguagem" e os conceitos do terapeuta, a fim de ganhar a sua aprovação. O entrevistador poderá tratar a resistência de transferência enquanto apoia a aliança terapêutica. Poderá dizer: "Descobrir respostas que são importantes para você não apenas o ajuda a entender a si mesmo, mas também constrói sua autoconfiança". O paciente poderá não aceitar esse comentário e responder: "Mas eu preciso que você me diga se estou certo ou não". Esse é um dos problemas mais comuns na psicoterapia, e um dos que será analisado repetidamente em uma série de contextos diferentes. O terapeuta, pelo seu reconhecimento e pela aceitação da necessidade de segurança e de direção do paciente, lhe oferecerá algum apoio emocional sem infantilizá-lo.

Existem várias maneiras de o entrevistador desencorajar a intelectualização. Primeiro, poderá evitar fazer perguntas ao paciente que comecem com "Por quê?". Normalmente, ele não sabe por que ficou doente, nesse momento ou dessa maneira especial, ou mesmo, por que se sente dessa forma. O médico deseja saber o porquê, mas deverá descobrir formas de encorajar o paciente a revelar mais sobre si mesmo. Quando "Por quê?" vier à sua mente, o médico poderá pedir ao paciente para falar mais ou fornecer mais detalhes. Perguntar: "Exatamente o que aconteceu?" ou "Como isso aconteceu?" induz a uma resposta com mais frequência que indagar diretamente o "porquê", pois isso tende a colocar o paciente em uma posição defensiva.

Qualquer questão que sugira a existência de uma resposta "certa" convidará à intelectualização. Além disso, dará ao paciente a ideia de que o entrevistador não está interessado nos seus verdadeiros sentimentos, e sim tentando enquadrá-lo em uma categoria de um livro-texto. O uso do jargão profissional ou de termos técnicos, como "complexo de Édipo", "resistência" ou "masoquismo", também encoraja discussões intelectualizadas.

Há pacientes que usam perguntas retóricas, pois o efeito que elas provocam no entrevistador convida à intelectualização. Por exemplo: "Por que você supõe que eu fico zangado quando Jane aborda o assunto de dinheiro?". Qualquer tentativa de lidar com a pergunta explícita encorajará a intelectualização. Em geral, se o entrevistador permanecer quieto, o paciente continuará a falar. O entrevistador experiente poderá ver nisso uma oportunidade de descobrir detalhes e perguntará: "Você gostaria de dar um exemplo recente?". O significado de um padrão está escondido nos detalhes dos episódios específicos. O entrevistador poderá, também, estrategicamente fazer perguntas retóricas quando desejar estimular a curiosidade do paciente ou deixá-lo com algo para refletir. Por exemplo: "Fico pensando se existe algum padrão para seus ataques de ansiedade?".

Às vezes, leituras sobre psicoterapia e psicodinâmica são empregadas como uma resistência intelectual ou um desejo de agradar o terapeuta. Também poderá ser uma manifestação de transferência de dependência ou competitiva. O paciente poderá estar tentando manter "uma vantagem" sobre o médico ou estar procurando uma "ajuda extra". Alguns terapeutas costumavam proibir esse tipo de leitura ao paciente. Geralmente, esse procedimento evitava o assunto. Agora, a literatura popular está cheia de informações para pacientes, como nas páginas da Internet, e inúmeras pessoas são treinadas para procurar informações. Se o fato de o paciente encontrar as informações ajudá-lo, deixe passar. Se isso tiver uma mensagem de transferência, deixe-a desenvolver-se.

Generalização é a resistência na qual o paciente descreve em termos gerais sua vida e suas reações, mas evita os detalhes específicos de cada situação. Quando isso ocorrer, o entrevistador poderá pedir-lhe detalhes adicionais ou maior especificidade. Ocasionalmente, poderá ser necessário obrigar o paciente a uma resposta "sim" ou "não" para determinada pergunta. Se ele continuar a generalizar, independentemente das repetidas solicitações para ser específico, o terapeuta interpretará o aspecto da resistência do comportamento do paciente. O que não significa dizer-lhe: "Isso é uma resistência" ou "Você está sendo resistente". Esses comentários são vivenciados apenas como críticas, não sendo úteis. Em vez disso, o médico poderá dizer: "Você fala de generalidades quando discute sobre o seu marido. Talvez existam detalhes sobre a relação que você tem problemas em me contar". Esse comentário, por ser específico, ilustra um dos mais importantes princípios da abordagem da generalização. O entrevistador que faz interpretações vagas, como "Talvez você generalize para evitar detalhes perturbadores", encoraja exatamente a resistência que deseja remover.

A preocupação do paciente com um único aspecto da sua vida, como sintomas, eventos atuais ou história pregressa, é uma resistência comum. Focar nos sintomas é especialmente comum entre pacientes psicossomáticos e com ataques de pânico. O médico poderá interpretar como: "Parece que você acha difícil discutir assuntos diferentes dos seus sintomas" ou "É mais fácil para você falar sobre seus sintomas do que sobre outros aspectos da sua vida". O entrevistador deverá descobrir formas para demonstrar ao paciente que a reiteração constante dos sintomas não o ajudará e não levará ao alívio que ele procura. O mesmo princípio se aplica a outras preocupações.

Concentrar-se em detalhes triviais, enquanto se evitam os tópicos importantes, é uma resistência frequente dos pacientes obsessivos. Se o entrevistador comentar sobre esse comportamento, o paciente insistirá que o material é pertinente e que ele deverá incluir essa informação como "experiência". Por exemplo, um paciente relatou: "Tive um sonho na noite passada, mas primeiro devo contar-lhe algo do passado". Deixado por conta dos seus próprios artifícios, falou a maior parte da sessão antes de contar seu sonho. O entrevistador tornará o paciente mais consciente dessa resistência se replicar: "Conte-me o sonho primeiro". Na psicanálise, o paciente tem a oportunidade de descobrir por si próprio que ele nunca dedicou tempo suficiente para explorar seus sonhos.

A manifestação do afeto poderá servir como uma resistência à comunicação significativa. Emocionalidade exacerbada é comum em pacientes histriônicos; sentimentos como enfado são mais prováveis em obsessivo-compulsivos. O histriônico usa uma emoção para precaver-se contra sentimentos de dor profunda; por exemplo, a raiva constante poderá ser usada para se defender contra o orgulho ferido. "Sessões felizes" frequentes indicam resistência na qual o paciente obtém gratificação emocional suficiente durante a sessão para precaver-se contra a depressão ou contra a ansiedade. Isso poderá ser tratado pela exploração do processo com o paciente e pelo fato de não mais fornecer essa gratificação.

Além das resistências que envolvem padrões de comunicação, existe um segundo grupo importante de resistências chamado atuação (*acting out*).* Essas resistências envolvem comportamentos que têm significados na relação com o terapeuta e o processo de tratamento. Elas não ocorrem necessariamente durante a sessão, mas o médico está envolvido no fenômeno de forma direta, embora possa estar inconsciente da sua importância. Uma *encenação* (*enactment*) é uma pequena dramatização na qual a fantasia de transferência do paciente é mais representada do que verbalizada ou mesmo conscientemente reconhecida por ele próprio. Exemplos seriam o paciente que atende seu celular durante a sessão para dramatizar sua própria importância comparada com a do terapeuta, ou a mulher cuja secretária telefona para verificar o horário da próxima sessão, pois estivera preocupada demais para anotar na sua agenda.

O *acting out* é uma forma de resistência na qual os sentimentos ou as pulsões pertencentes ao tratamento ou ao médico são inconscientemente deslocados para uma pessoa ou situação fora da terapia. Em geral, o comportamento do paciente é egossintônico e envolve a atuação das emoções, em vez de vivenciá-las como parte do processo terapêutico. Geneticamente, esses sentimentos envolvem a reencenação das experiências da infância, que agora são recriadas na relação de transferência e então deslocadas para o mundo exterior. Dois exemplos comuns envolvem pacientes que discutem seus problemas com outras pessoas além do terapeuta e aqueles que deslocam o sentimento de transferência negativa para outras figuras de autoridade e que ficam mais zangados com elas do que com o terapeuta. Normalmente, essa resistência não fica aparente nas primeiras horas de tratamento, mas quando a oportunidade se apresentar, o entrevistador poderá explorar o porquê do comportamento. Na maior parte dos casos, o paciente mudará, mas, às vezes, o médico precisará apontar a incapacidade de desistência do seu comportamento, independentemente do seu reconhecimento de que este é irracional.

Solicitações de troca do horário da sessão poderão ser uma resistência. O paciente poderá comunicar suas prioridades, inconscientemente, dizendo: "Podemos trocar a consulta de quinta-feira? Minha esposa não poderá pegar as crianças na escola

---

* N. de T. *Acting-out* é um termo usado por Freud para nomear a ação no lugar da recordação em pacientes resistentes. Seria a dramatização da recordação.

nesse dia". Interpretar isso como uma simples resistência poderá acarretar a perda da oportunidade de ajudar o paciente a reconhecer que está dizendo que tem mais medo da sua esposa do que do seu terapeuta. Certo paciente poderá procurar uma desculpa para perder a consulta; outro poderá ficar envolvido na luta de poder competitiva com o médico, dizendo, de fato: "Nós nos encontraremos quando for melhor para mim". Um terceiro poderá ver a boa vontade do médico em mudar o horário como prova de que realmente quer vê-lo e, por isso, será um pai amoroso e indulgente. Antes de interpretar tais solicitações, o médico precisa compreender a motivação mais profunda. Ele poderá sinalizar que *não está disposto* a atender tal solicitação. A alegação de que *não pode* atendê-las geralmente revela o medo de desagradar o paciente. Existem problemas especiais com o paciente cujas exigências do trabalho mudam abruptamente, e a ausência é comunicada em cima da hora. Manter o emprego é mais importante do que agradar o terapeuta. A melhor resposta do médico é a empatia pela situação.

O uso de pequenos sintomas físicos como uma desculpa para as faltas às sessões é uma resistência comum nos pacientes narcisistas, fóbicos, histriônicos e com transtorno da somatização. Frequentemente, o paciente telefona para o médico, antes da entrevista, para relatar uma doença leve e perguntar se ele deverá ir. Esse comportamento é discutido no Capítulo 15, "O Paciente Psicossomático". Em outra sessão, o médico explorará como o paciente se sentiu ao faltar à consulta antes de interpretar a resistência.

Chegar tarde e esquecer as consultas são manifestações óbvias de resistência. Tentativas precoces de interpretação serão respondidas com afirmativas como: "Sinto muito ter esquecido a consulta, mas não foi nada relacionado a você"; "Costumo me atrasar em tudo; sem relação a como me sinto com o tratamento"; "Sou muito distraído com consultas"; ou "Como você pode contar comigo no horário? Pontualidade é um dos meus problemas". Se o entrevistador não estender a consulta, o atraso se tornará de fato um problema que o paciente terá de enfrentar. Geralmente, fica claro que o paciente que chega atrasado espera ver o médico no momento em que chegar. Não é apropriado para o entrevistador desforrar-se, mas não se espera que ele sente ociosamente e espere pela chegada do paciente. Se o médico estiver comprometido com alguma atividade e o paciente precisar esperar alguns minutos quando chegar atrasado, a informação adicional em relação ao significado do atraso surgirá. Em geral, o motivo do atraso envolve medo ou raiva.

Esquecer de pagar ou não pagar os honorários do médico é outro reflexo tanto de resistência quanto de transferência. Esse assunto é abordado em detalhes mais adiante neste capítulo (ver "Honorários").

Adivinhar o pensamento ou tirar vantagem do médico é uma manifestação de transferência de *competição* e resistência. O paciente triunfalmente anunciará: "Eu aposto que sei o que você vai dizer" ou "Você disse a mesma coisa na semana passada". O entrevistador poderá simplesmente permanecer em silêncio ou perguntar: "O que direi?". Se ele já tiver verbalizado sua teoria, o médico poderá comentar algo como: "Por que eu pensaria isso?". Em geral, não é uma boa ideia contar ao paciente que ele estava certo na sua suposição, mas, como em toda regra, existem exceções.

O *comportamento sedutor* é destinado tanto a agradar como a gratificar o entrevistador, ganhando seu amor e proteção mágica, ou para desarmá-lo e obter poder sobre ele. Outros exemplos são questões como: "Gostaria de ouvir um sonho?" ou "Está interessado em um problema sexual que tenho?". O entrevistador poderá responder: "Estou interessado em qualquer coisa que venha à sua mente". Se essas questões ocorrerem repetidamente, poderá acrescentar: "Você parece preocupado com o que eu desejo ouvir". Vários "subornos" oferecidos ao entrevistador, como presentes ou conselhos, são exemplos comuns de resistência sedutora.

Com frequência, os entrevistadores iniciantes ficam ansiosos com as proposições sexuais evidentes ou não. É mais comum que essas propostas envolvam um terapeuta do sexo masculino e uma paciente do sexo feminino. O médico sabe que aceitar tal convite é uma violação de fronteira e reconhece as propostas como resistências de transferência. Todavia, o desconforto é frequente. Na maior parte das vezes, esse desconforto tem origem na culpa do entrevistador por gostar do convite, e ele tem medo de que seus sentimentos possam interferir com a abordagem apropriada da paciente. Muitas vezes, isso é revelado por declarações como "Isso não seria apropriado em uma relação médico-paciente" ou por um comentário para o supervisor, como "Eu não quero magoar os sentimentos da paciente pela rejeição". O médico deverá explorar em sua própria mente se sutilmente estimulou tal comportamento por parte da paciente, como em geral é o caso. Se não induziu a proposta, poderá perguntar à paciente: "Como isso ajudaria você?". Se ela indicar que precisa de amor e segurança, o médico poderá responder: "Mas nós dois sabemos que aceitar seu convite significaria o oposto. Meu trabalho é ajudá-la a trabalhar seu problema, mas sua intenção tornaria isso impossível". Quando um(a) terapeuta tiver autoconfiança profissional suficiente, não mais responderá à sedução explícita sentindo-se lisonjeado e ansioso, desde que também tenha autoconfiança adequada como homem ou mulher.

Solicitar favores ao médico, como pedir emprestado pequenas quantias em dinheiro ou pedir o nome do seu advogado, dentista, contador ou corretor de seguros, é uma forma de resistência. Trata-se de uma tentativa de deslocar o objetivo da terapia: de ajudar o paciente a manejar-se mais eficazmente para tornar-se dependente das habilidades de enfrentamento do terapeuta. Frequentemente, isso envolve a errada suposição, de ambas as partes, de que o terapeuta sabe mais do que o paciente sobre como lidar com o mundo exterior. Às vezes, o terapeuta faz exceções no tratamento dos pacientes que podem ter deficiências nessa área, como os pacientes adolescentes, deprimidos, com deficiência cognitiva ou psicóticos (ver os capítulos apropriados).

Outros exemplos de atuação do paciente (muitas vezes chamada de forma errônea de "*acting in*") incluem o comportamento durante a entrevista, que é inconscientemente motivado para desviar os sentimentos ameaçadores, ao mesmo tempo que permite a descarga parcial da tensão. Exemplos comuns seriam deixar a entrevista para tomar um copo de água, ir ao banheiro, andar ao redor do consultório. Por exemplo, o paciente está relatando uma experiência triste e quase à beira das lágrimas quando para e pede um copo de água. Nesse processo, ganha controle das suas emoções e continua a história, mas sem o mesmo sentimento. O entrevistador poderá comentar: "Beber um pouco de água ajuda a controlar suas emoções". Muitas vezes, o paciente experimenta essas interpretações como críticas ou sente-se tratado como criança. Rigidez de postura e outros comportamentos ritualizados durante a sessão são outras indicações de resistência. Por exemplo, um paciente sempre dizia "Obrigado" ao final de cada sessão. Outra ia ao banheiro antes de cada consulta. Quando questionada sobre a "rotina", dizia que não desejava experimentar qualquer sensação naquela parte do seu corpo durante a sessão.

Um outro grupo de resistências mostra claramente a relutância do paciente em participar do tratamento, mas sem envolver muito a transferência. Por exemplo, as transferências normais não parecem desenvolver-se com muitos pacientes antissociais, com alguns que são forçados ao tratamento por pressões externas ou com alguns que têm outros motivos para o tratamento, como evitar alguma responsabilidade. Com certas combinações de terapeuta e paciente, a personalidade real e a cultura do terapeuta são muito diferentes ou muito similares àquelas do paciente. Nesses casos, uma mudança de terapeuta é indicada.

Alguns pacientes não mudam após reconhecerem seu comportamento. Isso é comum em certos transtornos de caráter e é diferente do paciente psicologicamente obtuso e que não consegue aceitar o *insight*. Essa resistência está relacionada ao fenômeno clínico que levou Freud a formular a "compulsão à repetição". Neurocientistas compreendem esse fenômeno como devido a determinantes biológicos do comportamento, geneticamente programados, ou a padrões iniciais de neurocircuitos já estabelecidos.

Uma resistência comum em pacientes deprimidos é apenas aceitar reconhecimentos e interpretações para flagelar-se ainda mais. Perguntam: "Por que isso tudo?" ou dizem "Estou desesperado; tudo que faço está errado". Esse comportamento, a "reação terapêutica negativa", é discutido no Capítulo 6, "O Paciente Masoquista", e no Capítulo 7, "O Paciente Deprimido".

Independentemente da complexidade desses conceitos, é importante conhecer os aspectos psicodinâmicos mais importantes que são úteis na discussão da relação terapeuta-paciente.

Entrevistador

Entrevistador inexperiente. A psicoterapia é uma experiência muito intensa não só para o paciente, mas também para o terapeuta. Cada médico traz uma experiência pessoal e profissional diferente para a entrevista. A estrutura do seu caráter, valores e sensibilidade aos sentimentos dos outros influenciam suas atitudes em relação aos demais seres humanos – tanto pacientes como não pacientes. O uso terapêutico do *self* é um conceito complexo, que se desenvolve em cada médico ao longo dos anos de treinamento e da prática inicial. Com frequência, diz-se que são necessários cerca de 10 anos para uma pessoa alcançar a maturidade no papel terapêutico. Dois aprendizes não progridem exatamente na mesma proporção, e existem muitos médicos diferentes, assim como aprendizes. As experiências de vida do médico – passadas, presentes e futuras – afetam esse trabalho muito pessoal. Erros fazem parte do aprendizado; e se o iniciante tiver muito medo de cometer erros, estará condenado a permanecer como iniciante indefinidamente.

Na entrevista do iniciante, a persuasão teórica do seu professor exercerá uma influência sobre sua abordagem com o paciente. No entanto, à medida que se torna mais experiente, esse fator se dilui dentro da experiência, e a sua própria personalidade passa a ter uma influência muito maior.

Um médico habilidoso é alguém que se tornou habilidoso. Ninguém se torna perito pela leitura dos princípios. Contudo, existem problemas comuns específicos apresentados pelos entrevistadores iniciantes. O entrevistador iniciante é mais ansioso do que seus colegas experientes. Os mecanismos de defesa que emprega para manter sua ansiedade sob controle diminuem sua sensibilidade para as flutuações sutis nas respostas emocionais do paciente. Uma vez que, em geral, o iniciante está em uma instituição de treinamento, uma fonte significativa da sua ansiedade é o medo de fazer algo errado e perder a aprovação do seu professor. Também poderá haver ressentimento, que resulta da não obtenção do elogio do supervisor. Com frequência, seu medo de ser inadequado é deslocado para o paciente, ao imaginar que este ficará sabendo do seu estado de "estudante" e que perderá a confiança nele como médico competente. As referências do paciente para tais problemas são mais bem manejadas de forma aberta e franca, porque geralmente os pacientes estão cientes de que frequentam uma instituição de treinamento. A aceitação, por parte do jovem médico, dos medos do paciente por ele ser inexperiente fortalecerá a credibilidade e a confiança do paciente.

É comum o iniciante sentir um desejo de ter melhor desempenho do que seus colegas aos olhos dos professores. Nem todos esses sentimentos de competição estão relacionados à rivalidade fraterna; ele também deseja ser mais habilidoso do que seu professor. Atitudes desafiadoras em relação às pessoas que representam autoridade são outras manifestações de competitividade que impedem o entrevistador iniciante de se sentir à vontade com seu paciente.

O médico inexperiente em qualquer especialidade sente culpa por "praticar" com o paciente. Essa culpa é exagerada no estudante de medicina que falha 3 ou 4 vezes ao realizar sua primeira punção de veia, sabendo que o residente poderá ser bem-sucedido na sua primeira tentativa. Em qualquer área da medicina, o jovem médico tem sentimentos de culpa conscientes e inconscientes quando acha que outro colega teve um desempenho melhor. Em muitas especialidades médicas, um residente sob supervisão poderá prestar quase a mesma qualidade de tratamento que um médico experiente. No entanto, a entrevista psiquiátrica não poderá ser supervisionada da mesma forma, e muitos anos são necessários para adquirir habilidade nas entrevistas. Embora o professor possa garantir ao aprendiz que ele exagera a importância desse fator, este continuará a imaginar que o paciente se restabeleceria bem mais rápido se estivesse sendo tratado pelo supervisor. O jovem médico projeta no supervisor os mesmos sentimentos de onisciência que o paciente projeta nele.

A atitude do médico iniciante em relação ao diagnóstico tem sido discutida. Ele poderá ficar preocupado e passar a focar os fatores orgânicos excludentes para todos os casos por ser mais experiente e seguro no papel de médico tradicional. Ele segue o esboço do exame psiquiátrico com obsessiva perfeição para não negligenciar algo importante.

Em outras situações, o entrevistador ficará tão fascinado com a psicodinâmica que se descuidará na descrição adequada da psicopatologia. Um residente perguntou a uma paciente sobre sua atitude compulsiva de puxar o cabelo. Fez perguntas em relação às origens, eventos precipitantes no dia a dia de sua vida, como se sentia em relação ao fato, onde estava quando fazia isso, e coisas assim. Ele falhou em observar que ela estava usando uma peruca e foi surpreendido quando, depois, ela contou para o supervisor que estava careca. Já que a paciente pareceu estar completamente "intacta", e o residente não encontrara essa síndrome antes, não pensou em fazer a próxima pergunta do supervisor: "Você algumas vezes coloca o cabelo na boca?". A paciente respondeu que sim e continuou revelando sua fantasia de que as raízes do cabelo eram piolhos que estava compelida a comer. Um conhecimento adequado da psicopatologia e da psicodinâmica ajuda na exploração dos sintomas do paciente.

Em alguns aspectos, o entrevistador inexperiente se parece com o estudante de histologia, que primeiro examina no microscópio e vê apenas inúmeras cores bonitas. À medida que sua experiência aumenta, reconhece as estruturas e as relações que anteriormente escapavam à sua atenção e percebe um constante aumento no número de sutilezas.

A tendência do iniciante é interromper o paciente para fazer todas as suas perguntas. Com mais experiência, ele reconhece se um paciente completou sua resposta à questão ou se ele simplesmente precisa de um pouquinho de encorajamento para continuar sua história. À medida que a competência do iniciante aumenta, é possível que ele preste atenção no conteúdo do que o paciente está dizendo e, ao mesmo tempo, considere como este se sente e o que está contando sobre si mesmo pela inferência ou omissão. Por exemplo, se o paciente espontaneamente relata várias experiências do passado, nas quais sentiu que foi maltratado pelo profissional médico, o entrevistador poderá dizer algo como: "Não surpreende você ser receoso com os médicos".

A entrevista será mais eficazmente organizada em torno dos indícios fornecidos pelo paciente e não em torno do roteiro do exame psiquiátrico. Com frequência, o aprendiz se sente mais confortável se puder seguir uma orientação formal, mas isso dá à entrevista uma qualidade truncada e desconexa, e resulta em pouco sentimento de harmonia.

Embora o principiante possa falar muito e não ouvir, ele também tenderá para a passividade. Sua insegurança profissional faz com que seja difícil saber quando oferecer reasseguramento, conselho, explicações ou interpretações. Com medo de dizer a coisa errada, o entrevistador muitas vezes acha mais fácil deixar passar as situações em que algumas intervenções ativas são necessárias.

Uma autoimagem profissional é obtida pela identificação com os professores.

Em geral, o jovem médico imita os gestos, os maneirismos e as entonações de um supervisor que observou. Essas identificações são múltiplas e mutáveis até mesmo vários anos após o entrevistador já as ter integrado ao seu próprio estilo. Assim, consegue relaxar enquanto está trabalhando e, ao mesmo tempo, ser ele mesmo. Nessa fase, frequentemente lançará mão de truques, que às vezes são usados de uma maneira estereotipada – por exemplo, repetindo a última palavra ou frase do paciente em intervalos frequentes ou usando excessivamente clichês, como "Não entendo"; "O que você acha?"; "Ham, ham"; ou "E, então, o que aconteceu?". À medida que ficar mais à vontade, o entrevistador explorará naturalmente uma variedade de respostas diferentes com as quais está familiarizado.

Contratransferência. Os entrevistadores apresentam aos seus pacientes dois tipos de respostas emocionais. O primeiro são as reações referentes a como o paciente realmente é. O médico poderá gostar do paciente, ter simpatia ou mesmo sentir-se provocado pelo paciente, que são reações que o paciente provocaria na maior parte das pessoas. As respostas de contratransferência poderão ser específicas do entrevistador. Elas ocorrem quando o entrevistador responde ao paciente como se ele fosse uma figura importante do seu passado. Quanto mais intensos os padrões neuróticos do entrevistador e quanto mais o paciente realmente se assemelha a essas figuras, maior a probabilidade de respostas de contratransferência. Em outras palavras, é maior a probabilidade de uma entrevistadora que tinha uma relação de competitividade intensa com sua irmã apresentar respostas irracionais para pacientes do sexo feminino da sua própria idade do que outros terapeutas. Se reagir dessa maneira com todos os pacientes, independentemente da idade, do sexo ou do tipo de personalidade, o problema será mais grave. As respostas de contratransferência também poderão ser um meio valioso para a compreensão do inconsciente do paciente (ver Cap. 19, "O Paciente *Borderline*"). Essas respostas estão menos relacionadas à psicologia do entrevistador e mais a uma manifestação da psicodinâmica do paciente.

As respostas de contratransferência poderão ser classificadas dentro das mesmas categorias que são usadas na discussão de transferência. O médico poderá ficar dependente da afeição e do elogio do paciente como fontes da sua própria autoestima ou, de modo inverso, poderá sentir-se frustrado e zangado quando o paciente for hostil ou crítico. Qualquer terapeuta poderá, ocasionalmente, usar o paciente dessa forma. O médico poderá, de forma inconsciente, procurar afeição do paciente e somente vir a reconhecer o que está fazendo quando este responder. Os médicos iniciantes do sexo masculino poderão deparar-se com pacientes do sexo feminino que escrevem cartas ou poemas de amor ou propostas de casamento. Um entrevistador aprendiz comentou que seu modelo inicial para as relações homem-mulher era de encontros. Existem manifestações mais sutis desse problema, como a oferta excessiva de reasseguramento, ajuda ao paciente para obter casa ou emprego, e assim por diante, quando essa assistência não é de fato necessária e serve como um suborno para obter o amor do paciente mais do que ser uma intervenção terapêutica adequada. Desdobrar-se para ajustar horários ou honorários, providenciando tempo extra e sendo excessivamente amável, é uma forma de cortejar a aprovação do paciente. Não permitir ao paciente ficar zangado é o outro lado da mesma moeda. No entanto, os médicos são pessoas, e alguns são mais calorosos, ou amigáveis, ou mais auxiliadores do que outros. Não há nada de errado em ser amável.

O médico pode utilizar o exibicionismo como uma forma de solicitar afeição ou admiração dos pacientes. Exibir o próprio conhecimento ou estado social ou profissional em um grau inadequado é um exemplo, e, normalmente, origina-se do desejo de ser onisciente para compensar algum sentimento profundo de inadequação.

Terapeutas experientes comentaram que é difícil ter apenas um caso de terapia de longo prazo, porque o paciente se torna muito importante para eles. Outros fatores poderão fazer o médico atribuir a determinado paciente uma importância especial. O "VIP" cria tanta dificuldade para o médico que uma subseção posterior (ver "Paciente especial") está destinada à discussão desse paciente.

Todas as pessoas habilitadas a tratar reagem à necessidade do paciente de dotá-los com poder especial. A natureza da relação médico-paciente redesperta o desejo do médico de ter todo conhecimento e todo poder. Trata-se de um aspecto recíproco do desejo do paciente de um terapeuta onisciente e onipotente que poderá curá-lo pelos poderes mágicos. Se o entrevistador assumir esse papel, o paciente não será capaz de superar seus sentimentos básicos de impotência e inferioridade. Todavia, o desejo de tornar-se onipotente é universal e poderá ser reconhecido no comportamento do médico. Por exemplo, o entrevistador poderá ser incapaz de ver inconsistências ou imprecisões em certas interpretações ou poderá recusar-se a examinar seus próprios comentários. Uma insistência em sua própria infalibilidade poderá levá-lo à conclusão de que os psicoterapeutas anteriores não conduziram a terapia de forma adequada ou não compreenderam precisamente o paciente.

Um mecanismo similar é demonstrado pelo médico que conta à esposa uma vinheta clínica que revela o quão gentil e compreensivo ele foi, conta o quão desejável e atraente seus pacientes o acham ou relata sua brilhante interpretação. Desanimado com o lento progresso da psicoterapia, poderá sutilmente exagerar e distorcer o material das sessões para impressionar os colegas. Poderá pressionar o paciente a melhorar a fim de aumentar seu prestígio e reputação. Às vezes, tentará impressionar os colegas com a riqueza, o brilhantismo ou a importância dos seus pacientes.

A contratransferência está operando quando o terapeuta é incapaz de reconhecer ou se recusa a conhecer o real significado das suas próprias atitudes e comportamento. Essa admissão poderá ser externada: "Sim, eu estava preocupado na última vez" ou "Minha observação soa depreciativa". Com frequência, o médico está preocupado com o fato de que o paciente tentará virar a mesa e analisá-lo mais. Nessa situação, poderá responder: "Decifrar por que eu disse aquilo é importante, mas, na verdade, é problema meu. Seria injusto sobrecarregar nosso tratamento com isso, mas, até onde for relevante, compartilharei com você. Em vez disso, vamos compreender o máximo que pudermos sobre suas reações para comigo". O paciente preocupa-se se o terapeuta tem dois pesos e duas medidas, analisando o comportamento do seu paciente, mas não o seu próprio. Ocasionalmente, um paciente poderá aproveitar-se da abertura do terapeuta em função de um erro. O médico que permite que o paciente o trate de modo sádico também tem um problema de contratransferência. Problemas similares surgem quando o paciente tem informação em relação ao terapeuta proveniente de fora da situação do tratamento. Um exemplo comum é o paciente que vive na mesma vizinhança, tem filhos na mesma escola dos filhos do terapeuta ou trabalha na mesma instituição que ele. O exemplo mais comum na vida do residente psiquiatra é o paciente hospitalizado que obtém informações sobre seu médico por meio de outros pacientes, funcionários, boletins médicos ou observações diretas.

Na tentativa de manter um papel profissional, o médico fica defensivamente tentado a esconder-se atrás de clichês analíticos tipo: "Como você se sente a respeito disso?" ou "O que isso significa para você?". Muitas vezes, exemplos sutis ocorrem quando o discurso do terapeuta, ou seu tom de voz, é crucial na revelação da implicação da sua observação. Por exemplo: "Sua ideia de que eu estava flertando com a enfermeira a desconcertou" implicará que o flerte existiu apenas na mente da paciente. No entanto, se o entrevistador observar: "A minha imagem flertando com a enfermeira a desconcertou", a percepção da paciente não será desafiada, e o entrevistador poderá explorar o impacto da experiência sobre ela.

Uma manifestação comum da contratransferência é a excessiva identificação com o paciente. Nessa situação, o entrevistador tentará transformar o paciente na sua própria imagem. Talvez a armadilha universal para os psicoterapeutas seja as fantasias de Pigmalião. A dificuldade em prestar atenção ou lembrar o que o paciente disse poderá ser a primeira pista para o entrevistador da sua contratransferência. O médico que se identifica excessivamente com seu paciente poderá ter dificuldades de reconhecer ou compreender os problemas que são similares aos seus próprios ou poderá ter uma compreensão imediata do problema, mas será incapaz de lidar com ele. Por exemplo, um entrevistador obsessivo que está preocupado com o tempo diz, ao fim de cada horário, "Eu o verei amanhã às 15h30min". Não é provável que ele seja capaz de ajudar seu paciente a resolver uma dificuldade similar.

O terapeuta iniciante poderá experimentar prazer vicário (em lugar de outro) no comportamento sexual ou agressivo do seu paciente. Poderá sutilmente encorajá-lo a enfrentar seus pais de uma maneira que ele mesmo admira. Poderá prover as necessidades de dependência do paciente, porque gostaria de ser tratado de forma similar. Os psicoterapeutas que estão sob tratamento analítico descobrem que seus pacientes frequentemente estão trabalhando no mesmo problema que eles.

Lutas de poder, competição e discussões ou questionamentos persistentes ao paciente são exemplos comuns de contratransferência. A tarefa do entrevistador é compreender como o paciente vê o mundo e ajudá-lo a entender-se melhor. Não é bom impor os conceitos do entrevistador ao paciente. Manifestações mais sutis desse problema incluem o uso de palavras ou conceitos que estão um pouco além da compreensão do paciente; assim, demonstram a posição "elevada" do médico. Outros exemplos incluem a tendência a dizer "Eu disse isso a você", quando o paciente descobre que o médico estava correto ou quando este sorri diante de seu desconforto.

Desejar ser o filho ou o irmão mais novo do paciente é uma resposta de contratransferência que geralmente ocorre com pacientes que são mais velhos que o entrevistador. Mais uma vez, quanto mais o paciente realmente se parecer com os pais ou o irmão do terapeuta, maior a probabilidade de essas respostas ocorrerem. Nesses casos, o terapeuta poderá aceitar, das pacientes, presentes como comida ou roupas, e dos pacientes, conselhos de negócios ou outro tipo de assistência. Existe uma linha sutil nessa área do comportamento que viola as fronteiras da ética profissional.

Há uma série de manifestações não específicas de contratransferência. Às vezes, o entrevistador vivenciará ansiedade, excitação ou depressão na presença de certo paciente ou depois que este deixar o consultório. Sua reação poderá envolver um problema de contratransferência ou refletir ansiedade ou triunfo neurótico sobre a forma como lidou com o paciente.

Enfado ou incapacidade de concentração no que o paciente está dizendo muito frequentemente reflete raiva ou ansiedade inconsciente por parte do entrevistador. Se ele diversas vezes se atrasa ou esquece a sessão, em geral esse comportamento indica evitação de sentimentos de hostilidade ou sexuais em relação ao paciente.

Outro problema comum de contratransferência origina-se na falha do terapeuta em ver que as ocasiões em que o aparente "observar do ego do paciente", junto com a curiosidade entusiástica do significado dos sonhos, com a recuperação de memórias passadas e com o *insight* da dinâmica inconsciente, são, na verdade, um *enactment* da transferência. O resultado é uma terapia muito intelectualizada, relativamente desprovida de emoção.

Frequentemente, a expressão direta da emoção na transferência fornece uma oportunidade para *enactments* contratransferenciais. Por exemplo, um terapeuta falou para seu paciente: "Não é exatamente a mim que você ama (ou odeia), é a seu pai". A transferência não significa que os sentimentos em relação ao terapeuta não sejam reais. Falar ao paciente que seus sentimentos estão deslocados é desrespeitoso e depreciativo. De modo similar, às vezes, os terapeutas iniciantes respondem à expressão de raiva do paciente com um comentário do tipo "Isso é um sinal real de progresso, de que você é capaz de ficar furioso comigo". Observações dessa natureza desdenham os sentimentos do paciente. Embora a neurose de transferência envolva a repetição de atitudes do passado, a resposta emocional é real; na verdade, frequentemente mais forte do que foi no cenário original, porque é necessário menos defesa. O desconforto do terapeuta com as reações emocionais intensas do paciente poderá levar à defesa sutil. Um exemplo é o do médico que pergunta: "Essa não é a mesma forma que você sente em relação à sua irmã?" ou dizer "Nós sabemos que você teve sentimentos similares no passado". Esses comentários desviam a discussão para longe da transferência mais do que encorajam a sua exploração. Tanto o médico quanto o paciente compreenderão melhor os sentimentos deste se o entrevistador perguntar: "Por que sou um filho da puta?" ou "Do que você gosta em mim?". Essa abordagem leva os sentimentos do paciente a sério. Quando o paciente elabora seu sentimento, normalmente descobre sozinho o aspecto transferencial da sua resposta. À medida que delineia por completo os detalhes da sua reação, com frequência, ele diz: "Você não reage da mesma forma que meu pai fazia quando eu me sentia assim" ou "Isso me faz pensar em algo que aconteceu anos atrás com minha irmã". Então, o entrevistador poderá demonstrar o componente de transferência do sentimento do paciente.

Na busca por detalhes nas reações emocionais do paciente, com frequência, emergem percepções distorcidas do terapeuta. Por exemplo, ao descrever por que achava que amava seu terapeuta, uma paciente disse: "Por alguma estranha razão imagino você com bigode". A exploração de tal pista identificou o objeto original do sentimento de transferência no passado da paciente.

As discussões da contratransferência tipicamente deixam no iniciante o sentimento de que essa reação é ruim e deverá ser eliminada. Seria mais preciso dizer que o terapeuta tenta reduzir a extensão das suas respostas neuróticas que interferem no tratamento. O médico consciente da sua contratransferência poderá usá-la como outra fonte de informação sobre o paciente. Nas entrevistas com pacientes *borderline*, o reconhecimento mútuo da contratransferência do médico poderá ser especialmente útil no processo terapêutico (ver Cap. 9, "O Paciente *Borderline*").

Paciente especial. O paciente especial é discutido nesse ponto porque as características principais da distinção dessa entrevista estão centradas nas reações do entrevistador ao *status* do seu paciente. O problema continuará a ocorrer ao longo de toda a carreira do médico, embora o critério que define o paciente como "especial" possa mudar. Nos anos iniciais do treinamento do médico, esse paciente pode ser um estudante de medicina, um funcionário de uma universidade, o parente de um membro do quadro de funcionários ou um conhecido de um professor de prestígio.

À medida que a experiência e o *status* do médico aumentam, o *status* de seus pacientes especiais também aumenta. Não importa quão experiente ou seguro seja o entrevistador, sempre existirá uma pessoa de renome tal que o médico se sentirá desconfortável em relação a ela. Existe uma grande variedade de atitude dos pacientes especiais sobre seu *status*, assim como existe em qualquer outro grupo de pessoas. Aquelas pessoas cujo *status* especial depende da sua importância pessoal para o entrevistador normalmente esperam ser tratadas como qualquer outro paciente.

Alguns pacientes esperam e requerem uma consideração especial. O entrevistador poderá ficar indeciso sobre onde termina a realidade e começam as expectativas neuróticas. A resolução do dilema envolve a consideração dos direitos do paciente comum. O *status* de paciente especial poderá privá-lo dos direitos básicos. As extraordinárias providências do médico que, de fato, equiparam esse paciente a outros possivelmente não prejudicarão o tratamento. Por exemplo, levar em consideração a figura política de notoriedade nacional cuja posição poderá ser prejudicada se o público descobrir que consultou um profissional em saúde mental. O médico, ao conduzir a consulta na casa do paciente, oferecerá a mesma privacidade que os outros pacientes têm no consultório. Nesse caso, a aplicação do princípio é clara, mas, em outras ocasiões, o médico precisará decidir se favorecerá a situação real da vida do paciente ou o princípio de que o entrevistador não deverá sair do seu procedimento usual para gratificar as demandas neuróticas. Se as consequências forem graves, será preferível arriscar errar gratificando a neurose do paciente.

Surgem problemas no tratamento desse paciente não apenas porque sua situação é especial, mas também porque ele é especial para o médico. O sucesso do seu tratamento assume uma importância absoluta, e o médico está totalmente preocupado em manter a boa vontade do paciente, dos seus parentes e dos seus amigos. Uma proteção para o paciente e para o médico é tomar providências especiais quanto à seleção do terapeuta. O médico experiente que está hospitalizado por uma depressão significativa ou o filho psicótico de uma personalidade proeminente deverão ser destinados a alguém que não se intimidará por seu *status*. Escolher um entrevistador que tenha menor probabilidade de ficar inseguro minimizará muitos problemas.

O paciente médico apresenta problemas específicos. Aquele que o tratar oferecerá mais explicações detalhadas em algumas ocasiões e nenhuma explicação em outras, assumindo que o paciente já tem conhecimento suficiente. Às vezes, o paciente médico espera ser tratado como um colega e ter uma discussão "médica" sobre seu próprio caso. Poderá ter medo de fazer perguntas que poderão fazê-lo parecer ignorante ou amedrontado. Poderá achar que não deve se queixar, expressar raiva ou tomar muito tempo do seu médico. O jovem médico sentirá orgulho de usar o jargão ou de dar explicações intelectualizadas aos pacientes médicos. Um paciente médico descreveu uma experiência aterrorizante durante a qual um urologista fazia um monólogo contínuo das suas manobras, enquanto passava o cistoscópio e descrevia as descobertas clínicas na bexiga do paciente médico, as quais, não sendo do conhecimento do paciente, tinham pouca relevância patológica. Aparentemente, o urologista achou que um paciente médico seria tranquilizado com essa informação extra.

Papel do entrevistador. A função mais importante do entrevistador é ouvir e compreender o paciente a fim de ajudá-lo. Um ocasional aceno de cabeça ou "ham-ham" é o suficiente para que o paciente saiba que o entrevistador está prestando atenção. Além disso, um comentário empático, quando adequado, ajudará a estabelecer o *rapport*. O entrevistador poderá fazer observações, como "Claro", "Imagino" ou "Naturalmente", para apoiar atitudes que são comunicadas pelo paciente. Quando o sentimento do paciente estiver bem claro, o entrevistador poderá sinalizar sua compreensão com as afirmações: "Você deve ter se sentido horrível sozinho" ou "Isso deve ter sido muito constrangedor". Em geral, o entrevistador não faz julgamentos, mostra-se interessado, preocupado e amável.

Frequentemente, o entrevistador faz perguntas, as quais poderão servir para obter informações ou para esclarecer seu próprio entendimento ou o do paciente. As perguntas poderão ser uma forma sutil de sugestão ou, pelo tom da voz em que são feitas, dar permissão ao paciente para fazer algo. Por exemplo, o entrevistador poderá perguntar: "Você já disse ao seu chefe que você acha que merece um aumento?". Independentemente da resposta, ele indica que tal fato seria concebível, permissível e talvez até mesmo esperado.

Com frequência, o entrevistador faz sugestões para o paciente implícita ou explicitamente. A recomendação de uma forma específica de tratamento traz a sugestão implícita de que ele espera que seja de ajuda. As perguntas que o entrevistador faz geralmente dão ao paciente a sensação de que é esperada a discussão de certos assuntos, como sonhos ou sexo. Na psicoterapia, o entrevistador sugere que o paciente discuta quaisquer decisões importantes antes de tomá-las e pode sugerir se ele deve ou não discutir certos sentimentos com as pessoas importantes da sua vida.

Os entrevistadores poderão ajudar os pacientes com problemas práticos. Por exemplo, um jovem casal solicitou aconselhamento psicológico devido à dificuldade de relacionamento. Ao final da consulta, perguntaram se tentar ter um filho os ajudaria. Um clérigo bem-intencionado havia sugerido que um filho poderia aproximar mais o casal. O entrevistador advertiu que um filho poderia ser uma fonte de estresse adicional no momento e recomendou que esperassem até a relação melhorar.

O entrevistador fornece ao paciente certas gratificações e frustrações no processo do tratamento. Ele ajuda o paciente por meio de seu interesse, compreensão, encorajamento e apoio. Ele é o aliado do paciente; nesse sentido, oferece oportunidades para experimentar a proximidade. Quando o paciente fica inseguro de si mesmo, ele poderá fornecer reasseguramento com um comentário do tipo: "Vai fundo, você está agindo bem". O reasseguramento generalizado como "Não se preocupe, tudo se resolverá" é de valor limitado para a maior parte dos pacientes. Isso porque o entrevistador não sabe se o que o paciente teme *será* resolvido. Assim, perderá credibilidade com o paciente e consigo mesmo, como resultado da oferta de falsas promessas. É preferível oferecer apoio na forma da compreensão que está fundamentada nas formulações específicas do problema do paciente. Ao mesmo tempo, o entrevistador procurará aliviar os sintomas do paciente e a gratificação inconsciente que eles lhe dão. Ele tornará o paciente consciente dos seus conflitos – consciência que poderá ser dolorosa e frustrante, a menos que o entrevistador seja capaz de oferecer soluções possíveis para tais conflitos. Com frequência, o paciente imagina novas soluções depois de o conflito ter sido profundamente explorado.

A atividade mais importante na psicoterapia psicanaliticamente orientada é a interpretação. Seu objetivo é desfazer o processo de repressão e permitir que pensamentos e sentimentos inconscientes se tornem conscientes, possibilitando ao paciente desenvolver novos métodos de enfrentar seus conflitos, sem a formação dos sintomas (ver no Cap. 2 a discussão sobre a formação dos sintomas). As fases iniciais de uma interpretação são a confrontação, que mostra que o paciente está evitando algo, e a clarificação, que formula a área a ser explorada.

Uma interpretação "completa" delineia um padrão de comportamento na vida atual do paciente, mostrando o conflito básico entre um desejo inconsciente e o medo, as defesas que estão envolvidas e alguma formação do sintoma resultante. Esse padrão é relacionado à sua origem no início da vida; sua manifestação na transferência é mostrada; e o benefício secundário, formulado. Nunca será possível abranger todos esses aspectos ao mesmo tempo. Uma interpretação similar, usando o modelo das relações de objeto, colocaria menos ênfase no desejo inconsciente e no componente de defesa. Em vez disso, o terapeuta investigará as introjeções conscientes e inconscientes do paciente relativas a um ou a ambos os pais, aceitando ou defensivamente rejeitando esse pai ou mãe. Essa formulação ocorrerá repetidamente até que o terapeuta possa observar: "Parece que sua mãe, na sua cabeça, ainda está lhe dizendo o que fazer, e você parece incapaz de desistir dessa ligação raivosa".

> Um paciente relatou ter ficado com raiva quando sua esposa jogou fora um par dos seus sapatos velhos sem sua permissão. Revelou que não compreendeu totalmente sua reação porque os sapatos já não serviam mais e ele mesmo os jogaria fora. A história familiar relevante incluiu a descrição da sua raiva de sua mãe por suas repetidas violações a seu espaço, sua privacidade e seus bens. O entrevistador, que já havia trazido à tona essa informação, disse ao paciente: "Então, seu pior pesadelo se tornou realidade; sua esposa se tornou sua mãe". "É isso", replicou o paciente, "ela me fez sentir que ainda era um menino. Posso ter tido algo a ver com isso". E acrescentou: "Eu posso tê-la ajudado vestindo-me de maneira inadequada para um homem da minha idade em Manhattan". O paciente ficou em silêncio, refletindo sobre seu comentário. O terapeuta observou: "Então, você está devotando sua vida a transformar sua mãe na mãe que você gostaria de ter". O paciente ficou visivelmente comovido e observou: "Eu tenho que superar isso ou vou arruinar meu casamento".

As interpretações poderão estar direcionadas às resistências e defesas ou ao conteúdo. Em geral, a interpretação visa ao material mais próximo à consciência, o que significa que as defesas são interpretadas mais cedo do que o impulso inconsciente, do qual as defesas ajudam a precaver-se. Na prática, qualquer interpretação simples envolve tanto a resistência quanto o conteúdo, e normalmente é repetida muitas vezes, embora com variação de ênfase; o terapeuta desloca-se para trás e para diante à medida que trabalha em determinado problema. As interpretações mais iniciais são objetivadas na área em que a ansiedade consciente é maior, que, normalmente, são os sintomas apresentados pelo paciente, sua resistência ou sua transferência. O material inconsciente não é interpretado até que tenha se tornado pré-consciente. Para ilustrar esses assuntos, considere um jovem homem com ataques de pânico:

> A primeira confrontação do terapeuta objetivou a resistência do paciente, com a observação: "Você usou uma boa parte do seu tempo falando sobre seus sintomas". O paciente respondeu: "Sobre o que você gostaria que eu falasse?". O entrevistador sinalizou que gostaria de saber mais sobre o que acontecera exatamente antes do último ataque começar. A resposta do paciente levou a uma clarificação do entrevistador: "Essa é a terceira vez esta semana que você teve um ataque depois de ficar com raiva da sua esposa". O paciente aceitou essa observação, mas foi somente na sessão subsequente que ele acrescentou que ficava com raiva sempre que sentia que sua esposa ficava mais amiga da mãe dela do que dele. Mais tarde, soube-se que o paciente tinha uma intensa competição com sua irmã e que sempre tinha medo de a mãe a preferir a ele. Nesse ponto, foi possível interpretar o desejo do paciente de atacar sua irmã e seu medo de que seria rejeitado pela mãe como punição. Os mesmos sentimentos foram recriados em sua atual relação com a esposa. O entrevistador interpretou não apenas o ciúme do paciente da atenção da esposa para com a mãe, mas também a inveja do amor que a sogra conferia à filha. Em outro momento, o benefício secundário do sintoma do paciente foi interpretado como o fato de que seu ataque de pânico invariavelmente

trazia uma indulgência empática de sua esposa. O processo total foi repetido na transferência, em que o paciente ficou enfurecido com o terapeuta por este não demonstrar maior consideração por seus sintomas, e então descreveu um sonho em que ele era o paciente favorito do terapeuta.

As interpretações são mais eficazes quando são mais específicas. Nesse exemplo, uma interpretação específica seria: "Você ficou zangado quando sentiu que sua esposa cuidava mais da mãe do que de você". Uma afirmação genérica poderia ser: "Seu aborrecimento parece estar direcionado para as mulheres". Uma interpretação inicial é inevitavelmente incompleta. Conforme mostrado nesse exemplo, muitas etapas são necessárias até que se possa formular uma interpretação completa. Quando o entrevistador está indeciso, as interpretações são mais bem oferecidas como possibilidades para as considerações do paciente do que como pronunciamentos dogmáticos. Uma introdução para a interpretação poderia ser "Talvez" ou "Parece-me que".

O momento é um aspecto crítico da interpretação. Uma interpretação prematura é ameaçadora; ela aumenta a ansiedade do paciente e intensifica sua resistência. Uma interpretação tardia retarda o tratamento, e o entrevistador pouco poderá ajudar o paciente. O melhor momento para interpretar é quando o paciente ainda não está ciente do material, mas é capaz de reconhecer e aceitá-lo – em outras palavras, quando ele não achar o material muito ameaçador.

Sempre que existir uma forte resistência operando na transferência, será essencial que o entrevistador direcione suas primeiras interpretações para essa área. Uma paciente iniciava toda sessão discutindo seus encontros mais recentes. Ela achava que o terapeuta, como seu pai, estaria preocupado com sua atividade sexual. Um exemplo mais óbvio é a paciente que apenas deseja discutir seu interesse erótico pelo entrevistador. Este poderá comentar: "Parece que seus sentimentos para comigo a estão perturbando mais do que seus sintomas".

O impacto de uma interpretação sobre um paciente poderá ser visto de três maneiras: primeira, o significado do conteúdo da interpretação nos conflitos e nas defesas do paciente; segunda, o efeito da interpretação na relação de transferência; e terceira, o efeito na aliança terapêutica, que é a relação entre o entrevistador e a parte saudável, observadora do ego do paciente. Cada interpretação opera simultaneamente em todas as três áreas, embora às vezes mais em uma do que em outra.

As manifestações clínicas das respostas do paciente variam bastante. Ele poderá exibir respostas emocionais como sorrir, chorar, corar ou ficar com raiva, indicando que a interpretação foi efetiva. Um novo material poderá emergir na forma de uma informação adicional sobre a história ou um sonho. Às vezes, o paciente relata que seu comportamento no mundo exterior mudou. Ele poderá ou não ter consciência do significado confirmatório desse material. De fato, poderá negar vigorosamente que a interpretação está correta, apenas para mudar sua opinião mais tarde, ou poderá concordar de imediato, mas como um gesto de agrado ao terapeuta. Se o paciente negar ou rejeitar uma interpretação, o entrevistador não deverá insistir na questão. A discussão é ineficaz, e o impacto terapêutico não está necessariamente correlacionado com a aceitação consciente do paciente.

As interpretações são perdas na medida em que objetivam a remoção da defesa do paciente ou o bloqueio de uma rota simbólica ou substituta para a obtenção da gratificação de um desejo proibido. Certos pacientes são capazes de se defender contra esse aspecto da interpretação pela sua aceitação como outra forma de gratificação – isto é, o entrevistador estará falando com eles, deseja ajudá-los e, por essa razão, usará seu poder onipotente para curá-los. Isso é facilmente reconhecido quando o entrevistador faz uma interpretação, e o paciente retruca: "Você é muito esperto, realmente compreende meus problemas". Poderá haver uma mudança na qualidade da aliança terapêutica depois de uma interpretação correta devido a um maior sentimento de confiança no terapeuta. Um paciente ficou menos preocupado com fantasias sobre o entrevistador como resultado de uma interpretação da transferência.

Espera-se que o entrevistador estabeleça limites para o comportamento do paciente no consultório no momento em que este for incapaz de se controlar ou quando empregar um julgamento inapropriado. Por exemplo, se um paciente enfurecido levantar do seu assento e caminhar ameaçadoramente em direção ao entrevistador, esse não será o momento de interpretar: "Você parece zangado". Ao contrário, o entrevistador dirá "Sente-se" ou "Não serei capaz de ajudá-lo se está me ameaçando, então, por que você não se senta?". Do mesmo modo, o paciente que se recusa a sair ao final da sessão, que usa o chuveiro do banheiro do médico, que lê sua correspondência, ou que escuta na porta do consultório deverá saber que tal comportamento não é permitido antes de o médico tentar analisar seu significado.

EXAME PSIQUIÁTRICO*

O esquema para organizar as informações da entrevista é referido como *exame psiqui-*

---

* Esta seção ("Exame Psiquiátrico") foi rigorosamente adaptada da seguinte literatura: MacKinnon RA, Yudofsky SC: *Principles of the Psychiatric Evaluation*. Baltimore, MD, Lippincott Williams & Wilkins, 1986, pp. 40-57. Copyright 1986, Lippincott Williams & Wilkins. Utilização autorizada.

átrico. Ele é enfatizado em uma série de livros-texto psiquiátricos; por essa razão, é discutido aqui em termos de suas influências na entrevista. Normalmente, está dividido em *história* (ou anamnese) e *estado mental*. Embora essa organização siga o modelo da história médica e do exame físico, ela é na realidade muito mais arbitrária. A história médica inclui achados subjetivos como dor, respiração curta ou problemas digestivos; já o exame físico está limitado a achados objetivos como sons cardíacos, reflexos, descoloração da pele e assim por diante. Muitas das descobertas que pertencem ao estado mental são subjetivamente reveladas, e o entrevistador poderá não ser capaz de observá-las de forma direta. Alucinações, fobias, obsessões, sentimentos de despersonalização, delírios prévios e estados afetivos são exemplos. Além disso, a descrição geral do paciente é tecnicamente parte do estado mental. No entanto, será mais proveitoso se for colocada no início do registro escrito.

História psiquiátrica

Objetivo

Uma história cuidadosa é a base do diagnóstico e do tratamento de cada paciente. Cada ramo da medicina tem seu próprio método de obter e organizar a história precisa e abrangente da doença do paciente e seu impacto na vida deste. Na prática geral da medicina, a técnica habitual baseia-se em verificar, de acordo com as próprias palavras do paciente, o início, a duração e a gravidade das queixas atuais; em rever os problemas médicos passados; e em perguntar sobre o funcionamento atual dos órgãos e dos sistemas anatômicos. Esse foco é destinado essencialmente a investigar a função dos sistemas tecidual e orgânico, uma vez que eles mantêm a economia interna do corpo, e enfatizar a maneira como o mau funcionamento afeta o estado físico do paciente ou padrões sociais. Na psiquiatria, a história também deverá transmitir o quadro mais oculto das características da personalidade do paciente, incluindo seus pontos fortes e fracos. A história psiquiátrica inclui a natureza das relações do paciente, bem como informações sobre pessoas importantes da sua vida passada e atual. Uma história completa de sua vida é impossível, porque seria necessária uma outra vida para contá-la. Todavia, um retrato proveitoso do desenvolvimento do paciente, desde seus primeiros anos até a presente data, poderá ser desenvolvido normalmente.

Assim como outros profissionais, o profissional aprendiz em saúde mental deverá progredir ao longo de certas etapas para o domínio da sua profissão. A escola de patinação no gelo para o patinador profissional, os exercícios com os dedos para o pianista e a clássica obtenção da história do paciente para o estudante de medicina são etapas que precisam ser vividas na busca pelo profissionalismo. Os dados relevantes da história, que o estudante de medicina do terceiro ano leva três horas para concluir, normalmente poderão ser obtidos pelo residente em uma hora e, pelo professor, em 20 minutos. Similarmente, tempo e experiência são necessários antes de o iniciante poder responder rápida e diretamente às dicas fornecidas pelo paciente, que informam ao entrevistador experiente como e por onde continuar com a história.

Técnicas

A técnica mais importante para obter a história psiquiátrica é permitir que o paciente a conte com suas próprias palavras e na ordem que desejar. Tanto o conteúdo quanto a ordem em que o paciente apresenta sua história revelam informações valiosas. À medida que ele relata sua história, o entrevistador experiente reconhecerá os momentos em que poderá fazer perguntas relevantes em relação às várias áreas descritas no resumo da história psiquiátrica e do exame do estado mental.

Embora as perguntas ou comentários do entrevistador sejam relevantes, não é raro o paciente ficar confuso ou perplexo. O entrevistador observará isso quando o paciente franzir suas sobrancelhas e disser: "Não compreendo por que devo contar-lhe sobre isso". A entrevista prosseguirá mais serenamente se o entrevistador destinar um tempo para explicar o que tinha em mente e mostrar a relevância da sua pergunta. Ocasionalmente, como resultado da inexperiência ou erro de julgamento, o entrevistador buscará um assunto de fato irrelevante. Nesse caso, ele poderá dizer: "Acabou de me ocorrer, mas talvez você esteja certo e não seja importante". O paciente aceitará isso sem perder a confiança no entrevistador, desde que o questionamento irrelevante não ocorra em excesso. Todo entrevistador ocasionalmente fará uma pergunta que trará à tona informações já fornecidas. Muitas vezes, continuará esperando que o paciente não perceba ou não se importe. É sempre preferível observar, "Ah, sim, perguntei-lhe isso anteriormente" ou "Ah, sim, você já me contou" e então repetir o que o paciente disse. Muitas vezes, os entrevistadores de sucesso mantêm uma folha com o resumo dos dados de identificação da vida do paciente, hábitos pessoais, nomes e idades da esposa e filhos, se for o caso. Eles reveem esse material antes da consulta com os pacientes que acompanham de forma regular. Dessa forma, não apenas mantêm-se atualizados sobre a condição clínica do paciente, mas também evitam fazer as mesmas perguntas várias vezes, como "Seu filho é menina ou menino?" ou "Quem é Susan?". Embora essa sugestão pareça simples e óbvia, muitos entrevistadores competentes e experientes não a seguem.

Alguns clínicos obtêm a história entregando ao paciente um questionário para completar antes da primeira sessão. Embora essa técnica poupe algum tempo e possa ser útil em clínicas ou outros lugares onde os recursos profissionais são extremamente limitados, essa eficiência é obtida a um preço significativo: priva o entrevistador e o paciente da oportunidade de explorar os sentimentos que são trazidos à tona ao responder as perguntas. Os questionários também poderão dar uma qualidade artificial à entrevista. Quando finalmente o paciente encontrar o entrevistador, poderá experimentá-lo como outro funcionário burocrático, mais interessado em pedaços de papel do que no paciente. Um bom entrevistador poderá superar esse conjunto mental indesejável, mas esse sistema, já na sua criação, é algo pseudoeficiente e indesejável.

As histórias psiquiátricas são vitais para delinear e diagnosticar doenças neuróticas ou psicóticas importantes. Entretanto, no campo do diagnóstico da personalidade, muitas histórias psiquiátricas são de pouquíssimo valor. Especialmente aquelas limitadas a relatórios superficiais, como os questionários sobre a história preenchidos pelo próprio paciente.

Outra frequente deficiência da história psiquiátrica é ela ser apresentada como uma coleção de fatos e eventos organizados cronologicamente, com relativa pouca atenção ao impacto dessas experiências no paciente ou ao papel que o paciente pode ter desempenhado ao apresentá-los. Com frequência, a história revela que o paciente foi para certa escola, teve certo número de empregos, casou com certa idade e teve certo número de filhos. Em geral, nada desse material fornece características distintas sobre a pessoa, as quais ajudariam a distingui-la de outro ser humano com estatísticas vitais similares.

Na maior parte dos programas de treinamento, há relativamente pouco treinamento psiquiátrico formal das técnicas envolvidas em obter os dados da história. Ao entrevistador iniciante, é dado um esquema, e espera-se que de algum modo ele aprenda como adquirir a informação solicitada. É raro que cada um dos seus registros escritos seja corrigido pelos seus professores e ainda mais raro que seja solicitado a reescrever o relatório e incorporar qualquer correção sugerida. Em seu treinamento psicoterápico supervisionado, o aprendiz normalmente começa com uma apresentação da história conforme foi organizada para o registro escrito, em vez de como fluiu do paciente. Frequentemente o supervisor desconhece as habilidades do aprendiz no processo de obter informações sobre a história. Em geral, os supervisores estão mais interessados nas manifestações da transferência e resistência iniciais do que em ensinar a técnica de obter a história de forma suave e natural. Como resultado, esse déficit no treinamento do próprio supevisor é passado para a próxima geração de jovens entrevistadores, de forma não intencional.

Paciente psicótico. Modificações importantes nas técnicas poderão ser necessárias na entrevista de um paciente desorganizado. No caso do paciente com um processo psicótico ou com um transtorno grave da personalidade, o psiquiatra deverá fornecer mais estrutura para obter uma história coerente, cronológica e organizada da doença atual. A falta de um ego organizado exige que o entrevistador forneça esse apoio. O objetivo não é meramente capacitar o entrevistador para construir uma história mais coerente; a técnica também tem um valor terapêutico; o paciente é capaz de usar o ego do entrevistador para compensar seus próprios déficits e aliviar a experiência de um estado amedrontador de confusão. Dessa maneira, a aliança terapêutica é formada ao mesmo tempo que os dados necessários da história são obtidos.

Essa recomendação não deverá ser interpretada como sugestão para que o entrevistador ignore ou se torne insensível aos exemplos fornecidos pelo paciente psicótico no momento em que ele os relata. Quando o entrevistador não compreender o significado de algo que o paciente disse, deverá colocar sua própria agenda de lado temporariamente para estabelecer melhor contato com ele.

Organização dos dados

A organização usada neste capítulo tem apenas o objetivo de preparar o registro escrito. Ela não é usada como um esquema para conduzir a entrevista, conforme dito anteriormente.

Identificação preliminar

O entrevistador deverá começar a história escrita anotando o nome do paciente, a idade, o estado civil, o sexo, a ocupação, o idioma (se diferente do seu), a raça, a nacionalidade, a religião e um resumo sobre o local em que reside e suas circunstâncias de vida. Comentários como "O paciente mora sozinho em um quarto mobiliado" ou "A paciente mora com seu marido e três filhos em um apartamento de três quartos" fornecem detalhes adequados para essa parte. Se o paciente estiver hospitalizado, um resumo poderá ser incluído com o número de admissões anteriores em condições similares.

Embora uma descrição detalhada do paciente apareça no início da parte sobre o estado mental do registro, é útil ter um resumo não técnico da descrição da sua aparência e de seu comportamento, como se tivesse sido escrito por um novelista. O que é exigido não é uma descrição médica estereotipada: "homem branco bem-desenvolvido, bem-alimentado", mas muito mais uma descrição que traga a pessoa viva aos olhos do leitor. A descrição a seguir é uma boa ilustração do que é desejado:

> Sr. A. é um homem de aproximadamente 1,64 m de altura, de porte físico bem-desenvolvido, pesado, com características grosseiras e uma cor escura, ele aparenta ser bastante hostil. Seu cabelo é castanho, curto e crespo, repartido de lado, e qualquer um poderá perceber imediatamente que seu olhar segue todos os movimentos do entrevistador. Sua imagem se torna intimidadora à medida que nervosamente anda pelo consultório e que repetidas vezes olha seu relógio. Espontaneamente diz: "Tenho que sair daqui, cara. Eles estão vindo para me pegar, cara!". Sua camiseta está totalmente ensopada de suor e para dentro do seu jeans desbotado, manchado de tinta, Ele aparenta ser mais jovem do que seus 30 anos e, obviamente, não se barbeia há vários dias.

Essas informações focam a atenção do leitor e servem como o mais interno de uma série de círculos concêntricos que, a cada etapa, expande a história ao mesmo tempo que mantém o foco.

Queixa principal

A queixa principal é o problema atual para o qual o paciente procura ajuda profissional (ou foi encaminhado para isso). A queixa principal deverá ser dita com as palavras do próprio paciente, se possível. Certos pacientes, especialmente aqueles com psicoses ou com certos transtornos de caráter, têm dificuldade em formular uma queixa principal. Em tais situações, o entrevistador poderá trabalhar com o paciente a fim de ajudá-lo a descobrir ou formular sua razão para procurar tratamento, bem como compreender a questão à parte: "Por que agora?". Se a queixa principal não foi informada pelo paciente, o registro deverá conter uma descrição da pessoa que a forneceu e sua relação com o paciente. Ao primeiro olhar, essa parte parecerá ser o resumo mais simples das várias subdivisões da história psiquiátrica; no entanto, frequentemente é uma das partes mais complexas.

Em muitos casos, o paciente começa sua história com uma vaga queixa principal. Uma ou mais sessões poderão ser necessárias para que o entrevistador saiba o que o paciente acha ser o maior transtorno, ou por que ele procurou tratamento nesse momento específico. Em outras situações, a queixa principal é fornecida por outra pessoa. Por exemplo, um paciente gravemente confuso e desorientado poderá ser trazido por alguém que relata como queixa principal a sua confusão. Às vezes, um paciente com sintomas múltiplos de longa duração apresenta grande dificuldade de explicar precisamente por que procurou tratamento em determinado momento. O melhor é que a queixa principal explique por que o paciente está buscando ajuda. Esse conceito não deverá ser confundido com o estressor precipitante (em geral, de natureza inconsciente), que resultou no colapso das defesas do paciente em determinado momento. Poderá ser difícil determinar o estressor precipitante. Normalmente, a facilidade de determinar a queixa principal correlaciona-se de forma direta com a facilidade de determinar o estressor precipitante. Às vezes, o entrevistador descobre a queixa principal no decorrer da busca de um estressor precipitante ou considerando o que o paciente inconscientemente esperou conseguir com a consulta. Segue um exemplo da utilidade de determinar a expectativa do paciente em relação à consulta:

> Uma mulher chegou ao consultório do entrevistador sentindo-se perturbada depois de seu marido brigar com ela pelo fato de estar insatisfeito com sua relação nos últimos 10 anos. Ficou deprimida e frustrada com sua solicitação de separação e estava convencida de que ele passava pela crise da meia-idade. Estava certa de que ele não sabia o que tinha "realmente" sentido, e que na verdade eram felizes no casamento durante todos os anos juntos. Embora tivesse consultado o entrevistador voluntariamente, não pensava estar com qualquer conflito emocional. Achava que sua reação à briga com o marido era perfeitamente normal. Queria que o entrevistador falasse com ele, que o convencesse de que estava passando por uma fase para a qual poderia necessitar de tratamento e que o aconselhasse a permanecer com ela. Apesar de não se ver como uma paciente, tinha uma personalidade patológica marcante; naquele momento, estava egossintônica e não diretamente envolvida na sua razão de procurar ajuda. Não tinha consciência da sua incapacidade de olhar criticamente para o próprio comportamento e seus efeitos nos outros ou de sua tendência a projetar seu próprio estado de tensão no marido. Essas peculiaridades eram aspectos centrais do seu caráter neurótico e responsáveis pelo fato de ela nunca ter sido capaz de aceitar tratamento.

História da doença atual

Início. O entrevistador deverá destinar uma parte do tempo da entrevista inicial para explorar adequadamente os detalhes dos sintomas atuais mais relevantes, que levaram o paciente a consultar um profissional naquele momento. Os entrevistadores inexperientes, em especial aqueles interessados na psicodinâmica, geralmente apresentam dificuldades em determinar de forma precisa quando a doença começou. Muitas vezes, acham que a doença atual teve início em algum momento dos primeiros anos de vida do paciente. Embora esses conceitos de desenvolvimento sejam úteis na compreensão da psicodinâmica do paciente, eles são de pouco valor na determinação de quando a falha atual na adaptação do paciente começou. Por essa razão, é essencial avaliar o mais alto nível de funcionamento do paciente mesmo que não possa ser considerado saudável pelos padrões normativos. O melhor nível de adaptação deverá ser considerado a base para a medida da sua atual perda de funcionamento e para determinar quando os primeiros padrões mal-adaptativos apareceram. Muitas vezes, uma pergunta relativamente não estruturada, como "Como isso tudo começou?", leva à revelação da doença atual. Um paciente bem-organizado será capaz de apresentar uma relação cronológica das suas dificuldades.

Fatores precipitantes. À medida que o paciente relata o desenvolvimento dos sintomas e as mudanças de comportamento que culminaram na sua procura de assistência, o entrevistador deverá tentar conhecer os detalhes das circunstâncias da vida do paciente na época em que tais alterações começaram. Quando solicitado a descrever essas relações diretamente, com frequência o paciente é incapaz de fazer correlações entre o início da sua doença e os estressores que ocorreram em sua vida. Uma técnica conhecida como *história paralela* é particularmente útil com o paciente que não pode aceitar a relação entre as determinantes psicológicas e os sintomas psicofisiológicos. Ao obter uma história paralela, o entrevistador retornará ao mesmo período tomado pela doença atual, porém somente mais tarde na entrevista. Ele especificamente evitará perguntas com frases que sugiram que ele esteja procurando por conexões entre o que aconteceu na vida do paciente e o desenvolvimento dos seus sintomas. O entrevistador, sem a consciência do paciente, fará conexões (i. e., a história paralela) entre o estressor experimentado e o desenvolvimento do transtorno. O paciente poderá notar alguma conexão temporal entre determinado estressor e o surgimento dos sintomas que o afetam, o que incitará sua curiosidade a respeito do papel dos fatores emocionais em sua doença. Todavia, interpretações psicológicas prematuras em relação à inter-relação entre o estressor e o sintoma poderão abalar o processo e intensificar a resistência do paciente. fizera menos que ele faça uma conexão espontânea entre sua reação emocional a um evento da vida e o surgimento dos seus sintomas, o entrevistador deverá proceder lentamente.

Impacto da doença do paciente. Os sintomas psiquiátricos ou as alterações de comportamento do paciente têm um impacto no próprio paciente e em sua família. Ele deverá descrever como seus problemas interferiram em sua vida e como ele e sua família se adaptaram a esses desafios. Essas são *perdas secundárias* dos sintomas.

O *ganho secundário* de um sintoma pode ser definido como os benefícios indiretos da doença, como obter afeição extra dos entes queridos, ser livrado de responsabilidades desagradáveis ou obter gratificação extra das suas necessidades de dependência, em oposição ao ganho primário que resulta do significado inconsciente do sintoma.

As formas pelas quais a doença do paciente afetou suas atividades de vida e relações pessoais enfatizam a perda secundária e o ganho secundário de sua doença. Na tentativa de compreender o ganho secundário, o entrevistador deverá explorar, de maneira simpática e empática, o impacto da doença do paciente em sua própria vida e na vida dos seus entes queridos. O entrevistador deverá ser cuidadoso para comunicar-lhe a compreensão da dor da sua doença e das muitas perdas que resultaram dos seus sintomas. Implicar o paciente de que ele pode estar inconscientemente se beneficiando de ser doente destruiria de imediato o *rapport* que o entrevistador estabeleceu.

> Uma mulher casada, com três filhos, queixou-se de graves dores lombares sem aparentes anormalidades físicas. Depois de ouvir a descrição da sua dor, o entrevistador perguntou, com uma voz simpática: "Como você consegue cuidar das tarefas da casa?". "Oh", respondeu a paciente, "meu marido é muito gentil; desde que fiquei doente, ele ajuda depois que chega do trabalho". O entrevistador não interpretou o óbvio ganho secundário, mas mentalmente guardou, para uso posterior, a pista de que o marido pode não ter sido muito gentil antes do início da sua dor lombar. Em consultas subsequentes, o entrevistador explorou essa área com a paciente; depois de ter seu ressentimento revelado, ela tornou-se consciente do ganho secundário das suas dores lombares.

Revisão psiquiátrica dos sistemas

Depois de o entrevistador concluir seu estudo inicial sobre a doença atual do paciente, ele poderá perguntar sobre sua saúde médica geral e cuidadosamente rever o funcionamento dos seus sistemas orgânicos. Muitas vezes, os transtornos emocionais são acompanhados por sintomas físicos. A *revisão dos sistemas* é uma etapa médica tradicional em que o entrevistador toma conhecimento dos problemas médicos que o paciente não contou ou que não fazem parte da queixa principal ou da doença atual. A revisão dos sistemas é a mesma feita pelo internista, mas por meio de uma perspectiva particular de um psiquiatra. Nenhuma avaliação psiquiátrica estará concluída sem as declarações referentes a padrões de sono do paciente, controle do peso, apetite, funcionamento do intestino e funcionamento sexual. Se o paciente apresenta um transtorno do sono, ele seria descrito aqui, exceto se fizesse parte da doença atual. O entrevistador deverá perguntar se a insônia é inicial, intermediária, terminal ou uma combinação. A insônia poderá ser um problema extremamente perturbador, e recomenda-se que o entrevistador explore em detalhes as circunstâncias que agravam o problema e os vários remédios que o paciente usou e seus resultados. Outros sistemas orgânicos comumente envolvidos nas queixas psiquiátricas são os sistemas gastrointestinal, cardiovascular, respiratório, urogenital, musculoesquelético e neurológico.

É lógico perguntar sobre sonhos ao questionar o paciente sobre os padrões de sono. Freud disse que o sonho é a via nobre para o inconsciente. Os sonhos fornecem valiosa compreensão dos medos, desejos e conflitos inconscientes do paciente. Os sonhos e pesadelos repetitivos são particularmente importantes. Alguns dos temas mais comuns são de alimentação (com o paciente sendo gratificado ou privado enquanto outros comem), agressão (envolvimento em aventuras, batalhas ou perseguições, muito frequentemente na posição defensiva), exames (o paciente se sente despreparado, chegou tarde para os exames ou não consegue achar a sala adequada), desamparo ou impotência (o paciente está atirando contra alguém com um revólver que é ineficaz, está brigando e seus golpes parecem não ter efeito sobre o oponente ou está sendo perseguido e é incapaz de correr ou de gritar por socorro) e sonhos sexuais de todas as variedades, com ou sem orgasmo. O entrevistador também deverá registrar os sentimentos residuais do paciente em relação à ansiedade e associações ou sentimentos reveladores enquanto ele reconta o sonho.

É útil perguntar por um sonho recente. Se o paciente não puder recordar nenhum, o entrevistador poderá dizer: "Talvez você venha a ter um entre hoje e a nossa próxima consulta". Frequentemente, o paciente produz um sonho na segunda entrevista, que revela suas fantasias inconscientes sobre sua doença, o entrevistador, o tratamento ou todos esses aspectos.

As fantasias ou os sonhos diurnos são outras fontes valiosas de material inconsciente. Assim como os sonhos, o entrevistador poderá explorar e registrar todos os detalhes manifestos e sentimentos relacionados.

Doenças psiquiátricas prévias

Esta seção sobre as doenças psiquiátricas prévias é uma transição entre a história da doença atual e a história pessoal. Aqui, descrevem-se os episódios anteriores de transtornos emocionais ou mentais. A extensão da incapacidade, o tipo de tratamento recebido, os nomes dos hospitais, a duração de cada doença e os efeitos dos tratamentos anteriores, tudo deverá ser explorado e registrado cronologicamente.

História pessoal

Além de conhecer a doença e a situação de vida atuais do paciente, o entrevistador também precisará conhecer sua vida anterior e a relação com seu problema emocional atual.

Na história médica tradicional, a doença atual dá ao médico informações importantes que o capacitam a focar as perguntas da "revisão dos sistemas". Similarmente, em virtude de ser impossível obter uma história completa da vida de uma pessoa, o entrevistador usará a doença atual do paciente para obter dados significativos, que o orientarão em outras explorações da história pessoal. Depois que o entrevistador tiver uma noção geral do diagnóstico mais provável, poderá direcionar sua atenção para as áreas pertinentes às queixas principais do paciente e para definir a estrutura básica da sua personalidade. Cada entrevista é modificada de acordo com o tipo do caráter básico, bem como de acordo com os fatores situacionais importantes em relação ao lugar e às circunstâncias da entrevista. Para modificar a forma da entrevista, o entrevistador deverá estar familiarizado com as teorias psicodinâmicas do desenvolvimento psicológico e com as fases e os conflitos mais importantes de cada condição. Dessa maneira, poderá concentrar as perguntas nas áreas mais significativas da explicação do desenvolvimento psicológico e da evolução dos problemas do paciente.

Uma explicação psicodinâmica completa da doença e da estrutura da personalidade do paciente requer o conhecimento das formas como ele reage ao estresse do seu ambiente e o reconhecimento de que desempenhou um papel importante na seleção da sua situação atual e na escolha do ambiente. Conhecendo a inter-relação entre o estressor externo e a tendência do paciente de procurar situações que o frustram, o entrevistador desenvolverá uma ideia do conflito intrapsíquico nuclear do paciente.

Talvez a história pessoal seja a seção mais deficiente do registro psiquiátrico tradicional. Anotações sobre, por exemplo, o paciente ter sido amamentado no peito ou zfalar, são de limitado valor. Toda essa área poderá ser condensada em uma anotação como "Marcos do desenvolvimento foram normais". O entrevistador poderá substituir essas perguntas de rotina, muitas vezes desprovidas de significado, na tentativa de compreender e utilizar novas áreas de conhecimento pertinentes ao desenvolvimento da criança, como explicado nas próximas seções.

História pré-natal. Na história pré-natal, o entrevistador considerará a natureza da situação domiciliar em que o paciente nasceu e se ele foi planejado e desejado. Houve problemas com a gravidez da mãe e o parto? Houve alguma evidência de defeito ou lesão no nascimento? Quais foram as reações dos pais em relação ao sexo do paciente? Como seu nome foi escolhido?

Infância inicial. O período da infância inicial compreende os primeiros três anos de vida do paciente. A qualidade da interação mãe-filho durante a alimentação é mais importante do que o filho ter sido amamentado no peito ou por mamadeira. Embora seja difícil obter uma descrição precisa dessa experiência, frequentemente é possível saber se, quando lactente, o paciente apresentou problemas de alimentação, teve cólicas ou precisou de fórmulas especiais. Os primeiros distúrbios nos padrões de sono ou sinais de necessidades insatisfeitas, como golpes na cabeça ou balançar o corpo, fornecem pistas sobre a possível privação materna. Além disso, é importante obter uma história dos cuidadores durante os primeiros três anos. Existiram objetos maternos auxiliares? O entrevistador deverá descobrir quem vivia na casa do paciente durante sua primeira infância e tentar determinar o papel que cada pessoa desempenhou em sua formação. O paciente apresentou problemas de ansiedade diante de estranhos ou ansiedade de separação?

É útil saber qual dos pais era o amoroso e qual era o disciplinador, ou se era a mesma pessoa. Em um caso, uma criança recebeu a maior parte do seu amor da avó, mas foi educada e disciplinada pela empregada. Em sua vida adulta, rejeitou os trabalhos domésticos, que estavam associados à autoridade punitiva e insensível da empregada, mas seguiu carreira na música, que servia, em sua infância, de conexão com a avó amorosa. O fato de sua mãe verdadeira não ter participado da sua criação e de ter estado emocionalmente distante causou mais problemas na identificação materna. Não foi surpresa a paciente não possuir um senso coeso de si mesma como mulher e ter grande dificuldade de integrar sua carreira com seu papel de esposa e mãe.

A educação em higiene é outra área tradicional de limitado valor para a história inicial. Embora possa ser citada uma época, informações proveitosas e precisas muito importantes em relação à interação entre pais e filho, em geral, não são lembradas. A educação em higiene é uma das áreas em que a vontade dos pais e a vontade do filho ficam em oposição. Se a criança vivenciou a educação em higiene especialmente como uma derrota no conflito de poder ou como aumento da sua própria autoridade é de importância crítica para o desenvolvimento caracterológico. No entanto, essa informação geralmente não pode ser obtida durante a avaliação.

Os irmãos do paciente e os detalhes das suas relações com eles são outras áreas importantes, que com frequência são pouco enfatizadas na história psiquiátrica. Frequentemente, a mesma deficiência também é refletida nas formulações psicodinâmicas. Com muita frequência, a psicodinâmica é conceitualizada apenas em termos de conflitos edípicos ou pré-edípicos. Outros fatores psicológicos, como rivalidade entre irmãos e relações fraternais positivas, poderão influenciar significativamente a adaptação social do paciente. A morte de um irmão, antes do nascimento do paciente ou durante os anos da sua formação, tem profundo impacto em seu desenvolvimento. Os pais, sobretudo a mãe, poderão ter respondido à morte do irmão com depressão, medo ou raiva, o que poderá resultar no suprimento emocional reduzido aos outros filhos. Os irmãos também poderão desempenhar um papel crítico no suporte emocional um do outro e propiciar uma oportunidade de desenvolver alianças e de ter apoio nos momentos em que o paciente experimentar sentimentos de rejeição ou isolamento dos pais.

O desenvolvimento da personalidade da criança é um tópico crucial. A criança era assustada, agitada, hiperativa, introvertida, estudiosa, extrovertida, tímida, desportiva, amigável, gostava ou não de correr riscos? O brincar é uma área que merece ser explorada no estudo do desenvolvimento da personalidade da criança. A história começa com as primeiras atividades do lactente, que brinca com partes do seu corpo, e que gradualmente evolui para esportes e jogos complexos de adolescentes. Essa parte da história não apenas revela a capacidade de desenvolvimento da criança para as relações sociais, mas também fornece informações relativas ao desenvolvimento das estruturas do ego. O entrevistador deverá procurar dados referentes ao aumento da capacidade da criança de se concentrar, tolerar frustrações e de adiar gratificações e, à medida que se torna mais velha, de cooperar com os parceiros, de ser justo, de compreender e aceitar as regras e de desenvolver mecanismos maduros de consciência. A preferência da criança por papéis ativos ou passivos na atividade física também deverá ser observada. O desenvolvimento da atividade intelectual se torna fundamental à medida que a criança torna-se mais velha. Sua capacidade de entreter-se – jogar sozinho em oposição à sua necessidade de companhia – revela dados importantes relacionados ao desenvolvimento de sua personalidade. É útil saber quais contos de fada e histórias eram os preferidos do paciente. Essas histórias da infância contêm todos os conflitos, desejos e medos das várias fases do desenvolvimento, e seus temas fornecem dicas em relação às áreas problemáticas mais significativas do paciente durante esses anos em particular.

O entrevistador poderá perguntar ao paciente sobre sua memória mais remota e sobre quaisquer sonhos ou fantasias recorrentes que ocorreram durante a infância. Sua memória mais remota é significativa e, com frequência, revela um tom afetivo. As memórias que envolvem estar sendo amparado, amado, alimentado ou brincando estão carregadas de uma conotação positiva para a qualidade dos primeiros anos do paciente. Já as memórias que contêm temas de abandono, medo, solidão, danos, críticas, punição, etc., apresentam implicações negativas de uma infância traumática.

Infância intermediária (dos 3 aos 11 anos). O entrevistador poderá abordar os assuntos importantes da infância intermediária, como a identificação de gênero, as punições praticadas em casa, quem era o responsável pela disciplina e quem influenciou a formação inicial da consciência. Poderá perguntar sobre as experiências iniciais escolares, em especial sobre como o paciente tolerou a primeira separação de sua mãe. Informações sobre os primeiros amigos do paciente e relações com os colegas são valiosas. O entrevistador poderá perguntar sobre a quantidade e a proximidade dos amigos, se o paciente desempenha o papel de líder ou de seguidor, sua popularidade social e sua participação em atividades de grupo ou gangue. Muitas vezes, os padrões iniciais de afirmação, impulsividade, agressão, passividade, ansiedade ou comportamento antissocial emergem no contexto das relações escolares. É importante a história do paciente sobre seu aprendizado da leitura e desenvolvimento de outras habilidades intelectuais e motoras. A história de hiperatividade ou de deficiência no aprendizado, o seu tratamento e o impacto na criança é de particular importância. Uma história de pesadelos, fobias, enurese noturna, atear fogo, crueldade com animais ou masturbação compulsiva também é importante para o reconhecimento dos primeiros sinais de transtorno psicológico.

Infância tardia (da pré-puberdade até a adolescência). A revelação e a consolidação da personalidade adulta ocorrem durante a infância tardia, um período importante do desenvolvimento. O entrevistador deverá continuar a traçar a evolução das relações sociais de acordo com o aumento da importância dessas relações. Durante esse período, por meio das relações com seus colegas e das atividades do grupo, uma pessoa começa a desenvolver a independência dos seus pais. O entrevistador deverá tentar definir os valores dos grupos sociais do paciente e determinar quem ele idealizou. Essa informação fornece pistas valiosas em relação à autoimagem idealizada emergente do paciente.

Ele deverá explorar a história acadêmica do paciente, suas relações com os professores e seus interesses curriculares e extracurriculares favoritos. Perguntará sobre passatempos prediletos, participação em esportes e problemas emocionais ou físicos que possam ter aparecido durante essa fase. Exemplos comuns incluem sentimentos de inferioridade, problemas de peso, fuga de casa, tabagismo e uso de drogas ou álcool. Perguntas sobre as doenças da infância, acidentes ou lesões são sempre incluídas em uma coleta detalhada da história.

História psicossexual. A história sexual é uma área pessoal e embaraçosa para a maior parte dos pacientes. Será mais fácil para eles responder às questões do médico se forem feitas de maneira prática, profissional. A concentração da atenção na história sexual do paciente fornecerá ao entrevistador uma estrutura terapêutica de apoio que será uma garantia de que não falhará, como resultado da contratransferência, na obtenção de dados sexuais relevantes. Muito da história da sexualidade infantil não é recuperável, embora diversos pacientes sejam capazes de lembrar as curiosidades e os jogos sexuais praticados entre os 3 e os 6 anos de idade. O entrevistador deverá perguntar como o paciente aprendeu sobre sexo e que atitudes ele acha que os pais tiveram sobre seu desenvolvimento sexual e sexo em geral. Poderá perguntar sobre transgressões sexuais contra o paciente durante a infância. Esses incidentes importantes são conflitos onerosos e raramente relatados de forma voluntária. Com frequência, o paciente se sente aliviado quando uma pergunta elaborada permite-lhe revelar algum material particular difícil, que, do contrário, não teria contado para o entrevistador por meses ou mesmo anos.

Um exemplo é: "Você já foi tocado por um adulto de maneira constrangedora?".

Nenhuma história estará completa sem uma discussão sobre o início da puberdade e os sentimentos do paciente em relação a esse importante marco. As pacientes deverão ser questionadas sobre sua preparação para a primeira menstruação, bem como sobre seus sentimentos referentes à evolução das mudanças sexuais secundárias. Frequentemente, a história do primeiro sutiã da mulher é esclarecedora. Quem decidiu que era o momento adequado, quem a acompanhou até a loja, e como foi a experiência? O homem poderá discutir sobre o início do processo de barbear-se, sobre as reações às alterações na sua voz ou como aprendeu sobre masturbação e sua reação à primeira ejaculação.

As crianças que se desenvolvem precoce ou tardiamente sofrem embaraços; muitas vezes, elaboram medidas para dissimular suas diferenças dos demais membros do seu grupo. Qualquer exceção a esse princípio genérico precisa ser compreendida. A história sobre a masturbação na adolescência, incluindo o conteúdo das fantasias e os sentimentos do paciente sobre elas, é significativa. O entrevistador deverá rotineiramente perguntar sobre encontros, toques íntimos, paixões intensas e jogos sexuais. As atitudes em relação aos sexos deverão ser examinadas em detalhes. O paciente era retraído e tímido, ou era agressivo e orgulhoso, tendo necessidade de impressionar os outros com suas conquistas sexuais? O paciente vivenciou ansiedade nos encontros sexuais? Houve promiscuidade? Ele participou de relações homossexuais, masturbação em grupo, incesto, comportamento sexual agressivo ou perverso?

Princípios religiosos, culturais e morais. O entrevistador deverá descrever a origem religiosa e cultural de ambos os pais, bem como a instrução religiosa do paciente. A atitude da família em relação à religiosidade era rigorosa ou permissiva? Houve conflitos entre os pais sobre a educação religiosa do filho? O entrevistador deverá traçar a evolução das práticas religiosas da adolescência do paciente e suas crenças e atividades atuais. Mesmo que ele tenha crescido sem orientação religiosa formal, a maioria das famílias tem algum senso de identificação com uma tradição religiosa. Além disso, cada família possui um senso de valores sociais e morais. Tradicionalmente, esses valores envolvem atitudes em relação a trabalho, lazer, comunidade, país, papel dos pais, filhos, amigos e preocupações ou interesses culturais.

Idade adulta

História ocupacional e educacional. O entrevistador deverá explorar as experiências escolares do paciente. Onde ele estudou, por que, por quanto tempo e quais eram as áreas de divertimento, sucesso, falhas? Sua escolha de ocupação, treinamento e preparação exigidos, suas ambições e seus objetivos de longo prazo são importantes. Qual é o atual trabalho do paciente? Quais são os seus sentimentos em relação a ele? O entrevistador também deverá revisar os relacionamentos do paciente no trabalho e com autoridades, colegas e, se adequado, com subordinados. Ele deverá descrever o número de empregos que o paciente teve, a duração de cada um e as razões para as mudanças de empregos ou cargos.

Relacionamentos sociais. Deverão ser descritos os relacionamentos do paciente, com ênfase em profundidade, duração e qualidade. Qual é a natureza da sua vida social e de suas amizades? Quais os tipos de interesses sociais, intelectuais e físicos que compartilha com amigos? Com *profundidade dos relacionamentos*, referimo-nos ao grau de abertura mútua e compartilhamento da vida mental interior, conforme medido pelas normas da experiência cultural do paciente. Com *qualidade dos relacionamentos*, referimo-nos à capacidade do paciente de dar aos outros e à sua capacidade de receber deles. O quanto seus relacionamentos são coloridos pela idealização ou desvalorização? As pessoas são usadas narcisisticamente para melhorar o senso de *status* e poder do paciente, ou ele realmente se preocupa com o bem-estar interior dos demais?

Frequentemente surgem perguntas em relação ao paciente que tem poucos ou não tem amigos. Primeiro, o entrevistador explorará a natureza dos poucos relacionamentos que o paciente mantém, mesmo que sejam limitados a um ou a dois membros da família. Depois, tentará saber por que o paciente tem tão poucos amigos. O medo de uma rejeição faz com que permaneça indiferente aos outros? Ele, passivamente, espera que os outros tomem uma iniciativa na amizade? Ele sente não ser gostado e rejeita as propostas dos outros? Faltam-lhe os requisitos de habilidade social para lidar com uma amizade? Ele sobrecarrega as pessoas com necessidades excessivas de intimidade e, por isso, afasta-se dos amigos em potencial? Todos os principais transtornos de caráter apresentam algum transtorno nessa área crucial de funcionamento. Por exemplo, a personalidade obsessivo-compulsiva em geral é excessivamente controladora em seus relacionamentos; a histriônica, por sua vez, é sedutora e manipuladora.

Sexualidade adulta. Embora o registro escrito classifique a sexualidade adulta e o casamento em categorias diferentes, normalmente, na condução da entrevista clínica, é mais fácil trazer à tona esse material junto. A história sexual pré-matrimônio deverá incluir os sintomas sexuais como frigidez, vaginismo, impotência e ejaculação precoce ou retardada, bem como fantasias preferidas e modelos de estímulos sexuais preliminares. Tanto as experiências sexuais pré--matrimônio quanto as maritais deverão ser descritas. As respostas à menopausa são descritas aqui quando adequadas.

História marital. Na história marital, o entrevistador descreverá cada casamento ou outro relacionamento sexual prolongado que o paciente teve. A história do casamento deverá incluir uma descrição do namoro e o papel desempenhado por cada parceiro. A evolução do relacionamento, incluindo áreas de acordo e desacordo, o controle do dinheiro, os papéis dos parentes, atitudes em relação à criação dos filhos e uma descrição do ajuste sexual do casal deverão ser descritos. A última descrição deverá incluir quem normalmente inicia a atividade sexual e de que maneira, a frequência das relações sexuais, as preferências sexuais, as variações, as técnicas e as áreas de prazer e de desagrado de cada parceiro. Normalmente, é apropriado perguntar se um dos parceiros teve relações extraconjugais e, em caso positivo, sob que circunstâncias, e se o cônjuge ficou sabendo do caso. Se este tomou conhecimento do caso, descrever o que aconteceu. As razões subjacentes a um caso extraconjugal são tão importantes quanto seu efeito subsequente no casamento. Naturalmente, essas questões deverão ser aplicadas ao comportamento do cônjuge, bem como ao do paciente. No registro escrito, deverá haver cuidado para não se incluir material que possa prejudicar o paciente, se revelado para uma companhia de seguro ou um tribunal.

No caso de um casamento ter acabado em divórcio, é indicado perguntar sobre os problemas que levaram a isso. Houve uma relação contínua formal com o cônjuge anterior, e quais são os detalhes? Surgiram problemas similares com os relacionamentos subsequentes? O paciente tem sido monogâmico em seus relacionamentos? Mantém relacionamentos triangulares ou relacionamentos múltiplos simultâneos? Esta prática implica pouco comprometimento, enquanto, o modelo de relacionamentos triangulares envolve comportamentos de traição, desconfiança, separação, concubinatos secretos ou competição pelo parceiro de outra pessoa.

Os casamentos homossexuais ou relacionamentos sexuais sustentados em que a vida é compartilhada com uma pessoa do mesmo sexo são cada vez mais aceitos. Em tais casos, é apropriado explorar a maior parte das mesmas áreas sugeridas para os casamentos heterossexuais.

Nenhuma história marital estará concluída sem a descrição dos filhos ou enteados do paciente. Ela inclui o sexo e as idades de todos os filhos, vivos ou falecidos, uma descrição resumida de cada um, e uma discussão de suas relações com o paciente. Faça uma avaliação do funcionamento do paciente no papel parental. As atitudes em relação à contracepção e ao planejamento familiar também são importantes.

Situação social atual. O entrevistador deverá perguntar sobre onde o paciente mora e incluir detalhes sobre sua vizinhança e sua residência específica. Incluir o número e o tipo de quartos, as outras pessoas que vivem na casa, a organização para dormir e como os problemas de privacidade são tratados. Ênfase particular deverá ser dada à nudez dos membros da família e à organização do banheiro. Perguntar sobre a renda familiar, suas fontes e qualquer privação financeira. Se existir suporte externo, indagar sobre sua fonte e os sentimentos do paciente sobre isso. Se estiver hospitalizado, foram tomadas providências de forma que não perca seu emprego ou residência? Surgirão problemas financeiros por causa da doença e das contas médicas associadas? O entrevistador deverá perguntar sobre quem cuida da casa, dos filhos, dos animais de estimação e até mesmo das plantas, bem como quem visita o paciente no hospital e qual é a frequência dessas visitas.

História militar. Pacientes que estiveram nas forças armadas normalmente passaram por experiências significativas. O entrevistador deverá perguntar sobre a adaptação geral do paciente ao militarismo, sua posição e se serviu em combate ou se sofreu alguma lesão. Ele alguma vez foi encaminhado para consulta psiquiátrica, sofreu alguma ação disciplinar durante o período de serviço, e qual foi a natureza da sua dispensa?

História familiar. Os fatores hereditários são importantes em diversos transtornos psiquiátricos. Uma declaração sobre qualquer doença psiquiátrica, hospitalizações e tratamentos de membros da família, especialmente os pais do paciente, irmãos e filhos, ou quaisquer outros membros importantes da família, deverá ser incluída nessa parte do relatório. Além disso, a história familiar deverá descrever as personalidades das várias pessoas que vivem na casa do paciente, desde a infância até a presente data. O entrevistador também deverá definir o papel que cada um desempenhou na criação do paciente e sua atual relação com ele. Outros informantes poderão estar disponíveis para contribuir com a história familiar, e as fontes deverão ser citadas no registro escrito. Com frequência, os dados referentes às origens e à criação dos pais do paciente sugerem comportamentos que podem ter tido em relação ao paciente, independentemente dos seus desejos em contrário. Por fim, o entrevistador deverá determinar a atitude e o discernimento da família em relação à doença do paciente. Este sente que eles habitualmente são incentivadores, indiferentes ou destrutivos?

Resumo

Em resumo, desejamos enfatizar os seguintes pontos:

1. Não existe um método único para obter uma história que seja apropriado para todos os pacientes ou todas as situações clínicas.
2. É necessário estabelecer um *rapport* para obter a confiança e a confidência do paciente, antes que ele venha a cooperar com o plano de tratamento.
3. A história nunca estará completa ou será totalmente precisa.
4. A descrição do paciente, a psicopatologia e a história do desenvolvimento deverão, todos, estar interligados, criando um quadro coeso.
5. O entrevistador deverá ligar a vida mental do paciente a seus sintomas e comportamentos.
6. A psicodinâmica e a psicologia do desenvolvimento ajudam-nos a compreender as conexões importantes entre o passado e o presente. Sem essa base, a psicoterapia dinâmica estará baseada apenas nos conceitos sobre comunicação e na relação terapêutica. Dessa forma, o entrevistador é incapaz de tirar partido do potencial das abordagens reconstrutivas ou psicogenéticas.
7. Essa discussão é bem mais abrangente do que qualquer história clínica real. Nenhum entrevistador poderá responder a todos os assuntos abordados neste capítulo para qualquer paciente que entreviste.

Estado mental

A falta de padronização para as avaliações do estado mental tem, gradualmente, levado à sua substituição virtual pelas escalas de classificação formais. Essas escalas são valiosas para a pesquisa por serem confiáveis, válidas, objetivas e quantificáveis. Todavia, o entrevistador precisará de um formato para orientar sua avaliação clínica.

O estado mental é a organização e avaliação sistemática da descrição do funcionamento psicológico atual do paciente. O quadro do desenvolvimento de uma pessoa, revelado pela história, é suplementado pela descrição do comportamento atual do paciente, incluindo aspectos da sua vida intrapsíquica. Embora o estado mental esteja separado no registro escrito, essa separação é artificial na entrevista e será ressentida pelo paciente. O entrevistador experiente desenvolve a habilidade de avaliar o estado mental enquanto, simultaneamente, obtém a história.

Em algum momento da entrevista, o neófito poderá dizer: "Agora farei algumas perguntas que poderão parecer tolas". Normalmente, essa apologia precede as questões sobre o estado mental, que o entrevistador consciente ou inconscientemente acha que são muito inadequadas. Não há desculpas para fazer ao paciente "perguntas tolas". Ao contrário, o entrevistador deverá procurar uma discussão mais detalhada dos problemas da vida diária do paciente, que reflitam dificuldades potenciais nos seus processos mentais. Uma mulher portadora de deficiência cognitiva ficou estressada durante uma entrevista por causa do barulho de um tubo vaporizador. Ela perguntou: "Você está ouvindo isso?". O entrevistador respondeu: "Sim, estou. O barulho a incomoda?". Ela acenou com a cabeça, e o entrevistador fez mais perguntas: "Às vezes você ouve coisas que outras pessoas não ouvem?". Dessa forma, a pergunta seguiu um curso natural na entrevista. Outra paciente parecia não saber que estava em um hospital, pensava estar em um hotel. Nesse caso, as perguntas do entrevistador sobre orientação foram totalmente adequadas. Um senhor idoso revelou alguma dificuldade de memória, e o entrevistador perguntou se ele tinha algum problema com o troco ao fazer as compras. O paciente respondeu: "Bem, a maior parte das pessoas é honesta, você sabe". Nesse ponto, uma pergunta sobre o troco para R$ 10,00 para compras no valor de R$ 3,00 não seria tola.

Não se pergunta se um paciente obviamente não psicótico ouve vozes, assim como não se pergunta se um paciente clínico obviamente tranquilo está sentindo uma grande dor. O entrevistador inibirá o desenvolvimento do *rapport* ao pedir a um paciente que não apresenta indícios de deficiência de orientação ou cognitiva para subtrair de 7 em 7 ou para identificar a data de hoje. No entanto, qualquer discussão da história do paciente oferecerá inúmeras oportunidades para avaliar a orientação e as habilidades cognitivas simples. (Ver Cap. 16, "O Paciente com Deficiência Cognitiva", para emprego dos instrumentos de avaliação do estado mental específico.)

Uma instrução detalhada sobre esse assunto só poderá ser fornecida pela demonstração e pela supervisão das entrevistas. Para outras considerações de exemplos específicos, o leitor deverá consultar os capítulos específicos.

Formulação terapêutica

Embora as técnicas de formulação de caso excedam o escopo deste livro, tem sido demonstrado que aqueles entrevistadores que formulam cuidadosamente seu conhecimento sobre o paciente são terapeutas mais bem-sucedidos. Declarações sobre a condição clínica do paciente (psicopatologia) deverão ser mantidas separadas das hipóteses especulativas, que tentam explicar as forças intrapsíquicas envolvidas (psicodinâmica), e das construções que sugerem como o paciente se tornou a pessoa que é (psicogenética).

À medida que o entrevistador tentar uma formulação psicodinâmica, rapidamente identificará as áreas da vida do paciente das quais tinha o mínimo conhecimento. Ele poderá decidir, então, se essas omissões foram causadas pela sua falta de experiência ou pela contratransferência ou se são manifestações das defesas do paciente. Em qualquer caso, será bem recompensado por seus esforços.

Questões práticas

Fator tempo

Duração da sessão. As entrevistas psiquiátricas têm duração variável. A média de tempo da entrevista terapêutica é de 45 a 50 minutos. Com frequência, as entrevistas com pacientes psicóticos ou portadores de doença clínica são mais breves, enquanto no setor de emergência poderão ser necessárias entrevistas mais longas. Isso é discutido nos capítulos apropriados.

Com frequência, os novos pacientes perguntarão sobre a duração da entrevista. Normalmente, essas perguntas representam mais do que simples curiosidade, e o entrevistador poderá acompanhar sua resposta com "O que o faz perguntar?". Por exemplo, o paciente poderá ter feito uma comparação entre o entrevistador e os entrevistadores anteriores ou ter verificado para saber se seu seguro de saúde cobrirá os custos. Outra experiência comum é os pacientes esperarem até perto do fim de uma entrevista para perguntar "Quanto tempo falta?". Quando o entrevistador pergunta "O que você tem em mente?", normalmente o paciente explicará que existe algo sobre o que não deseja falar caso restem poucos minutos. Retardar um assunto importante até os últimos minutos é significativo – uma resistência que o entrevistador poderá discutir agora ou em algum momento futuro. Ele poderá sugerir que o paciente traga o assunto no início da próxima consulta ou, se existir tempo suficiente, que comece agora e continue na próxima sessão.

Paciente. O controle do tempo pelo paciente revela um aspecto importante da sua personalidade. A maioria dos pacientes chega alguns minutos antes das suas consultas, sendo que os muito ansiosos poderão chegar até meia hora mais cedo. Normalmente, esse comportamento causa poucos problemas para o entrevistador e, muitas vezes, não é percebido, exceto se lhe for mencionado. Do mesmo modo, o paciente que chega precisamente no horário ou mesmo alguns minutos depois não oferece uma oportunidade para explorar o significado desse comportamento nas primeiras semanas de tratamento.

Um problema difícil é aquele criado pelo paciente que chega muito atrasado. A primeira vez que isso ocorrer, o entrevistador poderá ouvir a explicação, se for voluntária, mas evitará fazer comentários como "Oh, tudo certo", "Tudo bem" ou "Sem problemas". Em vez disso, poderá chamar a atenção do paciente para as limitações que o fato cria, observando: "Bem, vamos discutir o máximo que o tempo restante permitir". É importante que isso seja dito em um tom de voz amável! Ocasionalmente, a razão do paciente para estar atrasado é uma resistência ostensiva. Por exemplo, ele poderá explicar algo como "Esqueci totalmente a consulta, até a hora de sair". Nessa situação, o entrevistador poderá perguntar, "Você teve alguma relutância em vir?". Se a resposta for "Sim", ele poderá continuar explorando o sentimento do paciente. Se a resposta for "Não", deverá permitir que o problema fique esquecido por algum tempo. É importante que a entrevista termine pontualmente para não colaborar com a tentativa do paciente de evitar as limitações da realidade.

A situação será ainda mais difícil quando o paciente chegar totalmente atrasado em várias entrevistas, sem demonstrar qualquer consciência de que suas ações poderão ser causadas por fatores que se encontram dentro dele mesmo. Depois da segunda ou terceira vez, o entrevistador poderá observar: "Suas explicações pelo atraso enfatizam fatores externos a você. Você acha que os atrasos poderão ter algo a ver com seus sentimentos em relação a vir aqui?". Outro método é explorar a reação do paciente para o atraso. O entrevistador poderá perguntar: "Como você se sentiu quando percebeu que estaria atrasado hoje?", "Chegar atrasado aborreceu você?", ou "Como você imagina que eu reagiria ao seu atraso?". Tais perguntas poderão revelar o significado do atraso. A principal preocupação é que o entrevistador responda com interesse pelo significado do comportamento e não com crítica ou mesmo raiva.

Entrevistador. O controle do tempo pelo entrevistador também é um fator importante na entrevista. A negligência crônica do tempo indica um problema caracterológico ou uma contratransferência, um problema específico se envolver apenas um paciente em particular, ou um problema genérico se o entrevistador está regularmente atrasado para a maior parte dos pacientes. Entretanto, ocasionalmente o entrevistador se atrasa. Se é a primeira entrevista, é apropriado que o entrevistador expresse seu pesar ao paciente que ficou esperando. Depois das primeiras entrevistas, outros fatores deverão ser considerados antes de o entrevistador se desculpar pelo atraso. Para certos pacientes, qualquer pedido de desculpas criará mais dificuldades na expressão do seu aborrecimento. Nesses casos, o entrevistador poderá chamar a atenção para seu atraso pela olhadela no relógio e mencionar o número de minutos restantes. A menos que o paciente pareça aborrecido ou não tenha nada a dizer, o entrevistador poderá deixar o problema esquecido. Dependendo da eficácia da repressão e formação reativa do paciente, ele poderá manifestar alguma irritação leve ou dizer que não se importou de esperar. O entrevistador poderá prestar atenção às indicações de que o paciente teve alguma resposta inconsciente, que deverá ser explorada. Quando estiver atrasado, o tempo da entrevista deverá ser estendido para compensar o horário. Ele mostrará respeito por outros compromissos do paciente se perguntar: "Você pode ficar mais 10 minutos hoje?".

Transição entre as entrevistas. É uma boa ideia para o entrevistador ter uns poucos minutos para si mesmo entre as entrevistas. Isso proporciona uma oportunidade de "trocar de roupa" e ficar pronto para começar a próxima entrevista renovado, em vez de continuar a pensar no paciente que acabou de sair. Um telefonema, ou uma olhada no *e-mail* ou em uma revista facilitarão essa transição. Também poderá haver uma breve extensão da entrevista quando isso for clinicamente indicado. Um exemplo é o paciente que está chorando incontrolavelmente ao final da sessão. Dizer-lhe: "Teremos que parar em breve" lhe dá tempo para se recompor.

Considerações sobre o espaço

Privacidade. A maior parte dos pacientes não falará livremente se sentir que sua conversa poderá ser ouvida. Um ambiente silencioso também oferece menos distrações que poderiam interferir na entrevista, e os entrevistadores devem evitar as interrupções. A privacidade e algum grau de conforto físico são exigências mínimas.

Assentos. Muitos entrevistadores preferem conduzir as entrevistas sentados à mesa, mas é preferível não colocar as cadeiras de forma que existam móveis entre o entrevistador e o paciente. Ambas as cadeiras deverão estar na altura aproximada, de forma que nenhum dos dois esteja olhando para baixo em relação ao outro. Se, na sala, houver várias cadeiras, o entrevistador poderá indicar a sua cadeira e permitir que o paciente escolha a dele, na localização em que se sentir mais confortável. Os fatores principais que influenciam a escolha do paciente envolvem a distância física e a localização em relação à cadeira do entrevistador. Os pacientes que buscam mais intimidade, por exemplo, preferem sentar o mais perto possível do entrevistador. Os oposicionistas ou competitivos sentarão bem longe e geralmente no lado oposto ao do entrevistador.

Honorários

O dinheiro é a unidade comum de valor para bens e serviços em nossa cultura, e o honorário pago simboliza o valor do tratamento, tanto para o paciente quanto para o entrevistador. O honorário significa que a relação é mutuamente vantajosa, e seu pagamento poderá refletir o desejo do paciente de ser ajudado, mas não é verdade que um paciente deve submeter-se a alguma miséria financeira ou sacrifício para beneficiar-se da psicoterapia.

Em média, o entrevistador tem poucas oportunidades de determinar e ganhar os honorários antes de completar seu treinamento. Por exemplo, é fácil para um aprendiz permanecer alheio às combinações de honorários do chefe da clínica, com o infeliz resultado de esse assunto ser ignorado na terapia.

Os terapeutas ignoram as combinações financeiras com os pacientes que não lhes pagam diretamente, algo que nunca seria permitido com aqueles que o fazem. O entrevistador poderá não se importar se o paciente paga pouco ou nada. Um iniciante poderá achar que, por ser muito inexperiente, seus serviços não valem muito dinheiro; que tem alguma obrigação com o paciente porque está aprendendo às suas custas; ou mesmo que é subpago pela instituição; nesse caso, ele retalia permitindo que o paciente fraude o "estabelecido". Em certo caso, o paciente ocultou seus recursos financeiros do administrador e confessou isso ao terapeuta da equipe, que passivamente se tornou um colaborador em "roubar a instituição". Isso aconteceu alguns meses antes de o terapeuta perceber que, no inconsciente do paciente, ele era a "instituição". Muitas vezes, os supervisores também dão atenção insuficiente ao tratamento dos honorários, assim perdendo oportunidades valiosas de explorar a transferência e a contratransferência.

Os honorários têm vários significados na relação terapêutica. O paciente poderá entendê-los como suborno, oferecendo-se para pagar honorários maiores do que o entrevistador normalmente cobraria. Na época em que a avaliação psiquiátrica era pré-requisito para um aborto, uma mulher disse: "Espero que saiba que eu gostaria de pagar-lhe qualquer valor que você queira". O entrevistador respondeu: "Farei tudo que for apropriado para ajudá-la. Entendo que você se sente desesperada, mas um suborno não será necessário e não terá qualquer impacto". Outro paciente utilizou os honorários como forma de controle. Ele já havia determinado os honorários por sessão; multiplicou o valor pelo número de visitas e apresentou-se ao médico com um cheque, antes de receber a conta. Ele estava simbolicamente no controle; o entrevistador não o estava cobrando; ele é que estava dando o dinheiro ao entrevistador.

O masoquismo e a submissão poderão ser expressos pelo pagamento de honorários excessivamente altos sem protestos. O paciente poderá expressar raiva ou rebeldia ao terapeuta não pagando ou pagando atrasado. Ele poderá testar a honestidade do terapeuta perguntando se existe um desconto para o pagamento em dinheiro, com a inferência de que o entrevistador será capaz de esconder isso no seu imposto de renda. Essas manobras são discutidas em detalhes no Capítulo 12, "O Paciente Antissocial".

Com os pacientes particulares, o assunto de honorários normalmente não surge até o final da entrevista. O entrevistador poderá esperar até o paciente abordar o assunto, o que pode não acontecer por duas ou três sessões. Se o entrevistador suspeitar que seus honorários habituais serão difíceis para o paciente, deverá mencionar o assunto na hora em que o paciente falar sobre suas finanças. Se ele descrever problemas financeiros difíceis, mas planeja continuar a terapia, o entrevistador poderá perguntar: "Como você se sente em relação ao valor do tratamento?". Se o paciente não tiver um plano real, o entrevistador poderá explorar o significado desse comportamento.

Ocasionalmente, um paciente perguntará sobre os honorários do entrevistador no início da entrevista ou pelo telefone. A resposta mais fácil é dar o preço de uma consulta, acrescentando que qualquer valor extra poderá ser discutido no momento adequado. Durante a consulta, o entrevistador deverá perguntar se o paciente está preocupado com o custo do tratamento. Se esse for o caso, pode-se sugerir que o assunto do custo seja protelado até que o plano de tratamento seja discutido, porque os principais fatores de frequência das visitas e a provável duração do tratamento também deverão ser levados em conta, e essas questões deverão esperar até que o entrevistador conheça os problemas. Pacientes muito ricos talvez nunca perguntem sobre honorários, mas se o paciente que estiver preocupado com o custo da terapia não perguntar depois de várias sessões, o entrevistador poderá dizer: "Não comentamos sobre os honorários". Dessa forma, poderá saber algo sobre a atitude do paciente em relação a dinheiro.

Encontro ao acaso com o paciente fora do consultório

Às vezes, o entrevistador poderá acidentalmente encontrar seu novo paciente fora do ambiente do consultório, antes ou depois da entrevista, em uma sala de espera, no refeitório do hospital, no elevador ou no metrô. Essa situação poderá ser desconfortável para o jovem terapeuta, que não estará seguro se deve falar com o paciente ou sobre o que falar. O procedimento mais simples é seguir a conduta do paciente. O entrevistador não é obrigado a travar pequenos diálogos, e é aconselhável esperar até estar dentro do consultório antes de entrar em qualquer discussão sobre os problemas do paciente. Na maior parte das situações, o paciente se sentirá desconfortável na presença do seu terapeuta fora do consultório. Se ele travar uma pequena conversa, o entrevistador poderá responder de forma breve, mas amigável, sem estender a conversa. Quando o paciente faz uma pergunta e o terapeuta acha que não deve respondê-la, ele poderá sugerir que esperem para discutir isso até terem mais tempo ou estarem em um ambiente mais privado. Quando o terapeuta encontrar o paciente fora do consultório e este se tornar inoportuno, ele poderá usar uma conversa banal para controlar a situação, mantendo-a no plano neutro. Ocasionalmente, admitir seu próprio constrangimento depois de encontrar um paciente fora do consultório poderá ser útil para a terapia.

Nossas perspectivas sobre esse assunto refletem a vida em uma grande cidade, onde o anonimato é a regra mais do que a exceção. Todavia, os profissionais em saúde mental vivem e trabalham em uma série de locais, incluindo grandes ou pequenas cidades onde poderão regularmente encontrar seus pacientes em lojas, restaurantes, eventos esportivos ou reencontros da escola. Nesses cenários, paciente e entrevistador terão uma inclinação natural a proteger a privacidade do tratamento e confortavelmente estabelecer as fronteiras sociais adequadas. Se o paciente ficar importuno em um ambiente social, o entrevistador poderá sugerir: "É melhor deixar esse assunto para nossa próxima sessão".

CONDUZINDO A ENTREVISTA

Considerações anteriores à entrevista

Expectativas do paciente

O conhecimento anterior do e as expectativas do paciente em relação ao entrevistador desempenham um papel no desenrolar da transferência. Durante os primeiros anos de treinamento do entrevistador, esses fatores em geral são menos significativos porque o paciente não escolheu pessoalmente o entrevistador. No entanto, a "transferência institucional" é de considerável importância, e o entrevistador poderá explorar as razões da escolha do paciente por uma instituição ambulatorial particular. Além disso, é normal o paciente já ter uma imagem mental de um profissional em saúde mental. Essa transferência anterior à entrevista poderá ser revelada se o paciente parecer surpreendido pela aparência do entrevistador ou observar: "Você não se parece com um psiquiatra". O entrevistador poderá perguntar: "Como você esperava que fosse um psiquiatra?". Se o paciente responder: "Bem, alguém mais velho", o entrevistador poderá dizer: "Seria mais fácil falar para uma pessoa mais velha?". O paciente poderá, então, sinalizar que está realmente aliviado, e que imaginara o psiquiatra como uma figura mais assustadora. Às vezes, um paciente entra no consultório e brinca: "Bem, onde estão os caras com aventais brancos?", revelando, dessa forma, seu medo de ser considerado louco. Ele vê o entrevistador como uma pessoa perigosa e autoritária.

Na clínica particular, os pacientes são normalmente encaminhados para determinado entrevistador, o qual se interessará em saber o que lhe foi dito no momento da indicação. Foi-lhe dado um nome ou uma lista de nomes? Nesse caso, como decidiu para qual ligar primeiro, e o entrevistador foi o primeiro a ser contatado? Um paciente poderá dizer que foi influenciado pelo local do consultório, enquanto, em outra situação, o nome do entrevistador poderá ter sugerido uma origem étnica similar à dele.

Expectativas do entrevistador

Normalmente o entrevistador já conhece alguma coisa sobre o paciente antes do primeiro encontro. Essa informação poderá ter sido fornecida pela pessoa que o encaminhou. Frequentemente, alguns dados foram obtidos diretamente pelo entrevistador durante a primeira ligação telefônica, que levou à marcação da consulta.

Entrevistadores experientes têm preferências pessoais em relação à quantidade de informação que desejam da fonte de referência. Alguns preferem saber tanto quanto possível; outros desejam apenas o mínimo básico, porque assim poderão entrevistar com uma mente totalmente aberta. A qualquer momento em que experimentar uma sensação de surpresa quando encontrar seu novo paciente, o entrevistador deverá questionar-se. Ele foi iludido a respeito do paciente pela pessoa que o encaminhou ou sua surpresa deve-se a alguma antecipação irreal dele mesmo?

Fase de abertura

Conhecendo o paciente

O entrevistador obtém muita informação quando encontra pela primeira vez um novo paciente. Ele poderá observar quem, se houver alguém, acompanhou o paciente e como ele passou o tempo enquanto esperava a entrevista começar.

Alguns entrevistadores começam se apresentando, outros preferem tratar o paciente pelo seu nome e, depois, se apresentarem. Essa última técnica indicará que o entrevistador estava esperando pelo paciente, e a maior parte das pessoas gosta de ser saudada pelo nome. Como regra, os agrados sociais, como "Foi um prazer conhecer você", não estão autorizados na situação profissional. No entanto, se o paciente estiver excessivamente ansioso, o entrevistador poderá introduzir um comentário social rápido. Na maioria dos casos, é inapropriado usar o primeiro nome do paciente, exceto no caso de crianças ou adolescentes.*

---

* N. de R. T. No Brasil, esta prática nem sempre se aplica.

Essas familiaridades colocariam o paciente em posição "inferior", a menos que ele também espere usar o primeiro nome do entrevistador.

Dicas importantes para conduzir a entrevista poderão frequentemente ser obtidas durante esses poucos momentos de introdução. A espontaneidade do paciente e a cordialidade poderão ser revelados em seu aperto de mão ou saudação. Os pacientes que gostam de ser dirigidos ou que estão ansiosos por agradar perguntam onde sentar e o que fazer com seu casaco. Os pacientes hostis, competitivos, poderão sentar na cadeira que, de forma bastante óbvia, está reservada para o entrevistador. Os pacientes desconfiados poderão cuidadosamente dar uma olhada ao redor do consultório, buscando "indícios" sobre o entrevistador. Comportamentos específicos de pacientes diferentes são apresentados nos capítulos da Parte II.

Desenvolvendo o rapport

O entrevistador experiente aprende muito sobre o paciente durante a saudação inicial, de modo que poderá variar os minutos introdutórios da entrevista de acordo com as necessidades do paciente. Normalmente, o iniciante desenvolve uma forma de rotina para começar a entrevista e tentará variações depois em seu treinamento.

Um começo apropriado é solicitar ao paciente que se sente e então perguntar "Que problema o trouxe aqui?" ou "Poderia contar-me sobre sua dificuldade?". Se ele for um provável candidato à psicoterapia dinâmica, poderá ser útil criar a relação terapêutica desde o início: "Como poderei ajudá-lo?". Uma abordagem menos direta seria perguntar ao paciente "Por onde começamos?" ou "Por onde você prefere iniciar?".

Às vezes, um paciente muito ansioso falará primeiro, perguntando "Por onde poderemos começar?". Conforme indicado, será melhor responder "Vamos começar com uma discussão sobre seu problema". Depois de alguns anos de experiência, com facilidade o entrevistador saberá quando o paciente continuará, sem uma resposta, e quando dizer "Comece por onde você desejar". Muitos entrevistadores iniciam por perguntar o endereço da casa do paciente, números de telefones e endereço comercial, se este for diferente do endereço residencial. Alguns vão além, obtendo outros dados básicos de identificação, como idade, ocupação, estado civil, número de filhos, nomes e idades da esposa e dos filhos e de quaisquer outros membros da casa. Isso poderá ser feito em cinco minutos e fornecer ao entrevistador o elenco de personagens, antes de continuar com a história. Depois, o entrevistador perguntará sobre o problema que levou o paciente a procurar uma consulta. Pode-se escolher postergar essas perguntas, mas, mais cedo ou mais tarde, essa informação será necessária. Isso também poderá ser feito no final do primeiro período de transição, quando o entrevistador deixará o tópico da queixa principal e a doença atual para saber mais sobre os detalhes da vida do paciente. Ambos os sistemas têm suas vantagens e desvantagens. O fator mais importante para facilitar esse processo é: que o paciente se sinta o mais confortável possível, e que um entrevistador tranquilo é o fator isolado mais importante para facilitar esse processo.

Sullivan discutiu o valor de uma declaração resumida das informações sobre o paciente prestadas pela pessoa que o encaminhou para a consulta ou uma reafirmação do que o entrevistador ficou sabendo durante a primeira conversa telefônica. É confortador para o paciente que veio encaminhado sentir que o entrevistador já sabe algo sobre seu problema. A apresentação de todos os detalhes pode ser prejudicial, porque poucas vezes ela irá parecer totalmente precisa para o paciente, e a entrevista transcorrerá com ele se defendendo dos mal-entendidos. Declarações genéricas são preferíveis. Por exemplo, o entrevistador poderá dizer: "Dr. Jones me contou que você e seu marido apresentam algumas dificuldades" ou "Entendi que você está deprimido". A maioria dos pacientes continuará a história nesse ponto. Ocasionalmente, o paciente poderá perguntar: "Ele não lhe contou toda a história?". O entrevistador poderá responder: "Ele comentou alguns dos detalhes, mas eu gostaria de ouvir mais sobre o assunto diretamente de você". Se o paciente tiver dificuldades de continuar, o entrevistador poderá responder empaticamente: "Sei que é difícil falar sobre algumas coisas". Isso dará ao paciente a sensação de que o entrevistador o compreende, mas dependendo de como decidir interpretar a observação, poderá entender isso como permissão para começar discutindo algum material menos doloroso.

Na eventualidade de o paciente trazer algo consigo para a entrevista, será proveitoso para o desenvolvimento do *rapport* examinar o que ele trouxe. Por exemplo, um paciente foi encaminhado para tratamento por um psicólogo que lhe aplicara um teste vocacional. O entrevistador recusou ler o relatório do psicólogo, e o paciente ficou ofendido. Outro entrevistador não perguntou sobre os trabalhos artísticos que uma jovem trouxera para lhe mostrar. Ela não retornou para a segunda consulta.

Para estabelecer o *rapport*, o entrevistador deverá transmitir um sentimento de compreensão do paciente. Isso é conseguido tanto pela atitude do entrevistador quanto pela perícia nas suas observações. Ele não desejará criar a impressão de que poderá ler a mente do paciente, mas desejará que este entenda que ele já tratou outras pessoas com dificuldades emocionais e que as entende. Isso inclui não apenas os sintomas neuróticos e psicóticos, mas também os problemas comuns da vida. Por exemplo, se uma dona de casa sobrecarregada revela que tem seis filhos com menos de 10 anos de idade e que não possui ajuda doméstica, o entrevistador poderá observar: "Como você administra a situação?". O jovem entrevistador com pouca experiência de vida e sem imaginação poderá perguntar: "Você sempre acha seus filhos um peso?". O entrevistador bem-sucedido ampliará seu conhecimento da vida e da existência humana por meio da experiência empática, associada ao ganho de uma compreensão íntima das vidas de tantas outras pessoas.

O interesse do entrevistador ajudará o paciente a falar. No entanto, quanto mais o entrevistador falar, mais o paciente ficará preocupado com o que ele desejará ouvir em vez de dizer o que está em sua mente. Por sua vez, se o entrevistador não for responsivo, o paciente ficará inibido para revelar seus sentimentos.

Alguns pacientes relutam em falar livremente porque têm medo que o entrevistador revele suas confidências. O paciente poderá dizer: "Não quero que você conte isso para minha esposa" ou "Espero que você não comente sobre minha homossexualidade com o meu clínico geral". O entrevistador poderá responder: "Tudo que você me contar é confidencial, mas parece que você está particularmente preocupado com algumas coisas". Quando esse comportamento ocorrer nas sessões posteriores, a desconfiança e o medo de traição poderão ser explorados.

Às vezes, um paciente pergunta: "Você é freudiano?". Normalmente isso significa: "Eu tenho que falar tudo sozinho e receber pouco retorno?". Em todo caso, o paciente não estará realmente interessado na orientação teórica do entrevistador, e essas perguntas exigem a exploração do seu significado em vez de uma resposta literal.

Fase intermediária

Uma transição súbita é, às vezes, necessária depois de o paciente discutir a doença atual. Por exemplo, o entrevistador poderá dizer "Agora, gostaria de saber mais sobre você como pessoa" ou "Poderia me contar algo sobre você diferente dos problemas que o trouxeram aqui?". Agora, o entrevistador dará sua atenção à história, considerando as informações relevantes que ainda não foram discutidas. O ponto exato do início dependerá de quais aspectos da vida do paciente que já foram revelados. A maior parte dos pacientes fala sobre sua vida atual antes de revelar seu passado. Se o paciente ainda não mencionou sua idade; estado civil; duração do casamento, idades e nomes do cônjuge, filhos e pais; história ocupacional; descrição das atuais circunstâncias de vida; e coisas assim, o entrevistador poderá perguntar por esses detalhes. É preferível obter o máximo possível dessas informações durante a descrição da doença atual. Em vez de seguir o roteiro usado para a organização do registro escrito, é muito mais fácil tirar conclusões sobre o significado e a inter-relação desses dados se o paciente os transmitir da sua própria maneira. Por exemplo, se o entrevistador perguntar, "Como seus sintomas interferem em sua vida?", o paciente poderá fornecer informações relativas a qualquer um ou a todos os tópicos recém--mencionados.

É um erro permitir que a primeira entrevista termine sem se saber o estado civil do paciente, a ocupação e outras informações dessa natureza. Esses dados básicos de identificação são o esqueleto da vida do paciente, em que todas as outras informações estão assentadas. Quando esse material não surgir de forma espontânea durante a discussão da doença atual, frequentemente será possível obter o máximo de informações com uma ou duas perguntas. O entrevistador poderá solicitar: "Conte-me sobre sua vida atual". O paciente poderá interpretar a questão do jeito que desejar ou perguntar: "Você quer dizer se sou casado, qual é a minha profissão e coisas assim?". O entrevistador meramente terá que acenar com a cabeça e ver se o paciente omitirá alguma coisa; nesse momento, pode se mencionar que o paciente não disse isso ou aquilo. A maioria dos pacientes fornecerá informações mais úteis se for dado um tema para discutir, em vez de uma lista de perguntas que podem ser respondidas resumidamente. As exceções específicas são discutidas no Capítulo 14, "O Paciente Psicótico", e no Capítulo 16, "O Paciente com Deficiência Cognitiva".

As possibilidades na parte intermediária da entrevista são infinitas, e é impossível fornecer instruções precisas sobre as escolhas a fazer. Por exemplo, a paciente poderá indicar que é casada e tem três filhos, que seu pai é falecido e sua mãe mora com ela. A experiência, a habilidade e o estilo pessoal, tudo influencia o que o entrevistador fará a seguir. Ele poderá ficar quieto e permitir que a paciente continue ou poderá perguntar sobre o casamento, os filhos, a mãe ou o falecimento do pai ou pedir--lhe: "Poderia detalhar?", sem indicar uma escolha específica. A tonalidade do sentimento da descrição da paciente é outro aspecto importante que poderá ser focado. Se ela parecer ansiosa e pressionada, o entrevistador deverá comentar algo como: "Parece que você está sobrecarregada". Nesse caso, alguns entrevistadores argumentarão em favor de uma abordagem em detrimento de outras. No entanto, sentimos que não existe uma única resposta certa, e fazemos escolhas diferentes com diferentes pacientes e com o mesmo paciente em diferentes ocasiões.

A maior parte das dicas fornecidas pelo paciente deverá ser seguida no momento da apresentação. Isso dará uma continuidade suave à entrevista mesmo que possam existir inúmeras digressões de tópicos. Para continuar com a última vinheta, vamos supor que a paciente continue a revelar que sua mãe está morando com sua família há apenas um ano. Seria lógico presumir que o pai da paciente tenha falecido na mesma época e, dessa forma, o entrevistador poderá perguntar: "Desde a época em que seu pai faleceu?". Se a paciente responder "Sim", o entrevistador poderá presumir que os pais da paciente viveram juntos até essa época, mas em vez de partir para falsas conclusões, é melhor perguntar: "Como aconteceu da sua mãe ir morar com você depois do falecimento do seu pai?". A paciente poderá surpreender o entrevistador dizendo: "Veja, mamãe e papai eram divorciados há 10 anos, e ela morava com a família do meu irmão, mas agora que papai está morto, meu irmão mudou-se para Chicago para tomar conta dos seus negócios. Os amigos da mamãe estão todos nessa região e ela não quis se mudar para Chicago, então foi morar conosco". O entrevistador poderá perguntar: "Qual foi o efeito em sua família?" ou "Como seu marido se sentiu com esse acordo?". Ao mesmo tempo, observará que a paciente não deu qualquer informação sobre as circunstâncias do falecimento do pai. Quando ela "cansar" desse atual assunto, o entrevistador poderá reabrir essa área.

Agora que o entrevistador tem alguma ideia sobre a doença e a situação de vida atuais da paciente, poderá voltar sua atenção para o tipo de pessoa que ela é. Uma pergunta do tipo: "Que tipo de pessoa você é?" virá como uma surpresa para a maior parte das pessoas, já que elas não estão acostumadas a pensar em si mesmas dessa maneira. Alguns pacientes responderão facilmente, e outros poderão ficar desconfortáveis ou oferecer detalhes concretos, que reiteram fatos da situação atual da sua vida, como "Bem, eu sou contador" ou "Sou simplesmente dona de casa". Todavia, tais respostas fornecerão informações fenomenológicas e dinâmicas. A primeira resposta foi dada por um homem obsessivo-compulsivo, que estava preocupado com números e fatos, não meramente em seu trabalho, mas também em suas relações humanas. O que ele estava contando ao entrevistador era: "Fui e sou um contador e, de fato, sempre o serei". A segunda resposta foi dada por uma mulher fóbica que tinha secretas ambições de uma carreira. Ela estava informando ao entrevistador que tinha uma visão depreciativa das mulheres e, em particular, das que eram donas de casa. Como o primeiro paciente, ela nunca era capaz de esquecer de si mesma.

Frequentemente, a autopercepção do paciente variará dependendo da situação. Considere o executivo que é um líder poderoso em seu trabalho, mas um tímido e passivo em casa, ou o cientista de laboratório, que é ativo e criativo em seu trabalho e se sente acanhado e reservado em situações sociais. Também existe o homem que é um atleta sexual, com numerosos casos, que se percebe como inadequado e ineficaz em seu trabalho. O entrevistador não traz à tona todo o material pertinente à autopercepção do paciente em uma entrevista. No entanto, um quadro mais completo aparecerá gradualmente. Certo paciente revelou na terceira entrevista: "Existe algo que preciso lhe contar, que realmente me aborrece. Tenho uma irritação terrível, muitas vezes com um dos membros da família". O entrevistador respondeu: "Poderia dar detalhes de alguns exemplos recentes?".

Outras perguntas que dizem respeito à visão do paciente de si mesmo incluem: "Diga-me as coisas que aprecia em você", "O que considera ser sua melhor qualidade?" ou "O que lhe dá mais prazer?". O entrevistador poderá pedir ao paciente que descreva como os outros o veem, e como ele vê a si mesmo, nas principais áreas da sua vida, incluindo família, trabalho, situação social, sexo e situações de estresse. Muitas vezes, é revelador pedir ao paciente para descrever as 24 horas de um dia tradicional. Ele até mesmo poderá vivenciar algum aumento da sua autoconsciência enquanto reflete sobre essa questão. Tópicos e questões diretamente relacionados à doença atual e à situação atual de vida são muito significativos para o paciente.

Dependendo da quantidade de tempo disponível e se haverá mais do que uma entrevista, o entrevistador planejará seu questionário sobre o passado do paciente. Estabelecer quais assuntos referentes ao passado são mais significativos depende dos problemas do paciente e da natureza da consulta.

Em vários momentos da entrevista, o paciente poderá se sentir desconfortável com o material que está discutindo. Isso se deve não apenas ao seu desejo de ser aceito pelo entrevistador, mas também, e geralmente mais importante, ao seu medo em relação aos *insights* parciais de si mesmo. Por exemplo, o paciente poderá fazer uma pausa e observar: "Conheço muitas pessoas que têm a mesma coisa", "Isso é normal?" ou "Você acha que sou um mau pai?". Certos pacientes poderão precisar de resseguramento para se comprometerem com a entrevista, enquanto outros se beneficiarão de uma pergunta do entrevistador: "O que você tem em mente?" ou "Exatamente com o que você está preocupado?".

Estimular a curiosidade é uma técnica fundamental em todas as entrevistas objetivadas na exposição de sentimentos profundos. Basicamente, o entrevistador usará sua própria curiosidade para despertar o interesse do paciente em si mesmo. A pergunta a partir da qual o entrevistador poderá melhor direcionar sua curiosidade está relacionada aos princípios de interpretação, discutidos anteriormente neste capítulo. Em resumo, a curiosidade não está direcionada para os assuntos mais profundamente reprimidos ou mais altamente defendidos, mas para a camada mais superficial do conflito do paciente. Por exemplo, um jovem descreve como experimentou seu primeiro ataque de pânico depois de ter visto um homem ter um colapso na estação do trem. Depois, revela que, frequentemente, o ataque acontece em situações em que acredita estar vencendo uma discussão com alguém que considera inferior. O entrevistador não expressaria curiosidade sobre um desejo inconsciente, por parte do paciente, de destruir seu pai, a quem considerava passivo e impotente, mas, em vez disso, direcionaria sua curiosidade para situações que parecem ser exceções para o paciente. Então poderá perguntar: "Você mencionou que, em algumas ocasiões, vencer uma discussão não parece aborrecê-lo; gostaria de saber o que pode ser diferente nessas situações?".

A curiosidade expressa do entrevistador sobre os motivos ocultos do paciente e de seus entes queridos é raramente terapêutica nas primeiras entrevistas, porque é muito ameaçadora para as defesas do paciente. Por exemplo, o entrevistador poderá dizer algo como "Gostaria de saber por que seu marido gasta mais tempo no escritório dele do que o necessário?". Embora tenha o direito de ser curioso sobre esse fenômeno, uma questão direta poderá ser recebida pelo paciente como uma acusação ou insinuação.

Fase de fechamento

A fase final da entrevista inicial varia em duração, mas, geralmente, 10 minutos são suficientes. O entrevistador poderá informar que o tempo está terminando, dizendo: "Precisaremos parar em breve; existem perguntas que você gostaria de fazer?". Se o paciente não tiver perguntas, o entrevistador poderá comentar: "Gostaria de sugerir algo que deseja ser discutido mais extensamente?". Com frequência, o paciente fará perguntas relacionadas à sua doença e ao tratamento.

Cada pessoa que consulta um especialista espera e tem o direito a uma opinião especializada sobre a sua situação, bem como recomendações para a terapia ou qualquer outro conselho proveitoso. No passado, era costume dizer ao paciente o mínimo possível sobre seu diagnóstico e a lógica do plano de tratamento. Nos últimos anos, a publicação de informações, pela internet e pela imprensa leiga, bem como alterações no treinamento dos entrevistadores, permitiram a formação de um público mais bem informado e mais questionador. A psiquiatria, particularmente, tem sido receptora de atenção, e muitos pacientes fazem perguntas sobre psicoterapia, terapias medicamentosas, cognitivo-comportamental e psicanálise. Embora o paciente tenha o direito de receber respostas diretas sobre esses assuntos ao final da consulta, o entrevistador poderá presumir que elas revelarão também importantes atitudes de transferência.

Embora seja artificial distinguir entre entrevistas para diagnóstico e terapêuticas, espera-se que os entrevistadores apresentem ao paciente uma formulação clínica e tratamentos disponíveis ou outros planos quando a consulta terminar. Normalmente, essa apresentação ocorre no final da segunda ou terceira entrevista, mas, em alguns casos, poderá exigir semanas de consultas exploratórias. Muitas vezes, os terapeutas iniciantes negligenciam essa fase e ficarão muito surpresos se um paciente, em consulta há seis meses, subitamente perguntar "Por que ainda estou vindo?" ou disser "Eu não acho que ainda preciso vir aqui!". Esse descuido desrespeita o direito do paciente de questionar a prescrição do entrevistador e de participar da formulação de um plano de tratamento e da seleção do terapeuta. O paciente tem o direito de estabelecer seus próprios objetivos no tratamento. Ele poderá apenas desejar melhora sintomática, e isso poderá ser bem adequado; para alguns pacientes, é melhor manter a estrutura de caráter básico como está. Um exemplo é o paciente idoso que tem uma vida bem-sucedida, mas recentemente desenvolveu ataques de pânico, pede medicação para controlar os ataques e não deseja uma psicoterapia exploratória.

Essa fase da entrevista fornecerá uma oportunidade útil ao entrevistador de descobrir as resistências e alterar o seu plano de tratamento de acordo com isso. Embora o entrevistador seja o especialista, suas recomendações não poderão ser transmitidas como decretos reais. Frequentemente, ele deverá modificar seu plano de tratamento à medida que aprende mais sobre o paciente. Por meio da apresentação do plano de maneira gradual, o entrevistador poderá descobrir em que áreas o paciente tem perguntas, confusões ou divergências. Isso não poderá acontecer se o entrevistador fizer um discurso.

Se a consulta estiver limitada a uma entrevista, muito dessa entrevista deverá ser dedicado a esses problemas, mais do que se houvesse uma segunda ou terceira consulta. Muitas vezes, o entrevistador tentará evitar dar um rótulo diagnóstico formal. Esses termos têm pouco uso para o paciente e poderão ser bastante prejudiciais, porque o entrevistador poderá não saber o significado que o paciente ou sua família lhes atribuem. Frequentemente, o paciente fornece pistas dos próprios termos a serem usados na formulação. Um paciente reconhece um "problema psicológico"; outro diz: "Entendo que seja algo emocional", "Sei que não me desenvolvi completamente" ou "Entendo que não está certo eu ter esses medos". Embora a declaração possa ter sido feita em uma sessão inicial, o entrevistador poderá utilizá-la como um trampolim para sua própria formulação, desde que o paciente realmente acredite no que está dizendo. Esse não é o caso do paciente psicossomático que diz algo como: "Sei que está tudo na minha mente, doutor".

O entrevistador poderá começar com um: "Como você já disse, você tem um problema psicológico". Poderá referir o que considera os sintomas principais e indicar que estão todos relacionados e são parte da mesma condição. Poderá separar problemas agudos daqueles que são crônicos e se concentrar primeiro no tratamento dos agudos. Como não é uma boa ideia sobrecarregar o paciente com uma declaração abrangente de toda a sua patologia, a exposição deverá restringir-se ao transtorno mais importante. Por exemplo, no caso de um jovem rapaz com dificuldades de ficar sozinho com figuras de autoridade, incluindo seu pai, o entrevistador declararia: "Parece que você tem um problema de relacionamento com seu pai, o que influenciou sua atitude em relação a todas as figuras de autoridade".

Nos dias atuais, com frequência o paciente passa por um dilema. Ele pode ter seguro de saúde, que fornece suporte ao tratamento, mas, para receber seus benefícios, deve dar consentimento ao entrevistador para comunicar-se com a seguradora. A legislação norte-americana atual exige que o profissional da área médica dê ao paciente uma declaração, por escrito, do seu direito à privacidade.* Antes de fornecer qualquer informação a terceiros, seja verbalmente ou por escrito, o entrevistador deverá discutir isso com o paciente. Para uma discussão dos códigos de diagnóstico e procedimentos, o leitor deverá consultar o DSM-5.

Agora que o entrevistador e o paciente estão entendidos sobre o que acreditam constituir o problema, é a hora de considerar o assunto "tratamento". O entrevistador poderá estar confiante de sua opinião, sem fazer um pronunciamento dogmático. Por exemplo, poderá afirmar: "Segundo minha experiência, a abordagem mais eficaz é..." ou "Uma série de terapias é empregada para essa condição, mas eu sugiro...". Essa resposta demonstra que, independentemente da orientação terapêutica do entrevistador, o paciente deve ser informado de que existem outros tratamentos disponíveis. Com frequência, o paciente trará uma questão que guardou relacionada à eficácia de uma das outras terapias.

Conversas prolongadas e elaboradas com o paciente sobre o método de tratamento, como a psicoterapia funciona ou sobre a associação livre raramente são úteis na psicoterapia de orientação analítica. No entanto, o paciente menos sofisticado exigirá alguma preparação. Isso poderá envolver uma explicação das razões pelas quais o entrevistador está interessado em todas as suas opiniões e sentimentos, importantes ou não. Levará bastante tempo e exigirá uma grande quantidade de confiança, antes de o paciente poder associar livremente. Alguns pacientes poderão perguntar algo como "Deverei apenas falar?" ou "Deverei

---

* N. de R.T. Esta informação corresponde à realidade norte-americana. No Brasil esta exigência não existe.

dizer exatamente qualquer coisa que me venha à mente?". O entrevistador poderá responder a essas perguntas afirmativamente.

Com frequência, o paciente questionará "Quanto tempo leva o tratamento?" ou "Não é sério, ou é?". Novamente, a melhor indicação é aquela encontrada nas próprias produções do paciente. Em geral, é útil que os sintomas agudos sejam diferenciados dos crônicos, chamando a atenção para aqueles sintomas mais recentes que, normalmente, são os primeiros a melhorar, e para os problemas de longa duração, que, em geral, exigem um tratamento longo. Às vezes, o paciente perguntará sobre um período de tempo mais específico. É incorreto fazer afirmações incertas em relação à duração da terapia para tranquilizar o paciente. Poucos respondem de modo favorável ao saberem, na primeira entrevista, que necessitarão de anos de tratamento. A preocupação do paciente em relação à duração não é uma total manifestação de resistência ou o desejo de uma cura mágica. A terapia é onerosa em termos financeiros e do tempo envolvido que interfere em outras atividades de vida. Se houver um período determinado de tempo para a duração da terapia, como nas clínicas, ou se o entrevistador não estará disponível no período esperado de duração do tratamento, o paciente deverá ser comunicado logo. Ele também desejará saber, de início, se o avaliador não será o terapeuta. Esse é o momento, na entrevista, de considerar os aspectos financeiros do tratamento, discutidos anteriormente neste capítulo.

Se o paciente ficou abalado durante a entrevista, a fase final também servirá como uma oportunidade para que readquira o domínio de si mesmo antes de deixar o consultório do entrevistador e retornar ao mundo externo.

Alguns pacientes perguntam sobre prognóstico, seja seriamente ou por meio de uma falsa brincadeira. Exemplos comuns são: "Bem, há alguma esperança?", "Você alguma vez tratou alguém como eu?" ou "Existe alguma coisa que eu possa fazer para acelerar as coisas?". O entrevistador é orientado a ser cuidadoso ao tratar dessas questões. O paciente pode não ter revelado tudo a respeito do seu problema. Nos casos em que as declarações sobre o prognóstico são indicadas, como com pacientes deprimidos, o reasseguramento encorajador do entrevistador é de grande importância.

Antes de o entrevistador terminar, ele poderá estabelecer a hora e a data da próxima sessão. O final da sessão é sinalizado pelo entrevistador ao dizer: "Vamos parar por agora", "Podemos continuar daqui na próxima sessão" ou "Nosso tempo acabou". É uma gentileza tradicional levantar e acompanhar o paciente até a porta.

Por vezes, uma entrevista termina prematuramente porque o entrevistador recebeu uma chamada de emergência. Essa é uma experiência comum para os psiquiatras residentes, que estão de plantão. O entrevistador poderá explicar a situação ao paciente e providenciar tempo compensatório em outra ocasião. Uma ocorrência relacionada, mas rara, é que o paciente fique zangado e saia antes de a sessão terminar. O entrevistador poderá tentar parar o paciente verbalmente dizendo, com firmeza, "Só um minuto!". Se o paciente esperar, ele poderá continuar: "Se você está zangado comigo, é melhor discutirmos isso agora". O entrevistador nem se levantará da sua cadeira nem indicará que releva a atitude do paciente.

Entrevistas posteriores

Em geral, a avaliação estará concluída dentro de duas entrevistas, mas poderá levar mais tempo. A segunda entrevista será mais bem agendada com um intervalo de dois dias a uma semana. Uma única sessão com o paciente permitirá apenas um estudo transversal. Se houver um período de vários dias até a próxima sessão, o entrevistador será capaz de aprender mais sobre as reações do paciente na primeira sessão. Nesse caso, poderá determinar como o paciente irá lidar com o tratamento. Também existe a oportunidade de o paciente corrigir qualquer exposição errada que tenha fornecido na primeira visita. Uma maneira de começar a segunda entrevista é o entrevistador comentar: "Acho que você pensou sobre algumas coisas que discutimos na sessão passada" ou "O que você achou de nossa consulta?". Quando o paciente responder "Sim" à primeira, o entrevistador poderá dizer "Gostaria de ouvir sobre isso" ou "Vamos começar por isso hoje". Se o paciente disser "Não", o entrevistador poderá levantar suas sobrancelhas interrogativamente e esperar que o paciente continue. Existem vários modelos de respostas. O paciente poderá ter buscado um autoquestionamento que começou na outra visita, muitas vezes fornecendo uma história pertinente adicional relacionada a um ponto surgido anteriormente. Ele poderá ter refletido mais sobre uma pergunta ou sugestões do entrevistador e chegar a um maior entendimento. Tal atividade é sutilmente recompensada pelos entrevistadores que, de uma forma ou de outra, comunicam ao paciente que ele está no caminho certo. Essa resposta tem significado prognóstico mais importante para a psicoterapia de orientação analítica do que se o paciente se sentiu melhor ou pior depois da sessão.

Outro grupo de respostas tem implicações mais negativas. O paciente poderá ter pensado sobre o que relatou no primeiro momento e concluir que estava errado, que não compreendeu por que o entrevistador perguntou sobre certo assunto ou que o entrevistador não o entendeu. Ele poderá declarar que ruminou sobre algo que o entrevistador disse e sentiu-se deprimido.

Frequentemente, essas respostas ocorrem quando o paciente sente culpa depois de falar "muito livremente" na primeira entrevista. Ele então se retrai ou fica aborrecido com o entrevistador. Em sua mente, criticar seus entes queridos ou expressar fortes emoções na presença do entrevistador é pessoalmente humilhante.

Ao abordar o assunto das reações do paciente à primeira entrevista, o entrevistador poderá perguntar se ele discutiu a sessão com alguém mais. Se o fez, o entrevistador será esclarecido ao saber com quem o paciente falou e o conteúdo da conversa. Depois de esse tópico ter sido explorado, continuará a entrevista. Não há um conjunto de regras em relação a perguntas que ficarão melhor se forem transferidas para a segunda visita. Qualquer pergunta que o entrevistador perceba que será mais embaraçosa para esse paciente poderá ser adiada, exceto se o paciente já abordou esse material sozinho ou se está conscientemente preocupado com ele. Se o entrevistador perguntar sobre os sonhos na primeira entrevista, o paciente reportará sonhos na segunda visita. É útil perguntar diretamente sobre tais sonhos, porque revelam as reações inconscientes do paciente ao entrevistador, bem como demonstram os problemas emocionais-chave e as atitudes de transferência dominantes.

CONCLUSÃO

Este capítulo considera os aspectos mais amplos e as técnicas gerais da entrevista psiquiátrica. Os capítulos subsequentes discutem variações específicas que são determinadas tanto pelo tipo de paciente quanto pelo contexto clínico da entrevista. Enfatizamos que a pessoa real não se ajusta nas categorias distintas de diagnóstico apresentadas neste livro. Toda pessoa é única, integrando uma variedade de mecanismos patológicos e saudáveis de maneira característica. Na discussão das síndromes clínicas diferentes, não estamos considerando meramente pacientes que caíram em categorias associadas de diagnóstico. Por exemplo, as defesas obsessivas serão encontradas nos pacientes ansiosos, histriônicos, deprimidos, paranoicos, com deficiência cognitiva, psicóticos e antissociais e poderão estar integradas aos padrões neuróticos ou psicóticos. As técnicas de trabalho com um paciente que possui determinado agrupamento de defesas serão similares, independentemente do seu diagnóstico. Deixamos para o leitor a tarefa de ressintetizar o material que foi separado com objetivos pedagógicos. Em qualquer entrevista, o paciente utilizará os padrões defensivos que estão descritos nos diferentes capítulos e poderá modificar suas defesas durante o curso do tratamento ou mesmo dentro de uma única entrevista.

O entrevistador poderá funcionar efetivamente sem ter a compreensão conceitualizada de resistência, transferência, contratransferência e assim por diante. Além disso, o domínio intelectual desses conceitos não produz, por si só, proficiência clínica. No entanto, uma estrutura organizada é necessária para o estudo sistemático e a conceitualização dos fatores que contribuem para o sucesso ou para a falha de uma entrevista. Uma compreensão teórica da psicodinâmica é vital se o estudante planeja estudar seu próprio funcionamento intuitivo e, com isso, melhorar sua habilidade clínica. Isso permitirá que cada entrevista contribua com o crescimento profissional do entrevistador.

Capítulo 2
PRINCÍPIOS GERAIS DA PSICODINÂMICA

A psiquiatria é a especialidade médica que estuda os transtornos de comportamentos e as experiências, tanto afetivas quanto cognitivas. Assim como outros ramos da medicina, ela considera:

1. a fenomenologia do normal e do anormal;
2. os sistemas de classificação e informação epidemiológica;
3. a etiologia;
4. o diagnóstico;
5. a prevenção e o tratamento.

Em virtude da complexidade do comportamento humano, a psiquiatria utiliza muitos campos do conhecimento, que variam desde a bioquímica, a genética e a neurociência até a psicologia, a antropologia e a sociologia, para compreender sua matéria-objeto.

A entrevista é uma técnica básica da psiquiatria e de muitas outras especialidades clínicas. Outros métodos também podem ser empregados, como testes biológicos ou psicológicos, escalas de sintomas ou tratamentos farmacológicos ou físicos, mas mesmo esses métodos normalmente são aplicados dentro do contexto da entrevista clínica. A entrevista é a ferramenta de diagnóstico mais importante da psiquiatria de hoje. Com nosso conhecimento atual, os estudos fisiológicos e bioquímicos do comportamento oferecem pouco auxílio para a compreensão das entrevistas, ao passo que já foi provado que os conceitos psicodinâmicos são valiosos.

Na estrutura psicodinâmica de referência, o comportamento é visto como o produto de processos mentais hipotéticos, desejos, medos, emoções, representações internas e fantasias, bem como dos processos psicológicos que o regulam, o controlam e o canalizam. As experiências subjetivas, os pensamentos e os sentimentos são de importância fundamental, e o comportamento manifesto é entendido como o produto dos processos psicológicos internos que podem ser deduzidos a partir das palavras e das ações do paciente.

A formulação psicodinâmica oferece uma descrição de experiências mentais, processos psicológicos subjacentes, suas origens hipotéticas e seus significados clínicos. Ela fornece uma base racional para o paciente. Enquanto a entrevista for a principal ferramenta da psiquiatria, a psicodinâmica permanecerá como ciência básica essencial. No momento, ela também possibilita a compreensão mais ampla e clinicamente útil da motivação humana, da patologia, da patogênese e do tratamento de muitos transtornos.

Este capítulo apresenta as hipóteses básicas da psicodinâmica e da psicanálise, a escola da psicodinâmica iniciada por Sigmund Freud, que foi a maior fonte do nosso conhecimento e quase se tornou sinônimo de psicodinâmica. Nos últimos anos, modelos alternativos da psicodinâmica têm sido clinicamente proveitosos e também são descritos de forma resumida. Neste capítulo, discutimos os modelos psicodinâmicos básicos da psicopatologia, vários tipos de formações patológicas e aqueles conceitos psicanalíticos que são os mais cruciais na compreensão da entrevista. O limite de espaço não permite uma consideração completa da psicanálise, que inclui a teoria do desenvolvimento da personalidade, a técnica de tratamento, os métodos específicos para obter informações sobre as determinantes psicodinâmicas do comportamento e a metapsicologia ou as várias hipóteses abstratas sobre a base do funcionamento mental e a fonte das motivações humanas. Esses aspectos da psicanálise vão além do escopo de um livro sobre entrevista e são tema dos livros sobre a teoria psicanalítica listados na bibliografia, ao final deste livro.

HIPÓTESES BÁSICAS DA PSICODINÂMICA E DA PSICANÁLISE

Motivação

O comportamento é visto como determinado ou orientado para um objetivo e como produto de forças hipotéticas – pulsões, ímpetos, impulsos ou motivos. Os *motivos* são representados subjetivamente pelos pensamentos e sentimentos e, objetivamente, pela tendência a certos padrões de ação. A fome, o sexo, a agressão e o desejo de ser cuidado são exemplos de motivos importantes.

Os primeiros anos da psicanálise estiveram amplamente direcionados para as origens dos motivos humanos básicos e, especificamente, para o desenvolvimento de um modelo que os relacionava às suas raízes biológicas. Freud usou o termo germânico *trieb*, que geralmente é traduzido como "instinto", para designar esses impulsos básicos, os quais, acreditava-se, envolviam uma forma de "energia psíquica". Essa teoria das pulsões foi importante avo enfocar as mudanças ou "vicissitudes" complexas nas motivações que ocorrem no curso do desenvolvimento, tendo sido uma estrutura importante para o entendimento da base psicodinâmica do comportamento neurótico. Por exemplo, a noção de uma pulsão sexual com muitas e variadas manifestações torna possível a conceitualização das ligações entre as convulsões histéricas, as inibições sexuais e o comportamento sexual infantil. No entanto, nos últimos anos, alguns aspectos da teoria psicanalítica das pulsões têm sido criticados como hipóteses tautológicas, não científicas, que não podem ser testadas ou contestadas. Ao mesmo tempo, a atenção dos psicanalistas foi desviada das origens dos motivos humanos básicos para suas manifestações psicológicas e suas várias maneiras de expressão. Para muitos, a base biológica das motivações é um problema fisiológico que não pode ser explorado pela psicanálise, um método psicológico. De qualquer maneira, esse é um assunto que apresenta pouca relação direta com a entrevista. No momento em que uma criança é capaz de falar, ela apresenta motivos psicológicos fortes que estarão presentes no resto de sua vida, motivos representados pelos desejos que formam a base da nossa compreensão psicodinâmica. Até que ponto a origem desses motivos é constitucional ou adquirida é de grande importância teórica, mas de pequena importância clínica imediata.

Inconsciente dinâmico

Muitas das importantes determinantes internas do comportamento acham-se fora da consciência do indivíduo e, normalmente, não são reconhecidas por ele. A existência da atividade mental inconsciente ficou evidente muito antes de Freud – eventos esquecidos, mas depois relembrados, foram obviamente armazenados de alguma forma durante esse ínterim. No entanto, isso seria de pouca importância clínica se não fosse de significância dinâmica para esses processos mentais inconscientes – isto é, a grande influência que exercem no comportamento e, sobretudo, o papel importante que desempenham na determinação tanto do comportamento patológico quanto do normal.

A história inicial da psicanálise é um registro da descoberta progressiva do papel dos processos mentais inconscientes na determinação de quase toda a área do comportamento humano – sintomas neuróticos, sonhos, brincadeiras, parapraxias criações artísticas, mitos, religião, estrutura do caráter e assim por diante.

Determinismo psíquico

A ciência em geral – e a ciência positivista do final do século XIX em particular – considera que todos os fenômenos são determinados de acordo com as "leis" da natureza. Se alguém conhecer essas leis e as condições iniciais, poderá predizer as condições subsequentes. No entanto, a psicologia do senso comum e a tradição romântica isentaram bastante a experiência subjetiva de tal determinismo. Uma das contribuições fundamentais de Freud foi aplicar o determinismo estrito ao campo da experiência subjetiva. Os eventos mentais foram determinados e impulsionados pelos eventos mentais anteriores (não simplesmente pelos eventos neurais, como nos atuais modelos reducionistas neurobiológicos). O desafio para a psicanálise, como uma ciência, foi descobrir as leis psicológicas que governam esses processos e desenvolver os métodos necessários para aplicá-las ao nosso conhecimento da vida mental humana.

Princípios reguladores

O comportamento é regulado de acordo com certos princípios básicos. Estes organizam a expressão dos motivos específicos e determinam a prioridade quando entram em conflito entre si ou com a realidade externa. Por exemplo, uma pessoa poderá ficar com raiva ou violenta, mas a sua consciência das consequências dolorosas de uma manifestação direta desses sentimentos a leva a modificar seu comportamento. Isso ilustra o *princípio prazer-dor* (ou simplesmente "princípio do prazer"), que afirma que o comportamento é destinado a procurar o prazer e a evitar a dor. Embora isso pareça óbvio, grande parte dos comportamentos que a psiquiatria estuda parece violar esse princípio. Frequentemente, o comportamento patológico ou mal-adaptativo parece destinado a levar à dor, e geralmente mesmo um observador casual dirá ao paciente que ele está agindo "tolamente" e que seria mais feliz se simplesmente mudasse suas atitudes. Todo paranoico ouve que sua desconfiança é uma autoderrota, todo obsessivo ouve que seus rituais são uma perda de tempo, e todo fóbico, que não há razão para ficar assustado. Talvez, uma das maiores contribuições da psiquiatria dinâmica tenha sido demonstrar que esses paradoxos aparentes são, na realidade, confirmações do princípio do prazer, uma vez que a lógica emocional inconsciente subjacente seja revelada. Pode-se considerar que mesmo uma pessoa com um desejo aparentemente inexplicável de ser espancada ou torturada está seguindo o princípio básico do prazer no momento em que seus desejos e medos inconscientes forem compreendidos.

Cada indivíduo possui sua própria hierarquia do prazer e da dor. Por exemplo, aquele que cresce sob circunstâncias dolorosas desenvolve uma visão de vida como uma série de escolhas inevitáveis entre alternativas dolorosas. Sua busca pela menor de duas desgraças obedece ao princípio do prazer. A personalidade autoderrotada é um exemplo ilustrativo. A garotinha que foi mais repreendida do que elogiada recebia amor e afeição do(a) mesmo(a) pai/mãe que a repreendia quando estava doente ou em perigo. Então, a repreensão torna-se o símbolo do amor. Anos depois, sua preferência por relações abusivas parece incompreensível até se reconhecer o significado inconsciente de amor, afeição e segurança para ela.

Com a maturidade, a capacidade para o pensamento simbólico e abstrato fornece a base para as representações mentais do futuro distante. O princípio elementar do prazer-dor, enraizado no presente imediato, é modificado à medida que a razão dita que a pessoa tolere o desconforto atual para conseguir mais prazer no futuro. Isso é chamado de *princípio da realidade*, que basicamente é uma modificação do princípio do prazer. No entanto, no nível do inconsciente, grande parte do comportamento continua a ser regulada pelo princípio do prazer mais primitivo.

Fixação e regressão

As experiências da infância são críticas na determinação do posterior comportamento adulto. Normalmente, a psicopatologia neurótica é entendida como a persistência ou o reaparecimento dos fragmentos ou padrões de comportamento que foram prevalentes e frequentemente adaptativos durante a infância, mas que são mal-adaptativos na fase adulta. A *fixação* descreve a falta de amadurecimento além de determinado estágio do desenvolvimento, enquanto a *regressão* refere-se ao retorno a um modo adaptativo anterior, depois de já se ter passado desse estágio. Ambos os processos são seletivos e afetam apenas certos aspectos do funcionamento mental. O resultado é que o neurótico possui uma mistura de idade apropriada e padrões de comportamento mais infantis. Por exemplo, seu funcionamento cognitivo poderá estar intacto, mas sua conduta em relação a fantasias sexuais poderá ser imatura. É claro que o desenvolvimento psicológico é complexo. Mesmo o paciente adulto mais perturbado possui muitos aspectos do funcionamento maduros, e pessoas saudáveis possuem muitos aspectos do comportamento que são característicos das fases iniciais do desenvolvimento. Por exemplo, todos os adultos apresentam propensão para pensamentos ansiosos ou mágicos. Os rituais relacionados à boa sorte, como "bater na madeira" ou evitar o número 13, são exemplos comuns.

A fixação e a regressão podem afetar os motivos, as funções do ego, os mecanismos da consciência ou qualquer uma dessas combinações. Frequentemente, o mais importante gerador de patologias, sobretudo em crianças, não é o grau da regressão, mas a forma irregular como afetou alguns processos psicológicos enquanto poupou outros. A regressão é universal durante a doença, o estresse, o sono, o prazer intenso, o amor, o sentimento religioso forte, a criatividade artística e muitos outros estados raros, e nem sempre é patológica. A criatividade, o prazer sexual e as experiências espirituais envolvem aspectos de regressão, conforme sugerido pelo conceito de "regressão adaptativa a serviço do ego". De fato, a capacidade de regredir e de fazer um uso adaptativo das experiências regressivas é um pré-requisito essencial para o pensamento criativo e a compreensão empática e, por isso, também o é para conduzir uma entrevista psiquiátrica. Estar apto a sentir o que o paciente sente e ao mesmo tempo observar e estudar esse sentimento é a essência da perícia do psiquiatra, sendo um exemplo da regressão a serviço dos aspectos mais maduros da personalidade.

Emoções

As emoções são estados do organismo que envolvem tanto a mente quanto o corpo. Elas incluem respostas fisiológicas características; sentimentos subjetivos, pensamentos e fantasias; modos de relações interpessoais; e estilos de ação evidente. A ansiedade, uma emoção-chave no desenvolvimento da psicopatologia, serve como exemplo. O indivíduo ansioso está ciente dos sentimentos interiores de medo ou pavor antecipatórios desagradáveis e difusos. Seu funcionamento cognitivo está prejudicado, e possivelmente ele está preocupado com fantasias de proteção mágica, retaliação ou fuga. Seu comportamento manifesto é dominado por sua própria resposta característica de perigo – luta, fuga ou entrega ao desamparo. Ocorrem alterações na pulsação, na pressão sanguínea, na frequência respiratória, na função gastrintestinal, no controle da bexiga, na função endócrina, no tônus muscular, na atividade elétrica do cérebro e em outras funções psicológicas. Nenhum desses fenômenos é a própria emoção, mas a síndrome como um todo contribui para o estado organísmico que chamamos de *ansiedade*. As emoções se proliferam e se diferenciam com o desenvolvimento, de forma que o adulto exibe um conjunto de emoções muito maior e mais sutil do que a criança imatura. Essas emoções representam um papel crítico no desenvolvimento da personalidade como um todo, em especial dos sintomas, que serão explorados em maior detalhe posteriormente.

Fantasias de perigo

O lactente recém-nascido não possui conflito psicológico interno em relação à busca do prazer a partir da gratificação da pulsão; ele só precisa da compreensão e da assistência de um cuidador. Quando isso acontece, ele é "um bebê feliz". No entanto, a frustração é inevitável independentemente da habilidade do cuidador. A superestimulação pode interferir com o prazer da busca, a criança poderá ser separada do cuidador ou o cuidador poderá ser sentido como uma pessoa desinteressada ou hostil, e, à medida que o desenvolvimento evolui, a criança poderá ter medo da perda da capacidade de buscar o prazer ou de vivenciar angústia psicológica interna na forma de vergonha ou raiva. Com o tempo, praticamente todo desejo estará acompanhado por um dos medos que se desenvolve no contexto da relação criança-cuidador. O resultado é que, na fase adulta, raramente observamos desejos ou medos puros, e sim conflitos entre os desejos e os medos que os acompanham, sendo aqueles, às vezes, e estes, normalmente, inconscientes.

Representações

A experiência subjetiva envolve padrões, imagens ou representações, bem como pulsões ou desejos e emoções ou sentimentos. Em primeiro lugar, estão as representações do próprio *self* e de outras pessoas importantes, como pais ou cuidadores primários. A atual teoria do desenvolvimento sugere que essas representações do *self* e as das outras pessoas diferenciam-se a partir de uma subjetividade amorfa original – nas palavras de Winnicott, no início, não existe algo como um bebê, e sim como um ambiente mãe-bebê. A representação do *self* evolui ao longo do desenvolvimento e é uma característica nuclear da personalidade, enquanto as representações das outras pessoas, em relação ao *self*, também evoluem, são formadas e aperfeiçoadas, tornando-se o modelo dos vários fenômenos de transferência, que são fundamentais para o pensamento psicodinâmico e que são discutidos ao longo deste livro. Enquanto a hipótese original de Freud colocou as pulsões na posição central e entendeu a representação oriunda do *self* e das outras pessoas como secundária, vários pensadores posteriores a Freud reverteram esse modelo, com as representações do *self* e do objeto vistas como centrais, e as pulsões, como secundárias.

Objetos

O termo *objeto* parece uma palavra errada para se referir a outra pessoa, ou mesmo às representações mentais internas de outras pessoas, como é o seu significado na psicodinâmica. No entanto, faz sentido de acordo com a história do pensamento psicodinâmico. Depois do interesse inicial na neurose como resultado de trauma na infância, a atenção de Freud voltou-se para a centralidade das pulsões e para o desenvolvimento psicológico, estando este extremamente baseado na maturidade das predisposições inatas da pulsão, com o ambiente servindo como contexto para essa maturação. Geralmente, as pulsões exigiam algum aspecto do mundo exterior para sua gratificação – por essa razão seu "objeto" – e, frequentemente, esse objeto era (mas nem sempre) outra pessoa – por exemplo, uma mãe ou uma amante. A ênfase, no entanto, não estava nas características humanas do objeto, e sim no seu potencial de gratificação da pulsão. No entanto, com o tempo, alguns psicanalistas, especialmente aqueles que trabalhavam com crianças, reconheceram que outras pessoas significativas na vida da criança eram mais do que alvos: elas faziam uma diferença. O termo *objeto* ficou, mas foi cada vez mais reconhecido que o objeto tinha um papel ativo na formação do crescimento e da experiência da criança e que o processo de maturação da predisposição inata fazia parte de um processo interativo do desenvolvimento, ao qual os objetos prestavam contribuições importantes.

Hoje, algumas escolas de psicodinâmica continuam a ver as pulsões como fundamentais, enquanto outras enfocam as relações entre a criança (ou, mais tarde, adulto) e os objetos importantes. Cada grupo reconhece que ambos são aspectos de qualquer descrição completa da personalidade. Os modelos conceituais, baseados nas relações de objeto, são particularmente influentes no estudo dos bebês e das crianças, das psicopatologias mais graves, como as condições psicóticas e *borderline*, e da psicoterapia e da entrevista, com inevitável atenção à relação entre as pessoas.

A visão original de Freud era de que os pacientes sofriam com as *recordações* – memórias de experiências patogênicas precoces. Ele prontamente determinou, com base em sua experiência clínica, que essas memórias, originárias da infância, eram inicialmente sexuais. Muitos dos seus pacientes haviam relatado memórias, em geral obscuras, parciais ou fragmentadas, do que pareciam ser experiências sexuais da infância – traumas – que Freud acreditou estarem no núcleo de seus sintomas neuróticos. Entretanto, a natureza das memórias, sua onipresença e a descoberta de Freud de que pelo menos algumas delas eram "falsas" levaram a uma revisão básica da sua teoria, a qual iniciou em 1897. Ele ainda acreditava que seus pacientes sofriam com as memórias, mas não mais com aquelas dos eventos "reais". Mais propriamente, sofriam com as memórias das fantasias da infância, que tinham o poder dinâmico da realidade psíquica e que estavam enraizadas na vida psicossexual da criança não reconhecida até então. A partir desse ponto, a psicodinâmica não era mais relacionada essencialmente à representação dos eventos externos; ela progressivamente passou a se relacionar à predisposição interna para formular a experiência do mundo externo do indivíduo em termos de desejos, medos e fantasias. O processo terapêutico continuou a enfatizar a recuperação das memórias reprimidas, mas estas eram agora memórias das fantasias, da experiência subjetiva, em vez de memórias dos eventos externos da infância. Como resultado, o interesse psicanalítico na psicologia do desenvolvimento continuou, mas o foco mudou, para incluir não apenas como a criança em crescimento interage com o mundo, mas também como as fantasias da criança se revelam e como influenciam o processamento e o registro das interações com o mundo.

O pensamento psicodinâmico contemporâneo, assim como o de Freud, está interessado na infância. Entretanto, trabalhando com pacientes adultos, reconhece-se que não há acesso direto aos "fatos" da infância, e se realmente houvesse, esses fatos poderiam não ser de grande utilidade. É preferível o interesse nas memórias do paciente adulto, nas crenças e nas fantasias sobre a infância, tanto inconscientes quanto conscientes. Reconhece-se que, como todas as memórias, elas são construções contemporâneas, ou talvez reconstruções – a reelaboração do adulto da reelaboração do adolescente da reelaboração da infância da interpretação do bebê de experiência. Essas memórias são dinamicamente poderosas, e uma das maneiras de entender o mecanismo de ação do tratamento psicodinâmico é pelo fato de que ele as revela; explora; compreende até que ponto elas são criações influenciadas pelo estágio do desenvolvimento do paciente, pelos conflitos principais e pela estrutura do caráter, em vez de cópias verídicas da realidade; e, por essa razão, reconhece que, embora sejam memórias, podem ser alteradas. Na prática, o tratamento tem sucesso a ponto de o paciente poder mudar sua história, ou pelo menos afrouxar o aperto que a versão particular da sua história, que o controlava, continua a exercer em sua vida.

O interesse do psicoterapeuta psicodinâmico não está simplesmente nos eventos da infância, mas muito mais nas memórias que os adultos têm da sua infância, as memórias que servem como modelos para seus padrões neuróticos e como respostas de transferência. Na maior parte dos pacientes, mas sobretudo nos mais perturbados, essas memórias são compatíveis com o que "realmente" aconteceu, mas são apenas uma das muitas versões possíveis do que "realmente" aconteceu. O terapeuta bem-instruído conhece um pouco sobre o que os psicólogos do desenvolvimento aprenderam em relação à infância e muito sobre o impacto do desenvolvimento no registro das memórias da infância e os tipos de transformação que ocorrem em cada fase subsequente do desenvolvimento. Ele conhece as narrativas tradicionais da infância e as memórias que muitas vezes estão associadas a síndromes específicas ou a tipos de caráter, e também sabe que, quando essas memórias são transformadas em hipóteses sobre a dinâmica do desenvolvimento, embora, na teoria, elas possam ser analisáveis, a maioria delas ainda não passou por esse processo. Todavia, seu conhecimento vai mais além, e ele sabe que o valor clínico e a influência terapêutica das memórias não dependem da sua precisão histórica, mas do seu ajuste à vida mental subjetiva dos pacientes e da possibilidade de facilitar a reformulação realizada pelos pacientes das suas histórias pessoais.

PSICODINÂMICA DAS CONDIÇÕES PSICOPATOLÓGICAS

Normalidade e patologia: a natureza do comportamento neurótico

Não há definições genericamente aceitas para os termos *normal* e *patológico* ou *saúde* e *doença*, mas, apesar disso, a prática diária da medicina ainda requer frequentes decisões com base nesses conceitos. A *psicopatologia* refere-se ao comportamento que é menos do que aquele perfeitamente adaptativo para determinado indivíduo, em determinada fase da sua vida e em determinado ambiente. A psicodinâmica estuda os processos mentais que fundamentam todo o comportamento, adaptativo e mal-adaptativo, saudável e patológico. Evidentemente, existe a psicopatologia que não pode ser compreendida apenas em termos psicodinâmicos – são exemplos o comportamento automático de uma convulsão psicomotora e as alucinações resultantes da ingestão de uma droga psicodélica. A psicodinâmica pode ajudar na compreensão do conteúdo, mas pouco ajuda em relação à forma de tal comportamento. A descrição de determinado comportamento, como resultado da resolução de um conflito interior ou como produto de mecanismos mentais de defesa, não distingue se ele é normal ou patológico. A questão crítica é se o indivíduo, na resolução do seu conflito, apresenta a sua capacidade de adaptar-se ao ambiente prejudicada desnecessariamente ou interferindo em sua capacidade de prazer. Todas as pessoas têm conflitos internos psicológicos e todas respondem à ansiedade que eles despertam pelo emprego de mecanismos mentais. Uma discussão sobre a psicodinâmica de uma parte do comportamento independe do fato de ele ser normal ou patológico. Isso é um pouco mais complexo na prática, porque algumas características psicodinâmicas e alguns mecanismos mentais estão mais frequentemente associados à psicopatologia. Em geral, qualquer defesa que ameace o contato do indivíduo com a realidade, a manutenção das relações interpessoais ou a possibilidade de sentimentos prazerosos provavelmente é patológica. Entretanto, não há um único mecanismo de defesa que nunca seja encontrado em pessoas saudáveis.

Na prática clínica, o médico não está inicialmente preocupado em avaliar se o comportamento do paciente na entrevista é saudável ou patológico. Ele está mais interessado no que esse comportamento significa e no que lhe transmite em relação ao paciente. Frequentemente, os psiquiatras são procurados para uma entrevista, ou mesmo para tratar, pessoas saudáveis que podem estar lutando contra crises importantes ou enfrentando circunstâncias extraordinárias. Conhecer a psicodinâmica é vital para a conduta hábil e a perfeita interpretação das entrevistas com essas pessoas psiquiatricamente normais. No entanto, é importante para todo entrevistador clínico estudar a psicopatologia e a psicodinâmica, não apenas para interpretar as entrevistas com pacientes que não são normais do ponto de vista psiquiátrico, mas também para entender os princípios psicodinâmicos que são mais facilmente reconhecidos em indivíduos com dificuldades emocionais.

Estrutura da patologia neurótica

Os motivos básicos, como sexo, agressão, busca pelo poder ou dependência, impelem o indivíduo para um comportamento que levaria à sua gratificação. No entanto, devido ao conflito psicológico interno, a expressão desse comportamento poderá estar parcial ou completamente bloqueada, com um resultante aumento da tensão intrapsíquica. As forças opostas nesse conflito resultam da antecipação tanto das consequências prazerosas quanto das consequências desagradáveis ou perigosas da ação em relação ao motivo envolvido. Na situação mais simples, comum na infância, o perigo externo é real, e sua percepção leva a um estado emocional, o medo. Por exemplo, um menino poderá sentir raiva e desejar atacar o adulto que ele acredita estar tratando-o injustamente; entretanto, seu medo da retaliação o levará a controlar e suprimir sua ira. Nesse exemplo, o resultado é altamente adaptativo, e faz pouca diferença se a percepção do perigo e a inibição resultante do impulso ocorreram conscientemente ou não.

A situação fica mais complexa quando as temidas consequências perigosas não são reais nem imediatas, mas fantasias, medos imaginários que resultaram de experiências estruturadoras na infância – quando a sombra do passado vem para o presente. Esses medos são quase sempre inconscientes, e já que resultam das memórias inconscientes dinamicamente significativas, em vez da percepção atual consciente, não são corrigidos com facilidade, mesmo pela repetida exposição a uma realidade contraditória. É difícil esquecer atitudes que estão enraizadas nos processos mentais inconscientes. O medo de um perigo inconscientemente imaginado, chamado de *ansiedade*, leva à inibição do motivo relevante. Nesse caso, a inibição não é uma resposta ao mundo real onde a pessoa está atualmente vivendo; por isso, é mais provável que seja mal-adaptativa ou patológica. No entanto, existem exceções. As inibições dos motivos básicos que se originam das fantasias inconscientes dos perigos imaginados poderão ser altamente adaptativas se essas próprias fantasias se desenvolveram em uma situação estritamente análoga à realidade atual da pessoa. Em termos simples, se a situação atual de um indivíduo for similar ao mundo da sua infância, padrões aparentemente neuróticos poderão realmente ser adaptativos.

Um exemplo poderá ilustrar isso. Um homem afetuoso e apaixonado por sua esposa tem medos inconscientes de ser castrado ao praticar a atividade sexual adulta. O resultado é um distúrbio da potência e inibição das pulsões sexuais, representando, obviamente, uma solução mal-adaptativa em sua vida atual, mesmo sendo perceptível que esses medos possam ter sido originalmente desenvolvidos na infância. Outro homem sente-se, por um momento, atraído sexualmente por uma mulher em uma festa, mas perde o interesse quando descobre que ela é a esposa do seu chefe. Isso também poderá ser o resultado da inibição das pulsões sexuais, com base no medo inconsciente de castração, mas agora o resultado é adaptativo, porque o ambiente é estritamente paralelo àquele da sua fantasia, originada da primeira infância, quando a expressão dessas pulsões era claramente limitada.

A ansiedade que resulta de um conflito entre um desejo e um medo inconscientes é um dos sintomas mais comuns de sofrimento psicológico. É a característica dominante do clássico transtorno de ansiedade, sendo também observada em muitas das neuroses sintomáticas. Os pacientes podem tornar-se ansiosos em relação à possibilidade da ansiedade futura – isto é, "ansiedade antecipatória", especialmente típica dos transtornos fóbicos. Eles também podem experimentar episódios breves, circunscritos, de ansiedade grave, "pânico", sem precipitante ou conteúdo mental conscientes. Muitos investigadores acreditam que isso sugere um limiar neurobiológico alterado da ansiedade, e ambas as intervenções, farmacológica e psicológica, são eficazes nesse tratamento. Algumas pessoas com psicopatologia neurótica sintomática, e muitas outras com transtornos da personalidade, ou de caráter, experimentam pouca ou nenhuma ansiedade consciente. Seus problemas são manifestados por sintomas neuróticos, como fobias, obsessões, compulsões ou fenômenos conversivos, ou por vários traços do caráter, e a ansiedade poderá ser uma parte menos importante do quadro clínico ou mesmo estar completamente ausente.

O psicanalista entende essas condições mais complexas como o resultado dos mecanismos de defesa. Esses são padrões psicológicos inconscientes automáticos, induzidos pelos conflitos que ameaçam o equilíbrio emocional do indivíduo. A ameaça ou a antecipação da ansiedade resultantes, chamada de *ansiedade sinal*, nunca se tornarão conscientes, porque seus mecanismos mentais defendem-no contra elas. Em outras palavras, o indivíduo responde a uma ameaça inconsciente de ansiedade, resultante de um conflito psicológico, pela utilização dos mecanismos que levam a um sintoma ou padrão de comportamento para protegê-lo dessa ansiedade. Um exemplo clínico exemplifica essa teoria:

> Uma jovem mulher, que tivera uma educação algo restritiva e puritana, desenvolveu uma fobia, um medo de sair sozinha. Lembrou-se de um pequeno período de ansiedade na época em que sua fobia começara. Entretanto, atualmente, não sentia ansiedade ao ficar em casa. Quando questionada acerca do motivo desse medo, descreveu episódios de palpitações e tonturas e sua preocupação em relação ao que aconteceria se isso ocorresse quando estivesse na rua. Mais tarde, contou sobre uma mulher em sua vizinhança que fora abordada por um homem estranho e do medo de ser atacada. Ela havia reprimido as pulsões sexuais em relação aos homens atraentes que via na rua e tinha medo de ser punida e não aprovada por esses impulsos, embora tanto seu desejo quanto seu medo fossem inconscientes.

Aqui vemos algumas defesas: repressão de desejos sexuais, deslocamento de um medo do sexo para um medo de sair de casa, evitação de sair e projeção das pulsões sexuais em homens estranhos. Esses mecanismos eram eficazes no controle da ansiedade da paciente, mas ao custo de inibições sexuais, frigidez e da restrição da sua liberdade de ir e vir. Essa inibição do comportamento saudável é uma característica constante da formação do sintoma. Muitas vezes é a perda secundária a partir do sintoma que induz o sentimento de inadequação do paciente, o desamparo ou mesmo a depressão.

Os sintomas não são apenas uma defesa contra os desejos proibidos; também servem, simbólica e parcialmente, para gratificá-los. Isso é necessário para que os sintomas sejam eficazes na proteção das pessoas contra o desconforto, porque, do contrário, o desejo não gratificado continuaria necessitando de satisfação até o equilíbrio psicológico ficar perturbado e o medo e a ansiedade retornarem. Um exemplo da gratificação proporcionada pelos sintomas é o caso da mulher anteriormente descrita. Ela só era capaz de aventurar-se a sair de casa na companhia do seu irmão mais velho, que sempre fora um parceiro romântico em suas fantasias inconscientes. Os sintomas também podem fornecer uma punição simbólica relacionada ao medo original inconsciente. Quando criança, a mesma jovem senhora havia sido punida por desobediência, ficando trancada em seu quarto, e seu sintoma fóbico foi recriado dessa experiência.

Sintoma e caráter

A psicopatologia neurótica representa um compromisso entre um desejo inaceitável reprimido e um medo inconsciente. Embora todo comportamento represente uma tentativa de compromisso entre as demandas das pulsões internas e a realidade externa, o comportamento neurótico é a segunda melhor solução, refletindo o esforço do indivíduo em se acomodar não apenas ao mundo externo, mas também às restrições impostas pelos medos inconscientes internos. As duas maneiras básicas pelas quais esses padrões neuróticos podem ser integrados à personalidade são descritas pelos termos *sintoma* e *caráter*.

Os *sintomas* neuróticos são padrões de comportamento relativamente bem delineados, vivenciados pela pessoa como um fenômeno indesejável e "estranho ao ego", não sendo verdadeiramente parte do seu *self* ou de sua personalidade. De forma consciente, a pessoa quer ficar livre desse fenômeno, que comumente a leva a procurar ajuda. Os fenômenos da ansiedade, da depressão, das fobias, das obsessões, das compulsões e da conversão são exemplos típicos. Com o tempo, o paciente poderá ajustar-se aos seus sintomas e aprender a conviver com eles, e até mesmo aproveitar-se deles ("ganho secundário"), mas eles sempre permanecerão estranhos ao *self* – fundamentalmente vivenciados como "não meus".

Os *traços de caráter* são padrões de comportamento mais generalizados que se fundem imperceptivelmente à personalidade total do indivíduo. Eles são egossintônicos porque o indivíduo os vê como parte de si mesmo, sem conseguir reconhecê-los como patológicos, ou, mesmo entendendo que são indesejáveis, simplesmente sente que refletem sua "natureza". Esses traços raramente levam o indivíduo a procurar ajuda, embora suas consequências sociais secundárias indiretas sejam com frequência motivos precipitadores de consultas psiquiátricas. Desconfiança, mesquinhez, irresponsabilidade, impulsividade, agressividade, compulsividade e timidez são exemplos de traços de caráter problemáticos, enquanto a perseverança, a generosidade, a prudência e a coragem são mais desejáveis.

Embora as estruturas psicodinâmicas subjacentes dos sintomas e dos traços de caráter estejam intimamente relacionadas, elas envolvem problemas técnicos bastante diferentes nas entrevistas psiquiátricas e no tratamento. Em geral, ao tratar pacientes que procuram alívio dos sintomas, o entrevistador considera a estrutura do caráter subjacente junto com fatores como motivação e cenário de vida no planejamento da terapia, já que somente pela observação dos sintomas em termos do funcionamento geral do indivíduo é que um programa racional de tratamento poderá ser desenvolvido. Por exemplo, dois homens podem experimentar sintomas depressivos da mesma gravidade. Um é solteiro, jovem, articulado e inteligente; possui uma estrutura de personalidade obsessiva; apresenta considerável motivação para o tratamento, alguma flexibilidade e poucos compromissos irreversíveis de vida. A psicoterapia intensiva exploratória, de orientação analítica, poderá ser recomendada para essa pessoa, com o objetivo de modificar os traços de caráter predisponentes, bem como aliviar os sintomas. O outro homem é mais velho e casado com uma mulher cujos problemas de personalidade complementam os dele, e eles têm vários filhos. Ela respondeu de forma bastante negativa a uma tentativa anterior de tratamento por parte dele. Agora, ele está receoso e desconfiado da psiquiatria e tem pouco interesse em sua vida interior, estando focado no exterior concreto. Para essa pessoa, é preferível um tratamento de maior enfoque no sintoma. O alívio do sintoma é um objetivo importante para os dois pacientes, e as intervenções farmacológicas poderão ser úteis em ambos os casos, mas as considerações psicodinâmicas são importantes na avaliação dos benefícios potenciais e dos riscos de empregar uma psicoterapia focada no caráter.

Em oposição, com pessoas que apresentam uma patologia predominantemente caracterológica, o entrevistador buscará por sintomas que o paciente talvez não tenha reconhecido ou dos quais não tinha tomado conhecimento. A melhora desses sintomas poderá aumentar a motivação do paciente para o tratamento. À medida que a terapia progride nesse sentido, o entrevistador tenta substituir a atitude do paciente em relação aos seus problemas de caráter por aquela em relação aos sintomas, tentando ajudá-lo a vivenciar seu caráter patológico como algo separado do próprio "*self*". Isso levou ao axioma frequentemente mal-compreendido de que o tratamento não estará realmente funcionando até que o paciente se torne sintomático. Talvez seja mais preciso dizer que, à medida que um paciente com transtorno de caráter começa a ganhar algum *insight* sobre sua patologia, ele a vivencia como mais estranha ao ego. A maior tragédia de certos traços de caráter não está no que o paciente sofre, mas sim no que ele não percebe.

Um homem extremamente obsessivo tinha orgulho de si mesmo por sua pontualidade e perfeccionismo. Um dia, chegou à sessão na hora exata; orgulhosamente, explicou ao terapeuta que havia cronometrado com precisão, apenas dando uma olhada no relógio a tempo de pegar o trem. Mais tarde, revelou que estivera almoçando com sua filha, um evento raro, e que ela ficara um pouco surpresa e magoada quando ele se despediu de repente. Ele não lhe deu explicações nem pediu desculpas. O terapeuta concordou que ele chegara à sessão na hora, mas sugeriu que trocara uma potencial experiência de intimidade e ternura por um "recorde". O paciente ficou muito triste diante da sugestão de que sua preciosa virtude podia ser vista como uma manifestação superficial de um problema psicológico subjacente global – de que, na verdade, esses seus traços eram sintomáticos. À medida que o tratamento evoluiu, eles exploraram as inúmeras possibilidades de combinar sua pontualidade e precisão, traços obsessivos que ele valorizava, com a ternura e a intimidade, valores recentemente adquiridos que não desejava mais sacrificar, assim preservando os aspectos adaptativos dos seus traços e reduzindo os efeitos patológicos que ele agora vivenciava como sintomáticos.

Na entrevista, os sintomas são mais bem refletidos no que o paciente fala; os traços de caráter são revelados na forma como ele fala e na forma como se relaciona com outras pessoas significativas, em especial o entrevistador. De um outro ponto de vista, o paciente descreve seus sintomas, enquanto seus traços de caráter são observados pelo entrevistador. O entrevistador novato tende a focar-se nos sintomas, já que eles são enfatizados pelo paciente, os quais também são o foco das entrevistas em outras áreas da medicina e mais facilmente reconhecidos e interpretados. Já o entrevistador experiente prestará atenção na descrição dos sintomas feita pelo paciente, mas muito da sua atenção estará direcionada para a estrutura do caráter do paciente conforme esta se revela durante a discussão. Uma das mais importantes contribuições da psicanálise é o reconhecimento da importância de lidar com a estrutura caracterológica do paciente para que a entrevista seja produtiva ao máximo.

Neurose e psicose

Não há um critério único para diferenciar os pacientes psicóticos dos neuróticos. Em geral, os psicóticos são mais doentes – isto é, possuem dificuldades mais globais e difundidas para a adaptação. Mais especificamente, as áreas de funcionamento consideradas como essenciais para um nível mínimo de adaptação e que, normalmente, estão intactas nos pacientes neuróticos poderão estar prejudicadas nos psicóticos. Isso incluiria a percepção e o teste de realidade, a capacidade para relações interpessoais sustentadas e a manutenção das funções autônomas do ego, como memória, comunicação e controle motor. A distinção entre síndromes cerebrais orgânicas psicóticas e não psicóticas está baseada em critérios associados, e é discutida no Capítulo 16, "O Paciente com Deficiência Cognitiva".

Repetidamente, os estudos dos processos psicológicos envolvidos em neuroses e psicoses questionam se existem variações qualitativas diferentes ou apenas quantitativas dos mesmos mecanismos básicos. Aqueles que mantêm a primeira visão sugerem que um ou outro defeito básico seja primário no processo psicótico (em geral, considerado como genético ou neurobiológico em sua origem) e que o outro fenômeno da doença pode ser explicado como resultado das respostas psicológicas defensivas e reparadoras similares àquelas observadas nas neuroses. Por exemplo, na esquizofrenia, esse defeito fundamental tem sido variadamente descrito como reduzida capacidade para a afetividade, distúrbio na percepção ou teste de realidade, processos cognitivos anormais, relações interpessoais precárias ou déficit primário na função sintética do ego, que integra outras funções mentais em um todo harmonioso.

Mecanismos de defesa específicos não são psicóticos nem neuróticos ou, nesse sentido, não são patológicos nem saudáveis. No entanto, alguns mecanismos mentais, como projeção e negação, interferem nas funções autônomas do ego e na relação com a realidade e, por essa razão, estão comumente associados aos processos psicóticos. As alucinações e ilusões são distúrbios graves de percepção da realidade, e os delírios representam distúrbios graves no teste de realidade; todos os três sintomas estão, em geral, associados à psicose. No entanto, distúrbios mais sutis da sensação subjetiva do mundo "real", como desrealização ou despersonalização, são comuns em neuroses e psicoses. Além disso, todos os sintomas neuróticos, contanto que sejam mal-adaptativos, são, em algum sentido, "irreais". Entretanto, o contato defeituoso com a realidade encontrado na neurose é circunscrito de forma mais nítida, é normalmente inconsciente, e a maioria dos aspectos da vida do paciente não é afetada.

O distúrbio nas relações interpessoais encontrado nos transtornos psicóticos pode ter origem nas primeiras fases do desenvolvimento do paciente, porque o princípio da capacidade da criança de perceber e testar a realidade, o pensamento, a linguagem e a afetividade desenvolvem-se a partir da relação inicial com a mãe. O paciente neurótico tende a forçar os relacionamentos atuais para o modelo criado pelas últimas experiências da infância, e o resultado poderá ser um transtorno grave na vida com amigos e parceiros. No entanto, o paciente neurótico possui a capacidade de desenvolver e de manter relacionamentos com outras pessoas, e, se os problemas neuróticos forem superados, eles serão fontes importantes de gratificação. Muitas pessoas psicóticas (em especial as esquizofrênicas) apresentam defeitos mais básicos em sua capacidade de relacionar-se com os outros. Isso é observado clinicamente em sua tendência ao isolamento e fuga, tendo poucas amizades duradouras e sendo superficiais e descompromissadas as amizades naqueles que as desenvolvem. Frequentemente, os amigos e conhecidos as considerarão como partes menos estáveis e confiáveis de suas vidas.

O entrevistador poderá reconhecer esse defeito na natureza dos relacionamentos do paciente durante a entrevista. O paciente psicótico pode "sentir" diferente; é mais difícil fazer contato com ele e empatizar com suas respostas emocionais. Por exemplo, se o entrevistador é incapaz de lembrar-se do paciente várias horas depois da primeira visita, isso pode revelar, retrospectivamente, que pouco contato real foi estabelecido. O senso inconstante do paciente sobre sua identidade pessoal poderá fazer com que o entrevistador sinta que não existe outra pessoa específica com ele. Os psiquiatras experientes detectam a psicose por esse tipo de sentimento, bem como pelos critérios psicopatológicos que são usados para justificar o diagnóstico. Entretanto, nem todo relacionamento que o paciente psicótico estabelece precisa ser superficial ou descompromissado. Há exceções surpreendentes, e, muitas vezes, existe uma pessoa com quem o paciente tem uma relação simbiótica intensa, que é muito mais duradoura e profunda do que qualquer uma que o neurótico desenvolve. Essa pessoa poderá ser o psicoterapeuta; por essa razão, esse fato tem uma importância especial para a entrevista.

Quando informações suficientes sobre a vida do paciente estiverem disponíveis, a maior parte das psicopatologias neuróticas poderá ser compreendida em detalhes dentro do referencial psicodinâmico de referência. Mesmo com essas informações, entretanto, muitas psicopatologias psicóticas são difíceis de compreender. Isso levou à teoria de que as psicoses têm determinantes importantes não psicodinâmicas, enquanto as neuroses não as têm. Em todo caso, a explicação psicodinâmica de qualquer tipo de patologia é mais útil na compreensão do seu significado do que no esclarecimento da sua etiologia. Na verdade, deve-se lembrar que Freud achava que existia uma base biológica para as neuroses, bem como para as psicoses.

Os pacientes psicóticos podem ter, e normalmente têm, problemas neuróticos sob a forma de sintomas e traços de caráter, além da sua psicopatologia básica. Por isso, o entrevistador deverá levar em conta tanto a patologia psicótica quanto a neurótica do paciente psicótico. Isso poderá ser muito difícil, já que o transtorno psicótico pode interferir na capacidade do paciente de participar da própria entrevista. Sua tendência a ser desconfiado em relação às outras pessoas poderá dificultar que se sinta confortável com o entrevistador; além disso, sua reduzida capacidade para relações interpessoais e seus processos perturbados do pensamento levam a problemas mais significativos de comunicação.

A psicose não é um fenômeno constante, e muitos pacientes psicóticos entram e saem do estado psicótico em um intervalo de dias, semanas ou mesmo durante uma entrevista. Muitas vezes, o dilema no tratamento está em trabalhar com os conflitos e problemas do paciente e, ao mesmo tempo, fornecer suporte emocional suficiente para que o estresse da terapia não o empurre ainda mais para a psicose. Dois exemplos clínicos poderão ajudar a ilustrar essas questões:

> Um jovem chegou ao departamento de emergência do hospital em estado de extrema ansiedade. Ele acreditava que tivera um ataque cardíaco e que estava morrendo; queixou-se de dores no peito e de sensação de sufocação. Embora

colaborador, estava suando e trêmulo de medo. Negou quaisquer dificuldades psicológicas ou emocionais. Sofrera vários episódios similares no passado, todos de curta duração e sem incidentes. O restante da história inicial breve não foi digno de nota; e, à medida que o entrevistador prosseguia com a entrevista, os sintomas do paciente cediam, e ele começou a sentir-se melhor. Um eletrocardiograma normal estabeleceu mais confiança. Depois de o residente dizer que ele parecia estar em bom estado de saúde, o paciente começou a relaxar e a falar mais confortavelmente. Contou sobre sua família e sobre as primeiras experiências da sua vida e revelou que teve uma infância protegida e favorecida. Ainda estava muito ligado à família, sobretudo à mãe, que desaprovava totalmente a moça com quem estava saindo. O ataque aconteceu exatamente quando estava visitando a garota.

Um outro caso é o de um jovem que chegou ao hospital em estado de pânico. Queixou-se de sensações estranhas nas costas e de "choques elétricos" nas pernas, que supôs estarem relacionados à exaustão física. Ele não dormia há vários dias, pois ficara acordado para proteger seu apartamento e pertences de um assalto. Foi evasivo em relação a quem gostaria de feri-lo, mas estava certo de que havia sido seguido na rua há poucos dias. À medida que revelava esses pensamentos, diminuiu o tom de voz e curvou-se para a frente para contar ao entrevistador que vários homens homossexuais lhe haviam feito investidas naquela manhã. O médico, inexperiente em psiquiatria, perguntou se já havia tido experiências homossexuais. O paciente ficou agitado, gritando que o médico estava tentando incriminá-lo, e tentou sair correndo da sala de exames. Mais tarde, depois de ter recebido um tranquilizante, concordou de bom grado em ser hospitalizado para proteger-se dos seus inimigos.

O primeiro paciente apresentou um ataque clássico de pânico com hiperventilação, e o segundo apresentou uma perturbação esquizofrênica paranoica psicótica inicial, embora ambos tenham tido praticamente as mesmas queixas iniciais.

MODELOS PSICANALÍTICOS DO FUNCIONAMENTO MENTAL

Modelo estrutural e psicologia do ego

À medida que a teoria psicanalítica foi sendo aplicada ao estudo da psicopatologia, ao desenvolvimento da personalidade, aos sonhos, à arte, à cultura e a outras áreas da atividade humana, foi desenvolvida uma série de modelos teóricos. O mais antigo deles, chamado de modelo topográfico, descreveu a atividade mental como consciente, pré-consciente ou inconsciente. Embora esse esquema fosse fácil de ser aplicado, em pouco tempo ficou evidente que ele não ajudava na discussão de uma questão fundamental da psicodinâmica, a do conflito intrapsíquico. Muitos conflitos na prática clínica são totalmente inconscientes, não estando o paciente consciente da pulsão ou do motivo básico, do perigo fantasiado e da estratégia psicológica empregada para resolvê-los.

Como resultado, Freud desenvolveu posteriormente uma teoria "estrutural", que substituiu quase completamente sua teoria inicial topográfica, e que permanece como um dos modelos mais empregados no pensamento psicanalítico contemporâneo. Nessa teoria, a mente é vista como consistindo de estruturas mais ou menos autônomas que se definem mais claramente nos momentos do conflito. Cada estrutura consiste de um grupo complexo de funções psicológicas que agem em conjunto durante o conflito. Portanto, a maioria (mas não todos) dos conflitos são observados ocorrendo entre essas estruturas. As três estruturas são geralmente conhecidas: o *id*, composto por pulsões, impulsos e necessidades básicas; o *ideal de ego*, que inclui as funções psicológicas que controlam e regulam essas pulsões, as defesas, bem como todas as estratégias psicológicas adaptativas e de enfrentamento e todos os relacionamentos com o mundo exterior; e o *superego*, que é um aspecto especializado do ego que se desenvolve na relação inicial com os pais e representa a consciência e os padrões éticos, morais e culturais, conscientes e inconscientes adquiridos durante a socialização. O ideal de *ego*, normalmente considerado um componente do superego, refere-se aos objetivos e às aspirações que a pessoa desenvolve pela identificação com os pais, que são elaborados e modificados por seu contato posterior com os colegas e com uma cultura mais abrangente. A maior parte dos conflitos de significância clínica ocorre entre uma dessas estruturas e as outras duas, com cada uma das três combinações possíveis. Por isso, a ansiedade e a culpa em relação aos impulsos sexuais que foram proibidos na infância seriam um exemplo do ego e do superego contra o id; a vingança sádica contra um amigo que é culpado por uma pequena infração seria o superego e o id contra o ego; e um estilo de vida de autonegação ascética seria a manifestação caracterológica do superego contra o ego e o id.

Ego

O termo *ego* descreve aquelas funções psicológicas que ajudam a pessoa a adaptar-se ao ambiente, a responder a estímulos e a regular as funções biológicas básicas enquanto garantem a sobrevivência e a satisfação das necessidades. Historicamente, o conceito se originou dos estudos sobre os conflitos psicológicos em que o ego representava aquelas forças que se opunham e controlavam as pulsões biológicas básicas. Depois, esse conceito foi ampliado para incluir as funções que não estavam envolvidas com o conflito e que poderiam até mesmo operar em conjunto com as pulsões básicas para servir às necessidades adaptativas do organismo. O ego é o órgão executivo da mente, servindo de mediador entre as demandas internas dos motivos determinados biologicamente (o id), os objetivos e valores determinados socialmente (o superego) e as demandas externas da realidade. Ele é o caminho comum final que integra todas essas determinantes e, dessa forma, regula a resposta do organismo. O ego desenvolve-se por meio da interação da psique infantil em maturação com a realidade externa, sobretudo aquela porção da realidade externa que consiste de outros seres humanos significativos. Por um lado, existe um potencial biológico em expansão que leva à maturação da memória, do aprendizado, da percepção, da cognição, da comunicação e de outras funções adaptativas vitais, e, por outro lado, existe um ambiente altamente especializado, composto de um objeto gratificador de necessidades e controlador dos estímulos, uma mãe ou cuidador suficientemente bom, atencioso e responsivo.

O ego inclui os processos psicológicos conscientes e inconscientes automáticos. Antes de Freud, a porção consciente era considerada o problema-alvo da psicologia. O ego também inclui os mecanismos de defesa inconscientes e as forças de repressão que Freud descobriu no início do seu trabalho. Embora eles operem fora da consciência do paciente, estão direcionados contra a expressão das necessidades e pulsões básicas e, por essa razão, são considerados parte do ego.

Id

O termo *id* descreve as pulsões e os motivos estabelecidos biologicamente que estão na origem de muitos comportamentos. O sexo, a agressão e a avidez por segurança são exemplos desses motivos. Outras necessidades desenvolvem-se como resultado da exposição à sociedade e são determinadas pelas demandas desta. O *status*, o prestígio e o poder são exemplos de objetivos relacionados a essas necessidades. A teoria psicanalítica clássica julgava que tais necessidades poderiam estar diretamente ligadas às origens determinadas biologicamente. À medida que esses motivos pressionam por satisfação, tornam-se um dos mais importantes fatores influenciadores do ego e, por isso, determinam o comportamento da pessoa. Nas explorações iniciais de Freud sobre as determinantes inconscientes dos sintomas neuróticos, descobriu-se o fenômeno englobado pelo termo *id*. Biólogos evolucionistas postulam que os primatas mais antigos viviam em grupos organizados com o objetivo da sobrevivência. A aquisição do alimento era mais eficiente quando a caça era feita por um grupo organizado, o que acontecia também em relação à proteção contra os inimigos naturais e contra os bandos rivais de primatas. Esses grupos eram conduzidos pelos membros mais fortes, evoluindo para uma hierarquia. A ordem hierárquica determinava quem comia primeiro e quem tinha preferência de direitos de acasalamento. Apesar da grande complexidade dos seres humanos, esses mesmos instintos básicos nas formas real e simbólica ainda orientam grande parte do nosso comportamento.

Nos últimos anos, a investigação psicanalítica tem sido direcionada para a psicologia dos mecanismos inconscientes de adaptação e padrões de integração comportamental, além da influência das pulsões inconscientes. Em outras palavras, houve uma mudança de uma psicologia de id primária para uma visão mais equilibrada que inclui a psicologia do ego. Essa mudança foi possível à medida que as determinantes inconscientes do comportamento foram mais bem compreendidas, tendo sido paralela ao crescimento do interesse clínico nos problemas psiquiátricos que envolvem a patologia do ego, como os transtornos de caráter e as psicoses.

Freud descreveu a atividade mental primitiva do id e do ego inconsciente com a expressão "processo primário", em contraste com o pensamento do "processo secundário" do ego adulto consciente. O pensamento do processo primário é infantil, pré-lógico e autocentrado. É controlado pelo princípio do prazer, tolera as contradições e inconsistências e emprega mecanismos mentais como simbolismo, condensação e deslocamento. O pensamento do processo secundário, em contraste, é lógico, racional, centrado na realidade, orientado para o objetivo e relativamente livre do controle emocional. A maior parte dos processos do pensamento combinam elementos dos dois processos. Uma das descobertas clinicamente importantes da psicanálise é a de que mesmo um comportamento considerado mais racional pode envolver um processo primário inconsciente em uma proporção surpreendente.

Superego

O *superego* refere-se às funções psicológicas que envolvem os padrões do que é certo e errado, junto com a avaliação e o julgamento do *self*, de acordo com esses padrões. No uso geral, ele também inclui o ideal de ego, a representação psicológica de como um indivíduo deseja ser, seu *self* ideal. No início, o superego era considerado como uma parte do ego, mas ele opera de forma independente, em geral em desacordo com outras funções do ego, especialmente nas situações de conflito e de condições patológicas. Ele se desenvolve a partir das relações da criança pequena com seus pais, que inicialmente a abastecem com julgamentos externos, críticas e elogios sobre seu comportamento. Entretanto, ao crescer, distanciando-se dos seus pais, ela mantém um relacionamento com a representação psicológica internalizada que fez deles, estabelecendo uma estrutura mental interna, uma instância psíquica dinamicamente significativa – o superego – que exerce aquelas funções, que, no início, pertenciam aos pais.

O superego é adicionalmente influenciado pelos substitutos dos pais, como professores, colegas e a sociedade em geral. Isso é ainda mais verdadeiro no caso do ideal de ego, que, na fase de latência, é frequentemente simbolizado, de modo concreto, pelos heróis culturais populares.

Realidade

A princípio, poderá ser considerado desnecessário incluir uma seção sobre a realidade em uma discussão sobre o funcionamento psicológico, mas uma distinção deve ser feita entre a realidade psíquica e o conceito mais familiar de realidade física. O mundo real influencia as funções psicológicas apenas à medida que ele é registrado e percebido pelo indivíduo. Isso pode ser ilustrado por meio da consideração do aspecto mais importante da realidade externa: a realidade social de outras pessoas importantes. Uma pessoa não reage à mãe ou ao pai reais, mas sim às representações internas que possui deles, o que inevitavelmente envolve seleções, distorções e construções. Houve repetidos mal-entendidos dessa distinção fundamental, até mesmo pelo próprio Freud. Com frequência, o paciente neurótico conheceu adultos muito sedutores ou insensivelmente indiferentes durante sua infância. Freud levou algum tempo para reconhecer que isso não era necessariamente um quadro das suas experiências "reais". No entanto, é um engano ainda maior negligenciar essa realidade psíquica interna por ela possivelmente não ser válida do ponto de vista histórico, pois, sem ela, tanto os medos da criança quanto as neuroses do adulto não têm sentido. A conclusão é que a realidade deverá ser considerada como uma estrutura psíquica responsiva a um ambiente externo, que envolve uma interpretação pessoal criativa desse ambiente. Quando falamos para alguém "Não seja tolo" (i. e., "Você está louco"), normalmente significa que não percebemos a realidade psicológica da pessoa, apenas a nossa própria. Um dos princípios fundamentais da psicanálise é que o comportamento que parece irracional da perspectiva do observador, faz sentido no contexto da realidade psíquica (em geral, inconsciente) de outra pessoa.

O comportamento resulta da interação entre motivos inatos e determinados socialmente, os objetivos e padrões adquiridos durante a socialização inicial, a experiência subjetiva da realidade externa, e o temperamento, a personalidade, os talentos, o estilo defensivo e a capacidade integrativa singulares da pessoa. Em termos de teoria estrutural, o comportamento é o produto do id, do ego, do superego e da realidade psíquica.

Essa estrutura fornece um meio para pensar sobre os dados clínicos em geral e principalmente sobre as entrevistas psiquiátricas. Considerando-se os desejos ou os motivos predominantes do paciente, seus medos inconscientes e suas defesas características, surgem as questões: Como eles estão integrados, e que sintomas ou traços de caráter estão presentes? Como isso interfere com a adaptação, e que ajustes secundários foram necessários? Cada pessoa é única, mas existem certos padrões típicos de pulsão, medo e defesa, sintomas e estilos de caráter que levaram à descrição das síndromes clínicas bem-conhecidas na psiquiatria. Nossa discussão sobre os problemas mais específicos na entrevista psiquiátrica inclui os padrões mais comuns observados na prática clínica.

Alguns psicanalistas contemporâneos, em colaboração com neurobiólogos, estão desenvolvendo modelos alternativos de "mentes" que tentam fazer uma ponte entre a psicologia e a neurociência.

Modelos de relações de objeto

O modelo mais antigo de Freud enfatizava as forças motivacionais e, sobretudo, suas raízes biológicas – os instintos ou pulsões. O organismo amadureceu, e o ambiente era um pouco mais do que o cenário ou contexto dessa maturação. O termo *objeto* originou-se da visão de que vários "objetos" externos eram alvos das pulsões e essenciais para sua descarga. O fato de que entre os primeiros objetos mais importantes estavam as pessoas fundamentais para o desenvolvimento da criança, em especial a mãe, e de que esses "objetos" tinham grande influência sobre o desenvolvimento da sua personalidade, era amplamente ignorado. Entretanto, vários fatores levaram ao interesse na relação da criança com os "objetos" e com o desenvolvimento das representações internas dos objetos; isso, por fim, levou a uma importante reformulação da teoria psicanalítica, com um foco central muito nas relações de objeto e representações em vez das pulsões e suas descargas.

Esses fatores incluíam:

1. estudos de crianças e do desenvolvimento infantil, e o reconhecimento da imensa importância do cuidador;
2. estudos das psicopatologias mais graves – condições psicóticas e *borderline* – que foram compreendidas como envolvendo distúrbios da capacidade de construir objetos internos, tanto quanto conflitos relacionados à descarga das pulsões;
3. novas visões do processo de tratamento, que enfatizaram a relação do paciente com o terapeuta (refletindo os novos modelos de desenvolvimento), bem como o *insight* do paciente sobre o conflito intrapsíquico.

Os modelos de relações de objeto concebem as estruturas psíquicas como desenvolvendo-se por meio da construção da criança das representações internas do *self* e das outras pessoas. Essas representações são, originalmente, primitivas e fantásticas, muitas vezes combinando várias pessoas em uma única representação ou dividindo uma pessoa em várias representações. Com o tempo, elas se tornam mais realísticas. Estão associadas a uma ampla gama de sentimentos (p. ex., raiva, tristeza, sentimentos de segurança, medo, prazer), assim como aos vários desejos e fantasias (p. ex., de sexo, de controle e de estar sendo devorado e de estar devorando). A criança em crescimento trabalha com representações e sentimentos contraditórios do *self* e dos outros, tendendo a separar as experiências boas e ruins, construindo os objetos internos todo-bom e todo-mau. Nesse nível inicial do desenvolvimento, uma criança poderá sentir que possui duas mães diferentes, por exemplo – uma boa, gratificante, e outra má, frustrante. Em uma pessoa mais madura, essas imagens estão integradas em representações coerentes com qualidades complexas múltiplas, selecionadas e formadas, em parte, para ajudar a autoestima, tornar os sentimentos toleráveis e satisfazer os desejos. Os contos de fada e as lendas antigas tradicionais descrevem claramente figuras como a fada madrinha, a bruxa malvada, o deus totalmente bom e o demônio totalmente mau.

As formulações psicodinâmicas que empregam esse modelo focam-se na natureza das representações do *self* e do objeto e nos conflitos e nas contradições proeminentes entre elas. Uma ênfase especial é dada às falhas no desenvolvimento da integração das várias representações parciais e contraditórias do *self* e dos outros e ao deslocamento e à atribuição errada dos aspectos do *self* e dos outros. Os modelos de relações de objeto são especialmente úteis para a formulação do mundo interior fragmentado dos pacientes psicóticos e *borderline*, que vivenciam a si mesmos e aos outros como partes não integradas; entretanto, os modelos podem ser menos úteis para os pacientes relativamente saudáveis, nos quais o conflito poderá ser mais facilmente descrito em termos da psicologia do ego tradicional. Esses modelos também exerceram influência nos estudos dos padrões de apego e nos estudos do papel dos relacionamentos iniciais no desenvolvimento da mentalização e da teoria da mente, a consciência de que os outros têm uma existência independente, de que tanto o próprio indivíduo como os outros têm mente (desejos, medos, pensamentos e sentimentos) e de que as pessoas fazem constantes inferências sobre a mente dos demais.

Modelo psicológico do *self*

O modelo psicológico do *self* postula uma estrutura psicológica, o *self*, que se desenvolve em direção à realização dos objetivos que são tanto inatos como aprendidos. Duas classes abrangentes desses objetivos podem ser identificadas: uma consiste das ambições da pessoa; e a outra, dos seus ideais. O desenvolvimento normal envolve a idealização grandiosa da criança do *self* e dos outros, a expressão exibicionista dos esforços e ambições e a responsividade empática dos pais e dos outros a essas necessidades. Sob essas condições, as habilidades, os talentos e a internalização dos objetos empáticos da criança levarão ao desenvolvimento de um *self* forte com capacidade para criatividade, alegria e relacionamentos empáticos contínuos. Nesse modelo, as formulações genéticas relacionam os problemas do caráter com falhas empáticas específicas no ambiente da criança que distorceram e inibiram o desenvolvimento do *self* e a capacidade de manter os laços com o objeto. Essas formulações também descrevem como a pessoa defensivamente compensou essas falhas do desenvolvimento e sugerem estratégias terapêuticas necessárias para suportar o recomeço desse desenvolvimento, que ficou estagnado no passado, enfatizando as necessidades de transferência específicas do paciente. O modelo psicológico do *self* é particularmente útil na formulação das dificuldades narcisistas presentes nos muitos tipos de pacientes (não apenas naqueles com transtorno da personalidade narcisista); entretanto, o modelo carece de uma concepção clara da estrutura intrapsíquica e é menos útil para a formulação dos sintomas repetitivos fixos, que surgem dos conflitos entre a consciência do indivíduo e os desejos sexuais ou agressivos.

De muitas maneiras, esses três modelos podem ser vistos como logicamente contraditórios. No entanto, o entrevistador não é perturbado por tais contradições. Ele extrai a compreensão armazenada de cada um deles – a partir da sua própria vida, da experiência clínica, dos professores, supervisores e colegas, da literatura profissional, dos mitos e dos trabalhos de arte e da literatura – para compreender seus pacientes e o significado da sua interação com eles. Modelos diferentes podem ser úteis para entrevistadores diferentes, para pacientes diferentes ou para fases diferentes de contato com um único paciente. Muitos acreditam que a convicção de que o comportamento tem um significado, o processo de colaboração com o paciente na tentativa de descobrir ou construir esse significado e a compreensão dos processos inconscientes, como a transferência e a resistência, são muito mais importantes do que o modelo específico dos processos psicológicos que o entrevistador emprega. Nossas discussões baseiam-se fortemente nos modelos estruturais e, em geral, empregam noções das relações de objeto ou modelos psicológicos do *self*, mas o mais importante é considerar todos esses modelos como ferramentas a serem empregadas quando úteis e descartadas quando interferirem na relação do entrevistador com o paciente.

Parte II

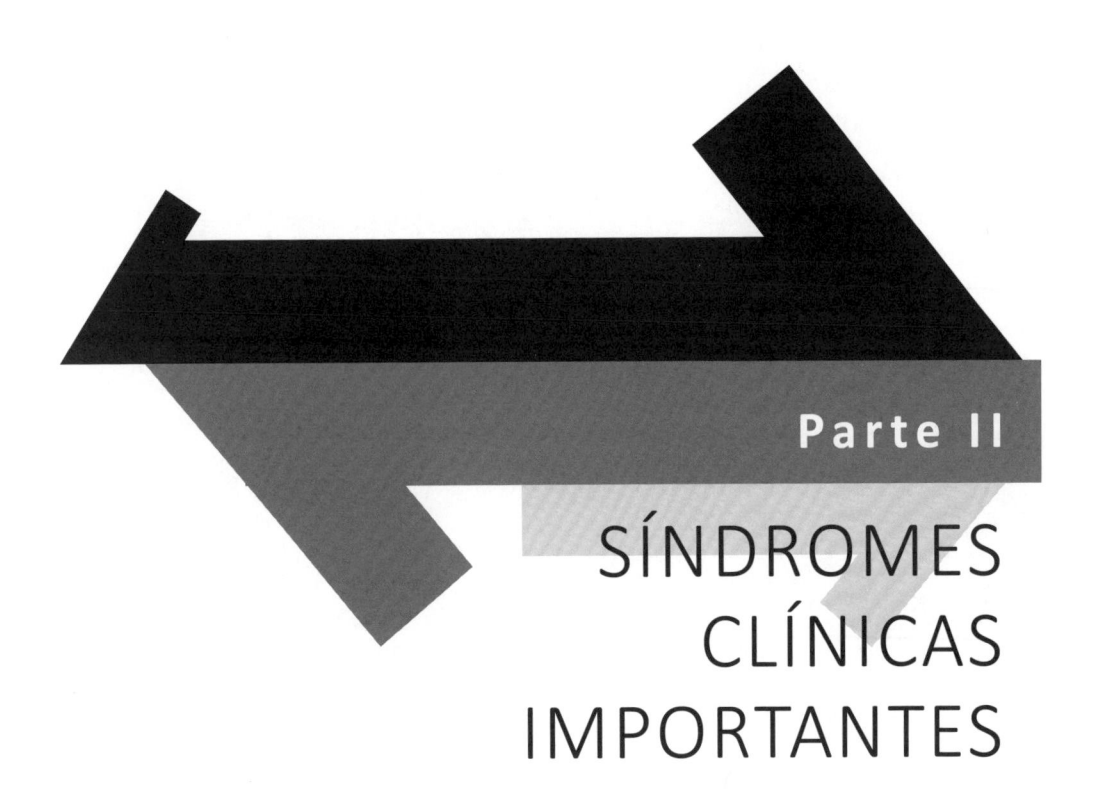

SÍNDROMES CLÍNICAS IMPORTANTES

Capítulo 3

O PACIENTE OBSESSIVO-COMPULSIVO

Com frequência, encontramos a personalidade obsessivo-compulsiva na prática clínica. O paciente obsessivo-compulsivo possui um dos tipos mais consistentes, rígidos e, por consequência, previsíveis de personalidade. Ele é facilmente reconhecido devido a uma natureza controladora e a características como procrastinação, ambivalência, indecisão, perfeccionismo e ausência de receptividade emocional. Esse quadro clínico está bem descrito no DSM-5.

Os critérios diagnósticos do DSM-5 para o transtorno da personalidade obsessivo-compulsiva são apresentados no Quadro 3.1.

Historicamente, o transtorno obsessivo-compulsivo (TOC) era visto como a base do transtorno da personalidade obsessivo-compulsiva. Agora, acredita-se que ele seja uma entidade distinta, com um substrato neurobiológico significativo. No DSM-IV-TR, o TOC estava classificado no grupo dos transtornos de ansiedade. No DSM-5,

QUADRO 3.1
Critérios diagnósticos do DSM-5 para transtorno da personalidade obsessivo-compulsiva

Um padrão difuso de preocupação com ordem, perfeccionismo e controle mental e interpessoal à custa de flexibilidade, abertura e eficiência que surge no início da vida adulta e está presente em vários contextos, conforme indicado por quatro (ou mais) dos seguintes:

1. É tão preocupado com detalhes, regras, listas, ordem, organização ou horários a ponto de o objetivo principal da atividade ser perdido.
2. Demonstra perfeccionismo que interfere na conclusão de tarefas (p. ex., não consegue completar um projeto porque seus padrões próprios demasiadamente rígidos não são atingidos).
3. É excessivamente dedicado ao trabalho e à produtividade em detrimento de atividades de lazer e amizades (não explicado por uma óbvia necessidade financeira).
4. É excessivamente consciencioso, escrupuloso e inflexível quanto a assuntos de moralidade, ética ou valores (não explicado por identificação cultural ou religiosa).
5. É incapaz de descartar objetos usados ou sem valor mesmo quando não têm valor sentimental.
6. Reluta em delegar tarefas ou trabalhar com outras pessoas a menos que elas se submetam à sua forma exata de fazer as coisas.
7. Adota um estilo miserável de gastos em relação a si e a outros; o dinheiro é visto como algo a ser acumulado para futuras catástrofes.
8. Exibe rigidez e teimosia.

Fonte: Reimpresso da American Psychiatric Association: *Diagnostic and Statistical Manual of Mental Disorders*, 5th Edition, Arlington, VA, American Psychiatric Association, 2013. Copyright 2013, American Psychiatric Association. Utilizada com autorização.

transtorno obsessivo-compulsivo e transtornos relacionados são uma categoria diagnóstica independente (Quadro 3.2).

O TOC pode ter início na infância, mas, em geral, manifesta-se na adolescência ou no início da vida adulta. É considerado como se-

QUADRO 3.2
Critérios diagnósticos do DSM-5 para transtorno obsessivo-compulsivo

---

A. Presença de obsessões, compulsões ou ambas:
Obsessões são definidas por (1) e (2):

1. Pensamentos, impulsos ou imagens recorrentes e persistentes que, em algum momento durante a perturbação, são experimentados como intrusivos e indesejados e que, na maioria dos indivíduos, causam acentuada ansiedade ou sofrimento.
2. O indivíduo tenta ignorar ou suprimir tais pensamentos, impulsos ou imagens ou neutralizá-los com algum outro pensamento ou ação.

As compulsões são definidas por (1) e (2):

1. Comportamentos repetitivos (p. ex., lavar as mãos, organizar, verificar) ou atos mentais (p. ex., orar, contar ou repetir palavras em silêncio) que o indivíduo se sente compelido a executar em resposta a uma obsessão ou de acordo com regras que devem ser rigidamente aplicadas.
2. Os comportamentos ou os atos mentais visam prevenir ou reduzir a ansiedade ou o sofrimento ou evitar algum evento ou situação temida; entretanto, esses comportamentos ou atos mentais não têm uma conexão realista com o que visam neutralizar ou evitar ou são claramente excessivos.

Nota: Crianças pequenas podem não ser capazes de enunciar os objetivos desses comportamentos ou atos mentais.

B. As obsessões ou compulsões tomam tempo (p. ex., tomam mais de uma hora por dia) ou causam sofrimento clinicamente significativo ou prejuízo no funcionamento social, profissional ou em outras áreas importantes da vida do indivíduo.
C. Os sintomas obsessivo-compulsivos não se devem aos efeitos fisiológicos de uma substância (p. ex., droga de abuso, medicamento) ou a outra condição médica.
D. A perturbação não é mais bem explicada pelos sintomas de outro transtorno mental (p. ex., preocupações excessivas, como no transtorno de ansiedade generalizada; preocupação com a aparência, como no transtorno dismórfico corporal; dificuldade de descartar ou se desfazer de pertences, como no transtorno de acumulação; arrancar os cabelos, como na tricotilomania [transtorno de arrancar o cabelo]; beliscar a pele, como no transtorno de escoriação [*skin-picking*]; estereotipias, como no transtorno de movimento estereotipado; comportamento alimentar ritualizado, como nos transtornos alimentares; preocupação com substâncias ou jogo, como nos transtornos relacionados a substâncias e transtornos aditivos; preocupação com ter uma doença, como no transtorno de ansiedade de doença; impulsos ou fantasias sexuais, como nos transtornos parafílicos; impulsos, como nos transtornos disruptivos, do controle de impulsos e da conduta; ruminações de culpa, como no transtorno depressivo maior; inserção de pensamento ou preocupações delirantes, como nos transtornos do espectro da esquizofrenia e outros transtornos psicóticos; ou padrões repetitivos de comportamento, como no transtorno do espectro autista).

Especificar se:
- **Com *insight* bom ou razoável:** O indivíduo reconhece que as crenças do transtorno obsessivo-compulsivo são definitiva ou provavelmente não verdadeiras ou que podem ou não ser verdadeiras.
- **Com *insight* pobre:** O indivíduo acredita que as crenças do transtorno obsessivo-compulsivo são provavelmente verdadeiras.
- **Com *insight* ausente/crenças delirantes:** O indivíduo está completamente convencido de que as crenças do transtorno obsessivo-compulsivo são verdadeiras.

Especificar se:
- **Relacionado a tique:** O indivíduo tem história atual ou passada de um transtorno de tique.

Fonte: Reimpresso da American Psychiatric Association: *Diagnostic and Statistical Manual of Mental Disorders*, 5th Edition, Arlington, VA, American Psychiatric Association, 2013. Copyright 2013, American Psychiatric Association. Utilização autorizada.

quela comportamental de um distúrbio cerebral envolvendo os gânglios da base, portanto, está relacionado aos transtornos de tique e à síndrome de Tourette. O transtorno da personalidade obsessivo-compulsiva pode ser considerado uma adaptação psicológica ao desenvolvimento do TOC, tanto pela exploração do seu potencial adaptativo quanto pela adaptação a seus desafios. Esse tipo de transtorno poderá se desenvolver de outras maneiras, e a preexistência de TOC é apenas um dos muitos caminhos que podem levar ao transtorno da personalidade. Embora, indiscutivelmente, o TOC possua uma base neurobiológica, é de grande utilidade o conhecimento psicodinâmico da psicopatologia do paciente obsessivo-compulsivo, incluindo a ambivalência infiltrada, a necessidade de controle, o pensamento mágico, os rituais de fazer e desfazer e uma confusão entre o pensamento e a ação. O colecionismo em grau extremo é patognomônico para TOC, assim como outros rituais comportamentais que não fazem parte das características regulares de determinada religião. Alguns exemplos são: o fato de tomar banho três ou mais vezes ao dia, a necessidade de verificar se o fogão está desligado logo após ter realizado esta ação e a lavagem compulsiva e incessante das mãos. De modo geral, seu tratamento eficaz incluirá o emprego de medicação adequada e terapia cognitivo-comportamental. Os elementos psicodinâmicos encontrados no TOC – e, por essa razão, também os aspectos da entrevista – são comuns àqueles da personalidade obsessivo-compulsiva. No entanto, os pacientes com TOC, ao contrário daqueles com transtorno da personalidade obsessivo-compulsiva, raramente respondem à psicoterapia psicodinâmica.

Freud escreveu extensivamente sobre as síndromes obsessivo-compulsivas, mais notadamente no caso *O homem dos ratos* (1909). Ele descreveu as dinâmicas obsessivas, por exemplo, a ambivalência, a regressão aos conflitos sádico-anais pré-edipianos relativos a controle e o surgimento, no paciente obsessivo, das defesas do ego como formação reativa, intelectualização, isolamento, anulação e presença de pensamento mágico. Ele uniu a "neurose obsessiva" (i.e., TOC) com o transtorno da personalidade obsessiva, mas, conforme observado anteriormente, essa não é mais a prática. Entretanto, suas conclusões têm relevância para a compreensão psicodinâmica dos transtornos e para a entrevista.

PSICOPATOLOGIA E PSICODINÂMICA

Tradicionalmente, o conceito de *personalidade* refere-se às manifestações do indivíduo sob o ponto de vista das outras pessoas, enquanto *caráter* refere-se à organização psicológica interna do indivíduo. Esse conceito está em oposição ao termo *self*, que é usado para se referir à representação interna da personalidade e do caráter da pessoa. Na psicoterapia dos transtornos de caráter, é essencial que o terapeuta conheça e trabalhe empaticamente a discordância entre a visão do paciente de si mesmo e a visão das outras pessoas. Isto é de especial importância no tratamento do paciente com personalidade obsessivo-compulsiva, que se vê como inteligente, racional, organizado, direcionado para o objetivo, educado, perseverante, autossuficiente, emocionalmente bem-controlado, respeitado, leal, devotado, consciencioso, ético, confiável, coerente, pontual, econômico, organizado e espirituoso.

Sob o ponto de vista das demais pessoas, no entanto, um quadro mais negativo aparece. Ele é visto como emocionalmente isolado, frio, excessivamente controlador, indeciso, procrastinador, exigente, perfeccionista, teimoso, insensível aos sentimentos alheios, arrogante, pedante, moralista, inflexível e mesquinho – uma pessoa secretamente sádica que está preocupada com as trivialidades e sempre planejando o futuro prazer que nunca chega.

O paciente obsessivo-compulsivo tem plena consciência de seus sentimentos de medo, raiva e culpa. Entretanto, tem dificuldade de vivenciar os sentimentos de afeto, amor e ternura. Sente-se forte quando zangado e desafiador, e fraco quando assustado e culpado. Talvez sua grande incapacidade seja a de aceitar suas emoções de afeto, ternura e amor. Essas fazem com que se sinta exposto, constrangido, vulnerável e fraco. Sua vida fantasiosa está voltada para os assuntos de agressão, poder ou de controle das outras pessoas. Esse paciente mantém muitas conversas imaginárias na preparação das interações da vida real, que nunca acontecem exatamente conforme planejou. Em sua imaginação, vive papéis de heróis populares, como Lone Ranger,* de libertador ou de líder. Temas semelhantes de domínio e submissão são notórios em suas fantasias sexuais, embora as mulheres obsessivo-compulsivas estejam mais interessadas em ser amadas.

Frequentemente o paciente obsessivo-compulsivo é incapaz de entregar-se a uma relação; por isso, é comum que faça duas coisas ao mesmo tempo. Por exemplo, estar em uma festa ouvindo uma pessoa com quem conversa, enquanto, simultaneamente, presta atenção em outra conversa ao seu lado ou atrás de si. É possível reconhecê-lo pelo olhar fixo no vazio ou pelo sorriso amarelo, desatento ao que o seu interlocutor está dizendo. Isso acontece durante a entrevista, e, depois das primeiras, o entrevistador poderá perguntar: "Tenho sua total atenção?". Ao que o paciente dirá: "Naturalmente". Ele, então, poderá repetir as últimas palavras ditas pelo entrevistador. Este dirá, em um tom de voz amigável: "Sei que você estava me ouvindo, mas em que mais estava pensando nesse mesmo tempo?".

A confrontação dessa defesa deverá ser feita de forma gentil, porque poderá fazer com que o paciente se sinta exposto, culpado e amedrontado com a desaprovação do entrevistador. São esses medos e culpas que contribuem para a baixa autoestima do paciente.

O processo de compreensão da personalidade obsessivo-compulsiva pode ser simplificado ao considerar-se seus inúmeros traços como sendo originados de vários padrões básicos. Primeiro, é o isolamento emocional, que é responsável pela rigidez, pela frieza e pelas perturbações nas relações humanas. Depois, é o medo do paciente obsessivo-compulsivo de cometer erros. Esses padrões levam à indecisão e à obsessão excessivas, bem como à procrastinação e à realização de listas em substituição às ações. A lista é tratada como algo que está sendo realizado, assumindo um poder mágico na mente do paciente. Perder a lista produz ansiedade e culpa, e ele poderá gastar mais tempo procurando-a do que se a recriasse. Os pacientes obsessivo-compulsivos adoram guardar coisas (retenção anal), em função da indecisão e do medo de cometer erros: "Quem sabe, algum dia, poderei precisar disso". O paciente trata seus pertences como se fossem pessoas importantes, e as pessoas importantes como se fossem pertences.

Outro padrão é a sua excessiva moralidade e preocupação com as regras, com a ética e com os procedimentos, incluindo os rituais. Sua rigidez e seu medo de cometer erros também são manifestados nessa área. Sua maneira é a do "jeito certo", e ele resiste

---

* N. de T. The Lone Ranger (o Cavaleiro Solitário), herói da TV norte-americana (1949-1957). No Brasil, a personagem foi denominada Zorro, cavaleiro que buscava sempre a verdade e a justiça.

obstinadamente a mudanças. Também não delega, exceto se estiver certo de que a outra pessoa fará do jeito que ele acredita ser o melhor. Essa abordagem perfeccionista de viver entra em colapso quando a criatividade, a imaginação e a espontaneidade fazem parte da tarefa. Também relacionados a essa área estão os traços de excesso de conscienciosidade, excesso de comprometimento com o trabalho e a postergação do prazer.

Traços do paciente obsessivo-compulsivo e suas falhas

É fundamental que o entrevistador conheça e respeite as virtudes do paciente obsessivo-compulsivo. Pelo conhecimento preciso de como cada um desses traços induz o paciente a problemas, o entrevistador será capaz de estabelecer uma aliança terapêutica em que o paciente não sentirá que está sendo julgado e criticado. As projeções de transferência do paciente para seu terapeuta ocorrerão por meio desses pontos, e será pela análise dessas projeções de transferência que o tratamento evoluirá. Examinar cada um dos traços individualmente possibilita o conhecimento de como eles induzem o paciente às dificuldades consigo próprio e com seu ambiente.

Primeiro, a preocupação do paciente quanto à superioridade intelectual é acompanhada do isolamento emocional e da perda da experiência humana. Seu pensamento racional e sua preocupação com a lógica levam à racionalização e à indecisão, já que os processos racionais falham na solução dos problemas que são basicamente de natureza emocional. Sua excelente capacidade organizacional o leva a controlar excessivamente as demais pessoas, o que causa muitas das suas dificuldades interpessoais. Seu planejamento direcionado para o objetivo futuro normalmente é feito de forma extremada, levando à postergação do prazer. A preocupação do paciente com seu trabalho agrega-se à escassez da sua vida emocional. A atenção aos detalhes do paciente obsessivo, levada ao máximo, induz ao perfeccionismo. Isso ocorre no ponto em que existe uma falta de retorno justo pelo esforço despendido. O paciente é especialmente sensível à compreensão do entrevistador, que não consegue decidir até que ponto não existe retorno justo por seu esforço contínuo. A tenacidade do paciente, uma grande virtude, é confundida com sua teimosia, que reflete a influência das emoções que ele não pode compreender logicamente, porque não há nada racional nessa teimosia, que é induzida pela raiva.

Conforme dito anteriormente, o perfeccionismo do paciente é acompanhado da preocupação com sua autossuficiência. Em sua opinião, pode fazer qualquer coisa melhor do que os demais; ele não tem consciência de que machuca os sentimentos das outras pessoas. Seu desejo de autossuficiência o leva a tratar os demais com arrogância, e ele se sente importante ao ignorar o bem-estar que os outros obtêm quando se sentem queridos. Ele também sente desdém por pessoas desamparadas e inseguras.

Em sua busca pelo controle emocional contínuo, é fácil o paciente obsessivo-compulsivo se tornar emocionalmente isolado. Ele sente orgulho da sua capacidade de controlar a raiva ou sentimentos que machucam. Entretanto, o processo de isolamento emocional exige que também controle seus sentimentos de afeição e ternura. O resultado é que priva emocionalmente as pessoas que dependem do seu afeto. O entrevistador deverá desenvolver a consciência do paciente a respeito do seu problema no início do tratamento, de uma maneira incentivadora que não o humilhe. É importante que faça seus comentários de forma a reconhecer os sentimentos de afeto e generosidade do paciente, os quais este tem receio de expressar de forma emocionalmente clara. Do contrário, ele sentirá que é considerado deficiente, e, mesmo quando se sente assim, é necessário proceder dessa maneira. O entrevistador poderá procurar apresentar com cuidado ao paciente a prova comportamental dos seus sentimentos profundos de amor e devoção, mesmo que ele, conscientemente, não se permita vivenciar tais emoções. Frequentemente, os sentimentos de devoção e lealdade são levados ao extremo, e o paciente fica fanático e reluta em ver que, em sua excessiva devoção, torna-se muito controlador do outro.

A retidão e os altos valores éticos do paciente obsessivo-compulsivo facilmente afastam-se do objetivo para tornarem-se rigidez moral e escrupulosidade. Essas atitudes criam barreiras em suas relações interpessoais. Sua confiabilidade e firmeza – novamente, virtudes – podem ser levadas ao extremo e tornar-se indistinguíveis da inflexibilidade. A pontualidade, também uma virtude, poderá ser adotada como finalidade em si, com resultante perda das experiências humanas e desconsideração dos sentimentos alheios. O paciente percebe que está faltando algo, mas não está certo de como isso aconteceu.

Todo paciente obsessivo-compulsivo tem orgulho da sua parcimônia. Entretanto, não se sente assim quando suspeita que está sendo egoísta e mesquinho. Ele também tem orgulho do seu senso de humor, que tipicamente envolve provocações. Infelizmente, carece de afeto para conduzir isso satisfatoriamente, e muitas vezes dá a impressão de ser uma pessoa má e sádica. A sensibilidade do entrevistador no manuseio da ataxia social do paciente acaba por fortalecer a capacidade deste de analisar esse traço. Isso é facilmente obtido no tratamento quando o paciente se preocupa com o fato de sua provocação ter sido mal-interpretada e sente-se culpado. Normalmente, sua defesa é culpar a outra pessoa por entender errado ou não ter senso de humor.

Finalmente, a organização do paciente obsessivo-compulsivo, quando adotada em excesso, torna-se uma preocupação com a ordem e as trivialidades, e o objetivo da organização se perde. O resultado é uma perda geral de eficiência e um sentimento de fracasso.

Conflito central

O paciente obsessivo-compulsivo está envolvido em um conflito entre a obediência e a rebeldia. É como se constantemente se perguntasse: "Devo ser bom ou posso ser perverso?". Isso leva a uma contínua alternância entre as emoções de medo e fúria – medo de ser pego em sua desobediência e punido, e fúria pela renúncia de seus desejos e pela submissão à autoridade. O medo, oriundo da rebeldia, leva à obediência, enquanto a fúria, derivada da submissão forçada, leva novamente à rebeldia.

Esse conflito tem sua origem nas experiências da infância e, por isso, é expresso em termos infantis. A obediência e a rebeldia são comparáveis à subjugação humilhante e ao assassinato. Os assuntos perdem sua proporção, e o fato de uma pessoa concluir uma frase ou permitir uma interrupção equivale a alguém aniquilar o outro ou ser aniquilado por ele. Os assuntos vitais requerem defesas extremas, e a rigidez e a totalidade das defesas obsessivas são extremas.

A maior parte dos traços de caráter que classicamente definem a personalidade obsessivo-compulsiva pode remontar a esse conflito central. Portanto, a pontualidade, a retidão, a meticulosidade, a organização e a confiabilidade do paciente obsessivo-compulsivo são derivadas do seu medo de autoridade. Esses traços podem ser altamente adaptativos, de grande valor social, quando derivados da identificação saudável com um dos pais que os possua. É importante compreender que, para o indivíduo obsessivo-compulsivo, tal comportamento nem sempre é motivado por forças maduras, saudáveis e construtivas, mas origina-se de um medo irreal. Essa compreensão trará grande parte do comportamento, que a princípio parece não estar envolvido na psicopatologia, para dentro do significado dinâmico, desde que seja realizada uma avaliação precisa da fonte dessa constante ansiedade do paciente. Se o paciente chegar cedo à consulta, não será simplesmente uma casualidade ou um sinal de entusiasmo, mas uma conciliação simbólica para evitar a punição pelas transgressões, das quais ele tem plena consciência, mesmo que o entrevistador não a tenha. Se o entrevistador perguntar ao paciente sua preferência de horário para a próxima sessão, este não interpretará como consideração ou interesse, mas intimamente sentirá que obteve um privilégio especial.

Outro conjunto de traços obsessivo-compulsivos é oriundo da porção de raiva do conflito. Desleixo, negligência, obstinação, parcimônia e sadismo podem ser identificados a partir da raiva desafiadora. É sabido, hoje, que a lista de traços inclui muitos opostos – detalhismo e negligência, arrumação e desleixo, e assim por diante. Esses traços contraditórios não são apenas características essenciais do indivíduo obsessivo-compulsivo, mas também podem aparecer na mesma pessoa ao mesmo tempo! Uma pessoa poderá limpar meticulosamente os sapatos antes de entrar no escritório, e depois fazer uma bagunça com os restos de café e pão. Motivos contraditórios podem ser observados em uma única ação. O paciente, em sua ânsia de pagar a conta assim que a recebe, deixará o terapeuta esperando por vários minutos até que preencha cuidadosamente o cheque e o canhoto. As aparentes contradições desaparecem quando nos lembramos de que a origem desses traços está incrustada nos conflitos de rebeldia e obediência, de raiva e medo. A essência do paciente obsessivo não está em um dos lados desse conflito, mas, sim, no próprio conflito.

Questões envolvidas no conflito

Três questões-chave estão inevitavelmente envolvidas e com frequência aparecem durante a entrevista. São elas: sujeira, tempo e dinheiro. Embora as primeiras disputas de poder entre os pais e a criança estejam localizadas em torno da alimentação e do sono, a guerra logo inclui a educação em higiene. A preocupação dos pais com os hábitos intestinais do filho estende-se para outras áreas que envolvem sujeira, limpeza e ordenamento. Isso inclui lutas que se desenvolvem para que o filho lave atrás das orelhas, limpe seu quarto, assista televisão e vá para a cama. A sujeira e o tempo fornecem a maior parte das questões comuns para o conteúdo das lutas do filho com a autoridade dos pais. A criança desenvolve conceitos mágicos que associam sujeira à agressão e à rebeldia. A rebeldia leva ao medo da culpa e à expectativa de punição, por meio de doença ou mesmo da morte. Esses conceitos estão baseados nas normas paternas e culturais quanto aos perigos da sujeira e dos germes e ao desafio à autoridade. O paciente obsessivo terá receio de revelar seus hábitos secretos de falta de higiene, seja limpar o nariz com o dedo ou calçar as meias já usadas no dia anterior. O paciente estará especialmente preocupado com a sujeira que traz para a entrevista – a lama nos seus sapatos e suas mãos sujas. Ambos os lados do conflito podem ser observados quando ele declara: "Quero lavar minhas mãos antes de começarmos"; ele, então, deixa uma bagunça na pia e esfrega suas mãos molhadas e sujas na toalha. A exposição desse comportamento leva a uma intensa vergonha e humilhação. Isso só poderá ser discutido após muitas sessões; mesmo assim, o terapeuta deverá ser cauteloso. O entrevistador poderá perguntar: "Que comportamentos sua mãe costumava criticar?". Se o paciente não se lembrar, o entrevistador poderá questionar sobre assuntos de limpeza, atrasos, desorganização, marcas de sujeira ou o fato de não guardar suas coisas. Quando, inicialmente, o paciente manifestar um branco para as questões genéricas, mas se lembrar, quando questionado, de assuntos específicos, trata-se de um problema que merece outras explorações. A atitude do entrevistador deverá ser de curiosidade em vez de crítica.

O tempo é outra área-chave na guerra da criança com seus pais. Ociosidade e procrastinação são notórias nas batalhas da hora de dormir, das refeições, de brincar e de fazer o dever de casa. O tempo é também central nas lutas atuais pelo poder, porque ele lida diretamente com o controle e o domínio. O tempo da entrevista tem uma especial importância para o paciente obsessivo-compulsivo. Ele desejará saber quanto tempo já passou, como se houvesse uma correlação direta entre a quantidade e a qualidade. Ao final da entrevista, esse tipo de paciente consultará seu relógio para certificar-se de que "fez valer o valor do seu dinheiro", como se seu relógio pudesse medir o valor da experiência. Um adicional de dois minutos poderá deixá-lo surpreso e sentindo-se importante, como se fosse merecedor de um presente. Isso também poderá levá-lo ao sentimento de que algo escapou, e ele sentirá medo de que o entrevistador seja incapaz de manter o controle adequado do seu tempo. O paciente obsessivo-compulsivo consulta o relógio em lugar dos seus sentimentos para decidir o que fará a seguir. É dessa forma que a motivação do comportamento é externalizada. Ele poderá olhar o relógio rapidamente antes de terminar a sessão para verificar se há tempo suficiente para abordar um problema que tem evitado. O entrevistador poderá empaticamente identificar isso perguntando: "Você está consultando o relógio para ver se há tempo suficiente para outro assunto?". O paciente poderá continuar ou responder: "Preferiria esperar até a próxima vez". O entrevistador poderá responder, então, algo como "Vamos abordá-lo agora, porque, possivelmente, se relaciona a algo que está acontecendo agora. Não vamos perder o momento importante".

O paciente obsessivo-compulsivo tende a usar o dinheiro e o *status* mais do que o amor como base para sua segurança emocional. Finanças são um dos assuntos mais ameaçadores da discussão, e o paciente imediatamente suspeita da intenção do entrevistador quando este questiona tais temas. O dinheiro passa a representar a fonte mais interna da autoestima, e é tratado com o sigilo e privilégio que as outras pessoas reservam para os detalhes íntimos das relações amorosas. O mais surpreendente é que as relações amorosas podem ser discutidas com uma aparente ausência de ansiedade ou emoção. As proibições sociais contra a discussão sobre dinheiro podem levar o entrevistador a colaborar com o paciente obsessivo-compulsivo na evitação dessa área importante.

Na realidade, de muitas maneiras, o paciente obsessivo-compulsivo é uma caricatura do tato social. Regras de etiqueta são destinadas a evitar mágoas ou ofensas aos outros. A etiqueta exagerada do paciente obsessivo-compulsivo é destinada a controlar seus impulsos hostis. O entrevistador experiente trabalha pelo *rapport* e pela integridade emocional em vez de por um pretexto do aspecto social. Isso exige manobras que podem parecer indelicadas ou rudes ao iniciante. Essa abordagem direta objetiva o entendimento da relação, que está solidária com a dificuldade do paciente no tocante ao medo, à raiva e à culpa, bem como aos seus sentimentos de afeição e ternura.

Devido à sua preocupação com tempo, dinheiro, *status* e lutas pelo poder, o paciente obsessivo-compulsivo é um indivíduo altamente competitivo. Embora sinta medo das consequências da competição aberta com qualquer pessoa de *status* igual ou superior, ele se imagina competindo com todos. Todo comportamento é visto em termos das suas implicações competitivas. Isso está relacionado à fase do desenvolvimento do seu conflito com a autoridade parental. Ele luta com a figura materna por causa do sono, da alimentação, das rotinas de higiene e de outros assuntos nos primeiros dois anos de idade. Nos lares em que a autoridade paterna é dominante, o medo do menino da autoridade passa a representar o medo da competição com uma figura masculina mais poderosa. As dinâmicas emergentes da fase edipiana ficam sobrepostas nessa luta. O menino vivencia simbolicamente o medo da retaliação por seus desejos edipianos, como o medo da castração. Por isso, é fácil entender como a ansiedade manifestada na entrevista clínica frequentemente se relaciona ao medo da castração em vez do medo da perda da dependência. Com frequência, a luta inicial pelo poder é similar nas pacientes obsessivo-compulsivas, nos lares em que a autoridade materna predomina, e a luta com o pai poderá não ocorrer até uma idade mais avançada ou mesmo nunca irá acontecer se a menina percebê-lo como um protetor contra a raiva e o controle da mãe.

Defesas oriundas do conflito

O paciente obsessivo-compulsivo deve manter suas emoções conflitantes, na verdade todas as emoções, o mais secretas possível – em segredo não apenas do terapeuta, mas também de si próprio. Isso leva a um dos seus mecanismos de defesa mais característicos: o *isolamento emocional*. Ele prefere viver como se a emoção não existisse e tenta "sentir com a mente".

Esse tipo de paciente usa seu intelecto para evitar emoções – seus sentimentos são convertidos em pensamentos, de forma que ele pensa mais do que sente. Os conflitos que envolvem emoção estão refletidos na sua incerteza racional. Ele procura envolver outras pessoas no nível das teorias e dos conceitos, entrando em uma discussão interminável de detalhes e situações para evitar o envolvimento verdadeiro no nível dos sentimentos e das emoções. Os pensamentos deverão estar relacionados a motivos, emoções e ações no mundo real. Para o paciente obsessivo-compulsivo, o pensamento serve para evitar a conscientização dos motivos e das emoções e para retardar a ação adaptativa.

A *racionalização* – uma defesa comum do paciente obsessivo-compulsivo – é definida como a substituição intelectual por meio das palavras, da linguagem e dos conceitos para controlar e expressar sentimentos seletivamente, sobretudo na forma derivativa. Logicamente, o isolamento emocional acompanha essa defesa, pois o paciente se sente ameaçado por qualquer expressão de emoção. Esse processo tem uma das quatro formas básicas:

1. emoção depois do fato;
2. emoções que estão escondidas atrás das representações simbólicas dos seus opostos (como no processo de fazer e desfazer);
3. o uso defensivo da raiva, que aumenta o senso de força e poder e, por essa razão, evita os sentimentos perigosos de afeição e amor, mas resulta na crença do paciente de que ele é mau;

4. o deslocamento das emoções para outras pessoas ou situações diferentes daquelas que estimularam o sentimento.

As palavras e a linguagem, as ferramentas do pensamento, são utilizadas de maneira especial pelo paciente obsessivo-compulsivo. Elas não são empregadas para comunicar. Esse paciente fornecerá uma montanha de palavras, mas o entrevistador ficará com um resíduo inútil. Os detalhes são usados mais para obscurecer do que para esclarecer, produzindo uma grande quantidade de dados que não são informações reais e úteis. O enfado do entrevistador é uma reação comum à preocupação do paciente com as minúcias, sua luta para descobrir exatamente a palavra certa e sua ênfase nos detalhes irrelevantes. O aborrecimento do entrevistador é um sinal de que o paciente está evitando, de forma bem-sucedida, a emoção e de que o entrevistador não tem sido capaz de desafiar esse comportamento defensivo de forma eficaz.

A evitação de sentimentos dolorosos, como o medo e a raiva, é facilmente entendida, mas o paciente obsessivo é mais ansioso em evitar a afeição, a simpatia e o amor. Seu senso de força e de orgulho está ligado à sua constante e presente raiva desafiadora, fazendo-o desconfiar de qualquer sentimento de afeição e ternura. No início de sua vida, as emoções que normalmente acompanham as relações de proximidade ocorreram no contexto das relações de dependência. Por isso, ele reage a suas emoções de afeto com sentimentos de impotência passiva e dependência, que estimulam o medo do ridículo e da rejeição possíveis. Experiências prazerosas são postergadas, porque o prazer também é perigoso. O paciente obsessivo-compulsivo é extremamente eficiente em planejar a felicidade futura, mas não consegue relaxar o suficiente para senti-la quando chega o momento. Sua evitação do prazer está baseada na culpa inconsciente. Ele repara suas transgressões, acalma sua consciência e controla rigidamente seus impulsos proibidos.

Normalmente, nas entrevistas iniciais, o paciente obsessivo-compulsivo nega ter problemas em suas relações sexuais. Sua inibição apenas se tornará consciente à medida que ele perceber sua constrição geral da função do prazer. O parceiro ou parceira do(a) paciente obsessivo-compulsivo(a) sabe que as relações sexuais são sempre as mesmas. Não existe qualquer pequena variação, nem variação compulsiva, porque a espontaneidade verdadeira é vista como perigosa. Esse tipo de paciente apresenta fixação e conflitos específicos na área da masturbação, que se projetam na experiência heterossexual. O parceiro passa a ser o mais novo e excitante instrumento de realização da masturbação. É esperado que o parceiro fique sob o controle do paciente obsessivo-compulsivo durante a relação sexual, e não é permitido fazer qualquer coisa diferente. Esse tipo de controle é uma extensão direta da fantasia masturbatória, em que o parceiro da fantasia é exclusivamente controlado pelo criador da fantasia. É uma surpreendente revelação para o paciente obsessivo-compulsivo o fato de que nenhum outro casal faz sexo exatamente dessa mesma maneira. O conceito da relação sexual como uma oportunidade para que duas pessoas descubram e explorem uma a outra, enquanto expressam os sentimentos de amor e ternura, lhe é bastante estranho. Em vez disso, o paciente obsessivo-compulsivo experimenta a cama como um campo de prova, onde deverá demonstrar sua perícia e trabalhar para esconder sua insuficiência. O homem obsessivo-compulsivo preocupa-se com seu desempenho; no caso da mulher, é mais provável que se preocupe em planejar a lista de mercado do dia seguinte. Ambos poderão preocupar-se em estar na posição correta, e se os dois forem obsessivo-compulsivos, haverá uma luta de poder sobre esse assunto. O desempenho, para a pessoa obsessivo-compulsiva, pode ser medido – medido pela duração, pela frequência ou pelo número de orgasmos. Frequentemente, o número de orgasmos dado ao parceiro é mais importante do que os aspectos prazerosos da experiência.

A necessidade de evitar os sentimentos leva à atitude evasiva e à desconfiança. Frequentemente, as emoções estão escondidas sob representações indicativas dos seus opostos. Com raiva pelo atraso do terapeuta, o paciente agradecerá a ele por arranjar-lhe horário em uma agenda lotada. Movido pela espontânea simpatia do terapeuta ao reagir a uma tragédia em sua vida, o paciente obsessivo-compulsivo poderá reclamar que o entrevistador está apenas fingindo preocupação, como um ouvinte-pago. Essas emoções indicadas estão ligadas a um tipo de desvio. Normalmente, um aparente presente contém um punhal escondido. O paciente que elogia o tecido desbotado de uma peça do mobiliário poderá estar indiretamente dizendo que o entrevistador não tem bom gosto. O paciente é ainda mais propenso a disfarçar os sentimentos de afeição e, consequentemente, esteja sofrendo de solidão, isolamento social e redução de sua capacidade de sentir prazer. Ele paga um alto preço por evitar seu medo e raiva por meio da redução do contato emocional com outras pessoas.

A experiência da emoção após o fato é análoga ao uso das emoções indicadas. Embora não responsivo durante a entrevista, o paciente experimentará sentimentos de raiva depois de deixar o consultório. Após ter saído da entrevista, a necessidade de repressão já não será mais tão grande. Dependendo da gravidade do isolamento, apenas as ideias poderão tornar-se conscientes. Um exemplo ilustrativo é o paciente que diz algo como "Depois da última sessão, me veio à mente o pensamento de dar-lhe um soco no nariz". Caso o entrevistador pergunte se isso foi acompanhado de raiva, a resposta poderá ser: "Não, o pensamento apenas passou pela minha cabeça". O paciente obsessivo-compulsivo menos grave poderá demonstrar sua raiva e declarar: "Se ele estivesse aqui, gostaria realmente de contar-lhe". Essa será uma história ultrapassada na próxima sessão, de volta para a caixa lacrada com pregos. O paciente obsessivo-compulsivo vive uma vida interna secreta, que tem medo de compartilhar. O entrevistador deverá convencê-lo de que poderá aceitar e compreender esses sentimentos sem desaprovações. A vergonha e a desconfiança do paciente tornam essa tarefa difícil e, geralmente, ele instiga um comportamento de raiva ou desaprovação no entrevistador, fato este que tanto teme. Todo paciente obsessivo-compulsivo é um pouco paranoico.

Incapaz de experimentar amor e afeição, o obsessivo-compulsivo substitui esses sentimentos por respeito e segurança. Isso leva ao desejo de ligações de dependência com outras pessoas, mas essa dependência é vivenciada na forma de inadequação e submissão. Normalmente, esse tipo de paciente responde por meio da evitação da gratificação de dependência que almeja; por isso, frequentemente fica deprimido. Isso é agravado pela diminuição da autoconfiança e da autoestima que seguem sua inibição da afirmação e da agressão. A depressão poderá não estar aparente para o paciente, porque ele lida com ela, juntamente com outras emoções, pelo isolamento. O entrevistador deverá esperar o aparecimento da depressão tão logo o isolamento seja rompido. A partir dessa renúncia de gratificação de dependência, junto com sua necessidade de respeito dos outros, o paciente obsessivo-compulsivo desenvolve um senso subjetivo de superioridade moral. Isso compensa sua rejeição em aceitar a gratificação de dependência dos outros, fornecendo uma fantasia de aprovação constante dos objetos internalizados. A superioridade moral colore cada uma de suas atitudes. Isso poderá ser uma resistência particularmente difícil de interpretar, porque converte muitos sintomas e traços de caráter, por mais dolorosos e mal-adaptativos que sejam, em virtudes éticas.

Já foi dito que o paciente obsessivo-compulsivo possui sentimentos exagerados de dependência e de desamparo. Dinamicamente, tais sentimentos ocorrem sempre que seu *status* onipotente é ameaçado. A onipotência obsessiva é uma função de duas pessoas que se unem em uma parceria simbiótica. A parceria onipotente original foi aquela do lactente com sua mãe, que era vista como sendo toda-conhecimento, toda-poderosa e toda-provedora. O paciente busca continuamente recuperar essa parceria, em que ele, novamente, poderá substituir os mecanismos eficazes de enfrentamento pela onipotência grandiosa. Essa aliança não precisa ser com um indivíduo, poderá ser com um sistema de pensamento, uma religião, uma doutrina secreta, e assim por diante. Quando você separa o paciente obsessivo-compulsivo do seu parceiro onipotente, ele se torna clinicamente ansioso, subjugado pelos sentimentos de desamparo, de inadequação e de dependência. Um bom exemplo disso é o cientista que se sente inseguro quando está longe do seu laboratório. É comum o paciente obsessivo-compulsivo tentar restabelecer sua grandiosidade aparentando ser um especialista em assuntos sobre os quais ele, na verdade, sabe muito pouco. Em cada nova situação, ele rapidamente traz um amontoado de fatos, continuando a exibir sua perícia. Também é próprio desse tipo de paciente, em sua grandiosidade compensatória, a relutância em delegar. Ele acha que pode fazer tudo melhor do que qualquer um e odeia admitir que precisa de outras pessoas. A possessividade e a necessidade de guardar tudo estão relacionadas ao seu medo de separar-se de qualquer objeto querido, bem como aos aspectos hostis das suas lutas pelo poder.

A *indecisão* obsessiva é uma importante defesa, envolvendo o problema de comprometimento e o medo de cometer erros. Frequentemente, esses mecanismos estão entrelaçados. Qualquer situação em que o paciente encontre os dizeres "Tudo em liquidação, sem trocas, sem reembolso" irá deixá-lo hesitante, mesmo que tenha encontrado exatamente o que deseja, com o preço exato que gostaria de pagar. Esse exemplo é usado tanto no sentido literal quanto no metafórico. Embora o entrevistador possa interpretar o medo do paciente de cometer erros, este requer encorajamento ativo para tomar decisões. O entrevistador poderá apoiar qualquer decisão que o paciente pareça desejar tomar em determinado momento, especialmente quando ambos os lados da decisão puderem trabalhar para o sucesso do paciente. O entrevistador poderá enfatizar: "Seu problema é mais tomar a decisão do que encontrar a resposta certa ou errada". Também é benéfico mostrar que a escondida implicação afetiva ou emocional da decisão não poderá ser resolvida por processos intelectuais. É importante que o terapeuta abstenha-se de tomar decisões pelo paciente.

Uma significativa oportunidade terapêutica surge quando o paciente começa a reclamar sobre não ter muito divertimento ou de estar sempre trabalhando quando os outros parecem estar se divertindo. Defensivamente, ele utiliza seus altos padrões morais como desculpa para evitar o prazer. Teme a corrupção, com a resultante perda das suas virtudes. Tipicamente, o masoquismo moral ocorre como parte do transtorno da personalidade obsessivo-compulsiva, às vezes misturado com leves traços de paranoia ou narcisismo. O entrevistador frequentemente é visto nos primeiros sonhos no papel de um sedutor ou corruptor. Esse padrão poderá ser interpretado na transferência no início do tratamento.

Apesar da fala compulsiva do paciente, do fato de ele não ouvir e interromper o entrevistador, terminando a sua frase, ou de pedir-lhe para repetir o que acabara de dizer ficarem aparentes já na primeira entrevista, esse não é um comportamento padrão a ser interpretado até bem depois da entrevista inicial, porque o paciente irá sentir-se impertinente e criticado. Essa é uma área em que a contratransferência do entrevistador muitas vezes faz-lhe intervir prematuramente de maneira não apoiadora. Em algum momento, tais confrontações serão necessárias e poderão fornecer experiências emocionais construtivas para o paciente.

É importante considerar o uso defensivo da provocação e do sadismo pelo paciente. Apesar de, um terapeuta poder ser contratransferencialmente induzido a focar esses comportamentos no início do tratamento, raramente essa atitude é produtiva e, invariavelmente, levará o paciente a sentir-se magoado e mal-interpretado. Usar o termo *sadismo* em vez de raiva ou agressão poderá ser útil por várias razões, as quais se tornam claras ao examinarmos as origens do sadismo. Primeiro, a pequena criança pode perceber o prazer sádico dos pais quando a provocam, causando-lhe constrangimento e humilhação. Ela, pelo processo de identificação, ganha a noção de que também poderá ganhar prazer provocando os outros de alguma forma. Esse jogo sádico envolve esconder o brinquedo favorito da criança, fazer um barulho assustador e levar uma brincadeira até o ponto em que a criança mais chora do que ri. Ela aprende que também pode brincar dessa forma. Por exemplo, atirar o brinquedo para fora do berço para que o pai ou a mãe traga-o de volta. Depois de várias vezes, o pai ou a mãe finge estar sofrendo ("Oh, não! De novo, não!"), e a criança ri alegremente. A mesma criança, assim como seus pais, perde a capacidade social sutil de saber quando foi "longe demais" nessas supostas brincadeiras alegres, e sente-se envergonhada, humilhada e culpada quando é repreendida por tal comportamento.

Desse modo, o sadismo se desenvolve a partir da identificação da criança com o comportamento controlador, poderoso e sádico dos pais. O sadismo também é uma derivação da raiva e da agressão inibidas. O sentimento reprimido de raiva crônica retorna na forma de maldades deliberadas. Na fase intermediária do tratamento, o terapeuta começa a mostrar ao paciente que algo do seu comportamento é malvado, e que ele era mau devido à raiva inicial que não podia expressar. Depois, vem a interpretação da expectativa do paciente de que as outras pessoas irão sentir-se queridas quando ele as provocar e, por fim, o paciente desenvolve consciência da sua identificação com um pai (ou mãe) poderoso(a) e sádico(a). Muitas vezes, os intensos sentimentos de culpa, com ou sem depressão, desenvolvem-se durante essa fase do tratamento. De fato, é comum que os pacientes obsessivo-compulsivos fiquem deprimidos durante o curso do tratamento à medida que começam a abandonar algumas das suas defesas.

Diagnóstico diferencial

Os sintomas obsessivo-compulsivos são encontrados nos mais variados tipos de paciente, inclusive no fóbico, no deprimido, naquele com deficiência cognitiva e no narcisista. O Capítulo 5, "O Paciente Narcisista", apresenta uma discussão detalhada sobre as semelhanças e as diferenças entre o paciente narcisista e o obsessivo-compulsivo. Frequentemente, características narcisistas e obsessivo-compulsivas estão presentes no mesmo paciente. O paciente com transtorno da alimentação possui ideias obsessivo-compulsivas quanto à alimentação, que resultam no comportamento ritualístico em relação ao alimento e aos exercícios. A purgação e os vômitos são sintomas proeminentes frequentes. O paciente fóbico é obsessivo em relação a situações assustadoras e desenvolve elaborados rituais destinados a proporcionar, simbolicamente, segurança e proteção contra essas situações. O paciente paranoico também possui mecanismos de defesa obsessivo-compulsivos. Além disso, desconfia das pessoas e atribui significados para os comportamentos destas como se dissessem respeito a si mesmos. Entretanto, ele não possui amigos e tem muitos problemas no ambiente de trabalho ao lidar com os colegas, que, corretamente, percebe não gostarem dele, mas, incorretamente, acredita que conspiram contra ele. É litigioso e possui pouco *insight* da sua situação, diferentemente do obsessivo-compulsivo, que tem amigos e um bom desempenho nas tarefas que exigem atenção para os detalhes. A personalidade passivo-agressiva poderá ser confundida com o paciente obsessivo-compulsivo por causa da resistência expressa pela procrastinação, pela teimosia, pelo esquecimento e pelo comportamento autoderrotista nas áreas relacionadas ao trabalho e ao social. Assim como o indivíduo paranoico, o passivo-agressivo não é apreciado no trabalho, sendo um queixoso crônico. Culpa os outros e pode ser abertamente argumentativo, irritante e antagonista. Muitas vezes, a personalidade passivo-agressiva expressa sua raiva pela rabugice, pelo mau humor e por atitudes desagradáveis. Esse tipo de indivíduo busca seus semelhantes, e juntos reclamam da deslealdade da vida, do trabalho, do casamento, e assim por diante. Sua manifestação difere daquela do paciente masoquista no fato de sua agressão e raiva estarem focadas em figuras de autoridade, enquanto a negatividade do paciente masoquista está focada nele mesmo.

As características masoquistas são encontradas no paciente obsessivo-compulsivo, que sofre mais com o que deixa de viver. Ele tem problemas para se divertir, relaxar e desfrutar os prazeres do amor e do companheirismo. Nunca acha que há tempo para divertimento quando há tanto trabalho a ser feito. Quando tira férias, compensa sua consciência culpada trazendo trabalho consigo. Embora sua parceira possa vivenciar esse comportamento como sádico, ele está mais direcionado pela culpa do paciente do que por sua raiva reprimida. Essa é uma distinção importante que merece ser abordada na entrevista, e o entrevistador poderá ajudar o paciente obsessivo-compulsivo a compreender como sua parceira pode estar sofrendo por não compartilhar do seu sistema de valor em relação ao trabalho e do seu medo de perder essa virtude.

CONDUZINDO A ENTREVISTA

O paciente obsessivo-compulsivo poderá abordar o entrevistador tentando inverter os papéis. Ele iniciará perguntando algo como "Como você está hoje?" e prosseguir com outras perguntas, apoderando-se do papel controlador. Outro padrão é esperar que o entrevistador comece a entrevista para virar a mesa dizendo: "Poderia explicar o que você quer dizer com isso?". É comum que o entrevistador iniciante responda com contrariedade às manobras do paciente. Será mais produtivo responder de forma simpática com um comentário casual, como "Seu interesse em me entrevistar sugere que deve ser muito difícil para você ser o paciente". Mais tarde, durante a entrevista, ele responderá a essas manobras dizendo ao paciente que não há respostas certas ou erradas, e que deverá responder com o que vier à sua mente em vez de tentar entender exatamente a questão a fim de respondê-la corretamente.

O principal problema na entrevista é estabelecer o contato emocional genuíno. As respostas emocionais subjetivas do entrevistador são um excelente sinal de sucesso. Se o entrevistador estiver interessado, envolvido e "sintonizado", o contato foi estabelecido. Se estiver ansioso ou zangado, o contato foi estabelecido, mas as defesas secundárias do paciente estão funcionando. Se o entrevistador estiver aborrecido ou indiferente, há pouco contato.

O paciente obsessivo-compulsivo fará mau uso de toda forma de comunicação a serviço do isolamento emocional. Para chegar em alguém, é necessário olhar para a pessoa, falar com ela, ouvi-la e prestar atenção ao que diz; também é necessário ser espontâneo e expressivo e evitar o silêncio. O paciente obsessivo-compulsivo poderá evitar olhar diretamente nos olhos do entrevistador. Os olhos são mediadores importantes no contato emocional com as pessoas. Evitar olhar ajuda a não fazer esse contato. Haverá ocasiões em que o paciente parecerá estar olhando para o entrevistador, mas estará apenas fingindo olhar; na verdade, estará olhando para além dele. É a mesma evitação, mas com uma conciliação representativa adicionada. Ele também poderá evitar o comprometimento por meio de sua voz. Poderá murmurar, resmungar ou falar de tal forma que o entrevistador tenha dificuldade de ouvir o que diz. O paciente não estará prestando atenção. Ele não ouvirá o comentário do entrevistador acerca de não estar ouvindo e pedirá para repetir. Quando o entrevistador repetir, o paciente interromperá para completar a frase e pedir confirmação. Esse tipo de paciente pode ouvir as palavras, mas não compreende seu significado. O obsessivo-compulsivo é um mestre em esconder sua desatenção. Quando parece prestar total atenção, na realidade, está pensando em algo totalmente diferente. Algumas pessoas são altamente hábeis nisso e capazes de repetir exatamente as últimas palavras ditas pelo entrevistador caso isso seja solicitado. No entanto, embora as palavras sejam memorizadas, seu significado não será registrado até que o paciente tenha repetido a afirmação.

Repetir as frases e as perguntas do entrevistador permite ao paciente obsessivo-compulsivo evitar o contato; na verdade, ele está falando consigo mesmo, não com a outra pessoa. Não está respondendo às perguntas ou seguindo as regras, mas, em sua fantasia inconsciente, está controlando todo o intercâmbio por meio da redução da participação do entrevistador. Outra forma comum de realizar isso é fazer preleções para o entrevistador. É importante que o paciente não seja magoado desnecessariamente ao se interromper esse comportamento. Em vez de utilizar o dispositivo do paciente da falsa diplomacia, é melhor comentar em um tom de aceitação: "Sinto como se estivesse sendo repreendido. Fiz algo que o tenha ofendido?".

O paciente utilizará uma variedade de defesas para a mesma finalidade. O entrevistador deverá evitar interpretar todas as defesas, ou o paciente se sentirá atacado, e a entrevista terá a característica de diminuí-lo, ao aumentar sua autoconsciência. Em vez disso, o entrevistador deverá observar o que está acontecendo e direcionar seus comentários para uma defesa-chave ou central. É melhor errar por escolher uma defesa menos importante do que bombardear o paciente com o índice de um livro de psicodinâmica. É mais provável que esse tipo de erro ocorra com um entrevistador suficientemente treinado para reconhecer as muitas manobras de defesa, mas que ainda não tenha experiência para usar esse conhecimento no momento adequado.

Outra técnica para esconder os sentimentos é o emprego da negação. O paciente obsessivo-compulsivo frequentemente fala mais sobre si com frases na forma negativa do que na positiva: "Não é que eu esteja me sentindo assim ou assado" ou "Não é que isso tenha me perturbado de vez em quando". No inconsciente não há negativas; ele está revelando o problema subjacente do seu próprio jeito. O entrevistador não deverá desafiar diretamente essa negativa, mas encorajar o paciente a refletir. Quanto mais isso for feito, mais o paciente começará a reverter-se. Quando a reversão estiver concluída, o entrevistador estará no ponto de retornar à afirmação original e expor o conflito. Ele poderá dizer ao paciente: "Você está descrevendo os sentimentos que negou há apenas alguns minutos, e eu acho isso enigmático".

Outra forma comum de evitar o envolvimento é o uso de anotações ou listas contendo os tópicos a serem discutidos ou as perguntas a serem feitas. Essas formas poderão aparecer a qualquer momento na entrevista e representam uma defesa-chave contra a própria ansiedade. Na entrevista inicial, um entrevistador compreensivo permitirá ao paciente suas defesas, especialmente àquele que precisa se sentir no controle da entrevista. O entrevistador poderá sugerir ao paciente: "É melhor me contar a sua história na ordem em que ela surgir para você e, depois, consultar suas anotações para verificar se esqueceu algo. Essa abordagem poderá ser mais produtiva". É desaconselhável levar o paciente a uma luta de poder antes mesmo que tenha a chance de contar a sua história. O paciente idoso poderá necessitar do auxílio de uma lista ou de anotações, pois não confia mais em sua memória, e não está claro o tempo que durará a entrevista.

Quando fica evidente que o paciente está seguindo um roteiro, o entrevistador pode perguntar: "Você planejou a entrevista com antecedência?". Se ele responder afirmativamente, o entrevistador poderá questionar: "Você estava ansioso em relação à entrevista? Quanto da sua ansiedade foi reduzida pelo planejamento?".

Uma das técnicas favoritas do paciente obsessivo-compulsivo envolve o uso específico de seu intelecto e de sua linguagem. Ele se preocupa em achar a palavra exata para descrever o aspecto quantitativo da emoção. As palavras tornam-se mais do que símbolos e possuem sua própria importância. Ele não estava "com raiva", estava "aborrecido". Ou, então, não estava "com raiva" nem "aborrecido", estava "perturbado". Uma maneira relacionada de evitar a emoção se dá pelo uso de termos científicos e de jargão técnico. O entrevistador deverá evitar tais termos em seus próprios comentários e traduzir os termos técnicos do paciente para uma linguagem cotidiana. Frequentemente, o paciente obsessivo-compulsivo usa eufemismos para descrever uma insatisfação básica ou uma situação constrangedora. Esses termos enganosos também deverão ser refraseados pelo entrevistador para palavras básicas e diretas. Por exemplo, se o paciente disser que ele e sua esposa tiveram uma "leve discórdia", o entrevistador deverá perguntar: "Como a briga começou?". Em outro exemplo, um paciente poderá referir-se a uma recente experiência sexual dizendo: "Ficamos íntimos ontem à noite". O entrevistador poderá dizer: "Você está dizendo que fizeram sexo?".

A tendência do paciente para a intelectualização também será reduzida se o entrevistador evitar perguntas que contenham a palavra "acha". "O que você acha disso?" é uma típica pergunta que leva à intelectualização. Em vez disso, o entrevistador perguntará "Como você se sentiu?". Quando o paciente obsessivo-compulsivo for questionado a respeito de como se sente, relatará o que acha. O entrevistador poderá interpretar isso dizendo: "Eu não perguntei o que você acha. Eu perguntei como você se sentiu". É preciso persistência para alcançar os sentimentos se a pessoa não se conscientiza deles. O entrevistador também deverá evitar perguntas que exijam do paciente uma tomada de decisão, fazendo disparar o mecanismo da dúvida nas defesas intelectuais. Uma pergunta do tipo "De quem você é mais íntimo, da sua mãe ou do seu pai?" exige do paciente uma resposta que poderá ofender um deles; por isso, sua dúvida serve como defesa. É melhor dizer "Fale-me sobre seus pais" e observar qual deles é mencionado primeiro e que informação é espontânea.

> Uma paciente descreveu sua ansiedade em visitar a irmã como motivada por sua afeição por ela e não por qualquer sentimento de competição entre ambas. O questionamento acerca da relação levou a uma discussão sobre o fato de a irmã depender dos pais e finalmente sobre a irritação da paciente pelo fato de ter recebido menos presentes dos pais do que a irmã. A visita surgiu como uma tentativa de descobrir que recentes presentes ela poderia ter recebido. Nesse ponto, o entrevistador disse: "Não estou certo de que entendi. Você disse que não há competição, mas parece que está com inveja das coisas que ela recebeu dos seus pais". A paciente se esforçou para explicar que não estava em contradição, mas finalmente admitiu que a visita ajudaria a eliminar seus sentimentos de competição, já que os presentes da irmã eram sempre mais atraentes em suas fantasias do que na realidade.

Um tipo específico de negação, comumente encontrado, é uma declaração introdutória ou incidental como "Para falar a verdade", "Meus sentimentos verdadeiros são..." ou "Vou ser franco com você". Tais afirmações, aparentemente inócuas, são propositais. O paciente tem algo a esconder e está negando isso. Novamente, a confrontação direta apenas levará a uma negação mais indignada, mas essas são pistas inestimáveis das distorções e escondem sentimentos que o paciente acredita serem censuráveis.

Mesmo o paciente obsessivo-compulsivo mais cuidadosamente precavido apresenta dois episódios de comportamento espontâneo em cada entrevista: o início e o término. A maior parte dos pacientes exclui esses episódios do seu quadro mental da entrevista e, como resultado, fornece inúmeras informações ao entrevistador atento, que não exclui nada. O paciente revela emoções no corredor ou na sala de espera, as quais, cuidadosamente, esconde no consultório. Mais importante do que iniciar uma nova conversação depois de o paciente e o entrevistador estarem sentados é o entrevistador continuar a conversa original. A atitude do paciente na sala de espera deverá ser observada. Por exemplo, a revista que lê, a cadeira que escolhe e os objetos que chamam sua atenção. Ele elogiará ou criticará os móveis do consultório como uma maneira de comunicar seus sentimentos a respeito do entrevistador. Quando a sessão terminar, ele relaxará e, então, seus sentimentos virão à tona. Poderá aludir a um segredo que tem guardado ("Espanta-me o porquê de você não me ter perguntado sobre isso ou aquilo.") ou revelar seu desapontamento com o entrevistador, dizendo: "Pensei que você ia me dizer o que fazer".

O paciente obsessivo-compulsivo desperdiçará tempo com detalhes irrelevantes. Está tão certo de que o entrevistador não o compreenderá que precisa fornecer inúmeras informações sobre as experiências vividas antes de chegar no ponto da sua história. Isso se torna tão complexo que, quando finalmente chega ao que queria dizer, o entrevistador já perdeu o interesse ou a entrevista já terminou. Em algum momento, essa defesa deverá ser interpretada; é um erro permitir que o paciente termine, embora argumente que levará apenas mais um minuto. Ele é imprevisivelmente sensível à crítica, o que torna particularmente difícil as interrupções ou advertências para que chegue ao ponto. O entrevistador poderá dizer: "Não compreendo como isso está relacionado à pergunta que lhe fiz". Ao que o paciente poderá responder: "Oh, está relacionado. Você precisa saber sobre isso e isso e isso". A reação do entrevistador poderá ser: "Você pensa que não serei capaz de compreendê-lo se não souber todos os detalhes das suas vivências?". "Realmente", responderá o paciente, para o que o entrevistador comentará: "Bem, vamos tentar ir direto ao núcleo do problema, e se eu não entender, pedirei a você mais informações básicas". O paciente poderá hesitar enquanto decide entre sujeitar-se ao entrevistador ou continuar como antes. Se insistir com os detalhes irrelevantes, o entrevistador não deverá forçar mais naquele momento. A paciência do entrevistador é crucial para lidar com o paciente obsessivo-compulsivo.

O silêncio é outra técnica para evitar o *rapport* emocional. O paciente obsessivo-compulsivo pode suportar um silêncio prolongado por um período de tempo maior do que a maioria dos demais pacientes, com exceção daqueles que são totalmente psicóticos ou profundamente deprimidos. O entrevistador deverá aprender a tolerar tais silêncios. Quando o paciente quebra o silêncio, surge uma parte do comportamento espontâneo de um indivíduo que evita a espontaneidade. Se ele permanecer em silêncio, o entrevistador poderá comentar algo como "Você se sente quieto agora?" ou "Você está silencioso". O paciente poderá responder: "Estava justamente esperando pela sua próxima pergunta". Se for verdade o que disse, o que é improvável, a resposta poderá ser: "Sim, posso perceber que você estava me esperando para fazer algo depois, talvez esteja preocupado com alguma coisa que possa perturbá-lo?". Se o terapeuta interromper o silêncio, não será para introduzir um tópico, mas para focar no possível significado do próprio silêncio, por exemplo: "Você tem fugido de assuntos que gostaria de falar?". "Acho que sim", responderá o paciente. O entrevistador continuará: "Somente você poderá decidir se é mais doloroso enfrentar seu constrangimento ou se sentir mal por não ser capaz de compartilhar sua dor".

O paciente obsessivo-compulsivo tenta fazer com que a entrevista não aconteça em sua totalidade no início da sessão. Ele pode referir-se a um comentário feito pelo entrevistador anteriormente, solicitando que algum aspecto confuso seja esclarecido. Quando o entrevistador aceitar, surgirão mais perguntas, e logo o paciente terá a entrevista nas mãos – nas suas mãos. Isso tanto lhe garantirá que não será pego de surpresa dizendo as coisas erradas quanto lhe permitirá o controle e a direção da entrevista.

No meio ou no final da entrevista, pode-se explorar a situação financeira do paciente. Isso é útil na exposição do medo do paciente e de sua desconfiança em relação ao entrevistador. É igualmente produtivo com pacientes particulares e com aqueles para os quais a responsabilidade direta de estabelecer os honorários não é do entrevistador. Os honorários e a duração da sessão são dois assuntos que o entrevistador não deverá permitir que se tornem simplesmente mercadorias negociadas por meio de barganha. O paciente obsessivo-compulsivo é um "mestre da persuasão". Se os honorários forem reduzidos, o paciente achará que o entrevistador estava superfaturando, ou que ele, paciente, foi bem-sucedido em conseguir uma vantagem, o que poderá aumentar seus sentimentos de culpa.

DESENVOLVENDO A ALIANÇA TERAPÊUTICA

O entrevistador deverá ajudar o paciente a desenvolver consciência das emoções diferentes do medo, da raiva e da culpa. Quando o paciente descrever uma emoção, o entrevistador poderá nomeá-la; especialmente, amor, vergonha, ternura, tristeza ou mágoa. Reforçar a experiência de tais sentimentos evidencia para o paciente que ele está emocionalmente vivo. Ao contrário do conselho padrão dado aos terapeutas iniciantes, é proveitoso para o entrevistador nomear o sentimento para o paciente quando este não é capaz de fazê-lo sozinho. O paciente poderá corrigir o entrevistador se ele estiver errado. A falta de consciência do paciente obsessivo-compulsivo dessas outras emoções presentes nele contribui para sua desconexão social e alimenta seu sentimento de autodesvalorização. Ele tem uma admiração secreta pelas pessoas que parecem fortes e, ao mesmo tempo, experimentam afeição e ternura. O entrevistador torna claro para ele que o objetivo não é meramente comportar-se conforme os sentimentos, mas realmente vivenciá-los, embora para muitos pacientes obsessivo-compulsivos o comportamento facilite a conscientização da emoção. O entrevistador poderá procurar emoções deslocadas ou seus equivalentes somáticos, como respostas vasomotoras. É importante observar e assinalá-las com um comentário, como "Você está corando". Ao paciente, deverá ser solicitado que relate os incidentes emocionais que ocorrem também fora da terapia, porque eles representam a oportunidade de compreender seus sentimentos e, ao mesmo tempo, de capacitá-lo a trazer um conjunto diferente de dados para a sessão. Isso é preferível a criticá-lo por meio das interpretações da sua falta de resposta emocional. Nem sempre é possível saber imediatamente o que produziu a reação emocional, mas, pelo menos, fica estabelecido que o paciente apresentou uma resposta emocional.

A espontaneidade do entrevistador e sua reatividade emocional têm um importante impacto sobre o paciente obsessivo-compulsivo. Muitas vezes, os entrevistadores iniciantes compreendem mal o princípio da neutralidade técnica e adotam uma atitude fria, distante e sem responsividade emocional. O emprego, pelo entrevistador, das suas próprias respostas emocionais estabelece um exemplo para o paciente, que algumas vezes diz: "Você parece ter mais percepção desse assunto do que eu".

O entrevistador deverá evitar formas estereotipadas de iniciar e terminar a sessão. Os entrevistadores tendem a desenvolver rotinas, terminando suas sessões com a mesma frase, o que estabelece um modelo que se encaixa perfeitamente na estrutura do caráter do paciente obsessivo-compulsivo.

> Um paciente portador de muitos traços da personalidade obsessivo-compulsiva discutiu durante a sessão sua necessidade de controlar uma pessoa importante de sua vida. Ele apresentou dados convincentes que sustentavam a ideia de que estaria um pouco relutante em admitir não ser a pessoa onipotente que almejava. Ao final da sessão, à medida que se dirigia para a porta, deu uma ligeira "apalpadela" em seu casaco. "Perdeu alguma coisa?", perguntou o entrevistador. "Não", respondeu o paciente com um tom de dúvida. O entrevistador respondeu: "Você *sentiu* como se tivesse

perdido alguma coisa?". "É isto. Você acertou". O paciente demonstrou, por meio de uma comunicação não verbal, o sentimento subjetivo de que algo lhe fora fisicamente retirado, à medida que começara a renunciar à sua consumidora necessidade de ver-se como onipotente.

Quando parecer que o paciente está confundindo o entrevistador com detalhes elaborados ou desnecessários, é importante evitar fazer comentários críticos. Ele está tentando ser mais preciso, evitar erros e controlar seu próprio desejo de distorcer sua explicação. Alguns terapeutas exploram o medo do paciente de distorcer. Afinal, todas as pessoas o fazem, e o paciente deverá entender que ele, assim como as outras pessoas, também tem o "direito" de distorcer, quando essa distorção estiver baseada nas autênticas percepções emocionais. Isso faz parte do encorajamento do paciente para aceitar os pontos de vista emocionais. Às vezes, o paciente está inconscientemente tentando atordoar e confundir o entrevistador. Nessas ocasiões, é aconselhável observar: "Restam-nos 10 minutos, e acho que você tem algo que gostaria muito de discutir, mas talvez não possamos fazê-lo hoje". Em outras ocasiões, quando esse mecanismo está operando, é aconselhável pedir ao paciente no início da história: "Conte-me a última parte". Talvez seja necessário convencê-lo de que é para seu benefício tentar esse exercício. Essa prática não deve ser empregada nos encontros iniciais. O paciente tem a necessidade de ser prolixo. No entanto, eventualmente, bloquear o comportamento poderá fazê-lo conscientizar-se da necessidade emocional que está refletida nessa sua prolixidade. Ele deseja mais um monólogo do que um diálogo ou uma interação, para manter a atenção e o controle do entrevistador, um mecanismo basicamente inconsciente por parte do paciente. Uma interpretação empática é realizada depois de ele vivenciar um sentimento como resposta ao fato de ter sido trazido mais diretamente ao seu ponto. Sem tal tipo de interpretação, ocorrerá uma luta pelo poder. Melhor do que sinalizar o caráter agressivo e controlador do paciente, é permitir-lhe tomar consciência desse fato, por meio do seu próprio sentimento de não desejar ouvir o terapeuta, de apenas querer que este o escute. O entrevistador poderá tentar entender, junto com o paciente, o que ele teme. Conforme dito anteriormente, é mais importante interagir com ele, sempre que possível, do que parecer indiferente, distante e objetivo.

TRANSFERÊNCIA E CONTRATRANSFERÊNCIA

Muitas vezes, o paciente obsessivo-compulsivo acha que consulta um entrevistador onipotente, que possui todas as respostas para seus problemas. Quando o entrevistador comenta algo como "Você acha que tenho as respostas para seus problemas e está irritado por eu estar arbitrariamente fazendo com que encontre essas respostas para si mesmo", o paciente diz: "Está certo, então por que você não agiliza as coisas e torna-se mais útil?". O terapeuta iniciante fica em silêncio, e o paciente se sente frustrado e desencorajado ou com raiva. Esse tipo de interação só retarda o desenvolvimento de uma aliança de trabalho. Além disso, essa interação tende a ser interpretada pelo paciente como uma crítica às suas necessidades emocionais, com a implicação de que ele faz demandas insaciáveis. Pelas respostas dadas pelo terapeuta às perguntas do paciente, sempre que possível, cultiva-se uma aliança terapêutica. No devido tempo, o paciente perceberá que suas necessidades são, às vezes, insaciáveis; então, o terapeuta poderá ajudá-lo a conhecer-se melhor, com um ponto de vantagem: o de ter um aliado em vez de um adversário.

Segredos e retenções para esse paciente representam problemas com poder, controle, submissão e revolta em vez de questões de separação-individuação, observadas nos pacientes mais doentes. Eles também refletem seu comprometimento parcial com o tratamento. Frequentemente, o paciente mantém uma lista secreta dos erros e deficiências do entrevistador para usar no momento certo. É necessário descobrir esse processo, enquanto se permanece atento às críticas e aos desapontamentos do paciente, que ainda não foram verbalizados. Também é importante explicar-lhe que esses sentimentos deverão ser discutidos no momento em que ocorrerem, porque aí estarão mais acessíveis. Todavia, é nesse exato momento que o paciente se sente mais vulnerável e, por essa razão, inclinado a retrair-se. Por exemplo, o entrevistador poderá dizer: "Acabei de perceber que troquei os nomes dos seus irmãos". O paciente tipicamente responderá: "Eu também notei". O entrevistador poderá observar: "Mas você não comentou isto. Talvez não queira que eu saiba que ficou desapontado comigo". Mais tarde, o entrevistador poderá mostrar-lhe que a sua coleção de sentimentos negativos, no final das contas, tem um impacto destrutivo em suas relações. O uso defensivo da crítica aos outros para se precaver contra a intimidade poderá ser interpretado relativamente cedo no tratamento, mas muitas vezes é mais produtivo fazer isso fora da transferência, porque o paciente negará os sentimentos de amizade com o terapeuta no início do tratamento. À medida que o paciente se torna um participante mais sofisticado no tratamento, e o terapeuta comenta sobre seu próprio erro, o paciente poderá observar: "Você disse que eu não deveria ser tão perfeccionista; estou exatamente tentando ser tolerante e deixar passar seus erros conforme me sugeriu". Nesse ponto, é melhor ficar quieto do que se envolver em um debate. Se o paciente estiver brincando, o entrevistador poderá sorrir e dizer: "*Touché*".

Na inevitável batalha que se desenvolve entre o entrevistador e o paciente sobre os assuntos de dinheiro e tempo, tente vencê-la onde ela está – isto é, dentro do paciente. O entrevistador poderá perguntar ao paciente: "O que você consideraria satisfatório para nós dois?". Ou: "Como você sugere que resolvamos isso?". Isso serve para expor um conflito dentro do paciente em vez de na relação entrevistador-paciente.

À medida que o tratamento evolui, o entrevistador deverá ficar atento aos desejos regressivos do paciente, por exemplo, de fazer bagunça, de ser alimentado, de controlar o mundo, e assim por diante. A empatia do entrevistador em relação a esses desejos regressivos faz com que o paciente sinta medo de perder o controle de si. Isso faz com que ele se sinta desconfortável. O paciente será tranquilizado para aprender que uma pequena gratificação não levará a um colapso total de todas as suas virtudes e que, quando se sentir mais gratificado, terá menos raiva e será mais capaz de compartilhar com os outros.

Evite gastar muito tempo para descobrir o significado dos rituais e suas origens. Isso raramente ajuda. A razão do paciente para continuar cativado por esses rituais é sempre mais importante. Em vez disso, concentre-se nos recentes eventos, frustrações e ressentimentos. Isso evita a descrição histórica, desprovida de emoção, do passado do paciente. Frequentemente, ele tentará sair do presente para discutir o passado de forma defensiva. O terapeuta poderá interpretar essa defesa com o seguinte comentário:

"Você parece sentir-se mais confortável discutindo o passado, porque os sentimentos que estavam relacionados a essa experiência já se acalmaram".

O entrevistador poderá apoiar quando as autoexpectativas grandiosas do paciente o tornarem insatisfeito com os pequenos ganhos e o progresso lento. O paciente quer ganhos mágicos e cura instantânea. Suas críticas ao seu progresso poderão ser interpretadas como uma relutância à renúncia das suas excessivas demandas a si mesmo e àqueles que são muito importantes para ele, inclusive o entrevistador.

É necessário convencê-lo da necessidade de mudar o comportamento a que se apega rigidamente e racionaliza. Às vezes, quando tudo falha, o entrevistador lhe diz: "Tente vivenciar; você não tem nada a perder. Se isso não funcionar, sempre poderá voltar e fazer do seu jeito". Se o paciente for incapaz de seguir essa sugestão, o entrevistador deverá explorar mais o seu medo. Adotar essa prática é de especial ajuda no caso de eventos importantes da vida, como nascimentos, funerais, casamentos, aniversários, formaturas e outras experiências significativas, para as quais ele não terá uma segunda chance.

> Uma paciente iniciou a sessão expressando raiva da sua mãe, por esta tê-la comunicado sobre seu segundo casamento dentro de três dias, em uma cidade distante. Por anos, a paciente manteve um relacionamento marcado por raiva e dependência da mãe. O entrevistador comentou: "Você está magoada porque sua mãe não a convidou. Possivelmente, ela pensou que você diria não e estava se poupando de sentimentos dolorosos". "Eu nunca pensei assim", respondeu a paciente. A raiva da paciente esbateu, mas ficou claro que nada mais aconteceria, de forma que o entrevistador sugeriu: "Você poderia ligar para ela, parabenizá-la e dizer-lhe que se sentiu magoada por não ter sido convidada". A paciente disse: "Pensarei sobre isso". Na semana seguinte, ela agradeceu ao entrevistador e relatou: "Quando contei para minha mãe como me senti, ela disse que gostaria que eu fosse, mas que estava com medo de eu dizer não. Eu e ela choramos, e ela se ofereceu para pagar minha passagem; então, disse-lhe que eu pagaria, e nós concordamos em rachá-la. Se eu não tivesse feito isso, seria uma ferida que jamais cicatrizaria".

Uma advogada casada, de aproximadamente 30 anos, com dois filhos, apresentou-se com depressão branda e ansiedade no emprego, que começaram em resposta a uma certa situação de trabalho em que ela se sentiu perdendo o controle. Com pouco tempo de tratamento, relatou que sua filha estava doente e que fora necessário faltar ao trabalho por um dia para cuidar da criança. O entrevistador iniciou a sessão seguinte perguntando sobre as condições de saúde da filha. A paciente respondeu que a menina tivera uma infecção estreptocócica; depois, detalhou a condição médica da filha e observou: "Achei difícil ficar com ela o dia todo. Ela gosta de jogos criativos e gasta tempo à toa com atividades entediantes. Tento ensiná-la a brincar com o computador para que aprenda algo mais útil e prático para sua vida futura. Ela não quer, estamos sempre brigando por nossas posições". Ela descreveu sua filha de 4 anos de idade como manhosa e exigente, o que significava que a menina gostava de ficar no seu colo enquanto assistia à televisão. A paciente achava que a afeição devia ser dosada, e apenas a quantidade adequada deveria ser dada, como o medicamento para a infecção da filha.

Esse comentário produziu uma resposta de contratransferência no entrevistador, que íntima e criticamente pensou consigo: "Tudo na vida é para ser interpretado em termos de domínio e submissão, poder e controle?". Em vez de dar voz a alguma versão desse pensamento interior, que a paciente interpretaria tanto como crítico quanto desdenhoso, o entrevistador perguntou: "Você não gosta de abraçar e sentir intimidade?". Em resposta, a paciente disse: "Gostaria de saber que imagem de mãe meus filhos terão de mim quando crescerem". Nesse momento crítico, a paciente estava emocionalmente acessível; suas racionalizações de controle sobre sua filha estavam sendo internamente questionadas. O entrevistador perguntou: "Como você gostaria que eles se lembrassem de você?". "Talvez eu deva permitir-me desfrutar mais da imaginação e da afeição deles". O isolamento emocional da paciente e sua necessidade de controle e perfeccionismo haviam sido trazidos à discussão. Havia um paralelo disso com a transferência, em que a emoção, a imaginação e a criatividade faziam-na sentir-se desconfortável. Ela não se permitia ser uma criança brincalhona com o entrevistador. Sua própria mãe fora negligente com ela e permitia que brincasse na rua e fizesse coisas perigosas. Ela se sentia desamparada e abandonada por isso. Desenvolveu uma formação reativa contra a identificação desse aspecto da sua mãe e, por isso, tornou-se excessivamente controladora. Ela não percebia que seus filhos não viam sua atitude de controle como a demonstração do seu amor, maneira que, um dia, ela imaginou tê-la feito sentir-se mais segura.

Na sessão seguinte, a paciente falou sobre sua falta de ligação com os colegas e sobre seu empenho em buscar obstinadamente seus "direitos" junto ao escritório de advocacia. Entretanto, agora, ela o fazia com alguma consciência de que estava sendo insensível e agressiva com os colegas e de que poderia estar se prejudicando. "Você parece tolerante e cuidadoso", ela disse para o entrevistador. "Você tem me aturado e aguentado minhas exigências de alteração de horário, até mesmo as discussões sobre os honorários". O entrevistador havia monitorado cuidadosamente suas respostas de contratransferência para essa paciente. No início, ela esteve em luta pelo poder do horário e do dinheiro na tentativa de controlá-lo. Sua resposta foi: "Temos de trabalhar isso juntos de forma colaborativa. Vamos ver com que horários nós dois podemos concordar. E, em relação aos honorários, com o que poderemos concordar". Dessa maneira, o medo paranoico da paciente de que estaria sendo controlada e abusada foi, inicialmente, tratado pela resposta empática às suas ansiedades. No final das contas, esse procedimento foi produtivo; a paciente ficou curiosa a respeito do seu comportamento controlador e, finalmente, permitiu-se o prazer de sentir amor e alegria com seu marido e filhos.

CONCLUSÃO

Em virtude do isolamento emocional, da rigidez, da inflexibilidade psicológica e da tendência a envolver-se em lutas pelo poder, aparentes ou não, com o entrevistador e o mundo em geral, o paciente obsessivo-compulsivo é um desafio terapêutico considerável. Uma consciência empática dos conflitos internos centrais do paciente e do sofrimento que esses conflitos provocam no seu dia a dia faz com que o entrevistador se empenhe em um tratamento produtivo que ofereça a possibilidade de o paciente se libertar da tirania mental interior que o impede de desfrutar dos prazeres comuns da vida.

Capítulo 4

O PACIENTE HISTRIÔNICO

Muitos pacientes demonstram características histriônicas em suas apresentações. Em geral, esses pacientes são pessoas atraentes que agregam bastante ao ambiente circundante, por meio de sua imaginação e sensibilidade. Conscientemente, o paciente histriônico deseja ser visto como uma pessoa atraente, charmosa, animada, afetuosa, intuitiva, sensível, generosa, imaginativa, que melhora a vida dos semelhantes e que não gasta tempo com detalhes e mecanismos triviais da vida. Entretanto, para aqueles ao seu redor, ele poderá parecer exibicionista, buscador de atenção, manipulador, superficial, excessivamente dramático, dado ao exagero, que se magoa com facilidade, impulsivo, sem consideração com os sentimentos dos outros, exigente e prontamente dado a cenas de lágrimas ou raiva. Os pacientes histriônicos possuem a capacidade de vivenciar rapidamente um estado emocional após o outro. Nesse sentido, sua experiência afetiva se assemelha àquela da criança pequena que logo deixa de rir e passa a chorar.

O transtorno da personalidade histriônica ocorre de forma idêntica em ambos os sexos. As características transgênero comuns são aquelas de desejar ser visto como glamouroso e sexualmente excitante. Muitas vezes, o paciente histriônico é carismático e charmoso. Ele induz diferentes respostas nas outras pessoas, dependendo do gênero. Muitas vezes, as pacientes histriônicas são tidas como atraentes pelos entrevistadores do sexo masculino, mas com frequência são consideradas de forma oposta pelas entrevistadoras.

De modo oposto, o histriônico do sexo masculino frequentemente atrai os entrevistadores do sexo feminino, mas não os do sexo masculino. Quando um paciente histriônico é hospitalizado, essa diferença no gênero se reflete nas discussões da equipe profissional. A ocorrência da polarização do gênero na equipe é uma evidência altamente sugestiva de que o diagnóstico do paciente seja o de transtorno da personalidade histriônica.

O paciente histriônico se apresenta ao mundo em três domínios. Um é o *dramático* – exibicionista, extravagante, emocionalmente instável, intenso e extremamente generoso. Outro é o *manipulador* – em que o mundo interpessoal é controlado e a gratificação é extraída dele. Este é o tipo que busca atenção, é exigente, magoa-se com facilidade, não considera os demais, é socialmente promíscuo e muito dependente. O terceiro domínio tem a ver com aspectos das *funções do ego*. Com frequência, o paciente histriônico é impulsivo, disperso, desorganizado, com facilidade aborrece-se com detalhes, raramente é pontual e dificilmente é confiável. Os critérios do DSM-5 para o transtorno da personalidade histriônica focam em uma variante mais primitiva do que aquela descrita na literatura mais antiga (Quadro 4.1).

Embora esse transtorno descreva o final de um *continuum* que se sobrepõe ao paciente *borderline*, ele exclui o histriônico bem integrado e com melhor funcionamento, o qual representa um tipo de personalidade em vez de um transtorno e que tende a ser mais estável, com um melhor contro-

QUADRO 4.1
Critérios diagnósticos do DSM-5 para transtorno da personalidade histriônica

> Um padrão difuso de emocionalidade e busca de atenção em excesso que surge no início da vida adulta e está presente em vários contextos, conforme indicado por cinco (ou mais) dos seguintes:
>
> 1. Desconforto em situações em que não é o centro das atenções.
> 2. A interação com os outros é frequentemente caracterizada por comportamento sexualmente sedutor inadequado ou provocativo.
> 3. Exibe mudanças rápidas e expressão superficial das emoções.
> 4. Usa reiteradamente a aparência física para atrair a atenção para si.
> 5. Tem um estilo de discurso que é excessivamente impressionista e carente de detalhes.
> 6. Mostra autodramatização, teatralidade e expressão exagerada das emoções.
> 7. É sugestionável (i.e., facilmente influenciado pelos outros ou pelas circunstâncias).
> 8. Considera as relações pessoais mais íntimas do que na realidade são.

Fonte: Reimpresso da American Psychiatric Association: *Diagnostic and Statistical Manual of Mental Disorders*, 5th Edition, Arlington, VA, American Psychiatric Association, 2013. Copyright 2013, American Psychiatric Association. Utilização autorizada.

le dos impulsos. A sedução é menos evidente nos pacientes histriônicos com melhor funcionamento, e eles poderão possuir um superego rigoroso, relações de objeto muito saudáveis e defesas do ego de alto nível, em contraste com o paciente histriônico mais primitivo, portanto mais perturbado. Nesse transtorno, a atenção clínica para as dinâmicas subjacentes, em vez de para o comportamento manifestado, é crucial no estabelecimento do diagnóstico e na diferenciação do paciente histriônico mais saudável do mais doente. As características que unificam o *continuum* dos histriônicos são a emocionalidade e a teatralidade, que poderão ser charmosas naqueles classificados no extremo mais saudável do espectro, mas desagradáveis naqueles que se encontram no extremo mais perturbado, que, geralmente, parecem vulgares na sua sedução e mais dependentes, demandantes e desamparados.

Concordamos com Gabbard (2014) em relação à eliminação, no DSM-II, do diagnóstico do transtorno da personalidade histérica e a sua substituição pelo transtorno da personalidade histriônica no DSM-III, o que, em essência, removeu uma entidade diagnóstica claramente identificada e substituiu-a pela variante mais primitiva. Gabbard organizou as diferenças clínicas entre o paciente histriônico com melhor funcionamento, ao qual ele continua a referir-se como portador de um "transtorno da personalidade histérica", e o paciente com transtorno da personalidade histriônica no DSM-IV-TR (e DSM-5) (Tab. 4.1). A tabela de Gabbard resume a distinção entre o paciente histriônico primitivo, oral, "histeroide" *versus* o paciente histriônico maduro, edípico, "histérico", uma distinção clínica primeiramente feita por Zetzel (1968) e por Easser e Lesser (1965).

Neste capítulo, usamos o termo do DSM-IV-TR (e DSM-5) *transtorno da personalidade histriônica*, mas o aplicamos de uma forma mais ampla ao *continuum* dos pacientes histriônicos, que inclui aquela classificada na definição de Gabbard do transtorno da personalidade histérica.

PSICOPATOLOGIA E PSICODINÂMICA

Características histriônicas

Autodramatização

O discurso, a aparência física e a maneira em geral do paciente histriônico são dramáticos e exibicionistas. A comunicação é expressiva, e os descritores enfatizam os sentimentos e a experiência interna em vez de fatos ou

TABELA 4.1
Diferenciação entre o transtorno da personalidade histérica e o transtorno da personalidade histriônica segundo Gabbard

Transtorno da personalidade histérica	Transtorno da personalidade histriônica
Emocionalidade contida e circunscrita	Emocionalidade florida e generalizada
Exibicionismo sexualizado e necessidade de ser amado	Exibicionismo ávido, com uma qualidade oral e exigente, que é "frio" e menos envolvente
Bom controle dos impulsos	Impulsividade generalizada
Sedução sutilmente apelativa	Sedução grosseira, inadequada e repulsiva
Ambição e competitividade	Falta de propósito e desamparo
Relações objetais triangulares maduras	Relações objetais diádicas primitivas, caracterizadas por dependência ou aderência, masoquismo e paranoia
As separações dos objetos amados podem ser toleradas	Ansiedade de separação intensa ocorre quando abandonado por objetos amados
Superego rigoroso e algumas defesas obsessivas	Superego frouxo e uma predominância de defesas primitivas, tais como cisão e idealização
Desejos transferenciais sexualizados desenvolvem-se gradualmente e são vistos como irrealistas	Intensos desejos transferenciais sexualizados desenvolvem-se rapidamente e são vistos como realistas

Fonte: Adaptada de Gabbard GO: *Psychodinamic Psychiatry in Clinical Practice*, 5th Edition. Washington, DC, American Psychiatric Publishing, 2014, p. 550. Copyright 2014, American Psychiatric Publishing. Utilização autorizada.

detalhes. Os padrões de linguagem refletem um uso intenso de superlativos, e frases enfáticas poderão ser usadas tão repetidamente que adquirem uma qualidade estereotipada. O ouvinte fica indeciso diante da visão de mundo do paciente. Ele exagera para dramatizar um ponto de vista e não se importa com a lealdade à verdade se uma distorção acompanhar melhor o drama. Com frequência, esses pacientes são atraentes e poderão parecer mais jovens do que sua idade. Em ambos os sexos, existe um forte interesse no estilo e na moda, que imediatamente chamam a atenção para sua aparência física. Nas mulheres, existe uma superdramatização da feminilidade; nos homens, poderá haver afetação ou excessiva masculinidade.

Emocionalidade

Embora o paciente histriônico tenha dificuldade de vivenciar sentimentos profundos de amor e intimidade, sua apresentação superficial é bem diferente. Esse paciente é charmoso e relaciona-se com os outros com aparente afeição, embora suas respostas emocionais sejam instáveis, facilmente alteradas e, às vezes, excessivas. Sua aparente facilidade para estabelecer relações íntimas com rapidez faz com que os outros se sintam velhos amigos, mesmo que ele se sinta, na verdade, desconfortável. Isso fica claro quando uma maior intimidade não acontece depois dos primeiros encontros. Enquanto o paciente obsessivo-compulsivo tenta evitar o contato emocional, o histriônico se esforça constantemente por uma ligação pessoal. Em qualquer relação em que o paciente histriônico se sinta sem contato emocional, ele experimentará sentimentos de rejeição e derrota e, muitas vezes, culpará a outra pessoa, considerando-a chata, fria e não responsiva. Ele reage fortemente ao desapontamento, mostrando uma baixa tolerância à frustração. Em geral, uma falha em induzir respostas simpáticas nos demais leva à depressão ou à raiva, o que poderá ser expresso por crise de birra. Seu charme e sua expressividade verbal criam uma impressão externa de estabilidade e autoconfiança, mas, normalmente, sua autoimagem é de apreensão e insegurança.

Já que é impossível medir a profundidade das emoções da outra pessoa de forma objetiva, essa é uma condição que se conclui a partir da estabilidade, da continuidade e da maturidade dos compromissos emocionais. Uma criança perfeitamente normal, de 8 anos de idade, poderá mudar de "melhores amigos" com certa regularidade. Essa inconstância no adulto sugere um caráter histriônico. As relações com um paciente histriônico poderão ser transitórias e reativas a um evento imediato, desde amar até repudiar alguém, tanto quanto uma criança pode passar do choro ao sorriso em um curto espaço de tempo. Existe uma instabilidade subjacente nas ligações emocionais desse paciente.

Sedução

O paciente histriônico cria a impressão de usar o corpo como um instrumento para expressar amor e ternura, mas essa postura se origina muito mais do desejo de obter aprovação, admiração e proteção do que de um sentimento de intimidade ou desejo sexual genital. A proximidade física substitui a proximidade emocional. O comportamento atraente e sedutor serve muito mais para obter o amor ou a aprovação dos outros do que para dar prazer sexual a si mesmo. Os pacientes histriônicos respondem às outras pessoas do mesmo sexo com antagonismo competitivo, especialmente se o outro for atraente e utilizar os mesmos dispositivos para obter afeição e atenção.

Dependência e desamparo

Como a sociedade ocidental apresenta atitudes diferentes em relação aos padrões manifestos de dependência em homens e mulheres, existem diferenças notáveis entre o comportamento superficial dos pacientes histriônicos homens e mulheres; porém, essas diferenças desaparecem em um nível mais profundo. É mais provável que o histriônico do sexo masculino exiba um comportamento pseudoindependente, que poderá ser reconhecido como defensivo devido às respostas emocionais de medo ou raiva excessivas que acompanham esse comportamento.

Na situação da entrevista, a mulher histriônica se apresenta como desamparada e dependente, confiando nas constantes respostas do entrevistador para guiá-la em cada ação. Ela é possessiva em sua relação com ele e ressente-se com qualquer ameaça competitiva a essa relação de pai-filha. O entrevistador é visto como magicamente onipotente e capaz de resolver todos os seus problemas, de alguma forma misteriosa. Espera-se que ele, como um substituto dos pais (ou de um deles), cuide da paciente, lide com todas as suas preocupações e assuma toda a responsabilidade; como resposta, a obrigação da paciente é entreter e fascinar. Ao trabalhar as soluções para seus problemas, ela age de forma desamparada, como se seus próprios esforços não contassem. Isso leva a problemas de contratransferência importantes no entrevistador, que gosta da oportunidade de começar uma aliança onipotente. As pacientes histriônicas também poderão adotar uma postura especialmente desamparada na presença das suas mães. Com frequência, são consideradas por seus familiares como amáveis, graciosas, ineficientes e "ainda uma criança". A sedução e o pseudodesamparo são usados para manipular as outras pessoas.

Esses pacientes exigem muita atenção dos outros e são incapazes de se entreterem. Por essa razão, o enfado é um constante problema para eles, pois se consideram internamente como estúpidos e sem graça. O estímulo externo é constantemente buscado, e seu comportamento teatral, sedutor, bastante emocional, desamparado e dependente destina-se a envolver sutilmente os outros, de modo que seus contínuos interesses e afeição sejam garantidos. "Não sei o que fazer com meu namorado", exclamou uma paciente histriônica. "É volúvel e não é confiável, mas eu estou confusa porque ele é tão atraente. Diga-me o que fazer; não devo terminar com ele? Você é experiente, conhecedor. Você deve ter a resposta".

O paciente histriônico nega a responsabilidade da condição em que se encontra, queixando-se: "Não sei por que sempre tem que acontecer comigo". Ele acha que todos os seus problemas originam-se de alguma situação impossível da vida. Se essa situação pudesse ser magicamente mudada, ele não teria queixas. Quando as necessidades de dependência não são satisfeitas, esses pacientes tipicamente ficam zangados, exigentes e coercivos. Entretanto, tão logo fique aparente que a técnica para obter cuidado dependente não será bem-sucedida, o paciente a abandona e, de súbito, troca-a por outra abordagem.

Recusa

Nesse importante grupo de traços de caráter, o paciente histriônico novamente parece ser a antítese do caráter rígido obsessivo, mostrando desordem, falta de preocupação com a pontualidade e dificuldade em planejar os detalhes mecânicos da vida. Esse grupo de traços dinamicamente organizados é, muitas vezes, ostentado pelo histriônico de maneira arrogante ou passivo-agressiva.

Enquanto o paciente obsessivo-compulsivo se sente ansioso sem seu relógio, o histriônico prefere não usar um. Ele acredita que haverá um relógio na vitrine de uma joalheria ou no alto de um prédio ou que poderá perguntar as horas a um pedestre.

O controle do tempo durante a sessão é delegado ao entrevistador.

Atividades como manter registros e outras tarefas mundanas são vistas por esse paciente como penosas e desnecessárias. O paciente obsessivo-compulsivo sempre manterá seus talões de cheques em ordem, mas o histriônico não se preocupa em fazer isso porque o banco mantém um registro do dinheiro e irá notificá-lo se ele sacar a descoberto. Para um obsessivo-compulsivo, esse tipo de ocorrência seria uma humilhação vergonhosa.

O pensamento histriônico tem sido descrito como impulsivo, com o paciente contando mais com rápidas intuições e impressões do que com julgamentos críticos, que surgem de convicções sólidas. Com frequência, não está bem-informado sobre políticas ou assuntos mundiais. Seus principais interesses intelectuais estão nas áreas cultural e artística. Normalmente, não persevera no trabalho de rotina, considerando-o sem importância e enfadonho. Quando confrontado com uma tarefa excitante ou inspiradora, em que poderá atrair atenção para si, como um resultado da sua realização, revela capacidade de organização e perseverança. A tarefa poderá ser realizada particularmente bem se exigir imaginação, uma qualidade que poucas vezes é encontrada no caráter obsessivo.

Autoindulgência

A intensa necessidade de amor e admiração desses pacientes cria uma aura de egocentricidade. Os aspectos narcisistas e vaidosos da sua personalidade são manifestados na aparência externa e na quantidade de atenção recebida dos outros. Suas necessidades deverão ser gratificadas de imediato, um traço que dificulta sua capacidade de se planejar financeiramente, porque compra de forma impulsiva. Enquanto o paciente histriônico é extravagante, o obsessivo-compulsivo é parcimonioso.

Sugestibilidade

Tradicionalmente se diz que os pacientes histriônicos são muito sugestionáveis. No entanto, concordamos com Easser e Lesser quando dizem que eles são sugestionáveis apenas na medida em que o entrevistador lhe dá as sugestões certas, ou seja, aquelas que o paciente sutilmente indica que deseja, mas que deseja dividir a responsabilidade com mais alguém.

Problemas sexuais e conjugais

Em geral, o paciente histriônico apresenta a função sexual perturbada, embora exista considerável variação na forma da ocorrência. Na mulher, a frigidez parcial é uma reação para o medo em relação aos próprios sentimentos sexuais. A excitação sexual também interfere no uso do sexo para controlar os outros. Esse medo está refletido nas suas relações hostis e competitivas com mulheres e em seu desejo de obter poder sobre os homens por meio da conquista sedutora. Ela apresenta grande conflito nesses objetivos, com resultante inibição sexual. Outras pacientes são sexualmente responsivas, mas o comportamento sexual é acompanhado de fantasias masoquistas. A promiscuidade não é rara, porque a paciente usa o sexo como uma forma de atrair e de controlar os homens.

O homem amado por uma mulher histriônica é rapidamente dotado dos traços de um pai ideal, todo poderoso, que não lhe fará exigências. Entretanto, ela sempre temerá perdê-lo, como perdeu o pai, e, em consequência, escolherá um homem que poderá manter devido à necessidade de dependência dele. Ela poderá casar com um homem socialmente "inferior" ou com origem cultural, racial ou religiosa diferentes, como uma expressão de hostilidade a seu pai e como uma defesa contra suas lutas edípicas. Dessa forma, substitui o tabu do incesto por um tabu social. O grupo que casa com homens mais velhos também atua as suas fantasias edípicas, mas apresenta uma necessidade maior de evitar o sexo. Outro mecanismo dinâmico que, muitas vezes, influencia a escolha de um companheiro é a defesa contra o medo da castração, expresso pela escolha de um homem que é simbolicamente mais fraco do que a paciente.

O paciente histriônico do sexo masculino também apresenta distúrbios da função sexual. Dentre eles, citamos a impotência e o de donjuanismo. Com frequência, em cada um desses existe uma intensa relação neurótica com a mãe. Como as pacientes, eles não foram capazes de resolver seus conflitos edípicos.

Frequentemente observamos que o paciente histriônico e o obsessivo-compulsivo se casam um com o outro, buscando no parceiro o que não têm. O histriônico oferece a expressividade emocional; o obsessivo-compulsivo, o controle e as regras. Tipicamente, o parceiro da paciente histriônica é o paciente obsessivo, com fortes tendências passivo-dependentes. Estes últimos traços não são reconhecidos pela outra parte, em especial pela paciente histriônica, que o vê como um egoísta, tirano, controlador que deseja mantê-la prisioneira. Em geral, existe algum grau de validade nessa percepção, porque o parceiro a vê como um símbolo de *status* por causa de sua atratividade, de seu comportamento sedutor e de sua atração por outros homens. Inconscientemente, ele a vê mais como uma mãe ideal que gratificará tanto suas necessidades sexuais quanto as de dependência, enquanto permanece passivo. A relação poderá ser tempestuosa, levando logo ao desapontamento mútuo. Os conflitos interpessoais têm um padrão característico: a mulher fica com raiva pelo desinteresse frio, pela parcimônia e pelas atitudes controladoras do seu parceiro. Ele fica irritado com o comportamento demandante dela, a extravagância e a recusa em submeter-se ao seu domínio. Em suas discussões, ele tentará cativá-la pela intelectualização e apelará para a lógica racional. Ela poderá, inicialmente, ficar atraída pelo seu debate, mas logo se tornará emocional, exibindo sua raiva ou seus sentimentos de mágoa e rejeição. O parceiro se retrairá, desnorteado e frustrado, ou estourará com uma reação de raiva. Ambas as partes competem pelo papel de "criança muito amada". Em virtude de ter escolhido um homem que não a desejará como mulher e uma parceira igual, ela não tem opção, exceto alternar entre ser sua mãe e sua filha.

Normalmente, a paciente relata que sua vida sexual deteriorou depois do casamento, com perda do desejo por seu marido, com frigidez ou com um caso extraconjugal. O relacionamento com o marido levará à desilusão no momento em que descobrir que ele não é o homem ideal com quem havia sonhado. Em sua frustração e depressão, ela se refugiará em fantasias românticas. Frequentemente, isso leva ao medo da infidelidade impulsiva, que, se ocorrer, complicará ainda mais sua vida pelo acréscimo da culpa e da depressão. O flerte e o charme sedutor são tentativas reparadoras que falham em melhorar sua autoestima, levando a um desapontamento adicional. Padrões similares ocorrem com o paciente histriônico, que fica desiludido com sua parceira e desenvolve impotência ou procura parceiras novas e mais excitantes.

Sintomas somáticos

Em geral, as queixas somáticas, envolvendo múltiplos sistemas orgânicos, começam na adolescência do paciente e continuam por toda a vida. Os sintomas são dramaticamente descritos e incluem dor de cabeça, dor nas costas, sintomas conversivos e, nas mulheres, dor pélvica e distúrbios menstruais. Nos pacientes com uma patologia do ego mais grave, poderá haver hospitalizações e cirurgias frequentes; procedimentos ginecológicos são comuns nas mulheres. É raro essas pacientes se sentirem fisicamente bem por um período sustentado. A dor é de longe o sintoma mais comum e, com frequência, envolve um pedido de ajuda.

Os pacientes histriônicos masculinos também poderão queixar-se de dor de cabeça, de dor nas costas, de distúrbios gastrointestinais e de outros sintomas somáticos. Com frequência, fantasiam ter um distúrbio que está além da compreensão dos médicos comuns. Muitas vezes, lançam mão de remédios herbáceos e de práticas de medicina alternativa, na crença de que suas angústias físicas somente responderão a um tratamento não convencional ou exótico.

Mecanismos de defesa

Os mecanismos de defesa utilizados pelo paciente histriônico são menos fixos ou estáveis do que aqueles empregados pelo obsessivo-compulsivo. Eles mudam em resposta às sugestões sociais, o que parcialmente explica a diferença da impressão diagnóstica entre os diversos profissionais em saúde mental que observam o mesmo paciente. Os traços do caráter e os sintomas histriônicos fornecem mais ganhos secundários do que outros padrões defensivos. A atitude irônica, que tipicamente caracteriza as reações médicas e sociais a esse grupo de pessoas, está relacionada ao fato de que os ganhos secundários e a atenção especial recebidos não são apenas grandes, mas também transparentes para todos, exceto para o paciente. As defesas histriônicas bem-sucedidas, diferentemente da maioria dos sintomas neuróticos, não estão, em si, relacionadas de forma direta à dor e, por isso, podem oferecer grande alívio da dor mental. Entretanto, a ausência de gratificação madura, a solidão e a depressão desenvolvem-se como resultado da inibição do paciente. No caso dos sintomas conversivos, a perda secundária está refletida no aspecto doloroso e autopunitivo do sintoma.

Repressão

Os sintomas histriônicos defendem o ego do redespertar da sexualidade reprimida. Embora a repressão seja uma defesa básica em todos os pacientes, ela é frequentemente encontrada em forma pura no paciente histriônico. Lacunas na memória, amnésia histriônica e falta de sensação sexual são manifestações clínicas de repressão. Em termos do desenvolvimento, as sensações eróticas e a raiva competitiva das situações edípicas positivas e negativas são manejadas por meio desse mecanismo. Quando a repressão falha no controle da ansiedade, outros mecanismos de defesa são utilizados. Qualquer resolução terapêutica de outras defesas histriônicas estará incompleta até que a repressão inicial seja aceita pelo paciente.

Devaneio e fantasia

O devaneio e a fantasia são atividades mentais normais que desempenham um importante papel na vida emocional de todas as pessoas. O pensamento racional é predominantemente organizado e lógico e prepara o organismo para a ação com base no princípio da realidade. O devaneio, por sua vez, é a continuação do pensamento infantil e está baseado nos processos primitivos e mágicos de realização dos desejos que seguem o princípio do prazer.

O devaneio é particularmente acentuado na vida emocional do paciente histriônico. O conteúdo gira em torno do recebimento de amor ou atenção, enquanto as fantasias do paciente obsessivo-compulsivo, em geral, envolvem respeito, poder e agressão. O devaneio e seus traços derivados característicos servem de função defensiva. O paciente histriônico prefere a gratificação simbólica fornecida pela fantasia à gratificação disponível na vida real, porque esta estimula a ansiedade edípica. O papel central do conflito edípico, na gênese da personalidade histriônica com melhor funcionamento é discutido mais adiante, neste capítulo, no subtítulo "Psicodinâmica do Desenvolvimento".

A maioria dos pacientes considera esse aspecto da sua vida mental especialmente privado, sendo raro que o revelem nas primeiras entrevistas. O paciente histriônico não é exceção no que diz respeito à exposição consciente das suas fantasias. Entretanto, o conteúdo de seus devaneios é revelado de forma indireta. Suas fantasias infantis são projetadas no mundo exterior pelo comportamento dramático. As pessoas emocionalmente significativas em sua vida estão envolvidas como participantes. (Esses fenômenos são onipresentes, entretanto, e também poderão ser observados nos pacientes obsessivo-compulsivos, narcisistas, paranoides e masoquistas.) Quando o indivíduo histriônico é bem-sucedido, essas pessoas interagem com ele de modo que seu mundo real corresponde ao devaneio, sendo o paciente a personagem central no drama. A autodramatização e o devaneio exagerado defendem-no contra os perigos imaginados, associados ao envolvimento maduro no mundo adulto. Ao mesmo tempo, o paciente assegura-se de que suas necessidades narcisísticas e orais serão satisfeitas. Por meio da atuação dos devaneios, o paciente reduz a solidão do mundo da fantasia e, ainda, evita a ansiedade e a culpa edípicas associadas ao comportamento adulto maduro. A reação dissociativa é um exemplo extremo desse processo.

A representação errada ou a mentira também o defendem contra o envolvimento real no mundo, por meio da tentativa de substituí-lo pelo mundo da fantasia. As falsidades elaboradas frequentemente contêm elementos factuais que apresentam significado psicológico em termos do passado e que revelam o desejo edípico e a defesa.

> Uma jovem mulher frequentemente exagerava ou confabulava suas experiências acerca das suas atividades culturais e artísticas. Ela transmitia uma sensação de júbilo ao lembrar essas histórias. Começava a acreditar na própria história quando a contava inúmeras vezes. Na tentativa de transformar seu devaneio em realidade, realidade e fantasia ficavam entrelaçadas. Analisando essas histórias, foi revelado que o pai da paciente era um patrono das artes e que o seu mais frequente e intenso contato com ele, na infância, envolvera discussões sobre música e arte. Atuando no papel da mãe, simulava conhecer e compreender para melhor agradá-lo. As confabulações atuais simbolizavam experiências passadas de intimidade com o pai, enquanto a repressão e a negação bloqueavam sua consciência dos sentimentos eróticos. Essa alegria era o resíduo afetivo que escapava para a consciência e representava o sentimento de harmonia mágica que ela havia tido com o pai. Nos devaneios, a paciente simbolicamente derrotava sua mãe ao compartilhar os interesses do pai em um grau maior do que o dela. Ao mesmo tempo, evitava a competição real com a mãe.

Quando o entrevistador tentar desafiar essas confabulações, a paciente se apegará indignadamente à distorção e até mesmo confabulará mais para escapar da revelação. Intensas reações emocionais de culpa, medo ou raiva poderão ocorrer quando a mentira for finalmente admitida. A natureza da resposta emocional dirá ao entrevistador como ela vivenciou a confrontação. Nesse exemplo, as respostas de culpa ou de medo revelariam a expectativa da paciente de punição, enquanto uma resposta de raiva indicaria que estava furiosa pela ideia de ter de desistir da sua relação fantasiosa com o pai ou pela possibilidade de humilhação narcisística por ser descoberta.

O devaneio assume maior importância psíquica durante a fase edípica do desenvolvimento e poderá estar associado à atividade masturbatória. Em virtude de os pacientes histriônicos geralmente serem oriundos de famílias em que a atividade sexual está associada à grande ansiedade, não é surpresa que eles com frequência lembrem das proibições maternais reais ou imaginárias contra a masturbação durante a infância. A criança, tentando controlar suas tentações masturbatórias, utiliza o devaneio como uma forma substituta de obter autoestimulação prazerosa. Na fase edípica, a sexualidade da criança está focada no desejo erótico em relação aos pais. Esse desejo não pode ser diretamente gratificado e é deslocado para a atividade masturbatória. Por isso, as fantasias que acompanham ou substituem a masturbação oferecem uma gratificação simbólica dos seus desejos edípicos. Em outras situações, os pais são exibicionistas e sedutores por si só, superestimulando o filho. Dependendo da cultura, esse comportamento poderá levar à precocidade sexual, desse modo incorrendo nas reações negativas dos colegas ou outras figuras de autoridade.

Emocionalidade como uma defesa

O paciente histriônico utiliza uma intensa emocionalidade como defesa contra os sentimentos inconscientes assustadores. A sedução e a afeição superficial com o sexo oposto permitem a evitação de sentimentos mais profundos de intimidade, com consequente vulnerabilidade à rejeição. As explosões afetivas poderão servir como uma proteção contra os sentimentos sexuais ou contra o medo da rejeição. Essas exibições emocionais dramáticas também estão relacionadas à identificação com um dos pais agressivo. Fingir e desempenhar um papel precavê contra os perigos inerentes da participação real na vida. Isso explica o rápido desenvolvimento da transferência, bem como a pseudointensidade e a brevidade das relações que esses pacientes desenvolvem. Esse mecanismo também leva à autodramatização e à emocionalidade instável que são prontamente observadas. Mecanismos similares estão envolvidos entre parceiros homossexuais quando um ou ambos apresentam traços histriônicos acentuados.

Identificação

A identificação desempenha um relevante papel no desenvolvimento dos sintomas e dos traços do caráter histriônico. Primeiro, o paciente histriônico poderá identificar-se com o genitor do mesmo sexo ou com um representante simbólico, em uma tentativa ansiosa de derrotar esse genitor na luta competitiva pelo amor do genitor do sexo oposto. Ao mesmo tempo, essa identificação também mantém a relação da criança com o genitor do mesmo sexo. Um exemplo de identificação com um representante simbólico é o homem que desenvolveu sintomas conversivos cardíacos depois de ver um homem da sua própria idade sofrer um ataque cardíaco. Embora essa pessoa fosse um completo estranho, o paciente imaginou que o ataque havia ocorrido porque o homem estava se empenhando muito em seu trabalho. O pai do paciente também havia sucumbido a um ataque cardíaco quando jovem, e ele se identificou com o pai e temeu a punição pela morte em virtude de seus desejos edípicos competitivos. Inconscientemente, o paciente fez essa equação quando sua mãe lhe explicou: "Seu pai morreu porque se empenhou agressivamente. Ele era muito competitivo".

Segundo, o histriônico poderá identificar-se com o genitor muito desejado do sexo oposto ou seu representante simbólico. Isso ocorre quando o paciente percebe menos chance de sucesso na competição edípica. Embora, na superfície, o paciente desista do genitor de sexo oposto, inconscientemente, mantém a ligação por meio de identificação. Nesses dois casos, o representante simbólico do genitor poderia ser um irmão mais velho.

O terceiro tipo de identificação está baseado na rivalidade competitiva e na inveja. Aqui, a importância da outra pessoa, para o paciente, está no fato de alguma experiência na vida dessa pessoa estimular-lhe o sentimento da inveja. Um exemplo comum ocorre em qualquer concerto de *rock*. Uma jovem grita estasiadamente, e logo várias outras a imitarão. Inconscientemente, elas buscam a gratificação sexual simbolizada pelo comportamento da outra, além de atrair a atenção.

A identificação é um mecanismo tão importante quanto a conversão na produção da dor histriônica. A identificação pela dor inclui componentes pré-edípicos e edípicos. A dor fornece a gratificação simbólica do desejo edípico, bem como o comprometimento da funcionalidade saudável e a punição para os sentimentos associados de culpa.

A identificação é um mecanismo complexo utilizado por todas as pessoas. Embora muitas possam identificar-se predominantemente com um dos genitores, sempre haverá identificações parciais com o outro genitor, bem como com outras figuras significativas. No adulto maduro, essas identificações parciais estão fundidas, mas, no paciente histriônico, isso não ocorre. Essa ausência de fusão é especialmente importante para a compreensão do paciente histriônico. Por meio de um tratamento bem-sucedido, as identificações parciais do paciente fundem-se, formando uma nova autoimagem.

Somatização e conversão

Frequentemente, os pacientes histriônicos expressam impulsos e afetos reprimidos por meio dos sintomas somáticos. A conversão não é simplesmente uma expressão somática do afeto, mas também uma representação específica das fantasias que podem ser traduzidas da sua linguagem somática para sua linguagem simbólica. Os sintomas conversivos, entretanto, não estão limitados aos pacientes histriônicos, como antes se pensava, mas podem ocorrer em todos os tipos de pacientes, inclusive nos indivíduos *borderline* e narcisistas.

O processo de conversão, embora não totalmente compreendido, tem sua origem no início da vida e é influenciado pelos fatores constitucionais e pelo ambiente. A etapa fundamental nesse mecanismo pode ser resumidamente explicada da seguinte forma: o pensamento representa uma ação experimental e, depois, uma ação abortiva. Para a criança pequena, agir, sentir, pensar e falar estão entrelaçados. Gradualmente, com o desenvolvimento, eles se tornam distintos, e o pensar e falar – comunicação em símbolos – separam-se do sentir e do agir. Entretanto, o potencial para expressar os pensamentos e as fantasias pela ação persiste e é redespertado na conversão. No início, o pensamento é a fala mental acompanhada do comportamento comunicativo. Gradualmente, existe uma relação menos fixa entre o pensamento e a atividade motora relacionada. Assim,

a criança aprende que seu comportamento e seus pensamentos têm significados simbólicos, bem como concretos. Quando as ações da criança são proibidas ou recompensadas pelos pais, elas equiparam isso à proibição ou à recompensa pelos pensamentos e sentimentos relacionados. Portanto, as inibições da ação que resultam da restrição parental normalmente estão associadas à repressão do pensamento e dos sentimentos que a acompanham. No bebê, a expressão do afeto é diretamente acompanhada pela descarga motora, sensorial e autonômica. Uma vez que as proibições parentais envolvem os sentimentos sexuais e agressivos da criança, são os conflitos sobre a expressão desses impulsos que são manejados por meio do processo de conversão.

Mais tarde, a repressão parcial leva à separação, de forma que o afeto poderá permanecer reprimido, mas a descarga motora, sensorial ou autonômica poderá irromper. O termo *sintoma conversivo* refere-se ao mau funcionamento seletivo do sistema nervoso motor e sensorial, enquanto a descarga anormal autonômica persistente é chamada de *somatização*. A deficiência tem características de inibição, bem como de descarga patológica, e a relativa proporção varia de acordo com os diferentes sintomas. Por exemplo, a paralisia conversiva reflete um grau maior de inibição, e a "convulsão histérica" manifesta uma grande descarga do impulso não aceitável. O rubor demonstra tanto a inibição quanto a liberação pelo sistema nervoso autônomo.

Muitas vezes, o órgão afetado é um substituto inconsciente do genital. Por exemplo, uma mulher desenvolveu cegueira histérica quando exposta à tentação de um caso extraconjugal. Durante o curso do tratamento, revelou que, quando criança, fora pega observando as atividades sexuais dos pais. Seguiu-se uma confrontação traumática, com a resultante repressão da memória visual e do desejo sexual associado, pela paciente. Para ela, a percepção visual e a excitação genital eram equiparadas, sendo que o sintoma conversivo serviu como um compromisso simbólico para a gratificação sexual e a punição por esse prazer proibido.

Em outro exemplo, a excitação sexual é reprimida, mas a descarga cardiorrespiratória que a acompanha irrompe na consciência ou uma sensação de coceira afeta a área genital. A natureza prolongada desses sintomas é explicada pelo fato de um meio vicário de descarga possuir um valor limitado em contraste com uma expressão mais direta.

A escolha particular dos sintomas pelo paciente é influenciada por muitos fatores, incluindo determinantes físicas e psicológicas. Os fatores físicos envolvem as predisposições orgânicas ou o efeito direto da doença ou do dano em determinado sistema orgânico. Os fatores psicológicos que influenciam a escolha do órgão incluem eventos históricos, o significado simbólico geral do órgão afetado e o significado particular que ele tem para o paciente em virtude de algum episódio traumático ou da identificação com pessoas que apresentaram um sintoma físico relacionado. Os sintomas conversivos tendem a refletir a noção do paciente sobre a doença. Por isso, os sintomas gerais são mais comuns em indivíduos com menos sofisticação médica. Os pacientes que atuam na área da saúde poderão simular síndromes complexas, como o lupus eritematoso, com base na conversão. A conversão opera em variados graus de eficácia na ligação da ansiedade do paciente, o que explica as opiniões controversas em relação à clássica *la belle indifférence* ou aparente falta de preocupação. Na nossa experiência, essa atitude é relativamente rara, porque, em geral, a depressão e a ansiedade rompem a defesa. A exceção seria o paciente com uma reação de conversão geral, e, mesmo assim, a depressão aparece logo. *La belle indifférence* poderá ser vista com aquelas queixas somáticas menores, que fazem parte da estrutura caracterológica do histriônico, ou nas pessoas com estrutura primitiva de caráter, para quem o ganho secundário do cuidado dependente é de grande importância.

Regressão

O paciente histriônico apresenta uma regressão seletiva pela qual abandona a adaptação adulta em favor do período da infância durante o qual suas inibições foram estabelecidas. Os conflitos de suas experiências emocionais fazem com que ele trate certos aspectos do seu corpo e suas sensações como estranhos ao ego. A regressão seletiva dos conflitos da sexualidade genital poderá levar a um nível de adaptação oral ou anal, embora o mesmo conflito possa ser expresso no sintoma regressivo. As características da incorporação primitiva são comuns, conforme são exibidas pelo acentuado papel de identificação no paciente histriônico. Isso pode ser claramente observado na paciente portadora de *globus histericus*, que possui um desejo inconsciente de praticar a felação. À medida que o tratamento evolui, o aspecto incorporativo pré-genital fica claro nas associações da paciente com um pênis, na sua fantasia de impregnação oral por seu pai – e, finalmente, com o peito da mãe. O comportamento regressivo é particularmente comum quando o paciente é confrontado pelas figuras de grande autoridade do mesmo sexo.

Em outro exemplo, a paciente começou a terceira sessão dizendo: "Tive um sonho a noite passada, mas não posso falar sobre ele". Essa declaração foi seguida de um prolongado silêncio. Ela permaneceu quieta, e o entrevistador, respondendo à reserva e à postura de "menina" de enrolar o cabelo, comentou: "Acho que você está me provocando". "Meu pai sempre caçoava de mim. Acho que quero fazer isso com você", respondeu a paciente, mudando a postura e a atitude, adquirindo uma postura adulta. Essa paciente ilustrou, por meio de sua postura e de seu comportamento infantis, uma ligação regressiva e dramática entre o corpo e a mente.

Negação e isolamento

Os pacientes histriônicos negam a consciência do significado do seu próprio comportamento e do dos outros. Essa falta de consciência é maior nas áreas do comportamento sedutor e manipulador e do ganho secundário associado com seus sintomas. Eles também negam seus pontos fortes e suas habilidades, contribuindo ainda mais para a fachada de desamparados. Esses pacientes também negam as emoções dolorosas com o resultante desenvolvimento do isolamento como uma defesa contra a depressão, e se isso não for bem-sucedido, lançam mão da distorção e da má representação para escapar do confronto com suas tristezas.

Externalização

A *externalização*, evitação da responsabilidade por seu próprio comportamento, está intimamente relacionada à negação. O paciente acha que suas próprias ações não são importantes e vê tanto o sucesso quanto o sofrimento como sendo causados por outras pessoas da sua vida.

Psicodinâmica do desenvolvimento

Os padrões de desenvolvimento dos pacientes histriônicos são menos consistentes do que aqueles dos obsessivo-compulsivos.

Uma característica comum é aquela do paciente que ocupa uma posição especial na família, talvez o papel prolongado de um "bebê", como às vezes acontece com o filho mais novo. Frequentemente são descritas doenças físicas que levam à indulgência especial, e muitas vezes outro membro da família sofreu uma enfermidade, que ofereceu ao paciente a oportunidade de observar e invejar o privilégio concedido ao doente.

Quando entra nas lutas infantis com os pais sobre dormir, comer e conter-se, a futura paciente histriônica descobre que chorar e fazer cenas dramáticas permite que ela faça o que deseja. Sua mãe cede, embora com algum aborrecimento. Quanto ao seu pai, é possível que ele se retire, frequentemente criticando o comportamento da mãe e às vezes intervindo até mesmo com mais indulgência "porque a pobre criança está tão aborrecida". Ela logo toma consciência do conflito entre os pais e aprende a jogar um contra o outro. Esse padrão interage com o desenvolvimento normal da consciência, à medida que ela aprende a escapar da punição demonstrando que está muito sentida ou que "se sente mal". A mãe responde não fazendo qualquer tentativa de punição ou não impondo punição. A criança escapa das consequências do mau comportamento e é deixada com sentimentos não resolvidos de culpa, como resultante da evitação da punição.

A típica mãe de uma paciente histriônica é competitiva, fria e muito argumentativa ou sutilmente rancorosa. De modo inconsciente, ressente-se por ser uma mulher e inveja o papel masculino. A superproteção e a superindulgência em relação à filha compensam a sua inabilidade de dar amor real. Sua afeição mais carinhosa é expressa quando a criança fica deprimida, doente ou aborrecida, o que ajuda a estabelecer a depressão, a doença física e o mau humor como formas de obter cuidado dependente. A necessidade da paciente de manter uma relação de dependência com sua mãe dificulta a sua maturidade. Ela falha em desenvolver um ideal de ego internalizado, como está clinicamente evidenciado pela necessidade contínua do paciente histriônico da aprovação dos outros para manter sua autoestima.

Nas famílias em que privilégios especiais e *status* ainda são destinados aos homens, a menina fica sensível a esse preconceito sexista. A paciente histriônica reage com inveja competitiva que poderá ser expressa pelo comportamento de castração simbólica, por uma imitação expressa por meio de uma "moleca" ou pela competição direta com os homens, ao mesmo tempo que preserva sua identidade feminina. O padrão moleca é mais comum quando irmãos mais velhos são um modelo prontamente disponível. A paciente poderá imitar sua mãe durante a infância, mas, no início da adolescência, suas relações serão marcadas pela disputa aberta. Nessa época, ela não gosta nem admira a mãe tanto quanto o pai, e isso também aumenta sua identificação com os homens.

Uma vez que é incapaz de obter adequada afeição nutriente da mãe, a paciente histriônico se volta para o pai como um substituto. Com muita frequência, ele é muito charmoso, sensível, sedutor e controlador. O alcoolismo brando e outras tendências sociopatas são comuns. Normalmente, durante os primeiros 3 ou 4 anos de vida, ela e o pai estão muito próximos um do outro. Se ele se sentir rejeitado pela esposa fria e competitiva, irá se voltar para a filha como uma fonte de gratificação segura e conveniente para sua falha na autoestima masculina. Por isso, recompensa e enfatiza a emocionalidade e o charme da filha. Durante o período de latência dela, ele fica enormemente desconfortável com a sua feminilidade e poderá encorajar seu comportamento moleque. Assim que ela ficar mais velha, considerará o pai um homem difícil de agradar, porque é manipulado com facilidade em uma ocasião, mas pode, caprichosamente, dominá-la em outra. Na puberdade, os aspectos eróticos e românticos de sua relação são negados tanto pelo pai como pela filha, porque ambos estão ameaçados por seus sentimentos incestuosos.

As rejeições transitórias que sofre do pai faz com que a paciente sinta que não tem ninguém, uma vez que já se sente alienada da mãe. Ela poderá expressar sua raiva com explosões emocionais e com um comportamento demandante ou poderá intensificar seus esforços sedutores e manipuladores. A autodramatização, a hiperemocionalidade, a submissão simulada, a sedução e a doença física servem para restabelecer o controle na sua relação com o pai. Ela reluta em abrir mão de sua ligação com ele, e, consequentemente, toda sexualidade é inibida. Suas fantasias edípicas a tornam incapaz de vivenciar desejos sexuais por outro homem.

Na puberdade, à medida que sua sexualidade se manifesta, começam os problemas. O pai se afasta dela, às vezes tendo uma amante, mas ao mesmo tempo a resguarda, de forma ciumenta, dos jovens pretendentes. A garota sente que deverá inibir sua sexualidade e permanecer uma garotinha para manter o amor do papai e, ao mesmo tempo, precaver-se contra os impulsos ameaçadores e excitantes. Na paciente mais saudável, a defesa contra o conflito edípico é o fator mais significativo. O medo da retaliação materna por seu sucesso com o pai e o medo do envolvimento incestuoso levam a regressão para um nível mais infantil de funcionalidade. A paciente menos saudável, com conflitos mais acentuados no nível oral, vê o pai mais como um substituto materno.

Existem padrões variantes do desenvolvimento histriônico em que a filha tem um maior grau de dependência excessiva da mãe, bem como do pai, que é mais indiferente e menos sedutor. Na puberdade, a mãe exerce uma tremenda concorrência para manter a filha dependente dela e, assim, derrota a criança na luta pelo amor do pai. Essas meninas inibem seus traços de caráter histriônico básicos, e essa organização da personalidade poderá emergir somente mais tarde na vida ou durante o curso da psicoterapia.

Em algumas pacientes, a mãe verdadeira está ausente, e a carência maternal poderá originar-se de uma mãe adotiva que não consegue oferecer proximidade. A criança aprende a simular emocionalidade. O pai, embora errático, muitas vezes proporciona à criança uma experiência genuína que lhe oferece a oportunidade de maior desenvolvimento.

No início do período da adolescência, a paciente histriônica não tão bem-integrada tem relações insatisfatórias com as outras meninas, sobretudo com as atraentes. É muito ciumenta e competitiva com as colegas para ser aceita. Não se sente confortável com sua feminilidade adolescente e tem medo do envolvimento sexual. Por isso, só tem relações platônicas com os meninos. No colégio, todos a conhecem, mas, normalmente, não é popular. Em geral, é vaidosa e preocupada com a aparência. Meninas menos atraentes têm menor probabilidade de desenvolver padrões histriônicos por não poderem usá-los com a mesma eficiência. A mulher histriônica prefere amigas menos atraentes e masoquistas – uma combinação que oferece gratificação neurótica mútua. Conforme a evolução ocorre, ao longo da adolescência, ela muda sua atenção para os homens, mas classicamente os supervaloriza e seleciona aqueles que, de alguma forma, são inatingíveis. O desapontamento, a frustração e a desilusão são inevitáveis, e ela reage com depressão e ansiedade.

No caso do homem histriônico, a situação é um pouco diferente. Existe uma forte identificação com a mãe, que, obviamente, foi a figura mais poderosa na família. Tipicamente, ela apresentava muitos traços histriônicos, enquanto o pai tinha a tendência de ser mais retraído e passivo, evitando discussões e tentando manter a paz a qualquer preço. Muitas vezes, o pai expressava sua própria agressão inibida sendo hipercrítico e muito controlador com o filho. Às vezes, era relativamente ausente em casa ou não se interessava pelo filho ou, talvez, fosse bastante competitivo em relação a este. Em qualquer situação, o menino teme a castração como retaliação por sua luta edípica. Na adolescência, sua autoconfiança é menos masculina do que a dos outros meninos e teme a competição física. Seus sentimentos de força masculina foram adquiridos pela identificação com a força pessoal da mãe, consequentemente, sendo sua manifestação mais provável nas buscas intelectuais do que nas físicas. A falta da figura paterna forte com quem possa identificar-se leva à falha do desenvolvimento do superego e a um ideal de ego inadequado. Quando essa restrição da sexualidade edípica continua na adolescência, desenvolve-se predisposição para a homossexualidade. A escolha do objeto homossexual possivelmente representa um *continuum*, com os fatores biológicos e constitucionais como determinantes em uma das extremidades. Na outra extremidade desse *continuum*, entretanto, estão os fatores ambientais, como aqueles já descritos, os quais possivelmente são cruciais na determinação das preferências pelo mesmo sexo. Dessa forma, o menino, em sua busca pelo amor e pela afeição do pai, adota técnicas utilizadas pela mãe para ganhar a admiração, a atenção e a afeição dos homens. Quanto mais fraco, desinteressado ou ausente o pai, mais excessivamente afeminado o menino ficará.

Diagnóstico diferencial

Uma característica diferenciadora dos pacientes histriônicos é a ênfase que colocam em sua personalidade, em sua maneira de interagir e de vestir-se para transmitir os sinais sexuais. Isso equivale a um tipo de autodramatização por meio da sexualidade. Frequentemente, os histriônicos parecerão exagerar os símbolos de gênero da sua cultura social. Em homens e mulheres, isso poderá ser feito de duas formas distintas, mas com um tema comum subjacente: o realce dramático dos estereótipos sexuais. Nos homens histriônicos, uma dessas formas é a hipermasculinidade do tipo "machão". Isso contrasta com o tipo afeminado do "decorador de interiores". Na mulher histriônica, uma forma é a hiperfeminilidade da "anfitriã charmosa", que contrasta com o tipo masculino da "executiva diretora de conselho".

O narcisista fálico poderá facilmente ser confundido com o histriônico:

> Em sua primeira entrevista, um paciente exclamou: "Eu simplesmente voei para cá a 80 milhas por hora na minha nova moto de marca, uma Harley-Davidson, deixando, é claro, todos aqueles otários em seus pequenos carros patéticos na poeira". Esse homem de meia-idade entrou no consultório vestido com couro preto. Prosseguiu depositando o maravilhoso capacete preto no chão, dizendo: "Isso pareceu uma autêntica entrada wagneriana para o meu tratamento psiquiátrico, o poder da minha moto, minha óbvia superioridade sobre todos."
>
> À primeira vista, essa apresentação clínica do paciente pareceu histriônica – dramática, exibicionista e hipermasculina. No entanto, o diagnóstico verdadeiro – narcisismo fálico – ficou evidente em seu desejo de dominar e de se sentir superior a todos, combinado com um desejo sádico de triturar seus "inferiores" na poeira. Ele queria ser muito mais temido do que amado, e o exibicionismo estava direcionado a esse objetivo. Além disso, esse comportamento não estava pessoalmente focado em determinada pessoa ou grupo. Seus alvos eram randomicamente escolhidos, e seu comportamento, anônimo.

O diagnóstico diferencial do paciente histriônico poderá ser difícil conforme esse exemplo demonstra. Não apenas existe, inicialmente, desacordos entre os profissionais sobre se determinado paciente é histriônico, mas o entrevistador também pode mudar seu próprio diagnóstico em ocasiões diferentes devido a alterações no paradigma transferência/contratransferência. Um exemplo poderia ser a jovem paciente histriônica que é hospitalizada por ameaças suicidas. Ela usa dramaticamente sinais de sedução do gênero, dependência e um comportamento infantil de "menininha", o que poderá dividir a equipe médica junto com as linhas de gênero contratransferenciais. Os profissionais do sexo masculino poderão achá-la simpática e "histriônica", enquanto as do sexo feminino poderão não gostar dela e considerá-la "borderline".

O diferencial mais importante do paciente histriônico é o do paciente borderline de nível mais alto. Ambos os tipos poderão ser manipuladores e demandantes. É possível que o histriônico comece o encontro clínico com charme e bajulação, e que o borderline mais facilmente lance mão de ameaças. Se o charme não surtir efeito, o histriônico também poderá ter explosões temperamentais e usar as ameaças para tentar manipular a pessoa que procura controlar. Ambos os tipos de pacientes poderão achar um abandono real ou fictício uma ameaça; além disso, ambos almejam ser o centro das atenções.

Com frequência, a interação histriônica com as outras pessoas é caracterizada pelo comportamento sexual inadequado ou por outro comportamento provocante.

Isso poderá ser confundido com a impulsividade *borderline*, que envolve, pelo menos, dois comportamentos que são potencialmente autodestrutivos (p. ex., gastos excessivos, relações sexuais promíscuas, direção perigosa, comer compulsivo). Os pacientes histriônicos poderão ser compradores impulsivos até o ponto que se aproxima de um surto de compras. A diferenciação desses com o gastador exagerado hipomaníaco exige o conhecimento dos pensamentos do paciente e das experiências afetivas. O paciente hipomaníaco está em um estado de humor alegre e acredita que poderá se dar ao luxo de ter qualquer coisa que desejar. Ele perdeu o contato com a realidade. Em contraste, o histriônico fica mais facilmente deprimido ou com raiva da esposa, e seus gastos são acompanhados do desejo de, logo, se sentir melhor. O entrevistador pergunta: "O que você estava sentindo quando foi fazer uma farra no *shopping*, e o que sentia antes de ter decidido ir ao *shopping*?".

Embora ambos os pacientes, o histriônico e o *borderline*, estejam sujeitos à instabilidade afetiva ou à labilidade emocional, o *borderline* é mais negativo e oscila mais entre o medo e a raiva do que entre o amor e a raiva. O histriônico permanece conectado às demais pessoas significativas e não tem os sentimentos de vazio que caracterizam os pacientes *borderline*.

Em todas as probabilidades, os pacientes histriônicos de mais baixo e os *borderline* de mais alto funcionamento representam grande parte do mesmo grupo. A diferenciação é melhor entendida quando o paciente está funcionando no seu mais alto nível do que no seu nível mais baixo. O nível de organização psicológica é a variável crucial. Em todos os transtornos da personalidade, existe uma dimensão de relativa saúde *versus* relativa doença, uma medida quantitativa. No paciente *borderline* existe uma fronteira qualitativa que, quando rompida, é de enorme gravidade clínica e indica o diagnóstico por meio do comportamento autodestrutivo inexorável e "fora de controle", que não é típico do histriônico médio, menos perturbado.

O segundo diagnóstico mais difícil é relativo ao paciente narcisista. Assim como o narcisista, o histriônico deseja admiração excessiva e acredita que é especial e único e que só poderá ser entendido por outras pessoas especiais ou glamourosas. O histriônico também possui um senso de merecimento especial, poderá ter inveja dos outros e, em momentos de estresse, exibir comportamentos e atitudes arrogantes. Ambos os tipos de pacientes poderão ter fantasias românticas, mas o narcisista está mais preocupado com o poder e a admiração do que com o amor. O paciente narcisista não consegue se apaixonar, o que é um elemento-chave diagnóstico. Ele possui um senso de grandiosidade maior de si próprio, que poderá ser confundido com as fantasias do histriônico de ter nascido em berço de ouro. Muitos pacientes histriônicos apresentam características narcisistas relevantes. Porém, o histriônico é mais apegado às pessoas significativas do que o narcisista, sendo capaz de se apaixonar e de se interessar pelos sentimentos dos outros. Ele gosta das pessoas que gostam dele. O narcisista não apresenta remorso ao rejeitar aquelas pessoas que gostam dele, caso não reconheçam seu status especial.

Finalmente, existe um tipo de personalidade "hipomaníaca" que poderá ser confundida com o paciente histriônico. Esses indivíduos poderão ser carismáticos, constantemente "ligados", e viver em um mundo de afeto intenso. São mais vívidos do que a vida, nunca são discretos, podendo ser muito charmosos e carismáticos, embora sejam fatigantes com seu entusiasmo inexorável, energia e necessidade de constante estimulação. Esse tipo definido de personalidade doente é, possivelmente, constitucional, um tipo de hipomania contida, de baixo nível, e sua expressão não é dinamicamente determinada como no paciente histriônico.

CONDUZINDO A ENTREVISTA

Normalmente, a paciente histriônica chega ao consultório do entrevistador depois de ficar desapontada ou desiludida com seu marido ou namorado, resultando na intensificação da fantasia e do medo de que ocorra uma perda impulsiva do controle dos desejos sexuais. O entrevistador é inconscientemente usado como um substituto de segurança e uma força inibitória. As principais queixas envolvendo depressão ou ansiedade generalizada ocorrem nos pacientes de ambos os sexos. Em algumas ocasiões, sobretudo com histriônicos do sexo masculino, os sintomas somáticos poderão estar em primeiro plano, e o paciente será indicado para a ajuda psiquiátrica quando nenhuma razão orgânica adequada puder ser encontrada para explicar seu sofrimento. Muitas vezes, os sintomas somáticos escondem sintomas de depressão, especialmente se a dor for proeminente. Em outros casos, atitudes suicidas poderão levar ao contato psiquiátrico inicial.

A preocupação com os sintomas sexuais é precocemente expressa no tratamento. O paciente poderá reconhecer logo algum grau de frigidez ou impotência, embora isso não o tenha levado a procurar tratamento até que ameaçasse um relacionamento amoroso. Nos pacientes mais saudáveis também existem queixas de ansiedade e de inibição social, as quais discordam do verdadeiro desempenho do paciente em situações sociais. Esse mesmo fenômeno ocorre durante a entrevista, em que o paciente pode conduzir-se com aparente equilíbrio e calma, mas sentir um desconforto subjetivo.

Uma profissional atraente, vestida com estilo, veterana de uma série de terapias anteriores sem sucesso, iniciou sua primeira consulta dizendo: "Preciso lhe contar o sonho que tive ontem à noite. Ele vai revelar muito mais sobre mim do que simplesmente lhe contar minha chata história de vida". Sem esperar pela resposta do entrevistador, começou a descrever um sonho colorido que envolvia a participação dela na ópera, primeiro como um membro descontente, despercebida pela plateia, acompanhada do seu desprezado namorado; depois, magicamente se transformou na estrela do espetáculo, a linda cortesã Violeta, em La Traviata, de Verdi. "Foi um sonho feliz. Odeio ser simplesmente um membro desinteressante da plateia, assistindo passivamente". O entrevistador respondeu: "O que o sonho lhe revelou além da sua história de vida?". Ele reconheceu o desejo de transferência da paciente de uma posição central e seu medo subjacente de realmente não ser do interesse dos outros. Seu exibicionismo e sua necessidade de seduzir, sendo uma famosa prostituta, apesar do medo inconsciente da sexualidade (Violeta é condenada a morrer prematuramente), o que é característico do paciente histriônico, foram dramaticamente produzidos nos primeiros 10 minutos da sessão.

O profissional iniciante em saúde mental acha que o paciente histriônico é o mais fácil de entrevistar; já o experiente acha que é o mais difícil. Isso se deve ao fato de ser extremamente necessário para o paciente extrair uma resposta favorável do entrevistador. O iniciante é tranquilizado pela colaboração interessada do paciente; o mais experiente reconhece a falsidade do afeto e a representação do papel. Normalmente, o entrevistador gosta de seu novo paciente, em especial se for jovem, atraente e do sexo oposto. Ele poderá vivenciar a aura indefinida que acompanha um novo romance. As tentativas por parte do entrevistador de explorar o papel do paciente em seus problemas ameaçarão o sentimento de aceitação deste, por causa de sua forte necessidade de sentir que o entrevistador gosta dele. O enfoque prematuro nesse assunto afastará o paciente, porém, ao mesmo tempo, ele não poderá ser ajudado a menos que seu papel em suas dificuldades seja explorado. O entrevistador deverá desenvolver uma relação que permita ao paciente continuar no tratamento, bem como encorajar que revele seus problemas.

Fase de abertura

Rapport inicial

O paciente histriônico estabelece um "contato imediato" no início da entrevista. Ele desenvolve rapidamente um *rapport* emocional aparente, criando a impressão de um forte comprometimento com o entrevistador, embora sentindo pouco envolvimento. Frequentemente, os primeiros comentários são destinados a agradar e bajular o entrevistador, elogiando seu consultório ou observando: "Estou muito satisfeita por você ter podido me atender" ou "É um alívio eu finalmente ter alguém com quem possa conversar". Uma resposta a esses comentários é improdutiva; em vez disso, o entrevistador poderá mudar o foco perguntando: "O que parece ser o problema?".

Comportamento dramático ou sedutor

O paciente histriônico fica obviamente aliviado pela oportunidade de descrever seus sofrimentos e de fazê-lo com dramaticidade. Antes de o entrevistador perguntar sobre sua queixa principal, o paciente poderá iniciar perguntando: "Deverei contar a minha história?". O drama se desenrola à medida que ele descreve suas dificuldades em uma linguagem vívida e colorida, usando muitos superlativos. O comportamento do paciente está programado para criar uma impressão, e o entrevistador começa a sentir que a cena foi ensaiada e que quaisquer perguntas serão uma intrusão.

Normalmente, o paciente histriônico prefere um entrevistador do sexo oposto. Frequentemente, a paciente histriônica fica desapontada ao descobrir que seu novo entrevistador é uma mulher. O desapontamento é escondido, embora possa comentar: "Oh, eu não esperava uma terapeuta mulher!". Não há vantagem em explorar o desapontamento da paciente na primeira parte da entrevista, porque ele será negado. Se a paciente já tiver tido um tratamento malsucedido com um terapeuta do sexo oposto, poderá procurar um terapeuta do mesmo sexo na segunda tentativa.

Mesmo um entrevistador inexperiente logo reconhecerá o estereótipo mais comum da paciente histriônica. Ela tem estilo e, muitas vezes, veste-se com roupas coloridas e tem um jeito sedutor, variando desde o charme social até propostas sexuais declaradas. A linguagem corporal fornece pistas para sua compreensão. A paciente que se veste elaboradamente quando vai à entrevista emprega uma forma de linguagem corporal que se presta para a exploração inicial no tratamento. O exemplo mais frequente do uso do corpo é aquele da paciente que se senta com uma postura provocante, expondo uma parte do corpo de forma sugestiva. Esse comportamento está destinado a comprometer e distrair sexualmente o entrevistador. É um mecanismo inconsciente para igualar o equilíbrio de poder com o entrevistador.

A autodramatização poderá ser interpretada relativamente cedo no tratamento, mas não nas primeiras sessões. As interpretações prematuras que, em geral, são feitas porque o entrevistador está ansioso provocam no paciente o sentimento de rejeição. Quando o entrevistador do sexo masculino comenta sobre a sedução da paciente e sua tendência a sexualizar todo relacionamento, ela protestará dizendo que seu comportamento não é sexual. Poderá dizer: "Só quero ser amável, mas eles sempre interpretam de forma diferente". O entrevistador deverá manter sua opinião sem discutir com a paciente, que tem dificuldade de aceitar a ideia de que uma mulher charmosa não pode iniciar uma conversa casual com homens desconhecidos.

As interpretações iniciais muitas vezes são proveitosas quando a paciente direciona a atenção do entrevistador para seu comportamento na entrevista inicial. Por exemplo, uma jovem mulher atraente puxou seu vestido e pediu ao entrevistador para admirar seu bronzeado. Ele respondeu: "Você está mais confiante na sua aparência do que no que está me contando sobre você?". Essa interpretação genérica, mas de apoio, é preferível ao silêncio no início do tratamento porque não é exatamente uma rejeição para a paciente.

A dramatização dos papéis que são menos obviamente sexuais é mais difícil de ser reconhecida.

> Uma jovem chegou para uma entrevista vestindo um *jeans* esfarrapado e uma blusa suja. O entrevistador perguntou sobre seu problema, e ela respondeu: "Bem, estou deprimida há meses, há uma semana tive uma grande briga com meu marido e fiquei furiosa, foi quando tomei as pílulas". A paciente não parecia deprimida e relatou sua história com floreios dramáticos. Quando o entrevistador perguntou sobre o episódio das pílulas, respondeu: "Primeiro comecei tomando Advil, depois fui para o Valium, foi quando ele me golpeou e fiquei com um edema na cabeça". O entrevistador solicitou mais detalhes sobre a briga, e a paciente disse: "Na verdade, ele não me golpeou, ele me empurrou contra a parede e eu bati com a cabeça". Em vez do resultado de um discurso depressivo, o episódio foi o ápice de um vale-tudo dramático envolvendo a paciente, o marido e os filhos.
>
> Em várias ocasiões, essa paciente, casual mas repentinamente, trouxe material bastante carregado, o que é típico do comportamento histriônico. No início da entrevista, ela forneceu as idades dos cinco filhos como 12, 10, 6, 5 e 1. Nenhuma explicação foi dada quando, na frase seguinte, ela disse que fora casada por apenas sete anos. Mais tarde, na entrevista, foi-lhe perguntando sobre seu relacionamento com os familiares do marido, e ela respondeu: "Bem, agora não é tão ruim, mas no começo eles não gostavam muito que Bill tivesse se casado com uma divorciada com dois filhos".

Muitas vezes, as observações dramáticas são feitas durante a entrevista. Por exemplo, a mesma paciente, quando revelou que era uma dona de casa, acrescentou: "Isso é um termo glorificador". No exemplo anterior, podemos facilmente identificar a paciente como histriônica por causa das características de significância diagnóstica que foram deduzidas a partir da entrevista. Entretanto, muitos entrevistadores não reconhecem esse comportamento quando ele está misturado com material não histriônico, e a paciente não é uma jovem com estereótipo charmoso e sedutor.

Outra paciente poderá dramatizar a indiferença ao chegar 10 minutos atrasada, demonstrando inconsciência da hora. Essa paciente, despreocupada com pequenas quantidades de tempo, achará que o entrevistador está sendo mesquinho ao terminar a sessão na hora, mesmo que ela esteja no meio da sua história. Ela observa com irritação: "Não posso terminar o que estava dizendo?" ou "Tenho muito a dizer-lhe hoje". O entrevistador poderá responder "Começamos tarde" e encerrar o assunto. Ele quer que a paciente se torne responsavelmente interessada no atraso e em sua motivação.

Alguns pacientes histriônicos dramatizarão a obsessividade nas entrevistas iniciais, levando a erros no entendimento do paciente por parte do entrevistador. Um exemplo seria o paciente que traz um bloco para a sessão e anota as observações do entrevistador, mas perde as anotações ou nunca as lê. Em geral, os entrevistadores iniciantes interpretam erroneamente as observações do paciente que envolvem desempenho ou competitividade como sendo evidências de um caráter obsessivo. Embora o paciente histriônico possa ser tão competitivo quanto o obsessivo-compulsivo, o objetivo da luta do histriônico é amor ou aceitação, enquanto o obsessivo-compulsivo está mais preocupado com poder, controle e respeito. O paciente histriônico poderá expressar raiva em relação ao honorário do médico ou a outro assunto, mas esse tema é descontinuado quando o tom emocional muda; já o obsessivo-compulsivo permanece intimamente zangado por muito mais tempo, usando a intelectualização ou o deslocamento para manter sua raiva fora da consciência. Com frequência, o paciente histriônico pagará atrasado, dando a desculpa de que perdeu a conta.

Distorções e exageros

Quando a primeira entrevista está quase no fim, o entrevistador poderá constatar que possui poucos dados históricos e quase nenhuma percepção cronológica do desenvolvimento do paciente. Em vez disso, ficou imerso nos detalhes interessantes e vívidos da doença atual e nos episódios dramáticos do passado, e sente que já perdeu sua neutralidade. Em algum momento da primeira ou da segunda entrevista, ele deverá intervir para obter mais informações factuais. Uma vez que o entrevistador tenha obtido sucesso em resguardar-se atrás da postura ensaiada do paciente, este revelará sentimentos de depressão e ansiedade que poderão ser explorados empaticamente.

No início, o paciente histriônico atribui seu sofrimento às ações dos outros, negando qualquer responsabilidade por suas próprias atitudes. Ele conta o que foi dito e feito por outras pessoas, mas mantém seu próprio comportamento em segredo. Em vez de interpretar essas defesas na entrevista inicial, o entrevistador poderá simplesmente perguntar ao paciente o que ele disse ou fez em cada situação. Em geral, a resposta a essas confrontações são vagas e expressam a falta de interesse do paciente em seu próprio papel. O entrevistador deverá ser persistente caso queira obter a informação desejada. Além de obtê-la, sutilmente comunicará que considera o papel do paciente importante e que ele tem o poder de influenciar seu ambiente humano, em vez de meramente ser influenciado por ele. Depois das primeiras entrevistas, o entrevistador poderá comentar cada uma das vezes em que o paciente omitiu seu próprio comportamento: "Você não contou como contribuiu para essa situação – é como se você considerasse suas próprias atitudes sem importância" ou "Na descrição de cada situação, você enfatiza o que a outra pessoa faz, mas se mantém de fora!".

Com frequência o paciente irá contradizer os detalhes da sua própria história ou incluirá mais exageros ao contá-la pela segunda vez. O terapeuta deverá ficar atento para tais ocorrências, pois elas proporcionam excelentes oportunidades de interpretação das distorções defensivas. Normalmente é o desejo do paciente por maior simpatia que embasa essas distorções. O entrevistador poderá comentar: "Parece que você acha que precisa dramatizar seus problemas ou que eu não valorizarei seu sofrimento". É a partir dessas aberturas que o terapeuta encoraja o paciente a compartilhar sentimentos de tristeza e solidão.

Confrontações iniciais

Exploração dos problemas

É comum para o paciente histriônico concluir a entrevista inicial sem revelar os principais sintomas que o fizeram procurar ajuda. Frequentemente, ele emprega generalizações na descrição dos seus problemas. Tais descrições são acompanhadas de expressiva emocionalidade, mas as dificuldades específicas não ficam definidas. O afeto intenso esconde a incerteza do que foi dito. O entrevistador descobre que suas perguntas são respondidas superficialmente e nota que o paciente parece um pouco aborrecido quando solicitado a dar mais detalhes. Por exemplo, uma paciente descreveu seu marido como "uma pessoa maravilhosa". O entrevistador solicitou: "Conte-me algumas circunstâncias em que ele é maravilhoso". Ela hesitou rapidamente e disse: "Bem, ele é muito atencioso". O entrevistador, percebendo que não ficou sabendo de nada, pediu alguns exemplos. A paciente confessou que seu marido nunca lhe dera atenção quando ela não estava com disposição para o sexo. Agora, o entrevistador poderá perguntar-lhe se ela tem dificuldade de ter prazer com o sexo. Sem essa etapa, teria sido mais fácil para a paciente negar a existência de um problema sexual.

Frequentemente o paciente histriônico discutirá sentimentos de depressão ou de ansiedade sem qualquer manifestação externa dessas emoções. O entrevistador poderá mostrar que ele não parece estar deprimido ou ansioso. Isso deverá ser dito com bastante tato e em um tom empático; do contrário, o paciente se sentirá criticado. Um exemplo é: "Você prefere não deixar que a sua dor apareça enquanto a descreve?". Essa confrontação convida o paciente a compartilhar seus verdadeiros sentimentos em vez de meramente conquistar a simpatia do entrevistador com uma história triste. O medo que o paciente tem da rejeição leva à sua tentativa de ganhar simpatia sem realmente compartilhar sentimentos.

A relativa proeminência dos sintomas físicos na entrevista, até certo ponto, reflete a crença do paciente em relação aos interesses do entrevistador. É raro um paciente histriônico que não tenha queixas físicas brandas como fadiga, dor de cabeça, dor nas costas e sintomas menstruais ou gastrointestinais. O paciente não considera esses sintomas como tendo determinantes psicológicos importantes, e o entrevistador deve evitar desafiar essa visão no início do tratamento. Ele poderá perguntar mais sobre a saúde física do paciente como parte do seu interesse em sua vida, sem envolver o fato de estar procurando encontrar uma base psicológica para tais sintomas.

Com aquele paciente que tem uma extensa história de queixas físicas, o entrevistador não deverá interpretar o ganho secundário nas primeiras entrevistas, mesmo que seja muito transparente e aparentemente do conhecimento do paciente. Por exemplo, um paciente diz: "Minha família certamente sofre por causa das minhas frequentes internações". O entrevistador poderá responder "Sim, estou certo de que é muito duro para todos", enfatizando assim a perda secundária mais do que seu ganho secundário. Ocasionalmente, o paciente histriônico declarará no início do tratamento que seus sintomas físicos são psicossomáticos ou que "estão todos em minha mente". O entrevistador experiente reconhecerá isso como uma resistência, já que o paciente está fazendo uma declaração leviana, que realmente possui pouco significado, tentando atrair a atenção para o que ele presume que o entrevistador deva acreditar.

Negação da responsabilidade

Responsabilidade pelos sentimentos do paciente. O histriônico tenta evitar a responsabilidade por suas respostas emocionais e induzir o apoio e a validação do entrevistador para agir dessa forma. A paciente histriônica termina de descrever uma briga com seu marido e, depois, pergunta: "Eu não estava certa?" ou "Isso não era uma coisa terrível de ele dizer?". Ela não será ajudada a se conhecer melhor se o entrevistador meramente concordar com ela. Essas questões são tentativas diretas de manipular o entrevistador para que ele fique do lado dela contra uma outra figura importante em sua vida. O terapeuta que participar desses *enactments* estará assumindo o papel parental, o que frustra o objetivo do tratamento. Aquele que ignorar essas tentativas de manipulação parecerá insensível e descuidado na mente do paciente. É por isso que as perguntas exploratórias são indicadas. Os exemplos incluem: "Não tenho certeza se compreendo o que fundamenta sua pergunta", "Acho que estou sendo colocado no meio. Se digo sim, você estará certa, apoiarei uma parte de você, mas estarei sendo crítico com seu marido. Se digo não, parecerei não estar sendo empático em relação aos seus sentimentos" ou "Existe algum elemento de hesitação pessoal nessa situação que deveremos explorar?". O desejo da paciente de um aliado é compreensível, embora no fundo ela sinta que não tem o direito ao que procura. Na transferência, a paciente reconstruiu a relação triangular que já existiu com seus pais, mas agora o terapeuta e o cônjuge representam esses objetos parentais em seu inconsciente.

Muitas vezes o paciente criará um quadro muito negativo de alguma pessoa das suas relações. Se o entrevistador tentar dar apoio e comentar que os seus familiares parecem injustos ou egoístas, o paciente muitas vezes repetirá tal observação, dizendo: "Meu terapeuta diz que você é injusto!". Isso poderá ser minimizado pela observação "De acordo com sua descrição, sua mãe parece ser uma pessoa bastante egoísta" ou, se as observações do paciente forem suficientemente críticas, "Isso é praticamente uma acusação".

Responsabilidade pelas decisões. O paciente histriônico, sempre que possível, buscará um entrevistador que assuma a responsabilidade por suas decisões. O entrevistador sábio não concordará com essas apelações de desamparo. Em vez disso, ele sugerirá que o paciente explore o conflito que o impede de tomar a decisão sozinho. O paciente responderá parecendo não compreender que fatores estão envolvidos na tomada de uma decisão. Mesmo que o histriônico explore o significado psicológico da decisão, quando toda a discussão estiver terminada, possivelmente confrontará o entrevistador com: "E agora, o que deverei fazer?". Se for pressionado a decidir sozinho, depois de fazê-lo perguntará: "Está certo?". É como se a discussão fosse algo totalmente separado da verdadeira decisão. Em outras situações, o paciente já tomou a decisão por sua própria conta, mas deseja que o profissional compartilhe a responsabilidade pelas consequências.

Um exemplo de desamparo de um paciente ocorreu quando o entrevistador mudou a hora da entrevista. O paciente não registrou a alteração e compareceu no horário errado. Então disse, aborrecido: "Como você espera que eu me lembre dessas coisas?". O entrevistador respondeu: "Você está certo, é difícil, e eu nunca lembraria se não tivesse anotado em minha agenda!". O entrevistador deverá evitar anotar o horário para o paciente, porque isso favorecerá seu desamparo e reforçará o padrão. Uma paciente telefonou para perguntar se tinha esquecido uma entrevista no dia anterior. Quando o entrevistador respondeu que sim, ela aparentou distração e disse: "Eu tinha muita coisa para falar; existe alguma coisa que você possa fazer?". Ela esperava que o terapeuta tivesse pena e desse um jeito de encaixá-la na agenda de atendimento. Quando ele respondeu "Poderemos falar sobre isso na próxima vez", ela insistiu: "Deve haver algo que você possa fazer!". O entrevistador respondeu: "Não, não há". Nesse momento, ficou claro que o esforço de manipular havia falhado, e a paciente disse em um tom de resignação: "Tudo bem, vejo você no horário agendado amanhã".

Outra forma pela qual o paciente histriônico manifesta atitudes de desamparo consiste no uso de perguntas retóricas. Ele indaga: "O que deverei fazer com esse problema?", "Você pode me ajudar?" ou "O que você acha que meu sonho significa?". Respostas estereotipadas, como "O que acha?", são de pouca ajuda. Muitas vezes não é necessário responder, mas, no início do tratamento, o entrevistador poderá tecer algumas observações a respeito do sentimento de desamparo do paciente. Uma abordagem diferente seria demonstrar honestidade e humildade declarando: "Eu não sei".

Interpretação do papel do paciente

À medida que a terapia evolui, o papel inconsciente que a paciente histriônica vive na vida surgirá. O papel mais comum e próximo da consciência é aquele da parte injuriada ou de vítima. Embora as origens desse papel repousem no passado distante, ela o perceberá como uma reflexão da sua atual situação de vida. Outros papéis, como o de Cinderela ou de princesa, estão tipicamente relacionados ao narcisismo e à grandiosidade da paciente. Ela poderá elevar sua autoestima pelo exagero do seu *status* social. As conquistas dos seus parentes ou amigos bem-sucedidos são aumentadas para criar uma impressão geral de maior cultura, romance ou aristocracia do que o real. Essa atitude poderá manifestar-se como um sentimento de superioridade em relação ao entrevistador ou como uma referência velada às características intelectuais menores das outras pessoas com as quais está envolvida.

Essa defesa não é interpretada durante as entrevistas iniciais. À medida que o entrevistador busca a origem dessas fantasias grandiosas, ele descobrirá que elas são edípicas. O pai da paciente levou-a a acreditar que era sua pequena princesa, e ela não se atreveu a crescer. Ela compensa seu aparente desamparo no papel de mulher adulta por meio de seu orgulho em ser uma pessoa mais emocional e sensível do que aquelas de quem ela depende e que simbolicamente representam sua mãe. A paciente histriônica acha que possui gosto fino e excelente sensibilidade e que aprecia as melhores coisas da vida. Ela acha que é ela, em vez de seu marido, que seus amigos consideram uma pessoa interessante e atraente. Essa atitude para com o marido também a defende contra o envolvimento sexual com ele, que é considerado uma pessoa bruta e insensível que meramente responde a pulsões animalescas básicas. O paciente do sexo masculino, por sua vez, está inclinado a retratar-se em papéis de herói, palhaço ou "macho", empregando alguma distorção do fato.

Durante a terapia, existem algumas alternâncias no papel que a paciente dramatiza. Essas alterações refletem mudanças na atual autoimagem da paciente, bem como em seu estilo de recriar as identificações com os objetos parciais do passado. Muitas vezes, as mudanças no papel são respostas às tentativas de provocar o interesse do entrevistador.

O paciente responde

Hiperemocionalidade como defesa

A hiperemocionalidade, uma das defesas mais importantes do paciente histriônico, ocupa uma posição de destaque no tratamento. A emocionalidade influencia o entrevistador a empatizar com o sentimento do paciente; entretanto, ele é incapaz de gratificar todas as demandas deste e, em vez disso, oferece interpretações, que servem para bloquear algumas das gratificações que o paciente recebe por seus sintomas. Como resultado, o paciente inevitavelmente vivenciará frustração e poderá responder com raiva para esconder suas mágoas.

> Um paciente histriônico despertou um sentimento de compreensão empática enquanto descrevia a "situação impossível" de um negócio de família, em que estava constantemente sendo colocado na posição de bebê. Ele descreveu detalhadamente o comportamento tirano e excitável do pai. À medida que o entrevistador continuava com suas perguntas, ficou evidente que o paciente tinha explosões temperamentais no trabalho. Nessas ocasiões, sua família o paparicava, porque ele ficava perturbado. A necessidade do paciente de desempenhar o papel de criança injuriada, pelo medo do papel de homem adulto, foi interpretada. Como esperado, o paciente reagiu com uma explosão de raiva e de depressão. Na sessão seguinte, declarou: "Fiquei tão aborrecido depois da nossa última sessão, que piorei muito. Não pude parar de remoer, mas, finalmente, senti-me melhor quando comi algo na volta para o trabalho". Então, o entrevistador perguntou: "O que o fez se sentir tão mal?". Depois de o paciente descrever seus sentimentos de infelicidade, o entrevistador interpretou: "Parece que o alimento proporcionou uma forma de conforto e segurança". O paciente revelou que ganhava alimentos e privilégios extras durante sua infância quando se sentia mal ou era punido pelos pais. A indulgência estava associada aos sentimentos de ser amado pelos pais e de ter perdoadas as suas transgressões. Na vida adulta, a mesma experiência era inconscientemente representada por comprar-se alimentos. Em vez de gratificar a obtenção de amor por parte do paciente, o terapeuta ofereceu apenas uma interpretação, que bloqueou essa área de gratificação e exigiu que o paciente procurasse uma nova solução para seu orgulho ferido.

Entretanto, ao trabalhar com essa defesa o entrevistador deverá convencer o paciente de que suas soluções tradicionais não oferecem resolução permanente para o problema subjacente, que é o sentimento de desamparo e de autoestima prejudicada. Então, deverá mostrar que a resposta hiperemocional, que, nesse caso, levou à compra de alimentos, também evita uma emoção mais profunda e mais perturbadora. Nesse ponto, o paciente, com frequência, fica com raiva e pergunta: "Por que deverei mudar?" ou "Por que ninguém pode aceitar-me como sou?". Não há necessidade de qualquer comentário por parte do entrevistador. Mais uma vez o paciente histriônico utiliza sua raiva hiperemocional como uma defesa contra seu medo do papel de adulto.

Com o tempo, o paciente reconhecerá que as outras pessoas possuem reações emocionais menos intensas. Nesse ponto, o entrevistador poderá mostrar o orgulho com que o paciente considera suas respostas hiperemocionais. Esse orgulho reflete um senso compensatório de superioridade sobre os pais, e a hiperemocionalidade também é uma reação à resposta emocional esperada por eles. As reações dos sentimentos de pesar, de apreciação ou de medo são esperadas pelos pais e produzidas pela criança para ganhar aprovação parental. Depois, esses mesmos processos operaram intrapsiquicamente à medida que o ego tentou obter aprovação dos objetos internalizados.

A interpretação dos padrões defensivos do paciente histriônico muitas vezes leva à depressão. Se mantida dentro de limites razoáveis, essa emoção proporcionará a motivação para a mudança terapêutica. A ânsia prematura de prescrever medicamentos antidepressivos poderá levar ao paciente a mensagem de que a emoção de tristeza deverá ser controlada.

Comportamento regressivo

Os pacientes histriônicos que apresentam defeitos mais graves do ego ficam particularmente mais propensos ao comportamento regressivo à medida que o entrevistador começa a interpretar seus padrões defensivos. O paciente poderá ficar até mesmo mais desamparado, deprimido e preocupado com doenças físicas ou ameaçar suicidar-se. Esses sintomas estão associados a considerável ganho secundário. Quando tal comportamento infantil surgir, ele ocupará o foco central das interpretações do entrevistador. Por isso, não é apropriado interpretar o medo de competição edípica da paciente histriônica enquanto ela está deprimida e ameaça suicídio. Ao contrário, o entrevistador interpretará seu sentimento de privação e necessidade de cuidado dependente. Depois que ela melhorar e estiver vivenciando o desejo de competir no papel de mulher adulta, o terapeuta poderá explorar seus medos edípicos como uma fonte de sua inibição.

Envolvimento e pseudoenvolvimento

Em geral, a paciente histriônica encontra-se satisfeita com seu terapeuta durante a fase inicial do tratamento. Ela anseia por suas sessões e estará propensa a sentir-se romanticamente envolvida com o entrevistador. Ela o vê como uma figura forte e onipotente, que poderá prover a proteção e o apoio que pensa precisar. De modo similar, idealiza a terapeuta por ter o melhor dos dois mundos: uma carreira gratificante, bem como um marido e filhos.

O prazer do paciente histriônico em relação ao tratamento é acompanhado pelo entusiasmo pelo pensamento psicológico. É possível que ele adquira conhecimento intelectual sobre os problemas emocionais em livros, com amigos ou com o próprio entrevistador. Mesmo um entrevistador bastante experiente poderá perceber-se apreciando o interesse inicial do paciente pelo tratamento e pelo esforço que emprega nesse trabalho. Em virtude da sua emocionalidade, os *insights* estão relacionados ao sentimento, em contraste com a intelectualização do paciente obsessivo-compulsivo. O entrevistador inexperiente ficará convencido de que esse *insight* emocional é verdadeiro, em contraste com o *insight* intelectual. Entretanto, depois de um ou dois anos, descobrirá que o sucesso diário não agrega progresso no longo prazo.

É necessária experiência para reconhecer quando o paciente histriônico não está realmente envolvido na mudança da sua vida e que está apenas desempenhando o papel de paciente psicoterápico. Existem certas pistas de grande ajuda no reconhecimento desse processo. Por exemplo, em seu entusiasmo pela análise, o paciente poderá trazer material sobre a esposa, a amante, a namorada ou o amigo. Ele poderá pedir ao entrevistador conselhos a respeito dos problemas das outras pessoas ou oferecer suas próprias conclusões, esperando ganhar a aprovação do entrevistador. Se receber qualquer encorajamento, poderá trazer o sonho de um amigo e pedir a ajuda do profissional para interpretá-lo. O entrevistador, mais do que responder diretamente, poderá dizer: "O que você acha sobre trazer os sonhos do seu amigo para mim?".

Outro exemplo é o paciente que recorre à ajuda de terapias auxiliares. Esse processo poderá ter a forma de livros sobre psicologia e psiquiatria ou envolver a discussão dos seus problemas com os amigos. Em algumas ocasiões, o entrevistador poderá mostrar que o paciente obteve uma opinião contraditória de um amigo porque a descrição da situação foi diferente daquela feita ao terapeuta. Em outras ocasiões, o entrevistador poderá interpretar o sentimento do paciente de que o terapeuta não está fornecendo ajuda suficiente e de que a assistência externa dos livros e amigos é necessária porque ele se sente incapaz de trabalhar suas próprias respostas.

Outro exemplo do estilo do paciente histriônico de envolvimento no tratamento é seu prazer em observar o entrevistador "trabalhando" enquanto mantém uma distância emocional do processo. Por exemplo, o paciente pergunta: "Você poderia explicar o que quis dizer, na última vez, quando estava falando sobre minha mãe?". Esse tom deixa claro que ele não está pedindo explicações de alguma coisa que não entendeu, mas que quer que o entrevistador forneça sustentação na forma de explicações. Quando o entrevistador fornece essa gratificação, o paciente pode ficar interessado e envolvido, mas não estende os perímetros da explicação. Ele poderá, até mesmo, observar: "Você parece tão perspicaz e compreensivo", indicando que está respondendo à força do entrevistador em vez do conteúdo da interpretação. Nessas ocasiões, o entrevistador poderá dizer: "Eu acho que gosta de ouvir-me analisando você".

Uma dica mais sutil do envolvimento incompleto é fornecida pela tendência do paciente de omitir dados cruciais da situação de sua vida atual, como o fato de que começou um novo romance ou que está em risco de perder seu emprego. Quando essas omissões ocorrem, o entrevistador poderá interpretá-las como indicações de seu envolvimento parcial no tratamento.

Reconhecimento da angústia do paciente

A manifestação emocional do paciente histriônico nem sempre é um drama. Quando as interpretações do padrão defensivo forem bem-sucedidas, o paciente vivenciará sentimentos autênticos de solidão, depressão e ansiedade. Nessas ocasiões, é essencial que o entrevistador permita que o paciente sinta que o médico se preocupa com ele, que é capaz de ajudá-lo e que permitirá algum grau de gratificação dependente. O entrevistador maduro é capaz de fazer isso sem abandonar sua posição profissional. Já o que tem medo de ser manipulado quando o paciente se sente realmente mal perderá oportunidades adequadas de empatia, carinho e compreensão. Essa falha impedirá o desenvolvimento da confiança e do *insight*. O entrevistador terá, ocasionalmente, a oportunidade de compartilhar a verdadeira dor do paciente antes do final da entrevista inicial; mas com muitos pacientes isso não ocorre por semanas ou, até mesmo, meses.

TRANSFERÊNCIA E CONTRATRANSFERÊNCIA

A transferência é proeminente no comportamento do paciente histriônico desde a primeira entrevista. Em geral, ela é positiva nas primeiras entrevistas e frequentemente assume uma qualidade erótica quando o entrevistador e o paciente são de sexos opostos. Fantasias sexuais exageradas sobre o entrevistador, no período mais inicial do tratamento, com frequência sugerem psicopatologia *borderline*.

Os parágrafos a seguir referem-se ao fenômeno da transferência e da contratransferência observado entre uma paciente e um entrevistador, mas uma relação similar também poderá desenvolver-se entre uma entrevistadora e um paciente histriônico. A paciente logo se refere ao entrevistador como "Meu doutor", "Meu psiquiatra" ou "Meu terapeuta". Ela poderá fazer referências aduladoras ao traje do entrevistador ou à mobília do consultório. É solícita no caso de o entrevistador pegar uma gripe e esforça-se para conhecer seus interesses a partir de pistas fornecidas por meio da mobília do consultório, dos livros, das revistas da sala de espera, e assim por diante. É possível que traga artigos de revista, jornal ou livros que, acredita, irão interessá-lo. Ela estará particularmente interessada nas outras pacientes na sala de espera, com quem sente estar competindo intensamente. Seus traços de possessividade e ciúmes são facilmente descobertos pela exploração das observações que faz a respeito dessas competidoras pelo amor do entrevistador.

Frequentemente, a linguagem corporal revela indicações precoces da transferência. Por exemplo, a paciente histriônica poderá pedir um copo de água ou refrigerante, procurar em seu livro de bolso por um lenço de papel ou deixar o entrevistador na posição de ter de ajudá-la com seu casaco. Na entrevista inicial, é difícil interpretar esse tipo de comportamento, embora ele forneça pistas importantes sobre a paciente. Em uma ocasião, quando o entrevistador informou que não tinha refrigerante, a paciente respondeu trazendo uma garrafa grande na sessão seguinte, como um depósito. O entrevistador não aceitou essa oferta porque isso asseguraria a ela que ele forneceria gratificação pelas necessidades de dependência sob demanda. Ao recusar, o entrevistador observou: "Se você foi capaz de trazer seu próprio refrigerante hoje, acho que será capaz de fazê-lo outras vezes". Cada entrevistador deverá confiar em sua própria experiência pessoal e em seu tipo de personalidade em relação às formalidades sociais como abrir portas, apertos de mãos, e assim por diante. O comportamento que seria natural para um profissional europeu poderá ser forçado para um norte-americano.

O paciente histriônico faz exigências relativas ao tempo do entrevistador. À medida que o tratamento evolui, as intrusões na vida do entrevistador aumentam. Existem solicitações de tempo extra ou chamadas telefônicas para a casa dele. O paciente rapidamente desenvolve um interesse na sua vida profissional e pessoal. Perguntas como "Você é casado?", "Você tem filhos?" ou "Você mora na cidade?" são comuns nas primeiras entrevistas. Responder levará a outras perguntas: "O que a sua esposa faz?" ou "Onde você vai passar as férias?". Se o entrevistador não responder, o paciente se sentirá rejeitado ou com raiva por sua grosseria.

Esse dilema terapêutico poderá ser melhor tratado diretamente. O entrevistador poderá dizer: "Aprecio seu interesse em minha pessoa, mas posso ser mais útil a você se limitarmos nosso foco à sua vida e ao que transpira entre nós aqui, mais do que em minha vida lá fora" ou "Suas perguntas sobre minha vida fora daqui só serão úteis se explorarmos a razão de você as estar fazendo". Uma resposta típica do histriônico a essa réplica é: "Em outras palavras, não estou autorizado a perguntar nada sobre você". O paciente ficará aborrecido pelo estabelecimento do limite do terapeuta. Agora, isso poderá ser diretamente tratado:

"Você está insatisfeito com minha resposta?" ou "Você acha que assim não será uma relação entre iguais?".

> Depois de vários meses de tratamento, uma paciente relatou um sonho que tivera no qual visitava o terapeuta e sua família. Ela estava particularmente interessada na esposa do terapeuta e, no sonho, ficou desapontada pelo fato de ele não ser tão forte em casa quanto parecia ser no consultório. O sonho foi contado ao final da sessão, e os comentários do terapeuta limitaram-se ao desapontamento da paciente em relação a ele. Seguiu-se um final de semana antes da outra sessão, e a paciente ficou aborrecida e ligou para a casa do entrevistador. Na sessão seguinte, o telefonema foi interpretado como uma atuação do desejo no sonho – isto é, competir com a esposa do entrevistador pela atenção dele. Muito constrangida, a paciente revelou que, pouco antes de ter ficado aborrecida, encontrara uma amiga no parque que conhecia a esposa do entrevistador, e que tinha feito perguntas sobre a sua rival. Logo depois, a paciente foi capaz de relacionar esse comportamento a uma situação da sua infância.

Uma paciente histriônica *borderline* soube pelo porteiro que o entrevistador morava no mesmo prédio do consultório e esperou do lado de fora um dia inteiro para descobrir a identidade da sua esposa. Se esse tipo de comportamento persistir ou virar um problema para o entrevistador, ele poderá sugerir um problema de contratransferência, com a paciente recebendo encorajamento sutil tanto a partir da ansiedade dele quanto de seu prazer pelo interesse dela.

A paciente histriônica provoca culpa no entrevistador por colocá-lo continuamente na posição de escolha entre ser um pai indulgente ou um pai castrador e punitivo. Mesmo o entrevistador mais qualificado não poderá evitar sempre esse dilema; ele poderá usar uma combinação de empatia e interpretação. O paciente histriônico logo pedirá, direta ou indiretamente, privilégios especiais. Ele poderá pedir um copo de água ou para usar o telefone do entrevistador. Pacientes do sexo feminino poderão pedir para trocar suas roupas no banheiro ou para seus amigos a encontrarem na sala de espera. Uma paciente histriônica que observou que a planta no consultório do entrevistador estava morrendo levou uma nova. Outra paciente começou a sessão dizendo: "Hoje, eu não tive tempo de almoçar. Você se importaria se eu comesse o meu sanduíche?". O entrevistador é colocado na posição de escolha entre negar o almoço da paciente ou permitir que ela coma durante a sessão. Ele poderá comentar: "Você está me pedindo para decidir se aceito a sua interferência no tratamento ou se a privo de seu almoço". Em geral, ele deve explorar muito mais a motivação subjacente do que ceder a essas solicitações. Os pacientes histriônicos com defeitos do ego mais graves poderão ser tratados com maior indulgência no início do tratamento. O entrevistador terá mais sucesso se evitar uma abordagem rígida e não razoável.

Às vezes, o paciente mencionará que discutiu o tratamento com um amigo. Em outras ocasiões, poderá indicar que um amigo fez um comentário específico sobre seu tratamento ou sobre o terapeuta, normalmente refletindo uma resposta própria que ele está expressando. Por exemplo, o paciente poderá dizer: "Meu amigo não concorda com o que você me disse da última vez". O terapeuta perguntará: "O que você disse ao seu amigo que eu falei?". Dessa forma, conhecerá a natureza das distorções do paciente sobre suas observações. Ele poderá interromper o paciente para perguntar: "Foi isso que você pensou que eu disse?". Muitas vezes o paciente será capaz de lembrar a verdadeira declaração do entrevistador e adicionar: "Mas eu pensei que você tinha dito..." ou "O que eu repeti foi quase o que você disse". É importante demonstrar a distorção antes de tentar analisar o seu significado. Uma série dessas experiências rapidamente revelará a natureza da transferência. Um método alternativo é explorar o porquê de o paciente querer discutir seu tratamento com outra pessoa.

Quando o paciente histriônico e o entrevistador são do mesmo sexo, o comportamento competitivo é mais proeminente na transferência. A mulher histriônica expressa sentimentos de inveja da entrevistadora que "tem uma vida profissional estimulante". Ao mesmo tempo, procura por oportunidades para sugerir que a entrevistadora não é uma boa mãe, não tem gosto para se vestir ou que não é muito feminina. A paciente muitas vezes vivencia desapontamento por seu terapeuta ser uma mulher, e isso poderá ser interpretado bem no início do tratamento.

Os problemas de contratransferência com o paciente histriônico variam de acordo com o gênero, a personalidade e o grau de experiência do entrevistador. O entrevistador menos experiente tem medo de ser manipulado pelo paciente e tende a assumir uma postura defensiva, que impede o desenvolvimento da confiança e da aliança terapêutica. Carinho, empatia e, às vezes, simpatia pelo paciente histriônico são essenciais para que o tratamento evolua. Empatizar com o desejo inconsciente de cuidado dependente desse paciente, em vez de reagir com indignação autojustificada, é crucial nesse esforço.

O terapeuta poderá permitir-se ficar contra a esposa, os pais, o chefe do paciente, e assim por diante, assumindo, dessa forma, o papel das pessoas-chave de seu passado, aquelas que faziam cenas umas contra as outras. Na extensão dessa contratransferência, o terapeuta desempenha o papel parental, de protetor ou de amante no inconsciente do paciente, apreciando seus rápidos *insights*, a afeição, a emocionalidade ou mesmo o desamparo. As reações eróticas no terapeuta são muito comuns e poderão ser completamente ameaçadoras para ele. O comportamento afetuoso e sedutor do paciente poderá levar o entrevistador a ser defensivamente indiferente, frio e do tipo executivo, não permitindo envolvimento emocional na entrevista. O entrevistador poderá procurar por oportunidades para iniciar um envolvimento em vez de meramente responder às tentativas de controle do paciente.

A incapacidade de lidar com a espontaneidade do paciente leva o terapeuta a sentir-se como se tivesse dois pés esquerdos. A espontaneidade do jovem entrevistador é frequentemente aprendida ou ensaiada. Um exemplo ocorreu na segunda visita de um paciente histriônico a uma residente. Ele começou a sessão dizendo: "Oh, este é o mesmo vestido que você estava usando na última vez". Essa inteligente residente sorriu e disse: "Bem, e que tal?". O equilíbrio do poder estava prontamente restabelecido. A transferência competitiva não estava pronta para ser interpretada. Se a entrevistadora permitisse que uma série de exemplos se desdobrassem, a interpretação seria mais eficaz. Uma resposta do entrevistador do tipo *touché* reconhece: "Você me pegou". Então ele poderá explorar a resposta do paciente, e as razões ocultas da agressão surgirão.

A falha em enxergar por meio das intelectualizações do paciente que são destinadas a impressionar o terapeuta resulta na falta de percepção de que o paciente está tentando agradar o entrevistador. Outro problema comum de contratransferência é não perceber as inibições sutis da autoexpressão. Por exemplo, não falar em uma reunião ou ter medo de fazer perguntas em uma sala de aula são exemplos de ponto-cego que permitem ao paciente permanecer uma criança.

Gratificar excessivamente o paciente para evitar suas tempestades emocionais ou mantê-lo em tratamento é uma contratransferência óbvia. Sentir culpa e ser muito castrador ou muito indulgente é a regra, e erros de ambos os lados poderão ser analisados na transferência. Esses erros, de ambos os lados, tendem a equilibrar um e outro.

Existe o paciente histriônico que leva presentes para o terapeuta. Poderá ser uma planta para substituir uma outra, que está morrendo, ou alguma coisa para comer. Existe a paciente que marca um encontro com um amigo na sala de espera do entrevistador, que retoca sua maquiagem no banheiro dele ou que esquece uma bolsa no armário. Esses comportamentos da paciente histriônica têm a capacidade de fazer o entrevistador se sentir desajeitado ou desconcertado em relação à sua resposta de contrariedade. Essas encenações de transferências óbvias proporcionam armadilhas de contratransferência. A maneira mais fácil de abordar essas encenações é no momento em que a paciente as pratica, mesmo que seja somente na sessão seguinte, por meio de um comentário como: "Espero que você não tenha se importado que...?". Isso exige tato e conforto com seus próprios sentimentos para perguntar: "Você não teve nenhuma reserva sobre isso?" ou "Como você achou que eu me senti?".

À medida que o entrevistador adquire experiência e maturidade profissional, achará mais fácil ser firme com o paciente histriônico e, ao mesmo tempo, ser gentil e compreensivo. Esse paciente sempre responderá à compreensão do terapeuta sentindo-se amado. Esse sentimento é seguido de demandas irracionais. O entrevistador não poderá gratificar essas demandas, e o paciente se sentirá rejeitado. O tratamento tipicamente alterna entre esses dois extremos.

Uma das maneiras mais fáceis de evitar ser manipulado nos problemas de decisões é o entrevistador admitir para o paciente que não sabe o que seria melhor para ele. Ao mesmo tempo, isso desafia a imagem tida do entrevistador, como uma figura onisciente de autoridade. Se o paciente não for bem-sucedido na manipulação do entrevistador, será possível empregar a experiência construtivamente em vez de ficar zangado com ele. O terapeuta poderá perguntar: "Você acha que esta é a melhor maneira de eu ajudá-lo?" ou "Por que é tão importante manipular-me dessa forma?". Geralmente, essa firmeza ou controle por parte do entrevistador será mal-interpretada como se fosse uma rejeição e uma tentativa de inibir os sentimentos espontâneos do paciente. Essa percepção errada tem origem na incapacidade do paciente de vivenciar um senso subjetivo de liberdade emocional e, ao mesmo tempo, regular e controlar sua vida de forma bem-sucedida.

CONCLUSÃO

O paciente histriônico é um dos que mais recompensam o terapeuta por tratá-los. Embora existam muitos períodos de grande estresse para o paciente e para o entrevistador, raramente a experiência é desagradável. À medida que o tratamento evolui, o paciente desenvolve sua capacidade para respostas emocionais autênticas e também para conduzir sua própria vida. Suas alternâncias emocionais ficarão menos acentuadas à medida que ele, aos poucos, for mais capaz de compreender e aceitar seus sentimentos mais profundos e desejos sexuais reprimidos. Em geral, o entrevistador sentirá algum enriquecimento pessoal a partir dessa experiência terapêutica, além da satisfação normalmente derivada da ajuda dada ao paciente.

Capítulo 5

O PACIENTE NARCISISTA

Narcisismo é um termo psiquiátrico confuso. Originalmente, foi usado por Freud por associação ao antigo mito grego de Narciso. Esse fato não foi um acidente, porque o mito é totalmente compatível com a patologia do narcisismo.

Narciso era um jovem de rara beleza, fruto do estupro da ninfa Leiríope pelo deus dos rios Cefiso. Leiríope foi avisada pelo profeta Tirésias de que seu filho teria vida longa desde que jamais contemplasse a própria figura. Em torno dos 16 anos de idade, conforme narra Robert Graves, "seu caminho estava repleto de amores cruelmente rejeitados de ambos os sexos; pois ele tinha um orgulho obstinado de sua própria beleza". Um desses amores repudiados foi a ninfa Eco, que já não podia mais usar sua voz, exceto para repetir as últimas palavras ouvidas. Isso foi um castigo dado por Juno, esposa de Zeus, porque Eco, com sua conversa fiada, enganou e distraiu a rainha dos deuses para que não desconfiasse que seu marido a traía com outras ninfas. Eco, ao encontrar Narciso na floresta, apaixonou-se por ele. No entanto, apenas lhe restava esperar que o rapaz lhe dirigisse a palavra, pois ela somente conseguia repetir as últimas palavras que ouvia. Quando, finalmente, se aproximou de Narciso, ele gritou: "Prefiro morrer a me deixar possuir por você". "Deixar possuir por você", ela suplicou, repetindo as palavras dele, que a desprezou. Eco ficou com o coração partido e seu corpo definhou, restando apenas a sua voz. Tempos depois, um jovem e belo pretendente de Narciso foi rejeitado por ele e, antes de matar-se, suplicou aos deuses: "Oh, possa ele apenas amar-se e nunca alcançar o objeto do seu grande amor". A deusa Artemis ouviu o pedido e fez Narciso apaixonar-se por sua própria imagem. Ao parar à beira do lago para beber água, Narciso viu, pela primeira vez, sua imagem refletida nas águas, atormentando-se toda vez que tentava se abraçar. Conforme Graves: "A princípio ele tentou abraçar e beijar o bonito rapaz que olhava para ele, mas logo reconheceu-se e ficou ali cheio de deslumbramento diante da sua própria imagem, por horas a fio. Como poderia suportar apoderar-se e, ao mesmo tempo, não se apoderar? A tristeza tomou-o por completo. Apesar de todo seu tormento, restara-lhe uma alegria: saber que, pelo menos, seu outro eu permaneceria real para ele, independentemente do que acontecesse". Eco compartilhou da sua tristeza e lamentou quando Narciso mergulhou um punhal no próprio peito e morreu. Do seu sangue, nasceu a flor que leva seu nome.

Muitos dos elementos do narcisismo patológico foram habilmente incorporados ao mito: trauma psicológico inicial e consequente desenvolvimento de um senso de ser especial (Narciso é o produto de um estupro); ausência de autoconhecimento (a maioria dos narcisistas ignora seu transtorno difuso e incapacitante); egocentricidade, arrogância e insensibilidade em relação aos sentimentos alheios (seu modo de tratar Eco e as jovens rejeitadas); desejo e necessidade dos narcisistas de ter o "eco" das outras pessoas em relação aos seus pensamentos e ideias; ausência de empatia por qualquer um, exceto por si próprio; constância de objeto perturbada (imagem fragmentada no reflexo do lago); transferência espelhada (novamente o reflexo do lago e o amor pleno somente por si mesmo); e, finalmente, frustração e raiva pelo inacessível, levando ao suicídio.

Inicialmente, Freud viu o narcisismo como uma perversão sexual em que o próprio corpo da pessoa, como na lenda de Narciso, era o objeto de desejo. Subsequentemente, usou o termo para delinear uma característica do comportamento normal de lactentes e crianças pequenas cuja vida mental é fundamentalmente egocêntrica. Aos poucos, o conceito evoluiu e passou a incluir um tipo de adulto psicopatologicamente caracterizado pela importância grandiosa de si mesmo, pela falta de interesse pelos sentimentos alheios, pela incapacidade de amar outra pessoa e pela exploração do outro sem quaisquer sentimentos de culpa.

O narcisismo pode ser considerado como um tema dinâmico universal da psicologia humana, que é uma parte essencial e difusa da estrutura psíquica. Seu conceito possui um espectro de significados. O narcisismo organiza a estrutura da personalidade desde o saudável até o patológico. O narcisismo saudável é fundamental na manutenção da autoestima básica – a convicção de que a pessoa tem valor – e da capacidade de ter prazer na conquista, sentir-se feliz sendo apreciado pelos outros e aceitar os aplausos ou recompensas por suas realizações, ao mesmo tempo que compartilha e aceita o papel das outras pessoas que fizeram parte desse sucesso.

O transtorno da personalidade narcisista é uma categoria relativamente recente de diagnóstico. Diferentemente da maioria dos outros transtornos, esse não está baseado na extrapolação da psicodinâmica hipotética de uma neurose sintomática, na descrição das características não psicóticas de um transtorno psicótico ou mesmo em um grupo de traços do comportamento mal-adaptativo. Essa categoria surgiu pelo esforço de psicanalistas e psicoterapeutas psicanalíticos de compreender um grupo de pacientes particularmente difíceis, que não eram psicóticos nem neuróticos clássicos. Em geral não eram responsivos às intervenções psicoterapêuticas tradicionais e eram mais caracterizados por supostos padrões psicodinâmicos do que pela fenomenologia psicopatológica observável. O outro transtorno da personalidade com uma história similar é o transtorno da personalidade *borderline*. No entanto, enquanto os pacientes *borderline* foram logo reconhecidos por exibir um grupo de características de instabilidade afetiva, relações e curso de vida caóticos e, às vezes, déficits nas funções autônomas do ego, os pacientes narcisistas frequentemente eram vistos pelo mundo com uma alta capacidade funcional e sem psicopatologia óbvia. Seus problemas eram internos e relacionados à forma pela qual vivenciavam a si mesmos e aos outros. Embora em geral negassem, eles sofriam. O restante do mundo com frequência não reconhecia isso; apenas seus terapeutas os compreendiam com profundidade. Desde o início, parecia que o narcisismo era mais um tema da vida mental do que uma categoria nosológica distinta. Ele era essencialmente universal, embora mais proeminente em alguns do que em outros, podendo estar associado a uma ampla faixa de patologias, desde as relativamente saudáveis até aquelas gravemente perturbadas.

Por isso, a patologia narcisista é um *continuum* desde a forma branda até as formas mais graves. Em casos mais graves, a grandiosidade e a autocentralidade obstruem a sensibilidade aos sentimentos alheios, que existem na mente do paciente apenas como fonte de gratificação e admiração constantes. Tal exploração dos outros impede qualquer intimidade e interesse na relação e reflete um indivíduo vaidoso e egoísta que precisa constantemente ser o centro das atenções. Quando outra pessoa é festejada, o narcisista sofre, independentemente de quão irreal a situação competitiva seja. Por exemplo, o narcisista grave poderá sentir inveja da atenção dada ao novo bebê, da noiva no seu casamento ou da homenagem prestada ao falecido no funeral. O narcisista patológico apresenta uma oscilação entre dois estados de sentimento: grandiosidade e seu oposto, um senso de insignificância.

O narcisista patológico mais saudável, mais bem adaptado, é capaz de corresponder a expectativas sociais. Ele parece satisfeito com suas realizações e desenvolve uma aparência exterior de modéstia. Entretanto, com um olhar mais cuidadoso, vê-se que ele superestima sua importância e exige um tratamento especial. Esses fortes desejos persistem mesmo quando a pessoa é considerada bem-sucedida. Secretamente, ele nunca está satisfeito com suas conquistas e sente uma inveja dolorosa do sucesso dos outros.

O narcisista mais sutil é um manipulador e pode fazer a outra pessoa se sentir culpada por não oferecer tudo o que ele deseja. Ele se magoa com facilidade e responde com uma vingança cruel que, frequentemente, é expressa por maldades deliberadas. Um exemplo poderia ser a mãe que se sente humilhada por algum pequeno mau comportamento do seu filho em público. Ela poderá sorrir e parecer estar controlando a situação de forma calma, enquanto dissimuladamente belisca a criança sem que as outras pessoas percebam.

A patologia do superego é característica do narcisista. A pessoa portadora de uma forma branda desse transtorno possui um superego que a capacita a fazer a "coisa certa", mas ela não se considera exatamente bem ao fazer isso. Em essência, esse aspecto da estrutura psíquica – um amálgama dos valores paternos, regras morais e éticas, decência, bondade e coisas assim – não é idealizado da forma que o é pelos demais. Fazer a coisa certa não melhora o sentimento de autovalorização do indivíduo narcisista. Ele não sente orgulho de si porque está muito mais preocupado com o poder e a aclamação. Idealiza o ego ideal grandioso, não o superego.

Está nas profundezas do narcisismo a ganância interior, que é a ruína de várias pessoas muito bem-sucedidas e poderosas, que nunca acham que têm o "bastante", apesar da enorme riqueza e poder. O sucesso parece intensificar os sentimentos de ser especial, em vez de possibilitar um sentimento de paz e satisfação com as realizações. O narcisista mentirá ou trapaceará facilmente para escapar da exposição e da humilhação.

Os critérios do DSM-5 para o transtorno da personalidade narcisista (Quadro 5.1) competentemente capturam os elementos do transtorno na sua forma mais exagerada. No entanto, as variações mais brandas são comuns na prática clínica e podem coexistir com muitos outros transtornos psiquiátricos. Um indivíduo narcisista poderá ser bastante charmoso, carismático, autoconfiante e superficialmente afetuoso e divertido. Ele possui a capacidade de fazer a outra pessoa, inclusive o entrevistador, também considerá-lo especial. Isso reflete sua habilidade de incorporar psicologicamente outra pessoa na sua órbita mental de superioridade e especialidade, contanto que a pessoa não o frustre ou contradiga. Com o passar do tempo, essa pessoa charmosa revela sua falta de interesse pelos demais, ao mesmo tempo que espera que eles se interessem por tudo a seu respeito.

QUADRO 5.1
Critérios diagnósticos do DSM-5 para transtorno da personalidade narcisista

> Um padrão difuso de grandiosidade (em fantasia ou comportamento), necessidade de admiração e falta de empatia que surge no início da vida adulta e está presente em vários contextos, conforme indicado por cinco (ou mais) dos seguintes:
>
> 1. Tem uma sensação grandiosa da própria importância (p. ex., exagera conquistas e talentos, espera ser reconhecido como superior sem que tenha as conquistas correspondentes).
> 2. É preocupado com fantasias de sucesso ilimitado, poder, brilho, beleza ou amor ideal.
> 3. Acredita ser "especial" e único e que pode ser somente compreendido por, ou associado a, outras pessoas (ou instituições) especiais ou com condição elevada.
> 4. Demanda admiração excessiva.
> 5. Apresenta um sentimento de possuir direitos (i.e., expectativas irracionais de tratamento especialmente favorável ou que estejam automaticamente de acordo com as próprias expectativas).
> 6. É explorador em relações interpessoais (i.e., tira vantagem de outros para atingir os próprios fins).
> 7. Carece de empatia: reluta em reconhecer ou identificar-se com os sentimentos e as necessidades dos outros.
> 8. É frequentemente invejoso em relação aos outros ou acredita que os outros o invejam.
> 9. Demonstra comportamentos ou atitudes arrogantes e insolentes.

Fonte: Reimpresso da American Psychiatric Association: *Diagnostic and Statistical Manual of Mental Disorders*, 5th Edition, Arlington, VA, American Psychiatric Association, 2013. Direitos autorais 2013, American Psychiatric Association. Utilização autorizada.

Embora não incluído na nomenclatura do DSM-5, um subtipo comum de transtorno da personalidade narcisista, o *narcisista tímido* ou *dissimulado*, tem sido identificado (Quadro 5.2). O narcisista tímido é altamente sensível a insultos e críticas. Quando as críticas são percebidas como procedentes, responde com sentimentos intensos de vergonha e humilhação. Esses mesmos sentimentos de humilhação podem ser sentidos quando alguém que ele vê como uma extensão narcisística – mais provavelmente

QUADRO 5.2
Critérios para o Subtipo Tímido ou Dissimulado do Transtorno da Personalidade Narcisista

> O narcisista tímido ou retraído
>
> (a) é inibido, tímido ou mesmo modesto
> (b) direciona a atenção muito mais para os outros do que para si mesmo e sente-se desconfortável quando vira o centro das atenções.
> (c) é altamente sensível e presta cuidadosa atenção nos outros, buscando evidências de insultos ou críticas ou de aprovação e louvor
> (d) reage aos insultos ou críticas com raiva interna e/ou vergonha, humilhação e autocrítica intensas; responde ao elogio com um sentimento exagerado de prazer misturado com um de superioridade e com uma sensação de ter ludibriado as pessoas, descredibilizando os seus argumentos
> (e) é altamente invejoso do sucesso e do reconhecimento das conquistas alheias
> (f) é incapaz de entregar-se a outra pessoa com amor incondicional; não tem responsividade adequada aos outros; poderá não responder cartas ou dar retorno a telefonemas pelo desejo de ser procurado; precisa de uma fonte constante de gratificação, como na antiga canção: "Quando não estou perto da garota que amo, amo a garota de quem estou perto".
> (g) falta-lhe a capacidade de empatia em relação às outras pessoas ou, na melhor das hipóteses, oferece uma empatia intelectualizada e calculada derivada do imaginar a resposta externa apropriada; entretanto, essa resposta não lhe permite *sentir-se* conectado a outra pessoa.
> (h) tem fantasias grandiosas compensatórias que substituem as realizações reais
> (i) tem tendência à hipocondria, com base na resposta de sentir-se imperfeito e inadequado; autopreocupação facilmente focada na saúde

Fonte: Modificado de Gabbard, 1989.

a esposa, um filho ou mesmo um dos pais – tem um mau desempenho ou o deixa constrangido. Quando a crítica ou o insulto são entendidos como injustificados, reage internamente com indignante raiva e fantasias de retaliação exagerada (p. ex., metralhadoras calibre 50 montadas nos para-lamas do seu carro para destruir o motorista agressivo que lhe deu uma fechada na estrada). Sua contraparte arrogante é capaz de acelerar mais, indo atrás do outro motorista, de fazer gestos obscenos com as mãos ou de jogar repentinamente o carro em sua direção ou até mesmo de persegui-lo na estrada. O narcisista tímido tende a sentir-se periodicamente deprimido. Muitas vezes, sente-se melhor fazendo as coisas sozinho. Assim, evita sentimentos competitivos de inferioridade, inveja ou vergonha na presença dos outros.

O narcisista tímido pode se relacionar com várias pessoas e tem a capacidade de parecer amigável, mas raramente afetuoso. Ele possui pouquíssimos, se algum, amigos (especialmente os homens) ao longo das várias fases da sua vida. Isso se deve ao fato de a sua atenção estar mais voltada para o que os outros pensam dele do que para eles. É possível que não saiba os nomes dos amigos dos seus filhos ou não tenha interesse pelos filhos dos seus "amigos". É essa incapacidade de sustentar relações de longo prazo que contribui para seus sentimentos de isolamento e de desconexão em relação aos demais. Sua incapacidade para empatia genuína é mascarada pela consciência das expectativas sociais e por uma série de respostas adequadas aprendidas, que inicialmente iludem as outras pessoas, fazendo-as acreditar que ele tem um interesse mais profundo do que na verdade tem. Seu senso de importância e a necessidade de ter o seu próprio estilo são dissimulados por baixo de seu tímido desinteresse. Em outras ocasiões, ele parecerá totalmente inconsciente de sua real importância. Uma amizade antiga será abandonada por causa de uma ferida narcisística que ameace seus profundos sentimentos de grandiosidade. Ele fica tão magoado, envergonhado e/ou furioso que não consegue reconhecer seu sentimento de dor, o que prontamente o leva a se afastar da outra pessoa.

Diferentemente do narcisista arrogante, o narcisista tímido é capaz de sentir, mas raramente expressa, sentimentos de tristeza em relação à sua falta de empatia. Sua "culpa" pela falta de interesse nos outros é vivenciada pela intensa vergonha, que o obriga a se afastar. Esse sentimento contrasta com a culpa madura que é acompanhada de tristeza pelos maus-tratos ao outro e pelo desejo de desculpar-se e fazer retificações. O narcisista tímido também não aceita as desculpas de alguém que o tenha magoado. Ele anota essas mágoas em um cartão de pontuação e intimamente pensa: "Agora você me deve". Como seu primo-irmão, o masoquista, ele se diverte no papel de parte injuriada e estrategicamente utiliza essa posição para obter favores ou, de forma contrária, para manipular as pessoas. Akhtar observou que, diferentemente do narcisista arrogante, o tímido tem uma consciência mais rígida e padrões morais mais altos, com menos inclinação à incompatibilidade com as regras ou valores éticos e morais.

PSICOPATOLOGIA E PSICODINÂMICA

Características narcisistas

Grandiosidade

O senso exagerado de si mesmo, como ser singularmente especial, de raro talento e superior aos demais, é uma característica típica do paciente narcisista. Essa visão aumentada da própria importância, até mesmo de genialidade, normalmente está em desacordo com a realidade. Entretanto, às vezes, em especial no caso do artista, do político, do cientista ou do executivo, o narcisista poderá ser um profissional bastante talentoso e receberá reforço para sua grandiosidade por meio da aclamação dos demais. Contudo, o seu senso de superioridade funciona como uma defesa frágil contra os sentimentos internos de fraqueza e comumente tem pouca correlação objetiva. "Sou mais importante do que a Virginia Woof foi para a literatura inglesa", declarou uma escritora de cerca de 30 anos de idade em sua primeira entrevista. Logo depois, ficou claro não apenas que ela nunca havia publicado qualquer obra como também que seus feitos literários eram limitados e fragmentados e nunca tinham sido mostrados a escritores, editores ou críticos contemporâneos, porque "eles poderiam não compreender ou perceber o brilhantismo. Pior seria se o compreendessem, pois ficariam incrivelmente invejosos".

O caso extremo do narcisista arrogante ou extravagante é facilmente reconhecido. Os narcisistas tímidos não se exibem de maneira óbvia, mas estão secretamente preparados para se sentirem desprezados, caso não obtenham o reconhecimento de que se acham merecedores. Em essência, acreditam que sua especial presença e aura deverão ser automaticamente percebidas e correspondidas por aqueles ao seu redor. Se tratados como qualquer pessoa, fervem internamente. O narcisista tímido tem o mesmo desejo de ser aplaudido por suas virtudes especiais, mas sente um profundo medo da humilhação e da vergonha potenciais caso suas fantasias de grandiosidade sejam expostas.

Diferentemente do narcisista arrogante, que poderá ser muito bem-sucedido, o que reforça sua grandiosidade, em geral, a grandiosidade do narcisista tímido existe em abundância na sua fantasia. Sua mais profunda ambição é ser o melhor, mas as inibições, devido ao medo de falhar, protegem-no dos intensos sentimentos de vergonha e humilhação. Portanto, ele não se expõe à conquista porque isso traria o risco da falha ou do não reconhecimento. A grandiosidade existe implicitamente por debaixo da insatisfação com todas as suas realizações. Ele poderá sumariamente sentir-se feliz ou mesmo orgulhoso de um pequeno reconhecimento, mas isso nunca será o suficiente. Imediatamente, compara-se a alguém que fez mais. Tanto supervaloriza como subvaloriza a importância das suas conquistas. Isso leva a uma história de trabalho irregular, porque fica menos confiante em si à medida que progride em uma empresa. Um sucesso maior é vivenciado como uma enorme oportunidade de falhar e enfrentar mais humilhações em público. O narcisista mais arrogante experimenta o sucesso como lhe conferindo autoridade e permissão tácita para desconsiderar a ética e as regras.

Embora o nacisista possa, às vezes, estar bem-humorado às custas das outras pessoas, a ausência de um senso verdadeiro de humor e a incapacidade de rir de si mesmo são características desse transtorno. A fantasia de possuir charme, beleza e inteligência transcendentes é comum. "Meu extraordinário esplendor ilumina qualquer local em que entro", foi dito por um presunçoso paciente narcisista. Um pesquisador graduado em biologia molecular, com uma carreira irregular, estando prestes a ser retirado do seu programa, confidenciou: "É inevitável que eu ganhe o Prêmio Nobel. O fato de ter tido problemas com meus orientadores não significa nada. Veja Einstein. Ele nunca se deu bem com seus professores". Esse exemplo ilustra os aspectos de organização do narcisismo. Todos os aspirantes a cientista ou cientistas formados podem desejar ganhar o Prêmio Nobel. Isso pode ser considerado como uma fantasia universal dos cientistas. O cientista com narcisismo saudável poderá ter esse desejo, mas entenderá que ganhar o prêmio depende de como os outros valorizam seus trabalhos e entenderá a complexidade das políticas envolvidas na concessão do prêmio. De forma contrária, o narcisista patológico está convicto de que merece o prêmio e tem uma desesperada necessidade dessa honra para apoiar sua grandiosidade, por mais irrealista que seja a sua possibilidade.

A grandiosidade e seu oposto – um senso profundo de inadequação – coexistem no narcisista. A manifestação clínica iniciará com um ou outro. O paciente poderá queixar-se da derrota profissional ou da incompetência nas experiências amorosas, mas logo depois aflorará seu lado grandioso, arrogante e soberbo. Alternativamente, a grandiosidade e o lado exagerado poderão se apresentar no início, mas, depois, durante o tratamento, os profundos sentimentos de inadequação e vazio interior virão à tona.

Falta de empatia

A incapacidade de ser empático com os demais é uma característica do narcisista. A *empatia* é um fenômeno psicológico complexo que envolve a capacidade de identificação com outra pessoa e de vivenciar temporariamente o estado emocional do outro. A empatia deve ser distinguida da *simpatia*, que é o sentimento genuíno da compaixão pela dor ou pelo sofrimento do outro. Por exemplo, a perda de um ente querido. A empatia capacita o ouvinte a vivenciar o estar no lugar do outro e, ao mesmo tempo, estar separado. Essa capacidade requer que a atenção esteja focada fora de si, e isso não é possível para a maioria das pessoas narcisistas.

Um paciente narcisista, que estava no meio de um divórcio precipitado pela revelação do seu adultério, queixou-se asperamente: "Não entendo por que minha mulher não sente pena de mim. Minha vida tem sido um sobe e desce, meus filhos estão zangados comigo, minha vida está uma bagunça. Ela simplesmente parece querer me atormentar, e este advogado assassino, que ela contratou, é demais! Como ela pode não se importar com a minha dor? Estou sofrendo muito!". Ele era incapaz de sentir empatia pelo sentimento de perda, traição e raiva da esposa. Ela é que deveria sentir pena dele, porque ele estava sofrendo muito com as consequências das suas atitudes.

Formas mais sutis de falta de empatia são comuns. O narcisista fica irritado quando a alegria da sua noite sofre a interferência de algum evento doloroso ocorrido no dia do seu cônjuge. Ele poderá explodir com um furioso acesso se a parceira, perturbada por uma crise familiar, não elogiar seu sucesso. A acusação de que o cônjuge não está "se importando" estará justificada para o paciente, que acredita ser ele a vítima.

A capacidade de reconhecer o que o outro está sentindo não exclui, por si só, o diagnóstico de narcisismo. Um indivíduo menos narcisista poderá identificar o estado emocional de outra pessoa em algumas ocasiões. No entanto, isso muitas vezes está baseado em interferências a partir de indícios externos, e não do sentimento interno. Em outras ocasiões, ele terá pouco ou nenhum interesse pela dor, pela angústia ou pelos sentimentos da outra pessoa. Enquanto parece ouvir empaticamente, o narcisista, de forma inconsciente, está armazenando as informações referentes aos pontos vulneráveis da outra pessoa, que serão usados contra ela em alguma ocasião futura, quando ele se sentir criticado. Esses contra-ataques são deliberados e mostram uma má intenção consciente. Embora a pessoa obsessiva também possa empregar os contra-ataques quando criticada, ela faz isso a partir de uma raiva inconsciente e de uma falta de tato, não do sadismo consciente, que é típico do narcisista.

Senso de importância

Normalmente, um profundo senso de importância pessoal acompanha o paciente narcisista. "Claro que não terei de esperar pela minha vez", exclamou um paciente narcisista. A tentativa de marcar um horário mutuamente conveniente para a primeira entrevista clínica poderá revelar o diagnóstico antes da primeira sessão. "Esse horário não está bom para mim por causa da minha escala de horário do trabalho", disse um paciente narcisista. "Só posso ir antes do almoço. Pode marcar às 11 horas?". O senso de importância está refletido na convicção de que o mundo deverá adaptar-se a ele. Mais tarde, na entrevista, o paciente revelou: "Meus pais eram frios e sem sentimentos. Eles não me davam nada emocionalmente. Com certeza, tenho de procurar ser o número um; ninguém mais o fará por mim". A privação emocional que o narcisista acredita vivenciar leva diretamente a um tipo de indiferença e arrogante desprezo em lidar com pessoas que são consideradas sem importância, invertendo a própria experiência do narcisista de não ser importante como criança.

> Um pesquisador formado, altamente inteligente, que se deparou com a constrangedora evidência de ter plagiado um trabalho publicado, foi à consulta psiquiátrica. Ele não chegou ao consultório do entrevistador por vontade própria, mas sinceramente admitiu que, ao consultar um profissional em saúde mental, ampararia sua defesa contra essas acusações e mitigaria as consequências. Gradualmente, durante o curso da entrevista, admitiu: "Talvez os arquivos no meu computador tenham se desconfigurado, de forma que pensei que o material escrito por outra pessoa fosse na verdade meu". Achou que as acusações contra ele poderiam ser esquecidas porque simplesmente fora um erro na transposição eletrônica, fazendo com que todas as partes de um livro aparecessem em seus trabalhos como se fossem suas. "De qualquer forma, sou o mais brilhante pesquisador da turma. As autoridades deverão ser indulgentes em virtude desse fato". Quando questionado pelo entrevistador sobre o que considerava ser a diferença entre a mentira e o engano, ficou confuso. Levou algum tempo para reconhecer que foi um ato intencional.

Esse exemplo ilustra o senso automático de importância que o paciente narcisista possui. "O que pertencer a alguém poderá ser meu se eu assim o desejar. Honestidade não é virtude, já que pode me impedir de ter o que quero".

Vergonha

A vergonha, diferentemente da culpa, é um sentimento comum e doloroso para o narcisista. Morrison sugeriu que a vergonha é um sentimento tão importante quanto a culpa na vida psíquica. A vergonha gira em torno da experiência da exposição de alguma falha ou inadequação e do consequente sentimento de mortificação. Ele incluiu, na designação de vergonha, os sentimentos de humilhação, constrangimento e baixa autoestima. O narcisista reage às críticas ou à falha em alguma tentativa de conquista com o sentimento de que seu *self* é inadequado ou defeituoso. Uma paciente narcisista, intelectualmente talentosa, com certa quantidade de livros publicados, ficou mortificada e deprimida ao ter sua última matéria rejeitada por um jornal importante. "Não sou nada. Meu trabalho é comum e inútil. Não há um único feito na minha vida. Só quero esconder-me de todos!", exclamou, com amargura e desespero. O desejo de esconder-se é uma resposta clássica à experiência da vergonha. Em algumas culturas, em que a vergonha é um sentimento martirizante e opressor, as pessoas envergonhadas e expostas poderão sentir que não têm outra saída a não ser o suicídio, a derradeira forma de "esconder-se".

Inveja

A inveja incomoda o narcisista, que constantemente se compara aos outros na esperança de reforçar seu senso de superioridade. Com frequência, os sentimentos de inferioridade estimulam seu desejo de desvalorizar o outro. "Estou muito aborrecido por ela ter conseguido a promoção, e eu, não" – queixou-se um editor de livros novato. "Sou bonito, atraente e muito mais charmoso do que ela. Só porque é esperta e os escritores com quem trabalha gostam dela. Ela é tão vazia. Minha empresa não entende que a imagem é tudo? A boa aparência é o que conta, e não ser amável. Acho que vou embora por causa desse insulto." Um profissional da saúde mental revelou sua inveja do entrevistador, por seu comentário na primeira entrevista: "Bem, sei que você é reconhecido e admirado. Posso ver, conversando com você, que seu sucesso é uma consequência do fato de ser simplesmente mais eficaz do que eu em controlar e manipular o mundo psiquiátrico".

Desvalorização narcisista

A desvalorização domina as relações de objeto do paciente narcisista. As distinções são abordadas no Capítulo 9, "O Paciente *Borderline*", que compara o tipo de desvalorização que é característico dos pacientes narcisistas e *borderline*.

Narcisismo grave

Os narcisistas graves representam o ponto extremo do espectro narcisístico. Esses pacientes, em virtude da ausência nem mesmo de uma pequena consciência ou culpa em relação ao seu comportamento explorador e, de modo geral, altamente agressivo (até violento), podem parecer repulsivos ao entrevistador. Tiranos infames como Hitler e Stalin, cuja indiferença em relação aos milhões de homicídios cometidos é o símbolo de sua desumanidade, têm sido rotulados de narcisistas malignos. Sendo ou não diagnosticamente preciso, esse rótulo é compatível com a imagem popular desses ditadores. O narcisismo grave se sobrepõe à personalidade antissocial, e, em alguns casos, os narcisistas graves são capazes de atos deprimentes de crueldade, violência e até mesmo de homicídio.

Dois temas dominam a psicopatologia dos pacientes narcisistas graves. Um reflete as graves deficiências do ego, que se manifestam na impulsividade, na baixa tolerância à frustração e na incapacidade de retardar a gratificação. O outro é o não funcionamento normal do superego. Essa combinação de déficits está no centro dos violentos acessos que podem ocorrer com esses pacientes. O superego não exerce controle sobre a impulsividade desenfreada. A raiva narcisística, de natureza explosiva, poderá dominar a vida do narcisista grave. Essa raiva poderá ser global e ilimitada. Ela é precipitada por desprezos imaginados ou reais vivenciados por esses indivíduos quando são contrariados ou contestados em seu dia a dia. Contrariar seus desejos induz à fantasia de destruição do indivíduo que não se subjuga às suas exigências e que desafia seus subjacentes, mas sutis, sentimentos de onipotência. Em casos extremos, isso poderá levar ao assassinato do sócio ou do cônjuge, ato pelo qual o narcisista grave não sentirá remorso, porque, no seu mundo interior, extremamente patológico, isso é permitido. Uma patologia maciça do superego, combinada com impulsividade, está no cerne da patologia do narcisista grave e explica a ausência de quaisquer sentimentos de culpa por suas ações destrutivas.

Diagnóstico diferencial

Os diagnósticos diferenciais mais importantes incluem o transtorno da personalidade *borderline*, o transtorno da personalidade antissocial e os transtornos do espectro bipolar. Apesar de existirem formas relativamente puras, é comum observar-se misturas dos transtornos da personalidade narcisista e *borderline*.

Embora no DSM-5 as distinções entre o paciente obsessivo-compulsivo e o narcisista pareçam claras, na prática clínica diária elas frequentemente se sobrepõem. Isso ocorre especialmente em pacientes com transtornos mistos de caráter, que tanto apresentam aspectos obsessivos quanto narcisistas. Essas distinções são particularmente importantes no tratamento do paciente que apresenta ambas as características; assim, o entrevistador não interpretará a dinâmica obsessiva no momento em que uma dinâmica narcisista estiver governando o comportamento do paciente.

A primeira área de confusão é o isolamento emocional que, no paciente obsessivo-compulsivo, poderá ser confundido com o desinteresse frio do narcisista. A pessoa obsessiva emprega os mecanismos de minimização, intelectualização e racionalização para lidar com suas próprias reações emocionais não desejadas. "Não fiquei zangado com meu chefe", afirmou um paciente obsessivo depois que seu trabalho fora criticado. "Não estou satisfeito; posso ter ficado um pouquinho ofendido; mas certamente, com raiva, não". A pessoa narcisista tem total consciência da sua furiosa reação em uma situação similar e já começa a desvalorizar a outra pessoa como estúpida. O indivíduo obsessivo não tem tato nem sensibilidade para com os sentimentos alheios e, muitas vezes, não tem consciência de que disse algo que aborreceu alguém. Se for chamada sua atenção, ele se sentirá culpado ou defensivo e tentará, por meio da lógica e da razão, convencer a parte ofendida de que não deve sentir-se magoada. Em outras ocasiões, o indivíduo obsessivo percebe que disse ou fez algo que poderá ter ofendido alguém, mas não permite totalmente esse registro em sua mente ou, se o faz, escolhe ignorá-lo. O incidente poderá retornar mais tarde à consciência para maior reflexão ou ruminação. Isso não acontece com o narcisista, cuja insensível falta de interesse pelos sentimentos alheios é genuína e racionalizada com uma atitude como "todas as pessoas são assim; algumas fingem melhor do que outras".

A busca do obsessivo pela perfeição difere daquela do narcisista, embora talvez essa seja uma das características do diagnóstico diferencial mais difícil para a compreensão da patologia do caráter. A solução para a confusão do terapeuta está na descoberta da conexão latente do objeto que é parte da busca perfeccionista ou, em outras palavras, no conhecimento da motivação inconsciente que pulsiona o comportamento. O que o paciente espera ganhar ou perder – que conflito está envolvido na pulsão perfeccionista? O obsessivo, ao executar algo com perfeição, tem uma sensação de maestria, poder e controle e antecipa o prazer ou algum reforço positivo dos seus próprios objetos internalizados, bem como das suas figuras parentais. Entretanto, interpreta o elogio como evidência de ser respeitado – amado como alguém em separado, mesmo que se ressinta pela sensação de ter de agir com perfeição para ganhar esse respeito. É o firme senso de uma identidade distinta que permite ao indivíduo obsessivo ter um autêntico sentimento de realização. Isso se deve ao fato de ele ter internalizado uma boa imagem do objeto. Ele se considera bom e correspondendo aos padrões de perfeccionismo dos seus pais. Merece respeito. No nível inconsciente, a pessoa obsessiva iguala respeito a amor e acredita que este deve ser merecido. A busca narcisista pela perfeição é um evento mais explorador, em que a pessoa está satisfazendo um desejo de grandiosidade dos seus pais, o qual os fará parecer bons. A criança é explorada como um dispositivo para aumentar o brilho, a beleza e o sucesso dos pais. Quando a criança narcisista é admirada ou elogiada, ela não interpreta esse reconhecimento como uma pessoa independente, mas apenas que aumentou o perfeccionismo que seus pais perseguem implacavelmente. Sua missão na Terra é fazer os pais parecerem bons ou, se ela preferir, parecerem maus. Entretanto, quando um narcisista falha em obter a perfeição, sente-se humilhado, envergonhado, degradado e sem valor. O obsessivo, por sua vez, está mais inclinado a descobrir se fez algo errado, se não seguiu as instruções, se não tentou o suficiente ou se foi desobediente de alguma outra forma velada. Isso se deve ao fato de sempre apresentar impulsos contraditórios para ser desafiador e antagônico. Então, chega-se ao ponto em que surgem os rituais de fazer e de desfazer, e é por essa razão que as pessoas obsessivas são sempre perseguidas por suas próprias dúvidas.

Às vezes, inconscientemente, o narcisista falha de forma deliberada para constranger e humilhar o pai/a mãe que o humilhou. É uma forma masoquista de vingança, e o ato é motivado pelo ódio. A doçura da vingança cheia de ódio compensa a dor e o constrangimento pessoais da falha. Esse é um mecanismo comum em adolescentes narcisistas e masoquistas, que não têm um bom desempenho na escola para afrontar os pais por se importarem apenas com que venham a frequentar uma faculdade de prestígio.[*]

Outro aspecto do perfeccionismo narcisista está relacionado à quantidade de trabalho que o paciente está disposto a realizar para ganhar elogio. O obsessivo tem consciência de que o sucesso requer capacidade e esforço e está disposto a mostrá-lo. O narcisista quer o máximo de reconhecimento na troca de um mínimo esforço.

Tanto os indivíduos obsessivos como os narcisistas apresentam desejos extremos de obter poder e controle sobre as outras pessoas. Entretanto, o obsessivo está sempre tomado pela autodúvida e sente-se em conflito com as consequências sobre aqueles que pode ter magoado ou prejudicado em sua própria busca pelo sucesso. O narcisista parece livre do conflito relacionado à intensidade das suas pulsões. Ambos os tipos de paciente podem apresentar inibições na realização de um trabalho, que só pode-

---

[*] N. de T. Isso ocorre especialmente nos EUA, onde o aluno que tem um excelente desempenho na escola ingressa diretamente em uma faculdade de prestígio.

rão ser distinguidas com base nos conceitos discordantes do perigo inconscientemente imaginado, associado ao sucesso. O indivíduo obsessivo vê o trabalho, de forma inconsciente, em termos de conflito entre ser obediente e ser aceito, com a consequência de sentir-se simultaneamente submisso e fraco, mas ser desobediente e desafiador, com a consequência de sentir-se forte e independente. Essa dinâmica é muito aparente no componente de procrastinação de um problema no trabalho do indivíduo obsessivo. Ao mesmo tempo, as dinâmicas edípicas se expressam no paciente obsessivo por suas atitudes ambivalentes em relação aos competidores do mesmo sexo, que são vistos por ele como mais poderosos. Isso toma a forma de uma perda da sua assertividade e uma incapacidade em vencer um oponente, apesar de estar próximo da vitória. Ele deseja ser o chefe, assim não será controlado pelos outros. Quer que seu *status*, poder e controle sejam reconhecidos pelos demais. Tipicamente, assume a responsabilidade compatível ao poder e, às vezes, até mesmo aquela que não é compatível. Frequentemente irá queixar-se da responsabilidade, mas sentirá enorme orgulho dela e de ser consciencioso ao descarregá-la. O narcisista deseja o poder para obter a admiração dos outros e ser servido por eles, mas não quer a responsabilidade e procura formas de empurrá-la para algum subalterno ou, de outro modo, de esquivar-se dela, às vezes com o pretexto de delegação de autoridade. Esse processo se torna aparente quando o narcisista delega apenas a responsabilidade, mas nunca qualquer glorificação que possa advir do sucesso.

Considere o exemplo de um estudante de graduação obsessivamente indeciso. Suas reflexões envolvem: "Que assunto agradará mais ao meu orientador de tese e irá proporcionar-me a melhor nota? Existe algum assunto sobre o qual eu realmente gostaria de escrever? Devo submeter à apreciação do orientador?". Já o estudante de graduação narcisista quer saber qual orientador de tese possui mais poder e prestígio e quer um tema que seja deslumbrante e que lhe traga a glória fácil. Uma aparente exceção a esse princípio ocorreu no caso de uma estudante de graduação narcisista que preferiu desenvolver sua tese no departamento russo e não no departamento alemão, onde recebera conceitos mais altos e maior encorajamento como estudante universitária. Entretanto, o motivo oculto da escolha foi demonstrar malignamente ao pessoal do departamento russo que eles haviam cometido um erro em relação à sua inteligência, utilizando esse meio para justificar-se e humilhá-los. Essa situação poderá ser contrastada pela do obsessivo que discute fortemente sobre o significado de uma palavra e depois consulta o dicionário. Ele deseja o reconhecimento por sua precisão e superioridade implícita, mas seu motivo não é humilhar o oponente. As personalidades paranoicas também desejam sadicamente humilhar um adversário que pensam que as injustiçou. O indivíduo paranoico deseja o reconhecimento de que foi injustiçado e exige um pedido de desculpas – não apenas hoje, mas novamente amanhã, depois e depois e, assim, indefinidamente. Contudo, se a parte ofensora reparar sua falta inúmeras vezes, ela finalmente será perdoada. Já o caráter narcisista descarta sumariamente seu adversário de uma vez por todas. O caráter obsessivo basicamente deseja uma compensação e aceitará as desculpas sinceras.

O caráter histriônico, por sua vez, apresenta outro difícil dilema no diagnóstico diferencial. Esse tipo de paciente também busca atenção e poderá se tornar bastante exagerado para continuar sendo o centro das atenções. Muitas vezes, as características narcisistas estão misturadas com os traços do caráter histriônico. O paciente histriônico é bastante suscetível a acessos de raiva quando suas necessidades de reconhecimento não são satisfeitas. Todavia, ele é capaz de um amor autêntico e de profunda ligação a outras pessoas. O paciente histriônico possui mais charme e afeição e a capacidade de nem sempre colocar suas próprias necessidades em primeiro lugar. A manipulação das outras pessoas normalmente envolve charme, bajulação e uma aparência de pseudodesamparo. Em contraste, o paciente narcisista emprega autoridade e assertivas agressivas que desconsideram totalmente os sentimentos da outra pessoa. Um exemplo ilustrativo dessa distinção ocorreu quando dois pacientes ficaram preocupados com o recente ganho de peso do entrevistador e com o prognóstico disso. A paciente histriônica estava realmente preocupada com a saúde dele e, por ser especialista em programas dietéticos, encheu o entrevistador de regimes eficazes. Ela estava preocupada com ele. O paciente narcisista ficou injuriado pelo fato de o terapeuta ter engordado. "Como posso ter um terapeuta com essa aparência? Isso pega muito mal para mim. Por favor, procure meu *personal trainer* e emagreça alguns quilos. Pagarei para você". Outra distinção do diagnóstico diferencial ocorre em uma festa em que o paciente histriônico procura por seus amigos, ao passo que o narcisista procura pelas "estrelas" que possam estar presentes, enquanto simultaneamente pensa: "Estarei à altura dessas pessoas?".

As distinções entre o transtorno da personalidade narcisista e o transtorno da personalidade *borderline* são discutidas no Capítulo 9. O diagnóstico diferencial entre o transtorno da personalidade antissocial e o da personalidade narcisista grave é impreciso, e existe uma comorbidade significativa. Famílias criminosas, por exemplo, representam uma subcultura antissocial afastada dos padrões. Um membro desse grupo poderá ter amigos duradouros e alianças com outros membros, seguindo códigos de ética que estão bem-definidos, embora variem de acordo com a tendência atual da sociedade. Eles são capazes de grande lealdade, especialmente para com os membros biológicos da família. A televisão e a indústria cinematográfica exploram uma fascinação popular por tais grupos. Eles são frequentemente implacáveis e matam com facilidade, mas esse comportamento não os faz narcisistas, apesar de serem claramente antissociais. Os "negócios de família" não toleram membros do grupo excessivamente narcisistas, que não se adaptam à natureza coesa e aos objetivos do grupo.

Um dos grupos diagnósticos emergentes é o dos transtornos do espectro bipolar, em que existe considerável controvérsia. A personalidade hipomaníaca padrão (DSM-II) foi descrita como grandiosa, orgulhosa, exuberante, superotimista, superconfiável, ambiciosa, de alto desempenho e autoassertiva. O hipomaníaco poderá apresentar breves episódios de depressão. Independentemente dessas qualidades, ele é afetuoso e "amigável", o que poderá levá-lo a participar de forma ativa das relações de dar e receber. Ele não é internamente invejoso, desvalorizador e vingativo, o que é característico do narcisista.

Quando um narcisista procura voluntariamente tratamento, com frequência isso se deve à depressão. As feridas narcisísticas na forma de fracassos ocupacionais, ou uma humilhação significativa quando ocorre a extinção de uma relação, são os precipitantes mais comuns. Existe uma considerável sobreposição entre distimia, transtorno da personalidade narcisista (tipo tímido) e transtorno da personalidade masoquista.

Psicodinâmica do desenvolvimento

O narcisismo saudável permite uma avaliação real dos atributos e das ambições da pessoa, a capacidade de ter envolvimento emocional com os outros enquanto reconhece as suas individualidades, e a capacidade de amar e de ser amada. A consciência da existência distinta e dos sentimentos do outro é um aspecto crucial do narcisismo saudável. Quando o desenvolvimento normal não ocorre, encontram-se os transtornos psicológicos característicos da personalidade narcisista, que variam desde o indivíduo autoenvolvido e com senso mediano de importância até a egocentricidade flagrante do narcisista grave, que não tolerará desafio externo à sua convicção de superioridade e onipotência. Acredita-se que a variação no grau da patologia narcisista reflita o grau de negligência emocional e falta de empatia parentais, bem como a exploração parental que a criança vivencia durante o desenvolvimento inicial, levando a vários déficits no senso do *self*.

A evolução do narcisismo saudável e a capacidade de diferenciar o *self* do outro são consideradas dependentes dos cuidados paternais e maternais empáticos, com o estabelecimento de limites apresentados de maneira gentil. O bebê experimenta o mundo externo como uma extensão do *self*, um estado de ser que persiste no narcisismo patológico. A diferenciação do *self*-objeto ocorre como um processo crescente que evolui por meio das interações, tanto gratificantes quanto frustrantes, com os cuidadores e com o mundo externo. Com o tempo, sob condições normais, desenvolve-se uma consciência interna psicológica de separação do *self* do outro. Simultaneamente, a internalização psicológica de uma imagem empática e estimulante dos cuidadores ocorre e torna-se parte da estrutura psíquica da criança. De certo modo, esse aspecto do mundo exterior passa a fazer parte da criança. Essa incorporação dos aspectos representacionais de cuidadores amáveis forma a base para a gradual aquisição da empatia pelos outros, do autorrespeito saudável e de um sólido senso do *self* por parte da criança.

Uma falha no cuidado empático, em particular na ausência do espelhamento parental, leva a criança pequena de volta para o *self*, que é frágil; nos lactentes, sempre sob risco de fragmentação, leva a um tipo de "colapso" emocional, observado regularmente em bebês e crianças pequenas quando estão angustiadas. O espelhamento é um fenômeno interativo complexo de pais-filho, que envolve os pais recebendo comunicações do bebê ou da criança pequena, registrando-as, transformando-as, imitando-as e refletindo-as na criança. Os pais repetem e elaboram os sons ou ações da criança, como balbuciar, falar amorosamente ou bater na cadeira do bebê com sua mão. Essas são experiências emocionais tanto para os pais quanto para o filho. O humor brincalhão é o melhor exemplo, quando a imitação parental produz gargalhadas na criança e, depois, nos pais. Essa interação é semelhante à que ocorre entre os músicos, quando uma simples melodia inicial é selecionada e executada por toda a orquestra. É uma criação de música emocional natural entre a criança e os pais. A experiência da criança interage com o pai/a mãe que é mais organizado psicologicamente, que integra a comunicação da criança a partir da sua perspectiva, reflete de volta para ela e, assim, ajuda na evolução de seu senso do *self*.

A mensagem enviada de volta para a criança pelo pai ou pela mãe narcisista ou com outra perturbação não está em sintonia empática com a comunicação da criança. Ela se torna uma mensagem confusa, porque não tem nada a ver com a comunicação da criança. O espelhamento saudável implica uma reflexão válida da experiência mais primitiva da criança; é o pai/a mãe respondendo ao potencial até então não reconhecido da criança. Por exemplo, a mãe normal ouve as palavras do filho no seu balbuciar, antes que ele possua linguagem, e murmura de volta da mesma forma, alcançando o bebê que está se esforçando para comunicar-se com ela. O senso da criança acerca da sua totalidade fica em perigo na ausência do que tem sido denominado "o brilho nos olhos da mãe", uma expressão poética do deleite do cuidador com a assertividade e a autoexibição do bebê. Acredita-se que o intenso terror da fragmentação do *self* surge da incapacidade do cuidador de responder com aprovação ao comportamento afetuoso do bebê. Uma teoria sustenta que essa falha também leva ao impedimento do desenvolvimento do *self* da criança, o que continua na vida adulta do narcisista. O senso do *self* permanece deficiente, e um terror inconsciente de potencial fragmentação do *self* domina a psique, o que resulta em fantasias defensivas compensatórias de grandiosidade e onipotência: "Sou todo-poderoso. Não posso ser destruído". Também se acredita que o estado de vazio interior e os sentimentos de inadequação e inferioridade são consequências dessas privações parentais. "Não fui amado; por isso, não posso ser amado". A supervalorização da beleza física, da riqueza e do poder feita pelo narcisista é uma manifestação da frequente e desesperada necessidade compensatória de encontrar amparos externos, que lhe reassegurarão que "sou o melhor, o mais bonito, o mais rico" e que controlarão o medo de confrontar-se com a pobreza emocional interior. Isso poderá começar quando a criança disser: "Eu faço isso, eu faço isso", e o pai/a mãe retrucar: "Você não pode fazer isso; eu faço". Exceto nas ocasiões em que a ação seja potencialmente perigosa, o pai/a mãe mais empático(a) dirá: "Você pode fazer; deixe-me ajudá-lo".

Geralmente os narcisistas são invejosos. Do ponto de vista do desenvolvimento, a inveja deverá ser diferenciada do ciúme. O *ciúme* é o desejo de possuir uma outra pessoa e de triunfar sobre o rival. Ele envolve três pessoas e é típico do período edípico do desenvolvimento – o desejo inconsciente da criança de ter o pai para si, no caso da menina, ou de ter a mãe para si, no caso do menino, e o de excluir aquele do sexo oposto como um competidor. A *inveja* ocorre mais cedo no desenvolvimento e, por natureza, envolve duas pessoas. A criança inveja um dos pais por alguma das suas qualidades – força, tamanho, poder – que gostaria de possuir. Na sua mais primitiva manifestação, encontrada no paciente narcisista, a inveja envolve o desejo ativo de destruir a pessoa que a provoca, com o objetivo de remover a fonte do sentimento de inferioridade.

Em geral, o paciente narcisista recorda os incidentes em que um ou ambos os pais o envergonharam quando criança em vez de puni-lo. Um paciente recordou que, aos 4 ou 5 anos de idade, ouviu sua mãe dizer: "Mocinho, você deveria ter vergonha de si mesmo". Esses eventos ocorriam com regularidade e instilaram um profundo senso de vergonha. Essa mãe era narcisista e via a criança como uma extensão de si própria. As imperfeições da criança eram uma exposição das suas imperfeições, sobre as quais ela sentia uma terrível vergonha. Com frequência dizia para o filho: "Você fez isso deliberadamente para me humilhar!". Isso levava a criança a sentir-se magoada, inadequada e incapaz de compreender a resposta da mãe. Ao longo do desenvolvimento, a criança experimenta a vergonha antes de adquirir a capacidade de experimentar a culpa. Ela fica envergonhada quando descobre não estar à altura das expectativas dos pais. Quanto mais os pais humilham o filho ou lhe negam amor, mais difícil é para a criança internalizar os valores parentais. Ela precisa vivenciar a crítica dos pais com base no amor – isto é, pais que estão mais preocupados com o sentimento do filho do que com o que as outras pessoas irão pensar deles como pais. Quando uma criança se sente amada, ela internalizará os valores dos pais e sentirá culpa quando falhar em corresponder a esses valores. Essa fase de maturação não é concluída pela pessoa narcisista, que se sente envergonhada e humilhada quando seus erros ou inadequações são expostos aos outros. Se não for descoberta, não sentirá culpa. É esse mesmo déficit do superego que lhe causa a baixa autoestima, porque o narcisista é incapaz de ganhar o elogio dos pais, internalizados como pessoas sem afeto. A capacidade de experimentar a culpa tem mecanismos inerentes para que a pessoa se perdoe. Isso é realizado pela confissão e pela reparação, objetivando o perdão. O adulto maduro aprendeu como administrar os sentimentos de culpa e sente-se seguro o suficiente para desculpar-se, retificar e aprender com a experiência. Na criança pequena, os sentimentos de vergonha poderão ocorrer em relação às funções corporais normais, caso ela seja repreendida por acidentes. A resposta à vergonha é esconder-se. Essa resposta permanece no adulto narcisista, que não medirá esforços para dissimular e, consequentemente, não reconhecer o mau comportamento, para escapar da exposição. A vergonha envolve as experiências subjetivas relacionadas à humilhação e ao constrangimento, todas parte da experiência da criança de ser pequena, perder o controle da sua bexiga ou dos seus intestinos, de sentir-se fraca e inferior e de ser exposta e criticada. A vergonha está baseada na expectativa de exposição. É o molhar as calças em público e ser observado no feito. Se o acidente puder ser ocultado, não haverá vergonha. Esta resulta de ser notado e, assim, humilhado pela observação do outro. Se puder disfarçar ou ocultar seu senso de inadequação, o indivíduo narcisista evitará o sentimento doloroso da vergonha. Essa tendência em ocultar as inadequações percebidas com potencial de humilhação inevitavelmente deturpará a entrevista clínica com o paciente narcisista. Ele fará tudo o que for preciso para evitar revelar ao entrevistador clínico aspectos da sua história e da vida presente que possam recapitular a experiência da vergonha.

Um dos, ou ambos, os pais do futuro narcisista tendem a ter notórias características narcisistas em sua própria estrutura de caráter. Uma mulher cheia de vida recordou que fora criticada de maneira humilhante por sua mãe, uma mulher arrogante que acreditava estar sempre certa. A paciente relatou ter concluído, quando bem jovem, que era mais inteligente do que sua mãe. Pela identificação com esta, neutralizou o poder da mãe de magoá-la. No processo, acabou ficando desdenhosa não apenas com a mãe, mas também com todas as pessoas que considerava menos inteligentes.

Outra contribuição psicodinâmica para o desenvolvimento do narcisista *tímido* vem dos pais que consideram seu filho perfeito e deixam passar seus erros e deficiências. Ele se torna a projeção narcisista dos pais e das próprias grandiosidades deles. Um paciente disse: "Quando cometo um erro, tento escondê-lo. Se não puder, culpo alguém. E se tudo o mais falhar, poderei admitir que cometi o erro, mas invento uma desculpa. Não achava que poderia estar à altura das expectativas dos meus pais em relação à dignidade. Sempre achei que tinha de disfarçar, que eu era uma fraude". A pergunta do terapeuta que induziu essa resposta foi: "Como você se sente quando descobre que cometeu um erro?". Nesse caso, os pais nunca foram críticos, estabelecendo tudo que a criança fizesse como "maravilhoso". Essa vergonha interior do paciente desenvolveu-se sem os pais terem lhe dito que deveria se envergonhar.

Falhas da empatia parental ocorrem ao longo de todo o período de desenvolvimento. Vejamos o caso de uma menina com 8 anos de idade que estava usando o banheiro quando uma tia que visitava a família quis usá-lo. Em vez de bater à porta, a tia perguntou à mãe da menina se havia alguém usando o banheiro. A mãe respondeu: "Apenas a Jane. Pode entrar; ela não se importará". A criança se sentiu profundamente humilhada, como se não fosse ninguém.

O narcisismo muda ao longo do ciclo da vida. À medida que a criança narcisista e emocionalmente privada cresce e entra no mundo escolar e nas relações com os colegas, o seu já existente senso compensatório de superioridade e de grande importância poderá ser perniciosamente alimentado pelos pais. "Este é meu direito; sou especial e deverei ser tratado como tal." Isso poderá ser patologicamente reforçado pela crença projetada dos pais da excepcionalidade do filho. "Meu filho não tem de se sujeitar às restrições convencionais de comportamento, mas deverá ser-lhe dada atenção especial." Essa confirmação parental da grande importância da criança na idade escolar poderá ser um importante fator contribuinte para a autoimportância e presunção hipertrofiada, observadas no adulto narcisista. A criança espelha o narcisismo dos pais.

Todos os adolescentes, diante do início das alterações fisiológicas e corporais da puberdade, respondem com padrões narcisistas de adaptação. Em conflito com o rápido aumento da excitação do desejo sexual e com as tão óbvias alterações físicas, iniciados pela chegada da puberdade, eles imediatamente preocupam-se com sua aparência e ficam agudamente sensíveis a como são vistos pelos colegas. Eles ficam frequentemente autoenvolvidos, hipersensíveis às críticas, propensos a sentimentos de humilhação e, por isso, emocionalmente vulneráveis, da mesma forma que o narcisista adulto maduro. Muitas vezes, a vergonha domina seus sentimentos em relação às funções corporais e à sexualidade. Essas preocupações narcisistas, nos casos mais extremos, têm uma parcela de participação no desenvolvimento de bulimia/anorexia em alguns adolescentes. Em geral, as preocupações corporais e sociais do adolescente narcisista enfraquecem com o passar do tempo, mas, no adolescente que experimentou privação emocional quando criança, elas poderão migrar para a vida adulta como mais um aspecto da patologia narcisista.

CONDUZINDO A ENTREVISTA

Normalmente o paciente narcisista reluta em procurar ajuda profissional, porque esse procedimento ameaça sua grandiosidade. Com frequência, a razão precipitante para a consulta é a exigência da esposa de que obtenha ajuda para salvar o casamento ou porque ficou deprimido depois de alguma crise no trabalho ou na carreira profissional. Outra apresentação comum é a convicção do paciente de que não é apreciado pelos colegas, que não reconhecem sua contribuição brilhante e única às suas respectivas profissões ou à empresa. Inconscientemente, o paciente espera que o entrevistador lhe mostre como mudar a percepção dos outros em relação à forma de ver suas conquistas. Outro fator precipitante que traz o paciente narcisista à consulta é uma profunda crise da meia-idade. Isso resulta de uma consciência desagradável de que suas fantasias e objetivos grandiosos não têm sido realizados e que talvez nunca o sejam. Essa consciência frequentemente leva ao sentimento de estar desconectado dos outros e a uma profunda insatisfação com a vida em geral.

De acordo com Kohut, existem certos princípios que se aplicam às entrevistas iniciais com o paciente narcisista. De maneira empática, reconheça as demandas apropriadas da fase do *self* grandioso. É um erro dizer ao paciente, nas primeiras entrevistas, que aquilo que ele exige é irreal. É importante permitir que uma transferência idealizada se desenvolva, porque ela, com o tempo, levará a uma projeção do ideal de ego do paciente no terapeuta. Esse processo poderá fazer com que o paciente se sinta insignificante por comparação, mas ele prepara o paciente para identificar-se com uma figura de autoridade que não se comporta narcisisticamente. O terapeuta deverá estar sensível a todo desprezo ou injúria narcisística que ele, inadvertidamente, impuser ao paciente e não deverá se comportar de forma defensiva. Se um pedido de desculpas for apropriado, ele fornecerá um exemplo de algo que o paciente é incapaz de fazer. Esses intercâmbios não podem ser abstratos, devem ser expressos em tempo real, usando os pronomes pessoais, e não ser rotulados como transferência. Essa recomendação é adequada mesmo quando o paciente afirma: "Você está me tratando do mesmo jeito que minha mãe fazia".

Nas primeiras entrevistas, alguma tolerância da transferência, até certo limite, poderá ser benéfica. É útil associar o comportamento do paciente aos sentimentos subjacentes, entendendo que, para ele, apenas as coisas reais devam ter significado. Isso inclui ser capaz de mudar um horário, recusar ou aceitar uma solicitação. O paciente poderá fazer perguntas sobre o terapeuta, as quais, inicialmente, poderão ser respondidas; uma vez isso feito, o terapeuta perguntará ao paciente sobre a importância do que ele ficou sabendo. Isso ajudará o paciente defensivo a se abrir. Se ele compartilhar essa informação com mais alguém, o terapeuta poderá explorar como ele se sentiu fazendo isso. Poderá ser proveitoso dizer-lhe: "Não foi minha intenção que você compartilhasse isso com mais alguém". Isso o ajudará a ver que usou um momento compartilhado para elevar seu *status* com alguém ou para provocar inveja. Ameaças à transferência *idealizada* levam à depressão, enquanto ameaças ao *self* grandioso levam à raiva.

> Um talentoso cirurgião ortopédico procurou a consulta psiquiátrica depois de, impulsivamente, demitir-se do centro médico em que trabalhava. Entretanto, ele não tinha outro emprego e, agora, estava desempregado. Depois de muita relutância, concordou em consultar o terapeuta, essencialmente por insistência de um colega, um dos poucos em quem confiava, que estava preocupado pelo uso excessivo de bebidas alcoólicas do amigo e com seu humor negro desde que perdera o emprego. "Eles nunca me valorizaram, mesmo eu sendo um dos especialistas do país em reposição do quadril e reconstrução de joelho. A administração nunca deu prioridade à minha escala de sala cirúrgica. Eles estavam sempre fazendo rodízio com meus enfermeiros de sala cirúrgica. Nunca reconheceram o quanto eu estava contribuindo para sua instituição". A instituição em questão era um renomado hospital-escola, cuja equipe era formada por uma constelação de ilustres médicos, da qual o cirurgião havia participado entre tantos outros. A gota d'água foi o bônus anual do hospital. "Recebi uma merreca, e o presidente do conselho de curadoria agiu como se não soubesse quem eu era".
>
> O sentimento de que não recebera o que tinha direito estendeu-se para sua vida privada. Na ocasião, estava divorciado; ele se casara três vezes. "Elas simplesmente não me compreendiam", declarou quando questionado sobre

seus casamentos anteriores. "Realmente sou muito sensível, e todas elas eram egocêntricas. Minha última esposa não se oferecia para massagear minhas costas depois de um dia exaustivo de cirurgias. Tinha de lhe pedir – era uma cadela sem amor. Essa é a razão pela qual eu a deixei. Honestamente, não acho que você tenha ideia do que eu passo. Tenho sempre dado tanto de mim e nunca fui realmente valorizado ou apreciado por isso". O entrevistador percebeu que estava encarnando o papel de mais um de uma longa lista de pessoas que não valorizavam e não se importavam com o paciente. Usando essa auto-observação, comentou: "Parece haver uma história consistente de pessoas que não reconhecem suas necessidades emocionais ou suas conquistas. Quando isso começou?". "Com meus pais, claro. Meu pai nunca estava em casa. Ficava fora namorando. Minha mãe também nunca estava em casa; estava sempre em um dos seus almoços para senhoras ou em eventos de caridade. A ajudante não dava a mínima para mim, e fui mandado para um internato quando eu era absurdamente pequeno. Foi um pesadelo. Eu era provocado e abusado. Ninguém se importava comigo ou com o que eu estava sentindo. Eu era tão pequeno." O paciente que iniciara a entrevista de maneira arrogante e dominadora, cheio de desdém por outras pessoas, transformara-se em uma criança tristonha e magoada, que, agora, o entrevistador observava comovido, e por quem ele sentia empatia autêntica por seu estado de perturbação e infelicidade.

TRANSFERÊNCIA E CONTRATRANSFERÊNCIA

Um frágil senso do *self* subjacente domina a psicologia do paciente narcisista e dita os parâmetros da entrevista clínica. Paradoxalmente, embora o narcisista pareça tão egocêntrico e abstraído em relação aos sentimentos alheios, ele, prontamente, é sensível a qualquer oscilação da atenção do entrevistador e reage com raiva a qualquer lapso que ocorra. "Por que você está olhando o relógio? Estou aborrecendo você?", exclamou um paciente narcisista conforme sua entrevista chegava ao fim. Existia um elemento de verdade nessa acusação. O enfado em resposta à egocentricidade do narcisista é uma reação comum do entrevistador, que poderá achar que sua função seja apenas a de um expectador admirador. Frequentemente não há o senso de estar comprometido em projeto colaborativo, destinado a trazer alguma compreensão dos problemas que fizeram o próprio paciente solicitar uma consulta. Poderá ser necessário esforço considerável para permanecer comprometido e não ser levado por seus próprios pensamentos, refletindo a mesma autopreocupação que o paciente.

Na entrevista clínica com o paciente narcisista, a transferência se manifesta desde o início. O paciente se esforça para evitar um sentimento de humilhação em relação a suas experiências ao consultar um profissional em saúde mental. A necessidade da avaliação psiquiátrica geralmente é entendida pelo paciente como evidência de um defeito ou falha em si próprio. Com frequência, esse fato resulta em vergonha e raiva pela suposta humilhação que a consulta representa:

> Quando questionado pelo entrevistador sobre "o que o trouxe até mim?", um paciente respondeu: "Acho que você deve ver minha namorada e a mãe dela, não a mim. Elas são o problema. A mãe dela é inacreditavelmente intrusiva, e minha namorada é insensível. Mesmo tendo cursado a Universidade de Yale, acho que ela é burra. Elas

são o problema, não eu. Estou aqui apenas para animá-las". O paciente revelou que sua na morada, depois de estarem vivendo juntos por cinco anos, ameaçou romper com ele. "Não é fácil revelar esses problemas", replicou o entrevistador, reconhecendo empaticamente o sentimento de humilhação que consumia o paciente. "Não é fácil para ninguém, especialmente porque ela e sua mãe deveriam ser suas pacientes, não eu", respondeu o paciente.

Essa intervenção permitiu ao entrevistador avançar e reduziu o sentimento paranoico do paciente de uma consulta sob constrangimento. Ele marcara consulta reagindo à ameaça de perder a namorada, e respondeu com consciente pânico e humilhação. Gradualmente, à medida que a entrevista evoluiu, o paciente expressou o medo de ficar deprimido caso perdesse a namorada, um sinal esperançoso de conexão humana, que poderia ser trazido à tona com a continuação da terapia.

Hipervigiar e inspecionar excessivamente o terapeuta são características que fazem parte da estrutura defensiva do narcisista, pulsionado pela desconfiança e pelo medo da humilhação. Muitas vezes, esse comportamento é mal-interpretado como uma transferência competitiva. O terapeuta tem mais facilidade em ver o paciente nessa estrutura competitiva do que ver que o paciente não deseja aceitá-lo como uma pessoa separada e que ele valoriza. Portanto, é mais preciso interpretar a atitude do paciente como desvalorização do que como competição. Esse é o tipo de paciente que, quando o terapeuta precisa cancelar uma sessão, reage cancelando as duas sessões seguintes.

Uma paciente, consciente dos sentimentos de superioridade e de desdém pelos outros, pagou seu terapeuta com um cheque sem fundos. Várias sessões se passaram e nenhuma menção foi feita sobre a devolução do cheque. Finalmente, depois de três semanas, o terapeuta lhe mostrou a notificação de devolução. "Oh, isso?", respondeu a paciente. "Meu banco deve ter confundido as coisas; eles me enviaram uma notificação de dois cheques sem fundos. Não sei o que aconteceu." O terapeuta observou: "Você não comentou sobre isso". A paciente, então, mentiu e disse: "Não imaginei que você tivesse recebido um deles". O terapeuta observou: "Você está culpando o banco, mas eu estou mais interessado em como você se sente diante disso". Ela respondeu: "Oh, não são muitos, um cheque foi o seu e o outro da companhia telefônica". O terapeuta replicou: "Você parece muito defensiva. Há alguma sensação de constrangimento?". "Diria que sim; não cometo enganos desse tipo", respondeu a paciente.

Esse episódio ilustra como a vergonha faz com que o paciente se esconda. Para essa pessoa, um pedido de desculpas teria intensificado seu sentimento de humilhação e revelado sua frágil autoconcepção. Ela não entendia que um autêntico pedido de desculpas pode aproximar mais as pessoas por meio do processo de perdão e expiação da culpa. Esse processo foi explorado e conduzido gentilmente pelo terapeuta. Outras discussões sobre esse episódio permitiram ao terapeuta mostrar a posição orgulhosa, arrogante e defensiva, que atestava a incapacidade da paciente de expor suas vergonhas profundas. Esconder essa vergonha e, ao mesmo tempo, ignorar sua falta de interesse pelos demais, tudo isso intensificava seus sentimentos de alienação e solidão.

O paciente narcisista que se defende melhor e que é menos primitivo poderá não vivenciar a consulta psiquiátrica como uma humilhação. Em vez disso, estará concentrado em jogar charme e em seduzir o entrevistador. Ele se deleita em discutir a complexidade e as dificuldades da sua vida, contanto que o entrevistador permaneça um *espelho* que reflete, mas não interrompe o fluxo da sua narrativa. Ele não se sente humilhado por estar em uma condição clínica, pois encara isso como uma nova oportunidade de exibir-se. Aqui a transferência é do tipo *espelhamento*. O entrevistador é apenas um refletor. Esse desejo da experiência de espelhamento perdura desde a infância, quando teria sido apropriado que os cuidadores refletissem de volta para a criança sua aprovação e seu amor por sua apresentação exibicionista.

O segundo tipo de transferência, comumente encontrado no paciente narcisista, é o da *idealização*. Simplesmente ouvindo a história do narcisista, o entrevistador é dotado da grandiosidade que permeia a vida subjetiva do paciente. "Você é tão sensível e brilhante", disse uma paciente narcisista na segunda entrevista, surpreendendo o entrevistador, que não tivera oportunidade de dizer algo ou mesmo fazer perguntas esclarecedoras na primeira entrevista. Em vez de desafiar essa injustificada declaração de brilhantismo e sensibilidade da paciente, o entrevistador manteve a tranquilidade e ouviu. É aconselhável não confrontar a transferência idealizada na entrevista inicial, porque fazê-lo romperá o frágil senso do *self* do paciente. A pressa do entrevistador em interpretar a transferência de idealização a partir de um sentimento de culpa ou constrangimento poderá levar ao término súbito da terapia, porque esse procedimento ameaça o frágil senso do *self* do paciente narcisista. O desconforto do entrevistador com a transferência idealizada da paciente pode ter origem nos próprios desejos narcisistas residuais inconscientes dela de ser amada e adorada ou em um desejo de precaver-se contra uma desvalorização futura.

A resposta de contratransferência ao paciente narcisista, que exige maior vigilância, é a tendência de interiormente menosprezar o paciente. Em virtude de sua grandiosidade, seu exibicionismo, sua inveja, sua indiferença pelos sentimentos alheios, sua propensão à raiva e seu senso de importância exagerada, o terapeuta poderá prontamente produzir uma resposta hostil e desdenhosa na entrevista, que faz o paciente se sentir hostilizado. Esse tipo de resposta não reconhece o sofrimento subjacente e difuso do paciente narcisista, o qual está tenuamente mascarado por sua egocentricidade. O sofrimento interior é profundo e, em seu grau máximo, inclui medo da autofragmentação e pânico de desmantelamento. Todos os pacientes narcisistas, inclusive aqueles com doença branda, sofrem periodicamente de senso de inferioridade, vazio e assustadora solidão. O comportamento defensivo, compensatório em resposta a esse estado interior, é basicamente masoquista, porque afasta a pessoa, confirmando seu isolamento do mundo.

O entrevistador deverá tolerar a experiência de que ele não existe como uma pessoa separada, significativa para o paciente, e deverá ser capaz de usar essa desagradável experiência como um acesso à compreensão do mundo psíquico interior triste e assustadoramente vazio do indivíduo narcisista. Esse automonitoramento, por parte do entrevistador, produzirá uma resposta empática e compassiva para esses indivíduos perturbados e possibilitará a continuação do processo terapêutico. Como exemplo, depois de várias sessões, um entrevistador percebeu um momento de vulnerabilidade no paciente na forma de uma reação muito rápida a um comentário empático. Subitamente, o paciente ficou ruborizado e pediu licença para entrar apressadamente no banheiro do terapeuta. O terapeuta ouviu a água correndo, porque o paciente nem sequer havia fechado a porta. Depois de um minuto ou dois, o paciente retornou. Ele explicou: "Senti um súbito formigamento na face e tive de jogar uma água fria. Bem... Voltando... Sobre o que estávamos falando?". O entrevistador captou a mensagem, permitiu que o paciente abordasse outro assunto e esperou para poder analisar a experiência em uma oportunidade futura, quando o paciente estivesse mais forte.

> Outro paciente narcisista iniciou a segunda entrevista com uma terapeuta dizendo: "Não sei como voltei pela segunda vez. Você não é Sigmund Freud. Na realidade, você parece ser bastante simplista, para não dizer estúpida". "O que o aborreceu tanto na última vez?", perguntou a terapeuta. "Você desafiou o tempo todo minha interpretação dos eventos que levaram à perda do meu emprego. Como se houvesse outra explicação além da minha". A entrevistadora ficou em uma posição delicada. Estava claro que os fatos envolvidos com a demissão do paciente eram relacionados de forma direta ao seu comportamento altamente controlador no trabalho e seu tratamento desdenhoso para com seus superiores, como se fossem tolos, algo muito parecido com o que fazia agora, atacando a entrevistadora. Entretanto, ela estava consciente da sua falta de empatia na primeira entrevista. Ficara desconcertada pelas explicações autossatisfatórias do paciente e pela ignorância completa do seu próprio comportamento arrogante e altivo. Ele se queixara de estar rodeado de idiotas e achou que era sua missão esclarecer esses colegas de trabalho sobre sua estupidez ostensiva. Argumentou que era infinitamente mais sagaz do que qualquer um ao seu redor no local de trabalho. A entrevistadora, em resposta, travou um diálogo questionando a visão do paciente sobre os eventos que culminaram em sua demissão, um resultado direto da sua resposta de contratransferência negativa. Depois, adotou uma atitude mais neutra, com base na consciência da injúria e vergonha narcisísticas que o paciente sofreu ao ser demitido. "Esses eventos são muito dolorosos para você, especialmente porque parecem ter vindo do nada". Sem concordar com a interpretação do paciente sobre esses eventos ou reagir ao ataque pessoal que ele lhe fizera, a terapeuta o apoiou pela compreensão de seus sentimentos de injustiça, vergonha e humilhação. Isso permitiu que prosseguisse e levasse o paciente a narrar uma longa história de menosprezos pessoais e de falta de reconhecimento pelos demais, que sofrera por toda a sua vida – tudo uma consequência, na opinião dele, da inveja do seu brilhantismo e sagacidade estimulada naqueles ao seu redor.

Uma abordagem alternativa seria pedir ao paciente detalhes de como originalmente obtivera esse emprego e como fora seu progresso. Poderia, então, ser perguntado: "Como você foi notificado?" e comentar em um tom empático: "Que tipo de explicações eles lhe deram?". Poderá seguir-se uma pergunta em relação à reação do paciente. Essa abordagem sempre traz mais detalhes. Um comentário sobre sua vida não estar sendo justa é melhor do que um que pareça mais adequado a uma criança pequena, como: "Pobre bebê".

> Um paciente comentou, em sua segunda entrevista, que estava ansioso por causa de um evento social iminente, em que ele faria um brinde. "Realmente, não posso falar em público. Tenho medo de fazer papel de bobo. Direi alguma coisa estúpida – ou pior, não serei capaz de pensar em nada". O entrevistador perguntou: "Você acha que as pessoas irão muito mais para julgar seu desempenho do que para comemorar alegremente o casa-

mento do seu filho?". Com os olhos abaixados, respondeu: "Acho que sim". O entrevistador continuou: "Você está feliz com a escolha do seu filho e orgulhoso por ele?". "Muito, muito mesmo", respondeu o paciente. "Você está feliz com o fato de as pessoas irem à festa?", perguntou o entrevistador, ao que o paciente respondeu: "Estou agradecido por elas irem, mas não me ocorreria dizer isso a elas. Preciso anotar isso". Então, o entrevistador disse: "Você deveria repetir isso em voz alta até gostar da forma como soa". Na semana seguinte, o paciente relatou uma satisfação considerável com seu comportamento e com seu discurso no casamento do filho e observou que este e alguns amigos antigos perguntaram o que havia acontecido com ele. Sentiu--se compreendido, mas ainda surpreso com seu sucesso.

CONCLUSÃO

A evolução do tratamento psicoterapêutico de um paciente narcisista está além do objetivo deste livro, e o leitor deverá consultar textos-padrão sobre o tratamento. Entretanto, a maior parte dos pacientes narcisistas pode se beneficiar enormemente com uma psicoterapia bem-conduzida. Eles estão aprisionados por seu desenvolvimento reprimido, mas uma psicoterapia cuidadosa, com base em um alto grau de empatia por sua angústia interior, poderá quebrar o gelo intrapsíquico e reiniciar o processo de crescimento emocional.

Capítulo 6

O PACIENTE MASOQUISTA

Masoquismo tornou-se um termo controverso. Embora acreditemos que o masoquismo e o comportamento masoquista sejam realidades psicopatológicas e que estejam infiltrados em muitos pacientes, existe uma grande onda de oposição sociopolítica ao diagnóstico, com base na premissa de que tal rótulo é uma forma de "culpar a vítima". Contudo, esse argumento ignora a realidade clínica diária e pode subverter as intervenções terapêuticas adequadas. Os pacientes que se apresentam com história de sofrimento desnecessário, comportamentos autoderrotistas e desapontamentos autoinduzidos recorrentes na vida estão onipresentes na prática clínica. A compreensão experiente do entrevistador a respeito do masoquismo consciente e inconsciente é o primeiro estágio para ajudá-lo a livrar-se de uma dinâmica destrutiva, que se baseia no desejo aparentemente paradoxal de buscar a dor.

O termo *masoquismo* surgiu primeiramente na obra de Krafft-Ebing, *Psychopathia Sexuales*, publicada em 1886. Ela continha uma descrição detalhada das práticas sexuais submissas, basicamente dos homens, envolvendo humilhação nas mãos de uma mulher, como uma necessidade para a excitação sexual. Krafft-Ebing derivou o termo *masoquismo* do nome do autor do século XIX, Leopold von Sacher-Masoch, cujo romance *Venus in Furs* (1870) (*A Vênus das Peles*) foi amplamente lido na Europa. Essa história começa com o narrador tendo uma interação, do tipo sonho, com Vênus, uma deusa de mármore, que estava enrolada em peles e que o torturava com seu desejo de ser sexualmente humilhado. O narrador contou o sonho para seu amigo Severin, que descreveu sua própria experiência com uma jovem mulher, a quem convenceu a humilhá-lo, mordê-lo e repreendê-lo a fim de excitá-lo sexualmente. Finalmente, Severin assinou um contrato em que se tornava o amante-escravo dela, e eles viajaram juntos por toda a Europa, ele como escravo, ela como sua dona. A resultante destruição total da sua vida foi compensada pela encenação contínua da sua perversão masoquística.

Krafft-Ebing via o masoquismo como "a associação da crueldade e da violência suportadas passivamente com a luxúria". Mais tarde, observou: "O masoquismo é o oposto do sadismo. Este consiste no desejo de provocar dor e usa a força, e aquele é o desejo de sofrer a dor e de ser subjugado à força".

Hoje, a maior parte dos entrevistadores vê o masoquismo e o sadismo como interligados e fala em sadomasoquismo. O *sadismo* é, como o masoquismo, um termo epônimo derivado do nome do aristocrata francês do século XVIII, Marquês de Sade, que, em obras como *The 120 Days of Sodom* (*Os 120 dias de Sodoma*), descreveu em horripilantes detalhes pornográficos o cruel abuso homicida em prol do prazer perverso. É significativo o que Sade declara em sua obra: "A maioria das pessoas é, na verdade, um enigma. E, talvez seja essa a razão de ser mais fácil ter relações sexuais com um homem do que tentar compreendê-lo". Assim como Bach salientou, a tradução é: "É mais fácil explorar uma pessoa do que se relacionar com ela", uma aguçada compreensão sobre a patologia de alguns pacientes sadomasoquistas e de outros transtornos de caráter associados.

Krafft-Ebing enfatizou a importância da fantasia para o paciente masoquista. Ele descreveu um desejo da parte sexual do paciente masoquista de ser "completa e incondicionalmente súdito da vontade alheia e, por meio da ação de um senhor, ser humilhado e abusado". Hoje, temas de humilhação, subjugação e abuso continuam a ser importantes na compreensão do masoquismo.

O conceito de escravidão sexual, que ele descreveu como uma forma de dependência, foi de fundamental importância para Krafft-Ebing. Essa noção continua a ser importante até hoje, sendo o masoquismo também entendido como um padrão de comportamento patológico destinado a manter uma afeição por outra pessoa. Krafft-Ebing escreveu sobre o medo do paciente masoquista de "perder o parceiro e seu desejo de mantê-lo sempre contente, amigável e presente".

Também descreveu um segundo componente do masoquismo que acreditava ser o *êxtase sexual*. Ele via isso como uma hiperdisposição fisiológica à excitação ou à estimulação sexual, mesmo que esses estímulos fossem maus-tratos ou abuso. Em outras palavras, tanto no nível mental quanto no fisiológico de organização, ele observou uma tendência fundamental do paciente masoquista para o prazer na dor.

A obra de Krafft-Ebing exerceu uma forte influência em Freud. Este via o sexo como uma função biológica fundamental, um motivador poderoso do comportamento. Ao entender o fenômeno intrincado do masoquismo, que parecia contradizer seu "princípio do prazer", Freud seguiu Krafft-Ebing em postular um prazer sexual primário na dor e considerou isso como a base para a parafilia masoquista e os modelos de caráter masoquista.

O estudo das fantasias e dos comportamentos masoquistas continua a influenciar o desenvolvimento do pensamento psicodinâmico e a teoria psicanalítica. Os entrevistadores e os teóricos se esforçam por compreender as motivações que levam as pessoas a buscar a dor e a encontrar prazer nela. Freud definiu *masoquismo moral*, separado da parafilia masoquista, como a renúncia do prazer em favor do próprio sacrifício como uma forma de viver, levando ao sofrimento emocional junto com um senso de superioridade moral. Muitos psicanalistas acreditam que as fantasias sexuais masoquistas estão invariavelmente presentes na vida sexual das pessoas com características masoquistas, mesmo que parafilias masoquistas evidentes não estejam presentes. Schafer acha que o diagnóstico do caráter masoquista não deverá ser feito sem a presença do masoquismo sexual, porque, do contrário, o diagnóstico se torna muito inclusivo.

Uma hipótese é que a dor não é buscada por sua própria finalidade, mas sim porque todas as outras opções são consideradas muito mais dolorosas. Então, nessas situações, o princípio do prazer fica, na realidade, preservado. Entretanto, essa dinâmica poderá ser difícil de entender quando o entrevistador for incapaz de imaginar ou empatizar com a enorme dor que o paciente pressente (em geral inconscientemente) caso ele vá buscar alternativas consideradas preferíveis pelos outros. A busca da dor mental ou mesmo física também poderá ser considerada como derivada do esforço da criança em manter uma conexão emocional com um(a) pai/mãe abusivo(a). O termo *masoquista* é, às vezes, mal aplicado para descrever *qualquer* comportamento autoderrotista ou mal-adaptativo, mesmo que o aspecto autoderrotista seja muito mais um efeito colateral involuntário, uma "perda secundária", do que um motivo primário de comportamento. O termo também é mal-usado quando ocorre falha na percepção da experiência que o entrevistador considera como dolorosa e que poderá ser do gosto do paciente. Em outras palavras, passar um sábado em uma reunião profissional só será masoquismo se a pessoa não quiser fazer isso e achar doloroso, não obstante, inconscientemente, acredite que essa seja a única escolha possível. Para ser considerada masoquista, a pessoa deverá ter consciência da experiência subjetiva do desprazer ao mesmo tempo que obtém gratificação no nível inconsciente. Nesse exemplo, a satisfação inconsciente poderá originar-se da visão da pessoa como dedicada ou sábia.

É relativamente fácil reconhecer o indivíduo masoquista. Em seu trabalho, ele tipicamente aceita uma tarefa em que é explorado ou mal remunerado, ou ambos, e em que não há perspectiva de ganho futuro. Aprendizado ou estágios não lhe servem porque o potencial futuro constitui uma gratificação. Os empregos que oferecem grande satisfação interior também não lhe servem. A pessoa deverá realizar o trabalho apesar de opções melhores e de sentir-se explorada. A gratificação está no nível inconsciente. Sua vida pessoal não é diferente; escolhe amigos e namorados inadequados. Seus relacionamentos terminam em mágoas, desapontamentos e ressentimentos. O indivíduo responde ao sucesso pessoal com sentimento de não merecimento e culpa. Esse sentimento poderá ser expresso na ação por meio de algum acidente, como deixar sua pasta no táxi. Sua apresentação como vítima poderá induzir aborrecimento e desgosto nas outras pessoas, que poderão descobrir que sua queixa é, na realidade, arrogância. Normalmente, seus sentimentos são sombrios. Mesmo quando não reclama, as pessoas sabem que ele sofre e consideram-no uma pessoa "sem graça". Na sua tentativa de ganhar a aceitação de um amigo, o masoquista o ajudará em seus trabalhos acadêmicos e, depois, se atrasará para concluir os seus próprios, um fato que contará ao amigo depois, fazendo com que ele sinta culpa. Esse é um componente sádico do comportamento masoquista, um aspecto de que o paciente não tem consciência.

PSICOPATOLOGIA E PSICODINÂMICA

Critérios para o transtorno da personalidade masoquista

Identificamos os seguintes critérios para o transtorno da personalidade masoquista:

1. Autossacrifício, adaptação aos outros e, em seguida, queixa de não estar sendo apreciado. Aceita a exploração e escolhe situações em que é explorado, mas depois tenta fazer com que os outros se sintam pesarosos por ele ou que sintam culpa, em vez de expressar a assertividade apropriada.
2. Em resposta à evidente agressão dos outros, tenta dar a outra face, mas normalmente fica ressentido; explora o papel de parte injuriada, fazendo a outra pessoa se sentir culpada.
3. Sentimento sombrio, raramente está feliz ou exuberante – uma pessoa sem graça para conviver.
4. Autorretraído, recusa polidamente os autênticos esforços dos outros em satisfazer as suas necessidades: "Oh, não, obrigado. Posso resolver sozinho".

5. Confiável, excessivamente detalhista, com pouco tempo para as atividades prazerosas; assume obrigações e responsabilidades.
6. Recusa oportunidades de promoção, mas depois se sente ressentido por não ter sido escolhido. Reage a uma promoção com medo de falhar ou com culpa em relação ao rival derrotado.
7. Fantasias sexuais incluem temas de humilhação, rejeição, abusos, domínio e submissão.

Muitas vezes, os traços masoquistas são encontrados em associação com outros transtornos de caráter, e as estratégias de entrevista que são eficazes para um caráter obsessivo com características masoquistas poderão não ser adequadas para o paciente com uma estrutura de caráter histérico, fóbico, paranoico, *borderline* ou narcisista. O masoquismo está estritamente relacionado ao narcisismo e pode ser considerado como seu primo-irmão. O mártir recebe adulação por seu sofrimento, como centenas de pinturas descritivas da Contrarreforma atestam. O mártir masoquista se torna o centro das atenções, singularmente "especial" e até mesmo um "santo", características que se sobrepõem àquelas do paciente narcisista, com seu mundo interior grandioso e exagerado senso de sua própria importância.

Grupos feministas se opõem à inclusão desse diagnóstico na nomenclatura oficial, alegando que ele será usado contra as mulheres vítimas de abuso por sugerir que atraíram isso para elas mesmas. Discutir adequadamente esse problema está fora do escopo deste livro sobre entrevista psiquiátrica, mas deve-se observar que esse diagnóstico não aparece no DSM-5 e que a relação apresentada anteriormente reflete nossos critérios para o diagnóstico, não sendo a nomenclatura oficial.

Características masoquistas

Sofrimento e autossacrifício

O caráter masoquista imediatamente marca a pessoa com seu investimento no sofrimento e/ou autossacrifício, manifestados em sua constante boa vontade de subordinar seus aparentes interesses àqueles da outra parte. É fácil para o masoquista aceitar a exploração dos outros, e ele continuamente procura pessoas que o explorarão. O masoquista tem um emprego que não lhe paga adequadamente por suas qualificações ou pelo tempo que devota ao trabalho. Mora em um quarto pouco atraente de um apartamento compartilhado, vai ao restaurante ou assiste ao filme escolhidos por sua parceira e escolhe a garota menos atraente em um desses encontros com desconhecidos do sexo oposto. Embora se considere explorado, prefere sofrer em silêncio a queixar-se ao (e a arriscar-se a magoar) seu explorador. Quando outras pessoas se oferecem para fazer algo por ele, recusa polidamente seus esforços para ajudá-lo. Sempre está com medo de tornar-se um peso e acredita que não merece ajuda. Tipicamente, ele declara: "Oh, não, está tudo bem; posso resolver sozinho". Seu constante autossacrifício leva ao sentimento de superioridade moral, um traço que poderá ser evidente para os outros, mas não para ele mesmo. Seu comportamento faz com que as pessoas ao seu redor se sintam culpadas. Quando percebe isso, pede desculpas e oferece mais sacrifícios. A simpatia dos outros é uma das suas principais formas de sentir-se melhor, e, por essa razão, sempre procura a posição de parte mais prejudicada.

O entrevistador também deverá ter em mente que o indivíduo masoquista não busca qualquer dor aleatória. Para que produza gratificação consciente ou inconsciente, deverá ser uma dor específica aplicada de determinada maneira e, pelo menos, com alguma proporção sob o controle do paciente. Por exemplo, um paciente disse: "Quero que você me morda, me humilhe e grite comigo; eu nunca disse que queria me sentir ignorado ou rejeitado".

O diagnóstico não deverá ser feito em situações em que o paciente está encarcerado, sem oportunidades aparentes de escapar, quando a adaptação à inevitável dor for saudável. Em tal situação, submissão ao abuso e à humilhação poderá ser a única maneira de adaptar-se e, por isso, aumenta a chance de sobrevivência. Se a pessoa tem uma maneira de escapar e não o faz ou se, por vezes sucessivas, escapa e retorna voluntariamente, o diagnóstico de masoquismo é admissível. O diagnóstico também não deverá ser feito quando o paciente apresentar uma depressão clínica ou durante o período de recuperação da depressão, um estado em que é praticamente impossível discernir o traço masoquista.

Fantasias sexuais masoquistas como critério diagnóstico

A vida sexual do paciente masoquista é, na opinião de alguns teóricos, a fonte subjacente do transtorno de caráter. A excitação sexual ocorre em resposta a fantasias, quadros ou histórias que representam temas de humilhação, punição, rejeição, depreciação ou coerção, em que a "vítima" poderá negar toda a responsabilidade. Apesar do termo de Freud *masoquismo feminino*, é comum o interesse dos homens pelos cenários sexuais masoquistas.

A centralidade das fantasias sexuais como um critério diagnóstico para o masoquismo é singular no diagnóstico dos transtornos de caráter. A capacidade de excitação sexual em resposta a temas sadomasoquistas é um componente integrante desse tipo de caráter. A atuação explícita das versões mais graves dessas fantasias ocorre apenas em um grupo de pacientes mais doentes, *borderline* ou com manifesta psicopatologia psicótica. Os indivíduos mais saudáveis poderão ser excitados em resposta a temas masoquistas estimulantes, como a paródia de uma mulher vestida com roupa de couro, dominadora, subjugando um homem passivo, mas essa experiência é apenas preliminar para formas mais típicas de gratificação. Entretanto, quando um paciente descreve tal excitação, é recomendável perguntar se ela permanece central à sua fantasia enquanto ele está envolvido em atingir o ponto culminante da experiência sexual.

Se os critérios diagnósticos de excitação sexual masoquista fossem exigidos, o diagnóstico seria feito com muito menos frequência, porque muitos pacientes são tímidos demais para admitir esses interesses, e outros são muito inibidos, até mesmo para divertirem-se conscientemente com essas fantasias. Por exemplo, uma paciente foi identificada em todos os critérios para transtorno da personalidade masoquista, exceto por ter negado interesses sexuais masoquistas. Na busca do entrevistador por esse assunto, ela afirmou que não tinha sentimentos sexuais ou interesses em fantasias de qualquer tipo. Durante o tratamento, tornou-se menos inibida e permitiu-se desenvolver interesses sexuais em que os temas de humilhação, dor, rejeição e coerção estiveram presentes.

A prevalência de fantasias masoquistas está refletida nas bem-sucedidas estratégias de *marketing* dos editores de revistas sexualmente orientadas, em que as ações masoquistas são, muitas vezes, graficamente representadas. No entanto, a maior parte das pessoas estimuladas por esse material nunca se envolve em um ato sexual perverso evidente, mas, conforme descrito anteriormente, poderá pensar nisso durante suas experiências sexuais.

> Um paciente masoquista, em torno dos 30 anos de idade, negou, durante sua avaliação, ficar excitado com cenas sadomasoquistas. Contudo, com um ano de psicoterapia, ele relatou uma fantasia: ele assume o papel dominador, dando ordens e instruções para sua parceira, exigindo que ela correspondesse a todos os seus caprichos. Embora seu enquadramento geral fosse aquele de um caráter masoquista de alto nível, em sua fantasia sexual, colocou-se no papel de sádico, um fenômeno não raro no caráter masoquista. Respondendo a uma pergunta sobre como a fantasia normalmente começava, acrescentou: "Ela sempre começa com a mulher sendo fria, indiferente e não responsiva – talvez até mesmo com atitudes de rejeição". Quando o entrevistador perguntou se ele diferenciava essa mulher daquela que estivesse em um estado neutro de excitação ante ele, respondeu: "Sim, e a fria é melhor". Nesse caso, a mulher estava tão dominada pelo charme e poder dele a ponto de tornar-se sua escrava.

Essa vinheta ilustra vários pontos. Primeiro, os fenômenos do masoquismo e do sadismo são imagens positiva e negativa do mesmo tema. A cena envolvia alguma forma de dor, rejeição ou submissão, com a humilhação sendo uma característica importante, e uma relativa ausência de sentimentos de ternura, amor, intimidade e compartilhamento. Segundo, é difícil obter um material sexual preciso. Não há outra área no trabalho clínico em que os sentimentos conscientes do entrevistador possam distorcer tanto sua capacidade de trazer dados objetivos e precisos. Também existem os conflitos inconscientes do entrevistador que poderão aumentar a complexidade do desafio. Obter uma história precisa do comportamento e da fantasia sexual do paciente é uma das áreas mais difíceis que o entrevistador enfrenta, parcialmente por causa dos sentimentos de constrangimento, voyeurismo e intrusão que poderão surgir. Entretanto, juntar essas informações é crucial. Terceiro, é de interesse saber se esse homem desempenhava esse mesmo papel em outras situações da sua vida. Por exemplo, ele só demonstrava sua verdadeira capacidade no tênis quando seu oponente estava vencendo. À medida que se sentia humilhado, experimentava um desejo sádico de virar o jogo e humilhar seu rival. No emprego, sentia-se humilhado quando seu chefe o criticava. Nesse ponto, experimentava raiva narcisística e desempenhava no seu melhor nível, esperando envergonhar o chefe. O entrevistador perguntou: "Você não quer que seu chefe goste de você?". O paciente pareceu confuso e disse: "Quero que ele me respeite, talvez até mesmo que tenha medo de mim". "Medo de você?", perguntou o entrevistador. "Sim, esse é o sinal máximo de respeito", falou o paciente.

Esse intercâmbio ilustra o delicado entrelaçamento das características sadomasoquistas, narcisistas e obsessivas. O componente masoquista está no fato de ele se sentir humilhado por não jogar tênis conforme todo o seu potencial; por causa disso, torna-se sádico em seu desejo de humilhar o adversário. O componente narcisista está em sua preocupação consigo mesmo; ele está fingindo um espetáculo em benefício de uma plateia invisível (inconsciente), que existe apenas em sua mente. O componente obsessivo está na sua necessidade de sempre sentir-se no controle.

Alívio do superego

Para alguns, a dor se torna um pré-requisito necessário ao prazer. O superego é atenuado, e a culpa, reparada tanto para as ofensas passadas quanto para pagar adiantado pelo futuro prazer. Na experiência infantil do paciente masoquista, abusos, dor ou sacrifícios foram, em geral, seguidos de amor, exatamente como, na sociedade, os jejuns são seguidos de banquetes. Um exemplo é de um jovem advogado talentoso que foi abandonado por seu pai aos 4 anos de idade.

> Ele fora criado por sua mãe e algumas tias, e não tivera contato com o pai, que se tornou um "não mencionável" na família. Inconscientemente, o paciente sentia profunda culpa pelo desaparecimento do pai, sentimento semelhante ao que as crianças frequentemente têm nos casos de divórcio ou morte dos pais, de que era responsável e de que obtivera um "triunfo edípico", mas era uma vitória de Pirro* que distorceu seu caráter, dando-lhe uma tendência masoquista. Relatou na entrevista inicial: "Odeio meu pai. Ele foi irresponsável, egoísta e cruel. Como pôde abandonar um garoto pequeno que o amava?". Sob essa declaração cheia de raiva estão uma saudade imensa e um profundo senso de culpa.
>
> Outras discussões revelaram que o paciente regularmente se envolvia em interações sadomasoquistas com colegas seniores da sua firma de advocacia. Ele costumava atrasar-se na preparação de um resumo urgente e caçoar gratuita e provocativamente dos seus superiores. O resultado era ser atacado e humilhado nas reuniões da empresa. Sua capacidade profissional era tal que não foi demitido, mas o drama que criou continuou de uma ou outra forma. À medida que o tratamento progrediu, ele se conscientizou do prazer que tinha de ser atacado. "Não me aborrece. Estranhamente, sinto-me melhor quando isso acontece". Ele reconheceu divertir-se com a atenção negativa, e, longe do sentimento de culpa, tinha prazer nessas contendas. Uma série de dinâmicas inconscientes estava agindo. Ele tinha a atenção "sádica" do pai-substituto, não era mais abandonado e sentia menos culpa por seus crimes inconscientes. Seu superego era atenuado pelas pancadas.

Mantendo o controle

Outros mecanismos de defesa do paciente masoquista são o sentimento de segurança fornecido pelo que lhe é familiar e um desejo de manter o controle onipotente do universo. A pessoa que não tentar não poderá falhar. O fato de não competir protege o paciente masoquista contra a frustração e conserva a inconsciente fantasia do controle do seu universo. Por exemplo, se uma pessoa não buscar uma promoção, ela não sentirá que foi ignorada.

Em uma dupla sadomasoquista, o controle sutil do sádico pelo masoquista é, frequentemente, um tema importante.

> Uma estudante de graduação relembrou seu envolvimento romântico e apaixonado com uma colega. Embora o fator de excitação sexual fosse intenso, a experiência diária dessa paciente com sua amante era de habitual humilhação, abuso verbal e físico e constante denegrimento. Ela reconhecia a natureza patológica do seu envolvimento com essa mulher, que, além do comportamento sádico, bebia demais e não era confiável. "Como pude sentir-me

---

* N. de T. Vitória de Pirro – diz-se de resultado que não valeu à pena devido ao grande sacrifício ou às perdas sofridas para consegui-lo.

loucamente apaixonada por alguém que tem prazer em me tratar tão mal?", lamentou a paciente. Sua história revelou que sua mãe tinha ataques psicóticos recorrentes, normalmente precipitados pela ausência do seu pai devido a viagens de negócios. Essa situação deixava a paciente sozinha, com uma mãe fragmentada, a qual ocasionalmente a submetia a situações ameaçadoras à vida, como bater com o carro da família quando a filha estava junto.

Ficou claro para o entrevistador que a amante atual da paciente era uma substituta da mãe, alguém imprevisível, com tendência a ataques explosivos de raiva, ocasionalmente assustadora e, quando bêbada, perigosa. A rendição e o sofrimento masoquistas produziram uma afeição inconsciente pela mãe que, conscientemente, ela desprezava. Sua superioridade moral em relação à amante era evidente – ela nunca era cruel ou desleal; sofria o abuso por amor. Ela era a pessoa que perdoava e que não se importava com o quanto era maltratada e nunca abandonaria a amante. Essa atitude de total aceitação induzia muito mais paroxismos de raiva e crueldade manifestos em sua parceira. Na metade da primeira entrevista, a paciente comentou com perspicácia: "É um amor bem perverso, não?". Ela estava certa. Surras regulares eram a parte central de suas brincadeiras amorosas, sendo-lhe sexualmente excitantes. Na segunda entrevista, ficou claro que seu masoquismo flagrante era uma forma sutil de controle. Muitas vezes, a amante ameaçava deixá-la, mas nunca conseguia. Dizia: "Você é tão generosa e compreensiva com minhas loucuras. Preciso de você porque me faz sentir humana depois de comportar-me como uma lunática". Essa interação sadomasoquista fornecia considerável gratificação a ambas as partes e as unia. A parceira sádica pensava que controlava a masoquista e que poderia abusar dela à vontade, mas, na verdade, ela era igualmente controlada pela submissão, pelo sofrimento e pela generosidade da sua parceira masoquista.

Psicodinâmica do desenvolvimento

Frequentemente, o futuro paciente masoquista cresce em um lar onde um dos pais é masoquista, deprimido ou ambos. Segue um exemplo do impacto permanente dessa experiência na infância:

> Uma paciente masoquista, quando constrangida pelas injúrias psicológicas recorrentemente sofridas em sua vida profissional, pela falta de reconhecimento, de promoções pertinentes, e assim por diante, tornava-se preocupada com ideação suicida. Conscientemente, sentia em tais ocasiões que "não valia nada" e que seria melhor morrer. Afirmou que seu terapeuta não havia sido de nenhuma utilidade e que ele também se sentiria melhor se ela não estivesse por perto para incomodá-lo. Sua fúria e raiva em relação aos colegas e ao terapeuta permaneciam inconscientes enquanto ela adotava o papel de mártir, uma pessoa que era desvalorizada apesar de seus esforços hercúleos pelos dos outros.
>
> Quando a paciente era pequena, sua mãe exibia parcialmente o mesmo comportamento em resposta ao que via como uma "falta de valorização". A paciente tinha claras lembranças da sua mãe ameaçando: "Vou me matar". O comportamento da mãe nessas ocasiões alarmava tanto a família que ela foi hospitalizada por duas vezes. A paciente lembrava o profundo sentimento de culpa, o abandono e a agitação nessas ocasiões. Ela pedia a Deus para salvar sua mãe, fazendo a promessa de que sofreria no lugar dela. Nisso, ela

foi bem-sucedida e, agora, replicava as manobras psicológicas da mãe.

Essa foi uma identificação primária com uma mãe masoquista, um mecanismo patológico comum na história do desenvolvimento do futuro masoquista. Serviu a dois propósitos inconscientes. Primeiro, foi adotado competitivamente para ganhar o amor do outro responsável, isto é, do pai. Segundo, manteve um laço psicológico poderoso pela identificação com a mãe indisponível emocionalmente.

Quando criança, o futuro paciente masoquista enfatiza excessivamente a passividade e a submissão, esperando que isso leve à aprovação e à afeição dos demais, bem como à proteção contra a cólera destes. Quando sua submissão falha em conquistar a afeição e o amor dos pais, a criança se sente ressentida e apresenta mau humor como uma expressão de insatisfação. Normalmente, os pais oferecem algum conforto e afeição quando a "pobre criança está infeliz", reforçando, dessa maneira, o desenvolvimento do comportamento dependente da dor. A criança traz esse paradigma para seus contatos com o mundo exterior e comporta-se de modo submisso em relação a outras crianças, que parecem tirar vantagens dela. A afeição que busca não aparece, e o ressentimento é vivenciado em relação aos outros. Se ela volta para casa tendo perdido o dinheiro ou algum bem, é repreendida por um(a) pai/mãe furioso(a), que mais atiça sua desconfiança e desapontamento em relação aos demais.

O futuro paciente masoquista desenvolve um modelo de sofrimento pessoal como forma de obter atenção e afeto. Um abuso real de um dos pais ou substituto parental é traduzido pela criança como: "Essa é a manifestação de amor e atenção". Isso passa a ser o modelo para suas futuras relações. A doença, a atenção e o cuidado que a criança traz dos pais, de outro modo distantes e sem afeição, também podem reforçar o paradigma "dor é prazer".

Fairbairn, em seu trabalho com adolescentes delinquentes criados em lares abusivos, observou que eles relutavam em admitir que seus pais eram "maus", mesmo afirmando que eram regularmente abusados por eles. Esses adolescentes estavam muito mais prontos a confessar que *eles* eram maus. Fairbairn supôs que essas crianças estavam tomando a "maldade" que residia nos pais e, pela internalização, elas os tornavam "bons". Esse aparente mecanismo paradoxal tinha o efeito de induzir "esse senso de segurança que um ambiente de objetos bons tão caracteristicamente concede". Fairbairn expressou isso em termos religiosos:

> É melhor ser um pecador em um mundo governado por Deus do que viver em um mundo governado pelo Diabo. Um pecador no mundo governado por Deus poderá ser mau, mas existe sempre um certo senso de segurança pelo fato de que o mundo ao redor é bom – "Deus está no céu – Tudo está certo no mundo!". E, em qualquer caso, existe sempre a esperança da redenção. No mundo governado pelo Diabo, o indivíduo poderá escapar da maldade de ser um pecador, mas ele é mau porque o mundo ao seu redor é mau.

Essa sutil análise metafórica é relevante para a psicodinâmica do paciente masoquista que, frequentemente, sofreu abusos na infância e que se vê como mau. Fairbairn observou que a criança internaliza os aspectos dos seus pais maus "porque eles se impõem pela força sobre ela, que procura controlá-los, mas também, e acima de tudo, porque ela precisa deles". Essa dinâmica inconsciente continua a ser realizada nas relações adultas do paciente masoquista, que cresceu em um ambiente infantil sem empatia ou abusivo.

Com frequência, o masoquismo tem uma ordem do dia secreta, chamada de controle da outra pessoa, que está ligada, pelo sofrimento, em um drama sadomasoquista. Quando criança, o futuro paciente masoquista muitas vezes experimentava um excesso de vergonha e humilhação oriundas dos pais. Ele responde com uma defesa inconsciente: "Meus pais não podem me magoar porque eu gostarei da injúria. Eu sou mais poderoso do que eles. Eu os controlarei com meu sofrimento". Essa dinâmica poderá ocorrer para dominar a situação clínica, e o paciente masoquista manifestará uma reação terapêutica negativa, pelo lamento "Você não me é de qualquer ajuda", um refrão que induz o terapeuta a uma retaliação furiosa. Esse evento é a recriação de uma situação da infância em que o sofrimento fornecia poder para dominar os pais e expressava agressão e vingança masoquistas.

Diagnóstico diferencial

Uma das questões mais difíceis no diagnóstico diferencial do masoquismo é a sua distinção do altruísmo, um valor importante em nossa civilização. Uma pessoa que arrisca sua vida pelo seu país ou um(a) pai/mãe que se sacrifica pelo prazer e pela felicidade de um(a) filho(a) não é masoquista. O altruísta experimenta orgulho consciente e inconsciente e uma elevação da autoestima por tais sacrifícios, enquanto o masoquista pode experimentar uma superioridade moral, mas precisa da dor, bem como do efeito positivo no mundo. O indivíduo masoquista não obtém elevação consciente da autoestima por seus sacrifícios, porque eles não são motivados pelo amor. Ele se sente explorado e depreciado pelos outros. A gratificação derivada do seu comportamento origina-se, em grande medida, do alívio inconsciente da culpa. Seus sacrifícios resultam do medo: medo de não ser amado, de que os outros o considerem egoísta e ganancioso, e assim por diante. Dessa maneira, ele tenta comprar o amor das pessoas de quem, inconscientemente, guarda rancor. O mecanismo é o de autoderrotismo, porque seu comportamento faz com que os outros se sintam culpados por se ressentirem dele e por responderem com a fuga. Se o paciente masoquista se conscientiza dessa reação, rapidamente pede desculpas e oferece mais sacrifícios.

Outro diagnóstico diferencial importante é o dos padrões autodestrutivos do paciente *borderline*, que apresenta mais inclinações paranoides agressivas, bem como insatisfatório controle dos impulsos. Por exemplo, o paciente *borderline* tem maior tendência a provocar os outros e a contra-atacar com a convicção de que deliberadamente desconfiaram dele. É mais provável que as fantasias sexuais do masoquista sejam realizadas pelo paciente *borderline*.

Existe um grupo de pacientes com distimia cuja manifestação clínica poderá imitar aquela do masoquista. Esse grupo de pacientes deprimidos poderá estar preocupado com a inadequação, com a derrota e com os eventos negativos até o ponto do "prazer" mórbido. Eles poderão ser passivos; autodepreciadores e preocupados; queixosos e hipercríticos, conscienciosos e autodisciplinados; preocupados com a inadequação, com a derrota e com os eventos negativos; pessimistas e incapazes de ter alegrias. Essa forte sobreposição leva alguns psiquiatras a achar que o paciente masoquista tem um transtorno do espectro afetivo em vez de um transtorno de caráter. A diferenciação do paciente masoquista, entretanto, poderá ser feita com base no estado de humor, que, no paciente distímico é apresentado como depressão branda. Muitas vezes, o paciente masoquista é sombrio e pessimista quanto ao futuro, mas normalmente não é deprimido. Quando presentes, as fantasias sexuais masoquistas também poderão ser importantes para a distinção entre o transtorno da personalidade masoquista e os transtornos afetivos. As fantasias sexuais do paciente masoquista geralmente se cristalizam do meio da adolescência para o seu final.

O paciente dependente apresenta menor funcionalidade e é mais infantil, não possui a consciência patológica da pessoa masoquista e é gratificado pelas outras pessoas que tomam decisões por ele. O paciente passivo-agressivo é mais furioso e desafiador; por isso, é mais deficiente no trabalho do que o masoquista. É mais provável que ele chegue atrasado à consulta, não apresente desculpas suficientes e provoque raiva no entrevistador.

O paciente compulsivo que fala o quanto "trabalha duro" está, na verdade, gabando-se em vez de se queixando. Sua autoestima se eleva pela capacidade de postergar o prazer. Ele é muito mais assertivo e capaz de aceitar o reconhecimento das suas realizações. Controla muito mais diretamente os outros, que deverão "fazer do jeito dele", porque ele sabe melhor e não tem vergonha disso, exceto se o tiro sair pela culatra. O paciente evitativo, comparado com o paciente masoquista, é mais fóbico e mais ansioso e é capaz de exigir das pessoas com quem está relacionado que o ajudem a evitar seus medos. Além disso, tende a evitar situações que lhe causem ansiedade; por isso, raramente é explorado pelos outros.

CONDUZINDO A ENTREVISTA

Visões interna e externa do masoquismo

Existe uma grande discrepância entre como o paciente masoquista se vê e como é visto pelas outras pessoas. Ele deseja ver-se como uma pessoa modesta, despretensiosa, altruísta, não competitiva, flexível, generosa, tímida, não intrusiva – uma pessoa bondosa para com os demais, que coloca a responsabilidade antes do prazer e as necessidades dos outros antes da sua própria. Seu modelo de papel ideal seria o de servir. Entretanto, cada uma dessas características deixa de ser adaptativa quando não há mais amor e admiração dos outros. Em vez disso, as outras pessoas são afastadas ou porque o traço masoquista é levado ao extremo ou porque a motivação coercitiva inconsciente para o controle e a indução da culpa tornam-se aparentes.

Por exemplo, um terapeuta recebe um telefonema urgente durante a sessão do paciente masoquista. Este se oferece para deixar a sala, dizendo: "Sou tão insignificante diante de tantas pessoas que realmente precisam de você". Se o terapeuta tentar interpretar o desejo do paciente de agradecer o benefício dos seus serviços com essa oferta ou sugerir que esta poderia estar destinada a encobrir o ressentimento latente, o paciente responderá com um sentimento de incompreensão e mágoa. Seria preferível aceitar a oferta do jeito que ela veio ou talvez interpretá-la como outro exemplo do sentimento do paciente de desvalorização.

Modéstia e moralismo excessivos

Os traços de modéstia e moralismo excessivos geralmente fazem com que o terapeuta tente mostrar ao paciente que ele está criando seus próprios problemas ou, às vezes, com que fique irritado, com resultante enfado e afastamento. As interpretações dessa dinâmica fazem o paciente se sentir totalmente mal interpretado. O fato de não ser abertamente competitivo leva à sua derrota por falta de ação, com resultante baixa da autoestima. O terapeuta é tentado a encorajá-lo a ser assertivo ou mais competitivo. Isso faz com que o paciente se sinta pior, porque acredita que vai desagradar as pessoas com esse comportamento e provocar a sua fúria. Seu traço cooperativo de adaptação leva à sua aceitação do abuso dos outros e à consequente queixa em relação ao tratamento injusto que recebe. Novamente, o terapeuta é tentado a empurrá-lo para a luta pelos seus direitos. Normalmente, essa tática produz resultados insatisfatórios. É difícil para o terapeuta entender que o paciente acredita que agradar os demais é o caminho para ser aceito.

O paciente se submete aos desejos dos outros, e esse constante autossacrifício faz com que ache que as demais pessoas não ligam para seus desejos. O entrevistador poderá encorajá-lo a declarar os seus desejos, mas, muitas vezes, de forma sutil, abusa dele da mesma forma que todos os outros. Esse é o primeiro paciente a quem o entrevistador pedirá para trocar o horário da sua sessão para acomodar mais alguém, porque é possível que ele aceite, sofrendo, mas sufocando suas queixas e submetendo-se para evitar desapontar o terapeuta. Uma observação mais atenta revela o seguinte: o paciente tem dois padrões de comportamento, um que é aceitável para os outros e que fornece uma margem de erro, e outro que está reservado para ele mesmo, para o qual nunca estará à altura. Contudo, ao reservar um padrão mais alto para julgar-se, desenvolve um sentimento compensatório de superioridade moral em relação aos demais. Os outros, incluindo o terapeuta, percebem essa atitude como ofensiva e poderão rejeitá-lo por causa dela. Entretanto, se essa atitude for desafiada, o paciente achará que o terapeuta deseja destruir uma de suas poucas virtudes.

A timidez e a natureza permissiva do paciente são frequentemente interpretadas como indiferença, má vontade para participar do real "dar e receber" de uma relação. Na visão dos demais, ele é sombrio, moralista, provocador de culpa, autorretraído, indiferente, mártir, moralmente superior, uma pessoa que não pode aceitar ou dar amor e que se queixa da sua falta de sorte.

Comportamento no tratamento

O paciente masoquista responde às interpretações sentindo-se pior. Ele se queixa do tratamento e de como o terapeuta não o está ajudando. Isso ocorre por uma série de razões. O paciente é, de forma inconsciente, altamente competitivo, guarda rancor daquilo que considera superior no terapeuta e expressa sua hostilidade derrotando-o. As interpretações são um golpe na autoestima do paciente, confirmando sua experiência subjetiva de imperfeições e de falta de valor.

O paciente masoquista frequentemente desenvolve uma reação terapêutica negativa. Isso poderá ser interpretado como: "Parece que você busca por evidências de que é mau e deixa passar ou reduz as evidências do contrário". O mesmo ocorre em relação ao progresso do paciente durante o curso do tratamento. O paciente só considera as derrotas e não os sucessos. Os terapeutas masoquistas tendem a agir no mesmo padrão e compartilham a crença do paciente de que nada de construtivo aconteceu.

As interpretações são vivenciadas como rejeições pessoais. O paciente diz: "Você não gosta de mim" ou "Devo ser, realmente, um castigo para você". Embora desejando ardentemente amor, o paciente nunca perderá uma oportunidade de sentir-se rejeitado. Quando ele experimenta um breve sentimento de alívio, sinalizando a possibilidade de mudança ou melhora, isso ativa os medos neuróticos que acompanham a ameaça apresentada pelo sucesso, como a antecipação de ser subjugado pelos rivais ou o medo da inveja dos outros. Esse é um processo amplamente inconsciente, em contraste com a dinâmica no paciente narcisista, que ocorre nos pensamentos conscientes.

O paciente solicita ansiosamente o conselho dos outros, inclusive do terapeuta: "Simplesmente não consigo decidir; quero que você tome a decisão por mim". Agora, a cena está montada. Se o entrevistador disser "Bem, parece uma boa oportunidade", o paciente dirá: "Oh, estou muito feliz que você pense assim, porque terei que cortar pagamentos". O entrevistador estará diante de alternativas nada atrativas: retirar o conselho inicial, perguntar por que o paciente omitiu uma informação crucial ou ficar quieto. A primeira poderá minar a confiança do paciente, tanto nele mesmo quanto no terapeuta. A segunda será vivenciada como uma crítica. A terceira aumentará o perigo de o paciente atuar e culpar o terapeuta. Se o terapeuta não responder perguntas como essa, o paciente dirá: "Desculpe-me por ter-lhe pedido. Sei que você espera que eu trabalhe essas coisas por mim mesmo". Se o terapeuta tentar interpretar o sentimento de raiva do paciente por não ter obtido o conselho, este se repreenderá mais severamente, dizendo: "Esse é apenas outro exemplo do quanto eu sou infantil".

Quando o paciente masoquista tenta associar livremente, ele diz: "Nada vem à minha mente", "Nada aconteceu desde que estive aqui da última vez" ou "Estou tentando pensar em algo para falar". O paciente tem uma vida subjetiva limitada. Suas fantasias tendem a ser concretas e tratam de problemas reais e de suas próprias falhas e culpa relacionada aos seus sentimentos de inadequação. Ele gosta de encontrar explicações não dinâmicas para o comportamento e trará artigos contendo explicações biológicas ou genéticas. Ao mesmo tempo, sua resposta onipresente à interpretação é: "Você está certo; é minha culpa".

Empatia

Os traços do caráter masoquista possuem valores adaptativos positivos, que normalmente são os únicos aspectos do comportamento reconhecidos de forma consciente pelo paciente. Se o terapeuta não mencionar esses aspectos adaptativos positivos, a aliança ficará ameaçada e a entrevista não será bem-sucedida. O paciente vê sua atitude mártir como uma função do altruísmo, um traço admirável. Sua postura retraída significa que ele não é competitivo – um traço apreciável. O paciente confunde sua aceitação do abuso com ser cooperativo e flexível e não vê o aspecto da busca da dor do seu comportamento, motivado inconscientemente. Sua superioridade moral global, encontrada logo no início pelo terapeuta, é vivenciada pelo paciente como sendo generosidade para com os demais. Ele não tem consciência de que essa generosidade superficial esconde seu prazer inconsciente de anotar as deficiências alheias. O paciente se considera generoso e não percebe que usa a generosidade para manipular os outros, privando-os da oportunidade de retribuírem-lhe. Ele não pode compreender por que os outros o veem como indiferente, quando ele mesmo se acha tímido e não intrusivo.

> Um executivo bem-sucedido queixou-se na entrevista inicial: "Meus filhos são muito ingratos. Eu os sustento, basicamente lhes dou uma confortável anuidade. Mas eles nem mesmo fazem um esforço de cumprimentar-me ou tomar conhecimento do meu aniversário. Eu gosto do meu aniversário". Criado na Europa durante a Segunda Guerra Mundial, ele experimentara muitas privações quando criança. Dedicara-se aos pais e salvara o negócio do pai da falência. Esse negócio se tornou a base da sua considerável fortuna. Seus pais nunca reconhece-

ram seu feito ou sua devoção, e continuaram criticando-o até morrer. Ele revivia esse cenário com seus filhos. Era simultaneamente generoso com uma falha e altamente crítico em relação às tentativas dos filhos de conquistar a independência e a autonomia financeira. Com regularidade, usava o dinheiro para manipulá-los; depois, ficava magoado quando eles se afastavam e não "tomavam conhecimento do meu aniversário". Considerava-se "bom" e achava os filhos "maus". Sua agressão era negada, e ficava espantado com o comportamento "insensível" dos filhos. "Estou doente de tanto sofrer", queixou-se. Gradualmente, com o tratamento, compreendeu sua necessidade de sofrer e que sua generosidade tinha uma programação masoquista oculta – isto é, de controlar e ainda sentir-se desconsiderado e rejeitado.

O entrevistador deverá evitar uma interpretação prematura da representação do paciente do seu papel de criança sem iniciativa, desamparada e dependente. É necessário responder às perguntas ou às solicitações de orientação do paciente e ser interativo logo no início do tratamento, mas não tomar decisões de vida por ele. Caso o paciente pergunte "Você quer ouvir mais sobre minha mãe?" ou diga "Espero não estar aborrecendo você", o entrevistador deverá, em primeiro lugar, tratar esses comentários direta e concretamente, mas sem interpretações. O entrevistador deverá evitar perguntar ao paciente: "Por que você quer que eu decida?". Em vez disso, logo no contato inicial, o entrevistador poderá interpretar que o paciente não pode decidir porque cada escolha parece cheia de potencial desastre. Quando o paciente concordar, o entrevistador poderá rever as consequências negativas de cada decisão e perguntar a ele com que dor ele poderá viver melhor. Mais tarde, o entrevistador poderá observar: "Até agora, temos considerado bastante os fatores negativos envolvidos na tomada de decisões. Vamos tentar considerar os aspectos positivos também". Mas isso deve ocorrer apenas depois que a agressão inconsciente do paciente tiver sido um pouco neutralizada pelo desenvolvimento dos sentimentos de amor e ternura, de acordo com a tolerância do caráter masoquista para a exploração da sua raiva reprimida.

No início, o entrevistador deverá oferecer um ambiente de interesse, de contenção e apoio. Uma considerável gratificação de transferência é necessária para esse paciente na fase inicial do tratamento. Aconselhamos o entrevistador a evitar o silêncio, um tipo de privação precariamente tolerado pelo paciente masoquista. Deve-se reservar mais tempo para a elaboração da história na fase inicial do tratamento. Isso possibilitará a oportunidade de avaliar alguns pontos fortes e áreas de funcionamento saudável do paciente. Intervenções que tendem a aliviar a culpa inconsciente do paciente são úteis, por exemplo: "Você não tem sofrido o suficiente?" ou "Você não tem se punido o suficiente?". Muitas vezes, é necessário que o entrevistador fortaleça a motivação do paciente para a psicoterapia expressiva. O paciente masoquista não está interessado em aumentar seus conhecimentos, porque antecipa que cada nova descoberta confirmará sua inadequação e sua falta de valor. Esse padrão poderá ser explorado na fase inicial da terapia.

O entrevistador deverá estar atento para as evidências de que o paciente interpretou seus comentários como crítica; essas evidências deverão ser levadas ao conhecimento do paciente de forma empática ou ele simplesmente transformará tudo em outra crítica, respondendo: "Desculpe-me, pensei que era uma crítica; eu nunca interpretei as coisas de modo correto". O entrevistador masoquista poderá ser tentado a dizer: "Oh, não, a culpa é minha". Esse tipo de postura só reforçará o masoquismo do paciente.

É essencial interceder quando a atuação autodestrutiva é prevista e, só depois, analisar a reação do paciente à intervenção. Muitas vezes, isso é feito com uma pergunta em vez de um conselho direto. Um executivo financeiro disse: "Vou pedir demissão". Ele achava que sua comissão não condizia com o que havia produzido para sua companhia no ano anterior. Na realidade, seu desempenho havia sido medíocre e, ainda assim, foi generosamente recompensado. O entrevistador perguntou: "Você tem alguma proposta para outro emprego? Você me disse que não foi um grande ano". O paciente reconsiderou sua ameaça de demissão, que teria sido uma atuação masoquista, trazendo considerável sofrimento para ele. Entretanto, outras discussões revelaram que ele interpretou o entrevistador como sugerindo que tivera um desempenho insatisfatório e sentiu-se criticado. O entrevistador mostrou que esse não era o único significado possível para os seus comentários.

Depois que o paciente desenvolver alguma consciência dos seus sentimentos de raiva dos outros, o entrevistador poderá mostrar o quanto é óbvio que a autopunição realmente pune os demais, bem como o próprio paciente. Se ele aceitar a interpretação sem ficar deprimido, o terapeuta poderá interpretar a necessidade dele de punir-se por ter sentido tanta raiva das outras pessoas. Se o paciente responder com depressão, será necessário interpretar seu próprio desapontamento por não ser mais tolerante, assim como seu medo de perder o amor dos outros. Ao paciente poderá ser mostrado como, em sua depressão, ele está expiando sua culpa ao mesmo tempo que busca conquistar a aprovação da parte ofendida por meio do seu sofrimento. O entrevistador, então, explicará que o paciente espera que a outra pessoa veja o quanto ele sofre e sinta pena dele, um paradigma emocional básico que o paciente confunde com amor. Em alguns casos, o paciente passa por todas essas fases sem alterar seu padrão de comportamento. Nessas situações, talvez seja necessário que o entrevistador diga: "Tudo bem, você não tem punido sua mãe o suficiente?". Essa *não* seria uma intervenção prematura. É importante evitar o uso do humor com o paciente masoquista. Este, invariavelmente, se sentirá ridicularizado e responderá de forma negativa.

Reconhecendo que o paciente masoquista tem grande dificuldade de aceitar ou de reconhecer os sentimentos de raiva, o entrevistador aceitará a designação do paciente de "desapontamento" como a emoção aceitável mais perto da raiva. O entrevistador deverá ter cautela ao encorajá-lo a expressar sua raiva pelas pessoas significativas até que seja capaz de defender-se da contrarraiva a que isso induz, junto com sua subsequente culpa. É frequente que os pacientes masoquistas, na evolução do tratamento, refiram-se repetidamente a um "desapontamento" do terapeuta. Um paciente declarou: "Almejo sua admiração e afeição, mas sei que você está desapontado comigo como paciente. Então não mereço isso". Essa declaração proporciona ao entrevistador a oportunidade de mostrar ao paciente que o "desapontamento" tem mão dupla. Se ele acredita que o terapeuta está desapontado com ele, também, secretamente, sente-se desapontado com o terapeuta pelo seu "desapontamento". O terapeuta respondeu: "Você realmente está desapontado comigo porque eu não transmiti meu respeito e admiração pelos seus esforços ou minha afeição por você. Então, você não se sente merecedor dela". Isso levou o paciente a recordar que sentia que desapontava seu pai, enquanto internamente se sentia desapontado com o pai por não demonstrar seu amor por ele, um ciclo que chegou a dominar suas relações com outras pessoas. Os pacientes masoquistas tendem à convicção de que não são amados. Eles têm grande dificuldade de dizer para alguém: "Eu amo você"; por isso, evitam situações em que exista a possibilidade de ouvirem, como resposta, que não são amados, que é a sua convicção secreta.

Mais tarde, durante o tratamento, o entrevistador poderá abordar os desafios do paciente às explicações psicológicas do seu comportamento e interpretar suas perguntas e comentários em relação às teorias genéticas e hormonais do comportamento como o medo de ser culpado, algo que o paciente não consegue separar do conceito de responsabilidade das pessoas por suas ações. O entrevistador também deverá reconhecer a insatisfação do paciente com a lentidão da psicoterapia e seu medo de que ela não funcione.

O masoquista atua inconscientemente a culpa e o medo, e os sentimentos de inadequação na forma de um comportamento autoderrotista.

> Uma mulher masoquista de meia-idade chegou para uma sessão, durante uma tempestade de neve, calçando botas, mas sem sapatos ou sandálias por baixo. Depois de tirar as botas, escondeu seus pés sob a saia, em vez de sentar-se na posição normal. O entrevistador comentou sobre isso, e ela confessou, um pouco constrangida, que seus pés tinham uma pequena deformidade, então ela não usava sandálias nem ia à praia. O fluxo da entrevista permitiu ao entrevistador associar a discussão anterior referente aos sentimentos deslocados da paciente de castração. Ela pareceu compreender a interpretação e foi capaz de relacioná-la às suas inibições no trabalho. Entretanto, retornando ao escritório, esqueceu sua bolsa no táxi e, naquela noite, bateu contra a porta do quarto no escuro, cortando a cabeça. Foi necessário primeiro interpretar a reação emocional da paciente à interpretação antes de relacioná-la ao comportamento. Os sentimentos de vergonha e inadequação eram defensivamente deslocados para o comportamento de autopunição.

Uma relação sadomasoquista está resumida na história de um casal:

> A esposa perguntou ao marido: "Devo levar minha capa de chuva e meu guarda-chuva ao teatro esta noite?". Ele respondeu: "Não, acho que não, não penso que precisará. Não estou levando os meus". Quando saíram do teatro naquela noite, caía uma tempestade tropical. Seus amigos tinham guarda-chuvas, e os táxis estavam escassos. Quando chegaram em casa, estavam completamente ensopados, e ela, cheia de raiva. Ela o repreendeu severa e cruelmente, acusando-o de não se importar com ela, dizendo que não sabia por que ainda estava casada com ele e coisas assim. Ele contou ao entrevistador o quanto ela o fizera sentir-se arrasado com suas queixas sobre sua absoluta incompetência; após relatar o longo discurso dela, disse: "Não sei o que há de errado comigo; parece que não faço nada certo".
>
> O entrevistador mostrou que essa era uma clássica história sadomasoquista, exceto pelo fato de que cada um deles se considerava a parte sofredora, e o outro, a parte sádica. O paciente respondeu: "Acho que está certo". O entrevistador perguntou se teria sido possível ele ter respondido à pergunta dela sobre o tempo, fazendo uma gozação sobre ele mesmo, como: "Você sabe que não sou um meteorologista muito bom. Vamos ligar a TV e saber o que dizem. Além disso, não me importo de ficar molhado, mas levarei o guarda-chuva se eles disserem que vai chover". "Nem em um milhão de anos isso me ocorre-

ria", o paciente respondeu. Nessa hora, o paciente ficou abatido e perplexo. Era o momento do reconhecimento empático do seu sadismo inconsciente. Com um brilho sutil em seus olhos e um sorriso, o entrevistador perguntou: "Como ela ficou encharcada de chuva? Como um rato molhado?". O paciente caiu na gargalhada e refletiu: "Acho que secretamente me diverti com a desgraça dela, mas não havia entendido isso até agora!".

Essa vinheta resume a história de um casamento de 25 anos. Ela desejava que ele fosse seu protetor e tomasse conta dela e ficava furiosa consigo por ser tão necessitada, dependente e desamparada. Ele achava a necessidade dela um peso. Ficava furioso consigo por não ter realizado mais em sua vida profissional e por eles viverem basicamente com a renda do marido. Já ele achava que ela o amava pelo dinheiro; grande parte desse dinheiro ele colocara no nome dela. Eles não faziam sexo um com o outro havia 15 anos. Dessa forma, ambos sofriam a privação e ao mesmo tempo puniam um ao outro.

O próximo exemplo ilustra como os desejos grandiosos e as fantasias narcisísticas inconscientes do masoquista podem reforçar sua culpa.

> Um paciente adulto chegou para sua entrevista oprimido pelos sentimentos de culpa misturados à tristeza profunda em relação à sua velha cadela, que estava morrendo lentamente, sofrendo para morrer. O veterinário avisara que não havia mais nada a fazer. O paciente acreditava que, se sacrificasse o animal, sentiria culpa, e que, se não o fizesse, também sentiria culpa, então perguntou o que deveria fazer. Interpretar o medo do paciente de assumir a responsabilidade, embora correto, faria o paciente se sentir pior, e, ainda mais, desconsideraria a sua dor. O terapeuta começou por empatizar com a tristeza da ocasião e prosseguiu dizendo: "Parece que o problema não está realmente no que é melhor para a sua cadela, mas em como lidar com sua culpa, não importando o que você faça. A culpa tem algo a ver com a expectativa de que *deve* haver alguma coisa mais a fazer?". "Sim, penso desse jeito", respondeu o paciente. O entrevistador continuou: "Todos desejam o poder de fazer as coisas certas. Por mais triste que seja, nós temos limitações".
>
> Ao final da sessão, o paciente agradeceu ao terapeuta, apertando suas mãos, e foi direto para casa, pegou seu animal e levou-o ao veterinário. Ele ficou segurando a cabeça da cadela no seu colo enquanto o veterinário a sacrificava. Depois, ele relatou que a experiência foi de amor, ternura e intimidade em vez de culpa e insegurança. Mais tarde, quando contou a história para sua mãe, ela disse: "Você deveria ter sacrificado sua cadela há seis meses".

No tempo certo, o entrevistador explorará os aspectos mal-adaptativos dos traços de caráter do paciente. Ao fazer isso, deverá estar atento para também reconhecer os componentes adaptativos.

> A mãe de uma jovem universitária perguntou-lhe: "Você não se importa se nós não viermos para sua colação de grau, importa-se? São três horas de viagem para vir e outras três para voltar!". A paciente respondeu: "Oh, não, está tudo bem!". Então, expressou seus sentimentos de mágoa para o terapeuta, que perguntou: "Você considerou a possibilidade de ligar de volta para sua mãe e dizer-lhe: 'Pensei bastante e, realmente, quero que vocês venham. Seria muito bom para mim'?". A paciente disse que o pensamento passara por sua mente, mas não quis

causar qualquer dificuldade para a mãe. A paciente parecia perplexa. O entrevistador sugeriu: "Sua mãe poderá ter o mesmo problema que você, achando que a presença dela não é importante. Talvez ela precise da certeza de que você realmente deseja que venha. Ela poderá ficar magoada se você não insistir". A paciente respondeu: "Nunca imaginaria isso, nem em um milhão de anos. Ligarei para ela quando sair daqui". Ela descobriu que sua mãe tinha o mesmo problema e adorara saber que era querida; isso foi um marco para ambas.

Essa foi uma oportunidade de ajudar a paciente, cujos sentimentos de mágoa e raiva reprimidos pela ausência da mãe em sua graduação seriam adicionados aos já existentes anos de raiva acumulada, os quais ela ainda teria de perdoar-se e à mãe. Depois, o entrevistador pôde, ainda, analisar quaisquer sentimentos da paciente resultantes do favor prestado pelo terapeuta ou de raiva dela mesma por não ter tido essa ideia sozinha. Exemplos terapêuticos como esse fornecem um modelo cognitivo/afetivo que será usado para responder futuras perguntas da paciente sobre "O que deverei fazer?".

TRANSFERÊNCIA E CONTRATRANSFERÊNCIA

Inicialmente, a transferência do paciente masoquista é pegajosa, dependente e aparentemente cooperativa, mas depois ela alterna com raiva e exigências irracionais. O paciente deseja que o entrevistador substitua algum objeto frustrador, em geral o pai/a mãe indisponível emocionalmente. Ele teme que isso não ocorra, e a real frustração da transferência confirma esse medo. Se o seu desejo for gratificado, ele se sentirá dependente, devedor e envergonhado pela sua criancice, confirmando seus sentimentos de incompetência. O paciente fica indignado com o sentimento de ter se tornado uma extensão do entrevistador exatamente como se sentia em relação à sua família. A gratificação faz com que considere sua raiva inadequada, fazendo-o sentir-se mais culpado. Se o entrevistador negar conselho e apoio, o paciente se sentirá frustrado, não amado, desamparado, desesperançoso e coagido. É vital que esse paradigma ocorra na transferência e que o entrevistador se envolva em ambos os lados antes de tentar interpretá-lo. O terapeuta deverá fazer isso com sentimento de empatia pela situação de derrota do paciente e não com irritação por ele próprio estar em uma situação de derrota. Os entrevistadores masoquistas não lidam bem com essas falhas dos pacientes, vivenciando-as como uma prova da sua própria inadequação como terapeutas. O surgimento da inveja consciente do paciente na transferência significa progresso. Isso é sinalizado nas declarações como: "Gostaria de ser mais parecido com você" ou " Você tem muito mais momentos de prazer na sua vida do que eu".

Perigos de contratransferência são abundantes com o paciente masoquista. A frequente reação terapêutica negativa nesses pacientes poderá ter um impacto corrosivo no entrevistador, fazendo-o adotar os sentimentos deles de desesperança e falhar no reconhecimento do desejo sádico agressivo do paciente de fazê-lo sentir-se inadequado e inapto. A qualidade de autocompaixão do masoquista poderá facilmente levar o terapeuta a um sentimento de desdém e a uma falha no reconhecimento do sofrimento autêntico do paciente. A patologia do masoquista está destinada a causar uma resposta sádica nos outros, e isso é evidenciado na situação clínica. É crucial ao entrevistador a constante autoverificação de seus sentimentos agressivos quanto às provocações sutis e evidentes do paciente. Um exemplo típico de uma provocação é o fato de o paciente não pagar sua conta em dia, forçando o entrevistador a desempenhar o papel de um agente cobrador, o que é vivenciado por ambos como venal: "Você só se preocupa com o meu cheque, não comigo", declara o paciente moralista. Essa ocorrência fornece um rico campo para a exploração psicológica, desde que o entrevistador não ceda à sua própria indignação. A coleção de injustiças é o mercado de ações interno do masoquista; o entrevistador deverá constantemente monitorar sua agressão ao paciente, porque quando ela é atuada, por exemplo, por um comentário sarcástico, o paciente se certifica, na sua própria visão, de que é uma vítima maltratada por todos, inclusive pelo terapeuta.

Outras respostas comuns de contratransferência incluem assumir o papel de um(a) pai/ mãe onipotente tomando decisões pelo paciente ou desculpando a culpa deste. Isso foi dramaticamente ilustrado quando um psiquiatra residente, que também era um padre jesuíta, estava entrevistando um paciente masoquista em frente à classe. Ele contou ao paciente católico que era padre e, depois de ouvir as dores deste e sua história autocrítica, concedeu-lhe absolvição durante a entrevista. O paciente se sentiu melhor por alguns momentos. Os outros residentes ficaram enfurecidos com o comportamento do colega. O professor da classe interpretou empaticamente a inveja deles do poder mágico do colega padre e como sua manipulação ocultava um sentimento de inadequação no papel de psiquiatra inexperiente.

Outra manifestação de contratransferência é o entrevistador sugerir medicação quando não existe indicação clínica. Esse é um exemplo de resposta à negatividade do paciente com um sentimento de desamparo e um desejo de superar isso. Entrevistadores iniciantes deverão resistir à tentação de responder amavelmente ao paciente. Isso faz com que ele se sinta péssimo por acreditar que não merece isso ou que é incapaz de retribuir. Apoio ou encorajamento excessivos poderão induzir esse tipo de resposta.

Encorajar o paciente a ser assertivo ou a competir mais ativamente sem interpretar o padrão defensivo também poderá representar uma identificação excessiva com a raiva inconsciente dele e ser prejudicial. A atividade excessiva do entrevistador representa uma tentativa de lidar com os sentimentos de desamparo e inadequação passiva gerados pelo paciente. Usar o sentimento de inadequação que o paciente provoca no entrevistador é uma oportunidade de compartilhar a experiência. É uma entrada na psicologia do paciente. Comentar empaticamente sobre o progresso da compreensão do seu apuro, ao mesmo tempo que não cede às suas queixas com um "Ainda há muito o que fazer", poderá ser altamente terapêutico.

CONCLUSÃO

Independentemente da eventual evolução da classificação oficial dos pacientes masoquistas, sua existência é evidente, e, com frequência, eles representam um considerável desafio para o entrevistador. Este deverá usar seu conhecimento da estrutura do caráter masoquista, bem como sua empatia e sua autoanálise da contratransferência. A conscientização e a compreensão do entrevistador dos aspectos internos do caráter do paciente permitirão que ele estabeleça uma harmonia com este pelo reconhecimento dos aspectos egossintônicos da visão do paciente de si próprio. Cada vez que o entrevistador explorar um aspecto negativo de determinado traço do caráter, também apoiará a necessidade do paciente de manter o componente positivo desse traço. Com essa proteção da sua autoestima, o paciente poderá aceitar melhor sua raiva interior, que ele tão prontamente direciona contra si mesmo.

O caráter masoquista é um dos mais difíceis de se tratar com sucesso devido à tendência do paciente de transformar a situação do tratamento em outra relação sadomasoquista. Entretanto, uma posição empática consistente, que apresenta a realidade ao paciente e que usa a contratransferência construtiva e, não, sadicamente, traz a possibilidade de mudança terapêutica que libertará o paciente de um ciclo interminável de comportamento autoderrotista.

Capítulo 7

O PACIENTE DEPRIMIDO

A palavra *depressão* é sinônimo de *tristeza* para o público em geral. Esse não é o caso dos profissionais em saúde mental, que veem a *tristeza* como uma resposta afetiva normal à perda, e a *depressão* como sintoma ou síndrome mal-adaptativa que frequentemente, mas nem sempre, inclui a experiência subjetiva da tristeza como um dos seus componentes. As síndromes depressivas foram descritas por Hipócrates e estão entre as condições mais consistentes, estáveis e confiavelmente reconhecidas da medicina.

As queixas mais comuns dos pacientes psiquiátricos relacionam-se às emoções dolorosas da ansiedade e da depressão. Alguns desenvolvem síndromes ou transtornos que apresentam essas emoções como seu tema central. Os transtornos depressivos estão entre os mais prevalentes na psiquiatria. O risco de ocorrência do transtorno depressivo durante a vida é de 8%. Alguns indivíduos apresentam um único episódio que pode durar de algumas semanas a alguns meses, mas um número maior de pessoas apresenta episódios depressivos crônicos e/ou recorrentes. Há um subgrupo que apresenta doença bipolar – um transtorno marcado por episódios alternados de depressão e mania. O suicídio é uma complicação da depressão e a maior causa de mortalidade entre os pacientes psiquiátricos. Além disso, a depressão está associada a certo número de comorbidades médicas, sendo que os mecanismos etiológicos ainda não estão completamente entendidos. Os transtornos depressivos são, muitas vezes, comórbidos aos transtornos de ansiedade, ao uso abusivo de substâncias e aos transtornos da personalidade.

O DSM-5 descreve os critérios para o diagnóstico de um episódio depressivo maior (Quadro 7.1) – o componente central da maior parte dos transtornos depressivos – e também para o transtorno depressivo persistente (distimia) (Quadro 7.2) – o menos grave, mas mais crônico que substituiu em grande parte a categoria diagnóstica anterior de neurose depressiva e representa a consolidação do que foi definido no DSM-IV como transtorno depressivo maior crônico e transtorno distímico.

Com o advento dos medicamentos antidepressivos, o foco de interesse no tratamento dos pacientes deprimidos foi deslocado da compreensão psicológica para a sintomatologia e a fenomenologia. Os entrevistadores rapidamente tentam classificar o tipo de depressão para prescrever a medicação mais eficaz, apesar de a farmacoterapia e a psicoterapia serem consideradas de igual eficácia no tratamento da depressão leve à moderada e do fato de a maior parte dos pacientes responder melhor à combinação de medicação e psicoterapia.

A *depressão* refere-se a um sintoma e ao grupo de doenças que frequentemente se apresentam com esse sintoma e com outras características em comum. Como um sintoma, a depressão descreve um sentimento global de tristeza acompanhado de sen-

QUADRO 7.1
Critérios diagnósticos do DSM-5 para episódio depressivo maior

A. Cinco (ou mais) dos seguintes sintomas estiveram presentes durante o mesmo período de duas semanas e representam uma mudança em relação ao funcionamento anterior; pelo menos um dos sintomas é (1) humor deprimido ou (2) perda de interesse ou prazer.
   Nota: Não incluir sintomas que sejam claramente atribuíveis a outra condição médica.
   1. Humor deprimido na maior parte do dia, quase todos os dias, conforme indicado por relato subjetivo (p. ex., sente-se triste, vazio ou sem esperança) ou por observação feita por outra pessoa (p. ex., parece choroso). (**Nota:** Em crianças e adolescentes, pode ser humor irritável.)
   2. Acentuada diminuição de interesse ou prazer em todas, ou quase todas, as atividades na maior parte do dia, quase todos os dias (conforme indicado por relato subjetivo ou observação feita por outra pessoa).
   3. Perda ou ganho significativo de peso sem estar fazendo dieta (p. ex., mudança de mais de 5% do peso corporal em um mês) ou redução ou aumento no apetite quase todos os dias.
   (**Nota:** Em crianças, considerar o insucesso em obter o ganho de peso esperado.)
   4. Insônia ou hipersonia quase diária.
   5. Agitação ou retardo psicomotor quase todos os dias (observável por outras pessoas; não meramente sensações subjetivas de inquietação ou de estar mais lento).
   6. Fadiga ou perda de energia quase todos os dias.
   7. Sentimentos de inutilidade ou culpa excessiva ou inapropriada (que podem ser delirantes) quase todos os dias (não meramente autorrecriminação ou culpa por estar doente).
   8. Capacidade diminuída para pensar ou se concentrar, ou indecisão quase todos os dias (por relato subjetivo ou observação feita por outra pessoa).
   9. Pensamentos recorrentes de morte (não somente medo de morrer), ideação suicida recorrente sem um plano específico, tentativa de suicídio ou plano específico para cometer suicídio.
B. Os sintomas causam sofrimento clinicamente significativo ou prejuízo no funcionamento social, profissional ou em outras áreas importantes da vida do indivíduo.
C. O episódio não é atribuível aos efeitos fisiológicos de uma substância ou a outra condição médica.

Fonte: Reimpresso da American Psychiatric Association: *Diagnostic and Statistical Manual of Mental Disorders*, 5ª Edição, Texto Revisado. Arlington, VA, American Psychiatric Association, 2013. Copyright 2013, American Psychiatric Association. Utilização autorizada.

timentos de desamparo e empobrecimento pessoais. O indivíduo deprimido acha que sua segurança está ameaçada, que é incapaz de defender-se dos seus problemas e que as outras pessoas não poderão ajudá-lo. Cada aspecto da vida – emocional, cognitivo, fisiológico, comportamental e social – é tipicamente afetado.

PSICOPATOLOGIA E PSICODINÂMICA

Nas síndromes depressivas iniciais ou leves, o paciente tenta ativamente aliviar seu sofrimento. Ele pedirá ajuda às outras pessoas ou tentará resolver seus problemas pela recuperação mágica de um objeto de amor perdido ou pelo aumento da sua força emocional. À medida que a depressão torna-se mais crônica ou mais grave, o paciente abandona a esperança. Acha que os outros não podem ou não o ajudarão e que a sua condição nunca melhorará. A síndrome clínica de depressão varia desde as reações neuróticas leves e de ajustamento até as psicoses graves.

A pessoa deprimida não apenas se sente mal, mas tipicamente é o seu pior inimigo, podendo usar essa frase específica para a sua própria descrição. Com frequência, as tendências autodestrutivas ou masoquistas e depressivas coexistem no mesmo indivíduo. O suicídio, uma complicação dramática da depressão grave, é um fenômeno de crucial importância na compreensão do funcionamento psicológico do indivíduo deprimido.

QUADRO 7.2
Critérios Diagnósticos do DSM-5 para transtorno depressivo persistente (distimia)

> A. Humor deprimido na maior parte do dia, na maioria dos dias, indicado por relato subjetivo ou por observação feita por outras pessoas, pelo período mínimo de dois anos.
>
> **Nota:** Em crianças e adolescentes, o humor pode ser irritável, com duração mínima de um ano.
>
> B. Presença, enquanto deprimido, de duas (ou mais) das seguintes características:
>   1. Apetite diminuído ou alimentação em excesso.
>   2. Insônia ou hipersonia.
>   3. Baixa energia ou fadiga.
>   4. Baixa autoestima.
>   5. Concentração ruim ou dificuldade em tomar decisões.
>   6. Sentimentos de desesperança.
> C. Durante o período de dois anos (um ano para crianças ou adolescentes) de perturbação, o indivíduo jamais esteve sem os sintomas dos Critérios A e B por mais de dois meses.
> D. Os critérios para um transtorno depressivo maior podem estar continuamente presentes por dois anos.
> E. Jamais houve um episódio maníaco ou um episódio hipomaníaco e jamais foram satisfeitos os critérios para transtorno ciclotímico.
> F. A perturbação não é mais bem explicada por um transtorno esquizoafetivo persistente, esquizofrenia, transtorno delirante, outro transtorno do espectro da esquizofrenia e outro transtorno psicótico especificado ou transtorno do espectro da esquizofrenia e outro transtorno psicótico não especificado.
> G. Os sintomas não se devem aos efeitos fisiológicos de uma substância (p. ex., droga de abuso, medicamento) ou a outra condição médica (p. ex., hipotireoidismo).
> H. Os sintomas causam sofrimento clinicamente significativo ou prejuízo no funcionamento social, profissional ou em outras áreas importantes da vida do indivíduo.
>
> **Nota:** Como os critérios para um episódio depressivo maior incluem quatro sintomas que estão ausentes da lista de sintomas para transtorno depressivo persistente (distimia), um número muito limitado de indivíduos terá sintomas depressivos que persistiram por mais de dois anos, mas não irá satisfazer os critérios para transtorno depressivo persistente. Caso tenham sido satisfeitos todos os critérios para um episódio depressivo maior em algum momento durante o episódio atual da doença, tais indivíduos devem receber diagnóstico de transtorno depressivo maior. De outro modo, um diagnóstico de outro transtorno depressivo especificado ou transtorno depressivo não especificado é justificado.
>
> **Nota:** Para especificadores, ver DSM-5, p. 169.

Fonte: Reimpresso da American Psychiatric Association: *Diagnostic and Statistical Manual of Mental Disorders*, 5ª Edição, Texto Revisado. Arlington,VA, American Psychiatric Association, 2013. Copyright 2013, American Psychiatric Association. Utilização autorizada.

Um paciente não se considerará deprimido, exceto se tiver consciência de sentimentos subjetivos de tristeza. Entretanto, o psiquiatra se refere a alguns indivíduos como apresentando "depressões mascaradas" ou "equivalentes depressivos". Esses pacientes apresentam outros sinais e sintomas típicos da depressão, mas o componente afetivo é repelido ou negado. Apesar disso, o diagnóstico é justificado por outros sintomas, diferentes do afeto consciente do paciente, e pela frequência com que a depressão é exposta quando as defesas psicológicas do paciente são ultrapassadas. Uma síndrome comum envolve sintomas somáticos acentuados em associação com a negação do distúrbio do afeto; esses pacientes frequentemente são tratados por profissionais de saúde não psiquiátricos.

Estudos transnacionais revelaram que a angústia afetiva subjetiva é particularmente comum nos países da Europa Ocidental, enquanto as queixas somáticas, a fadiga e a depleção emocional são proeminentes em muitas outras culturas.

Este capítulo considera os aspectos clínicos e psicodinâmicos da depressão e sua relação com o comportamento masoquista e suicida, bem como com as origens desenvolvimentais dos padrões depressivos de adaptação.

Características clínicas

As síndromes depressivas envolvem um distúrbio afetivo característico, retardo e constrição dos processos do pensamento, lentificação e diminuição da espontaneidade do comportamento, afastamento dos relacionamentos sociais e mudanças fisiológicas que são amplificadas por preocupações hipocondríacas.

Afeto

O indivíduo deprimido sente uma redução do seu humor. Ele descreve essa sensação como tristeza, melancolia ou descrença ou emprega uma variedade de outras palavras. Os leigos que usam a palavra *depressão* referem-se a esse humor com ou sem as outras características clínicas das síndromes depressivas. O paciente poderá enfatizar um aspecto em particular do sentimento de depressão, falando de angústia, tensão, medo, culpa, vazio ou saudade.

O paciente deprimido perde seu interesse pela vida. O entusiasmo por suas atividades favoritas diminui, e, na depressão leve, ele pode comer, fazer sexo ou brincar, mas com pouco prazer. À medida que sua depressão evolui, ele fica extremamente indiferente às coisas que antes eram sua maior fonte de prazer. O paciente poderá sorrir leve e tristemente para a brincadeira de alguém, mas apresentará pouco do seu próprio humor, exceto se houver uma máscara cínica ou sarcástica encobrindo seu autodesprezo.

A ansiedade, um sintoma comum em algumas síndromes depressivas, é a resposta psicológica ao perigo, sendo geralmente observada quando o indivíduo, inconscientemente, acredita que existe uma ameaça ao seu bem-estar. Às vezes, a ansiedade e o quadro de agitação estritamente relacionado tornam-se uma característica crônica, como na conhecida depressão involutiva. Na depressão grave ou crônica, a ansiedade poderá desaparecer e ser substituída pela apatia e pelo recolhimento. Esse é um quadro comum nos pacientes que se desesperam e desanimam. O paciente apático é incapaz de ajudar-se e evoca menos simpatia ou assistência nas outras pessoas. Contudo, seu recolhimento o protege da dor dos seus próprios sentimentos interiores, na medida em que a rendição à desesperança crônica substitui a angústia do desespero agudo.

A despersonalização poderá desempenhar uma função defensiva similar nas condições depressivas mais agudas. Os aspectos mais familiares da identidade pessoal do paciente parecem estranhos. Ele não vivencia mais seu corpo ou suas respostas emocionais como parte do seu *self*; com isso, protege-se dos sentimentos dolorosos da depressão. Entretanto, o senso de vazio e de desconexão consigo mesmo também é vivenciado como doloroso. A despersonalização é um sintoma complexo, que também é observado em outras condições e que nem sempre apresenta significados defensivos.

A raiva também é marcante no afeto dos pacientes deprimidos. Ela poderá ser expressa diretamente, como quando o paciente se queixa de não ser bem tratado e amado. Em outros casos, é mais sutil, e o sofrimento do paciente torna infeliz a vida das pessoas ao seu redor. Por exemplo, uma mulher dizia constantemente para seu marido que ela era uma pessoa muito má e que deveria ser difícil suportá-la. Seu autoabuso perturbava muito mais o marido do que as falhas pelas quais ela se repreendia severamente. Além disso, se ele não lhe assegurasse que as suas autoacusações eram falsas, ela se queixaria de que ele também deveria achá-la má.

Pensamento

A pessoa deprimida está preocupada consigo mesma e com a sua má situação, angustiando-se com a sua falta de sorte e com o impacto disso em sua vida. Ela rumina sobre seu passado, está cheia de remorsos e imagina soluções mágicas para seus atuais problemas, que envolvem a intervenção de alguma força onipotente, embora tenha pouca esperança de que essas soluções aconteçam. Seus pensamentos repetitivos e ruminantes dão uma qualidade monótona à sua conversa. O indivíduo com depressão leve poderá combater sua depressão direcionando de forma consciente seus pensamentos para outro ponto, uma defesa que é particularmente comum nos obsessivo-compulsivos. Entretanto, isso em geral se torna outra autopreocupação à medida que suas ruminações anteriores são substituídas por novas: "Como posso tirar da minha mente meu problema?", em vez de "Por que isso aconteceu comigo?" ou "O que eu fiz para merecer isso?".

O paciente psicoticamente deprimido poderá preocupar-se com incidentes mínimos da sua juventude, que são lembrados com culpa e medo de retaliação ou punição. Um homem de meia-idade achava que os jornais locais publicariam um episódio homossexual da adolescência, humilhando-o e a toda sua família. Nos estágios finais da depressão psicótica, o paciente tentará explicar seus sentimentos descobrindo um significado oculto neles. Isso poderá envolver projeção, como no paciente que interpretou sua má condição como uma punição imposta por um parente distante que tinha ciúmes dele. Para outros, os sistemas de delírio explicativos refletem um deslocamento grandioso, como as fantasias de destruição do mundo ou os delírios niilistas de que o universo chegou ao fim. Outro paciente empregou a simbolização concreta, ficando convencido de que seu corpo estava doente e apodrecendo, embora negasse angústia emocional. Esses padrões defensivos estão relacionados àqueles observados no paciente paranoico e são discutidos em detalhes no Capítulo 13, "O Paciente Paranoide".

Os assuntos com os quais a mente do paciente não se ocupa são tão importantes quanto os pensamentos com os quais está preocupado. Ele tem dificuldade de lembrar da felicidade do passado; sua visão da vida é cinzenta, com momentos negros periódicos. O entrevistador deverá ter em mente que existe considerável falsificação retrospectiva à medida que o paciente descreve sua vida. Não é raro ele retratar seu humor como existente há muito tempo e de início gradual, enquanto sua família descreve os sintomas como relativamente recentes e súbitos. Em um sentido, o paciente poderá estar correto; ele tem escondido sua depressão de todos e talvez até de si mesmo. À medida que ele melhorar, esse processo poderá reverter-se; nas fases iniciais da recuperação, o paciente deprimido, às vezes, parece muito melhor do que na realidade está. Isso poderá levar a um otimismo prematuro por parte do terapeuta, sendo um dos fatores que contribui para o aumento do risco de suicídio à medida que o paciente começa a melhorar.

Não é apenas o conteúdo do pensamento do paciente deprimido que fica perturbado, seus processos cognitivos também estão distorcidos. Seus pensamentos estão reduzidos quantitativamente e, embora seja responsivo, demonstra pouca iniciativa ou espontaneidade. Ele responde às perguntas, mas não oferece novas informações ou assuntos, e sua vida mental varia muito pouco. Compreende o que é dito e responde adequadamente, embora seu pensamento e suas respostas sejam lentos e sua fala possa estar hesitante e incerta. Os distúrbios cognitivos das depressões mais sérias são tão graves que o quadro clínico resultante foi chamado de "pseudodemência". O diagnóstico diferencial inclui demência verdadeira e, embora a condição seja amplamente reversível, acredita-se que anormalidades cerebrais estejam envolvidas em sua etiologia.

Comportamento

A lentidão caracteriza toda a vida do paciente deprimido, bem como seus processos de pensamento. Seus movimentos e suas respostas são lentos, e mesmo que pareça agitado e hiperativo, seu comportamento determinado ou intencional é reduzido. Por essa razão, o paciente que caminha incessantemente esfregando as mãos precisará de muitos minutos para vestir-se ou para executar tarefas simples. Para o paciente com retardo comportamental, a mudança no ritmo poderá ser quase bizarra e, em casos extremos, é como se assistíssemos a um filme em câmera lenta.

O paciente poderá participar da vida se for estimulado, mas, se deixado por conta de seus próprios desejos, ficará recluso. As atividades que escolhe praticar são passivas e, em geral, isoladas socialmente. Um homem com uma síndrome depressiva inicial tentou primeiro buscar contato social junto aos amigos. Como isso falhou em aliviar seu sofrimento, afastou-se, sentando-se sozinho e lendo. Com o tempo, mesmo essa atividade precisou de energia e de atenção, que ele não podia mais comandar, e então simplesmente sentava estático em frente à televisão, mal observando se o aparelho estava ou não ligado.

Sintomas físicos

Com frequência, a preocupação da pessoa deprimida consigo mesma é expressa concretamente como uma preocupação com seu corpo e sua saúde física. A hipocondria e os delírios somáticos evidentes são manifestações mais graves do mesmo processo. Esses sintomas estão relacionados àqueles observados nas síndromes paranoides e são discutidos no Capítulo 13. A depressão também está associada a mudanças reais no funcionamento fisiológico. A taxa metabólica do paciente mostra-se baixa, seu funcionamento gastrointestinal é anormal, e sua boca, seca; além disso, existem alterações em quase todas as funções corporais que estão sob o controle neuro-hormonal. A depressão é acompanhada do aumento significativo de morbidade e de mortalidade por doença física.

As queixas físicas mais comuns incluem insônia com dificuldade para adormecer ou despertar precoce, fadiga, perda de apetite, constipação (embora, ocasionalmente, as síndromes depressivas iniciais sejam marcadas por diarreia), perda da libido, dor de cabeça, dor na nuca, dor lombar, outras dores e secura e queimação na boca com um gosto desagradável. O sintoma somático específico tem um significado simbólico para o paciente. Por exemplo, os sintomas comuns relacionados à boca e ao sistema digestório estão associados com a importância dos motivos e dos interesses orais nos indivíduos deprimidos. Outros sintomas poderão ter mais significância individual. As dores de cabeça do professor universitário ou a dor pélvica da menopausa feminina poderão estar estritamente relacionadas ao autoconceito do paciente. Um homem se queixou de uma "corrosão vazia" nos intestinos; após outras discussões, ficou claro o sentimento de que estaria sendo devorado por um tumor interno. Os sintomas somáticos de etiologia não relacionada também poderão tornar-se o foco da preocupação hipocondríaca.

Relações sociais

O indivíduo deprimido deseja intensamente o amor dos outros, mas é incapaz de dar reciprocidade de forma a recompensar a outra pessoa ou reforçar o relacionamento. Ele poderá se tornar isolado, sentindo-se incapaz de procurar os outros, ou poderá buscar ativamente por novos amigos e por companhias apenas para indispô-los com seu jeito pegajoso e com sua autopreocupação.

Com medo da rejeição, o paciente emprega esforços exagerados para ganhar o favoritismo dos seus conhecidos. Um homem levava presentes para os amigos quando os visitava e lembrava dos aniversários, mesmo dos conhecidos eventuais. Infelizmente, a mensagem que transmitia era muito mais de autossacrifício e desespero do que de afeição espontânea e de camaradagem. Um comportamento similar poderá ser observado nos indivíduos obsessivo-compulsivos, porque tanto estes como os deprimidos estão preocupados em esconder sua agressão e em ganhar o favoritismo dos demais. Porém, cada um deles frequentemente afasta as outras pessoas por seu comportamento, com o qual espera atraí-las.

Nos estados de depressão inicial ou leve, poderá haver aumento da atividade social; o paciente procura por outras pessoas para buscar conforto para sua dor. Na ânsia de ser aceito e amado, o indivíduo levemente deprimido poderá ser uma companhia leal e confiável, alguém que subordina seus próprios interesses e desejos em prol dos interesses e dos desejos dos outros. Embora sinta inveja e raiva, faz o melhor para escondê-las, normalmente, levando-as para o seu interior, aprofundando o seu desespero.

À medida que a depressão piora, o paciente perde mais energia e impulso. Não consegue encarar seus amigos e, consequentemente, retira-se para dentro de si mesmo. Acreditando que será um peso para os outros, sofre no silêncio amargo e na autorrepreensão culposa. Sua incapacidade de responder às tentativas dos outros de animá-lo leva-o a sentir-se desamparado e rejeitado. Isso faz com que as outras pessoas o evitem, o que confirma seus sentimentos de que é desagradável e indesejado.

Melancolia e depressões atípicas

Uma síndrome depressiva especialmente grave, caracterizada por uma quase total perda da capacidade de prazer e acentuadas alterações vegetativas, é chamada de *melancolia*, um termo usado pelos gregos antigos, que significa "bílis negra". Trata-se de uma síndrome específica, com características clínicas distintas, que requer tratamento somático específico. Infelizmente, em nossa opinião, a melancolia não é apresentada como um transtorno do humor específico no DSM-5. Um editorial de Parker e colaboradores no *American Journal of Psychiatry, em 2010,* defendeu tal delimitação. As características clínicas enumeradas nesse editorial constam no Quadro 7.3.

O paciente com uma *depressão atípica* apresenta-se com um padrão vegetativo reverso. Muitas vezes, ele tem uma longa história de sensibilidade à rejeição interpessoal e um alto grau de reatividade do humor (p. ex., sensibilidade ao estímulo ambiental). Ao invés da insônia, o sono é excessivo, tanto à noite quanto durante o dia; o apetite aumenta, e ocorre ganho de peso. Com frequência, esse padrão está associado aos transtornos da personalidade que persistem, mesmo que o paciente não esteja deprimido; é mais comum nas mulheres e es-

QUADRO 7.3
Características clínicas de melancolia (de acordo com Parker e colaboradores)

1. Perturbação do afeto desproporcional aos estressores, marcada por apreensão constante e afirmações mórbidas, reposta emocional embotada, humor não reativo e anedonia pervasiva – com tais características continuando autonomamente apesar de todas as circunstâncias melhoradas. Os riscos de recorrência e de suicídio são elevados.
2. Perturbação psicomotora expressa como retardo (i. e., pensamento, movimento e fala lentificados, anergia) ou como agitação espontânea (i. e., inquietação motora e fala e movimentos estereotipados).
3. Prejuízo cognitivo com concentração e memória de trabalho reduzidas.
4. Disfunção vegetativa manifestada como sono interrompido, perda de apetite e peso, redução da libido e variação diurna – com humor e energia geralmente piores pela manhã.
5. Embora a psicose não seja necessariamente uma característica, muitas vezes está presente. Convicções niilistas de desesperança, culpa, pecado, ruína ou doença são temas psicóticos comuns.

Fonte: Reimpresso de Parker G, Fink M, Shorter E, et al.: "Issues for DSM-5: Whither Melancholia? The Case for Its Classification as a Distinct Mood Disorder." *American Journal of Psychiatry* 167(7):745–747, 2010. Copyright 2010, American Psychiatric Association. Utilização autorizada.

tima-se que tenha um espectro diferente de respostas à farmacoterapia. Os sintomas atípicos e as características da personalidade associadas frequentemente levam esses pacientes a procurar a psicoterapia e a apresentarem um diagnóstico confuso. O especificador com características atípicas do DSM-5 está descrito no Quadro 7.4.

Depressão psicótica e neurótica e luto normal

O relacionamento da pessoa psicoticamente deprimida com o mundo real é deficiente. Seu retraimento social poderá parecer totalmente inadequado; suas preocupações mentais interferem no seu registro do mundo externo e com o funcionamento cognitivo normal. Quando os delírios ocorrem, é provável que contribuam com a dor do paciente por meio da incorporação de sua autocondenação e punição, embora algum grau de conforto possa ser obtido se o paciente consegue evitar as realidades dolorosas do mundo por meio da distração proporcionada pelo substituto delirante.

Frequentemente, a distinção entre os transtornos depressivos neuróticos e psicóticos parece ser quantitativa. O entrevistador considera os precipitantes externos, a duração dos sintomas do paciente e sua gravidade ao estabelecer o diagnóstico. Ele se sente mais afastado do paciente psicoticamente deprimido e se descobre observando os sintomas muito mais com um sentimento de distância emocional do que participando empaticamente do sofrimento do paciente.

As síndromes depressivas psicóticas são frequentemente subclassificadas como "agitada" ou "lentificada". Esses termos referem-se aos quadros clínicos familiares. O paciente agitado caminha incessantemente esfregando as mãos e lamentando seu destino. Ele aborda todos os estranhos, pedindo ajuda de uma maneira estereotipada e frequentemente irritante. Poderá sentar-se à mesa para uma refeição, mas imediatamente levantar-se e empurrar seu prato para longe. Cria uma impressão geral de ansiedade intensa, mas as linhas da sua face e o conteúdo dos seus pensamentos revelam a depressão.

Já o paciente lentificado mostra inibição da atividade motora, que poderá progredir até o estupor. Ele se senta em uma cadeira ou se deita em uma cama, com a cabeça curvada, o corpo na postura flexiona-

QUADRO 7.4
Especificador "com características atípicas" do DSM-5

> **Com características atípicas:** Este especificador pode ser aplicado quando essas características predominam durante a maioria dos dias do episódio depressivo maior atual ou mais recente.
> A. Reatividade do humor (i.e., o humor melhora em resposta a eventos positivos reais ou potenciais).
> B. Duas (ou mais) das seguintes características:
>   1. Aumento significativo de peso ou do apetite.
>   2. Hipersonia.
>   3. Paralisia "de chumbo" (i.e., sensações de peso, de ter "chumbo" nos braços ou nas pernas).
>   4. Padrão prolongado de sensibilidade à rejeição interpessoal (não limitado aos episódios de perturbação do humor) que resulta em prejuízo social ou profissional significativo.
> C. Não são satisfeitos os critérios para "com características melancólicas" ou "com catatonia" durante o mesmo episódio.
>
> **Nota:** "Depressão atípica" tem importância histórica (i.e., atípica em oposição às apresentações agitadas e "endógenas" mais clássicas da depressão, que eram a norma quando a doença era raramente diagnosticada em pacientes não internados e em adolescentes ou adultos jovens); atualmente não conota uma apresentação clínica rara ou pouco comum, conforme possa implicar o termo.
>
> Reatividade do humor é a capacidade de se alegrar ante eventos positivos (p. ex., visita dos filhos, elogios feitos por outras pessoas). O humor pode ficar eutímico (não triste), até por períodos prolongados, quando as circunstâncias externas permanecem favoráveis. Aumento do apetite pode se manifestar por claro aumento na ingestão alimentar ou por ganho de peso. A hipersonia pode incluir um período prolongado de sono noturno ou cochilos diurnos que totalizam no mínimo 10 horas de sono por dia (ou pelo menos duas horas a mais do que quando não deprimido). Paralisia "de chumbo" é definida como sentir-se pesado, inerte ou oprimido, geralmente nos braços ou nas pernas. Essa sensação costuma estar presente por pelo menos uma hora ao dia, embora costume durar várias horas seguidas. Diferentemente de outras características atípicas, a sensibilidade patológica à percepção de rejeição interpessoal é um traço com início precoce que persiste durante a maior parte da vida adulta. Ocorre quando a pessoa está e quando não está deprimida, embora possa se exacerbar durante os períodos depressivos.

Fonte: Reimpresso da American Psychiatric Association: *Diagnostic and Statistical Manual of Mental Disorders*, 5ª Edição, Texto Revisado. Arlington, VA, American Psychiatric Association, 2013. Copyright 2013, American Psychiatric Association. Utilização autorizada.

da, o olhar fixo no horizonte, indiferente às distrações. Se falar ou mover-se, o ato será lento, trabalhoso e de curta duração.

O paciente neuroticamente deprimido continuará a atuar no mundo real, e seus sentimentos depressivos serão brandos ou, pelo menos, parecerão proporcionais aos precipitantes externos. Se a depressão é grave, o trauma precipitador foi extremo, e o entrevistador poderá empatizar com a angústia do paciente. Este reconhecerá as realidades do mundo ao seu redor e apresentará uma melhora em um curto período, de semanas ou de meses. Por exemplo, uma jovem viúva neuroticamente deprimida, há pouco privada do ente querido, achava que nunca mais teria alegria em sua vida solitária, nem imaginava casar-se novamente. Entretanto, fora capaz de consolar-se nas relações com os filhos e em seu trabalho. Um ano depois, olhava a morte do marido no passado com tristeza, mas começara a marcar encontros com outros homens, estava gostando da vida e contemplando a ideia de casar-se de novo. Outra mulher, que desenvolvera uma depressão psicótica depois de um precipitador similar, deixou o emprego, era incapaz de cuidar de si e dos filhos e recolheu-se ao leito, certa de que alguma terrível doença física tinha se desenvolvido. Ficou morbidamente preocupada com sua viuvez e, embora depois de um ano sua dor fosse menos intensa, ficara limitada, de modo que só saía de casa para procurar tratamento para seus vários problemas médicos.

Existe um espectro que varia desde as reações normais de luto, passando pela depressão neurótica até a depressão psicótica. O indivíduo enlutado responderá a uma perda real e importante com sentimentos de tristeza e um afastamento temporário do interesse em outros aspectos da vida. Seus pensamentos estarão focados na perda, e passarão semanas ou meses até que seu interesse no mundo retorne ao nível original e até que seja capaz de refazer suas relações com outras pessoas. Existem várias características que diferenciam essa síndrome normal da depressão patológica. O indivíduo acometido de luto não vivencia a redução da autoestima, não manifesta culpa irracional, e é fácil para o entrevistador empatizar com seus sentimentos. Ele poderá apresentar alguma insônia, mas os sintomas somáticos serão brandos e temporários. Além disso, poderá *achar* que seu mundo chegou ao fim, mas *sabe* que se recuperará e que enfrentará seus problemas. É capaz de responder aos gestos de conforto dos membros da família e dos bons amigos. Finalmente, o luto é uma condição autolimitada, que raramente dura mais de 6 a 9 meses e até menos, muitas vezes. Se a reação for desproporcional à perda, em termos de gravidade ou duração, e se a pessoa se considerar autocrítica, culpada ou inadequada pessoalmente, cogitamos uma síndrome depressiva.

Fatores precipitadores

Teorias biológicas e psicológicas

Com frequência, a depressão é uma resposta a uma experiência traumática precipitadora na vida do paciente, embora, ao mesmo tempo, reflita uma predisposição determinada genética ou constitucionalmente.

Muitas vezes é útil ao paciente deprimido compreender seus sintomas em termos psicológicos. A discussão sobre o desencadeador do episódio não sugere que ele seja o fator etiológico mais importante, mas oferece uma oportunidade de o paciente se compreender melhor. A maior parte dos episódios depressivos, especialmente no início do curso do transtorno, está relacionada a alguma causa precipitadora externa.

Os modelos genéticos ou constitucionais da depressão foram, por muito tempo, vistos como em oposição aos conceitos psicodinâmicos; no entanto, não existe contradição entre essas duas estruturas de referência. Hoje, existe pouca discussão acerca de que a maior parte dos episódios depressivos afeta indivíduos com predisposições constitucionais, os quais foram afetados por estressores de vida precipitadores. A capacidade das síndromes depressivas de comunicar a dependência desamparada e de induzir cuidados sugere que os mecanismos de depressão podem ter um valor adaptativo e que a capacidade de desenvolvê-los pode ter sido selecionada no curso da evolução. Isso está em contraste com a maioria dos modelos evolucionários da esquizofrenia, que enfatizam os aspectos mal-adaptativos da doença. Para a depressão, as explicações biológicas e psicodinâmicas são não apenas compatíveis, mas interdependentes.

Estressores psicológicos específicos

Perda. A perda de um objeto de amor é o precipitador mais comum da depressão. A morte ou a separação de um ente querido é a perda prototípica. A perda também poderá ser psicológica, interna, resultante da expectativa de rejeição pela família e pelos amigos. A perda poderá ter realmente ocorrido ou ser iminente, como nas reações depressivas que surgem na antecipação da morte de um dos pais ou cônjuge. É claro que nem todas as perdas precipitam uma depressão. A perda deverá envolver alguém importante para o paciente, e devem existir certas características de predisposição do funcionamento psicológico do paciente e sua relação com o objeto perdido, discutidas mais adiante.

Às vezes, existe um intervalo de dias, semanas ou mesmo anos entre a perda real e a resposta depressiva. Nesses casos, o paciente poderá ter negado a perda ou seu impacto sobre ele e, assim, ter evitado sua resposta emocional. Quando algo – geralmente um evento que simboliza ou expõe o trauma inicial – torna essa negação ineficaz, surge a depressão. Uma mulher apresentava uma resposta relativamente pequena ao falecimento do seu marido, mas ficou muito deprimida dois anos depois, quando seu gato morreu em um acidente: Ela explicou: "De repente eu realmente percebi que estava só". O luto também poderá ser postergado como parte do desenvolvimento psicológico normal, como ocorreu com um rapaz adolescente que parecia relativamente não ter sido afetado pelo falecimento do pai. Cinco anos depois, na véspera da sua graduação na faculdade, sua mãe o encontrou chorando no quarto. Quando lhe perguntou o que estava errado, ele disse: "Sempre penso em como o papai teria gostado se estivesse aqui". Quando, mais tarde, ele relatou esse evento, seu terapeuta perguntou: "O que a sua mãe fez?". O paciente respondeu em prantos: "Ela me abraçou e disse: 'Ele estará lá em nossos corações'", e ficou mais emocionado quando o terapeuta respondeu: "É uma história tocante; ela sempre será um dos seus tesouros".

As chamadas depressões de aniversário têm base em um mecanismo similar. Determinada época ou data está inconscientemente associada a uma perda em uma fase anterior da vida do paciente. O aniversário do falecimento de um dos pais é um exemplo comum. As depressões durante os feriados de Natal estão, em parte, relacionadas ao sentimento comum de estar sendo esquecido e de estar debilitado na época em que as demais pessoas estão juntas e felizes. A criança cuja privação emocional parecia piorar na época em que seus amigos estavam felicíssimos descobre-se, anos depois, inexplicavelmente deprimida durante a época dos feriados.

De certo modo, todas as reações depressivas do adulto são respostas retardadas, com o precipitador na idade adulta expondo sentimentos que remetem à primeira infância. Já que toda criança vivencia a perda e os sentimentos de inadequação e de desamparo, todo adulto precisa ter recursos psicológicos adequados, incluindo relacionamentos amorosos, a fim de não responder com a depressão ao vivenciar as perdas da vida.

Ameaças à autoconfiança e à autoestima. Toda pessoa possui representações mentais internas das pessoas importantes da sua vida, inclusive dela mesma. A autorrepresentação, assim como a representação dos outros, poderá ser altamente precisa ou totalmente distorcida. Usamos o termo *autoconfiança* para descrever um aspecto dessa autorrepresentação, uma imagem da pessoa da sua própria capacidade adaptativa. Em outras palavras, uma pessoa autoconfiante é aquela que se percebe capaz de obter gratificação das suas necessidades e de assegurar sua sobrevivência.

Além dessa autorrepresentação ou imagem mental do que ela é, cada um tem uma imagem do que gostaria de ser ou pensa que deveria ser – seu ideal de ego. O grau em que sua autoimagem corresponde ao seu ideal de ego é uma medida da sua autoestima. Se a pessoa achar que está próxima do jeito que gostaria de ser, estará com sua autoestima elevada; de forma contrária, se estiver frustrada com seus próprios objetivos e aspirações, sua autoestima estará mais baixa.

A redução da autoconfiança e da autoestima é um sintoma primordial da depressão. A autoestima de muitos indivíduos com tendência à depressão está baseada no contínuo recebimento de amor, respeito e aprovação das figuras importantes da sua vida. Essas figuras poderão ser do passado, as quais foram há muito tempo internalizadas, ou figuras externas reais de importância atual. Em qualquer uma das circunstâncias, o rompimento da relação com essa pessoa constitui uma ameaça à fonte de suprimento narcisista do paciente, amor e gratificação de dependência. Esse fato põe em perigo a autoestima da pessoa e poderá precipitar a depressão. Esta também poderá ocorrer depois do rompimento de um relacionamento com uma pessoa que não é uma fonte dessas recompensas narcisísticas, mas que se tornou uma extensão simbólica da autoimagem do paciente. Nesse caso, a perda dessa pessoa é equivalente à amputação de parte do próprio ego. A perda de um filho frequentemente apresenta esse significado para um dos pais.

É possível que a autoimagem e a autoestima sejam prejudicadas por outros golpes diferentes do rompimento das relações com o objeto. Para muitos indivíduos, a autoestima está baseada na autoconfiança – isto é, à medida que acham que são capazes de enfrentar seus próprios problemas de forma independente, passam a ter uma boa opinião sobre si mesmos. Uma ameaça direta a essa capacidade adaptativa da pessoa, como uma grande lesão ou doença, poderá submetê-la ao desamparo, destruir sua autoconfiança e, consequentemente, sua autoestima. Essa é a base de algumas depressões observadas em associação a lesões traumáticas incapacitantes ou doença crônica.

A ameaça direta à capacidade adaptativa de uma pessoa e a perda do amor e respeito da pessoa que considera importante estão clínica e intimamente relacionadas. Por exemplo, o estudante universitário que foi reprovado em uma prova poderá rever a imagem da sua capacidade intelectual de modo extremamente depreciativo e, por essa razão, poderá achar que seus pais o amarão e respeitarão menos.

Sucesso. Paradoxalmente, algumas pessoas ficam deprimidas em resposta ao sucesso. A promoção no trabalho, ou qualquer recompensa que resulte no aumento da responsabilidade e do *status*, poderá levar a uma síndrome depressiva. Quando essas depressões paradoxais são estudadas, uma de duas dinâmicas subjacentes é encontrada com frequência. Na primeira, o paciente acha que não merece esse sucesso, independentemente da evidência óbvia em contrário. Ele acredita que o aumento da responsabilidade o exporia como inadequado; por isso, antecipa a rejeição daqueles que o tinham recompensado. Por exemplo, um médico que tinha em sua ficha técnica o registro de alto desempenho foi convidado para dirigir um programa clínico. Primeiramente, rejeitou a oferta e, depois, aceitou-a, mas estava muito inseguro sobre seu julgamento clínico e sobre suas habilidades administrativas. Quando comentou sobre isso com seus superiores, eles o tranquilizaram, mas isso apenas o convenceu ainda mais de que não o compreendiam. Finalmente, para escapar do perigo de causar danos a seus pacientes por causa da sua incompetência fantasiosa, cometeu uma grave tentativa de suicídio. Quando uma oportunidade de sucesso lhe foi oferecida, ele teve medo de ter de trabalhar sozinho e de não receber mais cuidados dependentes.

O segundo tema psicodinâmico subjacente às respostas depressivas ao sucesso origina-se do medo de retaliação pela realização do sucesso, que o paciente inconscientemente associa à asserção e à agressão. Com frequência, esse paciente se esforçava para chegar ao topo, mas a afirmação do sucesso equivalia a uma agressão hostil, e ele se sentia culpado por qualquer comportamento que favorecia seu próprio progresso. Ele vê a competição em termos de conflitos edípicos ou fraternais, e o sucesso implica uma transgressão para a qual haverá uma punição. Ele foge por meio da regressão a um nível de adaptação dependente, em vez de correr o risco do perigo da retaliação.

Padrões psicodinâmicos

O paciente deprimido sofreu um golpe na sua autoestima. Isso pode ter sido o resultado da ruptura de um relacionamento com objetos externos ou internalizados ou de um golpe direto à sua capacidade adaptativa. Em ambos os eventos, o paciente experimenta o esvaziamento da autoimagem e tenta reparar o dano e defender-se de mais algum outro trauma. Esta seção discute vários mecanismos psicodinâmicos, que estão relacionados à seguinte sequência: identificação, relação da raiva com a depressão, papel do isolamento e negação, síndromes maníacas, relação da depressão com as defesas projetivas e suicídio.

Identificação e introjeção

Quando a morte ou a separação levam à perda de um ente querido, a representação mental emocionalmente carregada da perda permanece como uma parte do mundo interno da pessoa. Esse mecanismo é chamado de *introjeção*, enquanto a *identificação* é um processo menos global e mais sutil, em que o indivíduo modifica sua autoimagem de acordo com sua imagem da pessoa importante que perdeu, mas apenas em áreas selecionadas específicas. Ambos os processos servem para recapturar ou reter o objeto perdido, pelo menos em relação à vida psicológica do paciente. Eles são cruciais no desenvolvimento normal. O caráter da criança é modelado por sua identificação com os pais e com os substitutos parentais desde os primeiros anos; o complexo de Édipo é resolvido pela introjeção dos pais, e essa introjeção forma o núcleo básico do superego adulto.

As manifestações clínicas da identificação como uma defesa contra o luto são comuns. Um homem jovem, que nascera e crescera nos Estados Unidos, desenvolveu a fala e outros maneirismos similares àqueles do seu recentemente falecido pai, um imigrante europeu. Há também o caso de uma mulher que desenvolveu um interesse religioso, pela primeira vez em sua vida, depois de sua madrasta, que era extremamente religiosa, morrer. Uma mulher cujo marido estava nas forças armadas começou a assistir jogos de beisebol, o passatempo favorito dele, no qual anteriormente tivera pouco interesse. Ambas as mulheres relataram sentimentos de proximidade com os entes queridos perdidos enquanto estavam exercendo aquelas atividades.

A introjeção é vivamente ilustrada quando a raiva da pessoa deprimida, direcionada para o objeto de amor perdido, continua depois que o objeto foi introjetado. Chamamos "introjeções do ego" quando o paciente ataca-se com acusações que têm pouca relação com suas próprias falhas, mas que claramente se referem às falhas da pessoa perdida. O introjeto se torna um aliado do ego do paciente, sendo atacado pelo seu superego punitivo. "A introjeção do superego" é demonstrada quando a voz e a maneira do paciente de criticar-se remontam a críticas que originalmente eram expressas pelo ente querido perdido, mas que agora se originam em seu superego.

Depressão e raiva

A depressão é uma emoção complexa e normalmente inclui a mistura de vários tipos de raiva. Talvez a base mais simples da psicodinâmica seja a raiva do paciente do objeto de amor perdido por abandoná-lo. Isso é dramático na criança pequena que frequentemente ataca ou se recusa a falar com os pais após a separação deles. Também é demonstrado pelo homem que, depois da morte da mãe, destrói todas as fotos e cartas dela, racionalizando essa atitude como o desejo de evitar a dor decorrente da lembrança de sua perda.

O paciente deprimido desloca sua raiva para pessoas substitutas, as quais ele espera que substituam sua perda e que continuem a gratificar suas necessidades, mas que inevitavelmente não conseguirão fazê-lo. Essa hostilidade coerciva é muitas vezes expressa contra o terapeuta, o qual o paciente, de forma inconsciente, deseja que substitua pessoalmente a perda, e não apenas que facilite o processo de cura. Quando o entrevistador não gratifica esse desejo, o paciente fica desapontado e rancoroso.

O paciente se sente culpado em relação aos seus sentimentos hostis pelos outros e tem medo de expressar diretamente sua raiva. Ele se sente inadequado e está convencido de que não sobreviverá sem o amor e a atenção dos outros. Por isso, qualquer expressão externa de hostilidade é perigosa – ele poderá destruir o que mais precisa. Consequentemente, volta-se contra si mesmo na forma de autoacusação e condenação, uma característica fundamental da depressão. O amor próprio e o autorrespeito da pessoa sadia protegem-na da autocrítica destrutiva. Esses fatores de apoio são gravemente deficientes na pessoa deprimida, a qual poderá torturar-se de modo impiedoso, sofrendo vergonha e culpa.

Isolamento e negação

Com frequência, o indivíduo deprimido se esforça para manter seus sentimentos fora da consciência e para ignorar os eventos e as pessoas do mundo exterior, para os quais os sentimentos são uma resposta. Essas manobras defensivas o protegem da dor psicológica. Quando o paciente é bem-sucedido, nota-se a depressão sem depressão – isto é, a síndrome clínica, mas sem o afeto subjetivo. Normalmente, algum aspecto do complexo emocional permanece. Frequentemente, os sintomas somáticos são mais aparentes, e alguns psicanalistas falam de "equivalentes somáticos" da depressão. Esses pacientes veem e agem como deprimidos. Eles consultam o médico por causa dos sintomas físicos e das queixas hipocondríacas, que comumente são refratárias ao tratamento. Quando questionados se sentem-se deprimidos, eles negam, mas acrescentam que se sentem exaustos, cansados e preocupados com a saúde física. Outros reservam o termo *depressão* para as condições em que o afeto clínico subjetivo está presente, e esses sintomas "equivalentes" são considerados condições pré-mórbidas.

O isolamento e a negação são defesas características da personalidade obsessiva, e, normalmente, uma depressão subjacente é exposta quando se analisam as defesas do paciente obsessivo-compulsivo na psicoterapia. Ele apresenta altas expectativas sobre si mesmo e em geral acha que não poderá estar à altura delas; além disso, mantém sua autoestima transformando seus traços neuróticos em virtudes muito respeitadas.

Quando isso é interpretado, os sentimentos subjacentes do paciente são revelados; ele acha que é uma fraude e uma derrota, e fica deprimido.

Síndromes maníacas

A entrevista com o paciente gravemente maníaco é discutida no Capítulo 14, "O Paciente Psicótico". Entretanto, uma compreensão das síndromes maníacas é importante para entrevistar os pacientes deprimidos. Há forte evidência de um componente genético ou constitucional para a etiologia dos transtornos bipolares ou maníaco-depressivos, e a farmacoterapia é essencial no seu controle clínico. Todavia, existem questões psicodinâmicas importantes nos estados maníacos.

Superficialmente, o paciente maníaco parece ser o oposto do deprimido. A exibição do seu afeto é alegre ou eufórica, e ele é bastante ativo, física e mentalmente, conforme muda rapidamente de um assunto para outro, sendo incapaz de manter sua mente em uma sequência contínua de pensamentos. Apesar dessa alegria superficial, a mania já foi entendida como uma defesa contra a depressão, refletindo a negação e a reversão do afeto. Hoje, embora isso não seja considerado uma explicação para a etiologia da condição, ainda é de grande ajuda na compreensão do seu significado psicológico.

Com frequência, há evidências clínicas de que os sentimentos subjacentes não são tão alegres como parecem ser à primeira vista. O humor do paciente maníaco é contagiante, diferente daquele do esquizofrênico autista, mas, em geral, é farpado e hostil. Se ele estiver sendo entrevistado em um grupo, fará comentários constrangedores e provocativos a respeito dos outros, talvez focando no nome incomum de alguém ou no defeito físico de outra pessoa. Embora, a princípio, o grupo possa rir com o paciente, o desconforto da vítima rapidamente ganhará a simpatia dos demais. O paciente parece ter pouca compaixão, embora possa mudar para um novo alvo. Esse comportamento revela sua projeção defensiva; ele foca na fraqueza dos outros para evitar pensar nas próprias. Às vezes, sua depressão subjacente poderá emergir claramente e, em resposta à afeição e à simpatia, ele perderá o controle e cairá em prantos.

Se a depressão pode ser conceitualizada como a reação a um sentimento de injúria narcísica e de perda, com o ego temendo o superego punitivo e desaprovador, a mania pode ser vista como a insistência do ego de que a injúria foi reparada e o superego dominado, que o indivíduo incorporou todo o suprimento narcisístico que poderá precisar, e de que ele esteja imune contra a injúria e a perda. Existe um sentimento de onipotência triunfante; em virtude de o ego ter derrotado o superego, não será mais necessário controlar ou inibir os impulsos. O paciente maníaco insiste que não tem limites, e que ele é exatamente o que deseja ser. Ele é extremamente autoconfiante, ocupando-se com projetos e adquirindo bens que, normalmente, seriam tidos como fora do alcance. Independentemente dessa vitória superficial, sua inquietação subjacente fica logo aparente. Os medos podem persistir no episódio maníaco, e as características aceleradas e impulsivas do paciente, em parte, representam sua fuga da punição.

Essa constelação psicodinâmica está relacionada à satisfação do desejo alucinatório com que o bebê faminto se acalmava quando seus gritos não o levavam a ser alimentado. A periodicidade cíclica da mania e da depressão é comparada com o ciclo infantil da fome e da satisfação. O paciente maníaco gratifica seu apetite ignorando a realidade e insistindo que possui o que tão ardentemente deseja. Entretanto, essa gratificação ilusória é apenas temporária, e o sentimento de depressão retorna no momento em que as fantasias da gratificação oral falham em acalmar as ânsias de fome do bebê.

Projeção e respostas paranoides

Frequentemente, os pacientes alternam entre os estados paranoicos e os depressivos. O paciente deprimido se acha inútil e tende a culpar-se por suas dificuldades. Pede ajuda às outras pessoas e poderá ficar com raiva e ressentido se não a receber. Se ele utilizar a defesa da projeção para proteger-se da sua autocondenação dolorosa, não só achará que os outros não o estão ajudando, como também que são a causa da sua dificuldade. É como se o paciente dissesse para si mesmo: "Não é que eu seja inferior; é que ele diz que sou inferior" ou "Minha infelicidade não é culpa minha; foi o que ele fez para mim". A projeção é acompanhada por mudanças da tristeza para a raiva, da busca por ajuda para a expectativa de perseguição. A redução da autoestima passa para grandiosidade quando pensa: "Devo ser muito importante para ter sido escolhido entre tantos outros para esse abuso".

Entretanto, paga-se um alto preço pelas defesas paranoides. A habilidade de avaliar o mundo exterior realisticamente é deficiente, e os relacionamento sociais são interrompidos. Embora a autoimagem do paciente possa estar inflada, sua real capacidade adaptativa muitas vezes está muito mais gravemente deficiente do que estava enquanto ele se encontrava deprimido. Essas alterações servem como precipitadores de uma nova reação depressiva, e o ciclo continua.

A entrevista com esse tipo de paciente poderá ser marcada pelas mudanças de um polo ao outro na resposta às intervenções do entrevistador. A relação entre as síndromes paranoides e depressiva é uma das razões pelas quais os pacientes paranoides apresentam riscos suicidas – depressões repentinas poderão ocorrer. O suicídio também está relacionado às características paranoides proeminentes dos estados maníacos.

Suicídio

A exploração dos pensamentos e dos sentimentos suicidas não apenas é de importância crítica no manejo prático da pessoa deprimida, mas também oferece uma das mais valiosas rotas para compreendê-la. A discussão do suicídio, assim como a de qualquer ato complexo, poderá ser dividida na consideração dos motivos ou impulsos e nas estruturas reguladoras e controladoras que interagem com esses motivos.

As motivações para o ato aparentemente irracional de eliminar a própria vida são complexas e variadas. Alguns pacientes não têm intenção de se matar; e, se o comportamento é conscientemente pretendido muito mais como uma comunicação dramática do que como um ato de autodestruição, estamos falando de "gestos" suicidas. Entretanto, esses gestos estão sujeitos a erros de cálculo e poderão levar ao óbito. Também poderão ser seguidos de um comportamento suicida mais grave, sobretudo se seu objetivo de comunicação não for atingido. A distinção entre um gesto suicida e uma tentativa de suicídio é um pouco arbitrária, e a maior parte dos comportamentos suicidas envolve objetivos de comunicação e de autodestruição. A entrevista com o paciente deprimido destina-se a fornecer outros canais de comunicação; e isso por si só poderá reduzir a pressão para o comportamento suicida.

O aspecto autodestrutivo da motivação suicida é múltiplo. Para algumas pessoas deprimidas, o suicídio poderá proporcionar uma oportunidade de resgatar algum sentimento de poder sobre seu próprio destino. Há escolas de filosofia que sugerem que somente eliminando a própria vida é que a pessoa realmente vivencia a liberdade. Algumas pessoas deprimidas acham que são incapazes de controlar suas próprias vidas de outra forma. Elas serão capazes de resgatar o senso de autonomia e autoestima apenas pelo reconhecimento de que a decisão de viver ou de morrer lhes pertence. O fenômeno clínico frequentemente observado da melhora no humor do paciente, depois de ele ter decidido eliminar sua própria vida, está relacionado a esse mecanismo.

O impulso de cometer suicídio poderá estar relacionado a um impulso de matar alguém mais. O suicídio poderá servir como uma maneira de controlar suas próprias agressões, como uma mudança da agressão contra o *self*, ou como uma maneira de assassinar outra pessoa que foi psicologicamente incorporada pelo indivíduo suicida. Embora esses mecanismos sejam completamente diferentes, seu efeito é similar. Uma pessoa que inconscientemente deseja matar alguém também poderá tentar se matar.

A vida pode parecer insuportável sob determinadas circunstâncias, e o suicídio poderá oferecer uma forma de escapar de uma situação dolorosa ou humilhante. Muitas vezes, esse é o caso do suicídio sancionado cultural ou socialmente. Essa motivação é a mais cômoda de ser aceita por amigos, familiares ou até mesmo pelo médico do paciente. Entretanto, em nossa sociedade, o comportamento suicida sancionado culturalmente é raro, mesmo entre aquelas pessoas que são doentes terminais e estão cientes de seu diagnóstico e prognóstico. Quando ocorre o suicídio, com frequência ele está associado a algum transtorno psiquiátrico, sendo o mais comum a depressão. O entrevistador deverá ser cuidadoso para não transmitir para o paciente, seja consciente ou inconscientemente, que o suicídio é um ato aceitável em vista dos seus problemas, uma mensagem que poderá refletir o desconforto contratransferencial em relação à angústia ou ao desespero do paciente.

Ninguém tem qualquer experiência pessoal com sua própria morte; por isso, seu significado psicológico varia de pessoa para pessoa e está relacionado a outras experiências simbolicamente associadas com ela. A morte poderá significar separação, isolamento e solidão; paz e sono permanente; ou uma reunião mágica com outras pessoas que já faleceram. Ideias mais elaboradas poderão estar baseadas nas convicções religiosas ou espirituais em relação à vida após a morte. Cada um desses significados poderá ser atraente sob certas circunstâncias, e o motivo para o suicídio poderá estar mais relacionado a esses equivalentes simbólicos do que com a própria morte. Ao mesmo tempo, a maioria dos pacientes conserva alguma consciência realística do significado de tirar sua própria vida lado a lado com sua elaboração simbólica inconsciente da morte. Essa dicotomia é reforçada culturalmente por aquelas religiões que enfatizam os aspectos prazerosos do outro mundo, mas que, ao mesmo tempo, proíbem com rigor o suicídio como um ato pecaminoso.

O método específico do suicídio que o paciente planeja ou tenta, muitas vezes, esclarece o significado inconsciente do ato. Por exemplo, a pessoa que ingere uma superdose de pílulas para dormir pode estar equiparando a morte a um sono prolongado, ao passo que o uso de armas de fogo frequentemente sugere raiva violenta. As formas dramáticas, como a autoimolação, em geral envolvem tentativas de comunicar sentimentos dramáticos ao mundo. O paciente que emprega múltiplos métodos ao mesmo tempo, como pílulas e afogamento, com frequência está lutando contra um desejo conflitante de viver e está tentando assegurar que não mudará de ideia na última hora.

A força e a natureza dos impulsos suicidas são apenas dois dos fatores que determinam se um indivíduo tentará o suicídio. A maior parte das pessoas possui fortes proibições internalizadas contra o homicídio; além disso, o autorrespeito narcisístico serve como um impedimento específico ao suicídio. Contudo, no caso de um indivíduo identificar-se com um dos pais ou com outra pessoa significativa que cometeu o suicídio, a situação é diferente. A incidência de suicídio entre filhos de pais que cometeram suicídio é bem mais alta do que na população em geral. Certamente existem fatores genéticos nesse processo, mas, além disso, essas pessoas não desenvolveram as contenções internas usuais e não podem julgar o comportamento suicida negativamente porque, ao fazerem isso, estarão rejeitando seus próprios pais.

Se uma pessoa simplesmente, e de modo não ambivalente, desejasse arriscar sua própria vida, é provável que ela não se sentaria e conversaria sobre isso com o entrevistador. Alguns pacientes parecem querer colocar suas vidas nas mãos do destino de modo a provocar o perigo, mas permitindo a possibilidade de escapar dele. O comportamento associado a esses sentimentos varia desde praticar roleta-russa até ingerir superdosagens de pílulas quando há a possibilidade de ser flagrado, dirigir perigosamente ou transmitir uma mensagem ambígua ao entrevistador, que poderá não interpretá-la corretamente. Em alguns aspectos, isso é o oposto ao desejo de um senso de autonomia e domínio mencionados antes. O indivíduo nega toda a responsabilidade da continuação da sua existência; dessa forma, ele se alivia de um fardo muito pesado. Se for salvo, interpretará o fato como um sinal mágico de que foi perdoado e será cuidado, e a intensidade dos seus impulsos suicidas diminuirá. O paciente que sobrevive a uma grave tentativa de suicídio e diz "Acho que Deus quis que eu vivesse" é um exemplo típico.

As pessoas com tendências ao comportamento impulsivo, em geral e particularmente à agressão impulsiva, também apresentam mais chances de atuar os impulsos suicidas. A combinação da depressão com a impulsividade está relacionada à alta incidência do suicídio entre os pacientes alcoólatras e entre aqueles com síndromes cerebrais agudas. Na avaliação do potencial suicida do paciente, sua impulsividade geral, assim como sua depressão, é um fator importante.

O questionamento sobre os pensamentos suicidas do paciente deprimido inclui perguntas como: "Qual será o impacto da sua morte?", "Quem será afetado por ela?", "Você os consultou sobre sua decisão?" e "Que reação você pensa que eles terão?". Essas perguntas não apenas colaboram com a avaliação do risco de suicídio, mas também posicionam os pensamentos suicidas no contexto relacional e interpessoal, além de direcionarem a atenção do paciente para as considerações que normalmente contrariam os impulsos suicidas.

Com frequência, o paciente que apresenta pensamentos e impulsos suicidas já avaliou seu próprio potencial de atuá-los e, na maior parte das vezes, está disposto a compartilhar suas conclusões com o entrevistador. Essa atitude poderá proporcionar uma importante fonte de informações, mas essas não poderão ser simplesmente aceitas pelo seu valor de face. Os pacientes poderão mudar de ideia, e as características psicológicas que aparentemente fornecem segurança deverão ser avaliadas para sua estabilidade e para a possibilidade de mudanças. A intenção do paciente de manter uma separação entre o impulso e a ação também é avaliada sabendo-se até que ponto ele elaborou seus planos concretos para o suicídio e realizou seus preparativos para executá-los.

Dinâmica do desenvolvimento

Com frequência, o paciente deprimido vem de uma família com história de depressão, e altas aspirações e baixa autoimagem normalmente são transmitidas de geração para geração. A morte ou a separação de um dos pais na fase inicial da vida é uma característica comum na história do paciente. Ele não apenas vivencia a separação e a perda, mas também vive com o pai/a mãe remanescente por todo um período de luto e desespero. Muitas vezes, o paciente carregou mais do que a quantidade normal das esperanças e das fantasias parentais. Tipicamente, os pais não se sentiam bem-sucedidos e desejaram que o filho o fosse naquilo em que falharam. A criança se torna um veículo das esperanças parentais, e acha que o amor deles está condicionado ao seu contínuo sucesso. Por exemplo, a síndrome é comum no filho primogênito de pais imigrantes em ascensão. É comum que o ambiente predominante da vida familiar seja de uma preocupação protetora e de amor. Como consequência, o paciente deverá suprimir e negar quaisquer sentimentos hostis. Ele é pressionado, não recebe a base para sua autoconfiança e não lhe é permitido reclamar. Um resultado similar poderá ocorrer com a criança que é aplaudida excessivamente por ser "boa" e repreendida ou criticada ao menor sinal de desobediência, de rebeldia ou até mesmo pela sugestão de que está lutando pela sua autonomia – todas essas atitudes são equivalentes a ser "má".

As origens da psicodinâmica depressiva remontam ao primeiro ano de vida. O bebê é o centro do seu próprio universo psicológico. Ele acha que controla seu ambiente. Entretanto, mesmo que seus pais tentem gratificar todas as suas necessidades o mais rápido possível, assim mantendo seu estado narcisístico, a frustração será inevitável. A realidade o força a modificar seu quadro inicial do mundo e a aceitar seu real desamparo e dependência dos outros. Esse é um processo de desenvolvimento normal, mas que também oferece o molde para depressões futuras. Como adulto, um desafio à autoestima do paciente recria os sentimentos do bebê que sabe que necessita da sua mãe e descobre que ela não está disponível, disparando uma reação depressiva.

O estado mental primordial do bebê ainda não inclui uma consciência do *self*. As suas experiências são reguladas pelo biorritmo, pela voz, pelos movimentos e outros fatores de sua mãe, as quais iniciam no útero. A ligação mãe-bebê já começa antes do primeiro contato entre eles. À medida que o senso de *self* do bebê começa a se desenvolver, ele logo tem algum reconhecimento de que, embora possa estar carente, tão logo sua mãe esteja disponível suas necessidades serão gratificadas e sua vida estará segura. A separação da mãe é a ameaça mais perigosa que existe. Estudos clínicos sugerem que quadros parecidos com depressão surgem nos bebês que foram separados das suas mães já na segunda metade do primeiro ano de vida. Essas depressões infantis resultam da separação do objeto de amor, o que leva a uma ameaça à segurança da qual o bebê não pode se defender. Suas noções primitivas da constância do objeto e do tempo deixam-no indeciso de que essa ameaça terminará. Se a mãe não aparecer, primeiramente ele ficará ansioso; se esse fato não gerar cuidados, logo se sentirá desamparado, apático e apresentará falhas no desenvolvimento.

Esse estado de depressão primordial é complicado por outras experiências do desenvolvimento. As fantasias orais da criança incluem componentes incorporativos e destrutivos. Fazer a mãe parte de si mesmo envolve impulsos canibalísticos ou simbióticos, que ameaçam a existência continuada dela como uma pessoa separada. A criança fica com medo de que sua necessidade da mãe levará à destruição desta. Essa mistura de amor dependente e agressão hostil é o início da relação ambivalente com os objetos, que caracteriza o indivíduo deprimido.

Existe uma pressão do desenvolvimento pelo domínio e pela independência, inicialmente do sistema neuromuscular do bebê e, depois, das suas emoções. As pressões familiares também poderão impulsionar para a negação dos desejos de dependência e para a aquisição de competência e independência. Entretanto, sua ânsia pela segurança e pela afeição das figuras parentais continuará. A criança desenvolve laços psicológicos estreitos com seus pais e com os entes queridos, com o propósito de fazê-los parte de si mesma. Eles passam a ser fontes internalizadas de amor, mas também de críticas e censuras internas, e a ambivalência do paciente continuará em relação a esses objetos introjetados. Quando esse padrão se consolida, as perdas subsequentes são seguidas de tristeza, luto e internalização do objeto perdido. Um dos primeiros modelos psicodinâmicos da depressão sugeria que quando o objeto perdido estivesse relacionado a sentimentos ambivalentes particularmente intensos, era mais provável que o luto se transformasse em depressão.

Quando o introjeto parental é cruel e crítico, o paciente tem poucas alegrias na vida e tende à depressão. Seu superego é punitivo e sádico, originado da incorporação da demanda e do perfeccionismo dos pais e das suas próprias fantasias agressivas. Ele se permite pouco prazer e mede seu desempenho para determinar se está à altura dos seus padrões internos, descobrindo que não está. A vida é uma prova, e se ele gastar o tempo se divertindo, sentirá culpa e terá certeza de que não será aprovado. A autoestima depende da combinação do apoio dos seus próprios objetos internos, da manutenção da sua capacidade adaptativa e da proteção contra as demandas ou expectativas habituais dos outros. Se o equilíbrio entre eles for frágil, rompimentos recorrentes serão inevitáveis, e a vida se tornará uma série de eventos de depressão.

CONDUZINDO A ENTREVISTA

A entrevista com o paciente deprimido requer participação ativa do entrevistador. Ele deseja ser cuidado, e frequentemente é de grande ajuda o terapeuta fornecer a estrutura da entrevista, bem como gratificar as necessidades de dependência do paciente de outras maneiras. Não é o suficiente ajudar o paciente a se ajudar; ele quer mais e, sutil ou descaradamente, comunicará isso ao entrevistador. Muito da natureza da sua doença faz dele um pessimista em relação aos resultados do tratamento e, por isso, mais propenso a ser um observador passivo do que um parceiro de boa vontade. Além disso, seus padrões característicos de relação levam a problemas técnicos na entrevista. O terapeuta deverá tomar decisões estratégicas em relação ao método da terapia antes do que costuma ser necessário para a maior parte dos outros pacientes, e deverá fazê-lo quando achar que um erro poderá ser não apenas antiterapêutico, mas desastroso.

Esta seção considera o desenvolvimento cronológico da entrevista com o paciente deprimido, sua apresentação inicial, os problemas de comunicação e a exploração dos sintomas, inclusive dos pensamentos suicidas. Alguns princípios básicos da psicoterapia são apresentados, com ênfase particular nos seus impactos iniciais sobre o paciente. A entrevista com a família do paciente, a transferência característica e os problemas de contratransferência que surgem nas entrevistas com esses pacientes também são discutidos.

Apresentação Inicial

Em geral, o paciente gravemente deprimido não comparece ao consultório do entrevistador sozinho. Ela não tem energia e iniciativa para isso, e seus amigos e familiares sofrem por ele, porque parece não desejar ou ser incapaz de cuidar-se. Quando o entrevistador entra na sala de espera, é o amigo ou o parente que olha primeiro e cumprimenta o entrevistador, apresentando o paciente, que poderá observar o que está acontecendo, mas que não participará sem ser convidado. Muitas vezes, o acompanhante fala com o entrevistador como se o paciente fosse incapaz de se comunicar. A filha de uma senhora idosa deprimida começou dizendo: "Acho que será melhor se eu falar. Minha mãe tem dificuldades de ouvir e não gosta de falar de jeito nenhum". O acompanhante do paciente expressa o urgente desejo de que o entrevistador faça algo para descobrir o problema. Essa introdução realça o papel de pessoa incapaz do paciente, uma atitude que o entrevistador deve evitar reforçar. Este deverá dar um jeito de falar com o paciente, tanto com como sem o acompanhante, durante a entrevista inicial. Os dados importantes relativos aos precipitadores do problema, às comunicações suicidas e à gravidade da depressão são frequentemente obtidos de terceiros.

O paciente não tão gravemente deprimido poderá ir ao consultório sozinho, mas a postura, o asseio, a expressão facial, os movimentos e as propriedades físicas da sua voz revelam seu problema antes que ele possa dizer sua primeira frase. No início, a tristeza e a melancolia são quase sempre óbvias, mas sua raiva também poderá surgir na entrevista. Sua atitude dependente é refletida no pedido de instruções antes de escolher uma cadeira. O entrevistador é aconselhado a responder realisticamente a essa solicitação e sem interpretar seu significado mais profundo, porque esse paciente vivenciaria qualquer interpretação como repulsa e rejeição.

Alguns pacientes escondem sua depressão, e a primeira sugestão de sua condição vem da própria resposta empática do entrevistador. Esse tipo de resposta é discutida mais adiante, na seção "Transferência e Contratransferência".

À medida que a entrevista continua, o paciente gravemente deprimido esperará que o entrevistador fale primeiro. Ele não tem espontaneidade e poderá olhar fixo e inexpressivamente para o espaço vazio ou para baixo, para o chão. Com esse paciente, é preferível começar a entrevista comentando sobre a sua lentificação e humor deprimido, em vez da habitual pergunta sobre seu motivo para pedir ajuda. Esse comportamento não verbal já fornece uma queixa principal. O entrevistador poderá traduzir isso em palavras, dizendo algo como: "Você parece bastante deprimido".

O paciente é lento em responder, e suas respostas são breves e repetitivas, revelando a constrição dos seus processos de pensamento. Além disso, suas observações são queixosas ou de autoflagelação e, muitas vezes, feitas de forma retórica; por exemplo: "Não posso continuar. Não sou bom para ninguém. Por que devo sofrer desse jeito?". O entrevistador dirá: "Sei como você se sente mal, mas se eu puder saber mais sobre isso, talvez seja capaz de ajudar". Esse paciente responderá: "De que adianta? Nada poderá ser feito por mim". O paciente manifestou seu sentimento, e o entrevistador poderá demonstrar preocupação e continuar com a entrevista. Poderá perguntar: "Como isso começou?".

O modo geral do entrevistador deverá ser de seriedade e preocupação, apoiando o humor do paciente em vez de desafiá-lo. Comentários alegres e bem-humorados, um ritmo rápido ou energético ou mesmo um sorriso poderão dar ao paciente a sensação de que o entrevistador não tolerará sua melancolia. Toda a entrevista ficará lenta, e o entrevistador deverá permitir um tempo adicional para o paciente responder.

O paciente com uma depressão mascarada ou mais branda poderá falar espontaneamente e responderá à pergunta inicial do entrevistador. Muitas vezes, ele começa com um comentário sobre sua dor emocional ou sobre o tempo em que as coisas eram diferentes e melhores. Poderá dizer: "Não me sinto mais como antigamente" ou "Perdi o interesse nas coisas". Às vezes, as tendências de autodepreciação surgem nas primeiras palavras, como no caso da mulher que disse: "Sinto-me tão velha e feia". É importante reconhecer que o paciente que diz "Não me sinto como antigamente" ainda não descreveu seus sentimentos. O paciente deprimido quer expressar sua infelicidade, e o entrevistador deverá dar-lhe essa oportunidade antes de explorar seu estado mais saudável. Depois de o paciente ter descrito a sua depressão, o terapeuta poderá dizer: "Como eram as coisas antes de você ficar deprimido?" ou "Como você era antigamente?".

O paciente retraído e deprimido não se compromete com a entrevista. Sua participação externa parece marginal em relação aos seus pensamentos e sentimentos internos, e ele poderá sentar-se olhando fixamente para o chão, responder às questões monossilabicamente, com uma voz que sugere respostas reflexas. Essa barreira é muito difícil de romper, e a continuação com as perguntas de rotina sobre os sintomas do paciente ou sua maneira de viver apenas acentuará esse comportamento. O entrevistador poderá começar chamando a atenção para o problema, dizendo: "Falar parece ser um grande esforço para você". O desejo consciente do paciente de ser cooperativo e agradável já foi demonstrado por sua tentativa de responder às perguntas, e ele poderá ser capaz de participar mais satisfatoriamente se perceber o interesse empático do entrevistador. Em raras ocasiões, é útil compartilhar o silêncio, mas a pessoa deprimida normalmente experimenta o silêncio do entrevistador como uma forma de desinteresse, insatisfação ou frustração.

Exploração dos sintomas da depressão

O entrevistador percorre mais da metade do caminho na primeira entrevista com o paciente deprimido, o qual fica mais confortável quando é guiado. É importante para o entrevistador organizar a entrevista e dar ao paciente apoio contínuo e aprovação para sua participação.

Se o entrevistador adotar uma atitude passiva, na tentativa de promover um papel mais ativo do paciente, este irá sentir-se perdido, abandonado, frustrado e, finalmente, mais deprimido. No entanto, se o entrevistador promover no paciente a sensação de que, pelas respostas às perguntas, estará fazendo o seu trabalho, a entrevista será terapêutica desde o início.

O entrevistador deverá aceitar a sensação do ritmo lento do paciente em relação à entrevista. O intervalo entre os comentários é mais longo do que o habitual, e os assuntos que normalmente são discutidos nos primeiros minutos do contato poderão ser retardados por muitas horas. Se o paciente estiver incapaz de falar ou perder o fio da meada, o entrevistador poderá empatizar, revendo o que ocorreu até aquele ponto, e continuar em um ritmo mais lento.

Com frequência, as pessoas deprimidas choram. Isso é válido sobretudo para a pessoa moderadamente deprimida, no início do curso da doença. O paciente mais grave ou cronicamente depressivo tende a chorar pouco. Se ele chorar de forma aberta, o entrevistador esperará simpaticamente, talvez oferecendo um lenço. Entretanto, se o paciente parecer ignorar suas próprias lágrimas, o entrevistador poderá referir-se a elas, encorajando-o a aceitar seus sentimentos. É comum que um simples "Você está chorando" ou "O que o incomoda nesse assunto?" seja suficiente. Em certas ocasiões, o paciente tentará esconder suas lágrimas. O entrevistador poderá comentar sem desafiar ou interpretar, perguntando: "Você está tentando não chorar?". Assim, ele permitirá a exibição emocional e a tratará como uma maneira apropriada de expressar o sentimento. Gentilmente, continuará a entrevista quando o paciente parecer capaz de participar; esperar muito tempo poderá levar a mais lágrimas, sem qualquer sentimento de compreensão, e proceder muito rapidamente poderá fazer com que o paciente ache que o entrevistador não tem interesse ou paciência. Se o paciente olhar para o entrevistador ou pegar seu lenço para açoar o nariz, em geral esse é o momento de continuar.

O paciente estabeleceu relações de dependência com outras pessoas, e é proveitoso explorar essas relações no início da entrevista. O rompimento de uma dessas relações é um precipitador comum dos sintomas de depressão, e o padrão que eles seguem é indicativo da transferência que poderá ser antecipada. Por exemplo, o entrevistador perguntou a uma paciente deprimida: "Quais são as pessoas importantes da sua vida?". Ela respondeu: "Estou totalmente sozinha agora. Mudei-me para esta cidade no ano passado, quando percebi que estava apaixonada pelo meu chefe e que não poderia esperar nada dessa paixão. Ele é casado e tem uma família". O entrevistador obteve a informação de uma possível causa precipitadora e pôde antecipar que sentimentos similares se desenvolverão na relação terapêutica.

O paciente deprimido poderá começar falando sobre como é infeliz ou discutir o que acha ser a causa da sua infelicidade. Por exemplo, uma paciente disse: "Não posso mais aguentar isso – qual é a vantagem de insistir? Ninguém se preocupa mesmo". Outra paciente chorosa relatou como soubera que seu marido estava tendo um caso. O entrevistador poderá aceitar a ênfase inicial da paciente, mas, depois, na entrevista, será necessário explorar outros aspectos do problema. Uma mulher de meia-idade explicou: "Minha vida acabou. Meu marido descobriu que eu estava saindo com outro homem. Ele ficou com raiva e expulsou-me de casa. Nenhum dos meus filhos fala comigo, e eu não tenho para onde ir". O entrevistador perguntou como isso acontecera. Ela explicou: "Meu amante foi meu namorado no colégio. Não o via desde que entramos para faculdades diferentes, mas, no outono passado, tentei contato com minha melhor amiga do colégio. Não a encontrei, mas descobri o telefone dele e decidi ligar". O tema da procura por um objeto perdido do passado dela era global – assim como seu desespero pelo vazio emocional da sua vida presente e sobretudo por seu casamento. O entrevistador comentou: "Parece que a crise aguda é apenas a ponta do *iceberg* – a depressão da qual você vem desviando por anos é muito maior do que o que aconteceu esta semana". A paciente concordou e, em poucas sessões, disse: "De muitas maneiras, isso foi uma sorte. Não sei como será resolvido, mas pelo menos estamos falando sobre o que evitamos por tanto tempo. Estou dolorida, mas, pela primeira vez em anos, sinto-me viva".

Sintomas físicos

Embora a pessoa deprimida possa não relacionar seus sintomas físicos com seus problemas psicológicos, normalmente está preocupada com eles, discutindo-os e ficando grata por qualquer conselho ou assistência que o entrevistador possa oferecer. O entrevistador deverá buscar ativamente por esses sintomas, porque o paciente não acha que eles serão de interesse. Por exemplo, um homem procurou a assistência psiquiátrica por causa dos seus sentimentos depressivos, após o divórcio, mas não fez qualquer menção à sua insônia e à perda de peso. Quando foi questionado sobre os distúrbios do sono, apetite, impulso sexual, etc., o paciente compreendeu que todos faziam parte de uma doença complexa que o entrevistador já tinha observado antes. Isso lhe trouxe esperanças e aumentou a sua confiança no entrevistador. Às vezes, o paciente poderá não perceber que apresenta uma alteração no funcionamento físico até que se pergunte diretamente sobre ela, e poderá negar a extensão do seu impacto, exceto se dados detalhados forem obtidos. Por exemplo, um homem de 50 anos de idade, com uma depressão moderadamente grave, não mencionou de pronto suas dificuldades sexuais. Quando questionado, respondeu: "Não estou interessado em sexo como estava antes, mas é claro que estou ficando velho". O entrevistador insistiu: "Quando foi a última vez que teve relações com uma mulher?". O paciente, um pouco relutante, revelou: "Há quase um ano". O entrevistador insistiu mais, e ele relatou: "Minha esposa estava perturbada pelos sintomas da menopausa e tinha medo de tomar hormônios. Achava que eu queria sexo pelo meu próprio prazer, sem qualquer preocupação com ela. Talvez esteja certa. De qualquer forma, o problema está resolvido agora". Levou tempo para perceber sua raiva e seu ressentimento por ela ter sido indiferente ao seu sentimento de rejeição e abandono. Ele considerou sua perda da libido como um sinal do envelhecimento para evitar enfrentar o conflito marital do qual essa explicação o protegia.

A discussão dos sintomas físicos proporciona uma oportunidade de explorar o estilo de enfrentamento de problemas do paciente e seu impacto sobre ele e sua família. Se o entrevistador obtiver meramente um catálogo das queixas físicas, essa oportunidade estará perdida, e o paciente achará que o foco está em estabelecer um diagnóstico em vez de compreendê-lo. Por exemplo, um homem deprimido de meia-idade disse: "Não durmo bem há semanas". O entrevistador perguntou: "O problema está no adormecer, no levantar durante a noite ou em ambos?". O paciente respondeu: "Parece que consigo adormecer, mas acordo todas as manhãs às 4h30min ou quase isso, e fico na cama sem voltar a dormir". O entrevistador perguntou mais: "O que passa em sua mente quando você está acordado na cama?". O paciente respondeu: "Preocupo-me com meu negócio, com como ele está indo mal e em como tenho deixado minha família desapontada. Minha esposa me culpa por não ser capaz de ajudar os meninos a começarem". Então o entrevistador perguntou: "Você faz alguma coisa para tentar voltar a dormir?". O paciente, um pouco relutante, admitiu: "Levanto e misturo um pouco de uísque com leite em um copo. Beber essa mistura me deixa menos tenso, mas estou preocupado porque estou bebendo muito e talvez deva ser mais cuidadoso. Se minha esposa souber o que estou fazendo, vai me matar". O entrevistador delineou o padrão do sono do paciente, mas fez muito mais. Ele conheceu bem mais o paciente; ficou sabendo sobre seu casamento, família, negócios e uso abusivo de substâncias; além disso, ajudou-o a sentir-se ouvido e compreendido nesse processo.

O paciente deprimido que está preocupado com os sintomas físicos tem medo de que eles possam ser manifestações de uma doença física grave. Se o entrevistador perguntar sobre esses sintomas e não fizer outros comentários sobre eles, provavelmente o paciente ficará mais alarmado. Um simples "Esse problema é comum quando alguém está deprimido" ou "Isso vai melhorar tão logo você comece a sentir-se como antigamente" é muitas vezes tranquilizador.

O entrevistador faz mais do que levantar a descrição dos sintomas e de seu impacto na vida do paciente; ele também fornece algum entendimento a respeito da relação do paciente com os problemas psicológicos. Se o paciente estiver gravemente deprimido, isso será protelado até uma entrevista posterior, mas, mesmo assim, o entrevistador poderá preparar o terreno nas suas perguntas iniciais sobre a sintomatologia. Por exemplo, ao falar com um homem deprimido que perdeu seu interesse sexual, o entrevistador perguntou: "Como você se sentiu em relação à sua esposa durante esse período?". Essa pergunta aparentemente simples sugere que a perda do interesse sexual não apenas seja um efeito colateral fisiológico da depressão, mas que também esteja relacionada às reações emocionais a uma pessoa importante da sua vida.

A pessoa deprimida tende a discutir seus sentimentos hipocondríacos assim como o faz com todas as demais coisas, de maneira desesperada e autodegradante. Uma mulher suspirou e disse: "Acho que é tudo minha mudança de vida. Estou ficando velha e sem vida". Um homem sugeriu: "Meus intestinos não funcionam mais. Eles estão me deixando todo fraco e provocando terríveis dores de cabeça. Está afetando todo o meu corpo". A exploração a seguir revelou que estava convencido de que desenvolvera ou estava prestes a desenvolver um câncer retal, uma convicção que, mais tarde, foi relacionada à sua má interpretação, na infância, das queixas recorrentes do pai acerca das hemorroidas. O entrevistador comentou: "A preocupação com os intestinos e com o que eles podem significar o remete de volta à infância. Quando você viu que estava tendo problemas intestinais, pensamentos sobre seu pai e o câncer devem ter sido naturais".

Necessidade de questionamento ativo

O paciente deprimido tenta ativamente esconder alguns aspectos de seu comportamento do entrevistador. De todos eles, o mais proeminente é a agressão. O homem anteriormente mencionado que ficara deprimido após o divórcio, foi capaz de discutir seu humor e seus sintomas físicos com consideráveis detalhes. Todavia, apenas em uma sessão posterior revelou suas crises temperamentais violentas, que contribuíram para a decisão da esposa de deixá-lo. Quando finalmente descreveu esses detalhes, ficou choroso e começou a repreender-se severamente por tê-la levado a deixá-lo.

Com frequência, é fácil para o entrevistador experiente determinar se o paciente está deprimido, avaliar a profundidade da depressão e relacionar o quadro clínico, por meio dos eventos precipitadores em sua vida, com a personalidade pré-mórbida subjacente. Geralmente, um dos mais valiosos aliados na exploração da vida do paciente é o seu interesse e sua curiosidade por qualquer coisa que possa saber a respeito de si mesmo. Entretanto, isso poderá ser difícil com o paciente deprimido cuja preocupação consigo esteja centrada nos sentimentos de culpa e de censura. Ele terá pouco interesse em alargar seu autoconhecimento, porque antecipa que cada descoberta só confirmará sua inadequação e sua falta de valor. Além disso, falta-lhe a energia necessária para um projeto de autodescoberta, o que significa que o entrevistador terá de assumir uma parte maior do que a normal da responsabilidade em mobilizar a motivação do paciente. As interpretações a respeito da defensiva falta de interesse do paciente em compreender seus problemas geralmente são ineficazes e serão percebidas apenas como crítica e rejeição.

Com frequência, a chamada história paralela é valiosa. Após obter a cronologia da doença, o entrevistador perguntará sobre o restante da vida do paciente e estabelecerá um quadro longitudinal de suas experiências durante o período em que a doença se desenvolveu. Ligações que obviamente são importantes e que não foram mencionadas pelo paciente são comuns. Por exemplo, uma mulher de meia-idade, com depressão leve, disse: "Não tenho o direito de sentir-me tão mal. Não tenho problemas verdadeiros". Mais tarde, na descrição da sua vida recente, revelou que sua filha mais nova havia saído de casa para iniciar a faculdade, e que ela tinha se mudado para um apartamento novo um pouco antes de ficar deprimida. O entrevistador, depois, disse: "Deve sentir-se solitária sem sua filha". Esse comentário tem o efeito de uma interpretação, mas é mais gentil e menos perturbador para a paciente do que uma confrontação direta, como: "Você deve ter ficado mais triste do que podia imaginar com sua a mudança e com o fato de sua filha ir viver por conta própria".

O entrevistador percebe que a reação de grave solidão da paciente revela problemas nas suas relações com seu marido e com seus amigos, mas evita comentar sobre isso na entrevista inicial. Em retrospectiva, ele também fica ciente de que sua negação inicial – "sem problemas reais" – revelou que ela tinha algum *insight* da sua dificuldade, mas não se sentia no direito de responder de acordo. É comum que, no início, a pessoa deprimida negue conhecer o precipitador da sua depressão e, depois, quando questionada, declare que o problema é muito pequeno ou trivial para justificar uma reação tão grave. O paciente tem vergonha daquilo que acha ser uma fraqueza e tenta escondê-lo.

Outro exemplo é o executivo que se queixou de vários meses de depressão leve, sem consciência do precipitador. Depois, quando discutiu sua história ocupacional, disse que seu superior imediato anunciara recentemente sua saída e que ele fora indicado para substituí-lo. Quando esse fato foi mais bem explorado, ficou claro que o paciente começara a se sentir deprimido logo após ter sabido da sua iminente promoção. Essa resposta paradoxal resultava da reação de culpa por ter sido escolhido entre seus competidores, bem como do seu medo de não estar preparado e de que a promoção resultasse em seu fracasso.

Discussão do suicídio na entrevista

A discussão do suicídio é crucial na avaliação da gravidade e da periculosidade da depressão do paciente, sendo essencial para recrutar a sua participação no planejamento do programa de tratamento. Isso também proporciona uma oportunidade única, mas geralmente esquecida, de compreender a estrutura básica da personalidade do paciente.

O entrevistador experiente sabe que a discussão dos pensamentos suicidas, com o objetivo de aumentar a compreensão do paciente, muitas vezes é a medida terapêutica mais eficaz contra os impulsos suicidas. O entrevistador tentará ajudar o paciente a ter consciência do significado dos seus desejos suicidas e a expressar as mesmas emoções na entrevista que seriam representadas pelo ato suicida. Isso capacita os controles do próprio paciente a operarem mais eficazmente e reduz a pressão que ele experimenta para terminar com sua própria vida. Muitas vezes, a preocupação do entrevistador e sua resposta à urgência da situação são, por si sós, terapêuticas. Uma situação comum é ilustrada pela jovem mulher que veio à sala de emergência do hospital porque estava pensando em pular de uma ponte. Um residente do primeiro ano, inexperiente, falou com ela e achou que uma hospitalização imediata seria imperativa. A paciente objetou, mas ele lhe disse que tinha um risco definido e insistiu para que aceitasse sua indicação. Então, o residente consultou um colega mais experiente que encontrou a paciente tranquila, com um relativo bom estado de espírito, e convencida de que seu pensamento suicida não poderia levá-la a qualquer comportamento suicida evidente. As declarações dela pareceram convencer ambos os médicos. Então, ela foi mandada para casa e orientada a retornar no dia seguinte para uma consulta. O jovem residente estava totalmente confuso e achou que tinha deixado passar alguma característica básica do caso. Na verdade, ambas as impressões iniciais dos médicos foram precisas: a resposta do residente mais jovem havia sido altamente terapêutica, e seu interesse e preocupação apoiaram a paciente por todo o período da crise.

O comportamento suicida é um caminho final comum que se desenvolve a partir de muitos tipos de pensamentos, fantasias e impulsos. O entrevistador questionará sobre o suicídio sob dois pontos de vista. Primeiro, ele irá querer saber o quão seriamente o paciente considera o suicídio, que planos realizou, que etapas foram postas em prática para a sua execução e qual é a sua atitude em relação a esses impulsos. Essas questões consideram a maneira como o paciente trata a ideia de suicidar-se. Ao mesmo tempo, o entrevistador questionará sobre o significado do suicídio para essa pessoa específica. Quais são os significados inconscientes do ato suicida? Qual é a sua função expressiva ou de comunicação? Por exemplo, uma mulher com seus 50 anos foi consultar um psiquiatra por causa dos múltiplos sintomas somáticos, cuja origem, conforme vários médicos haviam lhe dito, seria psicológica. Ela chorou durante a primeira entrevista, dizendo: "Por que tudo isso tem que acontecer comigo? Não durmo há dias; tudo que faço é chorar. Ninguém se importa? Ninguém faz nada?". Admitiu que estava deprimida, mas insistiu que essa depressão era uma reação aos seus problemas físicos, não o contrário. O entrevistador lhe perguntou: "Você alguma vez pensou em suicídio?". Ao que ela respondeu: "Sim, às vezes eu penso que essa é a única saída, mas sei que nunca farei nada parecido". Fornecera, assim, espontaneamente uma pista do significado básico de suicídio para ela (uma "saída") e sua atual atitude em relação a ele (um pensamento que teve, mas que nunca colocou em prática). Entretanto, o entrevistador soube, por outro material na entrevista, que ela possuía tendência a ser impulsiva, e perguntou mais: "Você já pensou que poderia fazer alguma coisa desse tipo?". Ela hesitou e respondeu: "Bem, sim, uma vez. Minhas dores lombares pioraram tanto que achei que devia ser câncer e, antes de ir ao médico, prometi a mim mesma que, se fosse o pior, eu pouparia minha família da dor". Novamente, a paciente indicou que o suicídio consistia em uma fuga de certos problemas, sugerindo também os tipos de problemas que tinha em mente. Ao mesmo tempo, ficou claro que os controles, que aparentemente eram eficazes naquele momento, poderiam romper-se se ela achasse que a dor e a doença graves fossem iminentes. Também forneceu ao entrevistador uma importante pista de como uma rota para a intervenção terapêutica nessa área poderia ser necessária mais tarde; ela queria poupar sua família de qualquer sofrimento. Ele perguntou: "Como isso afetaria sua família?", e a paciente começou a chorar novamente. Entre lágrimas, explicou: "Meu marido e eu vivemos com minha mãe. Meu irmão morreu na guerra, e eu sou a única pessoa que ela tem. Ela precisa de mim". Nesse episódio, o entrevistador soube algo da atitude da paciente em relação ao suicídio e o significado deste para ela, compreendendo-a de forma mais abrangente. Ficou claro que não havia qualquer risco de suicídio imediato, mas ele soube das circunstâncias em que poderia haver um risco (incluindo não apenas uma mudança na sua condição, mas também a morte de sua mãe) e das etapas que seriam necessárias para evitar essa ocorrência.

Os entrevistadores experientes sempre introduzem o assunto do suicídio na entrevista com um paciente deprimido. O iniciante tem medo de dar uma ideia ao paciente ou que ele se incomode com a pergunta. Uma abordagem cuidadosa, mas direta, como "Você já pensou em acabar com a sua vida?" ou "Você sentiu que desejava matar-se?", poderá ser de grande valor, mesmo que a resposta seja "não". Tal abordagem mostra à pessoa com depressão leve que o entrevistador leva seu problema a sério e poderá gerar uma discussão sobre as características positivas de sua vida, sua esperança para o futuro e suas áreas de funcionamento saudável.

Todo paciente deprimido já considerou o suicídio, mesmo que apenas para rejeitá-lo. Na verdade, é raro o indivíduo que nunca tenha pensado na ideia do suicídio em algum momento da sua vida, mas a maior parte das pessoas não admite o fato. Elas têm vergonha e querem esconder o que pensam ser sentimentos estranhos. Uma pergunta simples e direta sobre o suicídio poderá aliviar essa ansiedade. Se o entrevistador tratar o assunto como grave, mas não bizarro, o paciente se sentirá menos envergonhado. O paciente também poderá ser ajudado a pesquisar o desenvolvimento histórico das suas ideias a respeito do suicídio, dando-lhe mais senso de continuidade com suas experiências pretéritas. Por exemplo, quando um paciente sinaliza que tem considerado o suicídio, o entrevistador poderá em algum momento perguntar: "Você já pensou em suicídio no passado?". Se ele responder "Não", o entrevistador poderá pesquisar mais sobre isso, dizendo: "Quais eram os seus sentimentos em relação à ideia do suicídio?". Essa mudança de "suicídio" para "ideia de suicídio" permite uma substituição na mente do paciente dos impulsos admitidos pela reflexão de ideias abstratas. Ele poderá responder: "Isso sempre pareceu horrível para mim, como uma coisa covarde de se fazer". Isso permitirá ao entrevistador perguntar quando o paciente teve esses pensamentos pela primeira vez, qual é a sua imagem mental do suicídio e como essa ideia se desenvolveu. Os sentimentos suicidas não surgem *de novo* na vida adulta, mas poderão ser rastreados até as primeiras raízes: figuras importantes que falavam a respeito de matar-se ou sobre as vantagens da morte, e as atitudes familiares às quais o paciente foi exposto quando criança. Por exemplo, uma mulher revelou que sua mãe frequentemente dizia: "Um dia, tudo estará acabado", obviamente aguardando a morte. A mãe de outro paciente dizia: "Um dia irei embora e você vai se arrepender de como me trata". A discussão do suicídio poderá ajudar a revelar as origens dos problemas do paciente no início de sua vida.

A pessoa comum que tem pensamentos suicidas e consulta o médico está intensamente ambivalente e luta para controlar seu comportamento. O entrevistador alia-

-se à porção saudável do ego do paciente e assim mantém o conflito dentro da mente do paciente em vez de entre eles. O entrevistador está preocupado e envolvido, mas mantém seu papel de figura neutra e compreensiva, em vez de tentar imediatamente convencer o paciente a agir de determinada forma. Um paciente ansioso e incerto, diante de uma autoridade que tenta colocá-lo em um curso específico da ação, responderá contra-argumentando. Por exemplo, se um paciente sinalizar que considerou matar-se e o entrevistador disser: "Isto não resolveria nenhum dos seus problemas", provavelmente responderá com um argumento. Entretanto, se, depois de discutir os sentimentos suicidas, o entrevistador perguntar "Quais são as razões que o mantêm vivo?", o paciente apresentará os argumentos que restringem seus impulsos. Quando apropriado, pode-se perguntar: "Você já considerou os problemas que criaria para as pessoas que você ama e com quem se importa?". Isso abrirá uma outra área para exploração e compreensão.

Para alguns indivíduos, a morte não é o fim, mas apenas a entrada em um outro estado que poderá ser mais confortável do que o atual. O paciente antecipa uma gratificação das necessidades de dependência ou um encontro com entes queridos. Esse tipo de negação e pensamento mágico é reforçado pelos mitos populares e pelas crenças religiosas. Alguns pacientes utilizam essas crenças como racionalizações em favor do suicídio. Ao tratá-los, o entrevistador não deverá desafiar sua convicção da vida após a morte. Em vez disso, explorará as proibições contra o suicídio (que estão normalmente associadas a essas crenças), a dúvida e a ambivalência do próprio paciente. É de grande ajuda perguntar sobre o motivo imediato de sua intenção suicida e mostrar que algum evento concreto deve tê-la provocado, uma vez que suas crenças ou pontos de vista filosóficos acompanham-no há bastante tempo. Por exemplo, uma mulher de meia-idade ficou gravemente deprimida depois de o marido morrer em um acidente automobilístico. Ela falou em matar-se e disse: "Quando penso que poderei estar com ele novamente, sinto-me viva!". Ela fazia parte de uma seita religiosa fundamentalista e acreditava em uma vida real após a morte, sendo que seus sentimentos suicidas estavam combinados com episódios quase delirantes em que achava que se comunicava com a alma do marido. O entrevistador não desafiou suas crenças, nem mesmo sua comunicação com o falecido, mas perguntou-lhe sobre o que achava que seu marido gostaria que fizesse e qual o curso da ação que a sua religião prescrevia. A paciente foi capaz de desistir da ideia de suicídio com o sentimento de que estava honrando os desejos do marido.

PRINCÍPIOS DO TRATAMENTO

O tratamento dos pacientes deprimidos objetiva dois pontos fundamentais. Primeiro, o alívio do sofrimento, da ansiedade e dos sentimentos dolorosos, incluindo a culpa; o estímulo da esperança; e a proteção contra a autoagressão. Segundo, modificar o contexto biológico e psicossocial, com o objetivo de resolver o precipitador imediato e de prevenir a recorrência. A psicoterapia de apoio, a medicação e outras terapias somáticas, além da psicoterapia exploratória, poderão ser de grande ajuda na obtenção de cada um desses objetivos.

Psicoterapia de apoio

O primeiro objetivo no tratamento da depressão é aliviar a dor e o sofrimento do paciente. Isso poderá ser feito pelos métodos psicoterapêuticos e/ou farmacológicos. O psicoterapeuta tentará melhorar o funcionamento defensivo do paciente e fornecer gratificação substituta, aumentando a negação, a projeção, a repressão, a formação reativa ou quaisquer defesas mais eficazes na proteção contra os sentimentos dolorosos. A paciência e a atitude atenciosa do terapeuta permitirão que o paciente se apoie emocionalmente nele, como uma substituição do seu objeto de amor perdido, proporcionando gratificações de transferência que temporariamente substituirão as frustrações da realidade.

O paciente deprimido se sente desanimado e poderá apresentar pouca motivação para o tratamento. Inicialmente, talvez seja necessário estimular e reforçar sua esperança, procurando motivações latentes onde nada parece imediatamente aparente. Quando o paciente conseguir visualizar um futuro em que não está deprimido, o entrevistador poderá começar a melhorar a aliança terapêutica. Ele tentará transmitir esperança a partir do contato inicial. Por exemplo, embora um estudante universitário deprimido tivesse relatado que não estava sendo capaz de assistir às aulas, o entrevistador, cuidadosamente, marcou sessões futuras de forma que, quando ele estivesse pronto para voltar, não tivesse horário conflitante com os da faculdade. A mensagem foi que o entrevistador acreditava que o paciente seria capaz de recomeçar suas atividades. Em outras situações, o entrevistador poderá pedir ao paciente para adiar uma decisão importante "até que se sinta melhor". Essa frase é usada em vez de "porque você ainda não está em condições". Ao paciente, é dito não apenas que ele está doente, mas também que ficará bom.

Um princípio relacionado do tratamento é a proteção do paciente contra a autoagressão. O aspecto mais dramático é a prevenção do suicídio, mas existem formas sutis de comportamento autodestrutivo que são comuns nos deprimidos. O estudante de direito que quer abandonar a faculdade e obter um subemprego como secretário e o executivo que planeja renunciar a uma oportunidade de promoção como resultado da depressão são dois bons exemplos. Inicialmente, o papel do entrevistador é identificar o problema e usar sua autoridade para evitar que o paciente cometa atos graves ou irreparáveis que venham a prejudicá-lo. Depois, ele promoverá no paciente um *insight* sobre o significado desse comportamento e interpretará suas origens psicodinâmicas. Por exemplo, uma mulher ficou deprimida depois de seu marido sinalizar que planejava pedir o divórcio e falou para seu entrevistador: "Qual é a vantagem? Ninguém se preocupa comigo mesmo. Estou cansada de trabalhar duro para outras pessoas. Vou sair do meu emprego e, quando acabar o meu dinheiro, vou procurar o serviço social". Sua depressão estava misturada com raiva consciente, o que sugeria um relativo bom prognóstico para os sintomas depressivos. O entrevistador observou isso e entendeu que, se ela deixasse o emprego, poderia ter dificuldades de obter outro semelhante. Ele lhe disse: "Você está com raiva do mundo, mas exatamente agora também está furiosa consigo mesma. Estou com medo de você deixar seu emprego e vir a sofrer mais do que qualquer outra pessoa. Talvez deva esperar até que possamos falar mais sobre isso e você possa decidir exatamente o que será melhor".

Esse tipo de intervenção poderá criar um problema, já que o entrevistador não quer assumir a responsabilidade pelo funcionamento executivo do ego do paciente, diminuindo sua autoconfiança e autoestima, contribuindo para sua depressão. Para minimizar essa possibilidade, o entrevistador esclarecerá que sua oferta de conselho direto é apenas um papel temporário. Por exemplo, outra mulher procurou a ajuda do psiquiatra após a separação do seu marido. Seu psiquiatra perguntou sobre os aspectos legais práticos da separação iminente. Ela disse: "Falei para meu marido fazer como desejasse e que simplesmente me entregasse os papéis para assinar. Não sou útil para ninguém mais; não há razão para não ajudá-lo". O entrevistador demonstrou preocupação com a sua falha em proteger seus interesses legais e financeiros, mas ela disse que não se importava. Ele explorou seu sentimento de que não merecia nada e finalmente disse: "Parece claro que você agiria diferente se não estivesse deprimida. Acho que ainda não está pronta para lidar com a realidade da situação". Se ela estivesse menos deprimida, ele poderia explorar sua falha em representar seus próprios interesses, revelando sua inibição defensiva de afirmação.

Além de estimular a esperança do paciente e de protegê-lo da autoagressão, o entrevistador tentará reduzir sua culpa tratando dos aspectos expiatórios de seu comportamento. O sofrimento da doença depressiva está associado à esperança inconsciente da chegada do perdão. Se o entrevistador comentar: "Você já sofreu o suficiente" ou "Você merece uma vida melhor", será capaz de aliviar alguma culpa do paciente.

Frequentemente, a culpa consciente está relacionada a efeitos secundários da depressão. O paciente poderá dizer: "Sou um incômodo para todos. Eles estariam muito melhor sem mim". Ele sente culpa porque é incapaz de realizar seu trabalho ou de sustentar seus entes queridos. O entrevistador poderá dizer: "Você está doente. Tem feito muito por eles; agora é a vez de eles cuidarem de você". Ocasionalmente, é necessário evocar a culpa do paciente em relação à raiva que, inconscientemente, descarrega por meio da sua sintomatologia. Essa manipulação usa a culpa pela expressão dos impulsos agressivos para ajudar a eliminar o retraimento depressivo e a encorajar o paciente a agir mais adequadamente. Por exemplo, o entrevistador poderá dizer: "Entendo que, na sua atual condição, você realmente não se preocupe com o que acontece consigo, mas sua família ainda se preocupa, e eles sofrem por vê-lo sofrer. Ainda que você não possa empregar os esforços necessários para sentir-se melhor, pense em fazer isso pelos seus filhos". Mesmo no caso do paciente deprimido cujos entes queridos estão falecidos ou ausentes, o entrevistador poderá retroceder a uma época de sua vida para identificar algum ente querido que ainda seja uma pessoa importante para ele.

Embora o paciente deprimido precise de considerável apoio, ele se sentirá desconfortável se o entrevistador for exageradamente afetuoso ou amigável. Ele se acha indigno e incapaz de dar reciprocidade. Às vezes, o psicoterapeuta iniciante é demasiado ávido em suas expressões dos sentimentos positivos. Quando seus pacientes deprimidos se retraem, ele fica até mesmo mais amável, o que faz o paciente ficar mais ansioso e culpado do que confortável. Este poderá vivenciar o apoio do terapeuta como uma tentativa de tranquilizá-lo porque ele, na verdade, é mau.

O emprego do humor é um problema na entrevista com o paciente deprimido. Se o paciente demonstrar qualquer senso remanescente de humor, é melhor que o entrevistador estimule e responda a esse humor do que, por si próprio, inicie intercâmbios humorados. Provavelmente, a pessoa deprimida interpretará as tentativas espontâneas de humor do entrevistador como uma evidência de que foi mal compreendida ou de que está sendo ridicularizada.

Muitas vezes, o entrevistador usa o termo *deprimido* quando resume a descrição do problema do paciente. Ele poderá informar isso do seu próprio jeito, dizendo: "Parece que você tem estado bastante deprimido há alguns meses". Isso contrasta com a frequente evitação dos termos diagnósticos. O mesmo entrevistador não iria dizer: "Você está sofrendo de sintomas histéricos". Existem várias razões para essa diferença. Uma, que foi discutida anteriormente, é o significado duplo do termo *deprimido*, que se refere tanto à síndrome clínica quanto ao estado afetivo relacionado. Embora possa ser raro o terapeuta empregar expressões diagnósticas na entrevista, frequentemente ele identifica as emoções do paciente, e "Você parece deprimido" poderá ser visto como análogo a "Você parece estar com raiva". Entretanto, isso não diz tudo, porque é comum que o entrevistador diga: "Você está sofrendo de depressão", referindo-se claramente à entidade clínica. Isso poderá ser entendido se considerarmos o princípio atrás da evitação habitual dos rótulos diagnósticos. Com frequência, os pacientes empregam esses rótulos para apoiar suas defesas projetivas. Então, dizem: "Não há nada que eu possa fazer; é a minha neurose", como se a neurose fosse um agente estranho, como um vírus, que é a causa dos seus problemas. Uma questão importante no tratamento é ajudar o paciente a vivenciar o comportamento neurótico como estando sob seu controle, como uma etapa preliminar da exploração dos métodos para mudar esse comportamento. Qualquer declaração sugerindo que o paciente tem uma doença funcionará em oposição a esse objetivo e, por isso, será antiterapêutica.

Com o paciente deprimido, e ocasionalmente com outros, esse problema é revertido. O paciente não apenas aceita a responsabilidade por suas dificuldades, mas também exagera seu próprio papel e tortura-se com a culpa e a autocondenação. Suas autoacusações também poderão torturar os outros ou esconder uma negação subjacente; entretanto, muitas vezes o problema inicial no tratamento é diluir a convicção do paciente de que é o culpado. Frases que sugerem que ele tem uma doença ajudam nessa tentativa. Ao mesmo tempo, o pensamento de que o paciente está doente sugere que ele pode ficar melhor, desafiando a visão da pessoa deprimida da sua situação como desanimadora e eterna.

Terapias somáticas

Os tratamentos farmacológicos e outros tratamentos somáticos são métodos terapêuticos importantes. Eles são considerados aqui apenas quanto ao seu impacto na entrevista. Independentemente do seu modo neurobiológico de ação, tais tratamentos sempre apresentam um significado psicológico para o paciente. O entrevistador poderá querer tirar proveito desse significado ou interpretá-lo, mas deverá manter isso em mente. O efeito-placebo da medicação poderá ser aumentado se o entrevistador sugerir que o regime farmacológico é potente e aliviará os sintomas. Será preferível encorajar o paciente a associar essa reação-placebo ao tratamento como um todo, em vez de a qualquer medicamento específico, porque poderá ser necessário mudar a medicação durante o curso da terapia. O entrevistador poderá dizer: "Temos vários medicamentos eficazes, e poderemos decidir substituir um pelo outro". Comentários como "Veremos se este traz qualquer benefício, se não, tentaremos alguma coisa mais" diluem o efeito-placebo. Se houver um período latente antes de o medicamento apresentar um efeito terapêutico, é bom avisar ao paciente com antecedência, ou ele achará que o tratamento não está funcionando. A reação ao placebo é uma resposta psicobiológica, e seu efeito no paciente é "real", incluindo alguns efeitos colaterais iguais àqueles das drogas ativas.

O paciente poderá introduzir uma discussão sobre o tratamento somático por meio de perguntas como: "Existe alguma medicação que possa me ajudar?". Geralmente essas perguntas refletem a fantasia da intervenção de uma força externa onipotente, na forma de assistência mágica ou de punição. O entrevistador poderá saber mais se retardar sua resposta e continuar perguntando: "O que você tem em mente?". Certo paciente disse: "Sei que existem algumas novas pílulas que farão tudo isso desaparecer". Outro disse: "Você poderá fazer o que quiser comigo, se isso for me ajudar. Não me importo se existem efeitos colaterais". A primeira pessoa estava esperando a intervenção de um(a) bom(boa) pai/mãe, e a segunda precisava resgatar seus pecados antes de se sentir melhor. O entrevistador não interpretará esses desejos no início do tratamento; entretanto, eles são importantes. O primeiro paciente poderá responder bem às sugestões psicológicas de que o tratamento será potente e eficaz. O segundo vivencia sua depressão como punição, e a tranquilização excessiva de que o tratamento é seguro poderá, na realidade, ter um efeito negativo.

A eletroconvulsoterapia (ECT) é um tratamento eficaz para a depressão, mais frequentemente empregado quando a doença não é responsiva à medicação e à psicoterapia. Ocasionalmente, essa terapia é discutida nas entrevistas com os pacientes deprimidos, quando o entrevistador ou o paciente perceberam a falta de resposta terapêutica. A ECT é explicada e discutida como qualquer outra forma de terapia, mas o entrevistador deverá reconhecer que a palavra "eletrochoque" implica uma ideia de poder mágico e perigo. Com frequência os pacientes manifestam medo do que esse tratamento fará com eles e, inconscientemente, igualam-no às experiências traumáticas e às punições físicas anteriores. Em contraste, eles normalmente apresentam experiências do início da vida com pílulas e remédios que levam a sentimentos de confiança e segurança. O entrevistador poderá perguntar sobre os medos do paciente. A dor, a perda de memória, a morte, a mudança de personalidade e a regressão infantil são alguns dos medos mais comuns, e o reasseguramento deverá ser o mais específico possível. O paciente se sentirá mais confortável se for preparado para o que vivenciará, como as injeções do pré-tratamento. Entretanto, não ajudará discutir os detalhes técnicos do tratamento que não afetarão sua experiência subjetiva. Ele deverá ser preparado para a síndrome mental orgânica que se seguirá e, quanto mais objetivamente esta for discutida, mais facilmente ele a aceitará.

Quando o entrevistador descrever qualquer tratamento somático, deverá fazê-lo usando declarações da forma mais clara e específica possível. Ele deverá discutir não apenas os aspectos práticos do tratamento, mas também os efeitos terapêuticos esperados. Por exemplo, é preferível dizer "Essas pílulas ajudarão a melhorar seu ânimo", do que: "Isso deverá ajudar no problema". Existem aspectos da depressão que não são melhorados com a medicação, podendo ser útil identificá-los. O entrevistador poderá dizer: "Claro que a medicação não ajudará você a trazer seu marido de volta" ou "As pílulas ajudarão você a se sentir melhor; com isso, será capaz de lidar com os problemas financeiros mais eficazmente". O paciente se sentirá mais autoconfiante e com a sua autoestima elevada se perceber que o tratamento o está capacitando a resolver seus próprios problemas, em vez de depender que o entrevistador os resolva por ele.

Psicoterapia exploratória: interpretação dos padrões psicodinâmicos

Se o paciente estiver gravemente deprimido ou tão dependente que seja incapaz de falar com o entrevistador ou de participar da rotina diária da vida, o único tratamento psicológico é o de apoio. Na entrevista, o terapeuta ouvirá as queixas do paciente e tentará tranquilizá-lo a respeito dos seus medos. Procurará por ilhas de funcionamento adaptativo que estejam relativamente intactas e tentará enfatizá-las, expressando pouco interesse nas raízes do desenvolvimento do caráter do paciente se o próprio paciente não se preocupar com elas. Para alguns pacientes, esse tipo de terapia é adequado para eliminar a sintomatologia depressiva, e poderá não haver motivação ou indicação para psicoterapia mais profunda.

Para aqueles pacientes que são tratados com psicoterapia exploratória, o entrevistador substituirá essa estratégia clínica básica depois de a crise imediata estar sob controle, embora sempre reconhecendo o risco de agravamento temporário dos sintomas. Essa abordagem no tratamento dos pacientes deprimidos exige uma participação mais ativa por parte do paciente. Diferentemente do primeiro modo de tratamento, que objetiva o alívio dos sintomas, este proporciona a oportunidade de influenciar o curso da vida do paciente, possivelmente reduzindo a probabilidade de depressões futuras e moderando sua patologia de caráter depressivo. Esclarecimentos e interpretações são destinados a explorar os fatores psicodinâmicos inconscientes que mantêm os sintomas. O entrevistador interpretará as defesas para revelar os pensamentos e os sentimentos que o paciente está tentando evitar.

Na entrevista inicial com o paciente deprimido, o entrevistador poderá fazer comentários interpretativos, destinados a testar a capacidade do paciente de lidar com o *insight*. Por exemplo, um homem de meia-idade ficou deprimido depois de mudar-se para outra cidade. Contou ao entrevistador sobre a infelicidade da sua esposa na nova comunidade, a dificuldade dos seus filhos em adaptarem-se à nova escola e a sua constante ruminação de que tudo estava bem até que ele destruiu seu lar devido à ambição profissional. Sua esposa se recusava a mobiliar ou a decorar a casa nova. Finalmente, ele caiu em prantos e disse: "Se houvesse apenas alguma maneira de escapar, fugir de tudo. Simplesmente não posso suportar mais". O entrevistador ouviu e disse: "Você deve estar com bastante raiva dela". De imediato, o paciente começou a recriminar-se severamente, dizendo: "Tenho sido um marido horrível. Toda a minha família está desorientada, e tudo é culpa minha". A interpretação do entrevistador foi precisa, mas a resposta do paciente revelou que, nesse momento, sua reação a essa conscientização foi ficar ainda mais depressivo. O terapeuta decidiu que até mesmo essa tentativa de exploração da raiva reprimida deveria ser adiada até uma fase posterior do tratamento.

Às vezes, o que o entrevistador pensa ser uma terapia exploratória reveladora é vivenciada pelo paciente como apoiadora. Um padrão comum observado na entrevista com o paciente deprimido é aquele em que ele inicia lentamente, tem dificuldade de falar e parece um pouco retardado. À medida que o entrevistador avança, que pergunta sobre os sintomas e que explora as origens das dificuldades do paciente, este se torna mais vivo e mais animado, o que também o deixa mais participativo e parecendo buscar ativamente o significado do seu comportamento e explorá-lo na entrevista. O entrevistador fica satisfeito, tranquilo e informa que a entrevista está chegando ao fechamento. Então, o paciente regride para a sua melancolia desesperançosa; o *insight* do momento anterior torna-se irrelevante. Ele estava respondendo a uma relação de apoio no processo da entrevista, e o conteúdo do material revelado era de pouca importância terapêutica.

Frequentemente os aspectos psicodinâmicos da depressão ficam aparentes para o entrevistador muito antes de a conscientização deles pode ter algum valor concebível para o paciente. Muitas vezes, os entrevistadores iniciantes são ávidos em praticar a interpretação; quando alguma coisa fica clara para eles, querem compartilhá-la com o paciente. A pessoa deprimida é como uma plateia motivada. Ela fica feliz de ouvir e raramente desafia o que o entrevistador diz. Entretanto, o terapeuta deverá lembrar que o *insight* é um meio, e não um fim, do tratamento. Se o paciente usar os comentários do entrevistador para confirmar que não possui valor, o entrevistador estará interpretando prematuramente, a despeito da precisão e perspicácia das suas observações. A negação é uma importante defesa contra os sentimentos de depressão, e a interpretação dessa defesa poderá agir contra a terapia de apoio.

A tendência dos pacientes deprimidos ou masoquistas de tomarem a interpretação do entrevistador e usá-la como uma arma contra si mesmos é chamada de "reação terapêutica negativa". Quando ela se tornar um problema na entrevista, o entrevistador mudará sua abordagem interpretativa ou tentará lidar com a resposta do paciente como uma forma de resistência. Ele poderá dizer: "Você parece procurar evidências de que é ruim".

As interpretações diretas da raiva, na maior parte das vezes, são mais perturbadoras do que apoiadoras. Entretanto, frases eufemísticas como "Você está muito desapontado com ele" poderão ser aceitáveis. O entrevistador tomará cuidado para não desafiar o direito do paciente de sentir-se da forma que quiser. Normalmente, essa neutralidade será interpretada como um apoio ativo para o sentimento do paciente. Alguns terapeutas aprenderam que a depressão resulta da raiva direcionada contra o *self*; por isso, encorajam abertamente o paciente a direcionar a raiva para as figuras-chave da sua vida. Embora, ocasionalmente, isso seja eficaz, os resultados são, muitas vezes, desastrosos, porque o paciente fica com medo de que seus controles possam não ser efetivos e de que todos os perigos que teme, oriundos da expressão da sua raiva, possam acontecer. Normalmente, o resultado é a perda da confiança no entrevistador e uma fuga do tratamento, sobretudo quando a esposa diz: "Acho que gostava mais de você deprimido".

O paciente que traz uma pergunta sobre uma base química ou hormonal da sua depressão está normalmente desafiando a argumentação do entrevistador a respeito dos fatores psicológicos ou está tentando negá-los. O paciente acha ruim estar deprimido e que isso é, de alguma forma, culpa sua; por isso, sentirá menos culpa se puder encontrar uma causa física. Seu desejo de defender-se do sentimento de que é culpado por seus problemas é um sinal positivo e não deverá ser desafiado pelo entrevistador. Se o paciente estiver utilizando as explicações biológicas a serviço da negação psicológica, a estratégia geral da terapia deverá determinar se isso será interpretado ou apoiado. Com frequência, em vez de interpretar esse fato como defesa, o entrevistador simplesmente indicará que não há contradição entre o significado psicológico da depressão e qualquer base física que isso possa ter. Essa explicação deverá ser adaptada ao nível de sofisticação do paciente. Por exemplo, para uma pessoa com nível escolar relativamente baixo, que perguntou se poderia apenas estar exausta fisicamente, poderia ser dito: "Não há dúvidas de que você está exausto, e isso é parte do seu problema. Ao mesmo tempo, acho que está aborrecido e perturbado com o que aconteceu e se sente desapontado consigo mesmo. Acho que isso faz as coisas ficarem piores". É importante explicar ao paciente que ele tem estado sob estresse, e que o estresse tem componentes físicos e mentais, afetando tanto o corpo quanto os seus sentimentos pessoais.

A discussão anterior sobre a psicoterapia é relativamente superficial, mas, conforme mencionado, a pretensão é neutralizar a tendência dos entrevistadores iniciantes de se aprofundarem muito depressa no tratamento dos pacientes deprimidos. Frequentemente uma importante melhora clínica e informações diagnósticas extensas são obtidas por meio de uma simples abordagem de apoio.

Entrevistando a família

Com frequência, os familiares do paciente deprimido são vistos pelo entrevistador, seja acompanhando o paciente na entrevista inicial ou quando comparecem posteriormente durante o tratamento. Eles poderão estar empatizados e preocupados com o paciente, ter raiva dele ou, mais frequentemente, ambas as coisas, embora uma emoção possa ser escondida. O entrevistador está interessado em obter informações da família, em modificar o comportamento desta em relação ao paciente – como parte do tratamento – e em explorar a interação entre eles.

Algumas ilustrações clínicas podem enfatizar alguns problemas característicos.

Uma adolescente procurou ajuda porque estava desanimada e pensando em suicídio depois de terminar seu relacionamento com o namorado. Um psiquiatra recomendou o tratamento, mas ela tinha certeza de que seus pais, que viviam em outra cidade, não apoiariam essa recomendação. O psiquiatra se ofereceu para vê-los, e a paciente ligou alguns dias depois, dizendo que sua mãe estava vindo, e marcou uma consulta. Quando a mãe chegou, estava obviamente com raiva tanto do terapeuta quanto da filha. Ela começou a entrevista falando sobre a extrema indulgência dos adolescentes contemporâneos e a necessidade de força de vontade e autodisciplina em relação aos transtornos emocionais. O entrevistador perguntou: "O que sua filha lhe contou sobre nossa conversa?". A mãe respondeu que a menina descrevera o término da sua relação com o namorado, sua subsequente visita ao psiquiatra e sua extensa discussão sobre o suicídio. "Além disso", acrescentou: "acho terrível que vocês tenham conversado tanto sobre suicídio. Você está colocando ideias na cabeça dela". O entrevistador voltou-se um pouco para a paciente enquanto perguntava para a sua mãe: "Ela lhe contou por que falamos tanto a respeito de suicídio?".

Nesse momento, a paciente interrompeu, soluçando alto e contando para sua mãe, pela primeira vez, sobre uma tentativa de suicídio que ela fizera alguns meses antes. O efeito foi dramático; a mãe foi insistente em que o entrevistador tomasse as providências para o tratamento imediato e perguntou-lhe sobre a conveniência de a menina permanecer na escola. Essa preocupação estivera escondida pela necessidade da mãe de negar a dificuldade da filha, mas o entrevistador recrutou a ajuda da menina para uma confrontação que quebrou a negação da sua mãe. Ao mesmo tempo, ele desafiou a imagem distorcida que a menina tinha das atitudes dos pais em relação ao seu bem-estar e estabeleceu uma base para interpretações futuras em relação ao papel destes na aparente indiferença para com suas dificuldades.

Uma mulher deprimida, de meia-idade, foi acompanhada pelo marido, um advogado bem-sucedido, à entrevista inicial. Ele falou da sua preocupação com a condição dela e da sua confusão em relação ao que fazer. Disse que a esposa estava muito angustiada; por isso, achou que ela precisava de descanso, férias, e queria que o entrevistador prescrevesse isso. Deixou claro que dinheiro não era problema, quando a saúde da esposa estava em jogo. Ao mesmo tempo, sinalizou que as pressões do trabalho não permitiriam que ele a acompanhasse. Ela, sentada, acompanhava a discussão em silêncio, com olhar fixo no chão. O entrevistador virou-se para ela e perguntou: "Você acha que ele está tentando se livrar de você?". O marido protestou veementemente; sua esposa olhou com uma centelha de interesse. Depois, ao conversar sozinho com o marido, o entrevistador pôde explorar sua irritação e descontentamentos conscientes em relação à esposa, o que tinha escondido para não agravar os problemas dela. Quando o entrevistador novamente apontou a hostilidade que surgiu na sugestão terapêutica do marido, este ficou bastante perturbado. Então, revelou que estava tendo um caso com outra mulher e que muito da sua raiva em relação à esposa encobria sentimentos de culpa por ser o causador do problema dela. Quando esses assuntos foram discutidos, sua atitude mudou para uma aceitação mais realística da doença da esposa. Ele ainda estava insatisfeito e com raiva dele, mas não mais por causa da sua doença.

Não é incomum que a família forneça informações cruciais em relação aos precipitantes e estressores na vida do paciente, os quais ele não revelou nas primeiras entrevistas. Um homem de meia-idade disse que não tinha problemas em casa, mas, depois, quando sua esposa compareceu à consulta com ele, ela revelou que seu filho estava reprovado no colégio. O paciente interrompeu, dizendo achar que a esposa estava exagerando o problema, mas quando a questão foi discutida mais amplamente, ficou claro que ele havia recusado aceitar o fato.

Em cada um desses episódios, a entrevista do terapeuta com a família do paciente serviu para facilitar o tratamento. Os familiares haviam desenvolvido atitudes fixas que contribuíam para as dificuldades do paciente e que eram perpetuadas, em parte, porque este era incapaz de questioná-los ou confrontá-los. O entrevistador assumiu o papel que, de outra forma, seria desempenhado pelo ego saudável do paciente e, consequentemente, reverteu um círculo vicioso que tinha contribuído para a depressão e para o aumento da rigidez do conflito familiar.

A família da pessoa deprimida poderá preferir que ela permaneça deprimida. Frequentemente isso está relacionado à inibição da agressão do paciente e à sua disposição masoquista de tolerar ser explorado por seus parentes. Se esse for o caso, eles serão contra qualquer tratamento que ameace levar a uma mudança, e o entrevistador descobrirá que aceitarão muito mais um prognóstico precário e uma situação de desesperança estável. Isso poderá ocasionar uma indicação para terapia familiar. Não é incomum que esse tipo de família interfira no tratamento exatamente quando o paciente mostrar sinais de melhora.

A pessoa deprimida se sente privada e rejeitada, mesmo sem uma base realística. Normalmente é um erro do entrevistador que está tratando um paciente deprimido também tratar um membro de sua família, porque esse fato contribuirá para o sentimento de rejeição e privação do paciente. Claro que isso não se aplica às sessões familiares que incluem o paciente e que poderão ser de grande ajuda no tratamento.

TRANSFERÊNCIA E CONTRATRANSFERÊNCIA

Em resposta ao seu sentimento de desamparo, o paciente deprimido poderá desenvolver uma relação adesiva e dependente, na expectativa de o terapeuta ter um poder mágico onipotente que o cure eficazmente. Ele tentará extrair um cuidado tipo criação por meio do seu sofrimento, da bajulação ou coagindo o entrevistador a ajudá-lo. Poderá ficar claramente irritado ou mais deprimido se não for bem-sucedido nessa tentativa. Essa mistura de dependência e de raiva caracteriza a transferência. Na superfície, ele está desesperançado, mas sua esperança inconsciente é revelada pelo sentimento de que o entrevistador é capaz de ajudá-lo.

Os sentimentos de dependência surgem à medida que o paciente revela sua incapacidade de tomar as mais simples decisões. Normalmente, ele não pede diretamente ajuda ao entrevistador, mas seu óbvio desamparo induz sua simpatia e preocupação. Sem perceber isso, o entrevistador poderá descobrir que está conduzindo não só a entrevista, mas também a vida do paciente, e que, implícita ou explicitamente, oferece conselhos em relação a problemas práticos, a relacionamentos familiares ou a qualquer outra coisa. As solicitações silenciosas de ajuda ao entrevistador frequentemente estão combinadas com tributos à sua sabedoria e à sua experiência. Por exemplo, uma jovem mulher disse: "Não sei se ligo para aquele rapaz com quem tomei café no sábado passado. Eu quero poder tomar minhas próprias decisões, assim como você". O terapeuta foi colocado na posição de sugerir o curso da ação ou privá-la de uma valioso conselho e orientação. Se ele declinar de dar o conselho, dizendo "Acho que você deverá tomar sua própria decisão, mas poderemos com certeza discutir isso" ou "Não sei o que você deverá fazer, mas vamos falar sobre as dúvidas que você tem em sua própria mente", a paciente reagirá como se fosse privada e rejeitada. Ela achará que o terapeuta poderia ter lhe dado ajuda direta, mas, por alguma razão, recusou fazê-lo. Se, por sua vez, o entrevistador fizer uma sugestão, é comum que novas informações surjam deixando claro que a sugestão está errada. Por exemplo, se ele diz: "Bem, parece que você gostou dele no sábado", a paciente poderá responder: "Bom, estou feliz por você ter dito isso. Eu não tinha certeza, porque minha companheira de quarto disse que ele estava se aproveitando de todas as garotas da cidade". Agora, o terapeuta está em maus lençóis: ele retira sua afirmação, explora a sonegação da paciente dos dados críticos ou simplesmente fica quieto? Nenhuma dessas alternativas é satisfatória; a primeira deixará a paciente querendo saber se o terapeuta se considera inadequado, a segunda será vivenciada como um ataque, e a terceira, criará o perigo de a paciente vir a aceitar a sugestão do entrevistador e aumentará ainda mais o problema.

Esse padrão revela a estreita relação entre os sentimentos de dependência da paciente e sua raiva. Ela deseja algo, mas admite antecipadamente que não o conseguirá e fica com raiva como resultado. Quando a frustração ocorre de fato, ela apenas confirma seus sentimentos. Se, no entanto, seus desejos forem gratificados, ela ainda terá dificuldade. Irá se sentir até mesmo mais dependente e terá vergonha da sua infantilidade. Receber o que deseja é desistir de qualquer visão de si mesma como uma pessoa independente e competente. Além disso, ficará ofendida com qualquer sugestão de que é, de alguma forma, uma extensão do terapeuta, uma relação que é sentida como similar àquela que tinha com sua família.

Muitas vezes, o paciente acha que a frustração e a rejeição são mais confortáveis do que a gratificação, porque quando seus desejos são gratificados, sua raiva é exposta como inadequada e segue-se a culpa. Uma mulher deprimida ligou para a casa do terapeuta em um domingo à tarde, dizendo que estava perturbada, e pediu que ele a visse imediatamente. Para sua surpresa, ele concordou. No momento em que ela chegou ao consultório, estava arrependida e pesarosa, com medo de ter incomodado o terapeuta por alguma coisa que, na verdade, não era uma emergência. Sua culpa por ter presumido que ele não a ajudaria era mais proeminente do que sua preocupação original. Sua reação também estava baseada no medo da obrigação: se alguém aceita um favor, a outra pessoa fica dona da sua alma!

No momento certo, o terapeuta deverá interpretar todo esse padrão, mostrando os riscos da gratificação com sua consequente escravização, bem como o perigo da frustração e do desapontamento no modo de o paciente relacionar-se com as potenciais fontes de gratificação de dependência. Entretanto, antes dessa interpretação ser possível, normalmente o entrevistador terá atravessado essa sequência muitas vezes e errado em ambos os lados do dilema. Talvez um dos aspectos mais importantes ao tratar o paciente deprimido seja responder a essas experiências com compreensão em vez de irritação. Isso é discutido mais adiante nesta seção.

Com frequência, a discussão sobre o suicídio passa a ser o veículo para os sentimentos de transferência do paciente. As alusões ao suicídio servem, sem dúvida, para induzir a preocupação do entrevistador e, às vezes, o paciente poderá estar primariamente motivado por esse objetivo. À medida que o paciente fica mais envolvido na terapia, o suicídio também poderá passar a ser um veículo da raiva ou de sentimentos de transferência competitivos. O paciente poderá aprender que a forma mais eficaz de desafiar a autoestima do entrevistador é demonstrar o quanto ele é impotente em interromper seu comportamento autodestrutivo. Uma jovem mulher, que havia sido hospitalizada após uma tentativa de suicídio, ficou com raiva quando seu terapeuta não permitiu que o namorado a visitasse. Ela aparecia em cada visita com uma lâmina ou com algumas pílulas para dormir, expondo repetidamente a incapacidade do hospital de protegê-la adequadamente. O paciente que informa ao terapeuta que tem pílulas para dormir escondidas em casa "para o caso de" está demonstrando sentimentos similares. O terapeuta inexperiente acha que sua grandiosidade está sendo desafiada e tenta fazer o paciente desistir do suprimento ou prometer não usá-lo. Este, por sua vez, interpreta tais pedidos como uma tentativa de desarmá-lo e de submetê-lo ao desamparo. Qualquer paciente ambulatorial que queira se matar poderá fazê-lo, e o terapeuta que aceita o poder do paciente nessa situação avança na análise dos sentimentos de transferência subjacentes.

As discussões sobre o comportamento suicida motivadas por sentimentos de transferência poderão transformar-se em uma resistência importante. No entanto, conversar sobre sentimentos suicidas é uma forma preferível de resistência comparada com atuá-los, e interpretações prematuras podem levar o paciente a provar que não está blefando. Normalmente o paciente suicida atua de outras formas também, e, em geral, a interpretação poderá ser tentada em áreas menos perigosas do comportamento antes de ser aplicada ao suicídio.

Além dos sentimentos transferenciais de dependência, de raiva e de culpa, o paciente muitas vezes induz raiva ou culpa no entrevistador. Seu sofrimento em si tende a fazer os outros se sentirem culpados, e isso poderá ser acentuado por comentários, como: "Espero que você tenha tido um ótimo final de semana; é bom que alguém possa aproveitar a vida". No início do tratamento, o melhor é não interpretar a agressão contida nessas observações. Depois, quando a inveja e a raiva estiverem mais próximas da superfície, o entrevistador poderá comentá-las. As férias do terapeuta são particularmente importantes no manejo dos sentimentos de transferência do paciente deprimido. As necessidades de dependência do paciente e sua raiva pela incapacidade do terapeuta de gratificá-las são acentuadas, e sua impotência em controlar o comportamento do entrevistador é realçada. O comportamento suicida poderá aparecer como uma forma de prender o entrevistador ou de puni-lo por ausentar-se. Com frequência, toda essa constelação é negada até que o médico realmente esteja ausente. Os psiquiatras de serviços de emergência estão acostumados com o comportamento suicida que ocorre logo após os psicoterapeutas saírem de férias. Interpretações enérgicas ou repetidas poderão ser necessárias nas semanas que precedem as férias. Com o paciente gravemente deprimido, é sempre uma boa ideia informá-lo para onde o entrevistador está indo, como entrar em contato com ele e quem estará disponível para as emergências.

As tendências masoquistas do paciente, às vezes, parecem provocar comentários sarcásticos ou claramente hostis do entrevistador. Essas tendências raramente são auxiliadoras, embora possam ser úteis para interpretar a forma pela qual o paciente tenta induzi-las.

A pessoa deprimida invoca fortes sentimentos naquele que tem contato mais próximo a ela. O mais proeminente é a depressão empática, que poderá ser uma ferramenta diagnóstica importante na entrevista com um paciente que nega sua própria depressão. Sempre que o entrevistador sentir a redução do seu próprio humor durante uma entrevista, deverá considerar a possibilidade de estar respondendo à depressão do paciente. Essa resposta reflete uma identificação que o terapeuta hábil sempre vivencia com seu paciente.

Além dessa reação empática, o entrevistador poderá responder de forma menos útil. Por exemplo, a transferência de dependência discutida anteriormente poderá induzir uma contratransferência onipotente complementar. O paciente age como se dissesse "Eu tenho certeza de que você tem a resposta", e o terapeuta responde em concordância. Um estilo paternalista ou superprotetor é a manifestação mais comum desse problema. Um entrevistador sugeriu que seu paciente, um homem deprimido de meia-idade, lesse certos livros e encorajou-o a aprender tênis como atividade recreativa. A princípio, o paciente respondeu de forma positiva, mas logo começou a se queixar de que não possuía a energia para exercer essas atividades, e achava que o entrevistador estava desapontado. No início, o paciente deprimido fica agradecido pelo interesse ativo e pelo encorajamento, mas sua ânsia de dependência é sempre maior do que o terapeuta poderá gratificar, e ele, com frequência, se sente frustrado e rejeitado. O terapeuta que realmente desempenha o papel de um dos pais onipotentes encontra dificuldade para interpretar o aspecto transferencial desses sentimentos. Esse padrão comum de contratransferência está relacionado ao desejo universal de ser onipotente, pelo menos aos olhos dos outros. Muitos psicoterapeutas têm um desejo anormalmente forte de poder controlar a vida dos outros.

Uma das mais dramáticas manifestações de contratransferência onipotente é o entrevistador que tranquiliza o paciente suicida: "Não se preocupe, não deixaremos você se matar". Essa declaração nunca poderá ser feita com segurança, e o paciente entende que o entrevistador está prometendo mais do que poderá cumprir. Ao mesmo tempo, qualquer responsabilidade que o paciente possa sentir ter por sua própria vida estará reduzida. Um paciente posteriormente relatou que sua resposta interna para essa afirmativa foi: "Veremos!".

Outro padrão de contratransferência com pacientes deprimidos envolve os sentimentos do entrevistador de culpa e de raiva. O paciente esconde seus sentimentos de raiva e geralmente os expressa usando seu sofrimento para fazer os outros se sentirem culpados. O entrevistador que não compreende esse processo poderá responder a ele apesar disso. Um homem deprimido não apareceu para uma sessão durante uma forte tempestade de neve, mas não ligou para cancelá-la. Quando o entrevistador ligou, ele atendeu o telefone e disse: "Oh, pensei que você entenderia que eu não poderia ir, mas não se preocupe. Colocarei seu cheque no correio hoje". A conclusão foi que o terapeuta estava ligando porque estava preocupado com o pagamento, não pelo seu interesse no paciente. O entrevistador começou a defender-se, protestando "Não, não é isso", mas o paciente o interrompeu dizendo: "Eu não devia ter dito isso. De qualquer maneira, eu o verei na próxima semana". O entrevistador achou que o paciente o entendera mal e ficou preocupado, achando que não deveria ter ligado. Esse tipo de resposta de culpa para a agressão oculta do paciente é comum. Quando o padrão se repete algumas vezes, é mais provável que o entrevistador fique com raiva. Às vezes, os terapeutas expressam de forma clara sua raiva para os pacientes deprimidos, normalmente racionalizando suas reações como uma tentativa de mobilizá-los ou de fazê-los expressar seus sentimentos. A culpa ou a raiva do entrevistador também poderá ser uma resposta ao seu sentimento de impotência, face às demandas intensas do paciente. É difícil dizer para um paciente que chora e está desesperado que a sessão acabou, e é uma imposição inoportuna estender o tempo além do término do horário estabelecido.

Outra manifestação de contratransferência é o enfado e a impaciência, normalmente sentidos durante o tratamento de pacientes deprimidos. Eles servem como uma defesa contra os sentimentos ocultos do entrevistador de depressão, culpa ou raiva. Normalmente ocorrem depois de várias sessões; a primeira entrevista com um paciente deprimido tipicamente causa menos ansiedade do que o normal. Tal redução resulta da preocupação do paciente consigo mesmo, o que o impede de ter um interesse ativo no terapeuta. Entretanto, o conforto inicial do entrevistador rapidamente passa para o enfado à medida que os interesses limitados e os sentimentos dolorosos do paciente se tornam aparentes. O entrevistador que quiser se divertir com seus pacientes terá pouco sucesso tratando pessoas deprimidas. O desinteresse e a indiferença são muito mais destrutivos para o tratamento do que os sentimentos mais obviamente negativos de raiva ou culpa, uma vez que estes refletem uma relação carregada de emocionalidade. Normalmente eles estão próximos à consciência e são mais fáceis de trabalhar. O entrevistador que ficar aborrecido com um paciente deprimido poderá sutilmente tentar levá-lo a abandonar o tratamento, sem ter consciência disso, e os sentimentos de rejeição reforçarão a depressão do paciente e poderão, até mesmo, precipitar uma crise suicida.

É fácil explorar a pessoa deprimida. Ela se submete masoquisticamente, e sua lentidão em responder e a inibição da agressão fazem dela uma vítima fácil. Se o entrevistador percebe que existe um paciente em cujo horário é fácil avançar ou cujas marcações com frequência são alteradas, essa, normalmente, é uma pessoa deprimida e masoquista. O leitor deverá consultar o Capítulo 6, "O Paciente Masoquista", para uma discussão mais detalhada desses assuntos.

A medicação é importante no tratamento dos pacientes deprimidos e fornece um tema para a contratransferência. O entrevistador poderá iniciar a farmacoterapia ou trocar a medicação não devido às indicações clínicas, mas porque está cansado dos sintomas do paciente. Este poderá achar, corretamente, que o médico está impaciente e reagir sentindo-se rejeitado e mais deprimido. O terapeuta se sentirá mais confortável se pensar que a falha é do paciente e não do seu tratamento.

As pessoas deprimidas querem ser cuidadas, mas um aspecto central da sua patologia é que afastam exatamente as coisas que anseiam. Se o entrevistador reconhecer a inevitabilidade desse padrão, será menos provável que reaja exageradamente às necessidades do paciente e também menos provável que o rejeite por ter essas necessidades. Essa posição intermediária lhe permite responder de modo apropriado, interpretar eficazmente e desempenhar um papel terapêutico verdadeiro.

CONCLUSÃO

Entrevistar o paciente deprimido exige sensibilidade e uma capacidade para compreender empaticamente a grave dor psicológica. O entrevistador descobrirá poucas situações clínicas que testem tanto sua humanidade básica, bem como sua capacidade profissional. Entretanto, o risco é alto. Em geral, a depressão afeta indivíduos produtivos e potencialmente saudáveis, que apresentam um excelente prognóstico de recuperação. O tratamento poderá influenciar muito o resultado, e, nesta, como em nenhuma outra situação, o entrevistador estará no papel tradicional de médico curador e salvador de vidas.

Capítulo 8

O PACIENTE COM TRANSTORNO DE ANSIEDADE

A ansiedade é uma experiência emocional universal precipitada por preocupações e aborrecimentos comuns. A ansiedade patológica é a apresentação clínica mais comum na psiquiatria, seja como sintoma primário ou como um efeito secundário importante de muitos transtornos psicológicos, variando desde a neurose até a psicose. Os transtornos de ansiedade, fenomenologicamente ligados pela experiência subjetiva da ansiedade opressora e incapacitante, que parece ter pouca base na realidade, foram classificados em várias entidades distintas no DSM-5. No entanto, essa taxonomia poderá ser mais ilusória do que real, porque formas "puras" desses transtornos não são comuns, e estudos de comorbidade mostram que frequentemente um tipo se sobrepõe ao outro. Ao contrário das doenças em que a depressão é dominante, a classificação dos transtornos de ansiedade parece mais um mapa de ilhas instáveis e flutuantes em um mar de ansiedade.

Alguns autores diferenciam o *medo* como uma resposta evolucionária adaptativa aos perigos reais *conscientes* (a resposta de *medo e fuga* determinada filogeneticamente) *da ansiedade neurótica*, que é vista como uma reação aos perigos *inconscientes*. Freud abordou esta última e usou o termo *neurose de ansiedade* para ataques recorrentes de ansiedade aguda (atual transtorno de pânico), ansiedade antecipatória crônica e fobia. Ele observou que todos os três poderiam levar à *agorafobia*, uma constrição da vida diária destinada a evitar a exposição a situações que levariam à ansiedade incapacitante. Sua classificação centenária antecipou aspectos da taxonomia moderna dos transtornos de ansiedade. A teoria primária de Freud da causa da ansiedade neurótica foi essencialmente um modelo fisiológico, em que postulava que a ansiedade resultava da repressão da libido não descarregada (sua neurose *atual*, assim chamada porque ele achava que estava baseada em um processo somático). Mais tarde, Freud desenvolveu uma teoria psicológica da ansiedade como um *sinal* de conflito inconsciente, indicador dos perigos de um desejo instintivo proibido, sendo expressado e ativado. Nessa construção, *a ansiedade de sinal* representa um conflito inconsciente entre os desejos sexuais ou agressivos e as forças de compensação do ego e do superego. O ego media as limitações da realidade externa, enquanto o superego promove os medos de retaliação e punição caso os impulsos proibidos sejam atuados. Muitas vezes o paciente com ansiedade neurótica não tem consciência desse mecanismo psicodinâmico.

O modelo de Freud das origens da ansiedade é o da psicologia do ego. O pensamento moderno também engloba fatores constitucionais e relações de objeto do desenvolvimento na infância. A capacidade inata de gerenciar a ansiedade diária é considerada altamente dependente, no bebê, da disposição temperamental estabelecida biologicamente. Alguns recém-nascidos ficam mais reativos e agitados pelos estímulos externos e internos do que outros. Aqueles que são mais reativos poderão continuar a apresentar maior ansiedade do desconhecido e mais ansiedade persistente de separação. A *ansiedade de separação* – o medo da perda do cuidador de quem a criança é dependente – é um aspecto universal do desenvolvimento e, na pessoa com temperamento vulnerável, poderá persistir após a infância. O transtorno de ansiedade de separação é apresentado como uma entidade diagnóstica separada no DSM-5 (Quadro 8.1). A irritabilidade neuropsicológica combinada com a contínua ansiedade de separação na fase adulta é considerada por alguns como o núcleo do transtorno de pânico.

O transtorno de ansiedade generalizada, o transtorno de pânico e a fobia possuem um tema comum, denominado de baixo limiar da tolerância da ansiedade, possivelmente de base biológica. Portanto, eles estão clinicamente inter-relacionados e poderão sobrepor-se. A fobia e o transtorno de pânico estão especial e intimamente ligados e, com frequência, são aspectos da mesma síndrome clínica. A vivência de ataques de pânico aterrorizantes leva à constrição da vida, com evitação de situações específicas – agorafobia – que poderão, potencialmente,

---

QUADRO 8.1
Critérios diagnósticos do DSM-5 para transtorno de ansiedade de separação

A. Medo ou ansiedade inapropriados e excessivos em relação ao estágio de desenvolvimento, envolvendo a separação daqueles com quem o indivíduo tem apego, evidenciados por três (ou mais) dos seguintes aspectos:
  1. Sofrimento excessivo e recorrente ante a ocorrência ou previsão de afastamento de casa ou de figuras importantes de apego.
  2. Preocupação persistente e excessiva acerca da possível perda ou de perigos envolvendo figuras importantes de apego, tais como doença, ferimentos, desastres ou morte.
  3. Preocupação persistente e excessiva de que um evento indesejado leve à separação de uma figura importante de apego (p. ex., perder-se, ser sequestrado, sofrer um acidente, ficar doente).
  4. Relutância persistente ou recusa a sair, afastar-se de casa, ir para a escola, o trabalho ou a qualquer outro lugar, em virtude do medo da separação.
  5. Temor persistente e excessivo ou relutância em ficar sozinho ou sem as figuras importantes de apego em casa ou em outros contextos.
  6. Relutância ou recusa persistente em dormir longe de casa ou dormir sem estar próximo a uma figura importante de apego.
  7. Pesadelos repetidos envolvendo o tema da separação.
  8. Repetidas queixas de sintomas somáticos (p. ex., cefaleias, dores abdominais, náusea ou vômitos) quando a separação de figuras importantes de apego ocorre ou é prevista.
B. O medo, a ansiedade ou a esquiva é persistente, durando pelo menos quatro semanas em crianças e adolescentes e geralmente seis meses ou mais em adultos.
C. A perturbação causa sofrimento clinicamente significativo ou prejuízo no funcionamento social, acadêmico, profissional ou em outras áreas importantes da vida do indivíduo.
D. A perturbação não é mais bem explicada por outro transtorno mental, como a recusa em sair de casa devido à resistência excessiva à mudança no transtorno do espectro autista; delírios ou alucinações envolvendo a separação em transtornos psicóticos; recusa em sair sem um acompanhante confiável na agorafobia; preocupações com doença ou outros danos afetando pessoas significativas no transtorno de ansiedade generalizada; ou preocupações envolvendo ter uma doença no transtorno de ansiedade de doença.

Fonte: Reimpresso de American Psychiatric Association: *Diagnostic and Statistical Manual of Mental Disorders*, 5th Edition. Arlington, VA, American Psychiatric Association, 2013. Copyright 2013, American Psychiatric Association. Utilização autorizada.

levar à precipitação desses ataques. A agorafobia é apresentada como uma entidade diagnóstica separada no DSM-5 (Quadro 8.2). A agorafobia e a fobia específica podem ser vistas, em parte, como uma reação defensiva do paciente. A escolha da fobia e seus significados simbólicos têm elementos psicodinâmicos importantes.

PSICOPATOLOGIA E PSICODINÂMICA

Paciente fóbico

O comportamento fóbico é encontrado em uma grande variedade de síndromes neuróticas, caracterológicas e psicóticas (Quadro 8.3). Fobias e ataques de pânico podem ser diferenciados do transtorno de ansiedade generalizada e do transtorno de estresse pós-traumático, embora apresentem muitas características em comum. As distinções estão consideradas na seção "Diagnóstico Diferencial". A pessoa fóbica luta com os conflitos emocionais internos e a ansiedade, tentando reprimir seus pensamentos e impulsos perturbadores. Quando essa repressão falha, ela desloca seu conflito para um lugar ou situação no mundo externo e tenta confinar sua ansiedade a essa situação. Assim, a situação externa representa, simbolicamente, seus conflitos psicológicos internos; se ela conseguir evitar essa situação, poderá diminuir sua ansiedade e evitar a possibilidade de um ataque de pânico.

QUADRO 8.2
Critérios diagnósticos do DSM-5 para agorafobia

A. Medo ou ansiedade marcantes acerca de duas (ou mais) das cinco situações seguintes:
   1. Uso de transporte público (p. ex., automóveis, ônibus, trens, navios, aviões).
   2. Permanecer em espaços abertos (p. ex., áreas de estacionamentos, mercados, pontes).
   3. Permanecer em locais fechados (p. ex., lojas, teatros, cinemas).
   4. Permanecer em uma fila ou ficar em meio a uma multidão.
   5. Sair de casa sozinho.
B. O indivíduo tem medo ou evita essas situações devido a pensamentos de que pode ser difícil escapar ou de que o auxílio pode não estar disponível no caso de desenvolver sintomas do tipo pânico ou outros sintomas incapacitantes ou constrangedores (p. ex., medo de cair nos idosos; medo de incontinência).
C. As situações agorafóbicas quase sempre provocam medo ou ansiedade.
D. As situações agorafóbicas são ativamente evitadas, requerem a presença de uma companhia ou são suportadas com intenso medo ou ansiedade.
E. O medo ou ansiedade é desproporcional ao perigo real apresentado pelas situações agorafóbicas e ao contexto sociocultural.
F. O medo, ansiedade ou esquiva é persistente, geralmente durante mais de seis meses.
G. O medo, ansiedade ou esquiva causa sofrimento clinicamente significativo ou prejuízo no funcionamento social, profissional ou em outras áreas importantes da vida do indivíduo.
H. Se outra condição médica (p. ex. doença inflamatória intestinal, doença de Parkinson) está presente, o medo, ansiedade ou esquiva é claramente excessivo.
I. O medo, ansiedade ou esquiva não é mais bem explicado pelos sintomas de outro transtorno mental – por exemplo, os sintomas não estão restritos a fobia específica, tipo situacional; não envolvem apenas situações sociais (como no transtorno de ansiedade social); e não estão relacionados exclusivamente a obsessões (como no transtorno obsessivo-compulsivo), percepção de defeitos ou falhas na aparência física (como no transtorno dismórfico corporal) ou medo de separação (como no transtorno de ansiedade de separação).

Nota: A agorafobia é diagnosticada independentemente da presença de transtorno de pânico. Se a apresentação de um indivíduo satisfaz os critérios para transtorno de pânico e agorafobia, ambos os diagnósticos devem ser feitos.

Fonte: Reimpresso de American Psychiatric Association: *Diagnostic and Statistical Manual of Mental Disorders,* 5th Edition. Arlington, VA, American Psychiatric Association, 2013. Copyright 2013, American Psychiatric Association. Utilização autorizada.

QUADRO 8.3
Critérios diagnósticos do DSM-5 para fobia específica

> A. Medo ou ansiedade acentuados acerca de um objeto ou situação (p. ex., voar, alturas, animais, tomar uma injeção, ver sangue).
> **Nota:** Em crianças, o medo ou ansiedade pode ser expresso por choro, ataques de raiva, imobilidade ou comportamento de agarrar-se.
> B. O objeto ou situação fóbica quase invariavelmente provoca uma resposta imediata de medo ou ansiedade.
> C. O objeto ou situação fóbica é ativamente evitado ou suportado com intensa ansiedade ou sofrimento.
> D. O medo ou ansiedade é desproporcional em relação ao perigo real imposto pelo objeto ou situação específica e ao contexto sociocultural.
> E. O medo, ansiedade ou esquiva é persistente, geralmente com duração mínima de seis meses.
> F. O medo, ansiedade ou esquiva causa sofrimento clinicamente significativo ou prejuízo no funcionamento social, profissional ou em outras áreas importantes da vida do indivíduo.
> G. A perturbação não é mais bem explicada pelos sintomas de outro transtorno mental, incluindo medo, ansiedade e esquiva de situações associadas a sintomas do tipo pânico ou outros sintomas incapacitantes (como na agorafobia); objetos ou situações relacionados a obsessões (como no transtorno obsessivo-compulsivo); evocação de eventos traumáticos (como no transtorno de estresse pós-traumático); separação de casa ou de figuras de apego (como no transtorno de ansiedade de separação); ou situações sociais (como no transtorno de ansiedade social).
>
> *Especificar* se:
> Código baseado no estímulo fóbico:
> **300.29 (F40.218) Animal** (p. ex., aranhas, insetos, cães).
> **300.29 (F40.228) Ambiente natural** (p. ex., alturas, tempestades, água).
> **300.29 (F40.23x) Sangue-injeção-ferimentos** (p. ex., agulhas, procedimentos médicos invasivos).
> **Nota para codificação:** Escolher o código específico da CID-10-MC como segue: **F40.230** medo de sangue; **F40.231** medo de injeções e transfusões; **F40.232** medo de outros cuidados médicos; ou **F40.233** medo de ferimentos.
> **300.29 (F40.248) Situacional:**(p. ex., aviões, elevadores, locais fechados).
> **300.29 (F40.298) Outro:**(p. ex., situações que podem levar a asfixia ou vômitos; em crianças, p. ex., sons altos ou personagens vestidos com trajes de fantasia).
> **Nota para codificação:** Quando está presente mais de um estímulo fóbico, codificar todos os códigos da CID-10-MC que se aplicam (p. ex., para medo de cobras e de voar, F40.218 fobia específica, animal e F40.248 fobia específica, situacional).

Fonte: Reimpresso de American Psychiatric Association: *Diagnostic and Statistical Manual of Mental Disorders*, 5th Edition. Arlington, VA, American Psychiatric Association, 2013. Copyright 2013, American Psychiatric Association. Utilização autorizada.

Essa evitação é a essência da fobia. O sintoma específico poderá ser uma condensação simbólica que inclui aspectos tanto de um desejo ou impulso proibidos quanto de um medo inconsciente que impede sua gratificação direta. Outros determinantes inconscientes podem incluir ameaças a um vínculo e um senso de insegurança crônica. As defesas fóbicas levam a uma constrição generalizada da personalidade à medida que o paciente renuncia à liberdade e às atividades prazerosas a fim de evitar o conflito e a ansiedade.

Algumas vezes, o termo *fobia* é mal-empregado. O "fóbico de câncer", por exemplo, possui um medo obsessivo ou, talvez, uma ideia hipocondríaca, mas não uma evitação real. Outro caso de mau emprego é ilustrado pela expressão "fobia do sucesso", que se refere a uma formulação psicodinâmica que explica o medo inconsciente do sucesso. O paciente "fóbico de câncer" poderá evitar sua ida a hospitais, e pacientes com "fobia do sucesso" poderão evitar promoções no emprego devido aos medos inconscientes; esses medos, contudo, não são verdadeiras fobias em seu senso tradicional.

Sintomas fóbicos

O indivíduo fóbico é caracterizado pelo uso da evitação como meio primário de solução de problemas. Na reação fóbica clássica, os sintomas neuróticos dominam a existência do paciente. Sua vida mental está centralizada em medos irreais e aflitivos (espaços abertos, alturas, metrô, elevadores, engarrafamentos e outros). Em geral, a fobia envolve alguma coisa que o paciente pode e, de fato, vai encontrar com frequência. Ele oferece explicações racionais para o seu medo, mas reconhece que elas são responsáveis apenas parcialmente por seus sentimentos. No entanto, embora muitas vezes perceba seu medo como inadequado, sente que a evitação da situação fóbica é a única escolha razoável em vista do seu medo intenso. O paciente concordará que é irracional ter medo de metrô, mas está convencido do fato de, sendo ele medroso, não ter alternativa a não ser manter-se afastado. O entrevistador frequentemente poderá revelar significados escondidos por meio de uma pergunta empática em relação às consequências imaginadas de se forçar a uma situação fóbica.

> Uma paciente com medo fóbico opressivo de lugares fechados, como elevadores, lembrou-se da experiência apavorante de ter sido sufocada com um travesseiro por uma irmã mais velha enquanto brincavam na cama. Ela pensou que iria morrer e perdeu o controle de sua bexiga. Quando a irmã retirou o travesseiro de sua face, ainda brincou com ela pelo fato de ter se molhado toda. A paciente se sentiu humilhada. A agressão furiosa, o terror e a subsequente vergonha desse episódio ficaram simbolizados e encapsulados em sua fobia.

Com frequência, os sintomas fóbicos progridem e estendem-se de uma situação para outra. Uma mulher que, a princípio, tem medo de ônibus passa a ter medo de atravessar ruas e, finalmente, hesita até mesmo em sair de casa. Um homem que se apavora em comer em restaurantes supera esse medo, mas depois se torna incapaz de usar o metrô. Os pacientes não fornecerão os detalhes de seus sintomas iniciais voluntariamente, o que poderá exigir muitas entrevistas até que seja exposto o medo que precipitou o primeiro episódio. Essa persistência vale à pena, porque é no contexto original que a psicodinâmica mais importante será exposta. Isso, naturalmente, explica a propensão do paciente de não tocar no assunto.

O paciente fóbico típico tenta vencer o seu medo. À medida que faz isso, as mudanças na simbolização ou deslocamento resultam na substituição das antigas fobias por novas. Os novos sintomas poderão ser menos aflitivos para o paciente ou poderão envolver um maior ganho secundário, mas eles continuarão a objetivar a evitação do mesmo conflito básico.

Traços do caráter fóbico

Muito mais comum do que a fobia sintomática é o uso da evitação e da inibição como defesas caracterológicas. Isso está presente em todos os pacientes que apresentam sintomas fóbicos, mas também é disseminado para outras pessoas. A psicodinâmica dos traços do caráter fóbico é similar àquela dos sintomas fóbicos. Em ambas, o paciente evita uma situação que representa uma fonte de ansiedade, porém, no caráter fóbico, normalmente o medo é inconsciente e a evitação é explicada como um problema de gosto ou preferência. Muitas vezes, interesse ou curiosidade estão misturados com o medo, representando a emergência do desejo proibido, e o paciente inveja as pessoas que conseguem entrar confortavelmente em uma área fóbica. Para ilustrar, uma mulher jovem, que não gostava de falar em público, invejava a capacidade de seu marido de fazê-lo e achava que essa capacidade significava que ele estava livre de qualquer ansiedade. Outros pacientes poderão não conhecer as bases neuróticas da sua evitação, mas os sintomas que acompanham a ansiedade revelarão o conflito emocional subjacente. Um advogado que evitava todas as atividades atléticas acompanhava assiduamente eventos e notícias esportivas nos jornais e na televisão. Ocasionalmente, sentia palpitações e fraqueza durante momentos violentos do futebol americano. A ansiedade, que durante sua infância impedia sua participação em esportes, emergiu de forma direta quando era um espectador na idade adulta. Se a negação é mais extensa, há simplesmente uma falta de interesse em toda a área. Isso só é reconhecido como evitação defensiva quando a situação da vida do paciente expõe sua inibição como má adaptação. Por exemplo, uma mulher que vive no centro de uma grande cidade pode explicar sua incapacidade de dirigir um carro como uma escolha razoável, mas quando ela se muda para o subúrbio e ainda assim se recusa a dirigir, a base neurótica da preferência é exposta.

Os traços fóbicos podem ser básicos para a estrutura do caráter. A pessoa está preocupada com a segurança e teme qualquer possibilidade que a ameace, imaginando-se constantemente em situações de perigo enquanto busca maior segurança. Esse tipo de pessoa é conhecido como o homem que passa as férias em casa, tem os mesmos interesses, lê os mesmos autores e trabalha executando as mesmas tarefas há anos. Ele possui um número limitado de amigos e evita novas experiências.

Um exemplo comum de traços de caráter fóbico é o de uma jovem casada com um homem mais velho, que vive próxima à sua mãe e fala com ela por telefone várias vezes ao dia. Seus filhos também desenvolvem sintomas fóbicos e são dispensados das aulas de ginástica devido a dificuldades físicas de pouca importância. Os membros de sua família possuem o hábito de visitar o consultório do clínico geral. Ela aparenta ser mais jovem do que sua idade e possui certo charme entre os homens, embora não seja tão popular com suas amigas. Algumas vezes, pode aparentar um exibicionismo impulsivo à medida que sua sedução emerge em ambientes sociais protegidos. O homem com um padrão defensivo semelhante está mais preocupado com sua afirmação do que com sua sexualidade. Suas brincadeiras são frequentemente misturadas com bravatas, fazendo-o parecer mais imprudente do que amedrontado. É mais provável que essa assertividade defensiva esteja voltada para um superior poderoso do que para um igual, e ele aspira ser visto como um jovem autoconfiante e promissor; inconscientemente, no entanto, não espera ser reconhecido como adulto.

Em geral, o indivíduo fóbico valoriza seu comportamento sexual, primariamente pelo senso de afeto e segurança que o acompanham. Com frequência, ele reluta em iniciar uma atividade sexual, esperando, dessa forma, evitar qualquer responsabilidade por agir por impulsos proibidos.

Diagnóstico diferencial

Muitas vezes, as fobias defensivas são observadas nos pacientes cujos tipos de personalidades são predominantemente obsessivos ou histriônicos. O quadro clínico resultante reflete tanto a evitação fóbica quanto a estrutura mais básica do caráter. Esses conflitos são revelados pela exploração das defesas fóbicas do paciente. Muitas vezes, ele não tem consciência do seu conteúdo, que basicamente envolve dependência, com misturas de sexualidade ou agressão.

O indivíduo fóbico-obsessivo está mais frequentemente preocupado em evitar a agressão. Ele poderá ter medo de usar facas ou de dirigir um carro. Esses medos poderão estender-se para símbolos de controle e poder. Um executivo bem-sucedido, com um caráter fortemente obsessivo, recusa-se a tocar em dinheiro, símbolo do poder social. O indivíduo obsessivo gasta horas ruminando sobre sua fobia, e sua constante preocupação frequentemente é mais incapacitante do que o próprio sintoma real. Todo paciente obsessivo, mesmo que não apresente sintomas fóbicos, revelará algumas inibições caracterológicas que envolvem evitação defensiva. Por exemplo, uma pessoa poderá ter mais aversão a esportes competitivos do que um medo sintomático de manipular facas ou objetos pontudos. Nesse caso, os impulsos agressivos são mais evitados pela inibição da atividade do que por um sintoma neurótico relacionado aos símbolos de agressão.

Os conflitos do paciente histriônico com defesas fóbicas mais provavelmente envolvem sexo ou dependência. Os sintomas com frequência são elaborados e dramatizados. Poderão ser necessárias muitas entrevistas para determinar o conteúdo das fobias do paciente. Para ilustrar, em uma entrevista inicial, uma mulher descreveu seu medo de andar sozinha na rua. Ela negou consciência do porquê desse medo, admitindo apenas que poderia ficar "aflita". Depois de algumas entrevistas, acrescentou que temia sofrer investidas sexuais de algum homem. Seu medo de que não pudesse recusar tais propostas só foi revelado um ano depois do início do tratamento. A paciente fóbica histriônica fica assustada com suas próprias experiências emocionais e evita experiências que produzem emoções opressoras. Suas respostas sexuais são inibidas ou seu comportamento sexual é praticamente inexistente. Alguns medos envolvem sensações físicas que são similares àquelas da excitação sexual, como estar em um barco que está à mercê dos ventos.

É comum que vários conflitos sejam simbolicamente representados por uma única fobia. Uma mulher agorafóbica, que insiste em ser acompanhada na rua por seu marido, evita a tentação sexual, e a presença dele também lhe garante que ele não foi ofendido e que se mantém disponível para cuidar dela. Seu interesse por outros homens e seu medo em relação ao bem-estar do marido estão relacionados à raiva reprimida em relação à sua dependência do marido, e essa raiva é mais claramente expressa por suas demandas excessivas, que também restringem a vida dele. Seus sintomas fóbicos permitem que obtenha gratificação dos desejos infantis dependentes, enquanto evita a expressão direta de seus sentimentos sexuais e agressivos. A negação e a evitação desses impulsos originam-se de um medo anterior de desaprovação dos pais, que resultaria do reconhecimento e da gratificação que recebia deles.

As defesas fóbicas são apenas parcialmente eficazes, e o indivíduo fóbico continua a vivenciar ansiedade. Por isso, os pacientes fóbicos tradicionalmente vivenciam os sintomas emocionais e físicos da ansiedade, como palpitações, dispneia, sonolência, síncope, suor e desconforto gastrintestinal, dependendo de como o seu sistema nervoso autônomo for constituído. Esses fatores podem formar a base da preocupação hipocondríaca ou dos ataques de pânico nos pacientes mais gravemente fóbicos.

O reasseguramento por parte do médico e a simples explicação da base psicológica desses sintomas fisiológicos poderão ser perfeitamente aceitos pelo indivíduo fóbico. No entanto, ele estará propenso a continuar preocupado com as doenças somáticas e, com frequência, será submetido a outros tratamentos médicos sem contar ao entrevistador. Quando consegue evidências de uma doença orgânica ou quando algum tratamento médico leva a uma melhora, o paciente tem mais suporte para a própria crença de que seu problema é realmente físico e de que os conflitos emocionais são de pouca importância.

O transtorno de ansiedade generalizada é caracterizado pela preocupação excessiva que, de alguma forma, está presente na maior parte do tempo e é difícil de controlar, causando prejuízos às atividades normais da vida. As manifestações dessa preocupação são multiformes – preocupações com saúde, ocupação, competência social, possibilidade da ocorrência de um dano para si ou para algum ente querido, e assim por diante. Isso tem uma qualidade invasiva, crônica, diferentemente dos ataques agudos de transtorno de pânico ou da especificidade das fobias, e permeia todas as coisas, tornando a vida sofrida para o paciente e para as pessoas ao seu redor, incluindo o entrevistador. A depressão maior coexiste em dois terços desses pacientes, sugerindo uma origem biológica compartilhada. O entrevistador deverá abordar esses pacientes empaticamente sem sucumbir à irritação da contratransferência que as preocupações irracionais destes possam provocar. A psicodinâmica subjacente ao conjunto de preocupações desses pacientes reflete, com frequência, as expectativas persistentes de que serão considerados como inadequados e irritantes, uma profecia autorrealizante que poderá ser tratada, com proveito, na transferência.

Mecanismos de defesa

Deslocamento e simbolização. Para que a evitação seja eficaz, o conflito dentro da mente do paciente deverá ser deslocado para o mundo exterior. O paciente desviará sua atenção de um conflito emocional para o ambiente em que esse conflito ocorre. Por exemplo, a criança que tem medo de relações competitivas com seus colegas de classe evita ir ao ginásio de esportes. Deslocamentos mais elaborados poderão estar baseados na representação simbólica. Todos os mecanismos de representação simbólica podem estar envolvidos, e a interpretação dos sintomas fóbicos é tão complexa quanto a interpretação dos sonhos. O deslocamento também poderá estar baseado em alguma conexão acidental entre o conflito emocional e determinado lugar ou situação. Na maior parte das fobias clínicas, todos esses mecanismos estão envolvidos. Como exemplo, o medo de metrô em mulheres jovens está frequentemente associado ao significado sexual simbólico do metrô, que é um veículo potente que viaja em um túnel e vibra no escuro.

Projeção. Com frequência, a evitação fóbica envolve a projeção, bem como o deslocamento e a simbolização. A análise de uma fobia de metrô poderá, primeiramente, revelar o medo de ataque, depois, um medo de ataque sexual e, por fim, um medo inconsciente da perda do controle dos seus impulsos sexuais. Os impulsos do paciente são projetados em outros passageiros no metrô, e essa projeção permite que o paciente racionalize o medo.

O elo entre as defesas fóbicas e a projeção relaciona-se com a ligação entre traços fóbicos e paranoicos. Assim como o paciente paranoico, o paciente fóbico usa defesas relativamente primitivas, com a negação desempenhando um papel proeminente. Ele pensa concretamente, foca o ambiente externo em lugar de seus sentimentos interiores e mantém segredos para com o entrevistador. No entanto, em contraste com o paciente paranoide, o fóbico mantém o teste de realidade. Ele nega mais o mundo interior das emoções do que o mundo exterior da percepção. O paciente fóbico desloca sua ansiedade para o ambiente e projeta seus impulsos nos outros, mas raramente nas pessoas emocionalmente importantes para ele. Esse paciente mantém as relações humanas firmes para garantir a gratificação contínua das suas necessidades dependentes. Por isso, as primeiras entrevistas são conduzidas com uma aura de boa vontade. O paciente reprime seus sentimentos hostis ou negativos e, tipicamente, não se interessa em explorar sua vida mental interior. Com frequência, ele manifesta uma confiança infantil na habilidade mágica do entrevistador de aliviar sua angústia.

Evitação. A utilização defensiva da evitação é a principal característica do indivíduo fóbico. As defesas auxiliares simbolização, deslocamento e racionalização servem para possibilitar a evitação. As defesas fóbicas só serão eficazes se a ansiedade puder ser confinada a uma situação específica que a pessoa seja capaz de evitar; dessa maneira, seus conflitos psicológicos não a importunarão mais. Essa transferência da ansiedade a uma situação externa poucas vezes é totalmente eficaz; por isso, o indivíduo fóbico também deverá evitar pensar em seus conflitos internos. Logo ficará aparente na entrevista que ele não discute, não pode ou simplesmente não irá discutir certos assuntos. O problema central da entrevista ou do tratamento do paciente fóbico é levá-lo, às vezes persuadi-lo, a mover-se para áreas de ação da sua vida diária. Ele deverá ser encorajado a fazer algo que não deseja fazer, mas o entrevistador não deverá deixá-lo fóbico com a entrevista em si. Geralmente, isso significa permitir ao paciente estabelecer uma relação dependente e usá-la para recompensá-lo por entrar em situações assustadoras.

O paciente fóbico apresenta uma intolerância surpreendente à ansiedade, e é esse medo da ansiedade que normalmente o motiva a procurar ajuda. Ele poderá ser capaz de evitar o objeto da sua fobia e até mesmo de pensar nos seus conflitos, porém não será capaz de evitar a ansiedade antecipatória do que aconteceria caso entrasse na situação fóbica. Seu tradicional objetivo no tratamento é ficar imune à ansiedade, mesmo em circunstâncias que seriam assustadoras para qualquer um. Durante o tratamento, o entrevistador deverá perguntar não apenas sobre o que é tão assustador na situação fóbica ou sobre os impulsos proibidos, mas também sobre a intolerância do paciente à ansiedade.

Parceiro fóbico. O medo que o paciente tem da ansiedade é altamente contagioso, sobretudo para outras pessoas com tendências fóbicas inconscientes. O parceiro da paciente fóbica, que a acompanha sempre que ela se arrisca a sair de casa ou a atravessar a rua aceita a crença dela de que a ansiedade precisa ser evitada a todo custo. Se a paciente melhorar com o tratamento, o parceiro poderá vir a ser um grande obstáculo à terapia à medida que suas fobias latentes se manifestem. O protótipo desse papel é encontrado na interação da mãe superprotetora com a criança ansiosa. Perguntas como "Você tem certeza de que ela está pronta para tentar sozinha?" são comuns. A paciente muitas vezes tentará arrastar o entrevistador para o papel de parceiro. Ela faz isso pela dramatização da sua ansiedade e pela sugestão de que a ajuda do entrevistador é tudo de que precisa para superar os problemas. Essa orientação mágica infantil em relação ao tratamento poderá alimentar as fantasias onipotentes do entrevistador; entretanto, ela apenas reconstrói o padrão das relações que criaram a fobia.

Comportamento contrafóbico. Os padrões contrafóbicos são uma interessante variação do desenvolvimento, em que o paciente nega suas fobias. Seu comportamento dramatiza sua desconsideração dos medos reais, e ele parece preferir situações em que haja um potencial para consequências desastrosas. Esse paciente também desloca a sua ansiedade para situações externas e simboliza seu medo inconsciente pelo domínio do medo externo real. Contudo, enquanto a pessoa fóbica evita a situação externa, o indivíduo contrafóbico aceita o perigo real como um desafio, vencendo seu medo inconsciente. Ambos os padrões defensivos envolvem o pensamento mágico. Em geral, o paciente fóbico seleciona uma situação em que exista um perigo real leve e magicamente acredita que algo ruim acontecerá com ele. A pessoa contrafóbica seleciona um ambiente em que o perigo é possível, ou mesmo provável, mas nunca certo. Seu sentimento mágico é: "Tenho o total controle, portanto, não há razão para temer". Um bom exemplo é o indivíduo que tem medo de declarar-se às mulheres e pratica esportes radicais. Ele gosta da admiração das pessoas que o consideram bravo, aventureiro ou destemido.

A mistura das defesas fóbicas e contrafóbicas é comum, e, geralmente, a investigação detalhada sobre pessoas contrafóbicas revela padrões disseminados de inibição em outras áreas da vida. Por exemplo, a mesma pessoa que arrisca a vida e que participa de corridas de carro poderá sentir-se constrangida ao falar em público. As defesas contrafóbicas proporcionam ganho secundário maior e benefício social, e, como todos os sintomas, é necessário separar seus valores adaptativos das suas origens neuróticas. Elas também poderão possibilitar uma gratificação relativamente direta dos impulsos proibidos, mas com pouca flexibilidade e espontaneidade no comportamento. O indivíduo contrafóbico raramente procura ajuda para esse padrão, mas os aspectos arrojados do seu comportamento poderão assustar as outras pessoas.

Por exemplo, pareceria totalmente incongruente um piloto de avião, combatente da Marinha, com medo de altura. Quando a incongruência foi mostrada, o piloto disse: "A questão é o controle. Quando aterrisso, à noite, em um porta-aviões, estou no controle. Sei exatamente o que farei e como farei. Fui treinado para isso". O entrevistador perguntou: "E quanto a estar na plataforma de observação do Empire State Building? Você consegue olhar na direção do horizonte?". A resposta foi afirmativa. "E olhar para baixo?" "Esquece", foi a resposta. O entrevistador continuou: "Vamos nivelar o muro com a altura dos seus joelhos". O homem interrompeu: "Não diga isso!". O entrevistador continuou: "Você tem medo de ficar tentado a pular?". O piloto experiente respondeu: "É isso, você captou bem". É difícil encontrar uma ilustração mais esclarecedora. Quem entre nós não tem medo da perspectiva de aterrissar em um porta-aviões à noite? Entretanto, esse homem fora treinado detalhadamente por etapas e desenvolveu confiança no seu autocontrole nessa situação. Ele internalizara seus professores como parte de uma identidade profissional. O terraço de um prédio ou a saliência de uma montanha alta é outra história. Aqui, seu mais primitivo desejo de voar com a facilidade de um pássaro foi estimulado. Sua confiança em sua capacidade de controlar esse grandioso desejo não estava solidificada. É como no sonho dos rapazes de voar magicamente como o *Superman*. Poucos homens mais velhos têm esse sonho porque a realidade, ao longo dos anos, pulverizou seus sentimentos de grandiosidade. Uma pesquisa com alguns dos nossos psiquiatras residentes revelou que algumas mulheres jovens também tinham esse sonho, mas elas relataram muito mais o medo de cair do que o sentimento de excitação descrito pelos residentes homens.

Paciente com transtorno de pânico

No transtorno de pânico (Quadro 8.4), os ataques característicos, embora muitas vezes rápidos (menos de uma hora, em geral com 5 a 10 minutos de duração), são extremamente incapacitantes. Com a emergência do ataque, aparentemente do nada, o indivíduo é tomado pela ansiedade aguda e inesperada, acompanhada de sintomas somáticos assustadores, como falta de ar, transpiração, taquicardia, tremores, náuseas, tontura, sufocação, arrepios e um terrível sentimento de que a morte é iminente. Os ataques de pânico tendem a ser recorrentes e, com frequência, levam ao medo secundário de sair de casa, porque a pessoa teme ficar em uma situação da qual não poderá sair se um ataque acon-

QUADRO 8.4
Critérios diagnósticos do DSM-5 para transtorno de pânico

A. Ataques de pânico recorrentes e inesperados. Um ataque de pânico é um surto abrupto de medo intenso ou desconforto intenso que alcança um pico em minutos e durante o qual ocorrem quatro (ou mais) dos seguintes sintomas:
   Nota: O surto abrupto pode ocorrer a partir de um estado calmo ou de um estado ansioso.
   1. Palpitações, coração acelerado, taquicardia.
   2. Sudorese.
   3. Tremores ou abalos.
   4. Sensações de falta de ar ou sufocamento.
   5. Sensações de asfixia.
   6. Dor ou desconforto torácico.
   7. Náusea ou desconforto abdominal.
   8. Sensação de tontura, instabilidade, vertigem ou desmaio.
   9. Calafrios ou ondas de calor.
   10. Parestesias (anestesia ou sensações de formigamento).
   11. Desrealização (sensações de irrealidade) ou despersonalização (sensação de estar distanciado de si mesmo).
   12. Medo de perder o controle ou "enlouquecer".
   13. Medo de morrer.
   Nota: Podem ser vistos sintomas específicos da cultura (p. ex., zumbido, dor na nuca, cefaleia, gritos ou choro incontrolável). Esses sintomas não devem contar como um dos quatro sintomas exigidos.
B. Pelo menos um dos ataques foi seguido de um mês (ou mais) de uma ou de ambas as seguintes características:
   1. Apreensão ou preocupação persistente acerca de ataques de pânico adicionais ou sobre suas consequências (p. ex., perder o controle, ter um ataque cardíaco, "enlouquecer").
   2. Uma mudança mal-adaptativa significativa no comportamento relacionada aos ataques (p. ex., comportamentos que têm por finalidade evitar ter ataques de pânico, como a esquiva de exercícios ou situações desconhecidas).
C. A perturbação não é consequência dos efeitos fisiológicos de uma substância (p. ex., droga de abuso, medicamento) ou de outra condição médica (p. ex., hipertireoidismo, doenças cardiopulmonares).
D. A perturbação não é mais bem explicada por outro transtorno mental (p. ex., os ataques de pânico não ocorrem apenas em resposta a situações sociais temidas, como no transtorno de ansiedade social; em resposta a objetos ou situações fóbicas circunscritas, como na fobia específica; em resposta a obsessões, como no transtorno obsessivo-compulsivo; em resposta à evocação de eventos traumáticos, como no transtorno de estresse pós-traumático; ou em resposta à separação de figuras de apego, como no transtorno de ansiedade de separação).

Fonte: Reimpresso de American Psychiatric Association: *Diagnostic and Statistical Manual of Mental Disorders,* 5th Edition. Arlington, VA, American Psychiatric Association, 2013. Copyright 2013, American Psychiatric Association. Utilização autorizada.

tecer; ela, assim, fica condicionada ao medo de estar onde o ataque de pânico ocorreu ou em locais semelhantes.

Uma das primeiras descrições do que, mais tarde, seria chamado de transtorno de pânico é encontrada na obra de Freud, *Studies on Hysteria* (*Estudos sobre a histeria*). Em "O caso de Katharina", Freud escreveu, em 1890, sobre uma adolescente de 18 anos de idade que apresentava episódios recorrentes de ansiedade aguda acompanhada de falta de ar grave. Katharina relembrou: "Tudo acontece simultaneamente. Primeiro de tudo, é como se alguma coisa pressionasse meus olhos. Minha cabeça fica muito pesada, existe um zumbido horrível, e eu fico muito tonta a ponto de quase cair. Aí, vem algo que esmaga meu peito, e eu não consigo respirar". Ela também descreveu: "Minha garganta fica apertada, e também me sinto como se estivesse me asfixiando" e "sempre acho que vou morrer – não me atrevo a ir a parte alguma; acho que alguém está parado atrás de mim e que vai me agarrar subitamente". Em uma entrevista profunda (pelos padrões modernos, talvez bastante "profunda"), Freud rapidamente estabeleceu que o início do transtorno foi precipitado pelas investidas sexuais que seu pai fizera quando ela tinha 14 anos. Os sintomas – pressão na garganta, e assim por diante – simbolizavam a excitação sexual do corpo dele sobre o dela. Dada à natureza traumática dessas investidas incestuosas, os episódios de ansiedade recorrentes de Katharina poderiam ser simplesmente classificados como um exemplo de transtorno de estresse pós-traumático, o que é emblemático da natureza fluida e intercambiável dos transtornos de ansiedade.

Os estudos do tratamento farmacológico de Donald Klein, na década de 1960, levaram a uma descrição moderna do transtorno de pânico como uma entidade clínica distinta do transtorno de ansiedade generalizada. Klein usou antidepressivos tricíclicos no tratamento do transtorno de pânico e da agorafobia com considerável sucesso. Os sintomas de pânico agudo, com suas palpitações, suor, tremores, dispneia, medo de morte iminente, entre outros, e de agorafobia inibitória secundária eram, com frequência, efetivamente interrompidos e prevenidos por essa intervenção farmacológica. Tal descoberta terapêutica estimulou pesquisas clínicas de considerável importância sobre a natureza biológica dos transtornos de ansiedade e sobre suas possíveis relações genéticas com os transtornos depressivos (dois terços dos pacientes portadores de transtorno de pânico vivenciam um episódio de depressão maior ao longo de suas vidas). Klein postulou uma teoria da ansiedade de separação exagerada como o núcleo psicológico do transtorno de pânico.

Psicodinâmica do desenvolvimento da fobia e do transtorno de pânico

Os sintomas fóbicos são universais nas crianças. De fato, embora, no início, eles sejam frequentemente negados, a existência de fobias na infância emergirá, por fim, na história de quase todos os pacientes neuróticos. Não há dúvidas de que os sintomas fóbicos comuns das crianças refletem a tendência normal para o pensamento primitivo e mágico do seu desenvolvimento.

As crianças muito pequenas manifestam tendências definidas para correr risco ou evitar danos. Os termos *inibido* e *desinibido em relação ao desconhecido* têm sido usados pelos psicólogos do desenvolvimento para distinguir esses dois grupos de crianças. Esses padrões de comportamento se correlacionam com as disposições temperamentais de *alta reatividade* e de *baixa reatividade* identificadas nos bebês de 4 meses de idade. Os bebês altamente reativos apresentariam maior probabilidade de tornarem-se crianças acanhadas e tímidas. Os bebês com baixa reatividade eram crianças que corriam mais riscos sociais e que se sentiam menos perturbadas diante do desconhecido. Esses estudos indicam fatores genéticos que predispõem uma pessoa a problemas de ansiedade, riscos, perigos e visões individualizadas sobre a segurança.

A ansiedade no contexto adequado é um sinal universal de perigo externo. O primeiro perigo externo na vida é a presença de uma pessoa que não seja a "mãe". O grau de ansiedade para com o estranho varia muito nos bebês. Em seguida, quando uma ligação saudável é estabelecida com a(s) figura(s) da mãe, dá-se início à fase de ansiedade de separação. Essa fase também desempenha um papel adaptativo importante, porque protege a criança pequena de afastar-se da vista e da voz da mãe. Esse mecanismo pode ser observado em uma família de patos em uma lagoa. Os patos pequenos seguem a mãe em uma ordem que é estabelecida logo depois do nascimento e é então mantida. O último pato da fila tem maior chance de ser comido. Essa metáfora também se aplica ao ser humano jovem.

A situação se torna mais complicada pelo desenvolvimento de um senso do *self* no início da infância. Por meio da interação com as figuras parentais amáveis e cuidadoras, o *self* em desenvolvimento aprende que certos comportamentos agradam os cuidadores e outros não. A criança aprende a esconder o comportamento desagradável não o realizando na presença dos cuidadores. Estes descobrem isso e expressam desaprovação. Trata-se de um paradigma essencial para o início da internalização dos valores parentais. Quando o desejo de obedecer e conquistar amor suplanta o desejo de desafiar, a ponto de a criança perder seu conhecimento consciente desse desejo, falamos de repressão. A fase agora está estabelecida, na criança, com uma predisposição adequada para desenvolver uma ansiedade dos seus próprios impulsos e desejos proibidos, que ainda existem em um nível inconsciente.

O indivíduo fóbico aprende, na infância, que o mundo é um lugar assustador e imprevisível. Seus pais poderão reforçar essa visão por meio de sua timidez ou de ataques explosivos ou violentos. Em algumas famílias, a própria mãe é um pouco fóbica, e o pai, imprevisível, irritável e zangado. Esse não é um fato raro na história do paciente, que poderá desenvolver, mais tarde, um transtorno de estresse pós-traumático como resposta a um trauma da vida real. Toda a família fica assustada com os episódios do pai e tenta evitá-los. Outros padrões são comuns; por exemplo, o pai poderá compartilhar os medos da mãe, e a ameaça de agressão poderá vir de fora do círculo familiar. Existe uma importante diferença entre as experiências típicas da infância do paciente paranoide e aquelas do paciente fóbico. Ambas envolvem o medo da raiva e até mesmo da violência, mas a família do paciente fóbico oferece alguma esperança de segurança, de forma que a criança desenvolve um senso de segurança potencial, embora ao custo de ansiedade e redução da autoconfiança. Em contraste, o indivíduo paranoide aprendeu que a segurança em relação aos perigos externos, fornecida por sua família, incluía uma perda total do senso de identidade e que sua única chance de independência e segurança residia na vigilância solitária constante.

O indivíduo fóbico superestima os perigos do mundo externo e o perigo emocional interior da ansiedade. Muitas vezes, os medos de perigos externos foram aprendidos diretamente com os pais. Às vezes, eles poderão ser reforçados pelo aumento real do perigo, ou porque a criança é vulnerável, como em uma doença crônica, ou porque a família vive em um lugar que apresenta perigos reais. O medo exagerado da ansiedade está relacionado com a incapacidade da mãe de perceber o estado emocional de seu filho e com sua consequente superproteção defensiva. O bebê precisa tanto da exposição adequada ao estímulo externo quanto da proteção da superestimulação. O equilíbrio ideal entre eles é função da sensibilidade da mãe para os sinais de sofrimento de seu filho. Se ela responder indiscriminadamente como se todos os sinais significassem sofrimento, a criança não terá a oportunidade de desenvolver uma tolerância normal para a ansiedade. Em outras palavras, a ansiedade da mãe e a consequente dificuldade em responder ao filho poderão levar, mais tarde, ao desenvolvimento da intolerância à ansiedade nessa criança.

A insensibilidade da mãe e a avaliação exagerada da ansiedade do filho continuam por todas as fases subsequentes do desenvolvimento. Ela responde à ansiedade normal da separação do filho recusando-se a permitir-lhe ficar longe de sua vista; ela maneja a ansiedade dele em relação a pessoas estranhas limitando seus contatos com novas pessoas; e ela lhe ensina a negar os impulsos sexuais ou agressivos que poderão levar ao conflito com seus pais ou com o desenvolvimento do seu superego. Em cada fase do desenvolvimento, a criança falha em dominar sua ansiedade e deverá aprender a lidar com ela de um jeito ou outro. Ela se identifica não apenas com os medos dos pais, mas também com a sensibilidade incomum ao medo e com o modo como eles o enfrentam. Isso é observado muito claramente nas fobias escolares, em que a ansiedade de separação da mãe é, no mínimo, tão grande quanto a da criança.

A história comportamental do paciente fóbico revela, tipicamente, que ele tinha medo do escuro, de ficar sozinho em seu quarto à noite, de pesadelos e de demônios. A porta do quarto era deixada aberta ou a luz permanecia acesa durante a noite. Ele ficava confortável com essas seguranças que sua família tinha à mão. Seus pais enfatizavam os perigos do tráfego na rua, das provocações no *playground*, dos homens maus escondidos no parque ou da mão do destino na forma de doenças terríveis. Ele era aconselhado a nunca atravessar a rua ou andar de bicicleta depois de escurecer, embora seus colegas praticassem essas atividades. As profecias dos pais sobre provocações eram procedentes, porque sua timidez induzia um comportamento provocador em seus colegas de classe. Se ele não queria ir ao acampamento ou se ficasse amedrontado com a escola, sua família reagia a esses medos permitindo-lhe evitar as situações causadoras.

Frequentemente, o paciente fóbico utilizava um dos seus pais como parceiro durante a infância. Aceitando acompanhar e proteger a criança e, dessa forma, mitigar sua ansiedade de separação, o pai/a mãe não apenas estimulava o desenvolvimento das defesas fóbicas, como também seu próprio caráter fóbico subjacente. A criança era levada a sentir que suas próprias habilidades adaptativas eram inadequadas e que a confiança mágica em seus pais ajudaria de alguma forma compensar isso. Se ela ficasse sem ação, seus pais seriam capazes de protegê-la.

Muitas vezes, o paciente com transtorno de pânico tem uma história de experiências infantis traumáticas com base em sua vulnerabilidade constitucional e no ambiente familiar. A ansiedade de separação normal não é tolerada adequadamente. Isso pode refletir um baixo limiar estabelecido biologicamente para uma resposta inata ao medo do desconhecido, junto com uma alta excitação autonômica. Simultaneamente, um comportamento real assustado de um(a) pai/mãe ou cuidador poderá levar a uma ligação insegura e a uma sensação cronicamente deficiente de segurança. A combinação desses dois fatores, constitucional e ambiental, poderá levar à evitação de situações desconhecidas que poderiam ser dominadas pela experiência, na presença de um(a) pai/mãe relaxado(a), calmo(a) e seguro(a). Uma teoria psicodinâmica dos ataques de pânico postula que as ameaças à ligação na idade adulta desencadeiam uma regressão à experiência da infância e manifestam-se fisiologicamente na reação autonômica do medo do ataque do pânico.

A combinação de pouca autoconfiança, baixa tolerância à ansiedade, modo dependente de adaptação, tendência a pensamento mágico, exposição precoce a modelos que usam defesas fóbicas e uso de sintomas e sofrimento como forma de lidar com as autoridades leva ao desenvolvimento do caráter fóbico.

CONDUZINDO A ENTREVISTA

O paciente fóbico e com transtorno de pânico fala facilmente na parte inicial da entrevista. Ele vem em busca de alívio, é educado e está ávido para falar sobre seus problemas. O silêncio e a resistência surgirão depois, mas os momentos de abertura são marcados por uma aura de boa vontade. À medida que a entrevista evolui, fica aparente que a boa vontade do paciente continuará apenas se o entrevistador cooperar com as defesas dele – isto é, se ajudá-lo a evitar a ansiedade evitando certos assuntos e oferecendo proteção mágica. A tarefa do entrevistador é direcionar a discussão para essas áreas de medo, mas ao mesmo tempo manter a harmonia necessária para sustentar a relação, pela exploração dolorosa dos problemas psicológicos do paciente.

Cooperação inicial

Com frequência, o paciente fóbico vai acompanhado para sua primeira entrevista. Ele poderá ir com um membro da família ou com um amigo. Muitas vezes, quando vai sozinho, será apanhado depois ou sua companhia o espera no carro. Se o entrevistador tiver razões para suspeitar que o paciente é fóbico, é aconselhável vê-lo sozinho, conversando com sua companhia apenas mais tarde, se for o caso. Se o diagnóstico não ficar claro até que ambos estejam no consultório do entrevistador, este deverá usar a primeira oportunidade conveniente para, com muito tato, dispensar a companhia a fim de conversar com o paciente a sós. A presença do acompanhante protege o paciente da ansiedade pela inibição dos pensamentos e dos sentimentos que o estão incomodando. Em virtude de o entrevistador desejar explorar esses pensamentos e sentimentos, é mais provável que ele seja bem-sucedido se o acompanhante não estiver presente. Não há motivo para a interpretação da defesa nesse ponto, e um simples "Poderia esperar lá fora enquanto converso com seu irmão?" ou "Podemos conversar sozinhos enquanto seu marido a espera lá fora?" será suficiente. A solicitação deverá ser dirigida à pessoa que o entrevistador achar que, mais provavelmente, não irá se opor.

Alguns pacientes fóbicos apresentam uma ânsia quase exibicionista de relatar suas angústias e descrever sua incapacidade de superar os medos irracionais. Outros sentem mais vergonha dos seus problemas e poderão esconder os sintomas. O entrevistador aprenderá a reconhecer o último grupo pela ansiedade evidente e pelo uso intenso da evitação na vida do paciente e na própria entrevista. Independentemente de o paciente apresentar seus sintomas como uma queixa importante ou de revelá-

-los apenas de maneira relutante, ele estará mais ansioso por obter reasseguramento do entrevistador do que por investigar sua própria vida emocional. O entrevistador, entretanto, deseja discutir os problemas e os sintomas do paciente e, dessa forma, compreender um pouco seus conflitos psicológicos. Em virtude desses objetivos discrepantes, o ponto inicial natural da entrevista é a discussão dos sintomas.

No início da entrevista, o paciente poderá perguntar: "Você será capaz de me ajudar?" O momento da pergunta sugere ser uma solicitação de reasseguramento mágica. O entrevistador poderá usar isso como uma alavanca para iniciar outras investigações dos problemas, dizendo: "Não posso responder isso até que você me conte mais a seu respeito". Assim, oferece-lhe a promessa de ajuda futura em troca de uma ansiedade presente contínua. Embora muitos pacientes vivenciem alívio com uma simples conversa sobre seus problemas, esse processo torna o paciente fóbico mais ansioso. Ele precisa de uma promessa direta de benefício antes de participar do processo de tratamento.

Exploração dos sintomas

Os problemas encontrados na entrevista de um paciente fóbico ou com transtorno de pânico frequentemente estão restritos pela exploração dos seus sintomas. (Pacientes obsessivos e histriônicos também apresentam sintomas, mas sua discussão raramente é um foco central de resistência, embora o paciente com transtorno obsessivo-compulsivo muitas vezes esconda seus sintomas.) O paciente fóbico responde de forma diferente. Suas defesas características, com frequência, emergem na discussão dos seus sintomas, exatamente como fizeram em sua formação. Quando o entrevistador tenta falar sobre o comportamento do paciente, este leva a discussão para um assunto neutro ou pede ajuda ao entrevistador, ao mesmo tempo em que evita a exposição dos seus problemas. Esse deslocamento dos conflitos internos para o mundo exterior poderá parecer uma concentração maior no mundo exterior do que nos seus sentimentos internos.

Os sintomas do paciente fóbico estão associados a uma considerável ansiedade, e alguns apresentam essa ansiedade como a queixa principal ou comentam sobre ela no início da entrevista. O entrevistador pedirá uma descrição detalhada dos sintomas, das situações que os induzem, da história do seu desenvolvimento e das medidas terapêuticas que já tentou antes da primeira entrevista.

> Em uma entrevista inicial, uma mulher solteira, de 30 anos de idade, descreveu o começo dos seus ataques de pânico: "Foi tão bizarro. O primeiro aconteceu durante minha hora de almoço, há 10 anos. Fui a uma confeitaria comprar um sanduíche. A loja estava lotada, e precisei esperar por muito tempo. De repente, senti-me extremamente ansiosa e fiquei gelada e suada". O entrevistador perguntou como ela estava passando o tempo enquanto esperava na fila:
>
> Agora lembro-me: Estava lendo uma história em um jornal sobre uma mulher que esfaqueou seu namorado. Meu coração começou a disparar. E pensei: "Estou tendo um ataque do coração. Preciso sair daqui". Corri para a rua, liguei para o escritório do meu celular e disse-lhes que estava passando mal e que iria para casa. Voltei correndo para meu apartamento, fechei as cortinas, tomei um Valium e deitei na cama. Isso ajudou, mas continuei a sentir medo. Voltei ao escritório, mas não foi fácil; ele fica no 35º andar, e agora tenho um medo absurdo do elevador.

Não consigo entrar se estiver cheio. Às vezes, penso que estou louca. Fui ao meu clínico geral. Ele disse que estou bem de saúde, mas não estou; estou à beira de um ataque de nervos.

O entrevistador esclareceu que ela estava experimentando um transtorno psicológico expressado por sintomas físicos assustadores. Nomear o que vivenciou – de transtorno de pânico – e informar que era tratável surtiu um efeito tranquilizante.

Essa descrição da doença é uma parte importante de qualquer entrevista clínica. Dizer ao paciente que a síndrome é clinicamente reconhecida, que muitas pessoas a têm e que ela é tratável é uma intervenção terapêutica que diminui a ansiedade. A ansiedade é exacerbada pelos sentimentos do paciente de que sua vivência está fora do domínio do conhecimento do ser humano e é incompreensível.

A mesma paciente tinha uma carreira bem-sucedida no mundo financeiro, era ambiciosa e trabalhadora. Havia terminado com seu namorado duas semanas antes do início dos sintomas por causa da recusa deste em noivar. O entrevistador perguntou sobre essa relação: "Do que ele gosta? Como vocês se relacionavam um com o outro? Quais eram as suas semelhanças e as diferenças?". Esse questionamento revelou que, de modo geral, ela era dependente dele para tomar decisões de onde iriam passar as férias e de como iriam usufruir os fins de semana. Dada à atitude franca e independente em sua vida profissional, sua constante submissão ao namorado parecia um paradoxo.

Essa história não é rara no paciente com transtorno de pânico e trata do desconforto subjacente que muitos possuem em relação aos seus esforços assertivos nos relacionamentos íntimos.

O pai da paciente foi descrito por ela como uma figura assustadora durante sua infância. Ele era irascível e frequentemente perdia o controle. Ela descreveu a mãe como "infantil": "Sempre agia como uma menina que precisava ser cuidada e mimada. Não era muito boa em tomar conta de mim. Tenho dúvidas se ela deveria ter sido mãe". Quando criança, a paciente ficava tímida, amedrontada e constantemente preocupada. Os assuntos de separação eram um problema durante seu desenvolvimento inicial. Apresentava dificuldade quando a mãe a deixava na escola, ou quando ia para o acampamento de verão, por se sentir inconsolavelmente saudosa.

O entrevistador perguntou sobre seus sentimentos em relação à relutância do namorado em comprometer-se com o relacionamento e seu subsequente rompimento. "Fiquei furiosa. Queria matá-lo. Não tolero bem a raiva. Isso me assusta. Então senti-me culpada. Ao mesmo tempo, senti-me sozinha. Eu preciso dele. Essa fraqueza me deixou com mais raiva. Era um círculo vicioso. Ficava deprimida, culpada e com raiva". Esse intercâmbio produtivo permitiu ao entrevistador explorar seu medo da raiva e sua conexão com a ansiedade da infância que as explosões do seu pai haviam produzido. Ela continuou: "Sinto-me tão insegura quando estou sozinha e quando não tenho um relacionamento. Nem estou certa de que a pessoa real é tão importante. Eu só preciso de alguém que me faça sentir confortável. Meio patético, não?". Essa confissão possibilitou ao entrevistador explorar sua ligação insegura com a mãe, que havia sido muito mais uma irmã exigente do que uma mãe protetora e confortante, e seu desejo infantil por alguém com quem ela pudesse contar para confortá-la e aliviar suas ansiedades e preocupações. Esses temas, combinados com o uso adequado de medicamentos, foram mais explorados e desenvolvidos na terapia e levaram a um tratamento bem-sucedido.

Desvendando os detalhes

O entrevistador presta atenção a todos os aspectos da descrição do paciente acerca dos seus sintomas a fim de compreender seus significados psicológicos. Por exemplo, uma mulher que tem medo de multidão poderá enfatizar sua preocupação em relação às pessoas "que esbarraram em mim", enquanto uma outra falará dos seus sentimentos de estar "sozinha no meio de estranhos". A primeira descrição sugere preocupação em relação aos sentimentos sexuais; a segunda tem uma conotação de ansiedade sobre a separação das fontes de gratificação dependente. Naturalmente, o entrevistador só interpretaria isso para o paciente bem mais tarde no tratamento.

As consequências temidas pelo paciente, caso entre em uma situação fóbica, podem envolver a projeção de um desejo reprimido ou o medo de sua expressão e a possível retaliação. O paciente poderá ser capaz de elaborar fantasias detalhadas do que ele teme, sem consciência de que está descrevendo um desejo inconsciente. Essa informação é valiosa para o entrevistador, mas, novamente, ela não deverá ser compartilhada com o paciente no início do tratamento. Por exemplo, uma mulher que tinha medo de ir às ruas era capaz de descrever em alguns detalhes os eventos sexuais que temia. Entretanto, passaram-se meses até que ela tivesse consciência de seus desejos sexuais.

O sintoma fóbico representa muito mais claramente o medo inconsciente do que o desejo proibido.

Uma mulher descreveu seu medo de restaurantes, e o entrevistador perguntou: "O que aconteceria se você fosse a um restaurante?". A paciente respondeu: "Eu ficaria descontrolada". Ela esperava que o entrevistador parasse nesse ponto. Em vez disso, ele perguntou: "E o que aconteceria se você se descontrolasse?". A paciente foi surpreendida e respondeu com aborrecimento: "Eu desmaiaria e teria de ser carregada em uma maca". O entrevistador continuou: "E daí, se isso acontecesse?". Agora a paciente sentiu justificada sua raiva e respondeu: "O que você acharia de ser carregado em uma maca?". O entrevistador respondeu: "Nós dois sabemos que você tem pavor de situações como essa, o que é diferente do desgosto sentido pelos outros em uma situação difícil, e eu gostaria de ajudá-la com isso". A paciente relaxou, dizendo: "Bem, meu vestido subiria – as pessoas poderiam ver a urticária nas minhas pernas ou poderiam dizer: "Olhe para ela; deve estar a caminho do hospício".

O entrevistador havia descoberto o medo da paciente de ficar louca, bem como a vergonha da sua aparência. Outras explorações revelaram uma mistura de impulsos exibicionistas e agressivos e sua necessidade autopunitiva de ser controlada e humilhada como retaliação a esses impulsos.

Episódio inicial

O episódio inicial do sintoma é particularmente esclarecedor. Uma mulher de meia-idade, que tinha medo de comer carne, não conseguia dar qualquer explicação sobre esse comportamento, mas foi capaz de lembrar que o evento ocorreu pela primeira vez na mesa de jantar, durante uma discussão entre seu marido e sua filha. Mais tarde, revelou uma constante batalha na sua infância sobre a proibição de comer carne às sextas-feiras. Os sintomas estavam relacionados ao seu medo de exibir abertamente a agressão desafiante em sua vida atual e em sua infância.

Sintomas fisiológicos

Ao descrever seus sintomas, alguns pacientes fóbicos e com transtorno de pânico discutem seus sentimentos subjetivos de ansiedade, enquanto outros, empregando maior negação, enfatizam as concomitantes manifestações fisiológicas da ansiedade, como tremores, palpitações ou dor no peito. O entrevistador poderá formar a base para futuras interpretações, ligando essas respostas físicas aos estados subjetivos correspondentes. Ele poderá dizer: "Quando fica tonto e se sente desfalecer, deve haver algo assustando você" ou "Essa pressão em seu peito é o tipo da sensação que as pessoas têm quando estão ansiosas". Algumas pessoas experimentam ansiedade como uma sensação corporal difusa, fronteiriça à despersonalização. Se a hiperventilação desempenhar um importante papel na produção dos sintomas, o paciente poderá afrouxar o colarinho da camisa, queixar-se de que a sala está sufocante ou pedir para abrir a janela. Agora, o entrevistador tem uma difícil escolha a fazer. Se permanecer quieto, provavelmente o paciente achará que ele é insensível às suas queixas. Se acolher a solicitação do paciente, este esperará mais indulgência. Se a sala estiver realmente abafada, não haverá mal algum em abrir a janela. Existe a possibilidade de que o paciente esteja reagindo ao tema da discussão. Ao abrir a janela, e a exploração do assunto desconfortável continuar, o entrevistador terá a oportunidade de perguntar: "Você está melhor agora?" –, mas apenas se o paciente continuar a discussão. O paciente fóbico poderá perguntar: "Podemos falar sobre outra coisa?" ou algo equivalente. Nesse ponto, o entrevistador poderá comentar: "Talvez exista algo dentro de você que faça a sala ficar abafada, algo que esse tema precipitou". Esse intercâmbio tipifica a negociação contínua que existe entre o entrevistador e os medos do paciente fóbico.

Uma manifestação comum de ansiedade, que o paciente fóbico tenta ignorar, é o barulho do estômago. Quando isso ocorre durante a entrevista e o paciente reage com desconforto, o entrevistador poderá observar: "Parece que você está constrangido a respeito dos barulhos que seu corpo faz". Isso indicará que o entrevistador está confortável discutindo esses assuntos e que os sentimentos do paciente sobre seu corpo são um tema pertinente à entrevista.

Identificação

Se o paciente conhece alguém com um sintoma similar, a exploração dessa relação poderá trazer mais compreensão. Com frequência, os pacientes fóbicos empregam modelos relativamente primitivos de identificação, e os sintomas fóbicos estão, com frequência, baseados em um modelo específico. É comum revelarem um(a) pai/mãe ou avô/avó fóbicos ou outra pessoa que tenha oferecido um padrão fóbico com o qual o paciente se identificou. Além disso, normalmente o paciente tem grande empatia por outras pessoas fóbicas e poderá ter uma percepção surpreendente do significado da dinâmica do sintoma da outra pessoa, embora seja relativamente incapaz de ver o mesmo mecanismo em seu próprio comportamento.

Alteração nos sintomas

É revelador para o entrevistador detalhar as mudanças e a evolução da história dos sintomas. Um conflito específico que seja difícil de identificar em relação a um dado sintoma torna-se óbvio quando esse padrão histórico é visto como um todo. Por exemplo, um homem tinha medo de comer em restaurantes. Quando mais detalhes foram obtidos, ele revelou que isso era um sintoma recente e que antes tinha medo de voar. A história logo revelou uma longa lista de sintomas fóbicos aparentemente desconexos, todos ocorridos em situações em que estava sem contato com a mãe. Ele havia recusado contrafobicamente dar a ela o número do seu telefone celular porque: "Ela é tão intrusiva". Ele nutria grande ressentimento inconsciente da sua mãe, e seus impulsos agressivos para com ela eram manifestados pela fantasia de que ela ficaria doente e incapaz de contatá-lo. Sua culpa e ansiedade resultantes eram controladas pelos sintomas fóbicos.

Evitação

Percepção do perigo pelo paciente

Em algum momento, a entrevista progredirá para uma discussão mais generalizada sobre a vida do paciente. O entrevistador poderá perguntar "Quais são suas outras preocupações?", ou indagar sobre a maneira pela qual o paciente lida com os problemas da vida. Este, por sua vez, é habilidoso em mudar o tema para assuntos confortáveis, e a tarefa do entrevistador é dispor as perguntas de forma que o paciente não possa escapar ao enfrentamento dos assuntos reais. Quando essa tarefa é bem-sucedida, o mecanismo de evitação será visto em sua forma mais pura, quando o paciente diz: "Gostaria de não falar mais sobre isso", "Isso é muito constrangedor para mim" ou "Podemos mudar de assunto?". Esse é um ponto crítico na entrevista, pelo fato de permitir ao entrevistador estabelecer que a ansiedade não é uma razão válida para a evitação. Ele poderá dizer: "Entendo que isso seja difícil para você, mas sei que quer ajuda, então vamos em frente e ver o que podemos fazer" ou "Tente fazer o melhor que puder. Eu tentarei facilitar". Dessa forma, barganhará com o paciente, não fornecendo a promessa de ajudar até que ele queira entrar na área fóbica, pelo menos em seu pensamento.

É difícil fornecer o reasseguramento necessário e, ao mesmo tempo, evitar condescender ou sugerir que o paciente seja um bebê. Entretanto, com pacientes mais doentes e mais dependentes, a garantia do entrevistador de proteção contra a ansiedade poderá ser necessária: "Tratei outros pacientes com esse sintoma e acredito que nada de mal irá atingi-lo". Essa é uma manobra mágica que encoraja uma adaptação da dependência por parte do paciente. Ela permite que o paciente estabeleça uma transferência positiva que facilita o tratamento. As complicações serão tratadas mais tarde; mas com um paciente fóbico grave, a troca da evitação pela dependência mágica poderá representar melhora significativa.

Busca do tratamento pelo paciente

Os pacientes fóbicos buscam ativamente por tratamento. Eles consideram a busca uma forma de seguro e podem colecionar terapias e remédios da mesma forma que outras pessoas colecionam apólices de seguro. Existe um sentimento de segurança que se origina de ter um terapeuta, e é essa segurança, em vez de um efeito terapêutico, que parece motivar a busca do paciente.

Frequentemente o paciente esconde seu tratamento dos outros, e é aconselhável perguntar-lhe que pessoas sabem que ele está consultando um profissional de saúde mental. Ele poderá sentir que terá mais apoio e reasseguramento das outras pessoas se elas não souberem que um terapeuta está cuidando dele. O paciente não acredita que o entrevistador lhe dará assistência adequada e, por isso, sente-se mais seguro se for capaz de manter outros canais abertos. Às vezes, ele poderá ver dois entrevistadores simultaneamente, mantendo um em segredo do outro. Portanto, uma exploração cuidadosa de suas tentativas anteriores e atuais de buscar ajuda psiquiátrica será fundamental. O paciente poderá já ter tomado medicação prescrita por outro médico, e isso poderá surgir apenas quando o entrevistador puxar o assunto do tratamento psicofarmacológico. Ele poderá experimentar culpa em relação a esse tratamento duplo. O entrevistador poderá, então, perguntar: "Você estava com medo de que eu ficasse ofendido caso você preferisse a prescrição do outro médico?".

Os pacientes fóbicos tentam tratar a si próprios. Eles desenvolvem rituais mágicos que parcialmente aliviam suas dificuldades e, com frequência, escondem isso do entrevistador até que se certifiquem de que a "magia" dele é um substituto adequado. É necessário explorar sistematicamente, mas de forma simpática, as outras técnicas de tratamento que o paciente utilizou antes de iniciar o tratamento atual. Perguntas úteis incluem: "O que você faz quando fica ansioso?".

Em geral, o autotratamento do paciente envolve a substituição de alguma fobia por outra, tentando aumentar o ganho secundário e reduzir a inconveniência realística e a dor secundária, mas ainda se defendendo da ansiedade. Ele poderá relatar com grande orgulho que se obrigou a passear de avião, desde que em um voo rápido, ou a ir a lugares cheios, desde que não fosse à noite. Barganhando consigo mesmo, ele consegue uma sensação subjetiva de estar tentando lidar com seus problemas, enquanto continua a evitar suas raízes psicológicas.

O assunto das férias do entrevistador muitas vezes representa um dilema com o paciente fóbico, que, em resposta a essa separação vindoura, poderá pedir medicação caso não tenha sido anteriormente prescrita. Em geral, os psiquiatras contemporâneos prescrevem medicação para o paciente fóbico ou com transtorno de pânico bem antes de um intervalo iminente no tratamento. Tal decisão deverá ser tomada no início do tratamento, e não em resposta à ansiedade do paciente sobre uma separação iminente, durante a qual não haverá oportunidade de monitorar o impacto terapêutico do fármaco e seus possíveis efeitos colaterais.

Ganho secundário

O ganho secundário é importante para o entrevistador, porque ajuda na compreensão das psicodinâmicas do paciente e porque lhe proporciona uma das resistências mais fortes à mudança. O entrevistador poderá perguntar: "O que você não pode fazer por causa dos seus sintomas?". Poderá parecer uma pergunta direta sobre um aspecto da sua função psicológica, mas normalmente existe negação, para que o paciente não tenha consciência de que a resposta revela conflitos emocionais. Outras perguntas interessantes incluem: "Qual é o efeito, em sua família, do fato de você ser incapaz de sair de casa?" ou "Como você resolve seus assuntos se não pega o metrô?". Muitas vezes o paciente revela desconforto na descrição das imposições que faz à família e aos amigos. O entrevistador poderá usar essa oportunidade para empatizar com a parte constrangida do ego maduro do paciente.

Por exemplo, com uma mulher que revela desconforto enquanto descreve sua necessidade de ser acompanhada pelo marido até a loja da vizinhança, o entrevistador poderá comentar: "Você está infeliz por pedir-lhe que a acompanhe". A paciente responderá ou com a expressão de sua culpa ou com um ataque ao marido pela exploração dele à dependência dela, justificando, dessa forma, seu próprio comportamento. Em qualquer um dos eventos, o comentário levou à substituição da discussão do comportamento evidente por seu significado emocional. É verdade que o sintoma poderá refletir hostilidade para com o marido, mas isso está demasiadamente reprimido para ser interpretado na entrevista inicial. É mais produtivo reforçar a infelicidade consciente da paciente com os efeitos secundários dos seus sintomas. Isso também evitará a repetição dos conflitos com seus amigos e com a família, conflitos que todo paciente fóbico teve antes de ir ao entrevistador e começar a estabelecer uma aliança entre o terapeuta e a sua porção saudável do ego.

As pessoas do círculo social do paciente que reconhecem uma base psicológica de suas dificuldades normalmente interpretam o ganho secundário como a fonte de motivação básica. Sua visão é que o paciente está manipulando o ambiente para obter certos benefícios. O paciente responde com indignação e ofendido, sentindo que está sendo acusado de gostar dos sintomas dolorosos sobre os quais não tem controle. O entrevistador poderá evitar essa luta desastrosa por meio da manutenção da sua posição de questionador neutro sobre o comportamento do paciente, tentando compreendê-lo em vez de julgá-lo. Por exemplo, se a família de uma paciente achar que ela fica assustada ao sair de casa para evitar suas responsabilidades, o entrevistador poderá perguntar: "Como você se sente quando eles dizem coisas como essas?". Se ela revelar raiva, ele poderá apoiar, e se negar, poderá dar-lhe permissão para expressar seus sentimentos pelo comentário: "Deve ser irritante ser culpada por algo sobre o qual você não tem controle".

Evitação na entrevista

A evitação defensiva, que caracteriza o sintoma fóbico, também é uma resistência importante na entrevista. Ela poderá aparecer como uma omissão inadvertida, uma tendência a guiar a conversa para longe de certos assuntos, uma solicitação de permissão para não falar sobre assuntos desconfortáveis ou uma recusa direta de falar. Esse paciente frequentemente omite dados significativos sobre áreas importantes da sua vida e nega responsabilidades por essa omissão. Uma mulher caucasiana fóbica falou muito sobre seus planos de casamento, mas revelou apenas inadvertidamente que seu noivo era asiático. Ela explicou: "Você nunca me perguntou sobre isso" – uma típica resposta fóbica. O entrevistador respondeu: "Você achou que eu teria algo a dizer sobre isso?". Ele, assim, chamou sua própria atenção para a evitação por trás da negação da paciente. Outro paciente, um jovem psicólogo com traços de caráter fóbico, revelou primeiramente que era portador de uma doença cardíaca congênita quando, depois de meses de tratamento, o terapeuta procurou uma referência à cicatriz dele. O paciente explicou que a cicatriz resultava de um procedimento cirúrgico realizado na infância para corrigir o defeito. Surpreso, o terapeuta perguntou: "Por que nunca discutimos sobre isso antes?". O paciente explicou: "Nunca pensei que tivesse alguma importância psicológica". O entrevistador respondeu com um confronto direto: "É difícil para mim aceitar que, com a sua formação, você não tenha pensado que essa experiência de infância teria importância".

PRINCÍPIOS DO TRATAMENTO

Necessidade de reasseguramento

Depois de contar suas dificuldades, o paciente fóbico buscará por reasseguramento. Ele poderá perguntar: "Você acha que poderá me ajudar?" ou "Existe alguma esperança?". Outros pacientes poderão procurar pelo mesmo reasseguramento, mais indiretamente, perguntando: "Você já tratou de casos como o meu?". O entrevistador traduzirá o significado respondendo: "Suponho que você deseja saber se serei capaz de ajudá-lo". O estilo da pergunta do paciente tem importância prognóstica; o paciente que é mais otimista e espera desempenhar um papel ativo em seu próprio tratamento apresenta um prognóstico mais favorável.

O entrevistador poderá responder a essas solicitações de reasseguramento dizendo: "Quanto mais falarmos sobre seus problemas, mais serei capaz de ajudá-lo a lidar com eles". Essa resposta transfere um pouco da responsabilidade da cura para o paciente, ao mesmo tempo que oferece a assistência do entrevistador e indica o primeiro passo que o paciente deverá dar.

O paciente fóbico ou com transtorno de pânico também perguntará: "Estou ficando louco?". Seu medo da ansiedade o leva a considerar seus sintomas como uma evidência de colapso emocional total, com a perda de todo o controle sobre seus impulsos. Ele deseja que o entrevistador assuma o controle, diga-lhe que não está ficando louco e se responsabilize pelos seus controles emocionais. A questão sobre estar ficando louco oferece a oportunidade de explorar a essência do medo do paciente. O entrevistador perguntará: "O que louco significa para você?" ou "Como você acha que seria ficar louco?". Ele também poderá indagar se o paciente já conheceu alguém louco, e, em caso afirmativo, como essa pessoa se comportava. Finalmente, poderá oferecer reasseguramento acompanhado de uma interpretação dos conflitos internos psicológicos do paciente: "Você deve estar assustado com os sentimentos contidos internamente. Você nunca perdeu o controle no passado. Por que perderia agora?".

Muitas vezes, o paciente não ficará tranquilo com o que diz o entrevistador, mas captará sua calma e sua ausência de ansiedade. Muitas vezes, os pacientes fóbicos tentam provocar ansiedade nos outros, sobretudo nos representantes dos pais, como os profissionais em saúde mental. A maneira pela qual o entrevistador lida com sua própria ansiedade e sua atitude servirão como um modelo para o paciente e, especialmente nas primeiras entrevistas, são mais importantes do que qualquer interpretação do comportamento do paciente.

Informando o paciente

O paciente fóbico evita muito mais do que percebe fazê-lo, e um dos objetivos da entrevista inicial é explorar o escopo da evitação e informá-lo a respeito. As primeiras intervenções não objetivam tornar o paciente consciente dos seus sintomas, mas expandir sua consciência sobre suas inibições neuróticas. O terapeuta deverá comentar: "Chama atenção que você não falou nada sobre os aspectos sexuais do seu casamento" ou "Você costuma ter raiva de alguém?". Provavelmente o paciente responderá que não tem problemas nessas áreas, que nada tem a dizer ou que isso nada tem a ver com seus sintomas, mas ficará estabelecido o fundamento para futuras interpretações.

Um dos objetivos do tratamento é facilitar a compreensão da ansiedade. Muitas vezes os pacientes fóbicos acham que as outras pessoas não vivenciam ansiedade, e seu objetivo é ficar livre dela. As primeiras tentativas de interpretar isso tendem a ser superficiais e ineficazes. Com o tempo, o entrevistador poderá mostrar que a ansiedade é uma emoção normal e que a do paciente é, muitas vezes, adequada, mas desproporcional ao estímulo que a provocou. Com frequência, o maior problema é o medo do paciente de uma ansiedade futura (chamada de ansiedade antecipatória).

Perguntas em relação à percepção do paciente sobre as reações das outras pessoas são úteis para aumentar o conhecimento do próprio paciente sobre a ansiedade.

> Depois de o paciente relatar um ataque de pânico logo após um acidente "quase ocorrido", em que um amigo estava dirigindo, o entrevistador perguntou: "Como seu ámigo se sentiu nessa hora?". O paciente respondeu: "Ele estava um pouco descontrolado, mas não tanto quanto eu". Isso gerou a oportunidade de explorar a avaliação exagerada do paciente da sua ansiedade e o fato de que suas respostas foram qualitativamente similares àquelas dos outros. O entrevistador disse: "Poderia ser porque você estava mais consciente dos seus próprios sentimentos do que dos dele e por não estar no controle do carro?". O paciente respondeu: "Não, ele não estava se sentindo como eu. Não estava com medo de desmaiar ou ter um ataque do coração ou de se sentir 'ausente'". O entrevistador disse: "Parece que você e seu amigo estavam com medo de coisas diferentes, e a ansiedade dele estava apenas relacionada ao perigo e ao potencial acidente". Com isso, surgiu um espaço para a exploração de determinantes inconscientes do medo do paciente. O problema envolvia o controle e quem quase o perdeu. Se estivesse dirigindo, ele se sentiria responsável. Já que não estava, sentiu que estava arriscando sua vida com um estranho no controle. Ele tivera sensações similares, quando criança, com sua mãe, sentimento de que precisava dela para sua segurança, mas reconhecendo que ela, às vezes, também era negligente, o que o fazia sentir-se em perigo.

Frequentemente o paciente fóbico precisa de assistência para reconhecer suas emoções. Isso já foi discutido em relação à ansiedade, mas também é válido para outras sensações. Os sentimentos são substituídos por sintomas e, com o tempo, o entrevistador conhecerá o padrão seguido. Quando o paciente descrever uma dor de cabeça, o entrevistador poderá observar: "Nas últimas vezes em que você se queixou de dor de cabeça, estava com raiva de alguém. Você está com raiva agora?".

Medicação

O uso adequado de medicação é um componente importantíssimo no tratamento eficaz do paciente fóbico ou com transtorno de pânico. Assim como com o paciente deprimido, a combinação de tratamento psicofarmacológico e psicoterapia é terapeuticamente sinergística no paciente com transtorno de ansiedade.

O significado psicológico da medicação nunca deverá ser ignorado. Isso é especialmente válido para o paciente fóbico-ansioso. O paciente não quer apenas uma pílula; ele quer a certeza de que o entrevistador tem a magia poderosa de oferecer proteção contra a ansiedade e de que poderá prover segurança e tranquilidade. Paradoxalmente, alguns pacientes relutam em considerar a medicação mesmo quando sua necessidade está clara. "É um sinal de fraqueza. Não quero remédios", declarou uma paciente fóbica quando o médico disse que a medicação era uma parte importante do tratamento. A exploração desse problema revelou o aspecto de uma experiência da infância da paciente: "Minha mãe sempre tomava pílulas ou bebia quando ficava descontrolada". O médico foi capaz de mostrar que o uso adequado de medicamentos em sua condição não significaria que ela se transformaria em sua mãe ou que ficaria dependente de remédios. Esclareceu que a medicação reduziria sua ansiedade e facilitaria sua capacidade de conseguir o domínio sobre seus medos fóbicos. Ele comentou: "Vamos explorar juntos os significados dos medos, e o uso de medicamentos irá nos ajudar a fazer isso. A ansiedade intensa, como a dor, está lhe incapacitando e domina seu mundo mental. Precisamos reduzir sua intensidade de forma a tratar suas origens psicológicas". Essa intervenção capacitou a paciente a aceitar o uso de medicamentos, que, depois do trabalho psicoterapêutico, ela foi capaz de dispensar, embora mantivesse uma receita sem data da medicação em sua bolsa como um talismã de segurança.

Papel da interpretação

A atividade inicial do entrevistador objetiva encorajar o paciente a contar sua história, descrever os detalhes dos seus sintomas e discutir sua vida pessoal. O paciente não deseja falar sobre seus sentimentos sexuais, agressivos, dependentes ou competitivos, mas é importante que ele seja incentivado a fazê-lo o quanto antes. O entrevistador demonstrará que não é fóbico nessas áreas da vida e que espera que o paciente siga seu exemplo.

Nas fases iniciais de contato, desafiar a evitação do paciente do mundo exterior raramente ajuda, mas o entrevistador logo interpretará a evitação que aparece na entrevista como omissão de material importante ou como recusa em discutir alguma área da vida. Sugestões diretas prematuras ou interpretações em relação ao significado psicológico de um sintoma fóbico aumentarão a defesa do paciente e interferirão na entrevista. O entrevistador tradicionalmente entende muito mais do que interpreta o paciente fóbico.

Quando um sintoma fóbico ou ataque de pânico é analisado, a ansiedade e a evitação são discutidas antes da simbolização ou do deslocamento. Primeiramente, o paciente deverá saber que é ansioso e que evita a fonte da sua ansiedade antes de começar a explorar os conflitos subjacentes. Em geral, a projeção é interpretada depois que as outras defesas foram profundamente analisadas.

Os ganhos secundários específicos, associados aos sintomas do paciente, oferecem pistas do tipo de barganha mais eficaz para conseguir que ele desista da sua fobia. Com o tempo, o entrevistador sugerirá substituir esses ganhos secundários, mas exigirá como pré-condição que o paciente entre na área do medo. A medicação, o reasseguramento mágico, o interesse e a preocupação apoiadores poderão ser usados como substitutos para as gratificações secundárias que o paciente obtém dos seus sintomas. Por exemplo, se o ganho secundário envolver a gratificação das necessidades dependentes, o entrevistador poderá desenvolver uma relação em que o paciente possa obter essa gratificação na transferência. O entrevistador também poderá apoiar a expressão direta dos sentimentos agressivos do paciente, sobretudo quando ocorrer sem a racionalização fornecida pelo sintoma. Por exemplo, quando o paciente fica com raiva e pede desculpas, por sentir-se culpado, o terapeuta poderá dizer: "Parece que você sente que não tem o direito de ficar com raiva" ou "Você não pode ficar com raiva?".

A barganha do tratamento acontece quando é necessário associar explicitamente o apoio e a gratificação do terapeuta com a renúncia do paciente aos seus sintomas. É desnecessário dizer que essa é uma técnica empregada apenas depois de um tratamento extenso. Um exemplo é do homem fóbico que chegou a sua sessão e disse: "Sei que não serei capaz de falar coisa alguma hoje; estou muito ansioso". O terapeuta, que sabia, por experiência anterior, o que o homem pretendia com o que disse, sorriu e respondeu: "Bem, devemos parar agora?". O paciente ficou muito irritado, mas não quis sair, então foi forçado a falar sobre seus sentimentos.

Quando o paciente fóbico procura a ajuda dos outros, frequentemente busca regras de vida, fórmulas que servirão como defesa contra a ansiedade. Isso aparece na entrevista psiquiátrica como um interesse em formulações gerais que sugerem guias de conduta, sem envolver os detalhes da sua vida. O paciente fóbico perguntará se precisa de mais repouso ou sugerirá que seu problema é se preocupar demais. Ele quer saber se deverá simplesmente se acalmar, agarrando-se a qualquer sugestão do entrevistador nessa área. Este poderá responder a essas solicitações interpretando a evitação do paciente. Ele poderá dizer: "Acho que você não gosta da ideia de que seus sintomas estejam relacionados aos seus próprios pensamentos e sentimentos". Em outras ocasiões, o paciente poderá perguntar: "Você acha que devo tentar pegar o metrô?". O terapeuta poderá dizer: "Você deseja saber se eu o instigarei a fazê-lo antes de estar pronto?".

Depois que o significado de um sintoma fóbico ou ataque de pânico tiver sido explorado em detalhes, ainda poderá ser necessário que o entrevistador desempenhe um papel ativo no encorajamento do paciente para entrar na situação de medo. Entretanto, esse problema clínico poderá representar o medo do paciente de assumir a responsabilidade de agir de acordo com seu novo *insight* – de certo modo, ele tem uma fobia de desistir da sua fobia. Ele tem medo dos sentimentos novos e desconhecidos e também do papel de adulto maduro envolvido na decisão de fazer uma mudança significativa no seu comportamento. Frequentemente, o paciente acusará o entrevistador de ficar impaciente ou cansado dele, projetando seu autodesprezo no terapeuta. Agora, o terapeuta deixará de analisar a dinâmica do sintoma específico e discutirá a relação de transferência e a tentativa do paciente de evitar qualquer responsabilidade pessoal por sua própria melhora, atribuindo-a ao poder do entrevistador. Se isso for bem-sucedido, talvez a intervenção ativa do entrevistador não seja mais necessária.

Depressão

Os pacientes fóbicos frequentemente ficam deprimidos durante o tratamento. Eles têm medo de que, para a desistência dos seus sintomas, seja necessário abandonar as gratificações infantis de dependência. A depressão poderá ser um sinal de que o tratamento está progredindo, e o terapeuta deverá dar o apoio e o encorajamento que o paciente precisa nessa fase. Com frequência esse é um ponto crucial no tratamento, porque o paciente não está pedindo ao terapeuta para protegê-lo do perigo imaginado, mas para ajudá-lo com os problemas tidos ao encarar o mundo real.

> Um de nós tratou de uma mulher de meia-idade que era curadora do hos-

pital onde trabalhava. Suas preocupações estavam focadas em sua própria saúde (ela era saudável) e na saúde daquelas pessoas que amava. Ela visitava vários especialistas e gostava do *status* de "paciente especial". Iniciou uma sessão falando de uma amiga, a quem descreveu como "sortuda" por causa da sua devotada fé religiosa, e expressou inveja pela sensação de segurança que a fé proporcionava. "Gostaria de ter algo assim para confortar-me nos meus momentos de insegurança". O psiquiatra disse: "Você possui algo similar em seu sistema de crença que lhe dá conforto; é a medicina, e você se cercou de médicos altamente qualificados que representam uma equipe em que depositou sua credibilidade e fé. Você acredita que eles têm um grande poder e tende a vê-los como oniscientes. Como a maior parte das pessoas religiosas, você ocasionalmente questiona o poder deles para ajudá-la".

A paciente ouviu com atenção e parecia hipnotizada; gentilmente, balançou a cabeça de um lado para o outro, perplexa. Ela disse: "É tão óbvio; esteve bem na frente dos meus olhos todos esses anos. Por que não imaginei isso?". O psiquiatra comentou, em um tom de brincadeira: "Acho que é para isso que você me paga". Ambos riram.

CONTRATRANSFERÊNCIA

O paciente fóbico induz três grandes problemas de contratransferência: idealização onipotente (onisciência e onipotência de pais benevolentes); infantilização condescendente; e raiva frustrada. Ele parece querer ser tratado como uma criança desamparada. Se o terapeuta vai adiante com isso, ele muitas vezes inclui a condescendência que reflete seus sentimentos a respeito dos adultos que querem ser tratados como bebês. A presença dessa resposta poderá refletir a dificuldade do terapeuta com seus próprios sentimentos de dependência, mas também poderá sugerir que ele está respondendo de forma exagerada às demandas do paciente.

Se, no início, o terapeuta consentir nas demandas do paciente, aceitando a idealização onipotente como realidade em vez de transferência, eventualmente poderá ficar irritado e com raiva. Se ele revelar essa raiva, o paciente sentirá que seus medos de transferência estão confirmados e que o tratamento é outra situação desconhecida e assustadora, em que está desamparado, como quando confrontado com um(a) pai/mãe poderoso(a) e arbitrário(a).

O paciente com transtorno de ansiedade apresenta uma ansiedade mais evidente, e, muitas vezes, induz uma ansiedade responsiva no entrevistador. Frequentemente, essa ansiedade leva a objetivos contraditórios de curto e longo prazo – os efeitos tranquilizadores imediatos do asseguramento e do apoio poderão ser antiterapêuticos no longo prazo. A dificuldade de saber a quantidade de ansiedade que o paciente poderá tolerar em determinado estágio e o momento adequado das intervenções é um importante desafio no trabalho do terapeuta.

CONCLUSÃO

O paciente com transtorno de ansiedade é responsivo a várias abordagens terapêuticas. Isso é válido para todos os transtornos de ansiedade. A terapia cognitivo-comportamental, a psicoterapia psicodinâmica e o uso criterioso de medicação representam potencialmente uma parte do tratamento eficaz do paciente ansioso. A compreensão da psicodinâmica individual do paciente deverá orientar a aplicação dessas diferentes modalidades de tratamento a fim de melhorar a resposta terapêutica.

Capítulo 9

O PACIENTE *BORDERLINE*

"*Borderline*" é um antigo conceito que reflete a confusão causada nos entrevistadores diante dos pacientes distraídos, impulsivos, irritados e perturbados. Eles não são psicóticos, contudo, algumas vezes podem manifestar características psicóticas e, por curtos períodos, ficar claramente psicóticos. Na maior parte do tempo parecem estar bem o bastante para serem considerados neuróticos, mas com as características "*borderline*" adicionais.

A maioria das síndromes psiquiátricas é descrita de acordo com a psicopatologia apresentada. A síndrome *borderline* é distinta porque foi descoberta nos consultórios de psicoterapeutas de orientação dinâmica. O conceito foi derivado clinicamente; a princípio, foi reconhecido porque a condição dos pacientes parecia piorar quando eram tratados com psicoterapia intensiva e revelavam psicopatologias muito mais graves do que aquelas suspeitadas na avaliação inicial. Eles eram considerados indivíduos neuróticos bem-integrados durante a avaliação, mas manifestavam comportamento impulsivo, autodestrutivo e exigente quando a terapia psicodinâmica era iniciada. A transferência rapidamente se tornava intensa, cheia de raiva ou com expressões inapropriadas de amor ou de intensos sentimentos eróticos. Muitas vezes, uma extrema idealização era alternada com massiva depreciação. Ao mesmo tempo, o paciente era resistente em assumir qualquer perspectiva a seu respeito, constantemente empregando externalização e negação.

Refletindo a confusão clínica causada por esses pacientes, uma quantidade enorme de termos foi aplicada a essa condição: esquizofrenia pseudoneurótica, esquizofrenia ambulatorial, estrutura de personalidade pré-esquizofrênica, personalidade "como se", caráter psicótico e disforia histeroide. Cada uma dessas tentativas de classificação capturou certos aspectos do paciente *borderline*, mas somente na segunda metade do século XX surgiu uma descrição clínica mais abrangente e inclusiva.

Falret, na França, na década de 1890, publicou uma vívida descrição clínica do paciente *borderline*, usando o termo *folie hysterique*.* Ele observou que esses pacientes exibiam uma extrema variabilidade de ideias e sentimentos, que poderiam mudar abruptamente da excitação à depressão, e o intenso amor que sentiam por alguém era logo transformado em ódio. Apesar de alguns dos estudos de caso de Freud publicados no início do século XX, em especial o Homem dos Lobos, poderem ser tidos, hoje, como pacientes *borderline*, somente nos anos de 1930 foi que Adolph Stern afirmou a existência de um grande grupo de pacientes que não se encaixavam na categoria

---
* N. de T. *Folie hysterique* – termo antigo que designava, de uma forma genérica, a alienação mental, especialmente as manifestações psicóticas.

de psicóticos nem de neuróticos. Ele constatou que era extremamente difícil conduzir esses indivíduos por qualquer método psicoterapêutico. Percebeu que esses pacientes se apresentavam por meio de situações ocorridas durante a terapia de orientação dinâmica, o que chamamos de transferência quase psicótica. Na década de 1940, Helene Deutsch mencionou um grupo de pacientes cujas relações emocionais entre o mundo exterior e seus próprios egos pareciam empobrecidas ou ausentes. Ela criou o termo *como se* para descrevê-los. A personalidade desses pacientes aparentava uma "normalidade" superficial, mas que carecia de autenticidade, de forma que mesmo um observador leigo reconhecia que algo estava faltando. Deutsch descreveu de forma precisa o distúrbio de identidade e o vazio interior que caracterizam os pacientes *borderline*. Aproximadamente nessa mesma época, Hoch e Polatin descreveram um grupo de pacientes hospitalizados, a princípio diagnosticados como esquizofrênicos, mas que não se encaixavam no diagnóstico porque, mesmo manifestando eventos psicóticos naquele período, seus episódios eram de curta duração e desapareciam. Eles consideraram as características clínicas essenciais como sendo pan-neurose, pan-ansiedade e sexualidade caótica, classificando-as como *esquizofrenia pseudoneurótica*. John Frosch introduziu o termo *caráter psicótico*. Ele achava que esse era uma contraparte distinta do caráter neurótico bem-descrito, a qual surgia ao longo do tratamento psicanalítico. Embora os sintomas psicóticos pudessem manifestar-se rapidamente nesses pacientes, eles eram transitórios e reversíveis. Frosch também sugeriu que essa sintomatologia era uma parte integral da estrutura do caráter desses pacientes e não uma posição intermediária para ou oriunda da psicose.

Na década de 1950, Robert Knight designou o termo *borderline* como uma entidade independente, não mais associada a doenças psicóticas como a esquizofrenia. Ele via o paciente *borderline* como alguém cujas funções normais do ego estavam gravemente enfraquecidas. No final da década de 1960, Otto Kernberg usou o termo *transtorno da personalidade borderline* para descrever o que considerou a característica marcante – uma organização da personalidade específica e estável, mas totalmente patológica. Sua descrição foi construída com base em uma formulação psicodinâmica. Assim como Knight, ele enfatizava a fraqueza do ego, em especial o controle insatisfatório dos impulsos e a deficiente tolerância à frustração. Adicionalmente, ele descreveu o uso de mecanismos primitivos de defesa, o *self* internalizado e as relações de objeto patológicas, bem como a intensa agressão inalterada. Algum tempo depois, Michael Stone criticou o modelo puramente psicodinâmico por sua implicação causal e sugeriu a existência de poderosos componentes biológicos determinados geneticamente para o transtorno, relacionados à doença bipolar.

A integração da pesquisa fenomenológica de Grinker e Gunderson com os modelos psicodinâmicos dos investigadores mais recentes levou aos critérios diagnósticos do DSM-III e DSM-IV para o transtorno da personalidade *borderline*.

Os critérios do DSM-5 para o paciente *borderline* (Quadro 9.1) são destinados a melhorar a confiabilidade diagnóstica e, consequentemente, a apresentar um conceito mais restrito do transtorno do que aquele empregado por muitos entrevistadores.

Em uma visão mais ampla, pacientes com uma variedade de transtornos da personalidade, tais como os histriônicos,

QUADRO 9.1
Critérios diagnósticos do DSM-5 para transtorno da personalidade *borderline*

> Um padrão difuso de instabilidade das relações interpessoais, da autoimagem e dos afetos e de impulsividade acentuada que surge no início da vida adulta e está presente em vários contextos, conforme indicado por cinco (ou mais) dos seguintes:
> 1. Esforços desesperados para evitar abandono real ou imaginado. (**Nota:** Não incluir comportamento suicida ou de automutilação coberto pelo Critério 5.)
> 2. Um padrão de relacionamentos interpessoais instáveis e intensos caracterizado pela alternância entre extremos de idealização e desvalorização.
> 3. Perturbação da identidade: instabilidade acentuada e persistente da autoimagem ou da percepção de si mesmo.
> 4. Impulsividade em pelo menos duas áreas potencialmente autodestrutivas (p. ex., gastos, sexo, abuso de substância, direção irresponsável, compulsão alimentar). (**Nota:** Não incluir comportamento suicido ou de automutilação coberto pelo Critério 5.)
> 5. Recorrência de comportamento, gestos ou ameaças suicidas ou de comportamento automutilante.
> 6. Instabilidade afetiva devida a uma acentuada reatividade de humor (p. ex., disforia episódica, irritabilidade ou ansiedade intensa com duração geralmente de poucas horas e apenas raramente de mais de alguns dias).
> 7. Sentimentos crônicos de vazio.
> 8. Raiva intensa e inapropriada ou dificuldade em controlá-la (p. ex., mostras frequentes de irritação, raiva constante, brigas físicas recorrentes).
> 9. Ideação paranoide transitória associada a estresse ou sintomas dissociativos intensos.

Fonte: Reimpresso de American Psychiatric Association: *Diagnostic and Statistical Manual of Mental Disorders*, 5th Edition. Arlington, VA, American Psychiatric Association, 2013. Copyright 2013, American Psychiatric Association. Utilização autorizada.

os narcisistas, os obsessivos e os paranoicos, que estão no extremo mais perturbado de um *continuum*, são considerados *borderline*. Além disso, o fenômeno *borderline* é onipresente e pode ser encontrado em muitos pacientes que não são diagnosticados com esse transtorno.

Há também um *continuum* no tocante à gravidade clínica da categoria *borderline*. Os pacientes mais extremos com frequência são atendidos nos departamentos de emergência psiquiátrica, são hospitalizados e têm recorrentes entrevistas conturbadas com autoridades sociais e legais devido à propensão à violência doméstica, ao uso abusivo de drogas, à direção negligente e a outros comportamentos impulsivos. Contudo, muitos daqueles pacientes *borderline* menos perturbados que se apresentam nos ambulatórios podem inicialmente ser charmosos, simpáticos e basicamente neuróticos. O distúrbio subjacente somente se manifestará na continuidade do tratamento, embora pistas da patologia *borderline* possam ser encontradas se for realizada uma história cuidadosa.

Os elementos multiformes da psicopatologia *borderline* não possuem um tema único, exceto aquele que pode ser nomeado de *instabilidade estável* das emoções, relacionamentos com outras pessoas, funções do ego e identidade. Esse estado fluídico e volátil de tantos aspectos da estrutura e da função psicológica resulta em surpreendentes e súbitas transformações de personalidade. O maior percentual de pacientes classificados como *borderline* é de mulheres entre 20 e 50 anos. A relativa raridade do diagnóstico nas populações mais velhas pode sugerir que a condição declina no curso do ciclo de vida. Isso pode refletir a redução da intensidade da pulsão e da energia emocional que ocorre com o decorrer do tempo. Alguns sugeriram que isso também pode refletir um viés clínico e um preconceito diagnóstico.

PSICOPATOLOGIA E PSICODINÂMICA

Características borderline

Instabilidade afetiva

Em casos mais graves, a explosão comum de emoções descontroladas e enfurecidas caracteriza o paciente *borderline*. Em meio a um desses episódios, o paciente *borderline* pode parecer, aos outros, assustador, demoníaco ou repugnante. Ele poderá ser visto como "possuído". Pacientes *borderline* apresentam momentos passageiros de baixa emocional junto com "excesso" de afetividade que canalizam para os episódios, abastecendo-os. Pequenos desentendimentos relativamente inócuos com outras pessoas podem precipitar efusão de raiva. Quando dominado pela raiva, o paciente *borderline* entra em um estado alterado de consciência em que a razão, o teste de realidade e a consciência dos sentimentos das outras pessoas não existem mais. Esses episódios se assemelham ao temperamento enfurecido de uma criança pequena cujo ego em desenvolvimento é inundado por uma profusão de frustrações iradas. A instabilidade afetiva do paciente não está limitada a acessos de fúria, mas também se manifesta em um intenso, porém muitas vezes não recíproco, sentimento de amor e desejo sexual. Isso pode acontecer no princípio do relacionamento, quando a outra pessoa é pouco conhecida. Esses intensos excessos de desejo romântico por outra pessoa são a expressão de um tipo de "fome" emocional que atormenta o paciente *borderline*. Inicialmente, o fato de o amor não ser correspondido tem pouco impacto nesses sentimentos. Contudo, o paciente passa a demandar mais e mais, tornando-se impaciente, insistindo para que haja alguma demonstração recíproca de amor. Um encontro sexual no começo da relação, muitas vezes iniciado pelo paciente *borderline*, muitas vezes catalisa esses sentimentos românticos esmagadores e poderá ser interpretado como uma "prova" de que há reciprocidade e como uma justificativa para demandar sobre o outro.

Os pacientes *borderline* menos perturbados, quando não dominados por um estado de emoções enfurecidas, podem ser considerados bastante simpáticos pelo entrevistador. Contudo, os períodos de relativa estabilidade emocional são interrompidos por episódios de exibição emocional intensa, quando insultos reais ou percebidos ocorrem ou quando uma fixação erótica se desenvolve. Pacientes *borderline* mais saudáveis são capazes de manter um relacionamento de longo prazo ou um casamento, ainda que frequentemente pontuado por tempestades e crises afetivas. Eles também podem ter vida profissional ou vocacional relativamente produtiva, apesar dos caminhos de suas carreiras tenderem a ser inconsistentes devido às explosões e à impulsividade.

Além da reatividade marcadamente emocional dos pacientes *borderline*, com episódios de fúria ou demandas de intimidade, existem também outras perturbações de humor subjacentes mais globais. Episódios de depressão e disforia, normalmente de curta duração (de dias ou mesmo horas em vez de semanas), também são comuns e podem ocorrer com frequência em resposta a pequenos desapontamentos ou pela percepção de rejeição, como o atraso de um amigo para um compromisso ou um comentário casual feito por um amigo, namorado ou terapeuta, que o paciente considere como insensível ou desinteressante. A paciente *borderline* pode se tornar agudamente ansiosa em relação a algum aspecto da sua saúde, considerando qualquer indisposição, como um resfriado ou uma dismenorreia, a manifestação inicial de uma doença perigosa. Quando isso acontece, seu clínico ou ginecologista será sufocado com chamadas telefônicas e solicitações de consultas emergenciais ou outros procedimentos tranquilizadores. As tentativas médicas de acalmar a paciente podem ser ineficazes e levar a uma procura interminável por um cuidador mais preocupado. Finalmente, a ansiedade desaparecerá, mas não antes de os médicos ficarem exasperados e exaustos pelas incessantes exigências de tranquilização e de avaliações médicas mais extensas.

Em geral, os pacientes *borderline* apresentam maior controle sobre sua afetividade na entrevista inicial do que na continuidade do tratamento, quando podem estar propensos ao que é chamado de *tempestades afetivas*. Essas explosões emocionais são caracterizadas por intensa agressividade e demanda direcionadas ao terapeuta, que se sentirá psicologicamente atacado. A abordagem terapêutica para esse fenômeno é determinar limites claros no início do tratamento. O leitor encontrará mais informações no texto de Kernberg sobre esse assunto do manejo terapêutico das tempestades afetivas no tratamento do paciente *borderline*.

Relações interpessoais instáveis

Relações interpessoais tumultuadas são típicas na vida de pacientes *borderline*. Existe uma condição hiperdramática e teatral em seus envolvimentos com outras pessoas, exemplificada pelos extremos de emoções alternadamente positivas e negativas, permeando os sentimentos sobre todos de seu mundo. Em contraste com o paciente histriônico, cujo apelo emocional mais frequente é o de obter atenção, as explosões emocionais do *borderline* são expressões de afeto descontrolado, o que muitas vezes irrita o receptor.

A idealização inicial dos outros pelo paciente *borderline* será frequentemente seguida de desvalorização e denegração. É típico o envolvimento intenso após um encontro relativamente superficial com outra pessoa.

"Esta é a melhor amiga que eu já tive", afirmou uma paciente *borderline* após tomar uma xícara de café com uma colega estudante que conhecera há apenas um dia. "Tivemos um entendimento fantástico, uma empatia instantânea. Somos almas gêmeas". Duas semanas depois, essa melhor amiga foi considerada superficial e espalhafatosa. Quando o entrevistador perguntou como tal transformação ocorrera, a paciente respondeu: "Ela não retornou meus telefonemas por mais de um dia, e ela tinha o número do meu telefone celular. Completamente indigna de confiança e sem consideração". O entrevistador retrucou: "Essa é uma grande alteração em seus sentimentos – de melhor amiga a desprezível". Sabendo que isso é comum entre "melhores amigos" na infância, o entrevistador continuou explorando as primeiras histórias dos melhores amigos da paciente que a tinham desapontado, e sua experiência com seus pais em ajudá-la a integrar esses episódios.

A fome emocional de um paciente *borderline* pode levar a uma rápida idealização de outra pessoa logo após um encontro. Seu novo amigo ou amante é "perfeito", compreensivo e está completamente envolvido. Essa idealização é a manifestação da ânsia de ser amado e adorado pelo outro, uma experiência que não é encontrada nas memórias de infância do paciente *borderline*, as quais são comumente marcadas por sentimentos de negligência ou de claros abusos emocionais ou físicos. A idealização também pode ser vista como a representação do desejo de ser igualmente idealizado. Quando as inevitáveis falhas surgem nessa projetada fábrica de perfeição, um aspecto inevitável das fantasias de qualquer relacionamento, a idealização se transforma em seu oposto, e o amigo ou amante é visto como não se importando com ele, sendo mau ou rejeitando-o. O relacionamento caminha para um final tempestuoso, com recriminações cheias de raiva por parte do paciente *borderline*. Raramente ele reconhece que seu comportamento, suas demandas impossíveis e suas expectativas irrealísticas possam ter contribuído para esse resultado. É sempre falha da outra pessoa. O paciente *borderline* muitas vezes revelará histórias de relacionamentos românticos que soçobraram, em sua opinião, devido a uma espantosa inadequação, à insensibilidade ou ao comportamento insatisfatório por parte de seus companheiros. Essas experiências são percebidas pelo paciente como abandonos ou rejeições.

Em casos de pacientes mais perturbados, a raiva pode rapidamente se transformar em violência física. Agressão física entre parceiros e espancamento de menores, devido a uma pequena infração, podem levar a problemas com a lei ou com agentes sociais, bem como ao atendimento nos departamentos de emergência psiquiátrica. A capacidade de protelar uma gratificação ou de inibir a raiva impulsiva é dramaticamente prejudicada no paciente *borderline* grave e está no centro das relações interpessoais disfuncionais. Algumas vezes, esses ataques de fúria do paciente *borderline* gravemente perturbado podem levar a um comportamento homicida.

Sexualidade

Muitas vezes, o paciente *borderline* pode ser sexualmente encantador e atrair parceiros com facilidade. A sexualidade não é inibida como em geral ocorre nos histriônicos, e o paciente *borderline* poderá ser sexualmente muito ativo e orgásmico. Muitas vezes, ele é o protagonista da sedução. O processo se inicia com um prolongado encontro de olhares ou com um flerte evidente. A sexualidade exagerada pode, por um tempo, unir o parceiro, enquanto a intensidade física da paixão compensar as tempestades emocionais que entremeiam os outros aspectos do relacionamento. Um jovem comentou a respeito de sua namorada *borderline*: "Meus amigos estão furiosos comigo por estar com ela. Disseram que ela é uma louca, uma mulher turbulenta. Eles estão certos, mas ela é fantástica na cama. Eu não quero abrir mão disso". O entrevistador lhe disse: "A habilidade dela em satisfazê-lo parece mais importante do que um relacionamento amoroso e feliz". Finalmente, ele a deixou quando os episódios de fúria descontrolada chegaram a proporções assustadoras, a ponto de ela rasgar documentos importantes e de destruir sua propriedade. A sexualidade do paciente *borderline*, assim como outros aspectos de seus relacionamentos, é conectada aos objetos, a despeito de uma natureza primitiva, colorida por alternâncias de idealização e depreciação. Sentimentos eróticos intensos em relação ao terapeuta, que surgem precocemente na consulta ou no tratamento, são pistas de que o entrevistador está lidando com uma patologia *borderline*. Idealização e depreciação também ocorrem em narcisistas, porém, nesse caso, os pacientes possuem um envolvimento pessoal menor e podem terminar um relacionamento muito mais facilmente, com menos raiva e com maior desprezo. As pessoas são mais descartáveis. Os laços narcisistas são mais tênues e, portanto, mais facilmente transferíveis para outra pessoa.

Perturbações de identidade

A identidade instável é uma característica do paciente *borderline*. A maior parte das pessoas possui um sentimento interior estável do *self*, que permanece consistente, mesmo em face às variações de humor, ao estresse emocional, às perdas pessoais, entre outros, que ocorrem no dia a dia. Essa identidade pessoal consistente, que se forma na primeira infância e que continua a consolidar-se durante a adolescência, é instável no paciente *borderline*. Um paciente expressou isso da seguinte forma: "Eu nunca sei quem sou a cada dia". O *borderline* pode achar-se, e também os outros, uma pessoa diferente de um dia para o outro. Por exemplo, um paciente *borderline* de comportamento agressivo, exigente, furioso e moralista em sua primeira entrevista foi melancólico, passivo e infantil na segunda sessão, afirmando que se sentia desamparado. Essa "criança" ferida e vulnerável estava em total oposição à pessoa formidável da primeira sessão.

Frequentemente o paciente *borderline* procura uma identidade com base nas reações dos outros. É como se as respostas das outras pessoas fornecessem uma estrutura representacional temporária, que consolida o que ele é naquele momento. Essa necessidade de o mundo exterior prover uma estrutura psíquica está na raiz da fome incessante do paciente pelas respostas emocionais das outras pessoas. Dessa forma, os pacientes *borderline* se apresentam mais saudáveis nas entrevistas estruturadas do que em situações desestruturadas, em que poderão sentir-se mais desorganizados e perturbados.

O senso instável do *self* frequentemente irá estender-se para questões sexuais e de gênero. "Eu sou homo ou heterossexual? Não sei. Sei que posso ter relações sexuais com homens ou com mulheres, relações sexuais agradáveis, mas não sei qual prefiro. Isso é muito confuso e faz com que me sinta louco", lamentou um paciente *borderline*. Um outro ponderou a respeito de uma cirurgia de troca de sexo, sem compreender ou saber o que isso acarretaria. Alterações vocacionais repentinas e impulsivas, ocorrendo de forma intempestiva, podem aparecer na história do paciente, refletindo um instável senso do *self*. Um médico *borderline* buscou o aprendizado de três diferentes especialidades, abandonando cada uma das residências quando ela perdia seu apelo. Agora, ele desejava ser psiquiatra, na esperança de esse aprendizado lhe trazer respostas para a confusão em relação à identidade profissional. Sob esse desejo, há uma esperança inconsciente de solução do dilema "Quem sou eu, realmente?".

Uma manifestação clínica de perturbação de identidade ocorre quando o entrevistador literalmente não reconhece o paciente na segunda visita, porque ele lhe parece uma pessoa completamente diferente. Para uma melhor compreensão dessa perturbação na identidade e do aparecimento de diferentes comportamentos e estados de consciência em um mesmo paciente, recomenda-se a leitura do Capítulo 11 "O Paciente com Transtorno Dissociativo de Identidade". Há frequentemente muita sobreposição entre pacientes com transtorno *borderline* e pacientes com transtorno dissociativo de identidade, e ambos costumam apresentar história de trauma recorrente na infância.

Sensibilidade à rejeição

Pacientes *borderline* temem a rejeição e são hipersensíveis a qualquer pequena flutuação da atenção do entrevistador. Por exemplo, o terapeuta que está cansado e reprime um bocejo ou olha de relance o relógio para verificar quanto tempo ainda resta obterá reações raivosas do paciente. Essa perda da atenção total do entrevistador será vivenciada como um abandono, que confirma o temor subjacente de uma inevitável rejeição. Esse medo extraordinário é comumente uma profecia autorrealizada. O comportamento difícil e volátil dos pacientes *borderline* com frequência afasta as demais pessoas, confirmando seus piores temores e mergulhando-os na depressão.

Tradicionalmente, o *borderline* responde à solidão com medo e confusão. Por isso, existe uma necessidade desesperada da presença de outra pessoa, que ofereça uma proteção externa contra o caos interno vivenciado. Para o entrevistador, o término das sessões ou o planejamento de férias apresentam dificuldades específicas com pacientes *borderline*. Normalmente, o fim de uma sessão é vivenciado pelo paciente como abandono e rejeição. Em um exemplo, devido à sessão se aproximar do final, o paciente afirmou: "Eu preciso de mais um minuto. Não podemos parar agora. Fará uma grande diferença para mim se eu puder apenas terminar de falar sobre esse assunto". À medida que o terapeuta se prepara para entrar em férias, o paciente *borderline* com frequência se torna, de modo crescente, sintomático, realizando tentativas evidentes ou veladas de suicídio e demandando contato com o entrevistador quando este estiver longe. "Onde você estará? Como posso encontrá-lo? Posso ficar com seu telefone?" são respostas típicas de um paciente *borderline* diante da iminente ausência de seu terapeuta.

Impulsividade

Comportamento impulsivo, comumente autodestrutivo ou até mesmo ameaçador à vida, é típico do paciente *borderline*. Relações sexuais desprotegidas com parceiros recém-conhecidos são um exemplo. Embora o paciente reconheça que essa atitude pode colocá-lo em risco de uma doença venérea ou de uma gravidez, isso não evitará o comportamento sexual impulsivo e perigoso. Consumo excessivo de álcool ou uso de drogas ilícitas em ambientes perigosos são outros exemplos de comportamento impulsivo do paciente *borderline*. O consumo de drogas e de álcool é comumente impulsionado pelo desejo de sentir-se "vivo" ou "autêntico", por meio das intensas experiências induzidas por essas substâncias. Tal necessidade de sentir-se "autêntico" é motivada pelo desejo de escapar do profundo vazio interior que contamina o paciente *borderline*. A impulsividade *borderline* naturalmente se estende por seus relacionamentos interpessoais e por situações vocacionais. Amigos podem ser abandonados sem razão: "Eu não me importo mais com ele. Eu não consigo explicar isso". Trabalhos podem ser deixados sem outra oportunidade em vista: "Isso simplesmente não era para mim. Eu não podia ficar lá. Não tenho nada em vista e não sei como vou viver, mas encontrarei um caminho". Frequentemente o paciente *borderline* espera que tal demonstração seja suficiente para que o outro se sinta culpado. O narcisista, em contraste, não faz esse uso adicional da outra pessoa. Suas relações são mais exploradoras do que manipuladoras. Isso fica evidente quando os demais não respondem de forma favorável e simpática a essa manifestação petulante. O paciente *borderline* se sentirá ferido pela falta de resposta; o narcisista buscará outra estratégia mais eficaz. Um comportamento negligente, desprovido de pensamentos racionais a respeito das consequências, é típico do paciente *borderline*.

Automutilação e suicídio

Comportamentos e gestos suicidas com frequência se destacam na história de pacientes *borderline* e podem constituir perigos graves. Quando confrontado com a rejeição de um parceiro romântico ou inflamado pela raiva da família ou do terapeuta, o paciente mais perturbado frequentemente lançará mão de atitudes potencialmente fatais, como superdosagem de medicamentos ou direção negligente. Uma história desse comportamento, em geral iniciada na adolescência, é uma indicação da natureza grave do transtorno e da necessidade imperativa de uma aliança com o entrevistador, que poderá propiciar um fórum para a expressão desses impulsos antes de eles serem postos em ação.

É comum a história de comportamento automutilante, sobretudo corte da pele com facas ou com navalhas, queimaduras ou cicatrizes. Também existe um envoltório nocivo nesses atos, porque esses comportamentos automutilantes na história do paciente dobram a possibilidade de um suicídio bem-sucedido no futuro. Postulou-se que o corte da pele, a dor e o sangramento associados sejam manifestações concretas da dor psíquica do paciente, assim como uma tentativa de se livrar de sentimentos de dormência mental. Com frequência, tais episódios ocorrem em um estado dissociativo, no qual o paciente *borderline* se vê cortando a própria pele, sem se sentir presente em seu corpo.

De forma paradoxal, um comportamento automutilante, como cortes ou queimaduras, é frequentemente acompanhado de pouca dor física. Esses episódios proporcionam a experiência de um sentimento intenso, que o paciente não obteria de outro modo. Tais experiências intensas autoinduzidas contrariam o sentimento interno de mortificação. Elas também ressaltam a experiência dos limites entre o *self* e o mundo exterior, reassegurando a pessoa que não possui uma clara percepção de tais limites. É comum que pacientes *borderline* internados em hospitais psiquiátricos escondam suas automutilações dos funcionários para exibi-las mais tarde, de forma repentina, obtendo aparente satisfação com a perturbação e a surpresa causadas. Muitas vezes, esse comportamento é tido como manipulador, quando está ligado, de forma mais significativa, à tentativa do paciente de reafirmar a posse do controle de seu corpo; ninguém mais sabe o que ele fez até que decida contar.

Ideação paranoide e dissociação

Pensamentos paranoides são comuns nos pacientes *borderline*. Uma mulher com transtorno da personalidade *borderline*, após a universidade lhe ter negado o direito à estabilidade de emprego, reclamou: "Tudo isso é parte de uma hostil conspiração organizada contra mim, porque sou lésbica e digo o que penso". O terapeuta sabia, desde as sessões anteriores, que certos elementos de sua solicitação à estabilidade eram fracos e retrucou: "Você consideraria alguma outra explicação alternativa?". A falta de reconhecimento do mundo exterior é um grande abalo para a frágil autoestima do paciente *borderline*, e poderá levá-lo com facilidade a pensamentos quase delirantes. A crença do paciente *borderline* de que tem sido cruelmente tratado o defende contra um sentimento interno de inadequação mais doloroso ainda. São comuns a má percepção de indícios e a má compreensão das intenções dos demais. Comportamentos casuais dos outros, tal como um esbarrão acidental dentro de um ônibus cheio, podem conduzir a explosões paranoides: "Por que você está me empurrando?". Condições verdadeiras de estresse externo podem levar a convicções paranoides. "Minha editora me passou uma tarefa impossível; assim, vou falhar, e ela poderá me demitir", concluiu um talentoso jornalista de uma revista quando confrontado com as pressões de prazo.

Episódios dissociativos, assim como despersonalização ou desrealização, são comuns nos pacientes *borderline*. A *despersonalização* é a perda da percepção da própria realidade, enquanto a *desrealização* é a experiência de perceber o mundo exterior como estranho e diferente. O paciente que apresenta despersonalização demonstra uma percepção distorcida de partes do próprio corpo, vendo-as estranhas ou alteradas, ou sente-se mais gordo, magro ou baixo do que o normal. Essas experiências costumam ser temporárias e ocorrem em resposta ao estresse, sendo que os pacientes respondem bem quando o entrevistador lhes assegura que esse estado é temporário e, quando possível, o associa a eventos precipitadores identificáveis. O episódio de despersonalização é uma defesa contra a consciência da associação a um evento. Uma paciente *borderline* discutiu furiosamente com seu marido porque o filho não concluiu seu dever de casa. Ela logo entrou em um estado dissociativo e recorreu ao terapeuta, dizendo: "Estou mentalmente em cacos; meus pedaços estão espalhados pelo universo. O meu 'eu' não existe mais. Não sou ninguém". O terapeuta respondeu com a revisão dos eventos que precederam o episódio e acrescentou empaticamente: "Essa é uma maneira dolorosa de controlar a sua raiva". Então, ela foi capaz de recuperar-se de seu estado fragmentado.

Diagnóstico diferencial

Muitas vezes, os limites que separam os transtornos da personalidade *borderline* das formas mais graves de outros transtornos da personalidade são imprecisos, e as categorias podem se sobrepor. As variantes mais primitivas de transtornos da personalidade histriônica, narcisista e paranoide frequentemente se mesclam com o transtorno da personalidade *borderline* e proporcionam um diagnóstico comórbido. Em geral, contudo, a relativa ausência de autodestruição, de impulsividade e de uma intensa sensibilidade ao abandono diferencia os pacientes narcisista, paranoide ou histriônico do paciente *borderline*. Tanto os pacientes *borderline* quanto os narcisistas idealizam e desvalorizam os outros. As diferenças na forma como cada um deles realiza isso são importantes para a distinção dos dois transtornos, o que será comentado adiante. Frequentemente o paciente antissocial também se sobrepõe ao paciente *borderline*. A maioria dos pacientes com transtornos da personalidade *borderline* é composta por mulheres, enquanto a maior parte dos com transtornos da personalidade antissocial é composta por homens, e uma proporção de pacientes com um dos diagnósticos satisfará critérios para o outro, compartilhando extrema agressividade e impulsividade. Gunderson sugeriu que esses dois diagnósticos pudessem ser formas de psicopatologia altamente relacionadas, e que a distinção está relacionada ao gênero. Os transtornos do espectro bipolar podem ser facilmente confundidos com o transtorno da personalidade *borderline*, porque ambos podem apresentar instabilidade do humor e impulsividade. Entretanto, a distinção pode ser feita por meio de uma história cuidadosamente elaborada que revelará, no paciente bipolar, a ocorrência prematura de depressão, episódios de hipomania e predisposição genética positiva na história familiar.

Comorbidades

Existe uma alta taxa de comorbidade entre a personalidade *borderline* e a depressão. A depressão está frequentemente associada a sentimentos de vazio, a necessidades de dependência não retribuída e à raiva, além do estado depressivo. Sentimentos de culpa, preocupações com falhas pessoais percebidas e sintomas vegetativos são menos comuns em pacientes *borderline* do que em outros pacientes deprimidos. Gestos repetitivos e potencialmente fatais de suicídio frequentemente ocorrem com pacientes *borderline* com depressão concomitante. Alcoolismo e uso abusivo de outras substâncias são outras comorbidades comuns. A alta taxa de comorbidade com doença bipolar levou à especulação de que as condições *borderline* seriam variações mais brandas do transtorno bipolar II. As doenças bipolares II, na fase hipomaníaca, compartilham características com os transtornos *borderline*, incluindo irritabilidade, impulsividade, comportamento negligente, sexualidade exacerbada e propensão a acessos de fúria devido a pequenos desentendimentos.

Desvalorização no paciente borderline versus *no narcisista*

Tanto o paciente *borderline* quanto o narcisista idealizam e desvalorizam os outros. Contudo, existem diferenças importantes na forma como cada um deles faz isso. O paciente *borderline* alterna entre a idealização e a depreciação como uma criança pequena que troca de melhor amigo e cuja tolerância à frustração e cuja capacidade de postergar a gratificação ainda não amadureceram. Todavia, ele se preocupa com o outro, mesmo que a alternância de atitudes possa levar a uma deterioração do relacionamento. O narcisista é mais aproveitador; a idealização está relacionada a uma projeção idealizada de seu *self* onipotente. Se a outra pessoa não manifestar essa onipotência delegada em benefício do paciente, será colocada de lado, já que não lhe é mais útil. O paciente narcisista, então, se volta para uma nova pessoa, que ele espera ampliar a sua grandiosa fantasia. A raiva do narcisista é uma manifestação de natureza mais desdenhosa, quando a manipulação e a exploração do outro não é mais possível. Normalmente o precipitador do paciente *borderline* é uma ameaça à sua necessidade de dependência em vez de uma ameaça à sua grandiosidade. A idealização do paciente narcisista está relacionada com poder, influência, *glamour* e *status* que promoverão seu autoengrandecimento, trazendo pouca evidência de consideração humana. O paciente narcisista "toma emprestado" o carro de um amigo com o sentimento de ter direito e sem permissão, enquanto o *borderline* o faz devido a problemas de limite, isto é, sem distinção entre "o que é meu" e "o que não é".

Psicodinâmica do desenvolvimento

A origem no desenvolvimento da instabilidade e da intensidade das emoções, do teste de realidade flutuante e dos relacionamentos instáveis do paciente *borderline* é complexa e controvertida. É provável que envolva uma tendência genética e as experiências no início da vida. Os bebês exibem variação de irritabilidade e ansiedade desde o nascimento. A propensão para o fácil surgimento de raiva e a baixa tolerância à frustração, que estão no coração das tempestuosas relações interpessoais do paciente *borderline*, são, provavelmente, de determinação genética. É possível que as relações interpessoais perturbadas também sejam geneticamente determinadas, apesar de ainda não haver uma evidência definitiva no estágio atual de nosso conhecimento.

Assim como os pais moldam o comportamento do bebê, este induz e molda as respostas dos pais. O resultado depende da interação entre eles. Um bebê irritadiço e chorão gera uma experiência estressante para os pais. Pais empáticos e com alto grau de paciência respondem provendo um ambiente tranquilo e reconfortante. Isso poderá levar ao desenvolvimento gradual de um ego emocional e saudável. Um senso estável do *self* e uma imagem interna integrada dos cuidadores dependem da vivência de respostas empáticas consistentes dos pais. Estes devem conhecer as necessidades emocionais da criança. "Você está com fome", "Você está com raiva" e "Você está triste", quando vividos empaticamente e ditos de forma carinhosa pelos cuidadores, refletindo exatamente o estado emocional da criança, levam a uma representação mental crescente dos estados e dos desejos interiores. O espelhamento do estado do bebê feito pela figura materna é importante para o desenvolvimento da realidade e de uma consciência mental do *self* interno da criança. Isso também é fundamental para o desenvolvimento de uma imagem interna integrada do cuidador. Quando o cuidador gratifica as necessidades básicas da criança por comida, conforto, proximidade física, entre outras, é vivenciado como "bom". Quando essas necessidades básicas não são atendidas – a criança está com fome, desconfor-

tável, com raiva ou amedrontada – e não existe uma resposta imediata de conforto ou empatia do mundo exterior, o cuidador é vivenciado como "mau". Com o tempo, com gratificação suficiente e com a vivência de uma maternagem "suficientemente boa", a criança funde as representações da mãe gratificante "boa" e da frustrante "má" em uma imagem interna integrada.

Esse processo de desenvolvimento aparenta estar distorcido no futuro paciente *borderline*. O descarrilamento pode refletir um bebê altamente irritável e difícil de confortar, pais autocentrados e narcisisticamente prejudicados, que não possuem uma capacidade natural para a empatia materna, com reservas de nutrição emocional para a criança, ou ambos. Esse processo interativo entre o bebê inconstante e pais empaticamente limitados poderá levar a um senso fragmentado do *self* e a imagens internas "divididas" e distorcidas de outras pessoas. Pessoas importantes para o mundo do paciente *borderline* adulto são totalmente boas ou totalmente más, o que muitas vezes é refletido na desconcertante alternância da visão desse tipo de paciente de alguém que inicialmente era "maravilhoso" e, logo após, "terrível" (uma experiência com frequência direcionada para o entrevistador). O senso de *self* do paciente *borderline* é fluido e instável, refletindo como o conhecimento empático externo do estado interno do indivíduo quando criança nunca foi internamente registrado. Em essência, o paciente *borderline* nunca se sentiu confiante para saber quem realmente ele é. Um senso organizado do *self* depende da experiência do espelhamento empático dos pais. (Ver Cap. 5, " O Paciente Narcisista", para uma discussão mais extensa sobre o espelhamento dos pais.)

É frequente o paciente *borderline* apresentar uma história não apenas de uma infância negligenciada e de pais emocionalmente ausentes, mas também de abuso evidente, tanto físico quanto sexual. As histórias de surras e de molestamento sexual frequentes nos relatos sobre a infância e a adolescência desses pacientes fornecem uma posterior compreensão dos sentimentos de fragmentação de seu já fragilizado senso de self. O tema de ser uma vítima, prisioneiro de um ambiente familiar abusivo, projeta-se no mundo do *borderline* adulto e frequentemente altera as circunstâncias do tratamento. Muitas vezes, o terapeuta será visto pelo paciente *borderline* como mais um de uma longa série de abusadores emocionais.

A ligação normal entre a criança e seus pais facilita a capacidade de perceber o próprio estado mental e o das demais pessoas. O paciente *borderline* que, quando criança, sofreu abusos recorrentes tende a não desenvolver essa capacidade. Um pai ou uma mãe abusivo(a) e inconsistente desse tipo de paciente, devido ao seu comportamento, inibirá o desenvolvimento da capacidade de refletir sobre seu próprio estado mental e o dos outros. A criança em desenvolvimento é incapaz de considerar o estado mental dos pais que a maltratam tão odiosamente. A capacidade de considerar os sentimentos dos outros desenvolve-se apenas quando a criança recebe amor e sensibilidade suficientes dos seus cuidadores e pode identificar-se com eles, incorporando a bondade destes como parte do desenvolvimento do seu senso de *self*. A falta de uma ligação previsível e estável torna-se um importante fator nas relações interpessoais perturbadas.

Pacientes *borderline* adolescentes são vítimas de emoções descontroladas exacerbadas pelo início da puberdade, estão aprisionados em um ambiente familiar negligente e abusivo e são incapazes de refletir sobre seus próprios estados mentais ou de conectar-se a outros; assim, muitas vezes, se envolvem em atitudes autodestrutivas desenfreadas. Uso abusivo de substâncias, promiscuidade, transtornos da alimentação, evasão escolar, pequenos crimes, lutas e automutilação ocorrem com frequência ao longo de suas histórias adolescentes. Tipicamente, os pais, mesmo abusivos, não são de todo maus, podendo fornecer algum carinho, amor e proteção, ainda que de forma inconsistente. É a culpa do abusador, que se segue após o abuso, que o leva a agir de forma carinhosa, suave e cuidadosa. Dessa forma, é formado um modelo que associa abuso com amor. A busca desesperada e impossível de achar alguém que satisfaça a fome emocional em sua forma autodestrutiva é uma característica consistente das relações subsequentes do paciente *borderline*, incluindo aquelas com os terapeutas.

No paciente *borderline*, a formação do superego é distorcida. Abusos recorrentes e maus-tratos durante a infância levam a uma identificação da criança com quem a maltrata, que é percebido como "forte": "O mundo tem me maltratado; por isso, ele está em dívida comigo – meu comportamento é justificado porque tenho sido maltratado" é o contexto subliminar por trás da maior parte do comportamento *borderline*. Limites, tanto físicos quanto mentais, foram comumente transgredidos pelos pais do paciente. É esse comportamento transgressivo, abusivo e inconsistente que interfere no processo normal do desenvolvimento do superego.

Em contraste, a falha dos pais no desenvolvimento do paciente narcisista está mais relacionada à exploração da criança para as necessidades narcisísticas deles próprios. "Meu filho é o melhor, o mais brilhante, o melhor em tudo". Há, implicitamente, a ideia de que isso se deve à perfeição dos pais (ou, inconscientemente, uma compensação por perceber a falta disso). "É claro que você não precisa esperar na fila ou aguardar sua vez, porque é muito especial". Quando a criança não recebe esse reconhecimento das outras pessoas, os pais afirmam: "Eles estão com inveja da sua grandiosidade". Ela recebe recusas frequentes. Os pais lutam com o professor para mudar um conceito B para A. Eles exaltam as características especiais do filho quando este está presente. A criança não compreende por que os outros não a percebem com a mesma grandiosidade que seus pais. Isso é diferente dos abusos experimentados pelo paciente *borderline*, mas também prejudica a capacidade de ter relações interpessoais afetuosas e de cuidados.

Diferentemente do paciente narcisista, o *borderline* sente culpa, mas isso não influencia muito o seu comportamento. A experiência de um comportamento transgressivo do paciente *borderline*, durante a infância, muitas vezes levará ao desejo de experimentá-lo novamente em situações posteriores e no tratamento, no qual o paciente muitas vezes tentará seduzir o entrevistador. Esse desejo inconsciente de reviver uma experiência incestuosa traumática é motivado pelo prazer da culpa originalmente invocado e pela vontade de controlar o desejo, de transformar o passivo em ativo e não ficar desamparado face ao abuso cruel que, ainda assim, é estimulante. Essas dinâmicas do desenvolvimento são expressas nas situações do tratamento, em que o paciente pode recapitular inconscientemente sua história traumática e perturbada nas interações com o terapeuta.

CONDUZINDO A ENTREVISTA

O paciente *borderline* é frequentemente o mais desafiador e o mais exigente entre todos que o profissional em saúde mental irá encontrar. As razões incluem tanto a complexidade e a gravidade da doença quanto as intensas, frequentemente negativas e perturbadoras, respostas de contratransferência que induz. Ele é mais perturbado do que as personalidades neuróticas típicas, mas não tanto a ponto de se sentir "diferente" e de ser facilmente "objetificado" pelo terapeuta.

O paciente *borderline* menos perturbado, à semelhança do histriônico, muitas vezes parece ser fácil de entrevistar. Para o entrevistador pouco experiente, ele, à primeira vista, poderá parecer um "excelente" paciente psicoterápico. Existe um fácil acesso ao inconsciente; os conflitos e as fantasias são livremente articulados. Os pacientes *borderline* se assemelham aos dramáticos pacientes descritos nos primeiros tempos da psicanálise – sensíveis, complexos e estimulantes, com uma consciência psicológica aparentemente profunda. As descrições vívidas e sedutoras de suas vidas e as fantasias sexuais, tanto normais quanto perversas, emergem nas entrevistas. A barreira ao inconsciente parece porosa. Existe muito material clínico fascinante, o que os torna obviamente especiais, prontos e, não raro, ávidos por uma psicoterapia intensiva que, sobretudo para o terapeuta iniciante, demonstra de forma clara ser o tratamento de escolha. O paciente subentende que uma terapia orientada para a compreensão proverá soluções terapêuticas para os problemas difíceis, porém, tratáveis. O entrevistador fica colocado no papel de salvador.

O entrevistador mais experiente, no entanto, verá uma patologia mais grave nessa fácil apresentação de um acesso psicológico aparentemente "profundo". As defesas saudáveis não estão adequadas; muitas cargas emocionais e questões profundamente conflituosas permeiam a situação clínica antes do estabelecimento de uma aliança de tratamento. O aparente fácil acesso ao inconsciente sugere falta de barreiras de filtragem normais e reflete as funções psíquicas instáveis do indivíduo *borderline*. Essa última característica explica por que o paciente *borderline* aparenta ser mais saudável em contextos estruturados do que naqueles não estruturados, onde ele pode apresentar-se fragmentado. Os pacientes *borderline* aparentam normalidade em testes psicológicos estruturados, como a Escala Wechsler de Inteligência para Adultos (WAIS), mas parecem psicóticos nos testes projetivos, como o Teste de Rorschach.

Exploração dos problemas apresentados

Uma paciente *borderline* afirmou na entrevista inicial: "Meu namorado é um ciumento descontrolado. Se olho para alguém, ele me acusa de estar querendo seduzi-lo. Isso ocorre o tempo todo. Homens dão em cima de mim e, algumas vezes, eu correspondo. É verdade que já estive com outros homens depois de estarmos nos relacionando – eles ficam atraídos por mim –, mas os ciúmes dele nos levam a brigas terríveis. Ele é paranoico. Eu não entendo como continuo com ele".

Nesse caso, o entrevistador está em uma situação delicada. O estilo de externalizar da paciente e sua negação da responsabilidade por seu comportamento provocante requerem uma exploração sensível. O perigo é que o entrevistador pode facilmente ficar colocado no papel de acusador moralista, o que impedirá qualquer possibilidade de aliança terapêutica. O terapeuta poderá dizer: "Conte-me os detalhes de um incidente recente". A paciente poderá não começar pelo início da "cena" e sim pelo acesso de fúria do seu namorado. O entrevistador poderá ouvir e prosseguir com uma nova exploração. "Como isso começou? Onde você estava e o que estava acontecendo?". Ela, então, poderá revelar que flertou com alguém em frente ao namorado ou que talvez tenha descrito a "cena" para ele. O entrevistador poderá perguntar: "Que reação você esperava dele?". Ela poderá parecer embaraçada ou pensativa. Então,

poderá responder: "Acho que ele pensa que sou linda e que tem sorte de estar comigo, e está contente por outro homem concordar com ele". Nesse momento, há algumas escolhas táticas. O entrevistador poderá não dizer nada e aguardar, talvez com um levantar de sobrancelhas, ou, menos sutilmente, dizer: "Você acha que flertar em frente a ele foi o melhor caminho para isso?". Outro poderá aguardar por mais reações da paciente, como admitir seu desejo por um namorado mais afetuoso ou sugerir que seu namorado, da sua maneira, foi bastante responsivo, e que seu ciúme evidencia sua afeição de uma forma que ela pode, conscientemente, considerar dolorosa, mas que, ao mesmo tempo, a satisfaz de forma inconsciente.

"Os homens acham você atraente" é uma outra possível resposta do entrevistador ao lamento da paciente *borderline* sobre o namorado. Isso reconhece a sua necessidade desesperada de ser considerada desejável e, ao mesmo tempo, não é condenatório. Talvez a paciente pergunte: "Você me acha atraente?". O entrevistador poderá responder "Ser considerada atraente é importante para você", o que considera a questão sem comprometê-lo com a concordância. O incessante desejo da paciente *borderline* de receber reconfirmações sobre sua atratividade, a história trágica de vida, os constantes maus-tratos por parte do mundo e a sua condição pessoal pungente poderão criar demandas difíceis para o entrevistador durante a entrevista inicial. O desejo do terapeuta de manter uma postura empática o constrange por contradizer a visão de mundo da paciente, que muitas vezes é marcada por externalizações, contradições e negação da responsabilidade pessoal. O crescente sentimento de indignação do entrevistador, face à construção progressivamente irracional dos eventos que a paciente relata, colocando-se de forma inocente enquanto nega seu comportamento agressivo, provocante e exigente, deverá ser cuidadosamente monitorado. Assim como com o paciente paranoide, o reconhecimento empático do seu sentimento de dor ou aflição, sem concordar com a paciente, poderá ser uma resposta terapêutica apropriada. "Tenho sido tão abusada e mal-interpretada", diz a paciente. O entrevistador responde: "Deve ser muito doloroso falar sobre isso. Parece que a vida a tem decepcionado". Essas intervenções ajudam a manter uma aliança empática de forma a permitir a continuidade da exploração e das descobertas.

Em uma entrevista inicial, uma jovem profissional atraente revelou uma longa história de abusos físicos e emocionais por parte de sua mãe, mas permaneceu relativamente serena enquanto descrevia sua criação traumática. Quando o entrevistador a abordou sobre sua vida amorosa, no entanto, ficou furiosa. Ela desfizera seu primeiro relacionamento durante a faculdade. Explicou: "Ele era tudo para mim, meus sonhos, mas sua família não me aceitava. Terminei nosso relacionamento antes que ele me rejeitasse – eu estava muito magoada". Pouco tempo depois, encontrou uma nova pessoa. Quando seu segundo noivo foi transferido, devido ao trabalho, para uma cidade a 100 milhas de distância do local onde estava se graduando, ela disse: "Não pude resistir à distância, à solidão; iniciei um novo relacionamento com um colega de classe". Ela sentiu que seu noivo a estava abandonando e contou-lhe sobre o novo relacionamento. "Ele me disse que poderia me desculpar e que gostaria de resolver a questão, mas eu vi o quanto estava furioso e terminei o relacionamento". O entrevistador comentou: "Você é bastante sensível ao sentimento de rejeição". Em resposta, ela contou sobre outros relacionamentos mais passageiros. Ela ficou emocionalmente lábil durante a entrevista, à medida que descrevia seus muitos namorados, alternando entre lágrimas e fúria. Reclamou: "Eles sempre me desapontam. São ingratos, apenas me usam sexualmente!". Surgia um padrão consistente nos fins cáusticos de cada relacionamento romântico da paciente, à medida que ela ficava emocionalmente envolvida. Apesar de sua grande inteligência, via os problemas de insucesso na sua vida romântica colocando-se do lado de fora, explicando suas desconfianças dos homens em geral. Em um tom mais amargo, comentou: "Os homens são todos como meu pai: egoístas, patéticos e obcecados por sexo". O entrevistador pediu: "Conte-me sobre seu pai". Ela respondeu com veemência: "Ele abandonou minha mãe e a mim quando eu tinha apenas 6 meses de idade. Nunca mais o vi. Você pode acreditar nisso?". Ele respondeu: "É compreensível a sua dor por acreditar que ele não queria ver você. Todos os homens em sua vida parecem possuir as características dele – egoísta e sem consideração". A paciente disse: "Isso é verdade. Você entende. Você é bastante perspicaz".

Nesse ponto, a entrevista entra em uma fase perigosa do envolvimento clínico da paciente. O entrevistador está enredado no papel de ser totalmente compreensivo, uma pessoa muito boa, que tem estado bastante ausente na vida dela. Ele deve manter-se desapegado e não ser pego por essa lisonja, porque, à medida que a exploração terapêutica progredir, inevitavelmente, ocorrerá o oposto, quando a paciente o desvalorizará devido à falta de uma resposta empática ou pela recusa de violar os limites clínicos: "Você não sabe nada; não me entende. É incompetente e sem sentimentos".

Uma jovem *borderline* começou sua terceira entrevista dizendo: "Eu o odeio. Não estou melhor. Piorei desde que comecei a vê-lo. Estou muito deprimida e infeliz. Tenho engordado. Já não entro em minhas roupas". Nesse momento, estava chorando e gritando com raiva: "Eu quero esmagar alguma coisa, quebrar seu consultório, machucá-lo". Ela começou a socar a cadeira onde estava, estremecendo e gritando: "Você não sabe nada? Você não pode me ajudar. Eu quero morrer, sinto-me muito mal". A raiva oriunda da paciente era esmagadora, provocando ansiedade no entrevistador e medo de que ela realmente viesse a agir com violência. Paradoxalmente, o entrevistador também estava consciente de que devia ficar impassível diante da angústia dela e pensou consigo: "Vimo-nos apenas duas vezes antes, ainda assim, ela acha que eu deveria tê-la curado". Reconhecendo que poderia haver uma represália sarcástica, uma reação sádica para as acusações da paciente, o entrevistador, em vez disso, em primeiro lugar, acatou o afeto consciente dela e explorou medos mais profundos: "Você está com medo de que ninguém possa ajudá-la. Você me parece frustrada e muito furiosa. Teve experiências decepcionantes com outros terapeutas?". Assim, ele foi capaz de extrair a história de decepções e de abandonos recorrentes, incluindo com os entrevistadores anteriores, que ocorriam sempre que se tornava próxima de alguém. Essa intervenção a acalmou. A tempestade se desfez tão rapidamente quanto tinha surgido. Bem mais tarde, no tratamento, ela desenvolveu a consciência de como seu comportamento volátil e seus ataques de fúria afastavam as pessoas. Antes desse tão difícil avanço para o *insight*, ela se percebia inocente, mesmo face à sequência de rupturas românticas extremamente desagradáveis que a deixaram desesperada e suicida.

Confrontações iniciais

Devido à tendência do paciente *borderline* a comportamento impulsivo e autodestrutivo frequente, é essencial que o entrevistador explore os aspectos da vida desse tipo de paciente que colocam em risco sua segurança pessoal. São exemplos os encontros sexuais negligentes sem uso de proteção; o uso abusivo de álcool e de substâncias, e colocar-se em situações de risco social. O entrevistador, sem agir de forma condenatória, poderá obter essa história e tentar colocar as informações em um contexto que fornece um significado. A paciente *borderline* poderá dizer: "Quando estou furiosa e chateada, necessito de alívio. O sexo me dá isso. Eu raramente me importo com quem seja". O entrevistador poderá dizer: "Não percebo em você uma preocupação com sua segurança ou com uma possível gravidez. É como se desejasse correr esses riscos". Esse tipo de intervenção liga o entrevistador aos elementos saudáveis do ego da paciente *borderline*, em vez do foco prematuro nos temas de impulsividade, fúria e autopunição.

Uma história cuidadosa a respeito do uso de drogas é essencial na entrevista do paciente *borderline*. Embora muitos desses pacientes evitem o uso de drogas ilícitas, por saberem que poderão precipitar estados desagradáveis ou, até mesmo, claramente psicóticos, outros as buscam devido às alterações que provocam. Quando intoxicados, sentem-se mais intensamente vivos, em contraste com o vazio e com o entorpecimento interno que, com frequência, constituem seu estado habitual. Problemas com o uso abusivo de drogas podem requerer um tratamento específico; abordagens interdisciplinares de tratamento são muitas vezes necessárias com pacientes *borderline*. Para o pleno sucesso, é indispensável fazer do paciente usuário de drogas um parceiro no tratamento do seu transtorno com abordagem interdisciplinar. O entrevistador poderá dizer: "Você deixa claro, por sua história, que o uso regular de heroína é uma forma de reduzir sua angústia interna. Precisamos direcionar o tratamento para seu uso de heroína, uma vez que ela consome a sua vida por si só e é algo que ameaça suas chances de recuperação".

Pacientes *borderline* cometem suicídio! Frequentemente esse perigo ronda as entrevistas, trazendo ansiedade para o entrevistador. O paciente poderá contar: "Estava tão furioso que queria colocar um fim em tudo. Engoli todas as pílulas que pude encontrar. Se meu colega de quarto não tivesse aparecido e me levado ao hospital, estaria morto em vez de falando com você agora". O entrevistador deverá tratar essa situação de frente. Poderá dizer: "Quando você está realmente chateado, acha que a solução é aniquilar sua vida. Você e eu temos de trabalhar isso juntos, buscando formas de lidar com a raiva, em vez de você se destruir".

O comportamento de automutilação é comum nos pacientes *borderline* mais doentes. Cortar a pele com faca ou com navalha ou queimá-la com cigarro são exemplos típicos que poderão ocorrer em episódios micropsicóticos. Muitas vezes, no início do tratamento, o paciente poderá anunciar de forma tímida: "Eu me queimei hoje", buscando cobrir com a roupa as lesões autoinduzidas, escondendo-as do entrevistador. Este poderá dizer: "Gostaria de ver sua queimadura; poderia mostrá-la?". Essa intervenção traz o obscuro comportamento induzido pelo masoquismo e pelo erotismo à luz do consultório. Agora, não mais secretamente escondida, essa agressão sintomática sobre o *self* pode ser vista de forma objetiva, e seu significado, explorado. O entrevistador perguntará: "O que se passava em sua mente enquanto fazia isso?" ou "Qual era o sentimento que o levou a esse comportamento?". O ego observador do paciente *borderline* é chamado a entrar em cena, e tanto o terapeuta quanto o paciente poderão tentar entender essa atitude. "Eu estava muito furioso com você pelo que disse da última vez em que nos encontramos. Parecia frio e indiferente. Não acredito que realmente se importe comigo. Isso me pareceu a única coisa que eu poderia fazer". O entrevistador poderá dizer: "Você acha que não tem alternativa para chegar até mim, a não ser se queimando? Você pode me contar como se sente, sem se queimar, mostrando-me como falhei com você". O objetivo terapêutico é trazer a expressão verbal e mental para o ambiente clínico, em vez de atuar os sentimentos de forma impulsiva e autodestrutiva.

Isso nos traz o assunto da colocação de limites nas entrevistas com pacientes *borderline*. A violação dos limites clínicos pelo paciente ocorre quando ele pega uma carta sobre a mesa do consultório; para junto à mesa e lê um trecho; pega e fica folheando um dos livros da estante; senta-se na cadeira ao lado do telefone; fica de pé junto à janela em vez de sentar-se no local oferecido; ou pergunta "Posso usar seu telefone?", ao mesmo tempo que o pega. Há alguns anos, um terapeuta saiu de seu consultório para a sala de espera, onde pretendia apresentar-se ao seu novo paciente. Ele ouvira o paciente entrar na sala de espera, mas não conseguia encontrá-lo. Subitamente, percebeu que alguém tomava banho em seu banheiro. "Senhor A?", chamou. Do chuveiro veio a resposta: "Já estou saindo, doutor. Estou quase terminando meu banho". O paciente estruturou o contato de forma a enfurecer o entrevistador, antes de se conhecerem. "Espero que você não se incomode", disse assim que entrou no consultório. O entrevistador respondeu: "Você decidiu fazê-lo mesmo achando que eu poderia me incomodar. Essa é a sua maneira de iniciar um relacionamento?". Para grande alívio do entrevistador, não houve uma segunda entrevista. Esse resultado diferente do desejado, incluindo o alívio do entrevistador, traduz o poderoso *enactment* inconsciente contratransferencial ao qual o paciente *borderline* pode induzir o entrevistador. A "chuveirada" do paciente no consultório foi provocadora e induziu uma reação furiosa do entrevistador, que reagiu afrontando de forma direta com agressão. Se o entrevistador tivesse automonitorado sua contratransferência, poderia ter percebido que o drama que estava se revelando era a chave para entender o paciente. Uma resposta humorada, interessada e empática tornaria mais provável que o paciente retornasse para uma segunda entrevista.

Normalmente, o *borderline* do sexo masculino usa formas não sexuais para expressar sua falta de limites, empregando dinheiro, dicas sobre o mercado de ações ou outras tentações para com o entrevistador. Um incidente ocorreu no fim de uma consulta quando o paciente propôs pagar em dinheiro. O entrevistador respondeu: "Prefiro que você pague com cheque". O paciente insistiu, acrescentando, em um tom queixoso: "Mas estou carregando o dinheiro; alguém poderá bater em minha cabeça e me roubar". "Então", disse o entrevistador, "será melhor que *eu* seja atacado e roubado?". Ambas as partes sorriram, e a entrevista terminou. Em uma sessão subsequente, o paciente expressou seu alívio pelo fato de o entrevistador não ter aceito o dinheiro e de não ter sido conivente com esse *enactment* mútuo. O relacionamento ainda era muito recente para a exploração da sugestão velada do paciente de que o terapeuta gostaria de aceitar a conspiração para sonegar impostos.

Outra situação comum é aquela em que o paciente faz referência a uma façanha monetária em que conseguira dobrar seu dinheiro em um curto período. Pode-se justificar clinicamente uma pergunta sobre a forma como foi obtido isso, mas tal interesse será uma armadilha para o jovem entrevistador que ainda possua dívidas vindas do seu período escolar, da família para sustentar ou outras. No instante em que o entrevistador perguntar: "Qual era mesmo o nome da empresa daquelas ações?", a armadilha estará feita, e o paciente concluirá que o entrevistador está mais interessado em dinheiro fácil do que no seu problema. Se o entrevistador usar essa informação, terá violado a ética profissional. Em vez disso, ele poderá comentar: "Realmente não preciso de informações financeiras para ajudá-lo com seu problema, mas parece que você está ávido para fornecer-me esse tipo de dado. Por que será isso?". Dessa forma, ele tanto estabelece limites quanto enfatiza o tema da terapia – explorando os motivos que fundamentam os impulsos, em vez de atuá-los.

Os mesmos princípios se aplicam aos pacientes *borderline* sexualmente agressivos. É norma ser notória uma sedução poderosa na entrevista. Uma atraente mulher *borderline*, chamando o entrevistador apenas por seu primeiro nome, em uma das primeiras entrevistas, disse: "Eu gosto de conversar com você. Seria bom se pudéssemos sair para tomar café em vez de estarmos presos aqui". Nesse ponto, o terapeuta já ouviu tudo o que precisava para predizer que seria uma entrevista controlada pela paciente, e tanto o conteúdo quanto o processo convergiriam para a pornografia. Quanto mais permitisse que isso durasse, mais desconfortável a situação se tornaria para ambas as partes. Nesse caso, a paciente já passara dos limites. O entrevistador poderia ter respondido: "Você acaba de fornecer-me o mais recente exemplo de como entra em apuros que não terminam bem. Preciso explicar mais?". Se a paciente corar, sentar-se e prosseguir, será fácil para o entrevistador continuar: "Agora, vamos rever alguns dados básicos sobre sua vida". Se, em vez disso, o entrevistador ficar intimidado e excitado pela sedução da paciente, um drama se desenvolverá. Ela dará a perceber que não está usando roupa íntima por debaixo da sua minissaia e exibirá um gráfico com o balanço de suas aventuras sexuais: "Eu sou uma grande amante. Acredito que o corpo, com todos os seus orifícios, deverá ser usado para se obter prazer". Poderá contar histórias dos seus muitos amantes e suas preferências sexuais, levando o entrevistador para um mundo quase fantástico, pornográfico e excitante. Fantasias sexuais, situações eróticas, comportamentos perversos polimorfos e uma combinação de encontros homo e heterossexuais poderão tirar o fôlego do entrevistador. Interiormente, ele poderá reconhecer o sucesso do desejo da paciente de excitá-lo sexualmente, um desejo previsível oriundo da sua forma "despida" de se vestir e da sua narrativa extravagante. O demonstrativo da sua história sexual poderá ser estimulante, mas por trás dele existe uma fome emocional desesperada, que preenche sua vida e está presente na entrevista. Se ela disser "Vamos sair daqui e beber um pouco", o entrevistador poderá responder: "Parece que você acha que estou mais interessado na sua vida sexual do que no seu medo de ficar sozinha. Parece-me, também, que se sente desapontada com seus amores, e mesmo assim se acha propensa a dar-lhes tudo o que possui. Provavelmente eu também não a satisfarei, mas se tentarmos entender seus desejos e minha falha em satisfazê-la, poderemos ter a chance de ajudá-la a mudar". Assertivas cuidadosas por parte do entrevistador de que essa situação é diferente, de que ele não será seduzido, de que, em seu coração, existem as melhores intenções para com a paciente e de que está decidido a tentar entender tudo que aconteceu, conduzirão à esperança de uma mudança terapêutica.

As turbulentas relações pessoais do paciente *borderline* rapidamente serão introduzidas no cenário da entrevista e ajudarão a estabelecer o diagnóstico. Um desejo precoce em discutir sonhos baseados na transferência, como "Eu sonhei na noite passada que estávamos tendo uma relação sexual; e foi muito bom", sugere que o entrevistador está lidando com um paciente *borderline*. A determinação desse tipo de paciente em falar sobre suas fantasias eróticas e as reações de transferência desde o início representa a ausência de limites normais. A manifestação natural de material embaraçoso é um indício. Isso é parte do desejo de seduzir o terapeuta, bem como uma manifestação de fluidez do senso do *self* e dos outros. Os limites são permeáveis e intercambiáveis. O papel apropriado do entrevistador para tais situações é manter uma postura neutra, empática e incentivadora. Interpretações profundas, com base em uma aparente "descoberta" sobre o material obtido nas primeiras entrevistas com o paciente *borderline*, são potencialmente desastrosas porque esse paciente não possui o ego forte o suficiente para integrar tais interpretações e poderá apresentar uma resposta paranoide e agressiva. Uma paciente descreveu, na primeira entrevista, seu relacionamento com a mãe após a morte do pai em um acidente automobilístico, quando tinha 4 anos de idade: "Ela me batia regularmente, dizendo que era minha a culpa pela morte dele. Ele saíra para comprar suco de laranja e leite para mim quando houve o acidente. Ela me batia todas as vezes que eu dizia que estava com saudades". A paciente apresentava uma longa história de envolvimento com homens fisicamente abusivos que também batiam nela. O entrevistador, na segunda entrevista, ligou esses aspectos da história e comentou: "Parece-me que você está repetindo sua vida com sua mãe nos seus relacionamentos com os homens". A paciente explodiu: "Você é um grande idiota? Minha mãe estava fazendo o melhor que podia; ela não queria ser lembrada da morte de meu pai. Foi minha culpa. De certa forma, minha mãe é uma santa. O fato é que os homens com quem me envolvi são uns porcos, e acho que você também é". Embora a reconstrução do entrevistador possa ter sido válida, ela não foi aceita porque a paciente estava desesperadamente apegada à confortante imagem interna da mãe boa, a "santa", assim não se confrontava com a realidade de uma mãe abusivamente má. Combinada com seu primitivo senso de culpa a respeito de sua própria destrutividade, a perda potencial da imagem confortante de sua mãe "boa" se tornou demasiada. O entrevistador passou a ser o malvado, o pai sem sentimentos.

A condução inicial da entrevista com o paciente *borderline* necessita ser empática, de apoio e, em muitos aspectos, com uma postura não interpretativa. Com o tempo, as respostas empáticas consistentes ao paciente poderão permitir que ele se identifique com o entrevistador e que aumente sua curiosidade por maior compreensão a seu próprio respeito. Na fase inicial da entrevista com o paciente *borderline*, mesmo quando há a presença óbvia de dinâmica inconsciente dirigindo o comportamento deste, é prudente permanecer na superfície e não se perder em interpretações engenhosas e profundas. É claro que comportamentos perigosos ou autodestrutivos devem ser confrontados diretamente desde o início do relacionamento. Isso será interpretado pelo paciente como um cuidado empático. Contudo, interpretações profundas, baseadas dinamicamente na motivação inconsciente, frequentemente serão vistas de forma oposta – como intrusivas, condenatórias e desprovidas de sentimentos.

Pacientes *borderline* são frequentemente "veteranos" de múltiplas tentativas de tratamentos psicofarmacológicos. Isso reflete a grande extensão do seu transtorno básico, que pode incluir episódios psicóticos breves, depressão, ansiedade e impulsividade. As intervenções psicotrópicas podem ajudar a tornar o tratamento menos tempestuoso, mas a discussão sobre medicamentos vai além do escopo deste livro. O leitor deverá consultar um dos textos padrão sobre terapêuticas psiquiátricas. Contudo, deve-se observar que o contexto relacional no qual a medicação é prescrita e a forma como deve ser monitorada são mais importantes para esse tipo de paciente do que para a maioria dos outros, e que não existe medicação que possa, por si só, tratar as complexas estruturas caracterológicas que estão inevitavelmente sobrepostas aos déficits centrais desses pacientes.

TRANSFERÊNCIA E CONTRATRANSFERÊNCIA

Manifestações de intensa transferência podem aparecer a partir do momento em que a paciente *borderline* chega para sua primeira entrevista: "Eu não esperava que você fosse tão bonito", "Que consultório maravilhoso, de tão bom gosto", "Você parece ser tão distinto", "É um grande alívio estar aqui nas mãos de alguém que, tenho certeza, poderá me ajudar". Essa abertura do jogo de uma forma tão expansiva, baseada na ânsia de transferência intensa da paciente, é diagnosticamente significativa. A paciente desenvolve essa fome emocional em resposta aos pais, que foram vivenciados como expressando pouco interesse em sua vida interior. Independentemente do gênero, o paciente *borderline* insiste em uma imediata conexão emocional para amenizar o vazio e a desconsideração que persistem em suas memórias de infância. Fantasias românticas ou abertamente sexuais em relação ao entrevistador aparecerão precocemente nas sessões do tratamento. A rápida idealização do terapeuta é comum e potencialmente sedutora, se for considerada de forma direta. "Você é tão compreensivo. Deve ser um terapeuta extraordinário. Seus pacientes tiraram a sorte grande" – tais afirmações de desejo intenso, com base em um pequeno ou em nenhum conhecimento prévio do terapeuta, exprimem o desejo de obter atenção e interesse especiais, um desejo de ser apreciado e cuidado. O entrevistador não poderá banir essas fantasias com uma rejeição do tipo: "Você ainda nem me conhece". Em vez disso, deverá responder: "Você realmente necessita ser compreendido. Essa é uma tarefa para nós dois, tentar entendê-lo, assim poderemos mudar as coisas em sua vida que parecem lhe causar tanta dor".

A transferência com o paciente *borderline* inevitavelmente se tornará turbulenta; uma idealização inicial geralmente irá se transformar em seu oposto, de uma forma que, frequentemente, deixa o entrevistador perplexo. "Não acho que você me entenda nem um pouco", diz a paciente, uma declaração que parece ter saído do nada. A que o entrevistador responde: "O que foi que eu disse, ou deixei de dizer, que fez você se sentir assim?". "Você não percebeu como fiquei magoada quando minha mãe não gostou do presente de Natal que dei para ela. Ela sempre rejeita o que lhe dou. Você ficou do lado dela quando disse 'É o jeito dela'. Minha mãe é uma cadela totalmente incompreensiva. Como você pôde dizer 'É o jeito dela'? Como você pôde defendê-la quando ela sempre me machuca, não importando o quanto tento ser boa para ela?". O entrevistador se encontra colocado no papel de um pai abusivo e incompreensivo. A fúria perturba a evolução do tratamento. Subitamente, a paciente o vê como mais um de uma série de pessoas estúpidas, abusivas e sem sentimentos. A alternância entre ser adorado e ser desprezado deve ser vista como uma manifestação do mundo interior do *borderline*, no qual não existe senso integrado das outras pessoas, com todas as suas virtudes e defeitos combinados em uma imagem única. Essa alternância entre idealização e desprezo do terapeuta oferece uma oportunidade para explorar a defesa da cisão dentro da transferência. Uma postura empática e apoiadora sustentada, ao longo do tempo, oferecerá ao paciente a possibilidade de conhecer uma pessoa emocionalmente importante, o terapeuta, possuidora tanto de virtudes quanto de defeitos. Isso ajudará a diminuir a constante oscilação entre pessoas totalmente boas que rapidamente se transformam em totalmente más, um processo que parece nunca terminar.

A poderosa excitação que os pacientes *borderline* despertam no entrevistador recai no centro da experiência terapêutica. Tais sentimentos podem variar desde medos hostis sobre o que o paciente fará ou demandará até preocupações eróticas ou cheias de ansiedade para com o paciente, que podem facilmente preencher a vida do entrevistador e surgir no seu mundo dos sonhos. O automonitoramento das reações de contratransferências ao paciente *borderline*, feitas desde o primeiro encontro, é crucial para manter os parâmetros da situação clínica e para impedir as violações de fronteiras que podem rapidamente ocorrer com esses pacientes. A contratransferência poderá ser um valioso veículo para a compreensão do mundo mental do paciente *borderline*. A intensidade dos sentimentos estimulados por ele é carregada de muitos perigos, incluindo a tentação de entregar-se realmente a violações de fronteiras sutis ou ostensivas, ou mesmo a comportamentos não éticos. Com frequência, os pacientes *borderline* possuem um primoroso radar de sensibilidade emocional que os capacita a atingir as vulnerabilidades do entrevistador. Muitas vezes, percebem os impulsos sádicos ou desagradáveis que seu comportamento impossível e suas demandas importunas por um tratamento especial provocam. "Sei que você me odeia por ter ligado para sua casa às 2h da manhã. Mas eu estava desesperada. Precisava falar com você". Esse tipo de acusação, por estar correta em alguns casos, evocará culpa no entrevistador e, como reação, poderá levar a soluções comportamentais inapropriadas, tais como a extensão do tempo da sessão, a formulação de arranjos especiais de tratamento e o curvar-se para agradar o paciente. Muitas vezes, os pacientes *borderline* possuem uma história de abuso físico ou sexual durante a infância combinado com negligência emocional por parte dos pais. Devido a isso, podem mostrar-se com um comportamento apelativo de vítimas indefesas, o que poderá induzir fantasias de proteção no entrevistador. O terapeuta, então, poderá ter a fantasia de que poderá compensar aquilo que emocionalmente o paciente não recebeu durante a infância e, assim, desfazer o abuso. Devido ao fato de muitos pacientes *borderline* poderem ser altamente sedutores e sexualmente excitantes, essas fantasias de proteção, combinadas com as incessantes demandas do paciente por "intimidades verdadeiras", podem, em um extremo, evoluir para o pior tipo de violação de fronteiras, o envolvimento sexual com o paciente. Apesar de ser relativamente rara, essa forma extrema de violação de fronteiras representa a corrupção mais maligna do ambiente da entrevista e, naturalmente, um desastre ético, psicológico e, muitas vezes, de ordem legal, tanto para o paciente quanto para o entrevistador. É crucial que o terapeuta perceba, em si mesmo, os sentimentos eróticos ou perniciosos que o paciente *borderline* estimula. Essa atenção consciente permitirá que ele dê um passo atrás e não seja arrastado. É muito útil procurar supervisão com um colega experiente quando os sentimentos de contratransferência atingirem níveis preocupantes.

CONCLUSÃO

Pacientes com transtorno da personalidade *borderline* são, com frequência, os mais difíceis e irritantes de tratar. A montanha-russa emocional que criam no quadro clínico impõe grandes demandas à capacidade de objetividade, compaixão e tolerância do entrevistador. Este vivenciará, de forma direta, agitações tempestuosas, borramento dos limites do ego, fome emocional desesperada, estimulação erótica e estados fluidos do *self*, que atormentam o paciente *borderline* e lhe causam caos e infelicidade. Esse furacão interno experimentado pelo entrevistador é uma potencial e valiosa porta de entrada para o mundo do paciente *borderline*. Se for compreendida dessa forma e se não houver uma reação em forma de raiva evidente ou represálias sutis, a experiência subjetiva e geralmente dolorosa do terapeuta poderá ser o caminho para a compreensão clínica e para a manutenção de uma aliança terapêutica de cura. Uma postura neutra, empática e de apoio durante a fase inicial do tratamento poderá consolidar o desenvolvimento de um senso mais estável do *self* do paciente, conduzindo a uma visão mais integrada das outras pessoas, diminuindo o comportamento autodestrutivo e abrindo o caminho para um trabalho mais diretamente interpretativo. O mais importante é que isso poderá levar o paciente a uma vida melhor e menos fragmentada. Em essência, o terapeuta deverá ser capaz de resistir ao abuso emocional que a própria paciente *borderline* vivenciou e de não sucumbir ao desespero e à raiva ou à sedução incestuosa que era a sina dela. Apesar da imensa força que o paciente *borderline* exerce sobre a psique do entrevistador, o tratamento psicoterápico e psiquiátrico bem-sucedido é altamente possível com esses indivíduos muito problemáticos, e esse tratamento eficaz poderá ser muito recompensador para o terapeuta.

Capítulo 10

O PACIENTE TRAUMATIZADO

Alessandra Scalmati, M.D., Ph.D.

O trauma é muito comum no dia a dia. Pode assumir diversas formas, como, por exemplo, a perda inesperada de um ente querido, um grave acidente de carro, o diagnóstico de uma doença que ameaça a vida ou uma agressão. A atenção popular tem se concentrado no resultado dos traumas graves, como desastres civis, explosões industriais, catástrofes naturais, ataques terroristas, situações de combate que colocam a vida em risco, estupro e abuso sexual infantil.

Muitas pessoas respondem a um evento traumático com uma reação aguda de estresse ou com ansiedade aumentada por um breve período que se resolve de modo espontâneo, sem necessidade de tratamento. Outras desenvolvem uma resposta de estresse traumática, mais crônica, que se torna comprometedora e incapacitante.

Ser a vítima ou testemunhar um evento traumático não implica resposta patológica nem trauma psicológico duradouro. De fato, ainda que 90% das pessoas sejam expostas a algum tipo de evento traumático ao longo de suas vidas, segundo um levantamento conduzido no início dos anos 2000, com o objetivo de estabelecer a prevalência dos transtornos psiquiátricos na população, a prevalência ao longo da vida do transtorno de estresse pós-traumático (TEPT) foi de 6,8%.

Desde o início, a pergunta essencial feita por estudos sobre trauma tem sido: qual é a diferença entre os indivíduos que desenvolvem uma resposta incapacitante ao trauma e os que são mais resilientes em resposta a tragédias similares?

Os eventos traumáticos e seus efeitos sobre a psique humana ocupam atualmente o palco central no panorama da psiquiatria – facilmente esquecemos que até 1980 o TEPT não era reconhecido como diagnóstico. Embora trauma, guerra, infortúnio, perda, morte, doença e sofrimento sejam comuns, por muitos milênios as histórias de tristeza e desgosto, os males da alma e demais loucuras causadas pelas tragédias da vida, por caprichos do destino e pela crueldade humana, pertenceram principalmente ao domínio da poesia e da arte, e não da medicina e da ciência.

Sugeriu-se que o interesse da ciência nos efeitos psicológicos do trauma somente se tornou relevante quando a expectativa de vida das sociedades ocidentais cresceu a ponto de dar espaço a outras preocupações que não a mera sobrevivência física. É possível que um estilo de vida mais confortável, viabilizado pela Revolução Industrial – o Iluminismo, com seu foco na razão –, e uma diminuição do uso do fatalismo e da vontade de Deus como explicação para os eventos humanos também tenham exercido algum papel. Entretanto, por volta da metade do século XIX, psiquiatras e neurologistas começaram a descrever com maior interesse e consistência os sintomas que pareciam ter suas origens em eventos traumáticos do passado ocorridos na vida do paciente.

O que faz o estudo dos efeitos psicológicos do trauma ser diferente do estudo de qualquer outra doença mental é a necessidade de que tenha ocorrido um evento fora da psique humana para que o transtorno exista. O TEPT (e o transtorno de estresse agudo) é o único diagnóstico a exigir que o clínico determine a ocorrência de um "evento traumático".

A partir da Guerra Civil americana, os médicos começaram a relatar, de modo mais sistemático, casos de sofrimento agudo vivenciados pelos soldados durante e após o combate. Entretanto, a menos que fosse possível criar uma explicação médica, as autoridades militares e grande parte da sociedade prontamente acusavam os soldados em sofrimento de covardia. Segundo o padrão moral/cultural, esperava-se que os homens demonstrassem capacidade e disposição para lutar pela causa de seu país. Os soldados que se recusavam a lutar ou que fugiam do campo de batalha eram acusados de deserção e submetidos à corte marcial. Apesar de a preocupação dos países europeus com a honra no início dos anos de 1900 – que resultou em uma indescritível matança nas trincheiras – ser algo estranho para muitos de nós hoje, é importante lembrar que ideais similares de masculinidade, força e heroísmo continuam tendo espaço na cultura militar moderna e contribuem para os obstáculos encontrados ainda hoje pelos veteranos ao acessar e receber assistência. Nessa época, com exceção de alguns estudos que investigaram os efeitos do trauma em vítimas de acidentes ocorridos em estradas ferroviárias, bem como em sobreviventes de terremotos no Sul da Itália – fora dos hospitais militares –, a outra área principal de investigação em neurose traumática foi o estudo da histeria. Os pacientes que sofriam de histeria, na maioria das vezes mulheres, apresentavam uma gama de sintomas confusos e muitas queixas somáticas. O foco da literatura, no entanto, não era nem a violência sexual nem o abuso infantil. No entanto, uma leitura superficial de contos de fadas, lendas e mitos de qualquer cultura e tradição pode detectar descrições bastante precisas de perda precoce na vida, abandono, negligência e abuso. Sem dúvida, é discutível se isso constitui uma representação das fantasias internas da criança e uma projeção dos nossos piores temores ou uma apreciação razoável daquilo que para nós é muito comum. As duas explicações não precisam ser mutuamente excludentes. As fantasias podem ser não apenas projetadas como também atuadas com consequências trágicas. No início do século XIX, as irmãs Brontë, além de Charles Dickens, forneceram algumas descrições interessantes de abuso infantil e negligência bastante revolucionárias para a época, particularmente em uma sociedade que considerava as crianças propriedade dos pais, na qual as autoridades masculina e religiosa eram inquestionáveis. Entretanto, apesar de alguns relatos sensacionalistas publicados no noticiário daquele tempo e de certo aumento do número de descrições mais realistas de violência e abuso na literatura, a sociedade não estava preparada para aceitar a realidade da violência sexual ou do abuso infantil como eventos tão corriqueiros.

Controvérsias giravam em torno do trabalho de Jean-Martin Charcot, que sugeriu que a causa da histeria de seus pacientes seria um evento traumático, mais provavelmente um trauma sexual do passado. Após a morte de Charcot, Joseph Babinski, que assumiu a direção do Hospital Salpêtrière em Paris, declarou que a causa da histeria era uma sugestibilidade preexistente no paciente, e que as mulheres histéricas, quando forçadas, abandonavam os sintomas. Esses princípios foram adotados por médicos franceses e alemães e aplicados com um nível bastante extremado de crueldade para "tratar" soldados franceses e alemães que sofriam de neurose de guerra, durante a I Guerra Mundial. O "tratamento" usado envolvia aplicação de choque elétrico e era tão doloroso e brutal que os soldados preferiam voltar para as trincheiras.

Pierre Janet também foi estudante de Charcot, mas seguiu o curso inicial da pesquisa e continuou mantendo a crença de que a histeria era causada por um evento pós-traumático gerador de uma "emoção veemente" que, por sua vez, criava uma memória não integrável à consciência pessoal e dividida em um estado dissociado. Esse estado seria inacessível ao controle voluntário, e o indivíduo seria incapaz de fazer uma "narrativa do evento". Esse estado das coisas causava uma "fobia da memória", que falhava em ser integrada, mas deixava um traço ou *idée fixe* ("ideia fixa"). Essas ideias fixas recorriam constantemente como obsessões, reencenações, pesadelos, sintomas somáticos e reações de ansiedade. Janet também descreveu a hiperexcitação do paciente, bem como a reatividade aos deflagradores e lembranças do evento traumático. O paciente somente melhorava quando conseguia integrar a memória traumática à consciência.

Sigmund Freud estudou com Charcot no Salpêtrière e, em seus primeiros escritos, a princípio concordava com a interpretação de que os sintomas de histeria eram causados por uma sedução ou trauma sexual inicial. Entretanto, conforme Freud começou a se concentrar na sexualidade infantil, sua perspectiva mudou, e ele reinterpretou os sintomas histéricos como uma reação à fantasia de uma sedução e, portanto, uma resposta defensiva a um conflito entre o desejo inconsciente e a proibição, em vez de uma resposta somática a um trauma. Até o ponto em que a neurose estava envolvida, Freud reconheceu as similaridades entre os sintomas manifestados pelos veteranos da I Guerra Mundial e aqueles exibidos por pacientes com histeria. Sua hipótese era a de que o conflito central na neurose de guerra estava entre um desejo de sobreviver e um desejo de agir honrosamente. Inicialmente, Freud supôs que os sintomas dos soldados melhorariam com o fim da guerra, eliminando a ameaça às suas vidas e, assim, resolvendo o conflito e tornando os sintomas obsoletos.

Charles Myers e William Rivers são os psiquiatras mais conhecidos por seu trabalho com os soldados da I Guerra Mundial na Grã-Bretanha. Myers foi o primeiro a usar o termo *shell shock* (fadiga de batalha). Ambos defendiam um tratamento mais humano para os soldados e o reconhecimento do sofrimento deles como algo real, e não resultante de covardia nem de fraqueza moral preexistente.

O psiquiatra norte-americano Abram Kardiner trabalhou com os veteranos da I Guerra Mundial entre 1923 e 1940. Kardiner descreveu cuidadosamente os sintomas de seus pacientes e relatou que muitos veteranos foram internados em hospitais psiquiátricos, onde receberam múltiplos diagnósticos (inclusive simulação de doença) antes que fosse estabelecida uma conexão entre os sintomas e a história de trauma. Kardiner foi o primeiro a enfocar a hiper-reatividade fisiológica associada a reações traumáticas. Ele descreveu o estado crônico de hipervigilância, irritabilidade, fúria explosiva e pesadelos recorrentes dos pacientes. As descrições de Kardiner incluem relatos de veteranos descrevendo uma sensação esmagadora de futilidade, com a maioria desses indivíduos em isolamento social e decididos a evitar tudo o que pudesse recordar o trauma.

O trabalho de Kardiner foi aplicado e expandido por um grupo de psiquiatras formado por americanos e britânicos que trabalharam com militares durante a II Guerra Mundial. John Spiegel, William Menninger e Roy Grinker confirmaram muitas das observações de Kardiner sobre o estado de hiperexcitação, bem como as observações de Janet sobre a falta de memória narrativa, ainda que os pacientes preservassem uma memória somatossensorial muito precisa do trauma, que poderia ser facilmente deflagrada. Hipnose e narcossíntese foram utilizadas para ajudar os pacientes a ab-reagirem às memórias traumáticas. Entretanto, foi observado que a ab-reação sem integração não resultava na resolução dos sintomas.

Estudos sobre os sintomas psicológicos manifestados por sobreviventes do Holocausto começaram a surgir quase uma década após o final da II Guerra Mundial, e se tornaram profícuos nos anos de 1960 e 1970. Os sobreviventes eram afligidos por vários sintomas: sintomas somáticos, pesadelos, hiperexcitação, irritabilidade, isolamento social e reações exageradas de luto (às vezes associadas com alucinações de imagens de parentes mortos). É importante notar que esse último sintoma, que durante a guerra do Vietnã foi confundido com psicose, é mais comum em vítimas de traumas pesados, em particular quando o trauma está associado à perda traumática de entes queridos. Sobreviventes do Holocausto e veteranos que perderam seus companheiros amados em ação falarão dessas visões ou visitas fantasmagóricas, mas não apresentarão outro sintoma indicativo de transtorno psicótico. William Niederland foi o primeiro a cunhar o termo *síndrome do sobrevivente* para descrever o declínio funcional e a reação crônica de estresse dos sobreviventes que sofreram não só psicológica como fisicamente a partir de uma gama de males induzidos pelo estresse. O sobrevivente Henry Krystal descreveu a experiência de ser vítima de campo de concentração e vítima de trauma pesado como uma experiência de "desistência": em uma situação de terror inevitável, quando qualquer tentativa de ativar a resposta de fuga ou de luta é inútil, a resposta mental "é iniciada pela rendição ao perigo inevitável, que consiste no entorpecimento das funções autorreflexas, seguido da paralisia de todas as funções cognitivas e de autopreservação mentais". Krystal também descreveu a alexitimia como uma consequência do trauma prolongado.

Durante esse mesmo período, Robert Lifton conduziu um notável estudo, entrevistando sobreviventes da devastação causada pela bomba atômica lançada no Japão, identificando neles uma preocupação bastante similar com o tema da morte, bem como o embotamento da capacidade de satisfação e intimidade. Lifton comparou a reação dos sobreviventes japoneses com as reações dos sobreviventes do Holocausto.

Enquanto isso, nos Estados Unidos, Burgess e Holstrom denominaram os sintomas de pacientes que foram vítimas de estupro – e que relataram pesadelos, *flashbacks* e hiperexcitação – como *síndrome do trauma do estupro*. Esses pesquisadores constataram que tais sintomas eram similares àqueles observados em muitas outras síndromes já descritas. Andreasen e colaboradores descreveram a reação de estresse de uma vítima de queimadura. Herman e Hirschman trabalharam com vítimas de incesto e violência doméstica. Kempe e Kempe publicaram o primeiro relato documentado sobre o problema pervasivo do abuso infantil. Shatan e Lifton criaram "grupos de *rap*" formados por veteranos do Vietnã que eram atormentados por pesadelos, *flashbacks*, raiva e sensação crescente de alienação. Horowitz descreveu os estados alternantes de reexperiência e embotamento comuns em sobreviventes de trauma.

Quando o comitê do American Psychiatric Association's DSM-III estava discutindo quais transtornos deveriam ser incluídos, havia grupos fazendo *lobbying* para a inclusão de "síndrome dos sobreviventes de Holocausto", "neurose de guerra", "síndrome do trauma do estupro", "síndrome do abuso infantil" e assim por diante. Conforme escreveu Kardiner, com certa frustração, em 1947,

> "[As neuroses traumáticas] foram submetidas a um capricho significativo no interesse público. O público não sustenta seu interesse, tampouco a psiquiatria. Assim, essas condições não são sujeitas ao estudo contínuo e sim a esforços periódicos que não podem ser caracterizados como diligentes. Apesar de isso não ser verdadeiro na psiquiatria, em geral é deplorável que cada pesquisador ao conduzir um estudo sobre essas condições considere uma obrigação sagrada começar pelo improviso e trabalhe no problema como se ninguém jamais tivesse feito nada até então.

De fato, a fragmentação observada nessa área ainda não atingiu um nível de integração com a incorporação do TEPT como diagnóstico oficial no sistema DSM. O TEPT foi agrupado com os transtornos de ansiedade (devido à alta ansiedade e ao estado de hiperexcitação), ainda que pesquisas tenham sugerido a importância do papel da dissociação no distúrbio. As disputas sobre a correta colocação se estenderam por décadas. Estudos de campo e evidências sugeriram a inclusão de diferentes critérios no manual, e as controvérsias ainda circundam o diagnóstico. Foi sugerido que um segundo diagnóstico poderia ser introduzido, o de "TEPT complexo", representando a perturbação mais pervasiva do sistema de significados e da estrutura da personalidade observada em sobreviventes de trauma grave. Também foi sugerido que o TEPT fosse transferido para a categoria de transtornos dissociativos. No DSM-5, os transtornos relacionados ao trauma ocupam uma categoria à parte, entre os transtornos de ansiedade e dissociativos. Existe um novo critério que aborda especificamente "uma alteração negativa da cognição e do humor", e há uma opção para especificar se a apresentação do transtorno ocorre com sintomas dissociativos.

É provável que a controvérsia sempre circunde o campo dos estudos de trauma, porque nem a sociedade nem a área da psiquiatria ficarão completamente confortáveis para abordar na íntegra o problema da responsabilidade (causalidade/culpa) pelas consequências da violência. Entretanto, a existência de uma categoria diagnóstica legitimou o campo e forneceu uma linguagem capaz de padronizar a pesquisa e comparar resultados.

PSICOPATOLOGIA E PSICODINÂMICA

Diagnóstico

Os critérios diagnósticos do DSM-5 para TEPT são descritos no Quadro 10.1. A Tabela 10.1 resume as diferenças entre os critérios diagnósticos para TEPT incluídos no DSM-IV-TR e DSM-5.

O TEPT e o transtorno de estresse agudo (TEA) atualmente estão em categorias separadas – transtornos relacionados com trauma e com estressor – e não fazem mais parte dos transtornos de ansiedade. O DSM-IV-TR inclui no critério A para TEPT o seguinte: "a resposta do indivíduo envolveu medo intenso, desamparo ou horror" (p. 467). Isto se tornou desnecessário no DSM-5. Contudo, a traumatiza-

QUADRO 10.1
Critérios diagnósticos do DSM-5 para transtorno de estresse pós-traumático

Transtorno de estresse pós-traumático
Nota: Os critérios a seguir aplicam-se a adultos, adolescentes e crianças acima de 6 anos de idade. Para crianças com menos de 6 anos, consulte os critérios correspondentes a seguir.
A. Exposição a episódio concreto ou ameaça de morte, lesão grave ou violência sexual em uma (ou mais) das seguintes formas:
   1. Vivenciar diretamente o evento traumático.
   2. Testemunhar pessoalmente o evento traumático ocorrido com outras pessoas.
   3. Saber que o evento traumático ocorreu com familiar ou amigo próximo. Nos casos de episódio concreto ou ameaça de morte envolvendo um familiar ou amigo, é preciso que o evento tenha sido violento ou acidental.
   4. Ser exposto de forma repetida ou extrema a detalhes aversivos do evento traumático (p. ex., socorristas que recolhem restos de corpos humanos; policiais repetidamente expostos a detalhes de abuso infantil).
      Nota: O Critério A4 não se aplica à exposição por meio de mídia eletrônica, televisão, filmes ou fotografias, a menos que tal exposição esteja relacionada ao trabalho.
B. Presença de um (ou mais) dos seguintes sintomas de intrusão associados ao evento traumático, começando depois de sua ocorrência:
   1. Lembranças intrusivas angustiantes, recorrentes e involuntárias do evento traumático.
      Nota: Em crianças acima de 6 anos de idade, pode ocorrer brincadeira repetitiva na qual temas ou aspectos do evento traumático são expressos.
   2. Sonhos angustiantes recorrentes nos quais o conteúdo e/ou o sentimento do sonho estão relacionados ao evento traumático.
      Nota: Em crianças, pode haver pesadelos sem conteúdo identificável.
   3. Reações dissociativas (p. ex., *flashbacks*) nas quais o indivíduo sente ou age como se o evento traumático estivesse ocorrendo novamente. (Essas reações podem ocorrer em um *continuum*, com a expressão mais extrema na forma de uma perda completa de percepção do ambiente ao redor.)
      Nota: Em crianças, a reencenação específica do trauma pode ocorrer na brincadeira.
   4. Sofrimento psicológico intenso ou prolongado ante a exposição a sinais internos ou externos que simbolizem ou se assemelhem a algum aspecto do evento traumático.
   5. Reações fisiológicas intensas a sinais internos ou externos que simbolizem ou se assemelhem a algum aspecto do evento traumático.
C. Evitação persistente de estímulos associados ao evento traumático, começando após a ocorrência do evento, conforme evidenciado por um ou ambos dos seguintes aspectos:
   1. Evitação ou esforços para evitar recordações, pensamentos ou sentimentos angustiantes acerca do ou associados de perto ao evento traumático.
   2. Evitação ou esforços para evitar lembranças externas (pessoas, lugares, conversas, atividades, objetos, situações) que despertem recordações, pensamentos ou sentimentos angustiantes acerca do ou associados de perto ao evento traumático.
D. Alterações negativas em cognições e no humor associadas ao evento traumático começando ou piorando depois da ocorrência de tal evento, conforme evidenciado por dois (ou mais) dos seguintes aspectos:
   1. Incapacidade de recordar algum aspecto importante do evento traumático (geralmente devido a amnésia dissociativa, e não a outros fatores, como traumatismo craniano, álcool ou drogas).
   2. Crenças ou expectativas negativas persistentes e exageradas a respeito de si mesmo, dos outros e do mundo (p. ex., "Sou mau", "Não se deve confiar em ninguém", "O mundo é perigoso", "Todo o meu sistema nervoso está arruinado para sempre").
   3. Cognições distorcidas persistentes a respeito da causa ou das consequências do evento traumático que levam o indivíduo a culpar a si mesmo ou os outros.
   4. Estado emocional negativo persistente (p. ex., medo, pavor, raiva, culpa ou vergonha).
   5. Interesse ou participação bastante diminuída em atividades significativas.
   6. Sentimentos de distanciamento e alienação em relação aos outros.
   7. Incapacidade persistente de sentir emoções positivas (p. ex., incapacidade de vivenciar sentimentos de felicidade, satisfação ou amor).

(Continua)

QUADRO 10.1
Critérios diagnósticos do DSM-5 para transtorno de estresse pós-traumático (*continuação*)

E. Alterações marcantes na excitação e na reatividade associadas ao evento traumático, começando ou piorando após o evento, conforme evidenciado por dois (ou mais) dos seguintes aspectos:
    1. Comportamento irritadiço e surtos de raiva (com pouca ou nenhuma provocação) geralmente expressos sob a forma de agressão verbal ou física em relação a pessoas e objetos.
    2. Comportamento imprudente ou autodestrutivo.
    3. Hipervigilância.
    4. Resposta de sobressalto exagerada.
    5. Problemas de concentração.
    6. Perturbação do sono (p. ex., dificuldade para iniciar ou manter o sono, ou sono agitado).
F. A perturbação (Critérios B, C, D e) dura mais de um mês.
G. A perturbação causa sofrimento clinicamente significativo e prejuízo social, profissional ou em outras áreas importantes da vida do indivíduo.
H. A perturbação não se deve aos efeitos fisiológicos de uma substância (p. ex., medicamento, álcool) ou a outra condição médica.

Especificar o subtipo:
Com sintomas dissociativos: Os sintomas do indivíduo satisfazem os critérios de transtorno de estresse pós-traumático, e, além disso, em resposta ao estressor, o indivíduo tem sintomas persistentes ou recorrentes de:
1. **Despersonalização:** Experiências persistentes ou recorrentes de sentir-se separado e como se fosse um observador externo dos processos mentais ou do corpo (p. ex., sensação de estar em um sonho; sensação de irrealidade de si mesmo ou do corpo ou como se estivesse em câmera lenta).
2. **Desrealização:** Experiências persistentes ou recorrentes de irrealidade do ambiente ao redor (p. ex., o mundo ao redor do indivíduo é sentido como irreal, onírico, distante ou distorcido).

Nota: Para usar esse subtipo, os sintomas dissociativos não podem ser atribuíveis aos efeitos fisiológicos de uma substância (p. ex., apagões, comportamento durante intoxicação alcoólica) ou a outra condição médica (p. ex., convulsões parciais complexas).

Especificar se:
Com expressão tardia: Se todos os critérios diagnósticos não forem atendidos até pelo menos seis meses depois do evento (embora a manifestação inicial e a expressão de alguns sintomas possam ser imediatas).

Transtorno de estresse pós-traumático em crianças de 6 anos ou menos
A. Em crianças de 6 anos ou menos, exposição a episódio concreto ou ameaça de morte, lesão grave ou violência sexual em uma (ou mais) das seguintes formas:
    1. Vivenciar diretamente o evento traumático.
    2. Testemunhar pessoalmente o evento ocorrido com outras pessoas, especialmente cuidadores primários.
        Nota: O testemunho não inclui eventos vistos apenas em mídia eletrônica, televisão, filmes ou fotografias.
    3. Saber que o evento traumático ocorreu com pai/mãe ou cuidador.
B. Presença de um (ou mais) dos seguintes sintomas de intrusão associados ao evento traumático, começando depois de sua ocorrência:
    1. Lembranças intrusivas angustiantes, recorrentes e involuntárias do evento traumático.
        Nota: Lembranças espontâneas e intrusivas podem não parecer necessariamente angustiantes e podem ser expressas como reencenação em brincadeiras.
    2. Sonhos angustiantes recorrentes nos quais o conteúdo e/ou a emoção do sonho estão relacionados ao evento traumático.
        Nota: Pode não ser possível determinar que o conteúdo assustador está relacionado ao evento traumático.
    3. Reações dissociativas (p. ex., *flashbacks*) nas quais a criança sente ou age como se o evento traumático estivesse acontecendo novamente. (Essas reações podem ocorrer em um *continuum*, com a expressão mais extrema manifestada como uma perda completa da percepção do ambiente ao redor.) Essa reencenação específica do trauma pode ocorrer na brincadeira.
    4. Sofrimento psicológico intenso ou prolongado ante a exposição a sinais internos ou externos que simbolizem ou se assemelhem a algum aspecto do evento traumático.
    5. Reações fisiológicas intensas a lembranças do evento traumático.

(*Continua*)

QUADRO 10.1
Critérios diagnósticos do DSM-5 para transtorno de estresse pós-traumático (*continuação*)

C. Um (ou mais) dos seguintes sintomas, representando evitação persistente de estímulos associados ao evento traumático ou alterações negativas em cognições e no humor associadas ao evento traumático, deve estar presente, começando depois do evento ou piorando após sua ocorrência.
   Evitação persistente de estímulos
   1. Evitação ou esforços para evitar atividades, lugares ou lembranças físicas que despertem recordações do evento traumático.
   2. Evitação ou esforços para evitar pessoas, conversas ou situações interpessoais que despertem recordações do evento traumático.
   Alterações negativas em cognições
   3. Frequência substancialmente maior de estados emocionais negativos (p. ex., medo, culpa, tristeza, vergonha, confusão).
   4. Interesse ou participação bastante diminuídos em atividades significativas, incluindo redução do brincar.
   5. Comportamento socialmente retraído.
   6. Redução persistente na expressão de emoções positivas.
D. Alterações na excitação e na reatividade associadas ao evento traumático, começando ou piorando depois de sua ocorrência, conforme evidenciado por dois (ou mais) dos seguintes aspectos:
   1. Comportamento irritadiço ou surtos de raiva (com pouca ou nenhuma provocação) geralmente manifestados como agressão verbal ou física em relação a pessoas ou objetos (incluindo acessos de raiva extremos).
   2. Hipervigilância.
   3. Respostas de sobressalto exageradas.
   4. Problemas de concentração.
   5. Perturbação do sono (p. ex., dificuldade em iniciar ou manter o sono, ou sono agitado).
E. A perturbação dura mais de um mês.
F. A perturbação causa sofrimento clinicamente significativo ou prejuízo nas relações com pais, irmãos, amigos ou outros cuidadores ou no comportamento na escola.
G. A perturbação não se deve aos efeitos fisiológicos de uma substância (p. ex., medicamento ou álcool) ou a outra condição médica.
Especificar o subtipo:
   Com sintomas dissociativos: Os sintomas do indivíduo satisfazem os critérios para transtorno de estresse pós-traumático, e o indivíduo sofre sintomas persistentes ou recorrentes de:
   1. **Despersonalização:** Experiências persistentes ou recorrentes de sentir-se separado e como se fosse um observador externo dos processos mentais ou do corpo (p. ex., sensação de estar em um sonho; sensação de irrealidade de si mesmo ou do corpo ou como se estivesse em câmera lenta).
   2. **Desrealização:** Experiências persistentes ou recorrentes de irrealidade do ambiente ao redor (p. ex., o mundo ao redor do indivíduo é sentido como irreal, onírico, distante ou distorcido).
   Nota: Para usar esse subtipo, é preciso que os sintomas dissociativos não sejam atribuíveis aos efeitos fisiológicos de uma substância (p. ex., apagões) ou a outra condição médica (p. ex., convulsões parciais complexas).
Especificar se:
   Com expressão tardia: Se todos os critérios diagnósticos não forem atendidos até pelo menos seis meses depois do evento (embora a manifestação inicial e a expressão de alguns sintomas possam ser imediatas).

Fonte: Reimpresso de American Psychiatric Association: *Diagnostic and Statistical Manual of Mental Disorders,* 5th Edition. Arlington, VA, American Psychiatric Association, 2013. Copyright 2013, American Psychiatric Association. Utilização autorizada.

ção vicária e a exposição profissional sofrida por aqueles que trabalham em profissões de risco são incluídas especificamente no tipo de trauma que qualificaria para o transtorno no critério A. Os critérios B e C permanecem essencialmente inalterados, enquanto o critério D no DSM-IV-TR passou a ser o critério E no DSM-5. O critério D no DSM-5 é o novo agrupamento de sintomas – alterações negativas na cognição e no humor (p. 271) – destinado a descrever uma deterioração mais global do funcionamento. O especifi-

TABELA 10.1
Comparação dos critérios para transtorno de estresse pós-traumático no DSM-IV-TR *versus* DSM-5

TEPT	DSM-IV-TR Parte dos transtornos de ansiedade	DSM-5 Parte dos transtornos relacionados com trauma e estresse
Critério A	Inclui a resposta ao medo, o desamparo e o horror	Inclui os respondedores profissionais; dispensa a reação de medo, etc.
Critério B	Reexperiência	Reexperiência
Critério C	Evitação	Evitação
Critério D	Hiperexcitação	Alteração negativa da cognição e do humor
Critério E	Duração mínima de um mês	Hiperexcitação
Critério F		Duração superior a um mês
Especificar:		Com sintomas dissociativos
Especificar:	Com início tardio	Com expressão tardia

cador "com sintomas dissociativos" foi adicionado, e os especificadores "agudo" e "crônico" foram retirados.

O Quadro 10.2 contém os critérios diagnósticos do DSM-5 para transtorno de estresse agudo.

Existem duas diferenças principais entre TEA e TEPT no DSM-5. Uma é temporal: os sintomas de TEA surgem imediatamente após o evento traumático, duram pelo menos três dias e são resolvidos em um mês. O TEPT dura mais de um mês, pode ter aparecimento e expressão tardios e segue um curso crônico. Além disso, apesar da sobreposição da maior parte dos agrupamentos de sintomas no TEA e no TEPT, no TEPT existem critérios rigorosos sobre quantos sintomas de cada agrupamento são necessários para atender aos critérios. No TEA, são necessários nove sintomas de qualquer uma das cinco categorias. Os sintomas dissociativos fazem parte dos critérios diagnósticos no TEA, em vez de uma subespecificação como no TEPT, enquanto apenas um dos sintomas do agrupamento de humor negativo é incluído no TEA, em comparação aos quatro incluídos nos critérios de TEPT.

Epidemiologia

No National Comorbidity Survey, a prevalência do TEPT ao longo da vida e atual (nos últimos 12 meses) foi estimada, respectivamente, em 6,8% e 3,6%. Embora os eventos traumáticos sejam comuns, estudos sustentam a evidência de que há fatores protetores e fatores de risco para a resposta à exposição traumática. Dados sugerem que o risco de desenvolvimento de TEPT é maior após uma exposição à violência interpessoal do que após um desastre natural. Os homens são mais expostos a eventos traumáticos ao longo da vida, porém as mulheres desenvolverão TEPT com mais frequência após uma exposição traumática. Não está claro se o sexo atua como fator de risco ou se o tipo de trauma é um fator de risco. As mulheres são mais frequentemente expostas a ataques sexuais e violência interpessoal, apresentando maior grau de desamparo perce-

QUADRO 10.2
Critérios diagnósticos do DSM-5 para transtorno de estresse agudo

A. Exposição a episódio concreto ou ameaça de morte, lesão grave ou violação sexual em uma (ou mais) das seguintes formas:
   1. Vivenciar diretamente o evento traumático.
   2. Testemunhar pessoalmente o evento ocorrido a outras pessoas.
   3. Saber que o evento ocorreu com familiar ou amigo próximo. **Nota:** Nos casos de morte ou ameaça de morte de um familiar ou amigo, é preciso que o evento tenha sido violento ou acidental.
   4. Ser exposto de forma repetida ou extrema a detalhes aversivos do evento traumático (p. ex., socorristas que recolhem restos de corpos humanos, policiais repetidamente expostos a detalhes de abuso infantil).
   Nota: Isso não se aplica à exposição por intermédio de mídia eletrônica, televisão, filmes ou fotografias, a menos que tal exposição esteja relacionada ao trabalho.
B. Presença de nove (ou mais) dos seguintes sintomas de qualquer uma das cinco categorias de intrusão, humor negativo, dissociação, evitação e excitação, começando ou piorando depois da ocorrência do evento traumático:
   Sintomas de intrusão
   1. Lembranças angustiantes recorrentes, involuntárias e intrusivas do evento traumático. **Nota:** Em crianças, pode ocorrer a brincadeira repetitiva na qual temas ou aspectos do evento traumático são expressos.
   2. Sonhos angustiantes recorrentes nos quais o conteúdo e/ou o afeto do sonho estão relacionados ao evento. **Nota:** Em crianças, pode haver pesadelos sem conteúdo identificável.
   3. Reações dissociativas (p. ex., *flashbacks*) nas quais o indivíduo sente ou age como se o evento traumático estivesse acontecendo novamente. (Essas reações podem ocorrer em um *continuum*, com a expressão mais extrema sendo uma perda completa de percepção do ambiente ao redor.)
   Nota: Em crianças, a reencenação específica do trauma pode ocorrer nas brincadeiras.
   4. Sofrimento psicológico intenso ou prolongado ou reações fisiológicas acentuadas em resposta a sinais internos ou externos que simbolizem ou se assemelhem a algum aspecto do evento traumático.
   Humor negativo
   5. Incapacidade persistente de vivenciar emoções positivas (p. ex., incapacidade de vivenciar sentimentos de felicidade, satisfação ou amor).
   Sintomas dissociativos
   6. Senso de realidade alterado acerca de si mesmo ou do ambiente ao redor (p. ex., ver-se a partir da perspectiva de outra pessoa, estar entorpecido, sentir-se como se estivesse em câmera lenta).
   7. Incapacidade de recordar um aspecto importante do evento traumático (geralmente devido a amnésia dissociativa, e não a outros fatores, como traumatismo craniano, álcool ou drogas).
   Sintomas de evitação
   8. Esforços para evitar recordações, pensamentos ou sentimentos angustiantes acerca do, ou fortemente relacionados ao, evento traumático.
   9. Esforços para evitar lembranças (pessoas, lugares, conversas, atividades, objetos, situações) que despertem recordações, pensamentos ou sentimentos angustiantes acerca do, ou fortemente relacionados ao, evento traumático.
   Sintomas de excitação
   10. Perturbação do sono (p. ex., dificuldade de iniciar ou manter o sono, sono agitado).
   11. Comportamento irritadiço e surtos de raiva (com pouca ou nenhuma provocação) geralmente expressos como agressão verbal ou física em relação a pessoas ou objetos.
   12. Hipervigilância.
   13. Problemas de concentração.
   14. Resposta de sobressalto exagerada.
C. A duração da perturbação (sintomas do Critério B) é de três dias a um mês depois do trauma.
   Nota: Os sintomas começam geralmente logo após o trauma, mas é preciso que persistam no mínimo três dias e até um mês para satisfazerem os critérios do transtorno.
D. A perturbação causa sofrimento clinicamente significativo e prejuízo no funcionamento social, profissional ou em outras áreas importantes da vida do indivíduo.
E. A perturbação não se deve aos efeitos fisiológicos de uma substância (p. ex., medicamento ou álcool) ou a outra condição médica (p. ex., lesão cerebral traumática leve) e não é mais bem explicada por um transtorno psicótico breve.

Fonte: Reimpresso de American Psychiatric Association: *Diagnostic and Statistical Manual of Mental Disorders,* 5th Edition. Arlington, VA, American Psychiatric Association, 2013. Copyright 2013, American Psychiatric Association. Utilização autorizada.

bido. Rivers foi o primeiro a descrever uma forte correlação entre a experiência de desamparo e a gravidade dos sintomas em veteranos da I Guerra Mundial. Não está definido se isso poderia ser um fator na diferença de prevalência de TEPT entre homens e mulheres. Os homens desenvolvem índices muito altos de TEPT após ataque e abuso sexual. Entretanto, existem outros fatores geradores de confusão que dificultam as comparações. A identificação não heterossexual aumenta o risco de exposições traumáticas para todos os sexos, além de aumentar o risco de desenvolvimento de TEPT. Nos Estados Unidos, os latinos, os afro-americanos e os americanos nativos exibem índices maiores de TEPT do que os caucasianos, enquanto os asiático-americanos relatam os menores índices. Estudos com gêmeos e famílias parecem confirmar a existência de vulnerabilidade genética. A condição socioeconômica inferior constitui um fator de risco. Como já observado, a exposição a alguns tipos de trauma (trauma sexual, genocídio, detenção prolongada, combate) mais provavelmente resulta em TEPT. Outro fator de risco é a participação em atrocidades (é irrelevante se ocorrem sob coação). É interessante que uma história familiar e uma história pessoal de doença mental, anteriores ao trauma, tenham sido sugeridas como fatores de risco: em particular, uma história de temperamentos associados a comportamentos impulsivos e externalizantes, com risco aumentado de exposição traumática e de desenvolvimento de TEPT. Algumas profissões estão particularmente associadas ao risco de exposição traumática e de desenvolvimento de TEPT: militares, policiais, bombeiros e emergencistas.

Vários autores se concentraram nos fatores protetores e na resiliência. Os fatores relatados de maneira mais consistente são o suporte social eficiente e a capacidade de recrutar esse suporte em caso de necessidade, habilidades de superação adaptativas, flexibilidade cognitiva e emocional, otimismo e percepção da própria vida como algo significativo.

Psicopatologia

Foge ao escopo deste capítulo fazer uma revisão aprofundada do campo dos estudos sobre a biologia e a neurofisiologia do trauma. Ao longo das últimas décadas, modelos de experimentação animal, neuroimagens e estudos neuroendocrinológicos ajudaram a mapear o início do conhecimento sobre o modo como os sintomas de TEPT se desenvolvem e persistem. Muitos dos sintomas de TEPT fazem parte de uma resposta neurofisiológica ao estresse que poderia ter sido adaptativa diante de uma ameaça aguda, mas se tornou mal-adaptativa ao persistir sob condições livres de ameaça. As duas principais áreas afetadas são a memória e a excitação.

As memórias traumáticas são codificadas de modo fragmentado e desintegrado. Os pacientes relatam recordações vívidas, muitas vezes acompanhadas de experiências somatossensoriais, como se o corpo todo e todos os sentidos estivessem lembrando. Muitos pacientes relatarão que "estão de volta" ou "estão lá". Essas lembranças também são acompanhadas de excitação intensa e de afeto geralmente negativo (p. ex., ansiedade, medo, raiva). É importante notar que essas memórias não podem ser invocadas de modo voluntário e que muitas vezes estão desconexas de uma narrativa coerente, como no exemplo a seguir:

> Uma mulher que fora estuprada na adolescência tinha apenas memórias fragmentadas do evento. Durante a entrevista inicial, ela se esforçou para explicar o que havia acontecido. Sua preocupação era de que eu não

acreditasse nela, que pensasse que ela estava inventando a história, pois os detalhes fornecidos me davam uma noção muito vaga. Entretanto, quando perguntei, ela reconheceu que sofria com episódios que a faziam "se sentir enlouquecida e descontrolada", durante os quais ela era subitamente arremetida de volta ao passado e se lembrava de mais coisas do que gostaria. Ela então se via agredida e novamente traumatizada com suas memórias em vez de controlá-las. Ela queria ser capaz de lembrar, de contar uma história e se apropriar do que acontecera. Em vez disso, as recordações vinham de modo espontâneo, fazendo-a duvidar de sua própria sanidade. Quando ela se acalmava, estava amedrontada demais para acessar o conteúdo das memórias, e as fragmentações continuavam.

Para essa mulher e para a maioria dos pacientes que sofrem com *flashbacks* e recordações intensamente traumáticas, a memória em geral é deflagrada externamente. O paciente pode não ter consciência do que foi o deflagrador, e o medo de qualquer estimulação sensorial pode causar a evitação incapacitante de qualquer engajamento ou atividade. Os pesadelos trazem as recordações para a noite e contribuem para as perturbações do sono que, atualmente, são consideradas um fator importante no desenvolvimento de TEPT. Um veterano de guerra era tão aterrorizado por seus pesadelos que, no momento em que buscou tratamento, havia desenvolvido uma rotina de apenas tirar sonecas com duração máxima de 90 minutos cada.

A hiperexcitação não está associada somente à repetição da experiência. Os pacientes vivem em um estado de alerta constante. "Estou sempre na defensiva", explicou um veterano do Vietnã. "Eu explodo facilmente; eu levo tudo para o lado pessoal", disse um advogado bem-sucedido e realizado, sobrevivente de um sequestro brutal durante uma viagem à América do Sul. "Eu não confio em ninguém; nunca se sabe o que as pessoas podem estar querendo" era o refrão de um paciente que foi abusado sexualmente por um padre. Certa vez, mencionei a um sobrevivente do Holocausto que ele tinha bons vizinhos, depois de tê-los observado lhe trazendo sopa enquanto estava doente (eu estava em sua casa fazendo uma visita). Sua resposta foi "Eu também tinha bons vizinhos na Polônia". Seus vizinhos poloneses haviam denunciado ele e sua família à Gestapo. Nenhum desses pacientes jamais conseguia relaxar. Estavam sempre prontos, em qualquer momento ao longo do dia, para enfrentar ameaças inevitáveis. Atrás de cada esquina, espreitava-se a próxima ameaça. Todas as pessoas eram inimigas em potencial. A hiperexcitação, quando sustentada, estraga a vida das pessoas, levando provavelmente à negatividade de humor e cognição, assim como o medo de reviver leva à evitação.

Psicodinâmica

Embora o trabalho de Breuer e Freud tenha começado como um trabalho sobre trauma, e Freud tenha sabidamente alegado que "o histérico sofre sobretudo com as reminiscências", a atenção de Freud mais tarde foi desviada para os fenômenos de privilégio intrapsíquico e conflitos. No entanto, ele era intrigado pela neurose da guerra, e *Além do princípio do prazer* é uma tentativa de dar sentido a alguns sintomas que não se ajustavam à sua teoria. Ele postulou que o instinto de morte – "o empenho mais universal de toda substância viva, a saber, o retorno à quiescência do mundo inorgânico" – fazia os soldados ficarem presos no horror dos pesadelos, em uma compulsão de repetição interminável.

Na teoria das pulsões e na psicologia do ego, o trauma passou a ser visto como algo ligado principalmente à patologia preexistente, com os eventos externos somente tendo significado quando fundamentados com os conflitos internos e fantasias. Anna Freud duvidava que pudesse haver qualquer evento capaz de, por si só, causar uma resposta traumática na ausência de um conflito intrapsíquico.

Muitos psicanalistas renomados trabalharam com vítimas de trauma. Bergmann usou a patologia do superego e o conceito de identificação com o agressor ao trabalhar com sobreviventes do Holocausto e suas famílias. Krystal, que era ele mesmo um sobrevivente do Holocausto, também falou de identificação com o agressor, culpa do sobrevivente e tolerância ao afeto como conceitos úteis a serem considerados ao trabalhar com as vítimas de traumas pesados. Entretanto, em 1990, em sua introdução ao trabalho seminal *Generations of the Holocaust* (Gerações do Holocausto), Bergmann e Jucovy escreveram que a investigação psicanalítica "não pareceu suficiente para conceitualizar e explicar a desconcertante gama de sintomas apresentados pelos sobreviventes". Conforme demonstrado por numerosos especialistas talentosos da área, o trabalho clínico mais criativo com vítimas de trauma, usando conceitos psicodinâmicos, requer uma aplicação flexível de ideias sem a aderência rígida a uma estrutura teórica. Cada paciente é único e vivenciará um evento traumático de modo muito pessoal e exclusivo, moldado por sua personalidade, temperamento e história. Uma abordagem psicodinâmica, com sua atenção voltada aos detalhes da vida emocional do paciente, oferece a oportunidade de fazer o paciente voltar a se sentir valorizado como ser humano após uma experiência desumanizadora de trauma. As fantasias intrapsíquicas influenciam o modo como qualquer um responde a um evento qualquer ocorrido em sua vida. Entretanto, procurar uma patologia preexistente na vida mental de qualquer pessoa com TEPT parecerá invalidador e acusador para o paciente. Ao longo das últimas décadas, as áreas de abuso infantil e tratamento de sobreviventes adultos de abuso infantil receberam muita atenção, sendo que grande parte do trabalho teórico e clínico foi dirigida à conceitualização de sua patologia. Muitas vezes, as consequências do trauma ocorrido no início da vida tendem a resultar em transtornos de personalidade (ver Capítulo 9 deste livro). A teoria dos vínculos também se refere principalmente a trauma no início da vida. É importante lembrar as consequências do trauma afetivo sobretudo porque os indivíduos com conexões afetivas fracas (i.e., aqueles com baixo suporte social e habilidade precária de recrutar o sistema de suporte disponível em caso de necessidade) geralmente apresentam risco aumentado de desenvolvimento de TEPT após a exposição ao trauma.

Trauma e ciclo de vida

Para muitos pacientes, os sintomas de TEPT sofrem remissão após três meses, sendo que a maioria não manifestará sintomas que atendam ao diagnóstico após seis meses, e até os pacientes que seguem um curso crônico passarão por períodos de funcionamento melhorado. Entretanto, há evidências crescentes na literatura de que, particularmente para pacientes com TEPT grave e debilitante e exposição a fortes eventos traumáticos (p. ex., genocídio, abuso sexual prolongado ou violência por parte de parceiro íntimo, detenção prolongada, combate), a doença pode recorrer em momentos de vulnerabilidade ao longo do ciclo de vida, quando eventos normativos ou estressantes podem servir como deflagradores. Por exemplo, há muitos relatos de sobreviventes do Holocausto que vivenciaram uma reativação dos sintomas após uma doença médica aguda, após a ocorrência de morte na família ou após uma separação (p. ex., divórcio, crianças que abandonam a escola, filhos que casam). O envelhecimento também pode estar associado a risco aumentado de perdas, incapacidade e dependência, que podem ser deflagradores da reativação de TEPT. A tarefa de se engajar no trabalho do final da vida pode trazer à tona questões não resolvidas para os sobreviventes de trauma, podendo causar piora significativa da sintomatologia. Notavelmente, os idosos podem vivenciar um aumento significativo da morbidade e menor qualidade de vida associada a uma manifestação subsindrômica de TEPT.

Comorbidades

Pacientes com TEPT muitas vezes buscam tratamento após terem recebido diagnósticos discrepantes, dos quais nenhum relacionado às suas histórias de trauma. Frequentemente, esses pacientes são tratados com múltiplas medicações, com indicação pouco clara, muitas vezes contendo substâncias controladas em que acabam viciados. É imperativo conduzir uma entrevista clínica detalhada e obter uma história de trauma cuidadosa, ainda que sensível, em vez de diagnosticar outros transtornos se o diagnóstico de TEPT for suficiente para explicar o quadro clínico.

O TEPT muitas vezes é uma comorbidade com o abuso de substância. Os pacientes farão uso de álcool e de substâncias para entorpecer o estado de hiperexcitação, melhorar o sono, aliviar o desespero e se sentir vivo novamente após a névoa dissociativa e o entorpecimento do trauma. É necessário monitorar estreitamente os pacientes que fazem uso abusivo de substâncias, pois são suscetíveis a agitação, comportamento autodestrutivo e tendência suicida.

O TEPT crônico muitas vezes é uma comorbidade com depressão. Entretanto, diante da coocorrência de transtorno de abuso de substância, nenhum outro transtorno deve ser diagnosticado até ficar claro que o transtorno do humor não se limita puramente ao contexto de uso de substância.

É preciso ter cuidado antes de estabelecer o diagnóstico de transtorno de ansiedade ou transtorno dissociativo como uma comorbidade que acompanha o TEPT. Isso não é impossível, mas é provável que a maioria dos sintomas de ansiedade e dissociativos observados nesses pacientes faça parte do quadro clínico original.

Dado que as pessoas com comportamento impulsivo e externalizador apresentam risco aumentado de exposição a traumas e de desenvolvimento de TEPT, os transtornos de personalidade podem ser comorbidades que acompanham o TEPT.

Pacientes com TEPT grave podem estar em tal estado de ansiedade desorganizadora, tão dissociados e tão atormentados por *flashbacks*, que chegam a parecer psicóticos. A exposição ao trauma grave pode precipitar um episódio psicótico que deve ser excluído quando for apropriado. Os pacientes com doença mental crônica também são vulneráveis à exploração e com frequência vivem em condições de pobreza, havendo maior probabilidade de ocorrer traumas. Assim, é preciso considerar a possibilidade de que ambas as condições possam ser comorbidades.

Notavelmente, idosos com transtorno neurocognitivo significativo e história anterior de trauma podem apresentar episódios semelhantes à psicose ou à agitação, muitas vezes deflagrados por institucionalização ou outras perturbações ambientais. Esses episódios podem ser sintomas de TEPT, como no exemplo a seguir:

Uma sobrevivente do Holocausto que vivia em uma casa de repouso ficou gravemente agitada sem motivo evidente, até ser observado que o lugar dela à mesa na sala de jantar tinha sido mudado. A paciente não conseguia explicar qual era o problema e não tinha consciência da existência de qualquer tipo de associação. Quando o clínico considerou a disposição da sala de jantar, ficou evidente que, da antiga posição ocupada à mesa, virada de costas para a parede, a paciente tinha visão total do recinto e de qualquer pessoa que entrasse e saísse. Em seu novo lugar, a paciente ficava de costas para a porta. A paciente voltou a ocupar o antigo lugar à mesa, e sua agitação desapareceu.

CONDUZINDO A ENTREVISTA

A entrevista do paciente traumatizado impõe desafios específicos. A exposição a eventos traumáticos produz uma sensação de perda de controle que torna bastante intimidadora a experiência da terapia, suscitando vulnerabilidade na maioria das vítimas de trauma. Além disso, particularmente para os sobreviventes de traumas graves e extensos, a capacidade de confiar e de estabelecer intimidade estão comprometidas, de modo que o estabelecimento de uma aliança terapêutica pode requerer esforço prolongado. Nessas condições, embora seja imperativo que o entrevistador assuma uma postura empática, uma atitude excessivamente efusiva da parte do terapeuta ao manifestar interesse e fornecer suporte pode ser percebida como dissimulada ou intrusiva. Não importa o quão inocentemente, o paciente jamais deverá ser tocado, seja qual for seu nível de estresse, como no exemplo a seguir:

O Sr. A. tinha 15 anos quando confessou pela primeira vez a um jovem conselheiro que, aos 10 anos, fora vítima de abuso sexual por um padre. O Sr. A. estava bastante angustiado durante a entrevista. O conselheiro colocou o braço sobre o ombro do rapaz, provavelmente para confortá-lo. O Sr. A. deixou a entrevista sentindo-se confuso em relação às intenções do conselheiro e parou de procurar terapia por 30 anos. Provavelmente, o adiamento desse paciente em buscar ajuda foi multideterminado. Entretanto, esse episódio inicial foi um dos primeiros que ele mencionou na terapia posterior, enquanto discutia sua falta de confiança em médicos e terapeutas.

Em pacientes que já se sentiram explorados e violados, o terapeuta precisa estabelecer limites e metas para a entrevista, bem como as expectativas do processo terapêutico, de forma respeitosa, deixando o paciente controlar ao máximo o processo. Também é importante lembrar que muitos pacientes gravemente traumatizados podem não revelar suas histórias no momento da entrevista inicial (mesmo quando o processo se desdobrar ao longo de várias sessões); eles podem não atribuir seus sintomas ao trauma ou talvez se sintam envergonhados demais para trazer suas histórias à tona antes de estabelecerem uma aliança terapêutica mais sólida. Uma exploração abrangente da história do paciente, incluindo perguntas sobre fatos e sem julgamento sobre a possível exposição traumática, tende a extrair informações; mesmo assim, alguns pacientes necessitarão de mais tempo.

Como clínicos, incentivamos os pacientes a falarem sobre fantasias e segredos pessoais dolorosos e vergonhosos. Possibilitamos a abordagem dos tópicos mais difíceis, sinalizando aos nossos pacientes a nossa disposição para ouvir e a nossa capacidade de tolerar aquilo que eles precisam dizer sem sermos esmagados pelo afeto. Uma história de trauma exige de nossa parte aceitação similar. Os detalhes da história jamais devem ser perseguidos se o paciente não estiver disposto a fornecê-los, mas devem ser sempre tolerados, não importa o quanto isso seja desagradável, caso o paciente necessite compartilhá-los, como no exemplo a seguir:

> O Sr. B., um sobrevivente do Holocausto de 76 anos, foi encaminhado para a terapia por um assistente social do hospital onde ele ainda trabalhava como administrador. Até então, o Sr. B. nunca havia se submetido a um tratamento. Ele telefonou para agendar uma consulta um dia depois de eu ter aceito o encaminhamento. Ao telefone, ele se mostrou agradável e flexível com relação ao horário. No dia da consulta, chegou pontualmente, estava bem vestido e aparentava ser mais jovem. Sua conduta era agradável, parecia bastante envolvido, falava bem e estava um pouco ansioso.
>
> A entrevista inicial se desenrolou no decorrer de duas sessões. A principal queixa do Sr. B. era em relação à sua incapacidade de controlar o próprio temperamento. Ele descreveu isso como um problema que sempre esteve presente em sua vida e que o aborrecia, mas que não conseguia explicar: "Acho que sou do tipo pavio curto. Sinto que as pessoas estão pisando no dedo do meu pé e perco a calma; depois me sinto mal em relação ao modo como me comportei. Me enfureço muito rápido. E não gosto disso. Sempre fui assim, até mesmo com meus filhos, quando eles estavam em fase de crescimento. Tive que sair de casa por não saber o que poderia fazer. Eu não discutia nem mesmo com minha esposa por medo de perder o controle. É uma sensação ruim." Ao ser indagado especificamente, negou que alguma vez tenha perdido o controle e agredido a esposa ou os filhos, ou que tenha entrado em confronto físico com alguém, embora sempre tenha temido tal possibilidade. Outra queixa dele era o sono ruim: "Não durmo bem. Nunca mais dormi, embora eu costumasse dormir bem. Não me incomodo. Meu médico me dá alguma coisa para isso. Não ajuda muito. Passo a noite rolando na cama. Às vezes, acordo e estou com a cabeça onde deveriam estar meus pés." Quando lhe perguntei se já havia tido pesadelos ou se lembrava-se dos sonhos que tivera, respondeu prontamente: "Não me lembro de nada. E sobre o quê eu deveria ter pesadelos? Levava uma vida bem normal. Esposa, dois filhos, um emprego". Sem desafiar a visão que ele tinha da própria vida como "normal", perguntei sobre o início de sua vida:
>
> S.: Sr. B., talvez eu tenha me enganado, mas pensei que a Srta. S tinha me dito que o senhor nasceu na Polônia.
>
> Sr. B.: Sim, mas eu era muito jovem na época da guerra, não me lembro de nada.
>
> S.: Você pode me contar o que aconteceu, ou você tem dificuldade para falar a respeito?
>
> Sr. B.: Não, não me incomodo. Nunca pensei nisso. Isso realmente não me afetou. Quero dizer que lembro quando levaram meus pais, mas isso realmente não me perturbou, eu era jovem demais para entender o que significava.
>
> *O Sr. B. ficou em silêncio por um instante, e eu aguardei. Ele não pareceu angustiado e sim intrigado com o meu interesse.*
>
> S.: Posso perguntar quantos anos você tinha quando seus pais foram levados?
>
> Sr. B.: Seis, eu tinha 6 anos.
>
> S.: É incrível como o senhor sobreviveu. Crianças pequenas eram muito vulneráveis, particularmente aquelas sem pais.

Sr. B.: Minha tia contou que fui escondido com diferentes parentes. Lembro-me de muito pouco. Lembro-me do meu tio. Sei que ele salvou a minha vida. Ele me tirou do gueto, antes que fosse tarde demais. Ele era um homem bom. Era irmão da minha mãe. Ele não conseguiu. Encontrei com o filho dele muitos anos após a guerra. Ele vive em Israel e é alguns anos mais velho do que eu. Eu não sabia que ele estava vivo. Ele me encontrou. Ele não queria falar sobre o que aconteceu. E daí? Depois da guerra, fui morar com a minha tia, do lado paterno, até que deixei a Polônia e vim para os Estados Unidos, onde conheci a minha esposa. Ela também era da Europa. Perdeu a família nos campos. Ela morreu no ano passado.

Esse relato de horrores foi feito com pouquíssimo afeto. Expressei meus sentimentos pela morte de sua esposa, e ele dispensou a minha preocupação dizendo que ela era uma mulher doente e que isso o liberava de seus próprios sentimentos em relação à morte dela. O Sr. B. somente conseguia externar algum afeto quando falava dos filhos e netos. Ele tinha um filho, uma filha e quatro netos. Seu comportamento se tornava mais caloroso e envolvido quando ele falava sobre eles. Ele expressava muito remorso por não ter se envolvido mais na vida deles ao longo de sua formação. Culpava o trabalho e o medo que tinha de seu temperamento pelo afastamento. Agora, ele estava mais envolvido com os netos. Sabia que havia certa tensão, em particular com o filho, que se ressentia pelo fato de o Sr. B. ter sido "um pai ausente". A filha, que vivia fora do estado, gostaria que ele se mudasse para perto dela, mas ele não conseguia imaginar sua vida sem trabalhar. No segundo encontro, o Sr. B. descreveu em detalhes seus pais "sendo levados": enquanto brincava com outras crianças na rua do gueto, viu os pais sendo escoltados por soldados alemães, e lembrou-se dos soldados perguntando para seu pai e apontando na direção das crianças "Qual delas é sua?", e o pai respondendo sem olhar para ele "Não temos filhos". O Sr. B. não acompanhou os pais e nunca mais os viu de novo. Ele descreveu essa memória com detalhes vívidos, mas argumentou que não está associada a nenhum sentimento. É impossível saber se é a memória do que aconteceu ou se é uma memória condensada de diferentes eventos. Contudo, podemos supor que o Sr. B. possivelmente testemunhou a detenção dos pais, que provavelmente saíram do caminho para proteger os filhos. Ao final da segunda sessão, resumi os achados da entrevista e expliquei ao Sr. B. quantos dos seus sintomas e dificuldades poderiam se ajustar a um quadro subsindrômico de TEPT crônico. Acrescentei "Entretanto, você está me dizendo que a guerra não afetou você. E você, melhor do que eu, saberia dizer como se sente. Então, talvez no seu caso seus problemas de fato tenham uma explicação diferente que podemos encontrar juntos". A princípio, o Sr. B. hesitou e perguntou se eu tinha planejado forçá-lo a falar o tempo todo sobre a guerra. Depois de concordarmos que falaríamos sobre qualquer coisa a respeito da qual ele se sentisse confortável em conversar, o Sr. B. ficou bem mais aberto a considerar a possibilidade de que a experiência de perder os pais talvez tenha sido mais significativa do que ele pensava.

Existem situações em que os eventos traumáticos ocorridos nos primeiros anos de vida podem determinar comportamentos posteriores que causam retraumatização. Já fiz alusão à controvérsia de culpar as vítimas por seus problemas, e isso é particularmente problemático com vítimas de violência de parceiro íntimo e de abuso sexual.

Todavia, a infeliz realidade é que mulheres criadas em lares abusivos são mais propensas a se casar ou viver com homens abusadores, enquanto mulheres que são vítimas de incesto podem ser incapazes de proteger os filhos de formas similares de abuso. As forças dinâmicas que podem causar esses comportamentos são complexas demais para serem exploradas em detalhes aqui. No entanto, é importante que o entrevistador saiba sobre essas possibilidades e sobre as armadilhas ao assumir os dois lados durante a entrevista, como no exemplo a seguir:

> A Sra. C. era uma secretária de 40 anos admitida na unidade de internação após uma *overdose*, precipitada pela descoberta de que o pai da criança que sua filha de 15 anos acabara de dar à luz era seu namorado de 55 anos de idade. A Sra. C. chorava muito durante a entrevista inicial e também estava com muita raiva, tanto do namorado quanto da filha, que ela acreditava ter permitido o contato sexual. A Sra. C. continuava ruminando aquilo que a filha lhe revelara sobre "o caso". Ela insistia que não tinha ideia de que isso estava acontecendo há mais de um ano, não conseguia entender por que a filha estava com raiva dela, nem por que a filha alegou que "ele a forçou a aceitá-lo" e que mesmo assim ela não se queixara antes. Após ouvir as furiosas ruminações da Sra. C. por alguns momentos, a entrevistadora percebeu sua crescente dificuldade de empatizar com a paciente, e seu próprio desejo de sacudi-la de sua negação do papel evidente que ela desempenhara na vitimização da filha. A entrevistadora reconheceu seus próprios impulsos agressivos e decidiu desviar o foco da entrevista do assunto carregado da crise vigente para tentar entender melhor a Sra. C. A entrevistadora disse: "Compreendo o quão perturbador é para você falar sobre isso. Vamos fazer uma pausa agora e ver se conseguimos abordar outras informações de que precisamos. Então, nós retomaremos, talvez quando você se sentir um pouco mais calma." Foi com certa surpresa que a entrevistadora descobriu que, aos 13 anos, a Sra. C. fora estuprada repetidas vezes pelo padrasto. Ela, então, engravidou e foi forçada pela mãe a sair de casa e ir morar com a tia, enquanto a mãe continuava vivendo com o padrasto. A Sra. C. deu a criança para adoção e tratou de voltar a frequentar a escola. Após o casamento abusivo com o pai de sua filha, ela começou a viver com o namorado atual, há 3 anos. Tanto o ex-marido como o namorado atual nunca conseguiram se manter em um emprego e bebiam muito. A Sra. C. era muito bem-sucedida no trabalho e tinha muito orgulho de sua capacidade de sustentar a família. Ela sonhava com um futuro brilhante para a filha, que tinha a vantagem de ter uma "mãe amorosa que a apoiava". A Sra. C. se sentia traída pela filha e não conseguia ver nenhum paralelo entre a sua própria adolescência traumática e a tragédia que acabara de se desdobrar na vida da filha. [*O problema que tanto a Sra. C. como a entrevistadora enfrentavam nessa situação era que, nessa trágica reencenação, a Sra. C. se identificava fortemente com a vítima (a filha) e com o agressor (a mãe que não protegeu a filha). Para a entrevistadora, é importante manter uma medida de compaixão e empatia em relação a ambos os lados, a fim de possibilitar uma aliança.*] A entrevistadora disse "Me parece que esta é uma situação terrível. Você esperava que sua filha tivesse uma vida diferente e, em vez disso, você se viu de volta ao ponto de partida." A Sra. C. começou a chorar e, pela primeira vez, conseguia direcionar sua raiva de forma não ambígua ao namorado. "Como ele pôde fazer isso? Ela tem só 15 anos, ele é um homem,

ele deveria ter consciência", disse. "Você está certa. Ela é uma menina, e ele é adulto. Assim como você era uma menina, e seu padrasto era adulto", disse a entrevistadora.

O caso a seguir ilustra a necessidade de evitar sobrecarregar de significado os conflitos iniciais em áreas envolvendo material traumático, mesmo quando isso parecer ser correto ou quando o paciente parecer ser altamente funcional e capaz de discernir. Embora os conflitos intrapsíquicos e as fantasias aconteçam na mente, e parte do nosso trabalho como terapeutas seja fazer nossos pacientes ficarem confortáveis com a natureza de seus processos internos, o trauma (particularmente o trauma interpessoal) provará às vítimas, às testemunhas e aos perpetradores que os sentimentos e pensamentos nem sempre podem ser contidos. Como terapeutas, devemos ser muito mais simples ao tentarmos convencer uma vítima de trauma de que as pessoas podem se autocontrolar e que seus sentimentos não necessariamente se traduzem em comportamentos, uma vez que elas já viram o que acontece quando isso não é verdadeiro.

O Sr. D. era um contador bem-sucedido de 67 anos, solteiro, que foi encaminhado para consulta pelo médico internista, que estava preocupado com a piora de seu vício em benzodiazepínicos e com o aumento do consumo de álcool ao longo dos últimos dois anos. O Sr. D. ficou aborrecido pelo fato de o internista, com quem vinha mantendo uma relação bastante amigável há anos, ter se recusado a continuar lhe prescrevendo benzodiazepínicos caso ele não aceitasse o encaminhamento. No momento em que o Sr. D. veio a mim, estava tomando cerca de 6 mg de alprazolam por dia; 30 mg de temazepam; e 10 mg de diazepam, 2 vezes ao dia, conforme a necessidade. Devido à sua posição social, ele se sentia desconfortável em procurar outro médico, pois ficara um pouco constrangido com uma tentativa feita no passado. Por esse motivo, apesar de ter dito claramente que não estava interessado em terapia, ele veio relutante para a consulta. Ele admitiu tomar "alguns drinques todas as noites, e mais nos fins de semana". Embora não fosse mais específico quanto ao número de doses, disse que geralmente bebia cerveja ou vinho, que nunca havia sido autuado por dirigir alcoolizado, nem tivera quaisquer problemas legais. Também negou ter *blackouts* ou convulsões, não bebia pela manhã, não tinha episódios de abstinência e não participava do AA nem de qualquer outra modalidade de tratamento. Negou que seu hábito de beber fosse um problema: "Trabalho todo dia. Tenho um trabalho estressante. Não sou vagabundo. Sou bem-sucedido e jamais me meti em encrenca." Ele também não considerava o consumo abusivo de benzodiazepínicos um problema. O Sr. D. alegava que não usava, nem nunca havia usado, qualquer outra droga, prescrita ou recreativa. No início, ele agia como um contador de histórias vago, pouco engajado no processo, algo desdenhoso e na defensiva. Apresentava-se como um homem polido e elegante, muito bem vestido e comunicativo, que parecia relutar em falar sobre os primeiros anos de sua vida. Fez observações sarcásticas sobre os terapeutas "gastarem o tempo procurando a origem de todos os males na infância". Ao final das duas sessões do processo de entrevista, surgiu o quadro de uma infância de privações, em uma família pobre, com um pai alcoólatra e abusador e uma mãe dependente.

O Sr. D. sempre fora um aluno brilhante. Ele fora para uma escola católica com a esperança de se livrar dos antecedentes de pobreza e privações, mas sua família não pôde pagar nem incentivava a educação de nível superior. Em uma desesperada tentativa de fuga, o Sr. D. se alistou na Marinha dos Estados Unidos a tempo de ir para o Vietnã, onde passou três temporadas no cumprimento do dever. Ele voltou da guerra altamente condecorado, após sofrer duas lesões não letais. O Sr. D. estava então determinado a usar a oportunidade que a Marinha lhe dera de receber educação. Selecionou cursos exigentes, trabalhou com habilidade em redes de contato, concluiu a graduação com honra e foi contratado por uma firma prestigiada. Ele era, naquele momento, sócio sênior de uma firma de contabilidade bem-sucedida.

O Sr. D. não conseguia dizer com precisão quando começara a beber ou quando começara a beber mais. Sua dependência dos benzodiazepínicos se desenvolvera muitas décadas antes do aparecimento do sono ruim e dos pesadelos. Ele desprezava a noção de TEPT induzido por combate e considerava a ideia "totalmente descabida". No início, mantinha contato com a família. Ele fornecia grande parte do suporte financeiro necessário e também tinha se tornado o apoio emocional da mãe e da irmã mais nova, até o dia em que os visitou e teve uma luta física com o pai bêbado, quando ficou horrorizado com sua raiva assassina. Ele foi embora e nunca mais voltou, nem mesmo para os funerais dos pais. Ele ainda dá suporte financeiro para a irmã, que jamais deixou a cidade natal e cuja capacidade funcional era limitada. Ele não falava com ela há mais de uma década.

O Sr. D. tinha bons relacionamentos com seus sócios na firma. Ele amava música clássica e costumava ir regularmente aos concertos com dois amigos que conhecia desde os tempos da faculdade. Gostava de viajar e frequentemente viajava sozinho. A maioria das mulheres com quem se encontrava era de condição desfavorecida, que ele podia ajudar financeira ou socialmente, mas sem nunca "ter algo sério". Sempre que o relacionamento se tornava íntimo demais, ele terminava. "Você pode contar o que causava os rompimentos?", perguntei. "Eu não gosto da sensação de precisar de alguém", respondeu ele. "Tudo bem quando precisam de mim, mas eu prefiro muito mais permanecer independente". Durante os últimos dois anos, ele se envolveu em um relacionamento sexual instável com uma jovem, que nitidamente bebia muito mais do que ele. Ela era bastante disfuncional e não conseguia se manter em um emprego. O Sr. D. a apoiou e estava tentando "ajudá-la a arrumar a vida". "Corrija-me se eu estiver errado", pedi, "mas se bem entendi, foi a partir deste relacionamento que o seu hábito de beber começou a piorar. Pode haver alguma relação entre esses dois acontecimentos?" A princípio, o Sr. D. negou a conexão. Em seguida, porém, ficou quieto por um instante e disse "Talvez. Talvez. Eu bebo principalmente quando estamos juntos. Estou tentando fazê-la parar...", "É importante para você sentir que pode ser útil", eu disse. "Gosto de ajudar quando posso", respondeu o Sr. D. "Isso é louvável", eu disse. "Entretanto, se você mesmo estiver em luta, não terá muita utilidade a ninguém. Talvez, você queira pensar sobre isso". "Acredito que você possa ter razão", disse ele. O Sr. D. concordou em se envolver no tratamento com o único propósito de diminuir o uso de benzodiazepínicos, e aceitou comparecer mensalmente.

Este caso apresenta múltiplas camadas de complexidades. O Sr. D. veio com antecedentes de abuso e privação, e desejava proteger a mãe contra o pai abusador. Provavelmente, um conflito não resolvido e com alta carga edipiana exerce algum papel em seu repetido envolvimento com mulheres que precisavam de ajuda e com as quais ele não se permitia casar. Para ele, era muito tentador estabelecer essa conexão. Por outro lado, o Sr. D. também esteve no Vietnã, onde se expôs a situações de combate altamente traumáticas. Ele viu muitos amigos serem mortos, arriscou-se a morrer muitas vezes, feriu-se duas vezes e matou muitas vezes. Os efeitos desses eventos sobre a psique não podem ser subestimados. Quando ele era menino, tinha alguma esperança para si mesmo. Acreditava que poderia não ser igual ao pai, que poderia fazer algo mais da vida, e sonhou em fugir. O Vietnã o privou dessa esperança. Certamente, mesmo sem a guerra, podemos especular que uma parte dele teria se identificado com o pai e com seu medo de ser capaz de se comportar de forma tão brutal. Entretanto, depois da guerra, ele não só teve que se conformar com aquilo que seu pai era capaz de fazer como também teve que se conformar com aquilo que ele mesmo sabia ser capaz de fazer.

No momento do ataque de 11 de setembro de 2001, o Sr. E. tinha 31 anos de idade e trabalhava como analista financeiro para uma firma de consultoria localizada no alto de uma das torres do World Trade Center, em Nova York. Ele era casado e tinha duas filhas, de 5 e 6 anos. Passados 10 anos, o Sr. E. foi atendido pelo serviço de emergência, após ter sido encontrado pela polícia nas proximidades de uma ponte tentando subir no parapeito. Durante a entrevista, o Sr. E. estava bastante desinteressado e parecia indiferente àquilo que o cercava e ao processo da avaliação. Ele negou se sentir triste ou ansioso e disse: "Qual é o objetivo de agora em diante?" Depois de certo esforço, conseguiu explicar que, mais do que por desespero, ele era atormentado por um sentimento de futilidade penetrante. Na manhã de 11 de setembro, havia uma apresentação especial na escola da filha mais velha do Sr. E., e ele tinha planejado chegar mais tarde no trabalho. Por isso que ele ainda está vivo, enquanto quase todos os outros funcionários da firma morreram. Ele não se sentia sortudo nem agradecido, e sim entorpecido. Desde então, ele não conseguia sentir mais nada intensamente.

Durante o primeiro ano, o Sr. E. tinha "seguido com a vida", encontrado outro emprego e, aparentemente, seguido em frente. Ele nunca procurou tratamento porque não via motivo: "Nada havia me acontecido, eu nem estava lá. Eu não estava nem perto". Entretanto, ele não conseguia olhar para a esposa ou para as filhas. Estava quase bravo com elas. Então, ele "endoideceu". O entrevistador perguntou ao Sr. E. o que ele queria dizer exatamente com aquilo, e o Sr. E. relatou uma longa lista de atividades autodestrutivas em que tinha se envolvido. Começou a beber e a usar drogas, traiu a esposa, perdeu o emprego e sofreu um acidente de carro enquanto dirigia bêbado. Em um ato impulsivo, ele abandonou a família para ficar com uma jovem que mal conhecia. Sua esposa pediu o divórcio. Ele passou os últimos 5 anos vagando, quase totalmente afastado das filhas, e mal conseguia se manter em um emprego. Ele não via futuro para si, nem muito sentido em tentar. Ele não conseguia explicar o que tinha acontecido com ele.

Antes de 11 de setembro, sua vida era perfeita. Ele tinha o emprego dos sonhos, um casamento excelente e duas filhas que adorava. Não poderia desejar mais nada. E mesmo naquele dia amaldiçoado, teve sorte. Todos lhe diziam, todos o parabenizavam por sua incrível sorte. Ele simplesmente não podia explicar. Não tinha história de abuso de drogas antes do ataque, história psiquiátrica nem problemas evidentes. "Eu era feliz", repetia ele, confuso. "Não entendo por que ainda estou vivo".

Entrevistador: Você fala como se pensasse que não deveria estar.

Sr. E.: Bem, não deveria. Todos os outros morreram, eu devia ter morrido também.

Entrevistador: Mas você não morreu.

Sr. E.: Por que não? O que eu deveria fazer com isso? Sinto como se tivesse que fazer algo com isso. Você sabe quantos funcionários trabalhavam na nossa firma?

Entrevistador: Quantos?

Sr. E.: Mais de 200.

Entrevistador: É muita gente.

Sr. E.: 192 estão mortos. O resto adoeceu, tirou férias ou alguma porcaria dessas.

Entrevistador: Então, você sobreviveu e agora é responsável pelas vidas de 192 pessoas. É assim que você se vê?

Sr. E.: Não sou responsável por suas vidas, mas estou vivo e elas não. Eu deveria fazer alguma coisa com isso. Eu deveria merecer isso. Em vez disso, eu me sinto morto. Porra, eu me sinto como se também tivesse morrido. Se é assim que vai ser, então eu também poderia acabar com isso.

Entrevistador: Existe alguma coisa que você acha que poderia ser melhor para você?

Sr. E.: Tarde demais.

Entrevistador: Pode explicar o que quer dizer?

Sr. E.: Eu realmente gostaria que minhas filhas soubessem que eu me importo com elas. Gostaria que elas soubessem que não sou apenas um perdedor fracassado. Mas acho que agora elas me odeiam.

Entrevistador: Você acha que vale a pena testar a sua sorte por suas filhas? É um legado infernal ter um pai que cometeu suicídio. Você tem certeza de que é assim que quer ser lembrado?

Este exemplo ilustra o desafio de entrevistar um paciente que já ouviu muitas vezes que era "um homem de sorte". Talvez, o entrevistador também tenha essa percepção e ache difícil justificar o desespero e a espiral descendente autodestrutiva do paciente. Entretanto, a "culpa do sobrevivente" é um legado oneroso que foi descrito em relação aos sobreviventes do Holocausto e aos veteranos, e até mesmo no caso de crianças que superam seus irmãos ao emergirem de uma criação particularmente brutal. Seus efeitos devastadores não devem ser subestimados. O significado disso pode ser discutido. Para alguns pacientes, está ligado ao desejo de manter a memória dos falecidos. É um estado de luto implacável e cheio de revolta. Para outros, é uma tentativa desesperada de procurar um significado para a própria sobrevivência, que é sentida como onerosa ao ponto de ser insuportável. Alguns pacientes acham a ideia de serem escolhidos – de terem ganhado uma segunda chance – emocionante e libertadora. Entretanto, não cabe ao entrevistador atribuir esse significado elevador à experiência.

TRANSFERÊNCIA E CONTRATRANSFERÊNCIA

Conforme ilustrado pelo último exemplo de caso da seção anterior, o significado jamais é muito afastado da experiência de trauma. O significado pode ser pessoal, social, político, racial, baseado no gênero, religioso e histórico. Talvez, em outras áreas da psiquiatria, possamos nutrir a ilusão de manter a realidade contida, mas nem tanto ao trabalhar com trauma. Não apenas os conflitos intrapsíquicos não resolvidos – tanto os nossos como os dos nossos pacientes – ressoarão com a dinâmica criada pela reencenação traumática, mas também os papéis com que nós e nossos pacientes nos identificamos na sociedade atuarão na reencenação e modificarão o significado da interação terapêutica durante a entrevista e a terapia subsequente.

Qualquer vítima de trauma terá internalizadas, em particular durante a violência interpessoal, identificações com os principais personagens do drama. É importante lembrar que quaisquer lições aprendidas por nosso cérebro sob condições de ameaça não serão facilmente esquecidas. Trata-se de uma lei essencial de sobrevivência. Quanto menor a idade no momento da exposição ao trauma, mais devastador será o impacto sobre a personalidade em desenvolvimento, e mais global será o efeito da reencenação traumática sobre a maioria das interações interpessoais. Entretanto, até mesmo para as pessoas expostas ao trauma na fase adulta, o impulso de reencenação parece quase irresistível. O abuso de substância e o envolvimento em comportamentos autodestrutivos de outros tipos (p. ex., dirigir sob efeito de álcool, praticar esportes de alto risco, envolver-se em relacionamentos abusivos, comportamento suicida) são exemplos de reencenação. Algumas escolhas de empregos de alto risco também poderiam ser incluídas nessa categoria.

Para sermos esquemáticos, poderíamos dizer que os possíveis papéis a serem reencenados geralmente estão bastante estabelecidos. Na maioria das situações traumáticas haverá: uma vítima, um perpetrador (no caso de violência interpessoal), uma possível testemunha (talvez, um expectador indiferente) e, de preferência, um salvador. Mesmo que alguns desses papéis não existissem na realidade, eles geralmente foram atribuídos na fantasia, seja no momento do evento ou na reelaboração, consciente ou inconsciente, na mente do paciente. Portanto, quando os pacientes entram em tratamento, na maioria das vezes já desempenharam repetidas vezes esses papéis por si mesmos. É possível presumir que a maioria dos pacientes tem pelo menos uma identificação parcial com cada papel, e é desaconselhável que o entrevistador tome partido por um dos lados nesse drama. Também é comum que os pacientes vivenciem o entrevistador, em diferentes momentos no decorrer da entrevista, como perpetrador, testemunha, expectador indiferente ou salvador. Certamente, como profissionais da assistência médica, nos sentiremos muito mais confortáveis com o papel de salvador, mas nosso desejo de resgatar o paciente é provavelmente uma das encenações contratransferenciais mais perigosas, da qual precisamos estar conscientes, como no exemplo a seguir:

> O Sr. A., mencionado anteriormente, tinha 10 anos quando foi sexualmente abusado por um padre em um orfanato, para onde fora levado após a morte de sua mãe. Seu pai era um alcoólatra abusador e não tinha capacidade para cuidar dele. O Sr. A. era o caçula de oito irmãos, com diferenças significativas de idade em relação a todos. Entretanto, nenhum tinha capacidade para cuidar dele. Apesar de muitos anos de abuso, negligência e violência, no final da adolescência, com a ajuda de um mentor, o Sr. A. conseguiu voltar a frequentar a escola e, por fim, tornou-se bombeiro. O Sr. A. nunca se casou e não tinha filhos. Ele mantivera alguns relacionamentos com sobrinhas e sobrinhos, vários dos quais ajudara com a escola. Todos os seus irmãos estavam mortos. Ele começou a beber em excesso na adolescência e isso continuou sendo problemático para ele ao longo de toda a sua vida. Ele tinha várias amizades com outros bombeiros e também tinha vários colegas de bebedeira.

Quando o Sr. A. chegou para a primeira entrevista, tinha acabado de se aposentar após ter sofrido uma lesão muito grave no trabalho. Ele havia sido bombeiro por mais de 25 anos e tinha muito orgulho de sua carreira. O Sr. A. não conseguia se imaginar em casa, e seu hábito de consumo de álcool tinha piorado. É importante observar que, no momento da entrevista inicial, ele não mencionou o trauma sexual nem contou muito mais sobre os anos de adolescência. O Sr. A. se mostrava superficialmente cooperativo, agradável e quase respeitoso, embora parecesse evitar qualquer tentativa de aprofundamento do nível de interação. Seu nível de desespero era quase palpável mas, mesmo assim, senti que o Sr. A. não percebia os comentários empáticos como reconfortantes. Ao contrário, ele parecia vivenciar qualquer tentativa de aproximação como intrusiva. Ele disse que apenas queria "algo que o ajudasse a dormir", e que ele "nunca fora de conversar muito". Eu tentava lhe explicar todos os seus sintomas, incluindo a evitação, em termos de TEPT, além de oferecer a terapia como possível solução capaz de melhorar a vida dele e proporcionar bastante conforto em termos de maior suporte social. Eu me senti bastante entusiasmado em relação ao Sr. A. e o vi como uma pessoa brilhante, generosa, resiliente e amável. Ele já havia estabelecido algumas ligações sociais estáveis e conseguira se manter em um emprego estável; havia um potencial evidente. Foi quando tive consciência da minha fantasia de salvador e decidi me conter e reavaliar a interação. Assim que o meu papel na reencenação ficou evidente, pude ver com mais clareza os perigos da situação presente: o Sr. A. bebia muito, contava com um suporte social bastante limitado e apresentava sintomas significativamente perturbadores, além de ter acabado de perder a estratégia mais adaptativa para superar seus problemas (o emprego). Eu disse: "Sr. A., você passou por alguns momentos bem difíceis, mas não desanimou no passado. Entretanto, acho que agora pode ser diferente. O seu emprego e o orgulho que sentia dele significavam muito para você. Duvido que a solução seja apenas encontrar uma pílula para dormir. Isso me parece um pouco mais sério." Ele moveu a cadeira inquieto e parecia nitidamente pouco à vontade. Embora ele já tivesse negado ser suicida, perguntei de novo: "Você tem pensado em se matar?". Pela primeira vez, ele olhou direto para mim e respondeu sem hesitar: "Tenho que lhe contar que isso passou pela minha mente, mas acho que isso seria covardia. Meus amigos ficariam desapontados. Não é o caminho que quero seguir. Contudo, se alguma coisa acontecesse comigo, não me importaria".

Os perigos de ficarmos presos em nossa própria formulação e de perdermos o sentido da prioridade real são muito evidentes no exemplo do caso do Sr. A. É importante lembrar que, quando nos envolvemos em uma fantasia de salvamento, geralmente não estamos ajudando o paciente. Para ajudar o paciente, precisamos estar vigilantes sobre a origem das fantasias. Nesse caso, o Sr. A. pode ter projetado no entrevistador seu próprio desejo de ter uma mãe carinhosa, mas ele também tinha raiva da mãe por tê-lo abandonado. O risco de encenar o papel do salvador é que não houve salvamento real na vida do Sr. A., e cada fantasia de salvamento está fadada a fracassar: a mãe dele morreu; o pai e os irmãos o abandonaram; e o padre abusou dele. Essa história não tem um final feliz. Trata-se de uma história que eu ainda não conhecia naquele momento. Portanto, eu corria um risco muito maior de falhar, encenando um papel cujo *script* eu desconhecia. A minha contribuição para a fantasia era a minha necessidade narcisista de me sentir poderoso em face do desespero e do desamparo que eu tantas vezes vivenciava ao trabalhar com pacientes de trauma. Para conseguir oferecer ajuda real e compassiva, eu preciso manter a minha necessidade narcisista e a minha vulnerabilidade dentro do meu nível de consciência:

> A Sra. F. era uma adolescente quando foi transportada com sua família para o campo de concentração de Auschwitz. Nasceu e foi criada em uma pequena vila na Polônia, onde a maioria dos habitantes eram judeus chassídicos, em uma família grande e praticante da religião. Ela era a segunda filha mais velha e foi a única sobrevivente. Seus cinco irmãos mais novos foram enviados imediatamente para as câmaras de gás junto com a mãe, acompanhados da irmã mais velha e de seu bebê. Ela fora separada do pai e do irmão adotivo logo na chegada e, na libertação, descobriu que ambos haviam morrido durante as marchas da morte, em janeiro de 1945. Após a guerra, conheceu o marido em um campo de refugiados. Os dois se casaram e se mudaram para Israel. Na década de 1950, eles foram para os Estados Unidos, após o nascimento do único filho do casal. Aos 82 anos, a Sra. F. foi encaminhada para tratamento de depressão alguns meses depois da morte do marido.
>
> Durante a entrevista, a Sra. F. se mostrou bastante acessível com relação aos detalhes de sua história de trauma. Descreveu sua infância e sua família de origem usando termos idílicos, e se autodescreveu como uma menina muito inocente que passou por uma provação terrível, mas que não perdeu a fé religiosa. Ela tinha muito orgulho de sua educação religiosa e sentia de maneira bastante intensa que os notáveis ensinamentos morais de seus pais lhe permitiram sobreviver à experiência. Até então, a entrevistadora tinha sentido pena da Sra. F. e estava sobrecarregada pela qualidade entorpecedora da mente de seu trauma, ainda que não conseguisse estabelecer uma conexão com ela. De algum modo, a entrevistadora sentiu que a Sra. F. não estava realmente na sala. De maneira hesitante, a entrevistadora disse "Não consigo imaginar nada que pudesse fazer você se sentir bem em relação àquilo que perdeu e sofreu, mas fico satisfeita em ouvi-la dizer que sua fé lhe deu força para suportar isso." "Tive a sorte de ser devidamente criada pelos meus pais. Você não tem ideia das coisas que eu vi, das coisas que aconteceram", disse a Sra. F. "Você quer me explicar o que está querendo dizer?", perguntou a entrevistadora. "Algumas coisas que as outras meninas faziam por comida... sabe como é, as meninas fariam qualquer coisa... com os *kapos*, até mesmo com os alemães, sabe como é... elas fariam qualquer coisa. Nós estávamos sempre com fome." A Sra. F. disse tudo isso em tom de desprezo e lançando olhares o tempo todo para a entrevistadora, em busca de aprovação. "Eu jamais faria esse tipo de coisa. A minha criação foi diferente. Meus pais me ensinaram bem", concluiu a Sra. F. com evidente orgulho. A entrevistadora ficou tentada a concordar e a cumprimentar a Sra. F. por seus elevados padrões morais, mas algo parecia errado. "Sra. F., sinto que não tenho o direito de criticar nada que alguém tenha feito para sobreviver", disse a entrevistadora. "Você quer dizer que não pensaria mal de uma menina? Conheço uma menina que... sabe como é, fez isso por um pouco de pão", disse a Sra. F. "Eu realmente sinto que não tenho o direito de julgar", repetiu a entrevistadora, muito atenta ao seu crescente desconforto. A Sra. F. pressionou-a, mudando o tom, "Eu quero dizer que, se você não tem certeza, quer dizer

que teria feito isso?" A entrevistadora se sentiu bastante intimidada, mas não queria começar uma discussão sobre suas dúvidas em relação à própria força moral e, naquele ponto, era capaz de recobrar uma capacidade suficiente de autorreflexão para entender que força moral não tinha nada a ver com essa interação. A entrevistadora de repente tomou consciência da reencenação em que a paciente a tinha envolvido, com a paciente fazendo o papel punitivo, severo e perpetrador, envergonhando a vítima, culpando-a por seu estado degradado, enquanto a entrevistadora atuava como vítima, incapaz de dizer a diferença entre bem e mal. Podemos especular sobre o papel de uma educação excessivamente rígida, de pais punitivos internalizados, de conflitos não resolvidos e assim por diante. Contudo, podemos imaginar como seria se até mesmo as imagens parentais mais amorosas não tivessem que abrir espaço na mente ainda em desenvolvimento de uma jovem adolescente para as figuras sádicas de autoridade criadas pelo horror do Holocausto e internalizadas sob tal ameaça de morte crônica e inescapável. Depois de recuperar a compostura, a entrevistadora respondeu: "Não sei como é estar com fome o tempo todo. Não sei o que é temer ser morta por um capricho. Não sei como é ter perdido tudo. Não sei o que eu faria. Não tenho certeza de que as regras normais se aplicassem a Auschwitz." A Sra. F. começou a chorar, e chorou silenciosamente durante alguns minutos. Quando voltou a falar, mudou de conversa e nunca mais falou sobre o assunto de novo. É impossível saber se ela falava sobre si mesma, se ela era a menina que trocou sexo por um pedaço de pão, ou se houve outros atos pelos quais ela se autorreprovasse. Entretanto, o resto da entrevista foi desprovido de tiradas moralistas e pareceu mais verdadeiro e íntimo.

Há alguns outros aspectos que merecem ser examinados nesta entrevista. Em primeiro lugar, a entrevistadora não foi adiante na questão da exploração sexual, depois que a Sra. F. mudou de assunto. É sempre o paciente que deve decidir o grau de detalhamento da história compartilhada. Como entrevistadores, queremos facilitar o processo de criação de uma narrativa coerente e significativa. Não queremos deflagrar uma confissão. Uma entrevista não deve se transformar em um interrogatório. Em certo momento, a entrevistadora foi tentada a seguir a Sra. F. e a concordar com ela em expressar um julgamento sobre o comportamento da vítima, em culpar a vítima por sua própria degradação. É importante entender os motivos que a levaram a essa tentação. De um lado, podemos nos iludir imaginando que, ao fazer isso, é possível evitar o material doloroso (talvez até proteger o paciente, manter uma defesa). Entretanto, isso não seria uma boa recomendação porque, mesmo que funcionasse em curto prazo, interrompendo alguma revelação, no longo prazo, ao nos aliarmos ao "perpetrador internalizado", sempre seremos percebidos como perigosos e indignos de confiança pela vítima. Também é importante identificar outro mecanismo atuante nessa interação: uma tentativa de manter a ilusão da "vítima inocente", uma fantasia compartilhada pela vítima e pelo salvador. Muitas vítimas de trauma se sentem contaminadas pelo que fizeram para sobreviver, pelo que foram forçadas a fazer pelo perpetrador, ou simplesmente pelas condições de desumanização em que se viram. Após o reingresso na sociedade civil, sentem que mudaram e que já não são dignos. A identificação dessas vítimas com o agressor coloca a culpa pelo comportamento delas nelas mesmas e não nas circunstâncias traumáticas nem no perpetrador. Muitos sobreviventes criam narrativas adequadas ao consumo público, que de algum modo foram higienizadas da maioria dos atos e comportamentos tão comuns em condições extremas, porém difíceis de aceitar e tolerar nos contextos sociais mais normais. Entretanto, a narrativa real, o conhecimento daquilo que de fato aconteceu, é o que atormenta as vítimas. Elas se sentem incapazes de compartilhar isso, certas de que deflagrarão horror, o mesmo horror e culpa deflagrados nelas mesmas. Infelizmente, isso se choca com o fato de haver um tipo de hagiografia criado em torno de certos grupos de vítimas, como os sobreviventes do Holocausto ou veteranos: eles são vistos como pessoas sagradas dos tempos modernos, como heróis, e não podem ser criticados. A sociedade quer acreditar na versão mais palatável da história dessas pessoas, o que torna a narrativa bidimensional. Entretanto, como disse Solzhenitsyn, "Se tudo apenas tivesse sido tão simples. Se fossem apenas pessoas diabólicas em algum lugar, insidiosamente cometendo atos diabólicos, e se fosse necessário apenas isolá-las do resto de nós e destruí-las. Mas a linha divisória entre o bem e o mal atravessa o coração de todo ser humano, e quem irá se dispor a destruir um pedaço do próprio coração". A terapia deve restaurar a profundidade e a complexidade da narrativa. É, portanto, imperativo que o entrevistador não caia na armadilha de esperar que a vítima seja "pura". Como terapeutas, também precisamos estar cientes da necessidade de todo ser humano (incluindo a nossa) de manter uma fantasia narcisista de invulnerabilidade e onipotência, simplesmente enfrentar vida. Toda entrevista com uma vítima de trauma é um desafio a essa fantasia. É importante ter consciência do modo específico como esse desafio se autoexpressará na contratransferência para cada paciente. Com a Sra. F., o desafio foi a fantasia narcisista de ser capaz de manter a superioridade moral em face da degradação.

Em outros casos, poderia ser mais especificamente a fantasia de invulnerabilidade física. Ainda em outro caso, a entrevistadora se viu incapaz de prestar atenção em uma mulher que soluçava após a morte súbita de seu bebê, e somente após discutir o caso com seu supervisor conseguiu associar a situação ao fato de ela mesma ter um bebê de seis meses em sua casa.

> O Sr. G. era um inglês de 90 anos que compareceu para tratamento depois do falecimento de sua esposa de 60 anos após ter passado 10 anos com doença de Alzheimer. Durante a entrevista inicial, o Sr. G. falou sobre seus primeiros anos de vida: nasceu em Londres, em 1915. Fizera parte da British Royal Air Force durante a II Guerra Mundial. Conduzira muitas missões pela Europa. Fora baleado, machucado e resgatado por fazendeiros na França. Lá, teve um caso com a filha da família, até voltar para a Inglaterra, onde a namorada o esperava. Eles se casaram em 1945 e se mudaram para os Estados Unidos em 1960, por causa de um emprego que ele havia conseguido como engenheiro. Eles tiveram três filhos. A maior parte do resto de sua vida se desenrolou normalmente, até a esposa adoecer. A entrevistadora ficou bastante fascinada pelos primeiros anos da vida do Sr. G. – que mais pareciam um romance –, mas tinha que admitir que ele não demonstrava qualquer sinal de TEPT. Ele falou sobre suas experiências de guerra com equanimidade e não estava interessado em se prolongar com elas. Ele queria falar sobre a perda da esposa: um assunto muito mais mundano, mas que era o motivo da entrevista e do tratamento subsequente.

Este exemplo ilustra a importância de se considerar o risco do *voyeurismo* privilegiado que a escuta de uma narrativa traumática pode acarretar no entrevistador. O fato de obtermos uma história de exposição ao trauma do passado do paciente não significa que devamos fazer disso o foco do tratamento, se não for o desejo do paciente, em particular se não houver indicações clínicas evidentes. Adicionalmente, ainda que algumas histórias traumáticas soem como passagens de um livro ou filme, o horror, a dor, o sofrimento e a degradação vivenciados pelo nosso paciente jamais devem ser esquecidos. Quando começamos a olhar o nosso paciente traumatizado como uma fonte de entretenimento – e sentimos nosso interesse e curiosidade acariciados –, precisamos nos perguntar o que está sendo reencenado na interação. Nenhum detalhe traumático deve ser perseguido para satisfazer a curiosidade do entrevistador, porque isso recria a condição traumática de objetificação da vítima. Também é importante que o entrevistador seja cuidadoso com sua capacidade de tolerar detalhes horrorosos, bem como com a necessidade de fazer isso. Alguns pacientes de fato se envolverão na reencenação a fim de torturar seu ouvinte com detalhes excruciantes, mas necessários, de suas provações, sem muita consciência de seu sadismo. Não se deve prolongar isso, ainda que o sadismo do paciente não deva ser necessariamente confrontado de forma direta. Entretanto, a motivação defensiva de seus comportamentos, quando explorada, pode ser útil para o trabalho da terapia.

CONCLUSÃO

Trabalhar com vítimas de trauma é desafiador, requer paciência, habilidades e flexibilidade. O horror contido na história do paciente, como em *A balada do velho marinheiro*, de Coleridge, prenderá a atenção do clínico que, ao final da narrativa, se sentirá

> ...como alguém que ficou atordoado,
> E de sentido abandonado:

Os entrevistadores precisarão prestar atenção não apenas ao sofrimento e à emoção do paciente, como também a suas próprias respostas e reações, para controlar as perigosas reencenações traumáticas, bem como para identificar a traumatização vicária e prevenir o esgotamento. Entretanto, uma vez estabelecido um relacionamento de confiança, a psicoterapia pode ser efetiva e recompensadora tanto para o paciente como para o entrevistador.

Capítulo 11

O PACIENTE COM TRANSTORNO DISSOCIATIVO DE IDENTIDADE

Brad Foote, M.D.

O transtorno dissociativo de identidade* (TDI; antigo transtorno da personalidade múltipla) tem longa história na psiquiatria. O diagnóstico por vezes é estabelecido com ceticismo e considerado como algo induzido pelo clínico por meio de hipnose ou sugestão, não como uma doença "real" em suas supostas origens iatrogênicas, mas como uma manifestação de "histeria". Entretanto, o aparecimento frequente de estados de possessão e de estados de transe dissociativo em várias culturas distintas tem sido observado há muito tempo pelos antropólogos. Muitas vezes, constata-se que os estados de possessão enquadram-se no que o historiador cultural Ronald Knoxx chamou de religiões "entusiásticas". Esses estados alterados de consciência, justificados pela possessão de uma divindade de uma forma ou de outra, podem ocorrer tanto em um contexto grupal – que frequentemente envolve dança, canto rítmico e, às vezes, substâncias intoxicantes – como de forma espontânea nos indivíduos. William Blake, artista britânico do século XVIII, profundamente religioso, se autodescreveu como um "visionário entusiasta alimentado pela esperança", e suas pinturas e gravuras refletem suas experiências dissociativas recorrentes. A ubiquidade transcultural dos estados dissociativos, seja induzida por grupo ou espontânea, bem como a copiosa pesquisa ao longo dos últimos 35 anos, contemplam uma síndrome real que agora é codificada no DSM-5.

Jean-Martin Charcot, neurologista francês do século XIX, autor de numerosas contribuições inspiradoras para a neurologia orgânica descritiva, tornou-se médico do Salpêtrière Hospital, em Paris, aos 37 anos de idade. Durante sua estada por lá, ficou fascinado pelos pacientes neuróticos que manifestavam episódios convulsivos histéricos que descreveu como "histeroepilepsia". Ele foi um dos primeiros clínicos a reconhecer o trauma psíquico prévio como elemento central das crises histéricas. Suas conferências clínicas, em que pacientes hipnotizados manifestavam convulsões histéricas, tornaram-se famosas e eram frequentadas por médicos de toda a Europa. Um desses médicos era o jovem Sigmund Freud. Charcot usava a hipnose para exibir e ava-

---

* Serão usados pronomes femininos no singular ao longo deste texto, porque 80-90% dos pacientes com TDI nas populações clínicas são do sexo feminino.

liar fenômenos dissociativos extravagantes em seus pacientes. Mais tarde, Josef Breuer, em seu trabalho colaborativo com Freud, explicou os fenômenos dissociativos no contexto psicoterapêutico, com destaque para o caso de Anna O. Nesse caso, Breuer notou que dois estados de consciência totalmente distintos estavam presentes e se alternavam: em um estado, a paciente estava deprimida e ansiosa, enquanto no outro se mostrava "travessa", exuberante e abusiva. Essa condição aparentemente havia sido precipitada por um trauma psíquico vivenciado pela paciente: a morte súbita do pai que ela adorava. Entretanto, o interesse de Freud pelos fenômenos dissociativos enfraqueceu quando ele começou a desenvolver a teoria da libido para explicar as origens dos sintomas neuróticos. Mesmo assim, como o brilhante fenomenologista que era, Freud admitiu em 1910: "O estudo dos fenômenos hipnóticos fez com que nos acostumássemos àquilo que inicialmente era a desconcertante percepção da possível existência de vários agrupamentos mentais em um único indivíduo, capazes de permanecer mais ou menos independentes uns dos outros". Isso antecipou a perspectiva contemporânea de que os transtornos dissociativos envolvem uma perturbação das funções normalmente integradas da consciência, memória, identidade, percepção e comportamento.

Em 1932, o psicanalista Sándor Ferenczi observou "as repetições quase alucinatórias de experiências traumáticas que começaram a se acumular em minha prática diária". Ele enfatizou a realidade do trauma infantil, em especial do trauma sexual, presente em muitos de seus pacientes, confrontando a perspectiva de Freud de que a fantasia era a raiz da maioria das lembranças dos pacientes de trauma no contexto clínico. Além disso, Ferenczi observou que o trauma pode resultar em divisão da personalidade.

Pela perspectiva do nosso atual sistema nosológico, a histeria clássica pode ser dividida em uma longa lista de diagnósticos do DSM-5. Entretanto, os fenômenos mais característicos da histeria são os sintomas dissociativos e somatoformes (conversão). A conexão entre "consciência dupla" e histeria persistiu ao longo das nosologias psiquiátricas do século XX. Por exemplo, em 1968, o DSM-II incluiu a "neurose histérica" com dois subtipos, conversivo e dissociativo, mantendo a estreita relação compartilhada anteriormente entre essas entidades na grande histeria. Entretanto, com o DSM-III, a "histeria" deixou de ser considerada um descritor psiquiátrico apropriado. A conexão entre transtornos dissociativos e transtornos somatoformes foi quebrada, e os critérios diagnósticos do TDI emergiram em uma forma quase idêntica à dos critérios atuais. Na época do DMS-5, a origem traumática da patologia dissociativa estava suficientemente bem estabelecida, de modo que foi proposta a inclusão dos transtornos dissociativos dentro dos transtornos relacionados ao trauma. Contudo, essa conexão somente foi representada pela proximidade dos capítulos (o capítulo referente aos transtornos relacionados com trauma e estressores é imediatamente seguido pelos transtornos dissociativos que, por sua vez, são seguidos pelos transtornos de sintomas somáticos e transtornos relacionados) e pela inclusão de um *subtipo dissociativo* como especificador para transtorno do estresse pós-traumático (TEPT).

Hoje, o TDI é reconhecido como entidade distinta de outras condições psicopatológicas, enraizado no trauma da infância. A surpreendente frequência do TDI no contexto ambulatorial já foi demonstrada repetidas vezes e reforça a necessidade de se estabelecer o diagnóstico correto e de se tratar esse transtorno frequentemente incapacitante.

PSICOPATOLOGIA E PSICODINÂMICA

Os critérios diagnósticos do DSM para TDI são simples (Quadro 11.1): o TDI é a condição em que um indivíduo manifesta dois ou mais estados de personalidade distintos que, por vezes, assumem o controle de seu comportamento, associados a lapsos de memória (amnésia). Antes de pintar um quadro clínico mais detalhado, devemos enfatizar que a origem desses sintomas encontra-se em uma *infância crônica e gravemente traumática*. A dissociação é uma reação espontânea ao trauma e uma defesa contra a opressão psicológica exercida por uma situação traumática a partir da qual não se pode escapar fisicamente. Dois princípios fundamentais se seguem:

1. todo o sistema de personalidades múltiplas é estruturado em torno da evitação de afetos e de memórias traumáticas, e todas as interações com a paciente baseiam-se nesse conhecimento;

2. a paciente com TDI nunca manifesta os sintomas do transtorno isoladamente e exibirá vários outros sintomas relacionados ao trauma – ao menos TEPT, juntamente com uma visão distorcida de si e do mundo, cheia de crenças negativas ou *esquemas*.

Essa constelação de sintomas muitas vezes é referida como *TEPT complexo*, e o clínico que trata uma paciente com TDI deve se familiarizar com essa definição, que fornece uma base teórica unificadora para o trabalho com pacientes polissintomáticos. O corolário é que, ao tratar uma paciente com TDI, o clínico deve esperar também confrontar-se com uma extensa psicopatologia comórbida, em especial o TEPT, o transtorno da personalidade *borderline* (TPB) e a depressão, tudo incorporado em uma matriz de esquemas extremamente negativos, como desamparo, expectativa de ser explorada e, sobretudo, ódio de si mesma.

Sintomatologia comórbida à parte, a síndrome de TDI consiste em um sistema de

QUADRO 11.1
Critérios diagnósticos do DSM-5 para transtorno dissociativo de identidade

> A. Ruptura da identidade caracterizada pela presença de dois ou mais estados de personalidade distintos, descrita em algumas culturas como uma experiência de possessão. A ruptura na identidade envolve descontinuidade acentuada no senso de si mesmo e de domínio das próprias ações, acompanhada por alterações relacionadas no afeto, no comportamento, na consciência, na memória, na percepção, na cognição e/ou no funcionamento sensório-motor. Esses sinais e sintomas podem ser observados por outros ou relatados pelo indivíduo.
> B. Lacunas recorrentes na recordação de eventos cotidianos, informações pessoais importantes e/ou eventos traumáticos que são incompatíveis com o esquecimento comum.
> C. Os sintomas causam sofrimento clinicamente significativo e prejuízo no funcionamento social, profissional ou em outras áreas importantes da vida do indivíduo.
> D. A perturbação não é parte normal de uma prática religiosa ou cultural amplamente aceita.
> **Nota:** Em crianças, os sintomas não são mais bem explicados por amigos imaginários ou outros jogos de fantasia.
> E. Os sintomas não são atribuíveis aos efeitos fisiológicos de uma substância (p. ex., apagões ou comportamento caótico durante intoxicação alcóolica) ou a outra condição médica (p. ex., convulsões parciais complexas).

Fonte: Reimpresso de American Psychiatric Association: *Diagnostic and Statistical Manual of Mental Disorders*, 5th Edition. Arlington, VA, American Psychiatric Association, 2013. Copyright 2013, American Psychiatric Association. Utilização autorizada.

diferentes estados de personalidade, juntamente com outro sistema de barreiras amnésicas que os separa. Os estados de personalidade geralmente representam idades, gêneros e memórias diferentes (especialmente as traumáticas), bem como diferentes afetos e atitudes. Quando diferentes estados de personalidade assumem o controle do comportamento da paciente, muitas vezes há certo grau de amnésia – ou seja, cada estado de personalidade, em geral, lembrará daquilo que ocorreu quando estava no controle executivo, mas com frequência não se lembrará das atividades dos outros estados de personalidade (também comumente referidos como *partes* ou *alters*). A experiência de cada paciente é bastante variada – desde pacientes conscientes da existência de diferentes estados de personalidade, sendo capazes até mesmo de descrevê-los ("esta é Ruth; ela é brava; geralmente ela se manifesta quando meu pai está por perto"), até pacientes que não sabem nada sobre a própria condição, cientes de terem vivenciado experiências perturbadoras – de "dar o branco" –, mas que só ficam sabendo depois. O grau de amnésia é bastante variável. Quando a amnésia é grave, o comportamento desmemoriado pode ser uma experiência extremamente angustiante para a paciente – por exemplo, encontrar lacerações as quais não se lembra de ter se autoinfligido, ou receber telefonemas de homens pedindo para repetir um encontro sexual do qual não lembra.

O TDI, apesar de ser diagnosticado geralmente na fase adulta, começa na infância, no contexto de um trauma grave, como um abuso emocional e/ou sexual e/ou físico crônico e extremo. A divisão da consciência de uma experiência traumática (amnésia dissociativa) foi observada no século XIX por Pierre Janet e Freud. Posteriormente, a amnésia pós-traumática aguda foi descrita repetidamente em soldados oriundos dos campos de batalha da I e II Guerras Mundiais. No desenvolvimento do TDI, a criança inicia um processo similar de autodistanciamento do trauma – como se este estivesse acontecendo com outra pessoa –, bem como de sequestro do trauma a partir da consciência. Entretanto, quando o trauma é repetido de forma crônica, e o processo de criar barreiras dissociativas internas se torna repetitivo, essas barreiras começam a se concretizar como estrutura psicológica, e a autoconsciência da paciente se torna cronicamente dividida. No início, essa defesa serve para proteger contra as experiências intoleráveis do trauma, mas, eventualmente, outras questões psicológicas, como conflitos relacionados com raiva ou sexualidade, também são resolvidas por dissociação, e a personalidade da paciente se torna cronicamente "múltipla", com alguns estados de personalidade lembrando certos traumas, com outros estados de personalidade contendo alguns afetos e ainda outros estados de personalidade cumprindo determinadas funções, como trabalhar ou ser mãe. A paciente paga o preço da perda da coesão interna e do senso contínuo de si própria, mas assim consegue sobreviver à infância. Posteriormente, como adulta, as consequências problemáticas da identidade dividida e da memória interrompida se manifestam. Embora haja variabilidade infinita no sistema de personalidade da paciente com TDI, nós descrevemos certas configurações encontradas com frequência.

Em média, o número de *alters* no "sistema" do TDI é oito, embora esse número varie do mínimo definível de dois até o "TDI polifragmentado", que tem quantidade enorme de *alters*. Os tipos mais frequentes de *alters*, presentes em quase toda paciente com TDI, incluem os *alters* bravo/violento, os *alters* "persecutórios", os *alters* que se sentem suicidas e os *alters* crianças. Outros tipos comumente encontrados são os *alters* adolescentes (muitas vezes rebeldes e bravos); os *alters* altamente sexualizados/promíscuos; os *alters* orientados pelo prazer, que podem usar substâncias e preferem negar o sofrimento emocional; os *alters* calmos e construtivos, que podem ter extenso conhecimento do sistema de personalidade (por vezes chamados *autoajudantes internos*); os *alters* que realizam as funções necessárias do dia a dia (trabalhar, ser mãe, ser esposa); os *alters* parentais abusivos, que têm como modelos pais abusivos; os *alters* confortadores, representando pais fantasiosamente amáveis; e os *alters* de gênero oposto. Conhecer o sistema de personalidade da paciente com TDI requer não apenas o conhecimento da lista de estados de personalidade, como também descobrir quais partes da paciente geralmente se apresentam para as sessões de tratamento e quais se opõem ao tratamento; quais partes tendem a se aliar ou se opor entre si; quais partes tendem a estar "fora" e diante de quais circunstâncias; e, por fim, o nível de consciência que os diversos *alters* têm da própria condição – em especial, determinando se os *alters* têm consciência da realidade de compartilharem um corpo físico e serem parte de uma pessoa.

Adicionalmente, a psique da paciente não só está dividida como também geralmente abriga uma gama de atitudes mal-adaptativas (como o ódio de si mesma) e de comportamentos mal-adaptativos (como a tendência suicida). A realidade interna da paciente é dolorosamente confusa, com diferentes partes que expressam atitudes diametralmente opostas (p. ex., medo de ser tocada *vs.* atividade sexual indiscriminada) e com confusão pós-traumática entre o passado e o presente, com algumas partes vivendo como se tivessem sido congeladas no tempo, em um *flashback* interminável de abusos. Os *alters persecutórios* são estados de personalidade que expressam atitudes *vis-à-vis* da própria hospedeira, como "Ela não é de nada; ela merece sofrer por ter deixado abusarem dela daquele jeito!" – atitudes que são usadas para justificar comportamentos como automutilação, que podem ser vivenciados pelo *alter* persecutório como se ele estivesse cortando o corpo de alguém e não o próprio corpo. Muitos desses *alters* mais "negativos" verbalizam hostilidade e desdém para o terapeuta. Outros *alters* podem exibir comportamentos como abuso de substância, promiscuidade ou raiva intensa, ou podem apresentar tendência a se submeter passivamente à vitimização. Os estados de personalidade estão dispostos em um sistema estável, em que a paciente consegue compensar sua fragmentação e os lapsos de memória, de forma a permitir um funcionamento mais ou menos adequado e, ao mesmo tempo, ocultar o TDI até mesmo dos observadores mais próximos.

Este último aspecto continua sendo expandido e ajuda a explicar por que vários estudos constataram que pacientes com TDI geralmente passam anos no sistema de saúde mental sem terem o transtorno diagnosticado. Embora o diagnóstico de TDI seja definido pela fragmentação da identidade e pela amnésia, conforme descrito anteriormente, e apesar de esses sintomas por vezes serem relatados na apresentação inicial, pacientes com TDI em geral são capazes de esconder os sintomas do mundo exterior, podendo ter apenas uma vaga consciência dessas manifestações. Por isso, essas pacientes geralmente apresentam queixas de depressão, ansiedade ou tendência suicida, e não amnésia nem diferentes estados de personalidade. Esconder a sintomatologia é uma alta prioridade para a paciente com TDI, que passa anos ocultando o abuso sexual e escondendo zelosamente suas experiências dissociativas. As alucinações auditivas – presentes em mais de 90% das pacientes com TDI –, que representam as invasões da consciência pelos outros estados de personalidade, geralmente estão presentes desde a infância, contudo, a paciente pode jamais revelá-las por temer o julgamento de "insanidade". Muitas vezes, o sistema de estados de personalidade da paciente e as barreiras amnésicas somente emergem em fases adiantadas do tratamento. Pacientes com TDI costumam ser altamente inteligentes e podem apresentar níveis funcionais muito maiores do que seria esperado diante dos sintomas descritos.

Psicodinâmica

Para compreender o TDI, vários aspectos psicodinâmicos de relevância histórica e clínica são elencados. O TDI é o herdeiro moderno da "grande histeria" clássica, sendo que muitas de suas características essenciais foram decifradas no *Studies on Hysteria*, de Breuer e Freud. A formulação dessas características, por sua vez, deveu-se muito aos trabalhos de Pierre Janet e Jean-Martin Charcot. Recentemente, os escritos de Janet foram ressuscitados por estudiosos da dissociação, como constituintes de uma descrição antiga dos fenômenos dissociativos que continua sendo relevante até hoje. Entre 1883 e 1889, Janet estudou vários casos de histeria em detalhes e descreveu os "automatismos psicológicos", a "consciência dupla" e a "dupla personalidade", que prenunciaram o nosso conhecimento acerca das atividades dos estados dissociativos que são o cerne do TDI. O eminente neurologista Jean-Martin Charcot, no último de seus principais livros, em 1889 (traduzido em alemão por Freud), discutiu casos de paralisia histérica subsequente a acidentes e propôs que o trauma repentino poderia causar um "choque nervoso", que era acompanhado de um estado mental tipo hipnose que levava à formação de sintomas histéricos. Esse modelo traumático de histeria também é central ao nosso atual conhecimento.

A seção "Comunicação preliminar" do *Studies on Hysteria*, de Breuer e Freud, continha a maioria dos elementos do modelo atual de TDI. Os autores afirmavam que quase toda histeria era causada por trauma psicológico; enfatizaram a importância dos "estados hipnoides" (uma alteração da consciência similar à hipnose, vivenciada em resposta ao trauma) como primeiro passo no desenvolvimento da histeria; descreveram a síndrome clínica em que os estados de personalidade se alternam, cada um lembrando apenas da história que lhe é pertinente; e acreditavam que a divisão dos afetos e da memória traumática era patogênica, e que sua reintegração era definitivamente terapêutica, dizendo:

> [Nós] nos convencemos de que a divisão da consciência, tão notável nos casos clássicos comprovados de "dupla consciência", está presente em grau rudimentar em toda histeria, e a tendência a essa dissociação e, com ela, o surgimento de estados anormais de consciência (que reuniremos sob o termo "hipnoide") é o fenômeno básico da neurose.

Nessa mesma monografia, porém, Breuer e Freud postularam duas vias distintas para a histeria. A primeira, já citada, é semelhante ao nosso atual conhecimento sobre os transtornos dissociativos, em que as memórias traumáticas são sequestradas da consciência "devido ao fato de se originarem durante a ocorrência de afetos gravemente paralisantes", que nós chamaríamos de *dissociação peritraumática*. Em uma divergência crucial, porém, os autores destacaram uma via diferente, ainda centrada na exclusão do material perturbador da consciência, contudo enfatizando a defesa psicológica e não os estados hipnoides – "coisas que o paciente quis esquecer e que, portanto, reprimiu intencionalmente do seu pensamento consciente". Freud logo passou a ver os dois modelos – afetos paralisantes decorrentes do trauma, levando a um "estado hipnoide" dissociativo e à dupla consciência *versus* defesa contra um conflito psicológico, usando repressão, em que a dupla consciência é vista como epifenômeno – como contraditórios.

O leitor sabe que essa segunda visão – repressão de material conflituoso – por fim prevaleceu na conceitualização de Freud da psicopatologia. A visão original de Breuer e Freud acerca da histeria como tendo origem traumática ("teoria da sedução") é similar a nossa visão atual do TDI. Em determinado momento, porém, Freud passou a acreditar que cada histeria aparentemente hipnoide era em sua raiz uma histeria de defesa – e agora o conflito intrapsíquico e a repressão tomaram precedência em relação à dissociação traumática. Nesse modelo, o trauma sexual real da infância era menos importante do que os desejos sexuais da infância, que foram banidos da consciência não por causa da dissociação nascida do afeto paralisante traumático, mas porque a paciente "quis esquecê-los".

O observador do TDI dos dias atuais utiliza outro ponto de vantagem para visualizar essa discussão. A forte conexão entre trauma e dissociação foi empiricamente estabelecida, afastando qualquer dúvida razoável. Com relação ao TDI, hoje sabemos que não precisamos escolher entre o modelo de trauma/dissociação e o modelo de conflito/defesa, porque ambos os mecanismos são claramente exibidos. A exposição ao trauma repentino de fato pode induzir um estado hipnoide, que hoje chamamos de dissociação traumática. Entretanto, a dissociação também serve nitidamente como defesa. Quando uma criança desenvolve amnésia dissociativa por abuso sexual, a amnésia origina um estado hipnoide, mas também se presta a um propósito defensivo – embora a defesa seja contra afetos intoleráveis e não contra desejos conflituosos. Além disso, posteriormente na gênese de um caso típico de TDI, é possível perceber claramente que os estados dissociativos de personalidade podem surgir não só como uma resposta ao trauma, mas também a partir de uma necessidade de processar afetos conflituosos, como raiva e sexualidade. A fenomenologia da histeria traumática e da histeria defensiva coexiste e se sobrepõe ao TDI na paciente. Esse conhecimento fundamental – de que as pacientes com TDI apresentam dissociação em resposta a afetos brutalmente traumáticos e que essa dissociação veio a servir como defesa ubíqua e central da paciente, tanto contra memórias traumáticas como contra impulsos conflituosos – orienta todos os modelos de tratamento e todas as interações clínicas.

Desde a era do interesse renovado e da pesquisa em TDI, iniciada no início dos anos de 1980, temos contado com um modelo explanatório puro de dois fatores para o desenvolvimento de TDI: a exposição a um trauma grave precoce combinada com a tendência inata do indivíduo de dissociar e produzir dissociação patológica. Nos últimos anos, dados científicos longitudinais demonstraram que uma ligação afetiva desorganizada, medida na infância, é fortemente preditiva de uma dissociação tardia, independentemente da exposição ao trauma. Essa informação, combinada com a observação clínica, tem nos forçado a trocar o nosso modelo de dois fatores por um modelo de três fatores, que também inclui a psicodinâmica do apego.

A teoria do apego de John Bowlby sustenta que os seres humanos nascem dotados de disposição para formar uma ligação afetiva com uma figura cuidadora quando estão sozinhos ou são ameaçados. Embora isso fosse necessário para a sobrevivência em termos de evolução, também se acredita que a criação de uma ligação afetiva bem-sucedida com pelo menos um cuidador é essencial para o desenvolvimento social e emocional sadio. Quando o apego é medido em bebês, o *apego coorganizado* se refere a uma constelação de comportamentos em que há falta de esforços coerentes no sentido de buscar e manter a ligação afetiva. Foi sugerido que as dificuldades de apego dos próprios pais, assim como os traumas passados, são expressos por meio de vários comportamentos dos pais, como o sentimento de amedrontamento, de desamparo ou de raiva, que então assustam o bebê, o qual se depara com o dilema de se sentir amedrontado justamente pela pessoa para quem deveria se voltar em busca de tranquilização – o que leva à ligação afetiva desorganizada. O papel exato dos aspectos relacionados ao apego na formação do TDI é menos conhecido do que o papel daqueles associados ao trauma. Podemos afirmar que os mesmos ambientes da infância repletos de trauma e de abuso frequentemente também oferecerão um contexto extremamente desafiador para a criança encontrar apegos seguros. Assim como uma criança pode dissociar diante de um trauma evidente, como o abuso sexual, ela também pode retroceder dissociativamente quando seus esforços para encontrar ressonância emocional parental são desapontados por figuras de pais grosseiras, ou mesmo sutilmente não responsivas. O abuso ou negligência parental pode ter raízes nas dificuldades dos próprios pais com relação a uma doença mental ou a uma situação de abuso de substância, o que os torna menos disponíveis para estabelecer conexões emocionais confiáveis. Ainda pior é a situação em que a criança deve voltar sua própria necessidade de apego para uma figura parental que comete abuso contra ela. É possível imaginar facilmente a vantagem defensiva psicológica de dividir a imagem do objeto em dois, com base em suas qualidades amáveis *versus* abusivas, assim como também é possível imaginar a dificuldade que a criança tem de integrar suas próprias respostas de apego diametralmente opostas na direção desses dois aspectos parentais.

A divisão dissociativa às vezes parece esconder, como se fosse uma forma de proteção, a esperança no amor que tem sido repetidamente desapontada – às vezes incorporando essa esperança a um estado de personalidade em particular. Essas necessidades esmagadoras de apego, bem como as inseguranças em relação ao apego, assumem um papel central na maioria dos tratamentos de TDI. Elas são vistas especialmente em *alters* de crianças, que abordam o clínico com um desejo ardente de cuidados, e também em *alters* persecutórios, cuja hostilidade e bravata são uma defesa contra um desejo intenso e não reconhecido de se sentirem cuidados pelo terapeuta.

Diagnóstico diferencial

Os dois transtornos responsáveis pela maior parte da confusão diagnóstica associada ao TDI, cada um baseado em um sintoma relevante compartilhado com o TDI, são a esquizofrenia e o transtorno bipolar. A maioria das pacientes com TDI vivencia o recebimento de estímulos a partir dos estados dissociados de personalidade na forma de alucinações auditivas. Embora essas sejam "psicóticas" por definição, por violarem a realidade consensual, o processo subjacente não é psicótico: não há transtorno do pensamento; outros sintomas psicóticos associados estão ausentes; e os sintomas não respondem a medicamentos antipsicóticos. Esses sintomas poderiam ser comparados aos *flashbacks* vívidos observados no TEPT, em que há um rompimento com a realidade consensual – ninguém consegue ver o cenário traumático que está sendo revivido –, porém os sintomas são atribuídos ao TEPT, nenhum diagnóstico psicótico é estabelecido e não são usados medicamentos antipsicóticos como tratamento. Contudo, como as alucinações auditivas no TDI são frequentemente as de vozes deprecatórias ou que impelem a ações perigosas (p. ex., causar danos a si ou a outras pessoas), são estreitamente parecidas com as alucinações auditivas da esquizofrenia ou do transtorno psicótico. De fato, alguns estudos replicaram o achado de que pacientes com TDI na realidade exibem mais dos chamados sintomas de primeira ordem schneiderianos da esquizofrenia (p. ex., vozes conversando entre si, sentimentos ou ações "feitas") do que aqueles com esquizofrenia. Distinguir essas duas condições pode ser difícil. A presença ou ausência de outros sintomas positivos, em especial o transtorno do pensamento, bem como de sintomas negativos, é um indício útil, assim como o "todo" clínico (i.e., o paciente que relata ouvir vozes desde os 6 anos de idade, no contexto de uma infância traumática, e cujo nível geral de funcionamento é muito maior do que o esperado com a esquizofrenia de aparecimento na infância, pode estar sofrendo de TDI). Por fim, o clínico deve determinar se a voz representa uma entidade personalizada (p. ex., a paciente descreve uma voz familiar, relata que "é Angel, que está sempre me dizendo o quanto eu sou estúpida", e segue descrevendo Angel como uma adolescente loira que usa roupas de *punk*) e se essa entidade costuma assumir o comportamento da paciente (p. ex., a voz de "Kenya" é ouvida quando a paciente sente raiva e, por vezes, essa voz se torna muito alta, seguida de episódios amnésicos em que a paciente se comporta agressivamente). Esse diagnóstico diferencial às vezes é simples, mas frequentemente é difícil de esclarecer, e o clínico talvez tenha que tolerar um período estendido de incerteza diagnóstica, que pode incluir tentativas com neurolépticos.

O transtorno bipolar com ciclagem rápida compartilha com o TDI uma drástica oscilação entre estados emocionais, como um indivíduo deprimido e responsável *versus* um indivíduo promíscuo, usuário de substâncias e hedonista. Se essas alterações são atribuíveis ao TDI, as mudanças são instantâneas em vez de passarem por transição ao longo de horas ou dias; pode haver amnésia em relação a algumas atividades; os diferentes estados podem ser descritos com nomes ou atributos físicos distintos; os sintomas vegetativos associados em geral não são tão pronunciados quanto aqueles do transtorno bipolar; e sintomas como fantasias grandiosas não seriam esperados.

A dificuldade de diagnosticar o TDI está bem estabelecida, com múltiplos estudos confirmando que a paciente típica costuma permanecer no sistema de saúde mental por sete anos antes de receber o diagnóstico do transtorno – levantando a questão sobre quais diagnósticos essas pacientes receberam durante os anos de tratamento anteriores ao estabelecimento do diagnóstico de TDI. Assim, os diagnósticos de esquizofrenia e de transtorno bipolar não só representam possibilidades de diagnóstico diferencial como também são frequentemente vistos como diagnósticos errados dados a pacientes com alucinações auditivas ou com personalidades alternantes drasticamente diferentes, cujo diagnóstico verdadeiro deve ser o de TDI. O terceiro diagnóstico que costuma ser difícil de distinguir do TDI é o de transtorno da personalidade *borderline* (TPB). No entanto, enquanto diagnosticar esquizofrenia ou transtorno bipolar *versus* TDI geralmente é uma questão de "um ou outro", o TPB e o TDI muitas vezes ocorrem de forma simultânea – 80% das pacientes com TDI justificando um diagnóstico de TPB, e 50% das pacientes com TPB sendo candidatas para um diagnóstico de transtorno dissociativo (especificamente TDI, em talvez 10 a 30% dos casos de TPB). Isso não surpreende, devido às origens traumáticas frequentes apresentadas por ambas as condições. Os sintomas que consideramos como "*borderline*", como a tendência suicida e o descontrole emocional, são altamente prevalentes no TDI. A maioria das pacientes com este transtorno qualifica-se para o diagnóstico adicional de TPB. Aqui, a principal questão ao se avaliar uma paciente já diagnosticada com TPB é observar se a perturbação de identidade e a divisão vista nessa condição aumentam a ponto de gerar diferentes estados de personalidade, com amnésia, o que justificaria a consideração de um diagnóstico de TDI.

A amnésia que caracteriza o TDI requer discriminação diagnóstica entre diferentes causas de perturbação da memória. Quando a pergunta de triagem "Você já passou por momentos que não pode explicar?" é respondida com "Sim", as duas causas mais comuns afora o TDI são o uso de substâncias e os transtornos convulsivos. Em geral, é possível obter histórias confirmatórias com relativa facilidade. Outro diagnóstico diferencial importante contrasta o TDI com o esquecimento normal e com alterações normais da personalidade. Quando uma paciente refere perturbações de memória, na maioria dos casos será revelado algo do tipo "Nunca consigo lembrar onde coloco as chaves", que pode ser associado ao esquecimento normal, em vez de "às vezes, me encontro em um lugar sem ter ideia de como cheguei lá", que é mais sugestivo de TDI. De modo similar, é possível que as pacientes relatem a sensação de "ser uma pessoa totalmente diferente" em determinado contexto, mas sem se referirem a uma pessoa com nome, idade, gênero ou atributos físicos diferentes e, em geral, sem apresentarem amnésia em relação às atividades desse "indivíduo diferente".

O TDI simulado ou factício é suspeitado em uma proporção muito maior do que em sua ocorrência real. Os indícios seriam a existência de ganho secundário, bem como um relato da paciente enfatizando os sintomas de TDI comumente retratados pela mídia e que, portanto, tendem a ser simulados (estados de personalidade drasticamente diferentes, trauma na infância), além da omissão de sintomas menos conhecidos, porém igualmente comuns da perspectiva epidemiológica (p. ex., alucinações auditivas, pensamentos/emoções/impulsos/ações intrusivas, despersonalização).

CONDUZINDO A ENTREVISTA

As perguntas na condução da entrevista de uma paciente com TDI diferem muito entre os diferentes estágios do tratamento. A seguir, serão apresentados exemplos para ilustrar como a entrevista muda ao longo do tempo. As diferenças são especialmente pronunciadas quando comparamos as entrevistas iniciais, em que o diagnóstico ainda é obscuro, com as últimas sessões, depois de o diagnóstico ter sido firmemente estabelecido e aceito pela paciente e pelo entrevistador, e quando há um vocabulário compartilhado sobre a existência de diferentes "partes" da paciente. Primeiramente, exemplificaremos os tipos de explorações delicadas que caracterizam o tratamento inicial.

A fase inicial

Pacientes com TDI raramente apresentam uma descrição clara dos diferentes estados de personalidade; em vez disso, relatam sintomas genéricos como depressão, ansiedade ou tendência suicida. Em geral, existe uma história de trauma significativo na infância, embora a paciente possa evitar o assunto, minimizar a gravidade ou dizer algo como "Não sei... talvez... eu realmente não lembro". O entrevistador pode suspeitar de TDI se a paciente descrever episódios de amnésia ("lacunas no tempo") ou de alterações drásticas no comportamento que ela própria considere intrigantes – ou ainda se o entrevistador perceber lacunas significativas na memória da paciente em relação a eventos ocorridos durante a semana ou relacionados com conteúdos de sessões clínicas anteriores. O entrevistador se pergunta: "Será que a paciente pode ter TDI?" e se prepara para determinar a presença de sintomas, como a sensação de haver "outras pessoas dentro", de estados de personalidade alternados que às vezes controlam seu comportamento e de comportamento desmemoriado, bem como para fazer perguntas quanto à presença de alucinações auditivas crônicas, que representam a intrusão na consciência dos aspectos repudiados da personalidade. A tendência da paciente de sub-relatar esses sintomas é motivada de forma inconsciente. Os sintomas das pacientes com TDI se desenvolveram na infância, no contexto de abuso contínuo grave que ocorreu em segredo, caso contrário teria sido cessado e o desenvolvimento do TDI possivelmente teria sido evitado. Assim, os sintomas da paciente surgiram no contexto de um segredo vergonhoso estreitamente escondido, e a noção de revelá-los traz a mesma carga emocional negativa e poderosa da revelação do abuso. As pacientes têm crenças profundamente sustentadas que são ativadas conforme o entrevistador começa a fazer as perguntas diagnósticas, de modo que a revelação de seus segredos há muito tempo escondidos (i.e., suas experiências de abuso e experiências internas incomuns) seriam perigosas e, portanto, estariam sujeitas a proibições internas rigorosas. Além disso, pacientes com TDI geralmente vivenciam seus sintomas como evidências de "loucura" e tentam "agir de forma normal" durante muitos anos a fim de ocultá-los. Qualquer investigação diagnóstica traz o risco de perturbar esse equilíbrio tênue. Dessa forma, à medida que o entrevistador começa a explorar os sintomas de TDI, ele prossegue com alto grau de cautela, esperando encontrar resistências fortes à sua revelação. O entrevistador avança devagar, com cuidado, pronto para interromper o processo assim que observar sinais de alarme na paciente, como no exemplo a seguir.

> Uma mãe solteira de aproximadamente 20 anos de idade chegou para receber tratamento após ter sido internada por uma tentativa de suicídio. Uma história de trauma significativa foi obtida. O entrevistador primeiramente notou que a paciente não conseguia explicar em detalhes a tentativa, alegando que era "muito nebuloso". Então, começou a perceber as interrupções sutis na conversa no decorrer das sessões, em que a paciente, que era inteligente e alerta, parecia confusa com o que estava sendo discutido. Por fim, em um desses momentos, o entrevistador perguntou à paciente se ela lembrava o que haviam acabado de discutir. A paciente então respondeu "claro que sim", mas quando o entrevistador prosseguiu e lhe pediu para recontar a discussão ocorrida nos minutos precedentes, ela admitiu que não conseguia se lembrar. O entrevistador então fez perguntas sobre os sintomas de memória, e a paciente admitiu, com evidente desconforto, que de fato era algo perturbadoramente frequente não ter a memória dos eventos precedentes. O entrevistador pediu exemplos, e a paciente revelou que isso incluía se ver na cama com homens desconhecidos sem se lembrar de como ela tinha feito aquilo – na ausência de intoxicação por substância. A essa altura, o entrevistador suspeitava de TDI, mas não queria assustar a paciente e também teve o cuidado de usar uma linguagem compatível com a presença ou ausência de TDI – linguagem que abrange ambas as

possibilidades diagnósticas. Alguns exemplos dessa linguagem abrangente são expressões como: "uma parte de você mesma" ou "aspectos diferentes da sua personalidade". As perguntas poderiam ser formuladas como: "Há momentos em que uma parte de você assume?", "Há momentos em que você se sente como uma pessoa diferente?" ou "Você tem conflitos internos fortes sobre isso – como uma guerra interna?". Essa linguagem permite que a paciente expanda a sua experiência interna sem ter que declarar francamente a presença de TDI e sem que o entrevistador tenha que fazer um julgamento precoce da questão diagnóstica. As perguntas prosseguiram com o entrevistador perguntando se a paciente ouvia vozes. A paciente pareceu ambivalente, dizendo primeiramente "Acho que não" e, depois de ser tranquilizada pelo entrevistador de que essas perguntas faziam parte da rotina diagnóstica, admitiu também esse sintoma, acrescentando que nunca contou isso a ninguém. Ao pedir mais detalhes sobre as vozes ("O que as vozes dizem?", "As vozes são familiares?", "As vozes parecem ser de uma parte de você falando com você?"), o entrevistador subitamente percebeu que a paciente parecia estar extremamente assustada. Ele rapidamente supôs que o questionamento diagnóstico fora longe o suficiente para aquele momento e, então, perguntou: "Você está tendo um *feedback* interno lhe dizendo que não deveria falar sobre isso?". A paciente mostrou-se claramente surpresa com a descrição precisa de sua experiência interna e assentiu com a cabeça. Nesse momento, o entrevistador soube tranquilizá-la e fornecer psicoeducação, dizendo: "É totalmente compreensível o quão desconfortável é falar sobre coisas que você tem guardado dentro de si durante todos esses anos", explicando que sintomas como esquecer períodos no tempo e ouvir vozes não significam que a pessoa está louca e que, na verdade, ocorrem com frequência em indivíduos que passaram por trauma na infância. O entrevistador acrescentou que, embora pensasse que pudesse ser bastante útil para ela explorar mais essas coisas, a escolha seria totalmente dela, e ele não a pressionaria para falar sobre coisas que ela não desejava discutir.

No tratamento típico de uma paciente com TDI, uma sessão como essa seria seguida da revelação gradual – de um modo do tipo parar-começar – de um quadro mais nítido da experiência interna da paciente de outros aspectos de si mesma. Ela poderia recuar acerca de sintomas previamente descritos, dizendo "Eu realmente não tenho certeza daquilo que disse a você", e talvez precisasse ser repetidamente tranquilizada de que o entrevistador não a está julgando de forma negativa nem pensando que ela está louca. A psicoeducação pode ser repetidamente empregada, em doses pequenas, aliada à mensagem consistente de que não há pressa em explorar esses assuntos, de que o entrevistador está disposto e interessado, mas que todo o trabalho terapêutico será baseado no nível de conforto da paciente. Comumente, uma ou mais discussões demoradas sobre a questão "Vale a pena trazer tudo isso à tona?" serão necessárias, com o entrevistador validando o temor da paciente de uma perturbação emocional, mas explicando também os potenciais benefícios.

Nessas fases iniciais do tratamento, se a paciente verbalizar interesse em continuar a explorar sua experiência até então não examinada, o entrevistador fará múltiplas perguntas exploratórias. Ele tenta seguir uma linha entre ser inquisitivo demais e assustar a paciente *versus* não perguntar ativamente, com o risco concomitante de que o temor da paciente venha a prevalecer na forma de uma resistência passiva em que ela simplesmente evita mencionar esses assuntos.

Abordagem dos estados de personalidade

Um ponto de escolha definitivo no tratamento do TDI pelo entrevistador é a abordagem dos estados de personalidade alternados da paciente (comumente referidos na literatura como *alters*, mas também referenciados como *partes*, quando se fala com a paciente). Esse assunto tem sido exaustivamente revisado, e não recriaremos aqui toda essa discussão. De forma breve, resumiremos dizendo que apesar da ampla variabilidade em termos de capacidade da paciente de compreender e explicar sua condição, por definição, uma paciente com TDI vive de forma crônica com estados de personalidade subjetivamente separados. Esses estados distintos, que têm seus próprios sensos de identidade, seus próprios comportamentos e afetos característicos, bem como suas próprias memórias frequentemente traumáticas, são vivenciados pela paciente como manifestações de pessoas diferentes (o "delírio da separação" que, todavia, não é um sintoma psicótico nem responde a medicamentos antipsicóticos). A psicoterapia efetiva do TDI envolve, de modo fundamental, o entrevistador dirigindo-se diretamente às personalidades de *alter* em seus próprios termos e entrando em suas experiências subjetivas de separatividade, enquanto fornece a mensagem de que, na verdade, *não* se trata de pessoas separadas, e sim de partes de uma pessoa, e que o avanço da paciente na terapia requer que essa partes se tornem gradualmente menos separadas – a fim de melhorar a comunicação e a cooperação entre as partes, levando a diminuição da amnésia, menos confusão e melhora da função. O entrevistador deixará claro que a meta específica de "integração" (i.e., dissolução de todas as barreiras dissociativas internas, com todos os estados de personalidade combinados em um só) é escolhida por algumas pacientes, sendo opcional, mas que a meta de melhorar a comunicação e a cooperação interna é obrigatória, se a paciente desejar melhorar.

Desde o início, a partir do momento em que o entrevistador levanta a suspeita de TDI, ele deve proceder tendo em mente que, embora esteja conversando com uma pessoa, pode haver várias outras partes da paciente ao fundo que podem estar ouvindo a conversa, formando suas próprias opiniões e julgamentos, bem como decidindo se participarão da psicoterapia. No fim, o êxito da terapia reside em encontrar uma forma de engajar essas outras partes da personalidade da paciente – pois, se não estiverem engajadas, os aspectos particulares que representam (p. ex., raiva, sexualidade, desconfiança, ódio de si mesma) serão afastados do processo terapêutico, e a terapia terá impacto mínimo sobre eles.

> Uma universitária de 22 anos esteve em tratamento por vários meses, e as evidências que apoiavam o diagnóstico de TDI se acumularam ao ponto de quase certeza. Contudo, o entrevistador ainda não havia confirmado o diagnóstico por meio de um contato direto com os *alters*. As evidências diagnósticas incluíam períodos repetidos de amnésia com comportamento desmemoriado, bem como alucinações auditivas que a paciente era capaz de caracterizar com familiaridade ("Esta é Jessie. Ela está sempre brava. Ela não gosta de ser perturbada. Está sempre me dizendo para brigar."). Certo dia, em uma sessão, a paciente estava desanimada por ter falado de forma raivosa e rude com uma das instrutoras da faculdade ("Ela deve pensar que sou uma completa

vadia; agora, não tem jeito, vou ser reprovada naquele curso!"). O entrevistador perguntou se ela lembrava do incidente com clareza (ela não lembrava) e continuou "Você acha que, talvez, tenha sido sua outra parte?". A paciente ficou pensativa e respondeu "Provavelmente". O entrevistador perguntou se ela sabia qual parte dela era essa e, depois de uma longa pausa, a paciente respondeu "talvez, a Jessie". O entrevistador tentou explorar ainda mais ("O que a faz pensar isso?"), mas depois de outra pausa ainda mais longa, a paciente respondeu "Ela diz que não devo conversar com você" – e então verbalizou o desejo de Jessie de ir embora, porque "Ela sempre bagunça as coisas para mim! Tudo seria melhor se eu conseguisse me livrar dela!". O entrevistador perguntou se a paciente gostaria de ouvir o que ele pensava da Jessie. A paciente concordou, e ele forneceu uma informação importante: "Antes de tudo, sei que você não vai gostar disso, mas não pode se livrar dela. Sei que parece que Jessie é uma pessoa diferente, e sei que isso continua sendo difícil de entender, mas você e Jessie na verdade são duas partes da mesma pessoa. Sabe como é, aposto que se eu falasse com ela, ela diria o mesmo que você – é provável que ela esteja brava com você e que me diga que a vida *dela* seria melhor se você não estivesse por perto. Então, eu diria a ela a mesma coisa que estou dizendo a você – você não pode se livrar dela; vocês são partes da mesma pessoa". A paciente respondeu "Que confusão!", e o entrevistador prosseguiu "Você sabe de algo mais? Mesmo que você *pudesse* se livrar dela, na verdade você *não ficaria* melhor sem ela. Pois, sabe todas as vezes que ela ficou brava e se meteu em briga com as pessoas? Ela estava defendendo você. Isso é uma coisa que ela realmente faz bem: ser forte, ficar brava quando você precisa ficar brava – que é algo que você realmente tem dificuldade para fazer, certo?". A paciente afirmou ter dificuldade nessa área, e o entrevistador então continuou "Sim, eu sei que às vezes parece que ela está exagerando – e eu concordo, é provável que às vezes ela vá um pouco longe demais –, mas eu lhe digo que depois de ter ouvido um pouco mais sobre o que você sofreu quando era criança, tenho 100% de certeza que ela tem bons motivos para de fato ser brava – estou certo de que se ela me falasse das coisas que a fazem ficar brava, eu ficaria bravo com elas também. Então, talvez ela fique um pouco brava demais –, mas na verdade ela é uma parte totalmente valiosa de quem você é, ela carrega grande parte da sua raiva e da sua força, e você não estaria melhor sem ela. O que *seria* bom é se vocês duas pudessem começar a imaginar um meio de trabalharem juntas, em vez de estarem em guerra uma com a outra o tempo todo". A paciente respondeu ""Isso nunca irá acontecer!", mas o entrevistador insistiu: "Eu sei, parece que vocês duas realmente estão muito distantes, mas sei que você quer se sentir melhor e tenho certeza de que ela também gostaria de se sentir melhor – temos apenas que começar a encontrar uma forma de *vocês duas* se sentirem melhor".

O entrevistador também poderia escolher esse momento para um pouco mais de análise da resistência: "E mais uma coisa. Ela diz que você não deveria falar comigo? Posso entender isso também. Acho que quando você era criança aprendeu que era melhor manter a boca fechada sobre o que estava acontecendo, pois se não fizesse isso, coisas ruins aconteciam, certo? Então, ela imaginou que a abordagem mais segura era não contar as coisas para as pessoas – é claro que quando ela vê você falando comigo, diz para você não fazer isso. Sabe de uma coisa?

Acho que ela de fato tem sido muito esperta durante todos esses anos, em não falar com as pessoas. Mas eu quero sugerir a ela que, embora essa tenha sido a melhor atitude no passado, não será a melhor atitude para sempre. Jessie provavelmente olha para mim e pensa, 'Por que eu deveria acreditar nessa pessoa? Não é seguro falar com ele'. Então, eu a convidarei para realmente olhar para mim, durante as conversas que estamos tendo, não apenas para presumir que tendo sido perigoso falar no passado continua sendo assim agora também. Ela é muito boa em atuar como cão de guarda, garantindo que você não se machuque confiando em qualquer um, certo? Por isso, aceito bem o fato de ela agir como um cão de guarda aqui também, comigo, me vigiando de fato com cuidado e, se parecer que não estou sendo bom, ela pode alertá-la sobre isso ou me perguntar até onde estou indo. Porque, se ela realmente for um bom cão de guarda, será ainda mais seguro tentarmos avançar na terapia e de fato conversar sobre as coisas".

O entrevistador perseguiu algumas metas na troca mencionada anteriormente. Ao longo da terapia, o entrevistador faz pressão de forma suave e estável contra a experiência da paciente de divisibilidade e a favor da ideia de que entidades aparentemente separadas são na verdade partes de uma única pessoa. Similarmente, a proposição avança de modo estável no sentido de que, apesar das diferenças aparentes, as partes podem solucionar o problema não por dissociação ("se livrando dela"), e sim por associação ("interagindo bem, trabalhando juntas, trabalhando na direção das mesmas metas"). Do mesmo modo, todas as conversas desse tipo ("Você pensa que uma parte de você foi responsável pela explosão de raiva?") servem ao propósito de ajudar a paciente a estabelecer conexões com diferentes partes dela mesma, em vez de apenas repudiá-las como estranhas ou como se fugissem de sua compreensão. Aqui, os comportamentos e sentimentos de raiva da paciente estiveram separados de sua habitual atitude mais cooperativa, sendo que esses seus aspectos foram colocados como hostilmente opostos entre si. O entrevistador está validando a importância de ambos os aspectos da paciente e trabalhando para diminuir gradualmente a divisão. Ele está fornecendo um modelo de equidade e igualdade ("Eu diria a ela a mesma coisa que estou dizendo a você"), e se posicionando como um intermediário imparcial para futuras negociações entre as partes. Ele está reenquadrando comportamentos agressivos problemáticos de maneira que sejam compreensíveis à luz da experiência passada – introduzindo a ideia de esquemas, atitudes e comportamentos da infância que faziam sentido no passado e que agora precisam ser modificados na vida adulta da paciente. O entrevistador está transmitindo a mensagem de que a parte brava da paciente é *valiosa* – em geral, uma intervenção extremamente importante para uma paciente que tende a se sentir crônica e seriamente desvalorizada. O entrevistador cuidadosamente fornece um modelo para possibilitar uma modulação emocional e perspectivas não "preto-e-branco" ("Ela tem um bom motivo para ser brava, mas provavelmente às vezes vai um pouco longe demais com isso"). O entrevistador está construindo uma base de relacionamento que em algum momento será usada para o envolvimento direto com o *alter* bravo – embora essa parte da paciente ainda não tenha se apresentado para falar com o entrevistador, ele está presumindo que aquilo que diz está sendo ouvido por todas as partes da paciente, por isso está transmitindo mensagens de respeito, validação, compreensão e disposição para negociar, além de estar tratando a parte brava como equivalente à parte mais cooperativa – o que, espera-se, conduzirá ao ponto em que o *alter* bravo e desconfiado poderá se dispor ao envolvimento direto com o entrevistador no tratamento. Por fim, o entrevistador está abordando diretamente a resistência (desconfiança), enquadrando-a como um esquema da infância que talvez tenha se tornado desnecessário, convidando a paciente a examiná-lo à luz do presente, bem como dando permissão paradoxal para que ela permaneça desconfiada, como forma de possibilitar o progresso terapêutico. De modo previsível, o tratamento dessa paciente incluirá dúzias de repetições de conversas similares.

Estágios posteriores

Nos estágios posteriores do tratamento, a paciente e o entrevistador se tornam mais familiarizados com o sistema de estados alternados da paciente, e outras técnicas de condução da entrevista podem ser gradativamente adotadas. O trecho a seguir relata o que aconteceu após quase um ano de tratamento de Isabel, uma paciente de 35 anos, casada e mãe de dois filhos. Seu diagnóstico de TDI foi firmemente estabelecido, e ela se comprometeu com sua exploração psicoterapêutica. Enquanto isso acontecia, a paciente desenvolveu uma consciência crescente dos sentimentos e comportamentos de alguns de seus *alters* – vários dos quais falaram diretamente com o clínico, cooperando com a terapia, enquanto outros preferiram não entrar na arena da terapia, exprimindo suspeita e hostilidade.

> As explorações de Isabel de seu passado traumático e de seus outros estados de personalidade às vezes provocava extrema ansiedade, mas ela também sentia alívio em finalmente poder descarregar seus segredos e estabeleceu uma boa aliança terapêutica. Nesse espírito de otimismo, ela superou considerável trepidação e dúvida de si mesma, e retornou ao trabalho após 10 anos de ausência. Ela está apresentando bom desempenho no emprego e está sendo cotada para uma promoção. Entretanto, está começando a faltar ao trabalho devido ao seu transtorno convulsivo, que permanecera controlado durante vários anos e que agora está se tornando sintomático outra vez – inclusive, em certa ocasião, sofreu convulsão quando estava entrando em seu carro. Após esse incidente, a paciente relatou ao entrevistador que ficou desconcertada ao descobrir que a caixa de comprimidos que ela costuma usar para controlar suas medicações mostrou que, aparentemente, ela não estava tomando os medicamentos antiepilépticos – uma drástica alteração em seu comportamento normalmente meticuloso. Em resposta à pergunta do entrevistador, ela disse que "não tinha ideia" do que estava acontecendo. O entrevistador então perguntou se ela achava ser possível que alguma outra parte dela tenha decidido não tomar as medicações. Após uma longa pausa para refletir, ela nervosamente admitiu que isso de fato poderia ser verdade: "Tenho uma sensação engraçada de que pode ter sido o Ninguém" – com "Ninguém" sendo o nome de um *alter* que estava cronicamente bravo e desinteressado em participar da terapia, e que fazia comentários depreciativos sugerindo que a paciente era "um lixo inútil" que deveria se matar. A paciente acrescentou "Não posso lhe dizer mais nada. Ela não falará comigo".
>
> Não é típico do entrevistador pedir para falar com um *alter* em particular, preferindo que a escolha da parte da paciente que participa da terapia em um dado dia seja feita pela paciente, e que as partes escolham participar

quando se sentirem prontas para isso e tiverem material para discussão. Aqui, porém, o entrevistador optou por quebrar essa regra, porque o comportamento em questão ameaçava não só o emprego da paciente como também a sua segurança. Ele pergunta "Você se importa se eu pedir para falar com Ninguém?", e a paciente assentiu. O entrevistador disse "Espero falar com você, Ninguém. Sei que você nunca quis falar comigo antes, mas parece que está fazendo com que Isabel não tome suas medicações. Acho que você tem sérios motivos para fazer isso – e eu realmente gostaria de ouvir quais são as suas preocupações". Após uma pausa, a paciente respondeu com uma voz um tanto rude e masculina: "Maldição, é isso, eu tenho motivos! Nada que *te* interesse!". (O entrevistador registra esta última frase como uma abertura – a paciente está se permitindo verbalizar o próprio desapontamento com uma percebida falta de interesse dele, que é uma etapa a menos no processo de admitir que ela quer que ele se importe.) O entrevistador respondeu "Bem, você provavelmente ficará surpreso em saber que eu absolutamente me interesso – que eu considero as suas opiniões tão importantes e valiosas quanto as de Isabel ou de qualquer outra pessoa". A paciente faz uma pausa e diz "Imaginei que você estivesse do lado da Isabel. Provavelmente, você pensou que eu era apenas algum idiota tentando bagunçar as coisas". O terapeuta respondeu "Não tenho certeza quanto a tentar bagunçar as coisas – tudo que eu sabia era que você parecia realmente bravo e que não confiava muito em mim. Talvez você tenha me ouvido dizer a Isabel que estava convencido de que você tinha bons motivos para estar bravo e não confiar nas pessoas?". A paciente responde "Sim, é por isso que apareci para falar com você hoje – você tem *uma* chance!".

Em resposta às repetidas afirmações de interesse genuíno do terapeuta, Ninguém prosseguiu e explicou que "Isabel é uma idiota, tentando trabalhar – ela não sabe que eles estão apenas amontoando mais e mais trabalho para ela fazer? Eles sabem que ela não consegue lidar com isso –, então ela vai estragar tudo e todo mundo verá como ela é tola!". Ninguém admitia que, em resposta a esses sentimentos negativos sobre o trabalho, ela optou por uma rota de sabotagem: "Venho todas as noites, na hora em que ela deve tomar o comprimido, fecho a caixa de comprimidos, e ela pensa que os tomou". Em seu plano, o transtorno convulsivo da paciente reemergiria, e ela teria que largar o emprego, "e se ela bater o carro, de qualquer forma merece isso por ser tão estúpida". Isso era egossintônico com os sentimentos suicidas crônicos de Ninguém.

O entrevistador tem duas agendas: garantir a segurança e impulsionar o processo terapêutico. Ambas podem ser cumpridas por meio do envolvimento empático com Ninguém. O entrevistador aborda a paciente (nesse momento, ainda se autoidentificando como Ninguém – contudo o terapeuta tem sempre em mente que está se comunicando com todas as partes da paciente) e verbaliza que entende as preocupações dela, dizendo que não havia percebido as expectativas catastróficas confrontadas por ela no ambiente de trabalho. Ele sugere que, talvez, em vez de abordar a questão por subterfúgios, Ninguém poderia expressar diretamente suas preocupações diretamente a Isabel. Essa sugestão foi recebida com um pessimista "Por que se importar? Ela nunca presta atenção em mim. Não há quem se importe com o que penso. Eu sou ninguém!". O terapeuta responde que está absolutamente comprometido com que todos sejam ouvidos, e então pergunta "Por exemplo, parece-lhe que estou escutando você agora?". A paciente reconhece, com evidente surpresa, que *está* sendo ouvida. O terapeuta continua e afirma que não apoia a posição dela nem a de Isabel, embora ambas tenham preocupações válidas. Ele diz "Por exemplo, ela realmente quer trabalhar, mas você realmente não quer que ela se atole e termine se sentindo humilhada. Talvez haja um meio termo em que as preocupações de todos sejam respeitadas – em que ela trabalhe, mas sem assumir novos trabalhos tão rápido?". Ele salienta que, seja qual for a solução adotada, é importante que todas as partes da paciente se tratem mutuamente com respeito e que aprendam a atuar juntas. Ele também destaca que, apesar da reputação de Ninguém como força destrutiva, suas ações demonstram que ela na verdade está agindo em função da preocupação com a paciente, tentando evitar que ocorra uma situação negativa.

Perto do final da sessão, Ninguém disse: "OK, estou indo embora, mas talvez venha a falar com você de novo. Não foi tão ruim assim". A paciente muda, Isabel ressurge, e o terapeuta pergunta "Você ouviu a conversa?". Se ela dissesse não, o terapeuta contaria tudo brevemente para ela. Se a paciente estivesse ouvindo, ela poderia dizer "Não posso acreditar que ela estava me enganando com os comprimidos, mas agora vejo de onde ela vinha". O terapeuta encerra com uma checagem de segurança, garantindo que a paciente não pegue a direção do carro quando não estiver tomando os comprimidos. Se a paciente alegar impotência diante do comportamento desmemoriado ("Como saberei se ela está tomando os comprimidos?"), o terapeuta endossa fortemente a responsabilidade pessoal da paciente – que, apesar de até agora a paciente não ter consciência de seu comportamento, todas as partes são responsáveis por observar comportamentos perigosos, e a amnésia não a fará adiar essa responsabilidade. Dependendo de seu julgamento sobre a disposição da paciente em ouvir uma interpretação, ele pode acrescentar que "Talvez, uma razão pela qual ela conseguia manter você na obscuridade era por você concordar parcialmente com o que ela fazia – você também se sentia nervosa em relação ao trabalho, por isso talvez não tenha se importado tanto com a possibilidade de uma de suas partes estar sabotando o trabalho –, então você não prestava atenção naquilo".

Essa vinheta ilustra vários princípios importantes ao lidar com pacientes com TDI. O entrevistador se empenha em construir alianças com todas as partes da paciente, abordando-as em seus próprios termos (suas experiências subjetivas de separatividade), sempre a serviço da meta eventual de produzir o colapso dessas divisões internas. Assim, seu trabalho prévio na validação da perspectiva do *alter* persecutório Ninguém é recompensado quando este se dispõe, ainda que de má vontade, a arriscar o envolvimento direto. O entrevistador assume a posição de eixo de uma roda metafórica, com os estados de personalidade da paciente gradualmente estabelecendo conexão por meio da presença central do entrevistador.

Primeiramente, um entrevistador não familiarizado com as configurações dissociativas não saberia inquirir se outra parte da paciente poderia estar envolvida nos comportamentos não lembrados por ela. Em seguida, o entrevistador precisa vencer sua própria resistência em buscar contato direto com um *alter* e reconhecer a necessidade de entrar na estrutura dissociativa de personalidade de longa duração da paciente, ou então renunciar ao acesso não filtrado a aspectos importantes da paciente – incluindo, especialmente, a oportunidade de abordar diretamente a desconfiança da paciente e sua hostilidade em relação ao entrevistador e a si mesma, que de outro modo seria mantida afastada. O entrevistador espera que, se a desconfiança for devidamente processada, o desejo de ligação, contra o qual a paciente se defende, consiga emergir. O entrevistador ocupa uma posição neutra entre os estados de personalidade antagônicos, e elucida a intenção autoprotetora por trás do comportamento aparentemente destrutivo de Ninguém – mais uma vez, trabalhando para diminuir a divisão entre diferentes partes da personalidade, apontando a realidade mais complexa de que Isabel, ainda que de modo ostensivamente pró-trabalho, abrigava sentimentos mistos. Heinz Kohut postulou que a "analisabilidade" está presente em uma paciente "cujo *self* – ou, para ser mais exato, um resquício desse *self* – continua, ao menos potencialmente, em busca de auto-objetos apropriadamente responsivos". Essa formulação é drasticamente ilustrada no tratamento de pacientes dissociativas, com as quais o sucesso do tratamento muitas vezes reside na habilidade do entrevistador de avaliar o desejo de ligação escondido por baixo de uma fachada de hostilidade convincente.

O entrevistador reconhece totalmente a realidade de separatividade da paciente, ao mesmo tempo em que entra nela e a enfraquece. Quando uma parte da paciente repudia a responsabilidade pelos comportamentos indesejáveis ("Eu não sei nada sobre isso"), o entrevistador enfatiza que a paciente como um todo deve assumir responsabilidade total por seu comportamento. Isso é especialmente importante quando se confronta questões de segurança, que são altamente prevalentes com as pacientes dissociativas. Para o entrevistador, a avaliação de segurança pode ser intimidante ("A parte com quem estou falando diz que não se automachucará, mas como vou saber em relação às outras partes?"). Em momentos como esse, muitas vezes é útil lembrar-se de avaliações comparáveis realizadas com pacientes não dissociativas – por exemplo, uma paciente *borderline* pode prometer permanecer em segurança, mas o clínico poderia se preocupar com a possibilidade de que, quando ela estiver em outro estado afetivo, essas promessas não sejam cumpridas. Em ambos os casos, o julgamento final do entrevistador sobre a segurança da paciente representa sua ponderação informada da força de todos os aspectos dos diferentes estados de humor e cognições da paciente, tanto os perigosos como os protetores.

Às vezes, é possível ver pacientes com TDI representarem a expressão mais nítida dos princípios psicodinâmicos clássicos. Por exemplo, uma formulação psicodinâmica de Isabel poderia sugerir que, embora a paciente desejasse ser bem-sucedida, ela tinha medo inconsciente do sucesso – que, em um exame mais detalhado, era medo do fracasso – e, assim, estaria sabotando inconscientemente seus esforços de trabalho. Ao lidar com uma paciente com TDI, o entrevistador pode ter a oportunidade de conhecer e falar diretamente com esses aspectos "inconscientes" hipotéticos do *self* da paciente, como o sabotador "Ninguém". Entretanto, diferentemente da descoberta gradual do material terapêutico ao longo da "divisão horizontal" da clássica barreira de repressão, aqui os sentimentos conflituosos são personificados e separados por uma "divisão vertical" – ou seja, os sentimentos incorporados em um autoestado irão emergir instantaneamente para consciência total e, então, sair abruptamente da consciência.

TRANSFERÊNCIA E CONTRATRANSFERÊNCIA

Transferência

As questões de transferência são abundantes no tratamento da paciente com TDI – e com potencial para erros de contratransferência aparentemente ilimitado. A típica paciente com TDI é aquela que sobreviveu a uma infância traumática que incluía relacionamentos gravemente distorcidos com figuras de cuidadores, formando a base para expectativas de transferência altamente negativas, bem como estabelecendo uma gama de esquemas cognitivos negativos poderosos (p. ex., antipatia, desconfiança). Esse cenário traumático implica que as pacientes com TDI geralmente sofrem daquilo que tem sido chamado de *TEPT complexo*, que inclui sintomas pós-traumáticos graves, além de outras questões encontradas com frequência em pacientes *borderline*, como a desregulação emocional e a tendência suicida. Assim, nossa expectativa é encontrar muitas das mesmas questões de transferência e contratransferência descritas nos capítulos sobre pacientes *borderline* e pacientes traumatizados, além de um amplo conjunto de questões mais específicas do TDI.

A discussão da transferência no tratamento do TDI se dá sob o conceito de *transferência traumática* que, como aponta Loewenstein, contém dois componentes distintos. Ele emprega o termo *transferência de flashback* para se referir ao fenômeno específico em que algum aspecto da situação psicoterapêutica deflagra a reexperiência do trauma da infância no momento. Por vezes, a paciente consegue articular isso claramente ("Quando você senta de certa forma, quando você se inclina para a frente na cadeira e coloca a mão sobre a perna, isso faz eu me sentir realmente assustada") e pode explicar a conexão por meio de uma experiência de abuso específica. Entretanto, é mais frequente que os fenômenos do tipo *flashback* ocorram sem que o terapeuta tenha consciência disso – seja porque a paciente sabe que está acontecendo mas teme ou tem vergonha de evitar a discussão, seja porque o *flashback* está sendo deflagrado fora de sua consciência, sem que ela perceba qualquer outra coisa senão uma ansiedade aumentada. Portanto, o terapeuta deve sempre estar pronto para inquirir sobre uma ansiedade aumentada inexplicável (ou dissociação ou desorganização cognitiva) ou sobre uma mudança sutil de distanciamento no relacionamento terapêutico. Isso pode ser muito difícil, porque os deflagradores de *flashback* variam de esperados (p. ex., o terapeuta compartilha o mesmo gênero, idade e aparência física do abusador do passado) a obscuros (p. ex., o padrão de ladrilhos do piso, um cachorro latindo do lado de fora da janela), e porque a paciente pode ter habilidade limitada para ajudar a decifrar o que está acontecendo.

O outro sentido do termo *transferência traumática* se refere ao conjunto muito mais global de expectativas interpessoais negativas que a paciente traz para a situação do tratamento – e cuja elaboração e transformação bem-sucedida muitas vezes é o determinante mais importante do resultado terapêutico. Essas transferências variam desde temores francamente conscientes ou inconscientes de ser atacada pelo terapeuta até expectativas mais sutis de que o terapeuta não se importará com ela, a condenará, duvidará dela ou colocará suas necessidades em segundo plano – a lista de possibilidades é longa. Após vários anos em um tratamento com uma paciente que apresenta melhora estável, com um relacionamento terapêutico aparentemente de confiança, o terapeuta pode ser pego de surpresa e perceber que a paciente continua vindo para todas as sessões com medo de que seja o dia em que o entrevistador finalmente fará avanços sexuais. A psique da paciente geralmente é governada por uma gama de esquemas cognitivos negativos (p. ex., "Eu sou antipática, de fato repugnante e detestável"; "Meu destino é levar uma vida horrível, então qualquer avanço positivo é apenas uma preparação para um desapontamento maior") e, no relacionamento terapêutico, esses esquemas preexistentes são transformados em transferência, com o entrevistador sendo percebido como alguém que possui as mesmas perspectivas negativas ou que está sendo a pessoa por meio da qual essas perspectivas serão encenadas.

A exploração dessas transferências e a eventual experiência da paciente em descontinuá-las no contexto do tratamento em geral atuam como o aliado mais poderoso do entrevistador no movimento da paciente rumo à saúde. Na confrontação com as convicções negativas aparentemente inabaláveis da paciente, a postura do entrevistador é fundamental. Aqui, nós adaptamos a perspectiva de Jay Greenberg sobre a evolução do significado de "neutralidade" nas metapsicologias pós-freudianas, em que o entrevistador ajusta suas respostas de modo a conseguir o posicionamento relacional ideal para a exploração do material relevante naquele momento. Em nossa visão, por exemplo, quando a paciente começa com uma convicção profunda de que seu abuso sexual foi culpa dela, tornando-a irremediavelmente "suja", torna-se necessário exercer uma pressão forte na direção oposta, com o entrevistador afirmando claramente a sua crença de que o abuso sexual nunca é responsabilidade da criança nem culpa da paciente. Essa postura é necessária para fornecer um contexto em que a paciente pode começar a *questionar* suas crenças há muito sustentadas. Quando o entrevistador estabelece sua posição sobre a culpabilidade da paciente, ele não imagina que assim ela mudará imediatamente de ponto de vista, e não impede a exploração detalhada daquilo que leva a paciente a se culpar, mas ele estará tentando melhorar aquilo que começa como uma disputa extremamente desequilibrada entre sua crença negativa arraigada e a possibilidade de considerar uma perspectiva menos danosa. Nós argumentamos que a paciente tem mais chances de examinar de forma bem-sucedida a sua autoculpa se souber da discordância do terapeuta do que se este nunca declarasse sua posição. Embora a princípio se pareça com um distanciamento da neutralidade clássica, esse nivelamento do campo de atuação é o que melhor se aproxima de uma "estrutura" neutra para que o necessário trabalho terapêutico ocorra.

A transferência traumática também emerge como a maior resistência ao tratamento, com a "resistência" aqui vista nas linhas da noção de Kohut como medo de retraumatização. A desconfiança global da paciente, sua expectativa de que o terapeuta em algum momento se revelará como outro explorador e sua convicção de que o terapeuta a considera de forma tão ruim quanto ela mesma minam a habilidade da paciente de revelar informações importantes, bem como de participar do relacionamento terapêutico. Esses sentimentos de transferência precisarão ser repetidamente explorados.

Além do conceito abrangente de transferência traumática, alguns fenômenos de transferência específicos merecem ser mencionados. Uma paciente com TDI por definição apresenta múltiplos estados de personalidade subjetivamente separados, de modo que a mistura da paciente de sentimentos de confiança e de desconfiança em relação ao entrevistador, por exemplo, geralmente emergirá na forma de "divisão", com algumas partes da paciente que sentem confiança se alternando de modo "tudo ou nada" com outras partes que expressam uma determinação absoluta de jamais confiar no entrevistador. Nesses momentos, se se perguntasse "Esta paciente confia em mim?", a resposta correta seria "Um pouco" – o entrevistador tendo em mente que perspectivas opostas de transferência, as quais a paciente não tenta harmonizar e vivencia como oriundas de pessoas diferentes, são na verdade aspectos de uma transferência fluida e em desenvolvimento de um indivíduo. Entretanto, em uma base prática e por um longo período no decorrer do tratamento, o entrevistador não pode evitar a complexidade de processar múltiplas transferências diferentes, como se estivesse tratando múltiplas pessoas distintas e de diferentes idades, gêneros e atitudes, por vezes tendo que fazer trocas entre múltiplas configurações de transferência em uma mesma sessão.

Em geral, as transferências negativas anteriormente detalhadas exibem outro lado: embora a paciente tema e espere que ocorra retraumatização, também deseja intensamente a ligação positiva de que foi tão privada. Ao fazer referência à catexia libidinosa, Freud observou que "a necessidade e o desejo da paciente devem poder persistir nela para que possam atuar como forças que a impelem a fazer o trabalho e promover alterações".

Na paciente com TDI, o desejo de refazer a infância com um pai/mãe melhor (o entrevistador) serve de combustível para o trabalho terapêutico, mas também impõe uma transferência poderosa e potencialmente problemática. As pacientes muitas vezes desenvolvem desejos fantasiosos de serem recriadas pelo entrevistador – em especial quando há *alters* crianças, o que, em geral, é o que ocorre – e isso muitas vezes leva a paciente a buscar o terapeuta para preencher um verdadeiro papel de criação ou faz o tratamento da paciente emperrar à medida que vai gostando da sensação de finalmente ter uma figura de cuidador parental, e isso começa a preceder sobre o avanço da terapia. Essa configuração foi descrita como "querer ser amada na saúde". Quando essa transferência corresponde a uma contratransferência de cuidado materno compreensível, encenações de cuidados de pais/criança podem fazer o tratamento sair dos trilhos (isso é mais discutido no tópico sobre erros de contratransferência, adiante, neste capítulo). No entanto, com o manejo adequado, o forte desejo da paciente de estabelecer um relacionamento com uma figura cuidadora ajuda a motivá-la a fazer o difícil trabalho de terapia. Isso é especialmente relevante quando o terapeuta é confrontado com os chamados *alters* persecutórios, que podem expressar o ódio tanto da paciente como do entrevistador. Invariavelmente, essa desvalorização evidente do entrevistador cobre um desejo ainda mais forte de conseguir valorizá-lo e de ser por ele valorizada.

Pacientes com TDI apresentam alto risco de revitimização e, após emergirem de uma infância cheia de trauma, frequentemente se veem vitimizados repetidas vezes na idade adulta. A vitimização sexual de pacientes com TDI por seus clínicos foi relatada com tal frequência que Richard Kluft rotulou isso de "síndrome do pato sentado". A revitimização é um fenômeno complexo e multideterminado, com sua própria literatura, cujos determinantes relevantes são a falta de uma estrutura de referência apropriada para aquilo que constitui uma violação e a dificuldade da paciente de encontrar uma postura adequada entre a desconfiança encoberta e a confiança exagerada e não justificada. Também não é incomum que um *alter* sexualizado proponha abertamente um envolvimento sexual com o entrevistador. Muitas vezes, isso ocorre porque a transferência é de que uma acomodação sexual é pré-condição necessária ao recebimento de qualquer tipo de cuidado. Em outras ocasiões, a dinâmica é uma abordagem passivo-ativa, em que a expectativa da paciente é ser finalmente vitimizada, então ela inicia a atividade para obter algum senso de controle. Isso se transforma em um teste da corruptibilidade do terapeuta e, quando este "passa" recusando a atividade sexual, pode oferecer uma oportunidade de desafiar um dos esquemas negativos da paciente. Certamente, se o terapeuta fracassar no teste, ainda que inicialmente isso tenha sido descrito como contratransferência, isso vai além deste conceito, entrando no campo da patologia narcisista do terapeuta e do dano imenso à paciente.

Contratransferência

As transferências encontradas no tratamento de uma paciente com TDI são numerosas e alternantes, e a intensidade dos sentimentos – raiva, desconfiança, súplica, sexual – é tão alta que os entrevistadores novatos em TDI com certeza irão se sentir por vezes oprimidos, sendo inevitavelmente arrastados para algumas encenações de contratransferência com a paciente. Os entrevistadores experientes em geral conseguem reconhecer essas encenações antecipadamente, envolvem-se nelas de forma mais superficial e libertam-se de forma mais natural, com esperança de serem capazes de utilizá-las como oportunidades importantes de aprendizado e crescimento. Uma revisão de alguns erros de contratransferência comuns é apresentada a seguir.

Muitos erros têm raízes na questão mais fundamental enfrentada pelo entrevistador no tratamento do TDI – a saber, encontrar a postura ideal em relação à multiplicidade da paciente. O paradoxo, como já discutido, é a necessidade de entrar no mundo da paciente de múltiplos autoestados, em seus próprios termos, como única forma de envolver todos os aspectos dissociados das memórias, dos sentimentos e dos impulsos da paciente, ao mesmo tempo em que fornece uma contraforça consistente na direção da integração, empurrando a paciente de forma estável no sentido de reconhecer todas as suas partes como partes *dela mesma*.

Os entrevistadores com experiência no tratamento da paciente com TDI concordam sobre a necessidade de envolver os *alters* diretamente, mais ou menos em seus próprios termos. Por exemplo, uma paciente de meia-idade chamada Louise apresenta um *alter* adolescente, do sexo masculino, chamado Louis. Em geral, haverá pontos na terapia em que será importante que o entrevistador confronte explicitamente esse *alter* com o fato de a paciente ser na verdade do sexo feminino e não ser adolescente. Entretanto, em geral, o entrevistador não escolherá esse caminho de falha empática, ou uma possível ruptura iatrogênica de tratamento, recusando-se rotineiramente a chamar a paciente de Louis ou, ainda, confrontando repetidas vezes a paciente com a realidade de sua idade e de seu gênero. Percebe-se facilmente, porém, que isso então se transforma em um delicado ato de equilíbrio e, tão logo o entrevistador esteja participando da realidade da paciente, torna-se fácil materializar a experiência de Louis ao ponto em que pareça que se está realmente tendo um relacionamento com uma pessoa à parte com aquele nome. Manter essa dialética (a experiência profundamente enraizada da paciente de multiplicidade *versus* a realidade de ser uma única pessoa) em um estado de tensão dinâmica é parte de todo tratamento de TDI, que não deve ser problemático. No entanto, ao longo do caminho, há várias armadilhas relacionadas ao tópico da separatividade, incluindo o potencial do entrevistador de tomar partido em disputas entre partes diferentes da paciente ou de se unir a ela na evasão da responsabilidade por comportamentos negativos, como autoagressões, que são cometidos de maneira ostensiva por uma parte da paciente. Esses dois erros geralmente se originam a partir da tendência do entrevistador de favorecer os aspectos mais simpáticos, ou de busca da saúde manifesta, da personalidade da paciente em detrimento daqueles mais destrutivos – o que infelizmente acaba então reforçando a divisão desses aspectos, já em andamento.

> Em um difícil momento do tratamento, Jane, o estado de personalidade "hospedeiro", relata que se sente impotente em face dos outros estados de personalidade, que estão determinados a tomar uma *overdose*. O entrevistador se alia a essa parte sitiada da paciente, empatizando com seu sentimento de ser incapaz de controlar o comportamento perigoso dos "outros". Jane se sente calorosamente apoiada pelo terapeuta, mas continua se sentindo impotente diante dos impulsos suicidas, que parecem pertencer às outras pessoas. O entrevistador, seriamente preocupado com a segurança da paciente, busca supervisão. O supervisor lembra ao entrevistador que, na verdade, todos os estados de personalidade representam as atitudes e os comportamentos de uma única pessoa conflituosa. Na sessão seguinte, o entrevistador destaca que, embora as outras partes possam parecer estranhas, representam sentimentos e impulsos que devem ser compreendidos e declarados como pertencentes à paciente. Ele agora assume a posição de ver a paciente como uma pessoa por inteiro e, assim, por extensão, cada parte da paciente é responsável por ações, como as *overdoses*, devendo participar da solução do problema. Quando Jane diz "Sim, estou deprimida, mas não quero me matar. Apenas tenho medo de que Amanda tome uma *overdose* e não posso controlá-la", o entrevistador agora responde "Eu sei que você está dizendo que não quer tomar uma *overdose*, mas não seria mais correto dizer que você sente ambivalência em relação a isso, e que essa ambivalência é o que abre a porta para a Amanda se autoagredir? Acredito que se você decidir 100% não permitir que a autoagressão aconteça, isso não ocorrerá". A paciente, assim, é levada a reconhecer a existência de uma significativa sobreposição entre seu próprio estado emocional e comportamentos e as partes que estavam sendo consideradas como "outras", e que o comportamento de uma parte está entrelaçado ao comportamento das outras. Uma vez que ela consiga isso, duas coisas acontecem: (1) a paciente é desafiada a assumir a responsabilidade por sua segurança e se sente com mais poder para fazê-lo; ao mesmo tempo, (2) ela começa, ainda que muito sutilmente, a se autovivenciar como não totalmente desconectada de seus outros aspectos.

O erro de contratransferência em tratar as partes como se fossem pessoas separadas é mais prevalente ao lidar com *alters* crianças. Essas partes da paciente, autodescritas como crianças pequenas que carregam sentimentos de uma infância traumática (solidão, terror, desejo de ser amado, frequentemente acompanhados de fragmentos preservados da confiança e inocência típicas das crianças) muitas vezes são confundidas de modo contínuo, semelhante a *flashbacks*, em relação à distinção entre passado e presente. Desse modo, em 2015, a paciente pode se sentir aterrorizada toda noite com a possibilidade de ser estuprada pelo pai que, na realidade, morreu há 10 anos e cometera os estupros em 1990. Quem não sentiria forte simpatia por uma criança como essa ou não desejaria resgatá-la de um contínuo pesadelo como esse? O entrevistador pode demonstrar uma inclinação ainda maior a uma resposta amorosa parental quando a emergência do *alter* criança na sessão muda de uma perspectiva cruel e deprimida de adulto para uma perspectiva mais leve. Para o entrevistador, é fácil começar a cuidar seletivamente desses aspectos da criança, com a paciente e o entrevistador se sentindo gratificados no curto prazo com a resposta agradecida da criança em relação aos cuidados do adulto.

Apesar de ser, de fato, uma etapa necessária na terapia que os aspectos de criança da paciente expressem e analisem os esquemas negativos, como a expectativa de uma resposta de falta de cuidado, e que eventualmente os modifiquem, pensar que isso ocorrerá pela simples recriação das crianças internas é um erro de contratransferência comum – a contraparte do entrevistador ao desejo da paciente de ser "amada na saúde". Isso pode ser visto como uma variante em particular de uma fantasia de salvamento que pode ocorrer em qualquer tratamento, mas cuja arrancada aumenta exponencialmente quando a paciente se apresenta como uma criança traumatizada necessitada de amor. Em um tratamento bem-sucedido, as respostas empáticas do entrevistador não são uma finalidade em si, mas são usadas para ajudar a paciente a reavaliar seus esquemas e eventualmente lamentar a infância amorosa que ela não teve e que jamais terá, em vez de tentar lhe dar uma infância no presente. Ao mesmo tempo, por meio de interações empáticas positivas com o terapeuta, a paciente aprende a responder de modo compassivo às suas próprias necessidades emocionais internas, como criança e de outros modos.

Assim como o entrevistador pode escolher interações gratificantemente calorosas com a parte criança da paciente no lugar de um trabalho terapêutico mais difícil, ele muitas vezes é tentado a recuar por conta das realidades horríveis do passado traumático dessa paciente. Esse recuo pode assumir várias formas e, muitas vezes, ressoa com o desejo da própria paciente de evitar essas realidades. O terapeuta pode gravitar no sentido de gastar o tempo da sessão com *alters* mais otimistas; pode pretender enfocar o material traumático e então perceber, quase no final da sessão, que outras questões acabaram tomando a frente e que o trabalho com o trauma deixou de ser conduzido; ou pode se perceber desconfortável com o nível de perturbação emocional que ocorre durante as discussões sobre trauma e iniciar prematuramente com reasseguramento. Uma auto-observação aumentada ou supervisão podem ser indicadas para essa evitação da contratransferência.

Kluft e outros autores destacaram que o TDI é uma condição que resulta de fronteiras rompidas na infância, conferindo importância ainda maior ao estabelecimento de uma estrutura de tratamento segura com limites consistentes em comparação a outras condições. No entanto, Kluft também sugere "Assumir uma postura terapêutica ativa, calorosa e flexível". A atividade e a flexibilidade são necessárias devido ao alto grau de expectativas interpessoais negativas trazidas pela paciente com TDI – de modo que as tradicionais posturas analíticas passivas menos interpessoalmente responsivas tendem a ser vivenciadas pela paciente com TDI como críticas, distanciamento ou até como sendo sinalizadoras de tendências abusivas decisivas, ou contidas. Entretanto, alcançar um equilíbrio entre flexibilidade e limites firmes costuma ser uma batalha difícil. A paciente com TDI pode apresentar uma gama tão grande de dificuldades clínicas, incluindo autoagressão e tendência suicida, atuações sexuais e situações de vitimização, muitas vezes não lembradas, além de desentendimentos ou mesmo uma guerra franca entre as partes, que o entrevistador que tentar aderir a um conjunto restrito de regras invariáveis provavelmente se verá encurralado em um canto tentando aplicar ditados aparentemente inadequados. Além disso, o caos das vidas de muitas pacientes e suas necessidades clínicas por vezes desesperadas levam a uma distorção sucessivamente maior dos limites, em geral em torno da frequência ou dos tipos de contato fora da sessão, até a estrutura terapêutica ser distorcida de tal modo que o terapeuta passa a se sentir desconfortável, e isso então passa a ser difícil de desfazer.

> Nas fases iniciais do tratamento, uma paciente faz alusão a um terrível abuso que tem vergonha de trazer para a discussão. Uma parte criança, em particular, pleiteia comoventemente uma chance para discutir o abuso por telefone, em vez de pessoalmente, "assim eu não o verei olhando para mim". O terapeuta, que deseja ajudar essa parte criança e espera deixar o impasse terapêutico para trás, consente o tempo extra ao telefone. Gradualmente, outras partes demonstram que elas também gostariam de falar ao telefone e indicam que, se não puderem fazer isso, irão se sentir menos importantes do que a parte criança original. Com o passar do tempo, o terapeuta se vê tendo contatos telefônicos diários, além da terapia interpessoal. O terapeuta começa a se sentir cada vez mais ressentido, até que um dia, com raiva, acaba confrontando a paciente com suas "manipulações", acarretando uma séria ruptura terapêutica.

Geralmente, é uma luta encontrar uma estrutura segura e consistente que atenda às necessidades de ambas as partes. Tanto as necessidades contratransferenciais de um controle rigoroso como as dificuldades contratransferenciais para estabelecer limites adequados podem resultar em resultados precários. O potencial de envolvimento crescente que começa em resposta à necessidade clínica genuína, mas culmina em um envolvimento excessivo e insuportável, com frequência seguido de correção excessiva e dolorosa, tem sido observado desde o tratamento de Anna O., com Joseph Breuer.

Uma observação final diz respeito às contratransferências em torno da qualidade "especial" que tende a aderir ao diagnóstico de TDI, tanto de forma negativa como positivamente. As opiniões desdenhosas e céticas sobre o TDI por vezes encontradas junto às profissões de saúde mental com certeza constituiriam uma profunda contratransferência negativa – se o ponto de partida do entrevistador é acreditar que o diagnóstico inexiste, o tratamento efetivo de uma paciente com TDI pareceria impossível. No outro extremo, os retratos dramáticos da mídia em relação ao transtorno e, por vezes, os quadros clínicos coloridos podem levar a uma fascinação exagerada em relação à fenomenologia do transtorno (às vezes, manifesta na forma de desejos de escrever livros sobre o tratamento) que distorce a estrutura do tratamento em uma forma diferente. Contudo, no momento em que o entrevistador está tratando sua terceira paciente com TDI, essa fascinação é substituída por um reconhecimento mais direto do trabalho complicado e diligente que o tratamento do transtorno exige.

CONCLUSÃO

O tratamento da paciente com TDI é comumente árduo e exigente tanto para o entrevistador como para a paciente, requerendo facilidade em lidar com as questões geralmente encontradas no tratamento do TEPT e do TPB, bem como um conjunto de habilidades específicas para abordar múltiplos estados de personalidade e amnésia. Entretanto, essa também pode ser uma das condições mais recompensadoras de tratar, porque o TDI, quando devidamente abordado, é uma condição em que é possível alcançar uma grande melhora usando a psicoterapia exploratória como modalidade de tratamento primária.

Capítulo 12

O PACIENTE ANTISSOCIAL

O paciente antissocial apresenta problemas especiais para o entrevistador. As tendências globais do paciente de manipular, mentir, trapacear, agir de forma irresponsável, roubar, demandar atenção especial, machucar os outros e não se sentir culpado perturbam o entrevistador. Os termos aplicados a esses pacientes no passado – *psicopatas* e *sociopatas* – tornaram-se pejorativos, o que reflete a contratransferência e a indignação social que tal patologia de caráter provoca.

O que atualmente é chamado de *transtorno da personalidade antissocial* foi o primeiro dos transtornos descritos. Isso ocorreu no século XIX, quando a atenção da psiquiatria estava focada na definição dos atributos psicológicos da chamada personalidade criminosa. No início do século XX, Kraepelin delineou uma variedade de personalidades psicopáticas, mas a abrangência da patologia em suas descrições era muito mais vasta do que a atual definição de transtorno da personalidade antissocial. Durante a Segunda Guerra Mundial, um diagnóstico frequentemente dado aos soldados dispensados como incapazes para o serviço militar devido ao seu comportamento era o de "inferioridade psicopática crônica". A monografia de Cleckley, de 1941, *A Máscara da Sanidade* forneceu a primeira descrição clínica abrangente do paciente antissocial. Ele utilizou o termo *psicopata* e descreveu a mentira, o narcisismo, as relações de objeto insatisfatórias, a irresponsabilidade e a falta de remorso pelas ações violentas ou cruéis como características do paciente antissocial mais extremo. Para ele, esses indivíduos estavam tão fora da realidade que eram fundamentalmente psicóticos. Seu termo *psicopata*, usado durante a década de 1950, foi substituído por *sociopata*, que, por sua vez, foi substituído por *transtorno da personalidade antissocial*. Cada uma dessas alterações de nome reflete uma tentativa de eliminar o estigma associado à categoria, mas, como o estigma está baseado nas características centrais do comportamento imutável desses pacientes, ele inevitavelmente retorna. Stone criticou os critérios do DSM-IV-TR para o transtorno da personalidade antissocial como basicamente comportamentais e afirmou que o conceito mais psicodinâmico da psicopatia, como definido por Hare, apresenta várias vantagens. A definição de Hare para *psicopatia* inclui charme, loquacidade, grandiosidade, mentira patológica, afeto superficial, ausência de empatia e déficits do superego, como falta de remorso ou culpa e falha em aceitar responsabilidades por seus atos. Stone percebeu que a psicopatia de Hare podia ser vista como um subconjunto distinto e mais maligno, dentro de um domínio mais amplo do transtorno da personalidade antissocial. Esse subconjunto contém os criminosos perigosos e repetitivamente violentos, os assassinos sequenciais, o espancador, o incendiário, entre outros. Nem todos os indivíduos com transtorno da personalidade antissocial se encaixam nos critérios nucleares da psicopatia de Hare. Na visão de Stone, o transtorno da personalidade antissocial é um conceito amplo, e nem todos esses indivíduos apresentam falta de remorso ou de compaixão; portanto, ele é mais heterogêneo do que a psicopatia de Hare.

Alguns autores sugeriram que os indivíduos antissociais deveriam ser considerados criminosos em vez de pacientes, devido ao fato de seu comportamento estar nas mãos do sistema legal de justiça e não nas de um profissional em saúde mental. Alguns pacientes com transtorno da personalidade antissocial grave poderão ser "intratáveis" por quaisquer métodos psiquiátricos atuais e usar o cenário da saúde mental apenas como outra oportunidade de explorar e de manipular em favor dos seus desejos impulsivos. Contudo, "antissocial" não é uma entidade simples, mas representa um *continuum* da psicopatologia. Algumas pessoas antissociais poderão responder à intervenção clínica. Uma das tarefas do terapeuta ao entrevistar um paciente antissocial é avaliar a utilidade do tratamento *versus* não realizar tratamento algum, enquanto automonitora a sensação de ultraje moral que o comportamento e as atitudes do paciente frequentemente provocam e que poderão, com facilidade, quebrar a objetividade clínica.

É provável que fatores genéticos e constitucionais sejam importantes na etiologia do transtorno da personalidade antissocial (Quadro 12.1). Crianças que manifestam transtorno de déficit de atenção/hiperatividade (TDAH), que quase certamente apresentam um substrato neurobiológico, correm um risco significativamente maior de desenvolver transtorno da personalidade antissocial quando adultos.

Crianças com TDAH também são significativamente mais propensas a desenvolver problemas de abuso de substâncias na adolescência e na idade adulta. Com frequência, os transtornos de abuso de substâncias acompanham o transtorno da per-

QUADRO 12.1
Critérios diagnósticos do DSM-5 para transtorno da personalidade antissocial

> A. Um padrão difuso de desconsideração e violação dos direitos das outras pessoas que ocorre desde os 15 anos de idade, conforme indicado por três (ou mais) dos seguintes:
>   1. Fracasso em ajustar-se às normas sociais relativas a comportamentos legais, conforme indicado pela repetição de atos que constituem motivos de detenção.
>   2. Tendência à falsidade, conforme indicado por mentiras repetidas, uso de nomes falsos ou de trapaça para ganho ou prazer pessoal.
>   3. Impulsividade ou fracasso em fazer planos para o futuro.
>   4. Irritabilidade e agressividade, conforme indicado por repetidas lutas corporais ou agressões físicas.
>   5. Descaso pela segurança de si ou de outros.
>   6. Irresponsabilidade reiterada, conforme indicado por falha repetida em manter uma conduta consistente no trabalho ou honrar obrigações financeiras.
>   7. Ausência de remorso, conforme indicado pela indiferença ou racionalização em relação a ter ferido, maltratado ou roubado outras pessoas.
> B. O indivíduo tem no mínimo 18 anos de idade.
> C. Há evidências de transtorno da conduta com surgimento anterior aos 15 anos de idade.
> D. A ocorrência de comportamento antissocial não se dá exclusivamente durante o curso de esquizofrenia ou transtorno bipolar.

Fonte: Reimpresso da American Psychiatric Association: *Diagnostic and Statistical Manual of Mental Disorders*, 5ª Edição, Texto Revisado. Arlington, VA, American Psychiatric Association, 2013. Copyritht 2013, American Psychiatric Association. Utilização autorizada.

sonalidade antissocial e poderão dominar o comportamento do paciente, porque a fissura constante por drogas leva à extorsão, ao furto e a outros atos criminosos com a finalidade de conseguir dinheiro para comprar drogas. Esse ciclo tende a ser repetitivo, e os pacientes antissociais com concomitante abuso de substâncias com frequência são encarcerados. Eles constituem uma significativa parcela da população carcerária.

É possível que a impulsividade, a irritabilidade e a baixa tolerância à frustração da criança com TDAH venham a ser o substrato em torno do qual a personalidade do futuro paciente antissocial se cristaliza. Contudo, a maior parte das crianças com TDAH não desenvolverá o transtorno da personalidade antissocial. O transtorno da conduta, observado em crianças com menos de 15 anos de idade, é o embrião do transtorno da personalidade antissocial (Quadro 12.2).

Finalmente, deve-se observar que os mecanismos antissociais poderão ser encontrados em qualquer pessoa, até mesmo no indivíduo mais movido pela consciência e moralmente escrupuloso. Sua manifestação depende do contexto, da oportunidade e dos desejos que excedem os controles do ego e do superego, entre outros. Quando esses mecanismos passam a ser dominantes e, às vezes, a única forma de comportamento, dizemos que o indivíduo apresenta transtorno da personalidade antissocial.

PSICOPATOLOGIA E PSICODINÂMICA

O comportamento é antissocial quando a gratificação dos motivos básicos é de vital importância. As funções controladoras e reguladoras do ego são deficientes, e o indi-

QUADRO 12.2
Critérios diagnósticos do DSM-5 para transtorno da conduta

A. Um padrão de comportamento repetitivo e persistente no qual são violados direitos básicos de outras pessoas ou normas ou regras sociais relevantes e apropriadas para a idade, tal como manifestado pela presença de ao menos três dos 15 critérios seguintes, nos últimos 12 meses, de qualquer uma das categorias adiante, com ao menos um critério presente nos últimos seis meses:
   Agressão a Pessoas e Animais
   1. Frequentemente provoca, ameaça ou intimida outros.
   2. Frequentemente inicia brigas físicas.
   3. Usou alguma arma que pode causar danos físicos graves a outros (p. ex., bastão, tijolo, garrafa quebrada, faca, arma de fogo).
   4. Foi fisicamente cruel com pessoas.
   5. Foi fisicamente cruel com animais.
   6. Roubou durante o confronto com uma vítima (p. ex., assalto, roubo de bolsa, extorsão, roubo à mão armada).
   7. Forçou alguém a atividade sexual.
   Destruição de Propriedade
   8. Envolveu-se deliberadamente na provocação de incêndios com a intenção de causar danos graves.
   9. Destruiu deliberadamente propriedade de outras pessoas (excluindo provocação de incêndios).
   Falsidade ou Furto
   10. Invadiu a casa, o edifício ou o carro de outra pessoa.
   11. Frequentemente mente para obter bens materiais ou favores ou para evitar obrigações (i.e., "trapaceia").
   12. Furtou itens de valores consideráveis sem confrontar a vítima (p. ex., furto em lojas, mas sem invadir ou forçar a entrada; falsificação).

(Continua)

QUADRO 12.2
Critérios diagnósticos do DSM-5 para transtorno da conduta (*continuação*)

> **Violações Graves de Regras**
> 13. Frequentemente fica fora de casa à noite, apesar da proibição dos pais, com início antes dos 13 anos de idade.
> 14. Fugiu de casa, passando a noite fora, pelo menos duas vezes enquanto morando com os pais ou em lar substituto, ou uma vez sem retornar por um longo período.
> 15. Com frequência falta às aulas, com início antes dos 13 anos de idade.
>
> B. A perturbação comportamental causa prejuízos clinicamente significativos no funcionamento social, acadêmico ou profissional.
> C. Se o indivíduo tem 18 anos ou mais, os critérios para transtorno da personalidade antissocial não são preenchidos.
>
> Determinar o subtipo:
> **312.81 (F91.1) Tipo com início na infância:** Os indivíduos apresentam pelo menos um sintoma característico de transtorno da conduta antes dos 10 anos de idade.
> **312.82 (F91.2) Tipo com início na adolescência:** Os indivíduos não apresentam nenhum sintoma característico de transtorno da conduta antes dos 10 anos de idade.
> **312.89 (F91.9) Início não especificado:** Os critérios para o diagnóstico de transtorno da conduta são preenchidos, porém não há informações suficientes disponíveis para determinar se o início do primeiro sintoma ocorreu antes ou depois dos 10 anos.
>
> Especificar se:
> **Com emoções pró-sociais limitadas:** Para qualificar-se para este especificador, o indivíduo deve ter apresentado pelo menos duas das seguintes características de forma persistente durante, no mínimo, 12 meses e em múltiplos relacionamentos e ambientes. Essas características refletem o padrão típico de funcionamento interpessoal e emocional do indivíduo ao longo desse período, e não apenas ocorrências ocasionais em algumas situações. Consequentemente, para avaliar os critérios para o especificador, são necessárias várias fontes de informação. Além do autorrelato, é necessário considerar relatos de outras pessoas que conviveram com o indivíduo por longos períodos de tempo (p. ex., pais, professores, colegas de trabalho, membros da família estendida, pares).
> **Ausência de remorso ou culpa:** O indivíduo não se sente mal ou culpado quando faz alguma coisa errada (excluindo o remorso expresso somente nas situações em que for pego e/ou ao enfrentar alguma punição). O indivíduo demonstra falta geral de preocupação quanto às consequências negativas de suas ações. Por exemplo, não sente remorso depois de machucar alguém ou não se preocupa com as consequências de violar regras.
> **Insensível – falta de empatia:** Ignora e não está preocupado com os sentimentos de outras pessoas. O indivíduo é descrito como frio e desinteressado; parece estar mais preocupado com os efeitos de suas ações sobre si mesmo do que sobre outras pessoas, mesmo que essas ações causem danos substanciais.
> **Despreocupado com o desempenho:** Não demonstra preocupação com o desempenho fraco e problemático na escola, no trabalho ou em outras atividades importantes. Não se esforça o necessário para um bom desempenho, mesmo quando as expectativas são claras, e geralmente culpa os outros por seu mau desempenho.
> **Afeto superficial ou deficiente:** Não expressa sentimentos nem demonstra emoções para os outros, a não ser de uma maneira que parece superficial, insincera ou rasa (p. ex., as ações contradizem a emoção demonstrada; pode "ligar" ou "desligar" emoções rapidamente) ou quando as expressões emocionais são usadas para obter algum ganho (p. ex., emoções com a finalidade de manipular ou intimidar outras pessoas).
>
> Especificar a gravidade atual:
> **Leve:** Poucos, se algum, problemas de conduta estão presentes além daqueles necessários para fazer o diagnóstico, e estes causam danos relativamente pequenos a outros (p. ex., mentir, faltar aula, permanecer fora à noite sem autorização, outras violações de regras).
> **Moderada:** O número de problemas de conduta e o efeito sobre os outros estão entre aqueles especificados como "leves" e "graves" (p. ex., furtar sem confrontar a vítima, vandalismo).
> **Grave:** Muitos problemas de conduta, além daqueles necessários para fazer o diagnóstico, estão presentes, ou os problemas de conduta causam danos consideráveis a outros (p. ex., sexo forçado, crueldade física, uso de armas, roubo com confronto à vítima, arrombamento e invasão).

Fonte: Reimpresso da American Psychiatric Association: *Diagnostic and Statistical Manual of Mental Disorders*, 5ª Edição, Texto Revisado. Arlington, VA, American Psychiatric Association, 2013. Copyritht 2013, American Psychiatric Association. Utilização autorizada.

víduo persegue uma gratificação imediata com pouca preocupação em relação aos demais aspectos do funcionamento psíquico, aos desejos ou aos sentimentos das outras pessoas, aos códigos ou censuras morais ou às demandas da realidade externa. Os objetivos primários do comportamento antissocial visam evitar a tensão que resulta quando os impulsos não são gratificados, para evitar a ansiedade que surge quando a frustração é iminente e, além disso, para proteger o ego dos sentimentos de inadequação.

Os traços da personalidade antissocial são designados para assegurar a gratificação dos impulsos e para fornecer segurança e alívio das tensões que daí resultam. A atenção dada às demandas da consciência é pouca, a afetividade é superficial, e existe pouca capacidade de tolerância à ansiedade. A incapacidade do paciente antissocial para desenvolver defesas adequadas do ego cria a necessidade de fugir da frustração e da ansiedade, diferentemente do indivíduo neurótico, que possui mecanismos que controlam a ansiedade enquanto proporcionam gratificação parcial dos impulsos temidos. O indivíduo antissocial evita responsabilidades e situações que exponham seu déficit afetivo.

O indivíduo antissocial é relativamente indiferente às outras pessoas significativas, exceto pelo que elas podem fazer por ele. Tem pouco interesse pela segurança, pelo conforto ou pelo prazer dos outros. Impulsos internos são experimentados como urgentes e irresistíveis; adiamento ou substituição parecem ser impossíveis. O sentimento resultante da gratificação desses impulsos tem a propriedade de aliviar a tensão ou de proporcionar saciedade, em vez da felicidade mais complexa, com sentimentos ternos pelos demais e aumento da autoestima, que caracteriza o indivíduo neurótico.

Apesar de o diagnóstico formal da personalidade antissocial envolver um comportamento social evidente, as questões psicodinâmicas subjacentes são essenciais e uma parte integral dessa síndrome. Um paciente antissocial não se sujeita aos padrões sociais e participa de atividades ilegais ou imorais, mas *antissocial* não é meramente um termo técnico para a má conduta social. Ele implica que certas experiências durante o desenvolvimento e padrões psicodinâmicos levem a transtornos fixos do comportamento, que são antitéticos face aos padrões morais básicos da sociedade em que o indivíduo cresceu. No entanto, existem momentos e situações em que um comportamento aparentemente antissocial poderá ser psicodinamicamente normal. Por essa razão, é importante levar em conta a idade e a bagagem cultural do paciente no momento de avaliar a psicopatologia. Por exemplo, adolescentes normais experimentam um comportamento que é, superficialmente, antissocial; na realidade, a ausência dessa experiência poderá ser sugestiva de psicopatologia. Membros de subculturas carentes e oprimidas poderão ser vistos pela cultura dominante como portadores de tendências similares, porque a falta de oportunidade para resolver seus conflitos de forma mais adaptativa está associada ao aumento da utilização de mecanismos aparentemente antissociais. Pessoas que cresceram em um ambiente familiar associado a uma vida de crimes e de comportamento antissocial poderão identificar-se com esses objetivos e valores familiares, com o resultante padrão de comportamento criminoso, sem a presença de uma anormalidade psicológica – um padrão que já foi chamado de "reação dissocial". Esses indivíduos poderão experimentar lealdade e amor e controlar seus impulsos de forma a se enquadrarem nas exigências da sua própria subcultura. Em cada uma dessas situações, um comportamento evidentemente antissocial não significa, de fato, que o indivíduo apresenta um transtorno da personalidade antissocial.

Características clínicas

O indivíduo antissocial, ao não desenvolver o controle das expressões das suas necessidades básicas, mantém impulsos relativamente primitivos como seus motivos primários. Afetos dolorosos são mal tolerados, e a capacidade de satisfação madura e afetividade positiva está deficiente. A falha em desenvolver as funções maduras do ego está associada com as relações de objeto inadequadas ou patológicas no período inicial da vida, e as relações de objeto do adulto estão gravemente prejudicadas. Como consequência, o paciente com um mecanismo predominantemente antissocial tende a apresentar falhas não apenas nos seus impulsos básicos e na forma como lida com eles, mas na sua afetividade, incluindo ansiedade, culpa e capacidade de amar. Suas relações de objeto são superficiais e despreocupadas, levando a perturbações nos seus padrões de comportamento.

Impulsos

Os *impulsos* são as representações mentais das necessidades e dos motivos que formam a força condutora por trás de todo comportamento. Alguns pacientes antissociais vivenciam seus impulsos como egossintônicos – isto é, desejam atuá-los –, mas outros apresentam um senso subjetivo de uma força externa urgente e irresistível. A combinação dessas atitudes é comum. Por exemplo, o indivíduo que faz uso abusivo de substâncias explica seu desejo pelas drogas em função das prazerosas experiências que elas oferecem, mas não possui o interesse nem a capacidade de deter esse prazer quando aprende sobre os danos em longo prazo associados a esse uso. Se for privado da droga, sua necessidade será sentida como ainda mais urgente. Ele é incapaz de postergar a gratificação porque acha que cada oportunidade poderá ser a última e que deve tirar vantagem disso. Essa filosofia imediatista está associada à despreocupação com as consequências do seu comportamento.

O indivíduo antissocial é impaciente e hedonista, mas as atitudes que normalmente estão associadas ao prazer para os outros tendem a trazer-lhe apenas um alívio temporário da tensão. Aqueles prazeres que ele experimenta têm uma propriedade oral primitiva e estão mais relacionados às respostas fisiológicas do que aos relacionamentos interpessoais. A bebida, o "sucesso", a oportunidade de gratificação sexual e a aquisição de bens oferecem uma diminuição temporária da sua pressão interna por gratificação. Não existe qualquer mudança de longa duração em sua economia psíquica, qualquer alteração na percepção de si próprio ou na sua relação com os outros. Já o paciente neurótico que se envolve em uma relação sexual agradável desenvolve uma nova atitude em relação ao seu parceiro, melhora sua autoestima e enriquece sua vida pessoal de uma forma que perdura além dos efeitos físicos da atividade sexual. O paciente antissocial tende a experimentar o evento como um alívio para uma necessidade corporal.

A falta de habilidade do paciente para controlar ou modular seus impulsos leva a acessos de agressão. Estes poderão ser ativos ou passivos e, embora possam ser ativados por descasos relativamente pequenos, em geral envolvem uma reação a alguma frustração. O déficit do paciente em relação à empatia e à preocupação para com os demais poderá levar a crueldade e sadismo extremos. Contudo, caracteristicamente ele terá pouca reação emocional ao seu próprio comportamento depois de o evento terminar.

Afeto

Ansiedade. O paciente antissocial é comumente descrito como nada ou pouco ansioso. Na verdade, ele apresenta uma tolerância à ansiedade muito baixa, e diversos mecanismos antissociais são desenvolvidos para prevenir, defender ou aliviar até mesmo ansiedades mínimas. A menor ameaça de que suas necessidades não serão gratificadas leva a um desconforto insuportável. Ele fará grandes esforços para garantir sua segurança, mas é claro que frustrações frequentes serão inevitáveis, e o resultado será uma tensão difusa constante. A defesa mais comum é a negação, em conjunto com uma postura externa que leva a uma percepção equivocada de que esses pacientes não experimentam ansiedade alguma. O paciente está propenso a negar não só sua ansiedade como também a natureza urgente e irresistível das suas necessidades internas. Contudo, essa negação só poderá ser mantida se houver a disponibilidade de gratificação constante. Quando a gratificação não está disponível e a negação falha, são comuns a ansiedade, a depressão, a raiva e o comportamento impulsivo.

Culpa. O papel da culpa é outro assunto controverso na discussão sobre os pacientes antissociais. Por um lado, existe a diminuição da tolerância à culpa; por outro, a relativa ausência de culpa. Em nossa opinião, ambas as características poderão estar presentes e estão integralmente relacionadas ao desenvolvimento inicial do paciente. O paciente antissocial experimenta os mais primitivos precursores da culpa. Ele poderá ter vergonha e medo da desaprovação pública por seu comportamento inaceitável ou poderá ficar deprimido se o seu comportamento for exposto. Contudo, esse tipo de paciente não desenvolveu um sistema internalizado autônomo de controle do comportamento que funcione sem a ameaça da descoberta e que proporcione uma regulação dos impulsos antes de levarem a um comportamento evidente.

Superficialidade. As respostas afetivas de um paciente antissocial têm uma propriedade superficial. Isso poderá não ficar aparente no primeiro contato, e, mesmo quando fica, o entrevistador inexperiente poderá achar que falhou na conexão, em vez do paciente. Este poderá passar por todos os movimentos, podendo fazê-lo até mesmo de forma dramática, mas seus sentimentos não serão convincentes. Quando o afeto falso ou de fachada desse paciente é penetrado, normalmente encontramos sentimentos que ele poderá descrever como depressão, mas parecem mais ser uma ansiedade que oscila livremente, misturada com o vazio e a falta de relações com outras pessoas. Esses pacientes buscam estímulos do exterior para preencher o vazio interior, e qualquer experiência é melhor do que a tensão e o sentimento de isolamento, dos quais estão tentando escapar.

Relações de objeto

Os investimentos emocionais do paciente antissocial estão narcisisticamente centrados nele mesmo. As outras pessoas são personagens temporários na sua vida; elas vão e vêm ou poderão ser substituídas por outras, com pouco sentimento de perda. Ele está mais preocupado em como elas poderão suprir suas necessidades, de modo que seu estilo primário nas relações interpessoais é insinuante, extrativista e explorador.

Existe uma relação tipicamente sadomasoquista entre o paciente e um ou ambos os pais ou seus representantes. Quando o paciente casa, sua atitude é deslocada para o cônjuge, que passa a ser tanto a vítima quanto o parceiro silencioso no comportamento antissocial. Como vítima, o(a) pai/mãe ou o cônjuge é magoado(a) de forma direta ou indireta. Podemos citar como exemplo a esposa de um fraudador que experimenta privações financeiras em função do comportamento do marido. Uma história comum é a da esposa que começa um relacionamento por meio de cartas ou *e-mail* com um criminoso de colarinho-branco quando ele estava encarcerado. Após sua libertação, casam-se, e ela acredita que seu amor por ele evitará futuras transgressões. Ela faz com que o pai aceite a participação do marido nos negócios da família. Logo em seguida, ele começa a abusar dessa confiança e desvia fundos da firma. A necessidade do paciente antissocial de punir os seus amados é universal, e muitas vezes ele tem pouca noção a respeito da quantidade de raiva que é descarregada nesse padrão.

O paciente prefere evitar assuntos controversos e, se perceber os sentimentos do entrevistador sobre um desses assuntos, logo simulará uma posição similar. Ele tem pouca noção do *self*; por isso não apresenta qualquer desejo de assumir uma posição que o leve a sentir-se isolado e sozinho.

A pessoa antissocial teme a passividade nos seus relacionamentos pessoais. Muito do seu comportamento agressivo é desenvolvido para evitar o sentimento de submissão, e diversos episódios de violência criminosa que ocorrem com indivíduos antissociais são precipitados pelas ameaças diretas ou simbólicas que os fazem se sentir passivos. Prisioneiros antissociais são frequentemente mais perturbados devido à passividade forçada da vida carcerária do que pela ruptura das relações sociais.

Em função de estar interessado somente naquilo que poderá obter dos outros, o indivíduo antissocial busca pessoas com poder ou *status*. Ele não se preocupa com os fracos ou com desprovidos de poder, a não ser que possa ganhar favores por demonstrar esse interesse. Frequentemente se envolve com membros do sexo oposto, e sua postura de autoconfiança poderá torná-lo bastante atrativo sexualmente. Seu exterior espirituoso e excitante lembra um herói romântico, e ele é atraente para aqueles que procuram um envolvimento excitante ou deslumbrante. Contudo, seu interesse primário aqui também é extrativo, e seus amores estão condenados ao desapontamento.

Às vezes, o paciente parece estar fazendo um jogo, e a expressão "como se" tem sido empregada para descrever essa propriedade de desempenhar papéis. Isso é demonstrado de forma branda pelo homem que, em uma festa, fica mais atraente e interessante assumindo papéis glamourosos e excitantes. Um paciente, ao encontrar uma mulher em um bar, relatava elaboradas descrições de seu trabalho, conexões sociais e vida passada, variando a história de forma a atender aos interesses de cada nova mulher. Uma ilustração mais extrema ocorre na síndrome do impostor, em que o paciente conscientemente assume uma falsa identidade. Com frequência isso envolve papéis de prestígio ou românticos como um cientista, um explorador ou um empresário. Um de nós entrevistou um professor de inglês que vivia uma vida dupla, viajando pela Europa a cada verão e convencendo seus conhecidos de que era um cientista nuclear, que trabalhava em projetos secretos para o governo.

Às vezes, o paciente pode simular o papel de psicologicamente saudável. Quando um indivíduo for entrevistado com alguma profundidade e aparentemente não apresentar quaisquer conflitos emocionais ou psicológicos, nem mesmo os estresses e as tensões da vida normal, deveremos suspeitar de um transtorno antissocial subjacente. Um exame mais minucioso poderá revelar déficits em sua afetividade e nas relações de objeto. Um outro papel que o paciente poderá assumir na entrevista é o de paciente psiquiátrico. Normalmente isso envolve queixas de angústia subjetiva. Contudo, essas não são comunicações da dor interna, e sim tentativas de desviar a conversa do tópico mais desconfortável da interação do paciente com seu ambiente.

Padrões de comportamento

Comportamento antissocial. O comportamento antissocial inclui uma grande variedade de transtornos, como mentira patológica, trapaça, fraude, roubo e uso abusivo de substâncias. O contexto motivacional desse comportamento varia desde as manipulações financeiras, aparentemente racionais, de um empresário desonesto até as labaredas bizarras e altamente sensuais do piromaníaco.

Em geral, o indivíduo antissocial procura evitar a punição, mas a sua possível ameaça normalmente não serve como barreira eficaz para seu comportamento. A inabilidade do paciente de postergar a gratificação, seu controle insatisfatório dos impulsos, a ausência de culpa e a intolerância à ansiedade contribuem para uma incapacidade em considerar as consequências de suas ações. Ao mesmo tempo, as restrições sociais habituais são menos importantes para o indivíduo antissocial; a pouca profundidade das suas relações de objeto e sua deficiência em ser emocionalmente carinhoso ou afetuoso fazem com que fique indiferente às perdas dos laços sociais.

É frequente o paciente achar que tem o direito de fazer o que faz apesar de reconhecer que as demais pessoas não concordam. Ele pensa que foi injustamente tratado no passado e que seu comportamento atual ajudará a contrabalançar a situação. Por exemplo, um dependente de heroína, pego pela polícia por roubo, explicou que o início da sua vida foi tão marcado pelo sofrimento e pelas privações que ele achava que não deveria sofrer novos desconfortos. Explicou que tinha o direito de pegar os pertences daqueles que foram mais privilegiados, e que o conforto que obtinha por meio disso era um débito da sociedade com ele.

Recursos. Os mecanismos antissociais também poderão levar a traços de caráter benéficos. A ausência da ansiedade neurótica poderá estar associada a um autocontrole calmo e a um comportamento arrojado que, superficialmente, se assemelha à coragem e à bravura. O indivíduo antissocial pode desenvolver uma grande capacidade de realizar tarefas que provocariam uma considerável ansiedade na maioria das pessoas. Por exemplo, os traços antissociais são comuns nos indivíduos que possuem carreiras perigosas. Essas habilidades são mais evidentes quando um único episódio de brilhantismo for suficiente e a manutenção do esforço direcionado para um objetivo, por um longo período, não for necessária. A falta de paciência e a suscetibilidade a distrações impulsivas criam dificuldades para os objetivos de longo prazo.

A habilidade social do antissocial e seu charme discreto lhe proporcionam sucesso ao lidar com as pessoas, e ele é um mestre na arte de manipulá-las. Para o entrevistador, ele não parecerá antissocial. Ele muitas vezes desenvolveu boas maneiras e graça sociais que vão desde a "lisonja" até o charme sincero. Apesar de o indivíduo antissocial poder utilizar o comportamento antissocial quando achar que este é necessário para obter uma gratificação pessoal, normalmente ele usará suas habilidades sociais para controlar o entrevistador e tornar a entrevista o mais amigável e confortável possível.

Técnicas de defesa e de adaptação

No paciente antissocial, a ansiedade leva diretamente à ação, em contraste com o neurótico, cujos processos mentais são desenvolvidos para controlar e refrear a ansiedade ou para substituir a ação simbólica. Contudo, existem certas defesas psicológicas que o indivíduo antissocial utiliza, as quais envolvem tentativas de negar a ansiedade, e uma variedade de manobras, incluindo isolamento, deslocamento, projeção e racionalização, que minimizam a culpa e o desconforto social que, de outra forma, ele poderia experimentar.

Defesas contra a ansiedade. O paciente antissocial tenta transferir sua própria ansiedade para os outros. Se obtiver sucesso, seu próprio medo será diminuído. Pacientes fóbicos também tentam induzir ansiedade nos outros, mas, se são bem-sucedidos, ficam, eles próprios, ansiosos e, em geral, buscam por parceiros calmos a quem não poderão perturbar tão facilmente. O paciente antissocial, diferentemente, prefere aqueles que reagem de forma mais intensa, porque parece que ganha alguma confiança com o desconforto dos outros. Sua provocação poderá começar nas primeiras palavras da entrevista. Um de nós tratou um paciente antissocial que iniciou sua primeira entrevista mencionando que conhecia pessoalmente um colega do entrevistador da faculdade de medicina, e depois fez insinuações a respeito das informações que possuía sobre o início da vida deste. A técnica favorita para provocar ansiedade é a de detectar alguma fraqueza no terapeuta e focá-la. Um paciente perguntou a respeito da inquietação do entrevistador em sua cadeira, perguntando se ele estava nervoso com alguma coisa. Esse comportamento também ocorre fora da entrevista. Um estudante de medicina costumava questionar seus colegas acerca de detalhes obscuros antes das provas, sugerindo que estava familiarizado com o material e que eles estariam com sérios problemas se não estivessem.

Além de deixar o entrevistador ansioso, o paciente negará sua própria ansiedade, com o resultante quadro de desinteresse descrito antes. Indivíduos antissociais são relativamente habilidosos em ocultar expressões claras de emoção, e o entrevistador poderá perder as pistas de uma ansiedade subjacente.

Controle psicológico da culpa. O indivíduo antissocial enfrenta o desconforto provocado por seu comportamento impulsivo por meio de uma série de manobras defensivas. A mais simples é a do paciente que diz "Eu não fiz isto!", negando seu comportamento evidente. Isso é comum, por exemplo, nos pacientes alcoólatras, que frequentemente afirmam beber pouco e não possuir qualquer problema com o álcool.

Um pouco mais complexo é o paciente cuja posição é descrita pela frase: "Eu acho que não fiz nada de errado". Ele admite seu comportamento, mas nega a percepção da sua significância social. Essa atitude é comum em adolescentes delinquentes.

Uma defesa correlata é representada pela ideia "Todo mundo faz isso!", o que envolve a projeção dos impulsos do paciente nos outros. É comum que o indivíduo com tendências antissociais ache que todos possuem um "esquema" e que são extrativistas e exploradores, visando apenas às suas próprias vantagens. Rapidamente ele estende essa visão para o entrevistador e poderá, de forma mais ou menos direta, sugerir que o terapeuta esteja fazendo um bom negócio. Isso será dito em um tom de relutante admiração, muitas vezes associado à oferta de ajuda conspiradora. O paciente poderá sugerir que pagará em dinheiro, implicando que o entrevistador trapaceie nos seus impostos.

O próximo passo na sequência poderá ser caracterizado pelo sentimento "Ninguém se preocupa mesmo". O paciente acha que os demais são indiferentes ao seu comportamento. Poderá afirmar que todos esperam esse seu comportamento. Por exemplo, um estudante universitário que queria um atestado médico para escapar de uma prova, mesmo não estando doente, explicou que seu professor sabia o que estava acontecendo, mas fazia questão de um documento oficial. Os pacientes com frequência empregarão esses mecanismos quando estiverem lidando com honorários a serem pagos por, ou para, terceiros, como as companhias de seguro. Tentarão convencer o entrevistador a auxiliá-los na falsificação das informações para gastar menos, insistindo: "Tudo isso é parte do sistema".

A última defesa nessa série pode ser representada pelo apelo narcisístico "Eu sou especial!". O paciente poderá incluir o entrevistador nessa categoria, dizendo: "Você e eu não somos como os demais". Várias explicações poderão ser dadas para essa posição privilegiada: de que ele é melhor dotado ou mais inteligente, de que suas necessidades são diferenciadas, de que é mais sensível do que os outros ou que suas experiências anteriores lhe garantem uma consideração especial.

Defesas contra falhas na autoestima. O paciente antissocial sabe que os outros desaprovam o seu comportamento. Apesar de normalmente atribuir uma importância relativamente pequena a pessoas específicas, um senso geral de respeito por parte do mundo é importante para ele, ainda que apenas na forma de uma manifestação externa da aprovação social. Um exemplo é o da pessoa poderosa, pertencente ao crime organizado, que é atuante em sua igreja. Se ela não obtiver sucesso em conseguir respeito dos demais, sentirá que seu isolamento aumenta e que sua autoestima diminui. Esses sentimentos levam a operações defensivas e reparadoras.

Uma das defesas mais simples é a de tratar seus vícios como virtudes. Esse paciente apresenta sua frieza, indiferença ou crueldade como peculiaridades admiráveis. Delinquentes adolescentes com frequência demonstram esse mecanismo. Ele aparece na forma branda no indivíduo que se gaba das suas numerosas relações sexuais de curta duração. O isolamento emocional também serve para proteger o paciente da dor da depressão. É comum que os pacientes se tornem visivelmente mais deprimidos à medida que o relacionamento com o terapeuta evolui e suas defesas diminuem.

Alcoolismo e uso abusivo de substâncias. Agentes ambientais poderão fazer parte dos padrões do comportamento antissocial, e seus efeitos colaterais poderão influenciar significativamente o quadro clínico resultante. Os exemplos mais comuns são o alcoolismo e o uso abusivo de substâncias.

A vida do paciente é organizada em função da obtenção da droga para a consequente elevação de seu humor e de sua autoestima. Em virtude de esses efeitos serem temporários, ele experimenta ciclos periódicos de necessidade, consumo, satisfação e, novamente, necessidade. Normalmente, alega que o estado de satisfação é o que deseja, e que seu comportamento serve para recuperar essa experiência após tê-la perdido. A comunicação com esse indivíduo sugere que o ciclo todo é parte integrante da sua personalidade e que é tão necessário para ele desejar e buscar gratificação quanto é vivenciar o estado de satisfação e euforia resultante.

A sociedade reprova o dependente, e as instituições legais e sociais são muitas vezes duras ao ponto da crueldade. Ao achar o mágico caminho químico para o prazer, o dependente atua fantasias universais inconscientes de gratificação mágica para as necessidades de dependência oral. Qualquer um que abertamente atue seus desejos proibidos e secretos em relação aos outros é rejeitado. Essas atitudes sociais viram assunto na entrevista, e é comum que o paciente coloque o entrevistador no papel de policial ou juiz, e não no de terapeuta.

Psicodinâmica do desenvolvimento

A desconfiança do indivíduo antissocial em relação aos outros começa bem cedo na vida. Os sentimentos "normais" do bebê de que suas necessidades serão satisfeitas baseiam-se no seu relacionamento inicial com sua mãe ou com outro cuidador primário e na repetida experiência de que a frustração e os adiamentos, embora estressantes, serão inevitavelmente seguidos de gratificação e segurança. Apesar de a criança responder a cada frustração com ansiedade e protestos, isso ocorre dentro do contexto da gratificação repetida. Mais tarde, ela aprenderá que não apenas suas necessidades serão satisfeitas, mas também que isso ocorrerá independentemente dos seus furiosos protestos direcionados aos objetos que satisfazem as necessidades, ou seja, seus pais. Na realidade, esse comportamento de protesto desaparecerá se não tiver sucesso, e a criança cujo choro não trouxe ajuda finalmente parará de chorar e aguardará de forma calma e paciente.

Existem muitas razões para que o futuro indivíduo antissocial não siga esse caminho. Suas experiências iniciais poderão levar ao sentimento de que ninguém é confiável, e de que a segurança é derivada de alguma fonte diferente da relação humana de proximidade. Poderão ocorrer determinantes constitucionais que contribuam para o aumento da pressão das pulsões básicas ou para a diminuição da tolerância à frustração, conforme observado nas crianças com TDAH.

Quando a criança foi abandonada pelos pais ou passou por uma série de lares adotivos e/ou instituições de amparo, síndromes que se assemelham a um comportamento antissocial adulto poderão aparecer muito cedo em sua vida. Existe uma exibição muito clara do afeto, mas pouco sentimento real, e a timidez e a inibição, que a maior parte das crianças experimenta face a um estranho, estão ausentes. A criança é hábil em extrair amor e atenção dos adultos, mas o relacionamento, que é rapidamente estabelecido, é quase sem importância e logo ficará áspero se surgir uma figura parental mais recompensadora. Essas crianças são encontradas nas instituições de amparo à infância, onde seus encantos apelativos e imediatos são logo direcionados a qualquer novo adulto que apareça em cena. É claro que se trata de um padrão de comportamento altamente adaptativo para esse tipo de vida, tanto para protegê-la da dor das sucessivas separações quanto para facilitar sua imediata adaptação a novas situações sociais.

A grave patologia do ego que surge nos primeiros anos da vida ficará muito mais complicada na fase do desenvolvimento da consciência ou do superego. Ocorre falha no desenvolvimento da capacidade do ego de amadurecer através da identificação com os objetos importantes. Além disso, as figuras parentais, que estavam associadas às privações dos primeiros anos de vida, oferecerão os modelos patológicos de identificação. A mesma mãe cujos cuidados nunca levaram a um senso de confiança básica poderá ter atitudes morais e sociais que, quando incorporadas pela criança, levarão a um senso distorcido do certo e do errado. A criança atuará os desejos proibidos inconscientes de um(a) pai/mãe que poderá ele(a) próprio(a) ser antissocial.

Esses defeitos na formação da consciência também poderão ocorrer na ausência de graves patologias primárias do ego. O conceito de "lacunas do superego" tem sido empregado para descrever indivíduos que apresentam transtornos específicos isolados nas suas personalidades. Por exemplo, um de nós conheceu um homem que era um pilar para sua comunidade e um presbítero em sua igreja, mas o sucesso do seu empreendimento dependia da venda superfaturada de mercadorias para pessoas pobres, que não compreendiam a planilha do plano de pagamentos. Além disso, sua filha foi presa por vender drogas para os colegas de escola. Apesar do evidente comportamento dos pais atender aos altos padrões morais da sociedade, a criança percebeu atitudes parentais escondidas ou inconscientes e as traduziu em ações. Se a família de um adolescente delinquente estiver disponível para uma entrevista cuidadosa, será possível, na maioria das vezes, obter a história dos padrões de comportamento precoces dos pais. Estes são similares às atuais dificuldades da criança e lhe foram escondidos, mas secretamente manifestados por atitudes e comportamentos dos pais.

A atitude peculiar do indivíduo antissocial face à tensão e à ansiedade também poderá originar-se das primeiras experiências com seus cuidadores. As necessidades da criança são ignoradas em uma ocasião, mas, em outra, seus protestos são rapidamente aquietados por uma superindulgência, na tentativa de acalmar sua raiva e silenciá-la. O antissocial cresce amedrontado com a tensão associada às suas necessidades, porque a gratificação é errática e não é motivada pelo amor. Ao mesmo tempo, o processo de obter o que deseja se torna equivalente à extração de um suborno, e ele se sente autorizado a tomar tudo o que puder, porque se acha privado do que é mais importante: amor e segurança. Quando esse padrão continua na vida adulta, podemos observar as propriedades extrativistas egossintônicas e a ausência de culpa do indivíduo antissocial.

Conforme o indivíduo com tendências antissociais acentuadas entra na puberdade e na adolescência, frequentemente apresenta menos dificuldades do que seus semelhantes. Mudanças na identidade e na obediência não representam problemas e ele não se sente angustiado pela culpa em resposta à sua provocação. Os que o conhecem observam e invejam sua facilidade social e pessoal. Ele não tem amigos íntimos, mas é objeto de admiração de muitos. Anos depois, os mesmos amigos se surpreenderão ao descobrir que o antigo "grande cara" da faculdade terminou sem amigos e fracassado.

A vida adulta, em particular a velhice, apresenta grandes problemas. Em geral, o casamento é um fracasso e, quando perdura, normalmente é um relacionamento distante e impessoal com o cônjuge. Se há filhos, eles são vistos como competidores ou como potenciais fontes de gratificação, atitudes que raramente levam a laços familiares coesos, ou também poderão tornar-se antissociais e parceiros no crime. A vida é solitária e vazia, e o conforto poderá ser buscado nas drogas ou no álcool.

Diagnóstico diferencial

O transtorno grave da personalidade narcisista se sobrepõe ao transtorno da personalidade antissocial. Ambos são caracterizados pelas tendências do paciente de ser explorador e não empático com os outros. Kernberg sugeriu que o transtorno da personalidade antissocial é simplesmente uma variação primitiva do transtorno da personalidade narcisista. O transtorno da personalidade *borderline* também poderá fundir-se com o transtorno da personalidade antissocial, embora, de modo geral, o primeiro seja mais conectado ao objeto, ainda que de forma primitiva.

Os pacientes antissociais deverão ser diferenciados dos indivíduos paranoides, que também têm dificuldades de controlar sua raiva e poderão apresentar o teste de realidade insatisfatório. Essa combinação poderá resultar em episódios de violência explosiva. Quando a visão delirante do paciente paranoide sobre o mundo é levada em conta, no entanto, seu comportamento torna-se compreensível. O paciente paranoide poderá sentir culpa e remorsos após um episódio de raiva, tentará defender seu comportamento ou recusará a responsabilidade por ele, mas geralmente esse ato exigirá dele um bom tempo até se acalmar. Em contraste, os acessos de raiva do indivíduo antissocial poderão desaparecer tão rapidamente quanto surgiram, e o paciente poderá ficar tranquilo, quase ao ponto do desinteresse, após o episódio. Ele não compreende por que os outros atribuem tamanha importância à sua violência.

Os pacientes histriônicos também são manipuladores e extrativistas em suas relações pessoais e apresentam uma grande variação de valores ou de comportamento em função das pistas sociais. Contudo, o paciente histriônico estabelece relacionamentos importantes com outras pessoas e angustia-se quando essa relação não anda bem. O indivíduo antissocial vê os outros mais como veículos de gratificação e é menos preocupado com a ruptura de relacionamentos específicos. O paciente histriônico também exibe falsa emocionalidade e desempenha um papel. Contudo, os papéis assumidos pelo histriônico são dramatizações das fantasias inconscientes, e existem temas consistentes que se relacionam com os conflitos internos do paciente. O papel é um veículo para expressar e resolver um conflito e não simplesmente um fim. Ele poderá apresentar funções manipuladoras ou extrativistas dentro do contexto interpessoal imediato, mas isso é apenas uma questão secundária. O paciente histriônico tenta ser outra pessoa porque rejeita certas facetas de si próprio; já o antissocial tenta ser outra pessoa porque acredita que, de outra forma, não será ninguém.

O indivíduo obsessivo-compulsivo frequentemente espera desaprovação, enquanto o antissocial quer o respeito e a admiração dos outros. Por sua vez, o obsessivo-compulsivo tenderá a enfatizar sua oposição à autoridade, negando seu medo e submissividade. O antissocial falará sobre sua capacidade ou agilidade para obter o que deseja.

CONDUZINDO A ENTREVISTA

Apesar de o comportamento do paciente antissocial na entrevista não ser tão consistente como o dos pacientes obsessivo-compulsivos ou histriônicos, existem problemas específicos na entrevista associados ao emprego, pelo paciente, de mecanismos antissociais. Isso ocorre tanto nos caráteres antissociais quanto em outras pessoas com traços antissociais.

Muitos temas importantes podem ser descritos. O paciente poderá ser charmoso, insinuante ou superficialmente cooperativo, embora, ao mesmo tempo, evasivo e desonesto. Trata-se de uma apresentação inicial comum. Em seguida, em resposta a uma confrontação direta pelo entrevistador, ele se tornará não cooperativo ou claramente raivoso. Essa atitude poderá surgir inicialmente se o paciente tiver sido forçado a ver o terapeuta. Conforme o paciente tenta vários métodos para atingir seus objetivos, esses padrões estabelecidos poderão mudar.

O paciente antissocial estuda o entrevistador desde o primeiro contato. Ele discretamente busca evidências que o ajudarão a decidir se o entrevistador poderá ser conduzido e, ao mesmo tempo, registra mentalmente qualquer sinal de fraqueza ou incerteza. Embora seja frequente o entrevistador sentir-se na posição defensiva, terá dificuldades de identificar a origem desse seu sentimento. Ele poderá experimentar uma reação negativa em relação ao paciente ou poderá ficar francamente entusiasmado e desenvolver fantasias de resgate, mas não terá certeza a respeito das razões dessas respostas.

As ações são, de longe, mais importantes do que a reflexão ou contemplação para o indivíduo antissocial. Um grande problema nas técnicas de entrevista surge em função da tendência do paciente de agir antes, em vez de falar. Ele não vê utilidade em falar com alguém, a não ser que essa pessoa sirva para um determinado fim.

Fase de abertura

Comportamento antes da entrevista

O paciente antissocial toma a iniciativa desde o primeiro contato. Quando o entrevistador o recebe na sala de espera, poderá indagar "Como você está hoje?" e frequentemente conversará até chegarem à sala de entrevistas.

Ele é sensível aos interesses e às atitudes do entrevistador, mas, ao contrário do paciente histriônico, está mais interessado em estabelecer uma atmosfera geral de permissão e receptividade do que em trazer à tona uma resposta emocional específica. Ele poderá comentar, de forma apreciativa, sobre um quadro na parede ou sobre as visões políticas sugeridas pelos livros da estante do entrevistador, comentários que objetivam descobrir algo sobre o *status* ou sobre a posição do terapeuta. "Belo arranjo você tem aqui" ou "Você está neste consultório há muito tempo?" são comentários típicos de abertura. Um paciente, percebendo que o diploma de Harvard estava pendurado na parede, disse: "Vejo que você estudou em Boston". O reconhecimento do *status* do entrevistador foi sutilmente dissimulado, mas óbvio.

Primeiros minutos

À medida que a entrevista evolui, ocorre um exame minucioso e contínuo do entrevistador pelo paciente, e a tendência a focar em qualquer defeito que apareça. Por exemplo, um paciente iniciou sua primeira entrevista tecendo o seguinte comentário: "Eu li um artigo em uma das revistas da sala de espera". Ele continuou indicando que concordava com as visões políticas do artigo e, em seguida, adicionou: "Penso que você deva estar muito ocupado para envolver-se realmente com esse tipo de conteúdo". A mensagem foi clara: o entrevistador não era apenas bem-sucedido, mas talvez preocupado com esse sucesso e negligente com as necessidades dos outros. Esses comentários fornecem informações importantes, mas qualquer tentativa de resposta, em um momento muito prematuro da entrevista, levará o paciente a ficar com raiva, desconfortável e defensivo.

Esse paciente aparenta ser sereno, amável e simpático; às vezes, polido e encantador. Ele conversa livremente, mas sobre generalidades, o que algumas vezes leva o entrevistador a sentir-se perdido e achando que deixou escapar algum material-chave. Apesar disso, cada frase é clara e relevante, não havendo qualquer sugestão de pensamento confuso. Ele elogia o entrevistador por seus comentários esclarecedores ou pelo questionamento penetrante que foi levantado. O paciente parece dizer: "Nós nos daremos bem". O terapeuta poderá ficar satisfeito e lisonjeado ou poderá ter a sensação de que o elogio é algo exagerado, e que alguma coisa não está muito bem. Porém, qualquer comentário a esse respeito geralmente será contraposto com uma negação indignada, e o paciente insistirá que não poderia ser mais sincero. Não é aconselhável desafiá-lo ou confrontá-lo nesse momento. Ele, de qualquer forma, não confia no entrevistador, e qualquer indicação de que o terapeuta também não confia nele tornará as coisas piores. A falsa trivialidade do paciente é um produto da sua necessidade de estudar o entrevistador, que está baseada na sua desconfiança, tema central do tratamento. A desconfiança poderá ser interpretada, de forma mais efetiva, após ser trazida à tona, e uma confrontação prematura encorajará o paciente a esconder seus sentimentos negativos. É preferível ignorar suas tentativas de estudar o entrevistador até que o paciente tenha exposto mais completamente suas desconfianças.

Queixa principal

O entrevistador deverá estabelecer a razão pela qual o paciente antissocial está buscando tratamento, um processo que não é semelhante ao de obter a queixa principal do neurótico. As queixas do paciente antissocial são similares àquelas do neurótico, mas raramente explicam por que procurou ajuda agora. Ele poderá descrever conflitos e ansiedade, porém dificilmente exibirá esses sentimentos de forma direta. Quando se queixar de depressão, rapidamente se deslocará para expressar sua frustração e irritação a respeito do objeto de amor perdido. O paciente experimenta mais ansiedade do que aparenta para o entrevistador, e é preferível, inicialmente, aceitar a descrição que faz de seus sentimentos em vez de confrontá-lo com a propriedade superficial da sua resposta afetiva.

Com frequência, o paciente antissocial busca algum objetivo relativamente concreto e aspira obter a assistência do entrevistador para atingi-lo. Se foi encaminhado pelo tribunal, esperará pela absolvição ou por uma sentença branda; se tiver sido encaminhado pela escola, esperará ser absolvido por seu comportamento delinquente ou perdoado por alguma responsabilidade. Talvez a situação mais comum seja a do paciente que deseja um aliado na batalha contra a esposa ou contra outro membro da família. Em todas essas situações, o paciente também experimentará sentimentos internos dolorosos, mas raramente irá ao entrevistador com alguma esperança de ajuda para essa dor interna; apenas busca assistência para sua luta contra o mundo exterior. O terapeuta é percebido como uma pessoa real que poderá ser o agente do paciente em vez de apenas uma figura de transferência.

Exploração do problema do paciente

Retenção e segredo

É comum o paciente antissocial ser encaminhado por outra pessoa ou por uma instituição; portanto, é natural que o entrevistador possua informações preliminares a seu respeito. Em geral, o paciente não menciona que está com dificuldades; assim, representa um problema para o entrevistador. Se o terapeuta permitir que a entrevista transcorra da forma normal, o material importante não será discutido. Por outro lado, se ele tomar a iniciativa de introduzir a informação, terá dificuldades para saber o significado emocional do material para o paciente. Além disso, essa atitude provavelmente será percebida como um julgamento ou como uma censura. O problema se complicará ainda mais se o paciente souber que o entrevistador possui a informação. Com frequência, o entrevistador fica sabendo que a correspondência "confidencial" que recebeu da agência encaminhadora já foi vista pelo paciente e que a questão na mente deste não é sobre o que o entrevistador sabe, mas se ele revelará isso. Assim como com qualquer outro paciente, é essencial que o entrevistador não guarde segredos. Por isso, deverá se referir à informação de uma forma geral e solicitar que o paciente discuta o assunto. Um exemplo ilustrará melhor os problemas que surgem.

> Um estudante adolescente foi encaminhado por sua escola por ter sido pego roubando livros da livraria escolar. Ele veio à entrevista e discutiu uma variedade de problemas acadêmicos, não mencionando o roubo dos livros. Após escutar por um tempo, o entrevistador disse: "Eu sei que você teve alguns problemas com a livraria". O paciente, de forma bastante característica, respondeu: "O que você sabe a esse respeito?". Nesse momento, o entrevistador não entrou em detalhes, mas respondeu: "Eu acho que você não se sente confortável de falar comigo sobre isso", comentando, dessa forma, a relutância do paciente em discutir o assunto por livre iniciativa. Este insistiu em tentar descobrir o que o entrevistador realmente sabia, e o terapeuta acrescentou: "Acho que você não confia em mim totalmente". Essa abordagem desloca a entrevista da tentativa de estabelecer o que aconteceu na livraria – uma questão infrutífera e basicamente sem importância – para uma discussão sobre a forma como o paciente lida com as outras pessoas.

Com frequência, o paciente antissocial provoca mais um interrogatório do que uma entrevista psiquiátrica. Ele parecerá estar retraído ou mentindo de forma clara, poderá ficar francamente resistente ou não cooperativo, e o material que não aparece poderá sugerir um comportamento antissocial ou criminoso. O entrevistador ficará tentado a obter a verdade por meio de questionamentos engenhosos ou coercivos. A entrevista não avançará por meio da obtenção de informações sobre o paciente, e será muito mais importante ganhar sua confiança e respeito do que extrair os fatos. Poderá ser de grande proveito interpretar esse dilema, sugerindo: "Estou interessado no seu problema, mas não vejo valia em conduzir um interrogatório. Parece que você me colocou no papel de um promotor". O paciente está estabelecendo um padrão de relacionamento com base nas suas experiências pretéritas junto às autoridades. Tentará fazer com que o entrevistador assuma o papel do(a) pai/mãe não confiável e suspeito(a), explorando e acusando-o injustamente. Se o paciente obtiver sucesso, terá justificativa para esconder seu comportamento e tentar manipular o entrevistador a fim de alcançar seus próprios objetivos. Essa é a forma como lida com os outros, e ele acha que essa é a forma como lidam com ele.

Com a maioria dos outros pacientes, o entrevistador, com o tempo, irá conhecer a vida mental interior do paciente. Esse não será o caso com o paciente antissocial típico, que reluta ou não é capaz de compartilhar esse material. Na realidade, ele provavelmente nem sequer contará ao entrevistador os eventos diários da sua vida externa, muito menos as suas fantasias. Essa atitude evita que o terapeuta obtenha as informações psicológicas essenciais que utiliza com outros pacientes para compreender a psicodinâmica do processo de tratamento. Algumas dessas informações ausentes poderão ser oferecidas por informantes auxiliares, como na chamada telefônica de um parente do paciente. O terapeuta aceitará a informação e relatará ao paciente cada uma das chamadas. É fundamental que o entrevistador não traia, de forma alguma, a confiança do paciente. Contudo, não é necessário que diga ao paciente tudo que soube sobre ele, caso isso possa afastá-lo do seu familiar. O entrevistador poderá utilizar esses eventos para discutir as dificuldades criadas pela retenção de informações do paciente.

Esclarecimento e confrontação

Conforme a entrevista progride, o entrevistador direciona sua atenção para o estilo de vida do paciente e para sua forma de relacionar-se com as pessoas em geral e com o entrevistador em particular. O entrevistador deverá desviar a discussão dos assuntos que o paciente voluntariamente discute para aqueles que contêm sentimentos dolorosos que este tenta evitar. Normalmente isso requer uma confrontação mais ou menos direta. Apesar do cuidado com as frases e com a precisão do momento, uma resposta negativa frequentemente ocorre. Um conflito de interesses se desenvolverá entre o paciente e o entrevistador. O paciente quer usar o entrevistador para induzir uma reação emocional ou para obter alguma assistência a fim de atingir um objetivo concreto; o entrevistador quer estabelecer um relacionamento que permita a exploração daquilo que o paciente deseja e de como fará para obtê-lo.

A confrontação inicial deverá objetivar a exploração do comportamento do paciente ou a elucidação das suas defesas, mas sem atacá-las. Por exemplo, um jovem buscou ajuda devido à depressão e aos sintomas somáticos que se acentuavam cada vez que era abandonado por uma parceira sexual. Ele parecia um pouco deprimido durante a entrevista, mas enfatizava sua ansiedade incapacitante enquanto discutia as razões da sua consulta. Ele parecia estar mais interessado naquilo que poderia saber sobre o entrevistador do que nos seus próprios problemas, e iniciou a conversação comentando: "Sei que você pertence ao corpo docente da faculdade de medicina. Você passa muito tempo lecionando lá?". Esses comentários são feitos com um considerável encanto social, sendo fácil imaginar o sucesso do paciente como gerente de pessoal, sua profissão de escolha. Após alguns minutos, o entrevistador o interrompeu, dizendo: "Parece que você se sente mais confortável conversando sobre mim do que discutindo as dificuldades que está tendo em sua vida pessoal". Essa é uma confrontação de certo modo de apoio. Qualquer abordagem mais direta, no início da entrevista, interferirá na comunicação do paciente. Por exemplo, a pergunta "Se você está tão preocupado com seus problemas, por que passar tanto tempo falando sobre mim?" provocará uma resposta de raiva e retração.

Raiva do paciente

A raiva do paciente antissocial poderá ser negada sob uma fachada de racionalização. Ele oferecerá explicações elaboradas sobre o porquê de seu comportamento ter um significado diferente do óbvio. A intenção é desviar-se do significado que o entrevistador atribui a esse comportamento, ao mesmo tempo que mantém a aparência de boas intenções durante a entrevista.

> Um estudante que, após ter sido pego colando em uma importante avaliação, foi encaminhado para o psiquiatra da faculdade, insistiu que estava apenas fazendo anotações em um pedaço de papel e que o inspetor pensou que fosse uma "cola". Ele prosseguiu detalhando sobre o fato de o papel ter vindo de um livro de anotações de conferências que continha material sobre a matéria. O psiquiatra comentou: "Acho que o reitor não acreditou completamente na sua explicação, ou não teria pedido para você vir até aqui. O que você imagina que ele tinha em mente?". O estudante respondeu reafirmando sua inocência e explicando o porquê de achar que a direção estaria agindo contra ele de forma discriminatória. O entrevistador disse: "É claro que você é o único que sabe o que aconteceu durante a prova, mas não estou certo de que isso seja realmente tão importante. O que quer que tenha de fato ocorrido, agora você está em apuros. Já pensou sobre o que fazer?".

Quando a racionalização é elaborada e transparente, o entrevistador fica tentado a retrucar, sugerindo que uma explicação tão complexa deve estar escondendo algo. Isso seria uma acusação direta de que o paciente está mentindo e, esteja ele mentindo ou não, isso raramente ajudará a melhorar a comunicação. Quando o entrevistador quer confrontar o paciente por conta de uma mentira óbvia, isso poderá ser feito por comentários como: "Acho difícil acreditar que você esteja falando a verdade". Isso permitirá a discussão sobre o porquê da declaração do paciente ser inacreditável, mesmo que ele insista em afirmar que seja verdadeira.

O paciente poderá responder à confrontação do entrevistador com um retraimento mal-humorado. Ele controlará seus sentimentos agressivos, desempenhando o papel da parte prejudicada e, dessa forma, apelará para o sentimento de culpa ou de simpatia do entrevistador. Isso foi observado em uma paciente que frequentava diferentes serviços de emergência hospitalar, apresentando queixas somáticas múltiplas e obtendo analgésicos. Ela conseguia as receitas médicas mentindo a respeito das suas consultas médicas anteriores. Quando um interno que já tinha a atendido em uma ocasião anterior a reconheceu e prontamente questionou sua história, ela se recusou a falar, sentou-se olhando para o chão, primeiro contorcendo os lábios e, depois, começando a chorar. O interno, confuso sobre o que estava acontecendo, imediatamente se tornou solícito e mais compreensivo; então a paciente passou a construir outra história.

Um tipo diferente de resposta à confrontação do entrevistador é a aceitação seguida de renegociação. O paciente adotará uma nova tática à medida que conhecer melhor o terapeuta, frequentemente admitindo de forma clara que o que aconteceu antes era um "caminho" e sugerindo que agora está mais sério e comprometido. O entrevistador poderá ficar lisonjeado com a exaltação do paciente da sua perspicácia e discernimento. O ponto essencial é o estilo manipulador do paciente e sua rapidez em usar e depois descartar um caminho, em vez de qualquer tática específica.

> Um médico descobriu que um paciente recentemente hospitalizado havia se envolvido em uma vasta rede de apostas e subornos que incluía diversos funcionários do hospital. Quando confrontado, o paciente avaliou a situação e disse: "Ok, você é esperto e está certo. Eu fui levado para essa situação pelos atendentes do hospital. A situação dos funcionários do hospital é realmente lamentável, mas posso ajudá-lo a

descobrir quem está por trás disso". O paciente se ofereceu para fazer um acordo a fim de proteger-se e acalmar o médico.

Parentes do paciente

Normalmente os problemas pessoais do antissocial envolvem outras pessoas, e é comum o entrevistador ter contato direto com a família do paciente. Isso poderá ocorrer na forma de cartas, *e-mails*, contatos telefônicos ou entrevistas que poderão incluir ou não o paciente. Com frequência, os mecanismos antissociais, que são óbvios no paciente, são espelhados, mesmo que de forma sutil, em outros membros da família. Um caso envolvendo um paciente tratado por um de nós ilustra alguns desses aspectos:

> Um adolescente entrou no tratamento em função de dificuldades na escola e de conflito com sua família devido ao consumo de maconha. Seus pais, descritos por ele como sendo "de classe média e materialistas", eram divorciados e viviam em outra cidade. Pouco após o início do tratamento, o entrevistador recebeu uma carta do pai do adolescente expressando seu apoio ao programa de tratamento e incluindo alguns formulários de seguro. Os itens preenchidos sugeriam que o pai estava tirando proveito da similaridade do seu próprio nome com o nome do filho em função de o tratamento deste não estar coberto pelo seguro. O problema se tornou mais complexo quando o paciente passou a faltar às sessões, insistindo que o fato de vir ou não a elas era uma informação sigilosa que não deveria ser compartilhada com o pai. Estava claro que este ficaria bravo se soubesse que estava pagando por sessões que não ocorreram. Em função disso, o paciente tentou envolver o entrevistador em uma conspiração contra o pai, oferecendo-lhe um pagamento integral por uma sessão de uma hora inteira, enquanto o pai envolvia o entrevistador na obtenção do dinheiro do seguro.
>
> Finalmente, o entrevistador disse ao paciente: "Eu não estou aqui para ser pago para ler revistas". O paciente respondeu: "Você disse que era confidencial o que acontecia aqui; não pode contar a ele que não tenho vindo". O entrevistador respondeu: "É verdade, mas se eu concluir que você não está motivado para o tratamento, nós vamos parar. Se isso ocorrer, terei de dizer a seu pai que acho que continuar o tratamento não será proveitoso". Ao mesmo tempo, o entrevistador explorou a raiva do paciente a respeito do comportamento do pai para com o seguro. No final, o paciente e seu pai compareceram juntos, e o entrevistador discutiu o padrão familiar que cada um deles praticava enquanto protestavam sobre o comportamento similar do outro.

É de especial importância o entrevistador manter o paciente informado de cada contato que tem com seus familiares, embora possa manter os detalhes para si próprio. Se o entrevistador receber uma carta ou *e-mail*, poderá mostrar ao paciente; se for uma conversa telefônica, deverá discutir seu conteúdo na próxima sessão. Se os parentes se encontrarem com o entrevistador, normalmente se recomenda que o paciente esteja presente.

Com frequência, os pais lançam mão de alguns subterfúgios para induzir o médico a trair a confidencialidade para com o paciente. Por exemplo, a mãe de um adolescente ligou para o terapeuta e disse: "Imagino que Mike lhe contou sobre o que ocorreu com o carro nesse final de semana". Quer a resposta seja "sim" ou "não", a confidencialidade terá sido violada. Em vez disso, o entrevistador poderá responder: "Qualquer coisa que Mike me conte ou deixe de contar é confidencial. O que a senhora deseja me contar?".

Atuação

O indivíduo antissocial prefere agir em vez de pensar ou conversar. Quando ele se sente ansioso, é mais propenso a fazer algo do que falar sobre o assunto. Se seu relacionamento com outra pessoa lhe proporciona emoções desconfortáveis, isso será externado em seu comportamento, em vez de em seu relato dos processos mentais internos. Por exemplo, uma jovem paciente com tendências antissociais entregava-se a relações sexuais promíscuas pouco antes das férias do seu terapeuta, embora, persistentemente, negasse qualquer reação emocional ao afastamento dele. É essa tendência à ação que torna difícil o uso de técnicas padrão de psicoterapia com esses pacientes.

O termo *atuação*, quando usado de forma estrita, refere-se ao comportamento que está baseado nos sentimentos que surgem no relacionamento de transferência e são deslocados para pessoas do dia a dia do paciente. Seu propósito e o seu resultado é manter a expressão desses sentimentos longe do terapeuta. Esse comportamento é uma resistência comum em todos os pacientes, mas poderá ser particularmente problemático naqueles com tendências antissociais. Um paciente neurótico também poderá deslocar seus sentimentos de transferência, mas provavelmente inibirá a atividade associada. O paciente antissocial apresenta um baixo limiar para a ação e menos contenção dos seus impulsos. O resultado é que os sentimentos surgidos durante o tratamento poderão levar diretamente a um comportamento inapropriado e mal-adaptativo no mundo exterior.

A atuação dos sentimentos de transferência também poderá ocorrer durante o tratamento, sem o deslocamento para outras figuras. É essa atuação na transferência que produz alguns dos mais difíceis problemas técnicos na entrevista. O paciente antissocial poderá não seguir as regras de simplesmente manter-se sentado em sua cadeira e falar. Com frequência tentará ler a correspondência do entrevistador ou folhear os papéis sobre sua mesa ou até mesmo usar seu computador, caso o entrevistador seja chamado fora de sua sala. Em geral, essas atitudes são ocultadas na entrevista inicial, a menos que as defesas do paciente sejam inadequadas ou sejam desafiadas muito prematuramente.

Em geral, o papel do entrevistador é ligar o comportamento atuador aos sentimentos subjacentes e chamar a atenção para os deslocamentos que ocorreram. É raramente útil a proibição prematura desse comportamento no início do tratamento, e é quase totalmente ineficaz se as interpretações não precederem a proibição. A exceção ocorrerá quando o comportamento atacar diretamente os direitos ou os interesses do terapeuta. Nesse caso, assim como no dos pacientes psicóticos, é útil permitir que o paciente abuse no relacionamento com o médico. O paciente que não puder estabelecer seus próprios limites precisará que outros o auxiliem nessa tarefa.

Papel da interpretação

O valor limitado do *insight* intelectual sobre o mecanismo psicodinâmico subjacente ao comportamento patológico não é tão claro em nenhum outro paciente quanto no antissocial. Esse indivíduo poderá entender rapidamente as interpretações do terapeuta e com frequência irá repeti-las e estendê-las até pontos apropriados da terapia. Muitas vezes, esse paciente é erroneamente considerado como um excelente caso de tratamento pelos estudantes iniciantes.

Apesar de o indivíduo antissocial ser hábil na manipulação das abstrações, apenas as coisas concretas apresentam significado emocional para ele. O comentário mais simples conectado a uma ação ou a um objeto será muito mais poderoso do que um *insight* sobre padrões inconscientes que não estejam associados a uma pessoa imediata ou a um comportamento em sua vida. O paciente fará muitas exigências concretas, solicitando analgésicos, dinheiro para o estacionamento, recomendações de restaurante na vizinhança ou renovação da prescrição de um medicamento feita por outro médico. No início, o terapeuta responderá a essas solicitações diretamente, aceitando-as ou rejeitando-as. Em certo momento, quando o paciente tiver aceito, pelo menos em parte, o modelo do tratamento, o terapeuta sugerirá que essas solicitações apresentam um significado psicológico subjacente. O paciente poderá tanto aceitar quanto negar, mas isso terá um impacto emocional pequeno. Contudo, se o terapeuta associar sua interpretação a uma alteração no seu próprio comportamento, não mais gratificando a exigência que está sendo interpretada, o paciente responderá de forma dramática e, algumas vezes, violenta.

Fase de fechamento

À medida que a entrevista chega ao fim, o paciente antissocial percebe a intenção do entrevistador de parar. Ele poderá ver uma oportunidade de pedir algum tipo de favor ou permissão, eliminando a necessidade de uma discussão prolongada do assunto. Por exemplo, um paciente com tendências aditivas procurou o departamento de emergência de um hospital geral durante o curso da sua avaliação na clínica psiquiátrica. Ele contou ao médico do departamento de emergência sobre sua ansiedade desde a última consulta clínica e discutiu seus problemas familiares. O médico verificou as dificuldades do paciente e confirmou que ele possuía uma consulta de acompanhamento marcada na clínica. Assim que manifestou o término da entrevista, o paciente disse: "Doutor, apenas mais uma coisa. Meus comprimidos de Valium terminaram há pouco, e necessito de uma nova receita". A sala de espera estava apinhada, e o médico tinha pressa. O paciente continuou pressionando para forçá-lo a atender sua solicitação. Obviamente que não havia tempo para uma exploração ou interpretação dessa situação, mas o médico poderia ter respondido: "Por que não telefona pela manhã para o médico que o está acompanhando e discute a nova receita com ele? Vou contar-lhe sobre essa nossa conversa de hoje". O paciente será obrigado a explorar seu comportamento com seu médico principal.

O término da entrevista oferece a oportunidade para o entrevistador confrontar a tendência do paciente de relacionar-se com ele de forma impessoal. Com o paciente antissocial, assim como com o *borderline*, será proveitoso para o entrevistador nutrir e manter um relacionamento real. As breves amenidades sociais no final da entrevista – planos para o final de semana ou comentários sobre o tempo – normalmente são vistas como uma forma de resistência nos pacientes neuróticos. O paciente antissocial apresenta dificuldades de estabelecer relacionamentos interpessoais, e o entrevistador não apenas será um objeto para transferência, como uma pessoa primária potencial com quem o paciente poderá vivenciar de forma segura os sentimentos pessoais, que são intensos e genuínos. É comum que o paciente desenvolva habilidades sociais de uma forma quase hipertrofiada, mas elas não estão conectadas aos sentimentos subjetivos apropriados. Apesar de raramente ocorrer no início do tratamento, o paciente deverá ser encorajado quando fizer um gesto social sincero para o entrevistador.

TRANSFERÊNCIA E CONTRATRANSFERÊNCIA

A necessidade do paciente de um relacionamento sadomasoquista aparece logo na transferência. A manifestação mais comum é a de estimular as esperanças do entrevistador de que o tratamento será bem-sucedido. Parcialmente, isso se deve ao fato de que a profunda desconfiança do paciente não é verbalizada no início da terapia e, em vez disso, ele muitas vezes finge confiança fazendo o papel de paciente bonzinho. Conforme o tratamento progride, torna-se claro que os problemas não desapareceram de forma mágica, e o entrevistador fica desapontado. Embora o entrevistador esteja totalmente consciente de que com pacientes neuróticos e psicóticos os sintomas não desaparecem rapidamente, ele parece esperar que isso ocorra com esse paciente. Tal atitude assegura seu desapontamento. Deve-se lembrar que a falsidade é uma forma de vida para essa pessoa e que isso poderá ser percebido como qualquer outro traço de caráter.

A patologia narcisista é universal nos pacientes antissociais. Como consequência, a pessoa real do terapeuta é relativamente sem importância para o paciente. Este poderá esquecer o nome do entrevistador ou ter pouca preocupação com a troca por um novo terapeuta. O paciente antissocial mostrará interesse defensivo para com o entrevistador e possível curiosidade em relação a seu *status* ou à sua técnica terapêutica, mas estará singularmente desprovido de curiosidade a respeito dos atributos mais humanos do terapeuta – sua família ou sua vida pessoal. Quando faz perguntas, elas são destinadas a deslocar a atenção para o entrevistador, tanto para encantá-lo quanto para deixá-lo desconfortável, em vez de para conhecê-lo.

Se, apesar disso, um relacionamento importante com o terapeuta for desenvolvido, será difícil (se não impossível) para o paciente trocá-lo por um substituto. Quando, finalmente, o entrevistador passa a ser um objeto total para o paciente, torna-se um objeto *real*, e o paciente poderá mantê-lo como um relacionamento, mesmo que apenas na fantasia, pelo resto da sua vida. Se o paciente começar a reconhecer o terapeuta como uma pessoa, seus problemas com a confiança se manifestarão de forma diferente. Por exemplo, poderá passar para seus amigos algumas informações pessoais do entrevistador, que foram relatadas pelo próprio terapeuta. Nesse caso, o entrevistador poderá comentar: "Parece que você não considera as coisas que ocorrem entre nós dois como privadas" ou "Você traiu a minha confiança". Esse tipo de resposta mostrará ao paciente que o entrevistador é, na realidade, uma pessoa diferente, se comparado a seus pais.

> A tendência do paciente de ver o terapeuta como uma não pessoa é ilustrada pelo adolescente que estava sendo acompanhado por um terapeuta devido à ociosidade crônica. O paciente via a terapia como uma rota para aumentar seus privilégios e remover as restrições à sua liberdade, que seus pais impuseram na tentativa de controlar seu comportamento. Ele comparecia às sessões, mas se envolvia apenas de forma superficial. Seu interesse nunca se desviava da questão de quando obteria novamente a permissão de usar o carro da família ou de não ficar mais trancado em casa. Falava sobre seus sentimentos ou discutia os eventos do dia, mas sempre com a mente focada

no seu objetivo. Quando recuperou os privilégios perdidos, abandonou abruptamente o tratamento.

É valioso tornar as preocupações dos pacientes o mais explícitas possível logo no início do tratamento. Por exemplo, quando esse paciente disse "Eu me sinto ansioso por estar preso dentro de casa o tempo todo", o entrevistador poderia ter respondido: "Você deve estar chateado por não ter permissão para usar o carro". Isso direcionaria a entrevista para a questão mais proeminente na mente do paciente. Mais tarde, o entrevistador poderia acrescentar: "Imagino que você tenha alguma ideia sobre o que seus pais desejam que aconteça antes de permitirem que use o carro novamente. O que você pensa que seja?". Conforme a discussão se deslocar para as exigências dos pais e a resposta do paciente a elas, o entrevistador poderá oferecer seus serviços para auxiliá-lo a entender a conexão entre seus desejos e o comportamento dos pais e a trabalhar o relacionamento entre eles, o que acomodará tanto os pais quanto o paciente. É necessário explorar o encorajamento parental ao comportamento do paciente. Por que o pai comprou um luxuoso carro esportivo? Que características a mãe admira em um homem e que caminhos estão disponíveis para o paciente imitar essas características? Ao mesmo tempo, o entrevistador deverá evitar tomar partido. Ele não deverá culpar os pais – pois isso aliviaria o paciente de qualquer senso de responsabilidade sobre seu próprio comportamento – nem repreender o paciente e ignorar as comunicações implícitas dos pais. Se o entrevistador conseguir resolver o dilema, seu relacionamento com o paciente se deslocará de adversário ou coconspirador para o de uma estrutura terapêutica.

O paciente antissocial provoca no entrevistador problemas importantes de contratransferência. O entrevistador é confrontado com suspeitas e desconfianças junto com evasão e, algumas vezes, clara decepção. O paciente demonstra pouca culpa ou ansiedade sobre seu comportamento e nega furiosamente se confrontado de forma direta. Além disso, o entrevistador perceberá que o paciente está tentando manipulá-lo. Os padrões mais comuns de contratransferência são: o entrevistador que ignora o comportamento do paciente; o que assume o papel de pai/mãe zangado(a), ameaçando e admoestando o paciente pelo comportamento, que muitas vezes está associado a impulsos inaceitáveis do próprio entrevistador; e o que está mais motivado do que o paciente a continuar o tratamento. Se seu próprio sucesso na terapia faz com que o paciente seja um troféu, esse sonho terá uma vida curta, porque ele inevitavelmente irá desapontá-lo. O entrevistador poderá reagir a esse desapontamento de forma semelhante à dos pais do paciente. Paradoxalmente, o paciente antissocial poderá estimular a admiração inconsciente, ou mesmo inveja, no entrevistador; pois é visto como trilhando um caminho comportamental que é gratificante ou agradável, mas conflitante ou proibido para as outras pessoas. A inveja inconsciente do terapeuta muitas vezes está acompanhada de algum grau de identificação com o paciente, e as respostas exageradamente negativas a esses pacientes poderão representar a rejeição do entrevistador aos seus próprios impulsos similares inaceitáveis.

O entrevistador inexperiente está particularmente propenso a aceitar a autorrepresentação do paciente como válida e a ignorar a dinâmica antissocial mais oculta. Ele espera acreditar nos seus pacientes, sentindo-se mais confortável em confiar nos dados clínicos que foram fornecidos do que nas suas próprias vagas, subjetivas e normalmente contraditórias respostas.

Um residente estava avaliando um homem encaminhado pelo tribunal após a quarta prisão por passar cheques sem fundos. O entrevistador ficou sensibilizado por sua descrição das privações do início da vida, por seu desejo de uma nova chance e por seus planos de retomar os estudos e o treinamento vocacional. Contudo, o administrador não concordou com as recomendações do entrevistador residente para que o tribunal isentasse o acusado das penalidades e o encaminhasse para a reabilitação vocacional. Antes que o desentendimento pudesse ser resolvido, o paciente saiu sob fiança e desapareceu. Zangado, o residente explicou que o comportamento do paciente resultava da falha da clínica de prover apoio e assistência. Essa visão foi modificada quando soube que o paciente continuou com seus hábitos de passar cheques sem fundos por todo o período da avaliação inicial, apesar de afirmar para o residente que era "um cara honesto". Quando retornou, o paciente indicou sua preferência por um terapeuta mais experiente que tinha encontrado rapidamente durante uma conferência e com quem desenvolvera uma boa harmonia. O paciente estava ciente do desentendimento dos médicos e sentiu-se mais confortável com um entrevistador que o entendera do que com um que se deixara levar por seus subterfúgios.

O paciente antissocial tem seu próprio programa para a entrevista e seus próprios objetivos em mente. Ele apresenta a própria imagem de como gostaria de ser e teme a humilhação que resultaria se essa apresentação fosse desafiada. Ele tomará todas as precauções e frequentemente mentirá para evitar a exposição, e não receberá bem as distrações ou interrupções. Normalmente sua resposta a uma confrontação prematura será negativa. Isso poderá se dar de várias formas, sendo que a mais simples é a negação com raiva. O paciente insistirá desconhecer o assunto sobre o qual o entrevistador está falando, que está sendo mal interpretado, e deixará evidente que está muito sentido pela falha do entrevistador em compreendê-lo. O paciente poderá ser insistente e convincente, e não é raro que o entrevistador iniciante se retraia confuso e culpado, desculpando-se por seu comentário e permitindo que o paciente continue no controle da entrevista.

Uma enfermeira foi encaminhada para a consulta devido ao seu uso intenso de narcóticos em função de dores abdominais vagas. Após ela descrever seus sintomas e seu regime medicamentoso, o entrevistador comentou: "A mim parece que você se tornou dependente". A paciente ficou agressiva e afirmou que vários outros médicos tinham sido empáticos com sua dor e prescrito o uso de narcóticos. A caracterização da paciente como dependente refletiu uma visão pejorativa, e ele rapidamente ficou ansioso, sem saber como responder quando ela detectou esse sentimento e reagiu. Na dúvida, pediu desculpas e mudou para uma discussão mais detalhada dos sintomas físicos. Caso ele tivesse se sentido mais confortável, poderia ter interrompido o ataque da enfermeira e respondido: "Você está falando como se eu a estivesse acusando de um crime. Talvez isso soe dessa forma, mas tenho certeza de que sabe que a dependência de narcóticos pode se desenvolver, e eu estava pensando em como você estaria lidando com isso".

O exemplo ilustra vários pontos: primeiro, a importância de se obter as informações de forma cuidadosa antes de fazer uma interpretação; segundo, o valor da busca por uma frase que possa "manter o respeito" com o paciente e permitir uma resposta confortável (p. ex., ele poderia ter dito: "Com essa quantidade de narcóticos, você deve estar preocupada em não se tornar dependente"); terceiro, os problemas criados pela contratransferência do entrevistador.

Muitas vezes, o entrevistador é atingido pela fria indiferença do paciente nas relações pessoais ou por seu aparente conforto ao violar normas sociais e éticas. Essas respostas poderão ser induzidas pelo material que é periférico ao tema explícito da entrevista, mas que revela a atitude geral do paciente em relação às pessoas. Uma paciente revelou essa faceta da sua personalidade quando, a princípio, foi indiferente e, depois, ficou aborrecida com as iniciativas amistosas de uma pequena criança que estava na sala de espera do consultório. A reação espontânea do entrevistador é para a falta de sentimento humano no comportamento do paciente. Por exemplo, um terapeuta, sem consciência da sua hostilidade, perguntou ao paciente que estava sendo avaliado após ter sido preso por molestar sexualmente crianças: "Você já teve algum sentimento sexual normal?". Precocemente, em uma entrevista com um dependente em heroína, um outro terapeuta perguntou: "Você tem alguma serventia para a sociedade?". Esses comentários revelam os sentimentos do entrevistador e impedem o estabelecimento de um relacionamento com o paciente.

O entrevistador que se torna inapropriadamente furioso e julgador, adotando uma posição disciplinadora em vez de terapêutica, provavelmente representa a resposta contratransferencial mais comum com esses pacientes. Isso pode seguir-se à resposta anteriormente descrita, quando o entrevistador sente que foi enganado e alterna da aceitação cega para a rejeição cega. O paciente está acostumado a respostas similares por parte do mundo externo e, com frequência, trabalhará duro para provocá-las no terapeuta. Se isso ocorrer, ele saberá onde pisa, e sua desconfiança será justificável. Um exemplo comum é aquele paciente que provoca uma rejeição de contratransferência por colocar o entrevistador no papel de inquisidor.

A última forma de contratransferência, o encorajamento da atuação, também repete o padrão comum nos pais dos pacientes antissociais. O entrevistador admira de modo vicário o comportamento do paciente apesar de condená-lo abertamente. Seu prazer é frequentemente revelado pela satisfação que sente ao contar as explorações do seu paciente nas discussões com os outros terapeutas ou por sua fascinação pelos detalhes mecânicos ou operacionais das explorações. Um entrevistador entretia seus colegas de profissão com relatos das conquistas sexuais dos seus pacientes. Outro entrevistador explorava a técnica do seu paciente para sonegar impostos nos mínimos detalhes; o paciente, percebendo o que está acontecendo, passa a usar um longo período ensinando o entrevistador os sofisticados métodos contábeis. Os pacientes antissociais são rápidos em perceber as potencialidades conspiratórias, como a dessa situação.

CONCLUSÃO

O comportamento antissocial é apenas parcialmente explicado pelos conceitos psicodinâmicos. É uma triste conclusão o fato de que muitos entrevistadores ignoram os princípios psicodinâmicos quando entrevistam esse tipo de paciente, e, em vez disso, utilizam estilos que são mais adequados a um oficial representante da lei ou a um antropólogo que tenta encontrar sentido em uma exótica e desconhecida cultura. A entrevista com um paciente antissocial oferece a oportunidade de explorar aspectos do comportamento que, com frequência, estão escondidos há muitos anos nos neuróticos e que podem estar muito fragmentados ou desorganizados para serem entendidos nos psicóticos. A psicopatologia nuclear é frequentemente difícil de ser tratada, mas alguns desses pacientes experimentam um considerável benefício com a psicoterapia.

Capítulo 13

O PACIENTE PARANOIDE

O paciente paranoide sofre profundamente devido a sentimentos globais de estar sendo maltratado e incompreendido, hipervigilância e uma aguda sensibilidade a insultos reais ou imaginários. Ele suspeita dos motivos das outras pessoas e pode desconfiar daqueles que mais ama ou daqueles a quem está mais ligado. Esse paciente alimenta lentamente a raiva e os ressentimentos contra aqueles que acredita que o enganaram ou que obtiveram vantagens desonestas. Seu constante medo e sua convicção de não ser apreciado ou tratado de forma adequada tornam-se uma profecia autocumprida à medida que seus amigos, conhecidos e companheiros de trabalho se distanciam por causa de sua hostilidade, suas suspeitas e sua constante indignação com os insultos e com as injúrias psicológicas de que se acredita vítima.

O paciente paranoide está em constante alerta à procura de evidências de uma intenção deliberada de estar sendo abusado, ignorado ou sujeitado à humilhação. Ele encontra pistas sutis que confirmam sua convicção de maus-tratos deliberados. Falhas sociais inadvertidas ou pequenas cometidas por outra pessoa irão convencê-lo de que está sendo ignorado ou insultado de forma proposital. Ele pode não estar delirante, mas interpreta equivocadamente o significado dos eventos ou das interações sociais, de forma a confirmar sua convicção de que é objeto de difamação. Os aspectos narcisistas desse tipo de preocupação são evidentes, e, de fato, o pensamento paranoide é com frequência encontrado nos pacientes narcisistas mais perturbados, que sentem não receber o reconhecimento apropriado que sua grandiosa autoimagem demanda. Para o paciente paranoide, o mundo é um lugar perigoso que tenta machucá-lo. Por fim, ele sofre as rejeições, aversões e evitação que mais teme, devido às suas distorções da realidade.

Os critérios do DSM-5 para o transtorno da personalidade paranoide capturam esse estilo cognitivo deficiente em sua forma mais exuberante (Quadro 13.1). Contudo, variações mais brandas ocorrem nos pacientes com outros tipos ou diagnósticos de personalidade. Esse indivíduo menos perturbado se fixará no comentário insensível ou desastrado feito por um amigo ou conhecido, mesmo que tenha sido inocentemente dito, e se sentirá intensamente afrontado. Reagirá com uma indignação interna e sentimentos moralistas, como se tivesse sido, deliberadamente, humilhado pela outra pessoa. Ao mesmo tempo, muitas vezes, é altamente crítico com os demais, mas exime-se das críticas internas por meio de mecanismos de projeção. É sempre a outra pessoa a estúpida ou desatenta, ou que

QUADRO 13.1
Critérios diagnósticos do DSM-5 para transtorno da personalidade paranoide

> A. Um padrão de desconfiança e suspeita difusa dos outros, de modo que suas motivações são interpretadas como malévolas, que surge no início da vida adulta e está presente em vários contextos, conforme indicado por quatro (ou mais) dos seguintes:
> 1. Suspeita, sem embasamento suficiente, de estar sendo explorado, maltratado ou enganado por outros.
> 2. Preocupa-se com dúvidas injustificadas acerca da lealdade ou da confiabilidade de amigos e sócios.
> 3. Reluta em confiar nos outros devido a medo infundado de que as informações serão usadas maldosamente contra si.
> 4. Percebe significados ocultos humilhantes ou ameaçadores em comentários ou eventos benignos.
> 5. Guarda rancores de forma persistente (i.e., não perdoa insultos, injúrias ou desprezo).
> 6. Percebe ataques a seu caráter ou reputação que não são percebidos pelos outros e reage com raiva ou contra-ataca rapidamente.
> 7. Tem suspeitas recorrentes e injustificadas acerca da fidelidade do cônjuge ou parceiro sexual.
> B. Não ocorre exclusivamente durante o curso de esquizofrenia, transtorno bipolar ou depressivo com sintomas psicóticos ou outro transtorno psicótico e não é atribuível aos efeitos fisiológicos de outra condição médica.
>
> **Nota:** Se os critérios são atendidos antes do surgimento de esquizofrenia, acrescentar "pré-mórbido", isto é, "transtorno da personalidade paranoide (pré-mórbido)".

Fonte: Reimpresso da American Psychiatric Association: *Diagnostic and Statistical Manual of Mental Disorders*, 5ª Edição, Texto Revisado. Arligton, VA, American Psychiatric Association, 2013. Copyright 2013, American Psychiatric Association. Utilização autorizada.

diz algo que magoa. Inconscientemente, ele obtém considerável satisfação em ter um alto patamar moral – o outro é o provocador ou insensível, nunca ele. Com frequência esses temas paranoides estão presentes nos pacientes obsessivos, masoquistas ou narcisistas. Temas paranoides mais extremos são encontrados nos *borderline* com fantasias primitivas de serem controlados, manipulados ou usados de alguma forma degradante. O paciente paranoide psicótico desenvolve uma crença delirante de estar sendo deliberadamente perseguido pelo fato de uma conspiração estar sendo tramada contra ele.

Mecanismos paranoides são encontrados em todas as pessoas e poderão ser clinicamente proeminentes em uma grande variedade de transtornos psicóticos, orgânicos e neuróticos. Apesar da variedade psicopatológica ser grande, existem padrões psicodinâmicos e mecanismos de defesa comuns a todos esses pacientes. Quanto maior o grau da paranoia, mais difícil será a entrevista, pois o paciente resistirá em estabelecer um relacionamento de trabalho terapêutico. Normalmente, ele reclama de outras coisas que não as suas dificuldades psicológicas, ou é levado ao entrevistador por alguém, contra sua vontade. O paciente paranoide não é prontamente aceito ou apreciado pelos demais, e o entrevistador também poderá responder negativamente a ele.

PSICOPATOLOGIA E PSICODINÂMICAS

Traços de caráter paranoide

Suspeita

O indivíduo paranoide é tenso, ansioso e basicamente inseguro em relação a si mesmo. Desconfia dos outros, suspeita de suas intenções e busca por significados e motivos ocultos no comportamento dos demais. Além disso, tem poucos amigos íntimos e, embora possa manter contato com muitas pessoas, sente-se solitário. Ele poderá ser envolvente e charmoso no primeiro contato; contudo, à medida que as pessoas o conhecem melhor, acabam gostando menos dele.

A pessoa paranoide se vê como o centro do universo e interpreta os eventos em termos da sua própria posição. Todas as ações, as atitudes e os sentimentos alheios são compreendidos e respondidos como referências a ela. O paciente paranoide apresenta uma perda da percepção dos seus próprios impulsos agressivos e, no lugar destes, sente medo de vir a sofrer um ataque ou ser tratado injustamente pelos outros, que considera como pessoas não confiáveis e indignas da sua confiança, justificando, dessa forma, seu comportamento reservado e isolado.

Ressentimento crônico

As dificuldades desse paciente em relacionar-se com os demais fazem com que, de modo realista, se sinta desajeitado e ansioso em situações sociais. Qualquer deslize é interpretado como uma rejeição pessoal. Ele coleciona injustiças, e suas memórias vívidas sobre essas experiências nunca são esquecidas. É argumentativo e propenso a discussões, manifestando impaciência e acessos emocionais de fúria em situações em que os outros se contêm. As reações inapropriadas de raiva ocorrem em uma situação de trânsito lento, enquanto aguarda em uma fila ou por ter sido empurrado ou esbarrado na multidão. A pessoa paranoide, assim como o paciente narcisista, expressa ressentimento por perceber que não foi amado ou apreciado pelo mundo. Contudo, o paranoide vai mais longe, atribuindo motivos malevolentes àqueles que não o apreciam. Frequentemente fixa esses sentimentos em uma pessoa ou em um grupo específico que pensa não gostar dele. O paciente narcisista diz "É assim que as pessoas são", em uma atitude de desprezo arrogante. O paranoide, contudo, dirá "Ele está lá fora para me pegar", com ressentimentos de raiva.

Justiça e regras

A justiça e a equidade são as maiores preocupações do indivíduo paranoide. Com sua preocupação em salvaguardar seus direitos, poderá aprender a arte da defesa pessoal, como boxe ou caratê, e possuir armas de fogo, facas ou outras armas. Uma preocupação compulsiva em relação à honestidade e à dedicação é um sutil disfarce de uma raiva oculta. Sua desconfiança está por trás das preocupações com a interpretação literal e com o rígido cumprimento das leis e dos regulamentos. Ao mesmo tempo, esse paciente é incapaz de apreciar o espírito das regras e tende a interpretá-las mecanicamente sem considerar o sentimento dos outros.

Ele também utiliza as regras para controlar a expressão direta da sua própria agressividade. Por exemplo, um paciente descreveu como gastara várias horas pesquisando as leis antes de fazer sua declaração do imposto de renda. Relatou, triunfalmente, que conseguira deduzir o custo do envio dos formulários pelos correios. Estava determinado a obter tudo o que pudesse sem violar as leis. Às vezes, as pequenas violações que comete geram um medo exagerado de detenção, mas, ao mesmo tempo, busca brechas que permitam que expresse parte da sua agressividade, enquanto nega o significado do seu comportamento.

Uma preocupação rígida similar com as regras é encontrada nos pacientes obsessivos, mas o indivíduo obsessivo está mais propenso a flexibilizar os regulamentos para seus amigos. O obsessivo se preocupa com a autoridade e com as questões de *status* representadas pelas regras – quem tem o poder de criá-las e quem tem o poder de violá-las. As regras estimulam seu conflito de obediência-desafio. Como os traços paranoides e obsessivos com frequência coexistem, é comum encontrar ambos os mecanismos no mesmo paciente.

Grandiosidade

O paciente paranoide dá a impressão de capacidade e independência, tanto por não necessitar quanto por não aceitar ajuda dos outros. Ele é teimoso e insiste que tem razão. Sua indelicadeza e suas atitudes de superioridade, arrogância e grandiosidade desafiam as outras pessoas. Esses traços o tornam um alvo fácil de bajulação e elogios falsos, e esse reconhecimento rapidamente restabelece seus sentimentos infantis de grandiosa onipotência. O paranoide se ressente com os outros quando a apreciação não surge de imediato. Então, a pessoa é vista como estúpida, desprezível e incompetente. Essa paciente, com frequência, relata receber o reconhecimento antes de fazer algo para merecê-lo. Descreverá essa experiência com o sentimento de ter sido resgatado e poderá mencionar que seu desempenho na verdade melhorou após sua não merecida e incondicional aceitação.

Devido ao fato de estar confiante de que seus propósitos e suas ambições são para o bem da humanidade, o indivíduo paranoide acredita sinceramente que os fins justificam os meios. Com frequência, desenvolve um zelo missionário e espera transformar o mundo em um lugar mais perfeito, mas perde a perspectiva de como tratar os outros seres humanos enquanto atinge seus objetivos. O paranoide é atraído por grupos extremistas, tanto políticos quanto religiosos; está mais preocupado com a rígida aplicação de um sistema de ideias do que com os princípios contidos nele. É um revolucionário, mas sempre se desencanta, mesmo que a sua revolução seja vencedora.

Vergonha

É comum o paciente paranoide relatar ter sido tratado de forma sádica no início da sua infância, com repetidas experiências de vergonha e humilhação. Muitos dos problemas do paciente derivam do seu constante senso de humilhação por sua falha em controlar e em regular a si mesmo e a seu ambiente de forma apropriada. Quando se conscientiza de alguma deficiência, reage como se tivesse se desonrado publicamente e como se todos o estivessem ridicularizando.

Ele acha difícil pedir desculpas por uma transgressão, bem como desculpar os outros. O paranoide confunde perdão com admissão de erro. Uma paciente que experimentou, de fato, um deslize por parte do seu terapeuta, descreveu seu problema ao dizer: "Se eu o perdoar, significará que estou errada".

Inveja e ciúmes

A inveja é um traço proeminente do caráter paranoide. O indivíduo está mais preocupado com os privilégios e com as gratificações obtidos pelos outros do que com a sua própria existência privada e estéril emocionalmente. Sua preocupação é com a imparcialidade, da forma como a define. Ele não possui a busca eterna por poder e *status* do narcisista. É incapaz de confiar, fato que o impede de amar e ser amado. Ele deseja confiar nos outros, mas sua preocupação com a traição bloqueia qualquer relacionamento amoroso. Quando começa a confiar em alguém, imagina sinais de traição e acusa seu parceiro de enganá-lo.

O indivíduo paranoide é extremamente ciumento devido à sua incapacidade de amar e às suas fortes necessidades narcisistas. Possui, igualmente, um intenso desejo de apaixonar-se e um intenso medo de ser traído. Isso está descrito mais profundamente em "Teorias Psicodinâmicas da Paranoia", mais adiante.

Depressão e masoquismo

O paciente paranoide poderá apresentar uma tendência depressiva subjacente. Clinicamente, quando uma defesa paranoide não for mais efetiva, os sentimentos de depressão poderão se impor. Não é incomum que pacientes paranoides agudos cometam suicídio. O indivíduo paranoide acredita que não foi amado, que não está sendo amado e que nunca será amado. Sentindo-se perseguido, considera-se um perdedor e acredita passar a sua vida sofrendo (segundo seu ponto de vista) nas mãos dos outros. Mesmo o paciente com delírios grandiosos sofre perdas, porque inevitavelmente se confronta com a realidade quando esses seus delírios não se tornam reais. Muitos desses pacientes são atualmente reconhecidos como portadores de transtorno bipolar tipo II. O indivíduo paranoide é um eterno pessimista, sempre esperando o pior. Ele não interpreta seus azares, seus desapontamentos e suas frustrações como acaso, mas como resultado da maldade pessoal alheia. É incapaz de buscar amor diretamente, e só consegue obtê-lo por meio da dor, do autossacrifício e da humilhação. A intensidade das suas demandas é exorbitante e assegura o desapontamento. Incapaz de aceitar a gratificação real da sua necessidade de ser amado, ele a substitui por fantasias de vingança. A maior parte da sua satisfação vem da constatação dos azares e falhas alheios e não do seu próprio sucesso.

O sucesso apresenta sua própria dificuldade para o indivíduo paranoide. Ele espera que os outros reajam ao seu sucesso com inveja e acredita que, rapidamente, se tornará uma vítima de raiva retaliatória deles. Dessa forma, sua aceitação do sucesso leva ao medo e à antecipação da punição. Satisfaz-se mais no papel de perdedor do que como ganhador. Desacredita ou deprecia o seu sucesso para evitar o sentimento de que superou seus competidores.

O paciente com paranoia grandiosa aceita melhor o sucesso, particularmente quando associado a alguma causa idealista. Seu sucesso é sempre para o engrandecimento da "causa", em vez de para ganhos pessoais. Em sua vida privada, o aspecto masoquista se torna mais aparente, e o ascetismo é uma característica proeminente.

O caráter obsessivo-fóbico também teme o sucesso, mas o conflito psicodinâmico está mais claramente ligado ao relacionamento competitivo do paciente com o pai/a mãe do mesmo sexo pelo amor do(a) pai/mãe do sexo oposto. O conflito no paciente paranoide está em um nível de desenvolvimento mais inicial.

Diagnóstico diferencial

Assim como outros transtornos graves da personalidade, o diagnóstico diferencial mais importante inclui os transtornos das personalidades *borderline*, obsessivo-compulsiva, narcisista, masoquista, antissocial e o transtorno do espectro bipolar. De certa forma, tanto o paciente paranoide quanto o masoquista são extensões do transtorno da personalidade narcisista em sua crença inconsciente de ser o centro do universo, ainda que seja um universo distorcido. O elemento temático que distingue o paranoide é o da confiança deslocada, o medo de ser traído e a raiva explosiva. O paciente paranoide deseja um relacionamento amoroso, mas sua desconfiança ou confiança nas pessoas erradas impede o amor e torna-se uma profecia autorrealizada de rejeição. O futuro paciente narcisista, quando criança, é levado a sentir-se especial, enquanto o futuro paciente paranoide é maltratado durante a infância de muitas formas sutis ou evidentes e, frequentemente, passa a maltratar os outros. Esse elemento de abuso das demais pessoas poderá sobrepor-se à personalidade antissocial. Na infância, o futuro paciente paranoide era infeliz, comumente zangado, muitas vezes sozinho, podendo ter sido a vítima ou o intimidador. Há muito mais agressão franca na história e na apresentação desse paciente do que se poderá encontrar no paciente narcisista. O paciente paranoide é frequentemente sensível apenas às suas próprias dinâmicas, que são recheadas de suspeitas e de hostilidade; por isso, é acentuadamente insensível à maior parte dos eventos que ocorrem ao seu redor, o que contrasta com o paciente narcisista. É como se ele ressonasse apenas em uma nota, a dos potenciais maus-tratos e traição. A raiva do paranoide tem sido descrita como a "raiva vermelha", em que fica agitado e apresenta a possibilidade de explosões violentas. Isso contrasta com a "raiva branca" do ofendido paciente obsessivo, cujo autocontrole o impede de agredir fisicamente, mas que planeja "frias" vinganças cheias de raiva contra aqueles que cruzaram o seu caminho. A agressão potencial ou real é o tema recorrente do paciente paranoide e poderá perturbar o entrevistador.

A grandiosidade do paciente paranoide difere daquela do paciente maníaco ou do narcisista. Ela gira em torno da crença de que é o centro do universo e de que forças malévolas o acusam devido à sua natureza especial. Está sempre em alerta para o caso de um ataque ou uma traição. O paciente maníaco, por sua vez, é muito mais expansivo e alegre, em contraste com o agouro do paranoide. O maníaco poderá ver-se como um "gênio" e, como tal, deverá ser reconhecido, embora possa ficar paranoide, se for censurado, impedido ou não reconhecido.

O paciente narcisista simplesmente acha que é muito mais importante do que qualquer um e poderá, de forma generosa, distribuir sua glória entre aqueles que estão ao seu redor, mas todos deverão reconhecer, por direito, sua grandiosidade. Mais uma vez, o fator diferenciador recai no quociente da intensa agressão que impregna o paciente paranoide em contraste com o narcisista.

Teorias psicodinâmicas da paranoia

A concepção de Freud sobre a natureza da paranoia foi baseada em seu estudo da autobiografia do ilustre jurista alemão Schreber, que desenvolveu uma psicose de início tardio repleta de delírios persecutórios e grandiosos complexos. Freud achou que a motivação básica no centro do transtorno relacionava-se à homossexualidade inconsciente. No caso de Schreber, Freud postulou que as tendências homossexuais inconscientes eram repelidas pela negação, pela formação reativa e pela projeção. O sentimento "eu o amo" era negado e, por meio da formação reativa, transformava-se em "eu não o amo; eu o odeio", e depois, por projeção, era transformado em: "Não sou eu quem o odeia; ele é quem me odeia". O paciente, mais uma vez, experimentava o sentimento de ódio, mas agora racionalizava: "Eu o odeio porque ele me odeia". Na visão de Freud, essa série de manobras defensivas estava envolvida com os delírios de perseguição. Na formação dos delírios grandiosos, a negação dos impulsos homossexuais ocorreu pelo processo: "Eu não o amo; eu não amo ninguém – amo apenas a mim mesmo".

Freud pensava que a homossexualidade inconsciente também fosse o fundamento dos delírios de ciúmes. A preocupação do paciente com seus pensamentos ciumentos era o resíduo da tentativa do seu ego de repelir os impulsos ameaçadores. Por meio do mecanismo de projeção, os desejos inconscientes do paciente eram atribuídos a outros. O paciente afirmava: "Eu não o amo; ela o ama". O "outro homem" que o paciente paranoide suspeita ser o amor da sua mulher era, na realidade, o homem por quem ele se sentia atraído. Clinicamente, isso muitas vezes surge quando a esposa do paciente confidencia ao entrevistador: "De fato eu tenho tido interesses por outros homens, mas nunca por aqueles que ele suspeita". Muitas vezes, o homem paranoide deseja a posse de uma mulher bonita para, dessa forma, atrair a atenção de outros homens. Sua autoestima é elevada pela atração que os outros homens sentem por sua "mulher-troféu", como se, na realidade, fosse o seu pênis que estivesse sendo admirado. Esse fenômeno também poderá ser observado nos homens narcisistas. Impulsos heterossexuais de infidelidade poderão ser projetados na esposa, levando ao ciúmes patológico.

Freud achava que a regressão narcisista tinha contribuído para os desejos homossexuais inconscientes, no sentido de que o paciente paranoide retirava seus interesses dos outros e os concentrava em si mesmo. Seus sentimentos ambivalentes de autoamor e de auto-ódio expressavam-se quando se enamorava de alguém, que, de modo inconsciente, representava ele mesmo. Inevitavelmente, ele se virava contra esses objetos de amor, atacando-os pelas mesmas qualidades que odiava em si. Esse processo era o mesmo quer o objeto de amor fosse uma pessoa real ou uma figura imaginária. O intenso interesse por pessoas do mesmo sexo fazia aflorar sentimentos eróticos e o medo da homossexualidade inconsciente. O desejo narcisista do paciente de encontrar seu próprio corpo, ou parte dele, no mundo exterior é refletido por algum material clínico. Os pacientes poderão revelar que certas partes do corpo das pessoas do seu mundo delirante trazem à sua memória partes deles mesmos. Com frequência, as nádegas estão envolvidas nesses pensamentos. A frequente preocupação com assuntos anais nos pacientes paranoides muitas vezes reflete seus conflitos obsessivos e seus desejos de intimidade passiva submissa.

Apesar de os conflitos referentes à homossexualidade serem clinicamente comuns nos paranoides, a visão de Freud da centralidade etiológica da homossexualidade inconsciente não é mais aceita. Alguns autores alegam que um número significativo de pacientes paranoides não apresenta qualquer preocupação com esse problema. É difícil comprovar a teoria de Freud, uma vez que os pacientes paranoides são tipicamente retraídos e muitas vezes não compartilham com o entrevistador material que contenha conflitos homossexuais. Por exemplo, um paciente, a princípio, negou ter preocupações homossexuais associadas aos seus delírios de ser envenenado. Por fim, admitiu que "veneno" era "hormônio", e depois reconheceu que estes eram "hormônios sexuais". Finalmente, revelou que acreditava que estava recebendo hormônios sexuais femininos. Alguns pacientes paranoides são tratados por anos até exporem esse tipo de material. Contudo, os psicanalistas contemporâneos enfatizaram a preocupação do paranoide de ser inferiorizado, diminuído e visto com desdém, com a homossexualidade sendo um símbolo concreto desse estado na nossa cultura, sobretudo para os homens heterossexuais. Para algumas pacientes paranoides, as acusações de serem promíscuas ou prostitutas desempenham o mesmo papel.

Mecanismos de defesa

Negação primitiva, formação reativa e projeção são as defesas básicas dos indivíduos paranoides. Elas são mais proeminentes nos pacientes totalmente delirantes. Essas defesas são logo encontradas nas entrevistas iniciais, quando o paciente diz que não possui qualquer problema e que não necessita de tratamento ou de hospitalização. O indivíduo paranoide utiliza a formação reativa para defender-se da consciência da sua agressão, da sua necessidade de dependência e dos seus sentimentos de ternura ou de afeto. Dessa forma, estará protegido contra a traição e a rejeição dos outros. Um paciente relatou: "Se eu disser que não ligo para você, então você não poderá me diminuir".

O indivíduo paranoide utiliza a negação para evitar a conscientização dos aspectos dolorosos da realidade. A fantasia serve para incrementar essa negação. Esse mecanismo encontra-se subjacente aos delírios de grandiosidade, bem como a outros sentimentos de onipotência. Apesar de os paranoides algumas vezes relatarem suas próprias experiências com muitos detalhes, é comum negarem completamente qualquer resposta emocional a determinado evento. Embora o paciente paranoide seja hipersensível a esses traços nos outros, negando-os em si próprio, ele observa pouco as demais pessoas, exceto na estreita área da sua própria hipervigilância.

O indivíduo paranoide é consumido pela raiva e pela hostilidade. Incapaz de encarar ou de aceitar a responsabilidade por sua fúria, projeta seus ressentimentos e sua raiva nos demais. Ele conta com as regras para proteger-se das atitudes fantasiosas de ataque ou discriminação, que representam seus próprios impulsos projetados. O paciente nega o significado agressivo do seu próprio comportamento e é insensível ao impacto que causa nos outros. Se o paciente com delírios de perseguição for capaz de reconhecer parte da sua raiva, ele a verá como uma resposta apropriada à perseguição que recebe em seu mundo delirante. Já o paciente com delírios de grandiosidade está mais apto a achar que os outros se ressentem com ele por ser tão especial. Ele, é claro, se considera acima dos sentimentos de raiva. O mecanismo de projeção permite que se imagine amado por quem se sente atraído, ou poderá usar a projeção como uma defesa contra os seus impulsos inconscientes, os quais considera inaceitáveis. Esse último caso é exemplificado por uma mulher de 75 anos, solteira, que imaginava que os homens estavam invadindo seu apartamento com intenções sexuais. Esse delírio revela não apenas seus desejos sexuais frustrados, mas também sua hostilidade projetada nos homens.

Outro aspecto da projeção é exemplificado pelas críticas do próprio superego do paciente, que são projetadas quando a negação e a formação reativa falham em controlar seus sentimentos de culpa. Isso é ilustrado pelo paciente que acredita que seus perseguidores o acusam de desonestidade. Muitos delírios são críticos ou amedrontadores; por isso, implicam a projeção de processos do superego. Além disso, muitas vezes os mecanismos paranoides são provocados por intensos sentimentos de culpa.

A defesa da externalização, da forma como é utilizada pelo paranoide, é similar à projeção em sua gênese. O paciente não aceita a responsabilidade nas situações interpessoais devido aos sentimentos internos extremos de vergonha e de desvalia. Tudo o que acontece de errado é visto como sendo culpa de outra pessoa. Obviamente o paranoide se distancia dos outros, uma vez que sempre os culpa por seus erros ou delitos.

Os sintomas paranoides envolvem a regressão aos primeiros níveis do funcionamento. Tal regressão afeta a personalidade como um todo, incluindo as funções do ego e do superego. A regressão do superego é revelada pelo retorno aos primeiros estágios da formação da consciência, quando o paciente temia ser observado por seus pais.

O sentimento fundamental que é projetado por todos os pacientes paranoides é o da sua autoimagem de inadequação e de desvalia. No paciente heterossexual, isso poderá ser simbolizado pela autoacusação de homossexualidade. As acusações projetadas nos delírios das pacientes paranoides normalmente envolvem muito mais prostituição ou medo de um ataque ou exploração heterossexual do que homossexualidade. Essa diferença poderá ser remontada às primeiras relações da menina com seus pais. Quando ela se volta para o pai em busca de um amor maternal, que é incapaz de receber da mãe, começa a desenvolver desejos heterossexuais em vez de homossexuais. Estes serão, mais tarde, repudiados e projetados no medo de ser violada ou nas acusações alucinadas de prostituição. O tema comum nos pacientes masculinos e femininos é o de estar sendo um objeto sexual degradado e inútil.

A luta pelo poder com as figuras de autoridade na infância do homem paranoide também poderá contribuir para o seu medo da homossexualidade. Sentimentos e pensamentos homossexuais refletem a solução incompleta desse conflito de poder, com o resultante desenvolvimento de atitudes inapropriadas de submissão e de regressão a formas de adaptação dependentes que são, simbolicamente, representadas pela homossexualidade. Expressões como "ser comido" ou "ser enrabado" ilustram o significado simbólico homossexual que a nossa cultura atribui a situações em que alguém é forçado a submeter-se a um tratamento injusto. Devido à intensa ambivalência desses desejos, os indivíduos paranoides poderão resistir a uma cooperação normal em uma ocasião e simplesmente se submeter a uma demanda irracional em outra.

Uma compreensão adicional da psicodinâmica dos pacientes paranoides foi desenvolvida por Auchincloss e Weiss. Eles perceberam que qualquer um poderá ficar paranoide se sua segurança ou sua *ligação* com as pessoas significativas for gravemente ameaçada. Isso poderá acontecer, por exemplo, com um soldado durante uma situação amedrontadora de combate – o que frequentemente ocorreu nos mortíferos combates de trincheira durante a Primeira Guerra Mundial. Eles sugeriram que o paciente paranoide, em contraste com as demais pessoas, sofre regularmente da falha de *constância objetal* – isto é, a capacidade psicológica de manter uma imagem mental de outra pessoa, mesmo em sua ausência – e, devido a isso, sua conexão com os demais está sempre ameaçada, mesmo quando não há qualquer ameaça externa óbvia. O indivíduo paranoide não consegue manter uma ligação amorosa constante com a representação mental interna da outra pessoa. Face a uma intensa frustração com ou raiva dessa pessoa, muitas vezes precipitada por uma separação, o paciente usa o recurso de pensar nela de formas mágicas e concretas. Por exemplo, o paranoide está convencido de que "sabe" o que o terapeuta está pensando e o que este está tentando fazer para controlar seus pensamentos ou suas ações. Por meio desse mecanismo patológico, ele mantém sua ligação, geralmente achando que o terapeuta com frequência está pensando nele. Internamente, quando confrontado com essas autorreferências paranoides, o terapeuta poderá ficar tentado a dizer: "Você não é tão importante assim; ninguém está pensando constantemente em você". O indivíduo paranoide só se sentirá conectado aos outros se pensar neles o tempo todo, mesmo que seja de uma forma hostil, e, dessa forma, mantendo a sensação de ligação. A intolerância à indiferença – não estar constantemente no pensamento do outro – é um dos fatores centrais da psicopatologia do paciente paranoide, refletindo problemas com a constância objetal. Essa incapacidade de manter uma representação mental constante de outra pessoa, mesmo face à separação ou a falhas empáticas, precipita fantasias defensivas no paranoide, como a de estar sendo secretamente controlado, manipulado ou usado de forma injusta.

Síndromes paranoides

Hipocondria

A hipocondria não é uma doença, mas um complexo de sintomas encontrado na paranoia, na esquizofrenia, na depressão, nos transtornos de ansiedade, nas psicoses orgânicas e em alguns transtornos da personalidade. Os pacientes paranoides poderão reclamar de insônia, irritabilidade, fraqueza ou fadiga, bem como de estranhas sensações nos olhos, nas orelhas, no nariz, na boca, na pele, na genitália e na área anorretal. Essas áreas representam as principais rotas pelas quais o corpo do paciente poderá ser penetrado ou invadido por outras pessoas.

Com frequência, a hipocondria paranoide é acompanhada de um retraimento do envolvimento emocional com outras pessoas. O ego se desenvolve à medida que o bebê diferencia seu próprio corpo do mundo externo. A observação direta dos bebês revela que a descoberta inicial do seu próprio corpo é um processo prazeroso. Contudo, na hipocondria, a redescoberta do corpo é intensamente dolorosa. Conforme o interesse do paciente se fixa no seu *self* físico, ele experimenta temores de danos e morte. Isso poderá simbolizar a ansiedade de castração ou refletir diretamente uma consciência da desorganização psicológica iminente. A ameaça da psicose pode ser evitada à medida que, simbolicamente, o paciente tenta localizar ou isolar o processo desintegrador em uma parte do seu corpo.

Na visão do paciente, seu afastamento social é causado por seu sofrimento físico. Ele ficará aliviado ao encontrar uma justificativa orgânica para seu sofrimento, que prenda mais a sua atenção. Se nenhuma base orgânica é encontrada para suas queixas, é provável que busque ajuda médica em outro lugar. Nos casos mais graves, o entrevistador responderá aos sintomas hipocondríacos como se fossem um delírio; isso será discutido posteriormente. Outras variantes das reações hipocondríacas poderão ser encontradas nos pacientes deprimidos, ansiosos e narcisistas.

Os sentimentos negativos ou dolorosos associados à hipocondria refletem os sentimentos hostis e antagônicos que foram retirados das demais pessoas e voltados para o próprio paciente. Apesar de esses pacientes terem sempre experimentado algum isolamento social, a perda do interesse pelos outros fica agora acelerada. O paciente poderá relatar que, desde o início da sua preocupação física, abandonou o emprego e deixou de ver seus poucos amigos e que, no momento, devota todo o seu tempo a assuntos relativos à sua doença.

A escolha específica do sintoma poderá representar a identificação ambivalente do paciente com seus pais ou responsáveis. Para ilustrar, um paciente que estava preocupado com seus intestinos revelou que seu pai morrera de câncer no reto. A exploração dos sintomas revelou tanto os aspectos positivos da identificação como os sentimentos hostis de competitividade contra o pai que, agora, se interiorizavam. O entrevistador poderá compreender muito sobre a psicodinâmica do paciente por meio do estudo cuidadoso dos sintomas hipocondríacos.

Psicoses paranoides

Os temas paranoides são comuns na psicose, sobretudo na esquizofrenia, mas também nos transtornos delirantes e afetivos (tanto no maníaco quanto no deprimido) e nas síndromes cerebrais orgânicas. Apesar de a etiologia dessas condições ser diferente, os problemas durante a entrevista são, essencialmente, os mesmos.

Em geral, a psicose esquizofrênica paranoide apresenta um surgimento gradual. O paciente afasta-se do contato emocional com as pessoas da sua vida. Uma sequência comum consiste em hipocondria, delírios de perseguição e, então, de grandeza. Embora exista alguma controvérsia sobre a natureza dos delírios, uma visão psicodinâmica é de que eles servem de função reparadora. O paciente que está preocupado consigo mesmo desloca o interesse do seu corpo e tenta restabelecer contato com aquelas pessoas de quem se afastou. Ele é incapaz de atingir esses objetivos, e o mundo fica caótico e perturbador. Além disso, não consegue encontrar sentido no comportamento dos outros e, desesperadamente, busca por uma pista que explique as atitudes das pessoas. Os conceitos delirantes que emergem representam seu esforço de organizar-se e de restabelecer contato com o mundo real. Cameron criou o termo *pseudocomunidade* para descrever o grupo de pessoas reais e imaginárias que estão unidas (na mente do paciente) com o propósito de executar algumas ações contra ele. À medida que se tornar um participante mais ativo na sua pseudocomunidade, o paciente se comportará de uma forma psicótica mais completa. O mundo fantasioso do delírio destina-se a proteger o ego da dor da realidade.

O delírio é uma crença fixa que, em geral, é falsa, mas, mais fundamentalmente, é impenetrável às evidências, à razão ou à persuasão por um grupo normal de referência. Costuma estar baseado na negação, na formação reativa e na projeção. Isso reflete um grau de confusão entre o *self* e o mundo externo. A essência do pensamento delirante não é somente a falta de correspondência com a realidade externa, mas a fixação da convicção do paciente e sua incapacidade de modificar suas ideias em resposta às evidências da irracionalidade destas. A capacidade para a formação do delírio, mais do que o tipo específico de delírio, é a patologia básica do paciente. Nos caráteres paranoides, existe a mesma rigidez do pensamento de perseguição, e o paciente não é responsivo às evidências da irracionalidade, mas ele não está necessariamente delirante.

Intimamente relacionada ao pensamento delirante está a fascinação do indivíduo paranoide com a percepção extrassensorial, com a telepatia e com fenômenos ocultos similares. Sua afinidade com esses estranhos modos de comunicação coexiste com sua regressão ao pensamento mágico da infância. O processo é defensivo no sentido de validar as distorções reparadoras, convencendo-o de que está certo. Isso também reflete sua ataxia social básica e sua falta de entendimento das relações interpessoais. Devido ao fato de o paranoide ter retirado seus investimentos emocionais dos outros e de tê-los fixado em si próprio, sua habilidade de relacionar-se com os demais é deficiente. Tais meios de comunicação não usuais representam a tentativa de restabelecimento de contato com outros humanos por meio de técnicas primitivas que ainda estão disponíveis.

O conteúdo dos delírios do paciente é determinado por seus conflitos psicodinâmicos, pelos valores culturais gerais da sociedade em que vive e pelas características específicas da família em que cresceu. O entrevistador poderá compreender mais rapidamente os conflitos psicodinâmicos do paciente pelo estudo cuidadoso dos seus delírios. Os mecanismos de defesa e a psicodinâmica do delírio já foram discutidos. Diferentes tipos de delírio estão descritos a seguir.

Delírios de perseguição. Os delírios de perseguição são os mais comuns encontrados nos pacientes paranoides. O perseguidor representa não apenas o objeto amado de modo ambivalente, mas também a projeção dos aspectos do paciente. É habitual haver alguma base realística para as projeções paranoides apesar de isso ser altamente exagerado pelo paciente. Sua tendência de distorcer a realidade é favorecida por sua particular sensibilidade aos motivos e aos sentimentos inconscientes dos outros. Contudo, ele não consegue diferenciar os sentimentos inconscientes das outras pessoas dos seus próprios.

Geralmente os delírios de perseguição refletem as questões sociais relativas à cultura na qual o paciente reside. Conspirações políticas, ciência moderna (p. ex., computadores, *ciberespaço*, engenharia genética), racismo, atitudes sexuais e crime organizado são os temas mais populares referentes aos pacientes paranoides dos Estados Unidos atualmente, enquanto delírios envolvendo japoneses e alemães eram os mais proeminentes há 60 anos, e as conspirações comunistas eram comuns até o colapso da União Soviética.

Delírios de grandeza. Sentimentos de ter um grande talento artístico ou criativo ou de ser um messias fornecem os conteúdos mais comuns para os delírios de grandeza. Entretanto, são muito mais comuns nos delírios dos pacientes maníacos. Do ponto de vista do diagnóstico diferencial, esses delírios dos pacientes maníacos são acompanhados pela elevação do estado de humor, uma grandiosidade eufórica que não está presente no paranoide. O paciente poderá estar ou não consciente de que suas capacidades fantasiosas não são apreciadas pelo restante do mundo. Algumas vezes, os delírios de grandeza são precedidos por delírios de perseguição. O paciente tentará evitar o sentimento doloroso da perseguição dizendo a si mesmo que deve ser uma pessoa muito importante para merecer tal tratamento. A grandiosidade compensatória auxilia a projeção na defesa do ego contra o significado completo do ingresso de impulsos inaceitáveis na consciência, assim como repele os sentimentos de inadequação.

Erotomania ou delírios de ser amado. Delírios erotomaníacos ocorrem principalmente em mulheres. O sistema delirante basicamente grandioso torna-se centralizado e fixado em um indivíduo, em geral um homem mais velho. A paciente acredita que esse homem está apaixonado por ela e comunica esse amor por meio de vários indícios e sinais secretos.

Formas não psicóticas mais brandas desse problema são observadas nas estudantes em relação ao professor mais velho – com frequência um professor de inglês ou de francês. A estudante faz trabalhos acadêmicos extras, fica na escola após o horário para auxiliar o professor e rapidamente se torna sua favorita. O professor é romanceado e dotado de uma onipotência e onisciência mágicas. Sua atenção e seu interesse são mal interpretados pela estudante à medida que ela tenta compensar os sentimentos de não ser atraente para os rapazes da sua própria idade. Esse estado se mistura imperceptivelmente na psicose, no caso de a garota achar que a poesia escolhida pelo professor refere-se particularmente a ela e que contém uma mensagem velada de sua devoção a ela.

A paciente erotomaníaca poderá desenvolver uma raiva intensa contra o objeto de seu delírio. Essas reações poderão ocorrer independentemente de qualquer rejeição real por parte dessa pessoa ou como reações a um deslize insignificante. Pacientes homens poderão desenvolver delírios erotomaníacos envolvendo uma cantora ou uma atriz popular. Se ele a perseguir, poderá ser preso por assédio. Ele poderá se tornar perigoso.

Delírios somáticos. Pacientes com delírios somáticos apresentam uma forma patológica de delírio mais grave do que aquelas já discutidas como hipocondríacas. Suas preocupações estão focadas em uma parte particular do seu corpo e alcançam proporções delirantes. As partes do corpo e os mecanismos psíquicos mais comuns envolvidos são os mesmos já discutidos na seção anterior, sobre "Hipocondria". A escolha específica do sintoma sempre apresenta um significado psicodinâmico.

Delírios de ciúmes. Apesar de todos os pacientes paranoides serem extremamente ciumentos, isso só pode ser considerado um delírio quando um sistema organizado for construído pelo paciente. Seu parceiro é o alvo mais comum para o delírio de ciúmes.

Estados paranoides induzidos por drogas

A cocaína, o ácido lisérgico, a maconha, a fenciclidina e as anfetaminas rapidamente induzem a estados paranoides agudos que são reversíveis quando o uso da droga é interrompido. O uso de esteroides anabolizantes por atletas profissionais, fisiculturistas e esportistas entusiásticos também poderá levar alguns indivíduos à condição de paranoia grave cheia de raiva. Um atleta articulado descreveu sua condição da seguinte forma:

> Era como se eu estivesse sempre queimando lentamente, preparado para pular fora do meu carro a qualquer momento e enfrentar qualquer um na rua que me aborrecesse por dirigir muito próximo, muito lentamente ou costurando na minha frente. Eu poderia explodir com alguém por qualquer coisa – nos restaurantes, se o serviço não fosse rápido o suficiente; com o ascensorista, se o elevador demorasse em outro andar; com minha esposa, se ela se atrasasse por 30 segundos. Meu limite emocional era tão baixo que eu poderia reagir a qualquer coisa. Agora que deixei de usar drogas é difícil acreditar no que havia me tornado quando as usava. Eu era uma espécie de monstro pronto para atacar a qualquer instante.

Psicodinâmica do desenvolvimento

Embora os fatores genéticos, constitucionais e culturais também sejam importantes no desenvolvimento dos transtornos paranoides, essa sessão enfoca o papel do conflito psicológico. O foco está nas observações clínicas, sem considerar seus significados etiológicos. Entretanto, esperamos que essas observações proporcionem ao entrevistador uma orientação para a investigação durante as entrevistas com esses pacientes.

Melanie Klein postulou que todos passam pela *posição esquizoparanoide* durante o desenvolvimento inicial. O bebê, em sua forma de ver, é aterrorizado pela mãe "má" – isto é, frustradora – e projeta sua própria agressão, gerada pela frustração, de volta para ela. Esse mecanismo de projeção está combinado com a introjeção da mãe "boa" ou satisfatória. A imagem da mãe é, então, dividida, e esse processo de projeção e introjeção continua até que, com a continuação do desenvolvimento, as imagens da mãe "boa" e da "má" se integram em uma única representação mental, que combina ambas as características. Os teóricos das relações de objeto consideram que esses mecanismos sejam o centro da cisão encontrada nos pacientes *borderline*, para os quais a pessoa mais importante tanto poderá ser idealizada como denegrida de uma forma confusa, uma experiência frequentemente vivida pelos seus terapeutas. O mecanismo de projetar a "maldade" nas figuras externas, um resíduo da posição esquizoparanoide, é percebido pelos teóricos das relações de objeto como sendo o núcleo da psicopatologia do paciente paranoide. Segundo a visão kleiniana, o bebê tem medo de que os objetos malignos do mundo exterior possam invadi-lo e destruí-lo. Estando essa teoria correta ou não, o fato é que essas fantasias inconscientes poderão ser encontradas nos pacientes paranoides adultos.

Do ponto de vista do modelo do conflito do desenvolvimento, da psicologia do ego, o indivíduo paranoide tem dificuldade em estabelecer uma relação amável e confiável com sua mãe. Seus sentimentos de rejeição levam a dificuldades para desenvolver um senso de identidade nessa relação simbiótica inicial. Sentimentos de desvalia se alternam com sentimentos contraditórios e compensatórios de onipotência grandiosa. Percebendo sua mãe como o rejeitando, o futuro paciente paranoide se voltará para o pai como um substituto. No homem, isso leva ao medo dos desejos homossexuais passivos. Esses medos são acentuados pela ansiedade dos pais relacionada com o fato de o filho voltar-se primariamente para o pai para receber amor e proximidade. Na mulher, o medo de um envolvimento sexual surge conforme ela busca em seu pai a afeição que não pôde receber da mãe, causando uma regressão para os vínculos homossexuais iniciais. Esses temores são, mais tarde, interpretados em termos edípicos, resultando na intensificação do medo da garota de um ataque por parte de sua mãe. Ela desenvolve um temor secundário de ataque dos homens à medida que seus desejos incestuosos são repelidos por meio da projeção.

Esse paciente aprende, no início da vida, que seus pais são motivados por outros sentimentos que não o amor e a proximidade. O comportamento dos pais é inconsistente com as suas palavras; consequentemente, o futuro paciente é forçado a confiar nas suas próprias observações e naquilo que é capaz de ler entre as linhas. Os ataques sádicos parentais são comuns a partir do pai, da mãe ou de ambos. O pai poderá ser rígido, distante e sádico; fraco e ineficaz; ou, ainda, totalmente ausente. Em geral, o paciente obsessivo receberá amor e aprovação dos seus pais enquanto for obediente. Entretanto, o paciente paranoide se submete à autoridade apenas para evitar ataques e recebe poucos e inconsistentes estímulos de amor e afeição como recompensa. O paciente equipara os ataques dos seus pais a um estupro, o que, mais tarde, se tornará aparente nos seus temores de penetração. Esse medo também é uma forma de defesa contra seus sentimentos passivos e submissos em relação ao pai e deriva da ânsia por seu amor, assim como uma defesa contra a raiva que sente dele. Intensos sentimentos de raiva e de ódio se desenvolvem e são lidados por meio da negação, da formação reativa e da projeção. A identificação com o agressor passa a ser um acentuado mecanismo de defesa no seu comportamento de vida real, bem como na estrutura dos seus delírios.

Frequentemente, a mãe nessas famílias é muito controladora e, em geral, sedutora, expondo a criança a uma estimulação sexual diretamente por ela mesma ou de forma indireta por meio de irmãos/irmãs, com total negação do significado dessa estimulação. Se a mãe for a figura parental sádica, é provável que tenha características paranoides acentuadas. Sua grandiosidade a leva a achar que está sempre certa, e os filhos, sempre errados. Sob tais circunstâncias, a criança desenvolve um pequeno senso de valor ou individualidade e, em vez disso, nega sua ambivalência e tenta aliar-se à sua toda-sabedoria e toda-poderosa mãe. Quanto mais o filho é repelido em sua tentativa de identificar-se com o agressor, maior é a probabilidade de essas atitudes de perseguição se desenvolverem mais tarde. Devido ao fato de sua autoestima ser conquistada pela identificação com pais onipotentes e agressivos, ele acha que deverá ser automática e imediatamente reconhecido, mesmo sem demonstrar seu valor. Muitas vezes, sua mãe tenta dominar e controlar os filhos por meio de ameaças de frustração e de afastamento. Como consequência, a intimidade e a proximidade se tornam perigosas. As ocasionais experiências de intimidade do filho com a mãe tipicamente levam à humilhação e à rejeição. O resultante medo da intimidade é proeminente no paciente paranoide, e a proximidade é evitada a todo custo. Como resultado, o futuro paranoide também aprende a negar seu carinho, sua ternura e seus sentimentos sexuais. A criança espera que todo relacionamento mais próximo exija o abandono da independência e a adoção de uma atitude passiva e submissa, reacendendo sua raiva quando os outros não se submetem a ela, demonstrando assim seu amor. Sua defesa é a identificação com o agressor.

Da mesma forma que seus pais, que não possuíam habilidades sociais adequadas, a pessoa paranoide também é incapaz de adquirir os mecanismos de enfrentamento necessários para a aceitação dos outros em seu ambiente. A falta de consideração dos pais por seus direitos como ser humano a leva também a não apreciar os seus próprios direitos e os direitos alheios. Ela compensa seu isolamento e sua solidão com o aumento da sua grandiosidade. Essa atitude, por sua vez, renova as rejeições dos outros e a leva a entrincheirar ainda mais seus sentimentos de perseguição.

Apesar de os sintomas obsessivos, fóbicos, depressivos, histriônicos e narcisistas serem comuns na infância e na pré-adolescência, os sintomas paranoides são incomuns antes da adolescência intermediária. Os pacientes psicóticos paranoides tendem a demonstrar regressão e deterioração menos graves do que pacientes esquizofrênicos, uma observação que parece, em parte, ser explicada pela idade mais tardia do desenvolvimento dos sintomas. Apesar de esse desenvolvimento mais tardio não estar bem compreendido, poderá estar relacionado ao fato de a síndrome paranoide madura necessitar da experiência em um ambiente de rejeição diferente do ambiente familiar. Outro fator é a alta capacidade desenvolvida para o pensamento lógico associado à produção dos delírios.

O comportamento paranoide é, em parte, um comportamento aprendido e está baseado nas atitudes dos pais. O paciente pode ter desenvolvido uma estreita relação com seus colegas durante a pré-adolescência; contudo, seus pais o avisaram para não confiar em seus amigos e não fazer confidências a seu respeito ou sobre sua família. A puberdade, com sua intensificação dos impulsos sexuais, cria problemas para o indivíduo paranoide. Ele é incapaz de fazer a transição da pré-adolescência para a adolescência, com o consequente deslocamento do interesse emocional dos membros do mesmo sexo para membros do sexo oposto. Seu baixo senso de autoestima e o medo dos impulsos sexuais fazem com que se mantenha distante e desinteressado dos membros do sexo oposto. O jovem rapaz tem medo das mulheres e relaciona-se melhor com outros homens. Seus medos incluem tanto o de ser dominado quanto o de ser rejeitado. Sua evitação requer a intensificação das suas defesas contra a homossexualidade. Problemas similares ocorrem com a garota que teme um ataque sádico ou a rejeição e o desinteresse, igual ao que experimentou por parte do pai.

Estresse precipitador

Existem duas classes de estresse que precipitam as reações paranoides. A primeira consiste das situações similares àquelas que precipitam os episódios depressivos. Podemos incluir a perda real, fantasiosa ou antecipada dos objetos de amor. Estritamente relacionadas estão as experiências de falha adaptativa com a consequente perda da autoestima, como ocorre após a perda de um emprego ou o fracasso escolar, com a expectativa associada de que as outras pessoas que lhe são importantes irão rejeitá-lo. Paradoxalmente, o sucesso, assim como a derrota, poderá precipitar episódios paranoides como resultado da fantasia do paciente de retaliação por parte dos competidores invejosos. A terceira maior categoria de situações que precipitam reações paranoides inclui aquelas em que o paciente é forçado a submeter-se passivamente a uma agressão, real ou fantasiosa, ou à humilhação. Isso poderá variar desde uma lesão causada por um acidente ou por um assalto até as situações em que o paciente é forçado a um papel passivo e submisso em seu emprego. Nesse último caso, o paciente poderá projetar seus desejos de submeter-se passivamente com a resultante fantasia de ter sido subjugado ou atacado. Experiências competitivas poderão levar o indivíduo paranoide a achar que deverá submeter-se ou poderão estimular intensos sentimentos de agressão. Situações em que há uma intensificada estimulação de sentimentos homossexuais, como o confinamento em um espaço pequeno com outros homens em um navio de guerra ou mercante, poderão levar a reações paranoides agudas. Em todos esses exemplos, a resposta paranoide poderá ser iniciada pela intensa culpa ou pelo sentimento de vergonha que domina o paciente. Ele poderá experimentar essa culpa por suas falhas, por seus sucessos ou por seus desejos de submissão passiva.

CONDUZINDO A ENTREVISTA

A raiva do paciente paranoide é uma característica relevante na entrevista inicial. Ela poderá emergir como um retraimento negativista, um longo discurso inflamado, agressividade ou demandas irracionais. Uma vez que a entrevista esteja em andamento, a desconfiança profunda do paciente trará problemas adicionais. Sua hipersensibilidade e seu medo da rejeição tornarão as interpretações e confrontações extremamente difíceis. Contudo, quando a psicoterapia evolui de forma satisfatória e uma relação terapêutica de confiança se desenvolve lentamente, o terapeuta se torna a pessoa mais importante na vida do paciente.

Fase de abertura

Raiva e silêncio

Com frequência, o paciente que foi levado ao psiquiatra contra sua vontade expressará seus sentimentos de raiva recusando-se a falar. Contudo, diferentemente dos pacientes catatônicos ou deprimidos graves, a raiva do indivíduo paranoide psicótico não se mantém indiferente ao seu ambiente humano. Seu retraimento não é apenas uma defesa contra a raiva, mas também um meio de expressão desses sentimentos. O paciente aceita com satisfação qualquer oportunidade dada à sua raiva e ao seu ódio. O entrevistador poderá estabelecer um *rapport* inicial com o paciente pelo reconhecimento disso, comentando: "Parece que você foi trazido aqui contra sua vontade" ou "Eu deduzo que você foi coagido a vir aqui". O entrevistador não terá concordado com a interpretação do paciente, mas terá demonstrado um interesse em saber mais sobre isso. Em geral, essas observações iniciarão uma longa e raivosa crítica por parte do paciente, que permitirá ao entrevistador estabelecer uma conexão com ele. Se o paciente já estiver hospitalizado e essa abordagem não o induzir a falar, será proveitoso dizer: "Eu presumo que você tenha sido internado aqui no hospital por alguma razão, e pelo menos até que eu tenha evidências de que essas razões não são boas ou de que não são válidas, você permanecerá aqui. Sob essas circunstâncias, falar comigo irá aumentar as suas chances de ser liberado". O entrevistador deverá deixar claro que, apesar de a discussão poder levar a uma *eventual* liberação, não há qualquer promessa de ação imediata. Muitas vezes, essa abordagem honesta permitirá que o paciente paranoide psicótico não comunicativo seja entrevistado.

O entrevistador poderá empatizar com os sentimentos do paciente de estar sendo mal-tratado. Por exemplo, uma mulher paranoide psicótica hospitalizada, que fora entrevistada por vários entrevistadores diferentes no início do dia, começou a entrevista dizendo: "Eu já contei minha história para um número suficiente de médicos, estou cansada, chateada e não vou falar com você!". Quando o entrevistador empatizou com os sentimentos de injustiça da paciente por ser utilizada desse modo, ela, de forma raivosa, continuou: "Sim, e tem mais, os pacientes homens que trabalham são dispensados para ir ao trabalho e não precisam submeter-se a essas entrevistas". Essa afirmação adicional a respeito do tratamento especial recebido pelos pacientes masculinos proporcionou uma abertura para uma resposta empática e, dentro de 2 ou 3 minutos, a paciente estava falando livremente com o entrevistador.

O paciente paranoide psicótico mais gravemente doente, que é atormentado por alucinações e por delírios, está mais motivado a comunicar-se com o entrevistador para obter a sua proteção. Contudo, o padrão da entrevista muito rapidamente assumirá as mesmas características daquelas com as outras pessoas paranoides.

"Olhar fixo paranoide"

O paciente paranoide observa cada detalhe do comportamento do entrevistador e do ambiente ao seu redor. Seu "olhar fixo paranoide" faz muitos entrevistadores se sentirem desconfortáveis, e poderão reagir evitando encarar o olhar do paciente. Este se tranquilizará se o entrevistador olhá-lo de forma direta durante a entrevista. Vivenciar isso como uma evidência de interesse em vez de desconfiança assegura ao paciente que o entrevistador está prestando total atenção e que não está com medo dele.

Discurso

A descrição da entrevista com um paciente paranoide está mais para um longo discurso do que para uma interação entre dois participantes. Normalmente, esse discurso é mais marcante nas fases de abertura e de fechamento da entrevista. Uma vez que o indivíduo paranoide, como o obsessivo, tem sua maior dificuldade no estabelecimento de um contato emocional e na separação de outro indivíduo, depois de estabelecido o contato, é fácil compreender o valor adaptativo desse comportamento sintomático. Não deixar que o outro fale no início da entrevista permitirá ao paciente controlar o grau do seu comprometimento na relação. Depois de desenvolver um *rapport* emocional, o paciente deverá precaver-se dos perigos de uma iminente rejeição. Ele obterá isso rejeitando o entrevistador primeiro, usando palavras para mantê-lo a distância, mas, ao mesmo tempo, "prendendo-o" pelo discurso contínuo.

Um senso básico de desvalia e de inadequação está na base da tentativa do paciente de dominar o terapeuta com seu longo discurso inflamado. Para que haja o comprometimento, o entrevistador deverá permitir que o paciente lhe conte sua história. Contudo, se for permitido que esse longo discurso perdure por toda a entrevista, não haverá contato com o paciente. Apesar de se poder, ocasionalmente, confrontar essa defesa, na primeira entrevista, com um comentário como "Tenho a sensação de que estou ouvindo um discurso", é comum essa técnica distanciar o paciente. Em geral, é preferível dizer: "Eu gostaria de ouvir os detalhes da sua história e, com certeza, o farei ao longo do curso das nossas sessões. Contudo, existem algumas questões que deveremos discutir agora para que eu possa ajudá-lo". Uma outra maneira de limitar esse longo discurso do paciente, sem provocá-lo, é perguntar: "Como eu poderei ajudá-lo nesses problemas?". Dessa forma, o entrevistador indicará que não será dominado pelo paciente, e subtrairá algum controle deste. Poderá ser necessário repetir sentenças semelhantes uma ou mais vezes durante a entrevista, caso o paciente tente restabelecer o discurso.

Negação

Muitas vezes, o indivíduo paranoide se recusa a aceitar o papel de paciente. Essa é uma forma de negação. Para ele, a aceitação desse papel implicará a humilhante perda da dignidade. Se o entrevistador tentar forçar essa pessoa a admitir que é o paciente, isso ameaçará ainda mais um já tênue equilíbrio da autoestima. No entanto, se não insistir, o paciente muitas vezes responderá demonstrando mais psicopatologia, convidando o entrevistador novamente a forçá-lo ao papel de paciente. O entrevistador, mesmo que reconheça e compreenda esse ciclo, não deverá interpretar isso para o paciente durante as primeiras fases do tratamento.

O paciente que nega que os problemas sejam seus e que deseja discutir suas queixas delirantes, mas veio até o hospital voluntariamente, oferece uma boa chance de comprometimento. Após escutar o paciente por 10 a 15 minutos, o entrevistador poderá dizer: "Já que você veio ao hospital consultar um psiquiatra, em vez de um policial, deve ter alguma ideia de como um psiquiatra poderá lhe ser útil". Dessa maneira, a atenção do paciente será direcionada para fora do conteúdo dos seus delírios. Ele poderá dizer que já procurou a polícia e que riram dele ou que lhe disseram que estava louco. O *rapport* emocional será facilitado se o entrevistador empatizar com a situação desagradável do paciente. Por exemplo, poderá dizer: "Deve ter sido terrivelmente humilhante ser tratado dessa forma".

Desconfiança

Lidar com a desconfiança e as hostilidades do paciente se torna a questão crucial na condução da entrevista. Sob a hostilidade do paciente, existem profundos desejos e medos de um relacionamento próximo e confiável. Todavia, qualquer tentativa de aproximação com o paranoide leva ao medo e à desconfiança, com ainda mais hostilidade. Isso ocorre por causa do temor do paciente da passividade e por sua convicção de que somente a rejeição poderá vir após a aproximação, razão pela qual ele, primeiramente, deseja rejeitar o entrevistador. Quando não estiver francamente antagonista e com raiva do entrevistador, o paciente estará desconfiado e receoso. O entrevistador deverá evitar garantir ao paciente que é um amigo, que está ali para ajudá-lo ou que o paciente poderá confiar nele como um aliado. Em vez disso, poderá concordar que é um total estranho para o paciente e que, de fato, não há nenhuma razão racional para que este acredite nele de forma imediata ou para que o reconheça como um aliado. O entrevistador expressará sua compaixão humana pelo sofrimento do paciente, sem tornar-se um amigo íntimo. Seu relacionamento será real e autêntico, mas profissional em vez de pessoal.

O indivíduo paranoide possui uma grande dificuldade em determinar em quem poderá confiar e em quem não poderá. O reconhecimento por parte do entrevistador de tal desconfiança demonstrará a sua compreensão dos problemas. Se o paciente acusar o entrevistador de estar gravando as entrevistas, ele deverá ser autorizado a livremente verificar e conferir por si mesmo o fato. O entrevistador deverá seguir o rumo dos sentimentos do paciente sobre as pessoas não serem confiáveis, solicitando que relate experiências em que foi traído.

Os pacientes não psicóticos, mas com traços da personalidade paranoide, demonstrarão sua desconfiança em relação ao entrevistador de formas mais sutis. As questões psicodinâmicas envolvidas são as mesmas encontradas nos pacientes mais perturbados. Alguns demonstram suas suspeitas no início da entrevista. Uma paciente poderá começar com um tom de firme convicção: "Eu estou apenas curiosa, mas você deixou essa revista no topo da pilha, de forma que eu pudesse ver a história da capa?" ou "Eu acho que você deixou aquele quadro torto como um teste!". Aconselhamos o entrevistador a explorar bastante essas ideias antes de responder. Ele poderia perguntar: "O que eu esperaria saber com este teste?". A paciente responderia: "Oh, você poderia ver se sou um tipo agressivo de mulher, que avança para endireitar o quadro dos outros". Uma vez que a paciente resistiu ao seu impulso, ela sentiu que passou no teste e que, por isso, não tinha aquele problema. O entrevistador não desafiou essa visão, mas, mentalmente, registrou o incidente em sua avaliação da paciente.

Outros pacientes evidenciam suas suspeitas e seus medos tentando manter uma "vantagem" sobre o entrevistador. Um exemplo é o do paciente que diz: "Eu aposto que sei por que você me perguntou isso" ou "Eu sei o que você está tentando fazer; quer me deixar com raiva". Se o entrevistador explorar os motivos que levaram o paciente a imputá-lo, revelará o conflito de poder e o medo do paciente de ser controlado. As pessoas com traços de caráter paranoide tendem a ser reticentes em relação aos nomes dos terapeutas anteriores ou mesmo aos dos amigos que foram discutidos na entrevista. Tipicamente, perguntarão: "Por que você quer saber isso?". O entrevistador poderá explorar o medo do paciente de causar danos às outras pessoas, bem como seu medo de ser traído pelo entrevistador. Se este tentar pressioná-lo a revelar essa informação, reforçará seus medos. Será melhor se o entrevistador interpretar a desconfiança que o paciente tem a seu respeito.

Demandas por ação

Ocasionalmente, o paciente paranoide psicótico poderá começar a entrevista não apenas negando qualquer problema emocional, mas também fazendo algum pedido bizarro, com base em seus pensamentos delirantes. Por exemplo, um paciente chegou ao departamento de emergência reclamando que tinha levado um tiro nas costas. Como não encontrou qualquer evidência de ferimento, o médico sugeriu uma consulta psiquiátrica. Entretanto, o paciente respondeu que haviam atirado nele com uma bala invisível e queria um exame de imagem por ressonância magnética (IRM). As tentativas de estabelecer um *rapport* com esse tipo de paciente, atendendo às suas estranhas solicitações, estão fadadas a falhar. Uma parte de seu ego está consciente dos aspectos irracionais dessas solicitações, e o entrevistador que ceder para o paciente estará sujeitando-o a sentimentos posteriores de humilhação. Em vez disso, poderá indicar que a percepção do paciente é válida, mas sua interpretação é impossível. Poderia dizer, por exemplo: "Você sente que foi atingido nas costas, o que é aterrorizante, mas existem várias explicações possíveis para esse sentimento. Não poderei solicitar uma IRM; não existem balas invisíveis". Muitas vezes, o entrevistador inexperiente espera que, nesse momento, o paciente deixe a sala de emergência de forma irada; contudo, se for capaz de expressar seu genuíno interesse pelo tom de voz e por suas atitudes, a entrevista prosseguirá.

Uma situação similar aconteceu com um paciente que chegou ao departamento de emergência solicitando um raio X de sua cabeça, dizendo: "Há um telefone celular no meu cérebro". Ele estava alucinando, e mais uma vez o relacionamento foi estabelecido pela sinalização do entrevistador de que estava sinceramente interessado em cuidar do paciente, mas que não aceitava sua interpretação dessa experiência.

O entrevistador é aconselhado a limitar suas confrontações iniciais dos delírios àquelas situações em que o paciente exige uma ação imediata que não seja razoável por parte do entrevistador. Essas demandas também poderão ser tratadas pela exploração de como o paciente se sentiria se o raio X não confirmasse sua interpretação. Algumas vezes, essa atitude produz uma oportunidade de discutir o problema que o paciente tenta negar por meio de seus delírios. O paciente poderá, então, expressar seu medo de que a voz seja uma alucinação e, consequentemente, o reflexo de uma doença mental.

Algumas vezes, poderá ser necessário acatar alguma requisição irreal da parte do paciente paranoide a fim de estabelecer uma relação terapêutica inicial. Por exemplo, um paciente paranoide entrou no consultório do entrevistador e, de imediato, exclamou que não poderia discutir seus problemas a menos que se baixassem as cortinas da janela, pois estava sendo observado do outro prédio. O entrevistador concordou com essa solicitação, mas logo ficou claro que, apesar de a cortina estar fechada, o paciente continuava a não discutir o seu problema. Quando isso foi dito, ele ficou inicialmente bravo, mas, em seguida, passou a revelar suas dificuldades. Nessas situações, a solicitação não é tão bizarra como nos casos anteriores, e o entrevistador estabelece a base para desafiar a racionalização do paciente por meio do atendimento do seu pedido.

Um paciente paranoide se recusou a ser entrevistado em uma sala em que as paredes não iam até o teto, mesmo que que tivessem lhe garantido que não havia ninguém na sala adjacente. Sua solicitação de maior privacidade foi atendida, e a entrevista foi transferida para outra sala.

Um problema difícil é aquele do paciente que se recusa a ser entrevistado, a menos que o entrevistador prometa que não o internará. Obviamente, uma promessa desse tipo não poderá ser feita. O entrevistador poderá dizer: "Eu não acredito que deva forçar alguém a se tratar contra a própria vontade. Todavia, pessoas que possuem impulsos incontroláveis, que podem se machucar e aos outros, são tratadas em um hospital até que recuperem seu autocontrole". Muitas vezes, isso tranquilizará o paciente o suficiente para que a entrevista continue. Se o paciente veio voluntariamente, mas as discussões seguintes convenceram o entrevistador de que o paciente deveria ser mais bem tratado em um hospital, será necessário tentar convencê-lo a aceitar a hospitalização. Se o paciente não aceitá-la, o entrevistador poderá negar-se a tratá-lo. Se o paciente foi levado ao hospital por outra pessoa e essa técnica falhar e se ele continuar insistindo em obter a promessa do entrevistador para que fale, este poderá dizer: "Se eu não souber do problema diretamente de você, terei de basear minha decisão apenas naquilo que seus amigos e parentes me contarem".

Estabelecimento da aliança terapêutica

Desafiando o delírio

Todo entrevistador iniciante fica tentado a persuadir seus pacientes psicóticos a sair do seu sistema delirante pelo uso da lógica.

A impossibilidade dessa tarefa logo se torna visível. É mais eficiente perguntar ao paciente o porquê da perseguição – por que as pessoas estão contra ele e o que é possível que tenha feito para ofendê-las. O entrevistador não concorda com o delírio nem o desafia. Contudo, normalmente o paciente interpreta o interesse do terapeuta como um sinal de concordância tácita. É essencial para o seu relacionamento posterior que o entrevistador não faça qualquer afirmação enganosa a fim de ganhar, momentaneamente, a confiança do paciente.

Se o paciente perguntar diretamente se o entrevistador acredita na sua história, ele poderá responder: "Eu sei que você se sente exatamente da forma como descreve e que está me contando a verdade da forma como a vê; contudo, o significado que atribui aos seus sentimentos será alvo de um posterior esclarecimento". O entrevistador deverá preparar-se para a ansiedade do paciente de convencê-lo rapidamente da precisão das suas visões e informar que será necessário tempo para avaliar esses problemas. Em geral, quanto mais bizarro for o material delirante, mais claro o entrevistador deverá ser ao questionar diretamente a interpretação do paciente sobre suas experiências. Ao fazer isso, é importante que o entrevistador declare os fundamentos lógicos por trás da sua própria posição, mas que evite debater com o paciente. Com frequência isso envolve desafiar a grandiosidade deste. Por exemplo, o entrevistador poderá dizer: "Eu não tenho dúvidas de que o carro verde que descreveu, de fato, estava percorrendo o quarteirão; contudo, não vejo qualquer razão para acreditar que ele continha agentes estrangeiros ou que as pessoas dentro do carro tenham mais interesse em você do que qualquer outra pessoa. Nada do que me disse indica o porquê de agentes estrangeiros o considerarem tão importante a ponto de se importarem em dificultar sua vida".

Com frequência, o entrevistador poderá apontar a discordância dos familiares do paciente em relação ao seu sistema delirante e dizer que eles acreditam tão fortemente em suas próprias visões quanto o paciente acredita nas suas. Então, o entrevistador poderá perguntar: "Por que devo acreditar que você está certo e seus parentes estão loucos?". Qualquer dúvida ou oscilação nos sentimentos do paciente fornecerá um ponto de apoio para o estabelecimento de um relacionamento terapêutico. Mais tarde no tratamento, o aumento ou o reavivamento do material delirante deverá ser investigado em sua relação com estressores precipitadores específicos.

Diferenciando delírios da realidade

Muitas vezes os delírios paranoides contêm alguma semente de verdade. Quando o delírio é de alguma forma plausível, com frequência os entrevistadores iniciantes ficam tentados a determinar o quanto da produção do paciente é de fato delirante e o quanto é real. Isso é um erro, porque não importa muito exatamente onde a realidade começa e onde termina, e nunca se consegue realmente fazer essa determinação. É muito mais importante estabelecer um *rapport* por meio do reconhecimento dos elementos plausíveis do delírio. Os aspectos mais importantes de um delírio são as preocupações do paciente sobre o próprio delírio, sua certeza irracional de que aquilo é verdadeiro e o uso que faz disso para explicar suas frustrações, seus desapontamentos e suas falhas. O entrevistador deverá sugerir que tais preocupações com o delírio interferem em uma vida construtiva e útil. Dessa forma, poderá evitar discussões relativas ao grau de veracidade do delírio.

O entrevistador perguntará se alguma vez o paciente tomou uma atitude ou pretendeu fazer algo com base em seu sistema de delírio. É importante que essas perguntas não sugiram que o paciente deva tomar uma atitude. A natureza de qualquer atitude que ele tenha tomado permitirá que o entrevistador avalie o julgamento do paciente e seu controle dos impulsos.

Desenvolvendo o plano de tratamento

É importante que o paciente seja um participante ativo no desenvolvimento do plano de tratamento. Do contrário, provavelmente se sentirá passivo e submisso e expressará seu ressentimento não seguindo os conselhos do entrevistador. Para evitar esse problema, este deverá estimular a motivação do paciente de receber ajuda. Talvez o paciente delirante não ache que necessite de tratamento para seu delírio, mas poderá aceitar ajuda para sua irritabilidade, para sua insônia ou para sua incapacidade de concentração. Ele poderá reconhecer um problema na sua vida social ou no seu trabalho que possa ser tratado com psicoterapia. Uma vez que o paciente tenha indicado que reconhece os problemas para os quais deseja ajuda, o entrevistador poderá oferecer uma recomendação de tratamento. Afirmações como "Esses são problemas em que poderemos trabalhar juntos" ou "Eu acredito que possa ajudá-lo a chegar a uma solução para essa dificuldade" enfatizam que o paciente possui um papel ativo no tratamento e que não está meramente se submetendo ao entrevistador. Se o terapeuta estiver muito entusiasmado em oferecer recomendações terapêuticas, o paciente terá maior probabilidade de resistir a elas.

Quando for necessário encaminhar o paciente paranoide a outro terapeuta, o entrevistador poderá prever problemas. Muitas vezes, ele questionará as qualificações do terapeuta indicado. O entrevistador poderá rever essas qualificações e, então, perguntar: "Você acha que eu o encaminharia a alguém que não seja devidamente qualificado?". O paciente rapidamente afirmará que não pensara desse modo. O entrevistador poderá, então, comentar: "Talvez você se sinta magoado ou com raiva por eu não ter tempo para trabalhar com você pessoalmente". Se o paciente concordar com esse sentimento e o entrevistador não for defensivo, a indicação de outro terapeuta poderá transcorrer mais suavemente. Se o paciente negar esses sentimentos, o entrevistador poderá esperar um telefonema no qual ele dirá que não gostou do novo terapeuta por uma série de razões. O entrevistador deverá aconselhar o paciente a voltar para o novo terapeuta e discutir esses sentimentos, em vez de recomendar um outro terapeuta.

O paciente paranoide psicótico é hipersensível às restrições à sua liberdade ou a situações que reforcem a passividade. Ele não aceita facilmente a medicação ou a hospitalização. O entrevistador não deverá abordar esses assuntos até que tenha estabelecido uma relação confiável com o paciente. Quando um tratamento hospitalar é requerido, todas as tentativas deverão ser feitas para convencer o paciente a aceitar voluntariamente a hospitalização, evitando coerção física ou social. O medo do paciente paranoide psicótico de que os outros exercerão influência sobre seu comportamento estende-se até a área da medicação. O entrevistador que redige uma receita e diz "Tome isso conforme indicado" terá pouco sucesso. Em vez disso, deverá chamar a atenção do paciente para o nome do medicamento, assim como para sua ação terapêutica e os possíveis efeitos colaterais esperados. Poderá perguntar se existe alguma dúvida em relação à prescrição. Dessa forma, o paciente será um parceiro no planejamento do tratamento e há maior probabilidade de que trabalhe para seu sucesso.

Mantendo a sinceridade e a consistência

O terapeuta trabalha para estabelecer um relacionamento com a porção saudável remanescente do ego do paciente. Não é o sistema delirante que necessita de tratamento, mas a pessoa assustada e raivosa que o criou. Firmeza e estabilidade caracterizam a atitude segura do terapeuta. Não deverá ser concedido ao paciente nenhum favor ou privilégio especial, e o entrevistador deverá manter a mais escrupulosa honestidade durante todo o tempo. Pontualidade, previsibilidade e consistência no comportamento do terapeuta são de grande importância para permitir que esse paciente desenvolva um relacionamento de confiança. Quando uma pessoa paranoide é tratada ambulatorialmente, a clara definição das regras do tratamento, do custo das sessões perdidas, e assim por diante, ajudará a evitar desentendimentos que, do contrário, poderão ameaçar a terapia. Por exemplo, um paciente poderá facilmente deixar o entrevistador irritado ao desrespeitar seus direitos pessoais ou sua propriedade.

O entrevistador não ajudará o paciente se permitir que ele se intrometa em sua vida particular ou que abuse do mobiliário do seu consultório. Ele poderá empatizar diretamente com o ódio do paciente para com a hipocrisia, a inconsistência e a imprevisibilidade. Percepções precisas deverão ser encorajadas, incluindo as percepções a respeito do terapeuta, mesmo que estas sejam negativas. O tempo todo o entrevistador deverá ser direto a respeito das áreas de desacordo, fazendo afirmações como: "Podemos concordar que discordamos". Essa afirmação realça a ideia de que tanto o paciente quanto o entrevistador possuem suas próprias identidades. Sempre que possível, o terapeuta poderá enfatizar e apoiar a capacidade e os direitos do paciente de tomar suas próprias decisões.

Controlando a ansiedade do terapeuta

Alguns terapeutas possuem aversão ou medo tão profundos de pacientes paranoides que não devem tratar tais pacientes até resolverem esses problemas. Se o terapeuta estiver amedrontado com a potencial agressividade do paciente, deverá conduzir a entrevista somente na presença de um atendente ou de outro segurança adequado.

O paciente paranoide tende a perturbar seu relacionamento com o terapeuta conforme fez com as pessoas significativas do passado, primeiramente deixando-o ansioso e, em seguida, percebendo sua reação como rejeição. O entrevistador deverá entender que existe alguma validade nas reclamações do paciente. Este requer um terapeuta seguro, cuja autoestima não seja desafiada por suas críticas iradas e, por vezes, precisas.

Quando um paciente expressar sentimentos de hostilidade e de crítica, o terapeuta que necessita ser aceito e apreciado se sentirá ferido e responderá com raiva ou afastamento. Quando um paciente expressar sentimentos positivos, esse terapeuta aceitará o benevolente papel parental que lhe é designado, o que inflará seu ego e infantilizará o paciente.

O entrevistador deverá avisar o paciente paranoide de que, no devido tempo, ele suspeitará do terapeuta, mas que isso não justificará o término do relacionamento. Em vez disso, será uma indicação para a exploração, uma melhora da comunicação e uma melhor compreensão mútua dos sentimentos do paciente e do entrevistador. Devido à sua extrema sensibilidade à rejeição, o paciente deverá ser preparado antecipadamente para as férias e qualquer ausência no tratamento por parte do terapeuta.

Uma paciência infinita será necessária para tolerar a contínua desconfiança e suspeita direcionadas ao terapeuta. A sensibilidade extrema do paciente às críticas e sua alternância entre a bajulação submissa e adesiva e a agressão defensiva geralmente estimulam raiva no terapeuta.

Evitando o humor

O paranoide imagina ter um bom senso de humor. Na realidade, falta-lhe habilidade para refletir sobre si próprio, relaxar e aceitar a subjetividade e a ambiguidade necessárias ao humor verdadeiro. Seu sorriso sarcástico reflete um prazer no sadismo ou na agressão em uma situação, mas tipos de humor mais complexos estão além do seu alcance. Portanto, o entrevistador deverá evitar comentários espirituosos ou engraçados, sobretudo se estiverem direcionados ao paciente, porque ele não tem qualquer senso de humor em relação aos seus assuntos. Ele reage a essas tentativas, não importando o quanto tenham sido habilidosamente conduzidas, como se o entrevistador estivesse se divertindo às suas custas. Ironia e metáforas também são perigosas, porque a concretude do paciente faz com que provavelmente não note o significado desejado.

A brincadeira mais frequente feita pelos terapeutas é exagerar a tendência do paciente paranoide de ser receoso e desconfiado. Se as observações sarcásticas "inteligentes" feitas pelo paciente paranoide forem respondidas no mesmo nível, o paciente se sentirá magoado e incompreendido. Por exemplo, uma paciente paranoide fez um comentário cômico sarcástico a respeito do agendamento feito por seu terapeuta ao marcá-la para a hora do almoço. O entrevistador não percebeu o significado da "piada" e gracejou: "Pelo que vejo, o próximo comentário será a acusação de eu estar matando você de fome". Não muito tempo depois, a paciente desenvolveu um delírio no qual seu terapeuta tramava fazê-la passar fome. O entrevistador inexperiente exibirá ansiedade e hostilidade inconscientes para com o paciente por meio desses comentários.

Evitando o reasseguramento inapropriado

Às vezes, o entrevistador oferece um reasseguramento inadequado antes de entender os medos específicos do paciente. Por exemplo, um paciente paranoide obviamente psicótico começou a entrevista perguntando ao psiquiatra residente: "Eu pareço 'louco' para você?". O residente respondeu que não, esperando fomentar um relacionamento terapêutico apoiador. Apesar de algum *rapport* inicial ter sido estabelecido com esse método, o entrevistador logo percebeu que o paciente tinha muitos pensamentos e sentimentos loucos. Ao se deixar ser manipulado, o entrevistador ficou parecendo tolo e ingênuo aos olhos do paciente. Teria sido melhor se tivesse dito: "O que o faz perguntar se está louco?" ou "Vamos conversar e ver se existe alguma loucura". O paciente estava testando o entrevistador para determinar sua boa vontade para admitir incertezas. A falta de hipocrisia do entrevistador, independentemente da pressão coerciva por uma resposta falsa, teria sido reconfortante.

Uso das interpretações

Entendendo a importância do timing

As interpretações são intrusões na vida do paciente, e os indivíduos paranoides são incapazes de tolerar a intrusão. Esclarecimentos e explicações poderão ser oferecidos no início do tratamento, mas as interpretações deverão ser retardadas até que um relacionamento de confiança tenha se desenvolvido.

As interpretações dinâmicas das distorções paranoides totalmente psicóticas deverão esperar até que a psicose tenha melhorado. Contudo, é necessário estimular a dúvida e a incerteza na mente do paciente em relação ao seu sistema delirante. Ensiná-lo a considerar explicações alternativas para suas observações debilita suas defesas projetivas. Por exemplo, um paciente relatou que as pessoas do apartamento do outro lado da rua o estavam filmando. O terapeuta concordou que poderia haver pessoas do outro lado da rua fazendo vídeos; mas sugeriu que talvez houvesse uma outra explicação para o que estava sendo filmado. Quando o paciente argumentou que o propósito do filme era obter evidências a respeito das suas práticas sexuais, o entrevistador indagou se ele se sentia constrangido e envergonhado com sua vida sexual. Esse era, de fato, o caso, e deu-se início a uma discussão sobre uma área de problema central.

As interpretações direcionadas ao papel desempenhado pelo paciente ao expor seus próprios infortúnios deverão ser feitas sem pressa, de forma gentil e experimental. Esse tópico poderá facilmente precipitar uma ansiedade grave com a total perda da autoestima e depressão esmagadora, um problema constante para o paranoide. Quando o paciente alcançar alguma percepção desse aspecto do seu comportamento, experimentará um senso de pânico agudo e achará que o problema deve ser resolvido mágica, imediata e permanentemente. Por exemplo, um terapeuta interpretou que o medo do paciente das figuras de autoridade masculinas fizera com que se comportasse de forma provocativa com seu chefe. Durante a sessão seguinte, o paciente relatou: "Bem, agora eu resolvi esse problema de ter medo do meu pai". Novas explorações ficaram impossibilitadas. Isso torna difícil qualquer abordagem "reveladora" da psicoterapia com o paciente paranoide. O paciente é incapaz de viver à altura do seu ideal de ego e sente intensa vergonha sempre que a discrepância lhe é mostrada.

No início do tratamento, o terapeuta poderá apenas oferecer comentários interpretativos que objetivem reduzir a culpa do paciente, mesmo que este negue qualquer sentimento de culpa. O indivíduo paranoide é torturado por sentimentos inconscientes de culpa, e esses comentários reduzem sua necessidade de projetar seu autodesprezo nos outros. Algum esclarecimento inicial sobre a contínua busca do paciente por proximidade e seu intenso medo dessa proximidade poderá ser produtivo. É melhor que não se faça, nas fases iniciais e intermediárias da terapia, a exploração dos medos inconscientes do paciente da homossexualidade se eles não forem trazidos pelo paciente e se este for capaz de negar o significado desse material.

Interpretando a transferência

Quando o paciente produz material fantasioso sobre o terapeuta nas primeiras fases do tratamento, será útil fornecer informações reais apropriadas e, então, explorar como ele chegou a essas conclusões. Analisar as fantasias de transferência do paciente paranoide enquanto o terapeuta ainda é desconhecido, está fadado a falhar.

À medida que um relacionamento positivo evolui, o paciente paranoide tipicamente desenvolve uma superestimação irreal do seu entrevistador, como se este fosse onisciente e onipotente. O entrevistador poderá diminuir essa projeção de grandiosidade do paciente, passando informações ocasionais específicas sobre si que questionem a idealização distorcida do paciente. Por exemplo, um homem paranoide aludiu que o entrevistador era sempre confiável e razoável. O terapeuta lembrou de que certa vez, por acaso, o paciente o ouvira reclamando impacientemente com o porteiro. Outro paciente fez uma referência a um romance histórico, e o entrevistador disse que não havia lido esse livro. Imediatamente, o paciente desculpou-se pela ignorância do entrevistador, mas o terapeuta observou: "Você descobriu uma área em que não sou bem informado, e parece relutante em aceitar minha deficiência". Essa técnica poderá estimular fantasias perturbadoras e deverá ser utilizada com cautela, e nunca no início do tratamento.

O entrevistador poderá demonstrar ao paciente paranoide que o seu reconhecimento das fraquezas pode ser muito preciso, mas que suas interpretações dos motivos podem estar incorretas. O indivíduo paranoide vê o mundo como se as pessoas não possuíssem motivos inconscientes, e como se todas as atitudes fossem deliberadas. Suas acusações poderão referir-se às motivações do entrevistador. Um de nós atendia um paciente que ficou justificadamente furioso quando descobriu que o entrevistador esquecera de deixar a porta da sala de espera destrancada e sugeriu que isso era uma evidência do desejo do terapeuta de livrar-se dele. O terapeuta admitiu ter deixado a porta da sala de espera trancada e, dessa forma, apoiou os direitos do paciente de estar furioso, mas acrescentou: "Você está certamente autorizado a me analisar se assim o desejar; entretanto, não seria justo se você soubesse o que eu penso ter acontecido e como eu me sinto antes de ir direto para as conclusões dos meus motivos?". Dessa forma, o entrevistador não apenas trouxe para si os sentimentos do paciente de justa indignação, mas também estabeleceu um fundamento para analisar suas defesas projetivas. Toda oportunidade que permita ao paciente expandir sua consciência de como tira conclusões sobre os motivos dos outros, sem as informações adequadas, apresenta um efeito terapêutico. Mais tarde, foi explicado que o entrevistador estava destrancando a porta da frente quando o telefone tocou. Ele correu para atender, deixando a porta entreaberta, porém ainda com a trava acionada. Alguém que passava bateu a porta; logo depois, o paciente chegara, encontrando-a trancada. Será interessante para o paciente paranoide que o entrevistador lhe mostre que outros fatores em sua vida, não relacionados ao paciente, poderão, ocasionalmente, afetar seu humor e o tratamento para com ele.

O terapeuta deverá ser tolerante com as reações exageradas do paciente em relação aos erros e às deficiências, uma atitude que é oposta àquela expressa por seus pais. É comum que o paciente colecione uma série de pequenas mágoas e temporariamente as mantenha escondidas do terapeuta. Com frequência, bem mais tarde, ele confrontará o terapeuta com algo que interpretara erroneamente como sendo um menosprezo, citando as palavras exatas do entrevistador. Enquanto mantiver suas injúrias secretas, o paciente se sentirá superior ao terapeuta. Tal tendência de reter seus ressentimentos torna a exploração e o entendimento impossíveis.

O paciente paranoide tentará manter uma posição vantajosa por meio da antecipação do comportamento e das interpretações do entrevistador, e se defenderá do seu impacto pela análise da motivação que há por trás dos comentários deste. A eventual consciência da sua grandiosidade subjacente e do seu papel defensivo contra os sentimentos de desvalia e inadequação é apenas o começo. Isso permitirá a exploração dos problemas de desenvolvimento que levaram ao estabelecimento dessas defesas. A introdução da realidade no processo do tratamento oferece uma alavanca terapêutica importante. Contudo, ao discutir o sistema delirante do paciente em termos de realidade, o terapeuta deverá protegê-lo de sentir-se humilhado.

Paciente perigoso

A avaliação do risco homicida é de muitas formas bastante similar à avaliação do risco suicida. Da mesma forma que com o suicida, o entrevistador perguntará se o paciente formulou um plano específico de como poderá cometer um homicídio e se já tomou qualquer atitude em relação à implementação desse plano. O entrevistador poderá questionar se ele já teve sentimentos similares no passado e como fez para superá-los naquelas ocasiões. Uma história familiar de assassinatos ou de espancamentos sádicos é importante. Perguntar sobre episódios passados em que o paciente perdeu o controle dos impulsos agressivos e sobre a consequência desses episódios fornece informações importantes. Uma história passada de comportamento vingativo e destrutivo indica que o paciente poderá necessitar de controle externo. Em relação a isso, o entrevistador poderá perguntar se ele já causou a morte de alguém. Uma história de torturas e de matar animais na infância é pertinente para a avaliação do risco homicida. Com frequência esse comportamento é encontrado na história de assassinos. O estresse precipitador é importante para a compreensão do desenvolvimento dos impulsos destrutivos. Quando estresses específicos são revelados, o entrevistador passa a ter uma maior oportunidade para recomendar modificações úteis no ambiente do paciente. As pessoas que acompanham o paciente, incluindo os oficiais de polícia, sempre deverão ser entrevistadas. Muitas vezes, o significado homicida do comportamento é negado pelos parentes do paciente e também pela equipe profissional.

O entrevistador deverá considerar que é possível assassinar qualquer pessoa. É improvável que um paciente convicto em relação aos seus impulsos homicidas seja entrevistado pelo terapeuta, ou, pelo menos, ele não mencionará esses sentimentos. Se o paciente trouxer o assunto para a discussão, isso já será uma evidência de que ele ainda não está completamente decidido a cometer o assassinato e, por isso, poderá ser influenciado a desistir dessa atitude. O entrevistador poderá interpretar que o paciente está assustado e descontrolado com a possibilidade de tornar-se um assassino e comentar sobre a situação desagradável em que ele se encontra. O terapeuta oferecerá ajuda para entender as razões por trás do seu desejo de cometer um assassinato e o auxiliará, se for necessário, a obter controle extra para restringir seus impulsos. Esse controle poderá ser na forma de medicação ou de hospitalização temporária, até que o paciente se sinta mais capaz de controlar-se. Se o entrevistador possuir evidências de intenção homicida, por exemplo, se o paciente afirmar que pretende matar alguém por alguma razão, delirante ou não, a confidencialidade não mais se aplicará. Ele estará legalmente obrigado a informar a suposta vítima e as autoridades legais sobre essa intenção. O paciente deverá ser informado de que essa atitude tem de ser tomada porque é obrigatória por lei.

Um adolescente de 17 anos foi levado ao setor de emergência por seus pais, porque ficara recluso e se negava a frequentar a escola. Ele fora observado buscando informações na Internet sobre armas de fogo e, às vezes, permanecia trancado em seu quarto por várias horas. Na entrevista, ele ficou calado e retraído, respondendo evasivamente quando questionado sobre os impulsos violentos ou agressivos. Uma história de atear fogo e de crueldade com animais foi revelada pelos pais. Em uma ocasião, ele quase sufocara outro menino. Repetidamente negava qualquer necessidade de tratamento e pedia para ser liberado para voltar para casa. O entrevistador disse ao paciente: "Estou com o péssimo pressentimento de que você planeja matar alguém". Ele não respondeu, mas desviou o olhar do entrevistador. Este continuou: "Sob essas circunstâncias, acho que você deverá ficar no hospital até que eu esteja convencido de que está bem o suficiente para voltar para casa". Em outras ocasiões, a admissão do entrevistador do desconforto com o paciente facilitaria a entrevista. Ele poderia dizer: "Se você está tentando me assustar, está conseguindo. Não poderei ajudá-lo se me colocar nessa posição; então, vamos tentar descobrir por que você precisa fazer isso!".

É conveniente lembrar que o paciente que ameaça a vida do entrevistador muitas vezes se comporta dessa maneira porque está com medo. O terapeuta que percebe que o paciente está mais ansioso do que ele tem uma significativa vantagem. Por exemplo, um incidente assustador ocorreu quando um de nós, no quarto ano de medicina, preparava-se para fazer o parto de um bebê na casa da parturiente. De repente o pai entrou no quarto, embriagado e portando uma pistola. Ele gritou: "É melhor que o bebê esteja bem, doutor!". O médico estudante começou a embalar seu instrumental e disse: "Se você não baixar esse revólver e sair imediatamente daqui, deixarei sua esposa e não farei o parto do bebê". O homem baixou o revólver e saiu sem mais problemas.

Embora um paciente paranoide possa ser agressivo nas entrevistas iniciais, é raro que abrigue impulsos homicidas específicos em relação ao seu terapeuta até que o tratamento tenha progredido. É comum que o terapeuta fique em pânico quando o paciente anuncia que está planejando matá-lo ou a algum membro da sua família. Poderá ser devastador para o paciente se o entrevistador ficar em pânico e chamar a polícia, providenciando para que ele seja hospitalizado à força. As providências para a hospitalização deverão ser francamente discutidas, *com o paciente sob constante observação* até que elas possam ser implementadas. Se ele sinalizar que está portando uma arma, o entrevistador deverá pedir-lhe que se desfaça dela até que tenha restabelecido confiança na sua capacidade de controlar-se. O terapeuta também poderá lembrar que o paciente tem medo de ser rejeitado por causa dos seus intensos impulsos homicidas. A capacidade do terapeuta em aceitar o paciente, apesar desses sentimentos, muitas vezes levará à sua imediata melhora.

CONCLUSÃO

Conforme este capítulo demonstrou, o paciente paranoide apresenta vários desafios para o entrevistador. Aos poucos, à medida que o tratamento psicoterápico evolui, esses pacientes poderão desenvolver alguma compreensão de como suas atitudes e seus comportamentos afetam as outras pessoas. Conforme aprendem a confiar no apoio e na afeição dos seus terapeutas, poderão perceber que a vida nem sempre é preta ou branca, e que as pessoas são capazes de cuidar verdadeiramente deles, sem que eles se tornem o centro do universo.

Capítulo 14

O PACIENTE PSICÓTICO

O paciente psicótico gera desafios especiais para o entrevistador. Um paciente com psicose aguda poderá estar agitado, incoerente e amedrontado ou apresentar-se eufórico, agressivamente arrogante e delirante. O entrevistador que teve uma prática clínica limitada com pacientes com esse grau de transtorno mental sentirá uma considerável ansiedade, espelhando, de alguma forma, o que o paciente também está vivenciando. Enquanto, internamente, o entrevistador reconhece esse aspecto compartilhado do estado subjetivo, precisará adotar uma resposta bastante empática para a desorganização ou para o humor intensificado do paciente psicótico, a qual é indicada para a tentativa de compreensão. O que o paciente está vivenciando? Como ele entende isso? O que isso significa para ele? De algum modo, o entrevistador precisará funcionar como um ego externo para o paciente psicótico agudo, conectando-se empaticamente e reconhecendo a perturbação da personalidade e a tempestade emocional que está transbordando do paciente.

O portador de uma psicose crônica ou de início insidioso apresenta um conjunto diferente de problemas. Ele poderá estar desconfiado, não cooperativo e retraído. Mais uma vez, o entrevistador precisará ser muito empático, tentando pacientemente conquistar o acesso ao mundo secreto do paciente. O perigo imediato da contratransferência para o entrevistador que lida tanto com o paciente psicótico agudo quanto com o crônico é o de rotulá-lo como "louco" ou "eu-não". Essa é uma resposta defensiva do entrevistador envolvido por um medo inconsciente de que "eu também poderei ficar assim". Assim como Sullivan habilmente observou, o psicótico é "mais humano que outra coisa". Estar constantemente ciente da validade da observação de Sullivan é crucial para estabelecer um *rapport* com o paciente psicótico e assegurar que a entrevista seja terapêutica.

Durante as décadas de 1940 e 1950, Harry Stack Sullivan e seus contemporâneos da Washington School of Psychiatry, do William Alanson White Institute e do Chestnut Lodge estiveram particularmente interessados no paciente psicótico. Artigos publicados por Frieda Fromm-Reichmann, Harold Searles e outros enfatizaram uma abordagem empática, que acreditavam ser útil para esses pacientes. Eles ouviam com grande sensibilidade para ajudar o paciente psicótico a encontrar a compreensão em meio ao caos interno. Muitos pacientes psicóticos respondiam às tentativas do médico de compreendê-los e de trazer alguma ordem para a sua desorganização interna.

Esses pacientes eram capazes de reconhecer os esforços do médico para alcançá-los, mas isso não "curava" suas psicoses. Em meados da década de 1950, a reserpina e a clorpromazina foram introduzidas como agentes antipsicóticos e, muitas vezes, produziam um impacto terapêutico enorme, sobretudo nos pacientes com doença aguda. O carbonato de lítio se tornou o tratamento padrão para a doença bipolar no final da década de 1960. Desde essa época, tem havido um contínuo desenvolvimento de novos e melhores antipsicóticos. Infelizmente, esse desenvolvimento terapêutico positivo levou a uma acentuada redução da atenção dada à compreensão da experiência subjetiva de cada paciente psicótico. Poucos médicos manifestam interesse em encontrar sentido no comportamento estranho do paciente e em suas comunicações peculiares, exceto para classificação diagnóstica e para pesquisa neurobiológica. Muitas vezes, na situação clínica, a psicose é reduzida a uma simples manifestação de distúrbios neuroquímicos do paciente. Embora reconheçamos o grande valor e a potencial importância terapêutica da pesquisa neurobiológica e acreditemos que os transtornos psicóticos apresentam uma etiologia "orgânica", este capítulo é dedicado aos meios psicológicos para estabelecer uma conexão profunda com o paciente psicótico. Não concordamos com uma visão dualística que considera a psicose simplesmente como uma "doença cerebral" separada das questões psicológicas, dos conflitos neuróticos e dos problemas no cotidiano do paciente. A psicose é expressa por meio da personalidade específica de cada indivíduo; portanto, essa psicologia da pessoa, a história pessoal e a estrutura do caráter particular determinam muitos aspectos da experiência psicótica e deverão ser reconhecidas e abordadas tanto na entrevista quanto no trabalho terapêutico em andamento.

Assim como qualquer pessoa, o paciente psicótico apresenta conflitos neuróticos. Esses conflitos poderão ser obscurecidos ou exagerados pela ruptura generalizada da função psicológica normal que a psicose traz, mas deverão, no entanto, ser reconhecidos, porque formarão a base do trabalho psicoterapêutico junto com as intervenções psicofarmacológicas apropriadas. O conhecimento psicodinâmico do significado pessoal do transtorno e da capacidade do paciente de relacionar-se com outras pessoas, em especial com o terapeuta, forma uma base essencial para os esforços terapêuticos. Isso faz com que a entrevista inicial tenha uma importância crítica. Uma entrevista realizada por um entrevistador empático, conectado e sem medo, que consegue aceitar o paciente na fase aguda ou na crônica, com todos os seus sintomas assustadores ou estranhos, frequentemente será lembrada, mais tarde, pelo paciente, como uma experiência positiva e crucial para a cura. Algumas vezes, deparamo-nos com a noção equivocada de que o psicótico desorganizado e agudo não poderá ser entrevistado antes de ser medicado. Um residente novato em psiquiatria informou ao seu supervisor sobre um paciente psicótico recém-internado: "Eu ainda não entrevistei o paciente. Estamos esperando que os antipsicóticos produzam efeito". Então foram ver o paciente; o supervisor entrevistou-o, ele se acalmou e foi responsivo na entrevista, embora não houvesse qualquer efeito medicamentoso até o momento.

Com frequência, o entrevistador iniciante não percebe totalmente a capacidade do paciente de mover-se para dentro e para fora da mente psicótica em determinada entrevista. Antes do advento dos modernos antipsicóticos, um paciente em recuperação dizia, com frequência: "Obrigado pelas horas que você passou comigo. Senti que cuidou de mim, independentemente do fato de eu estar bastante incapaz de participar da sessão". Embora os mecanismos psicodinâmicos sejam facilmente observados nos pacientes psicóticos, eles não causam a doença. Contudo, revelam os conflitos psicológicos inconscientes do paciente.

Devido à ausência de um conhecimento sobre os marcadores biológicos específicos, a psicose permanece sendo um diagnóstico fenomenológico. Isso está refletido no DSM-5. Ela representa um espectro de transtornos agudos e crônicos, e o leitor deverá consultar o DSM-5 para a descrição dos critérios diagnósticos que os diferenciam. A maior contribuição do entrevistador, tanto para a entrevista inicial quanto para o trabalho terapêutico em andamento do paciente psicótico, juntamente com as intervenções somáticas adequadas, é a manutenção de uma postura cuidadosa, sensível e, o mais importante, muito empática, que possa ter um efeito curativo por si só. Este capítulo está focado na influência da psicose na entrevista.

PSICOPATOLOGIA E PSICODINÂMICA

Paciente psicótico agudo

Sintomas positivos e negativos

Normalmente o paciente psicótico agudo apresenta distúrbios generalizados do pensamento, do afeto e do comportamento. O paciente poderá aparentar profunda desorganização mental e comportamento inadequado. O entrevistador deverá compreender que está diante de um estado totalmente alterado de consciência, causando, no caso do paciente esquizofrênico, uma experiência subjetiva aterrorizante e fantasmagórica ou, no caso do maníaco bipolar, frequentemente uma experiência de grande exaltação e euforia. O paciente bipolar psicótico agudo poderá, no entanto, apresentar-se com disforia e agitação extremas. A característica comum no paciente bipolar psicótico agudo parece ser um *aumento* radical dos estados de humor, quer seja eufórico, disfórico ou misto, acompanhado de pensamentos acelerados e do aumento da atividade psicomotora.

Uma concepção da psicose aguda postula três conjuntos principais de determinantes. Primeiro, distúrbios neurobiológicos levam à consciência acentuada e à intensificação da experiência sensorial normal junto com a invasão de modalidades perceptivas e cognitivas. Um paciente descreveu o início da sua doença com as seguintes palavras: "Senti que o sol havia entrado no meu corpo e que a luz emanava de mim. Eu estava radiante, um ser especialmente iluminado em comunhão direta com Deus". Essa experiência inicial de êxtase foi transitória e rapidamente substituída por sentimentos de perseguição e por alucinações auditivas atormentadoras, acusando-o de maligno. Um segundo grupo é composto de determinantes individuais que refletem a personalidade, a história e os conflitos neuróticos do paciente. Essas características definem o conteúdo específico da experiência psicótica. "Meu pai é a pessoa mais perigosa do universo e deve ser destruído", declarou um jovem psicótico agudo, que tinha inveja e medo do poder financeiro e da influência consideráveis do pai. O terceiro, é o contexto psicossocial da vida atual do paciente, que determina a apresentação clínica inicial. Um calouro universitário, que esteve muito saudoso de casa e ansioso durante os dois primeiros semestres, ficou psicótico quando retornou à faculdade ao final das férias. Acostumado a ter seu próprio banheiro quando adolescente, ficou especialmente perturbado ao compartilhar o banheiro com um colega de quarto, uma situação que o deixou extremamente constrangido e desconfortável. Quando retornou ao *campus*, estava convicto de que toda a universidade tinha sido atingida por um holocausto nuclear e que todos haviam morrido. "Eu estava caminhando por um grande cemitério coberto de cinzas". Essa doença do paciente respondeu bem à combinação de medicamentos e psicoterapia. Ele continuou sua vida, casou-se e teve uma carreira produtiva.

Uma oportuna distinção clínica é feita entre os sintomas positivos – alucinações, delírios, distúrbios do pensamento e agitação provocada por ansiedade –, encontrados tanto nos pacientes esquizofrênicos agudos quanto nos bipolares psicóticos, e os negativos, normalmente encontrados apenas na esquizofrenia. Os sintomas positivos poderão refletir um exagero e uma elaboração dos processos psicológicos normais. Em geral, têm "significado" em termos do seu conteúdo relevante para a psicodinâmica de um paciente específico. Os sintomas negativos, que incluem afeto embotado, empobrecimento do pensamento, apatia e ausência de prazer na vida (anedonia), poderão ser um reflexo da perda de funções psicológicas comuns. Essa redução da experiência psicológica normal geralmente está associada a formas crônicas ou de início insidioso da esquizofrenia. Embora menos dramáticos e menos "loucos" para um leigo, os sintomas negativos estão associados a um prognóstico pior, são mais resistentes ao tratamento e causam grande sofrimento ao longo de toda a vida do paciente.

Distúrbios do pensamento e do afeto

Paciente maníaco. O paciente psicótico maníaco agudo está frequentemente agitado ou excitado, como se o "termostato" psíquico estivesse graduado para "alto". A torrente de palavras, ideias e associações tangenciais aos estímulos externos que fluem dele pode produzir uma sensação de opressão no entrevistador. O estado afetivo do paciente poderá ser de júbilo e de grande expansividade, um tipo de grandiosidade extrema que poderá levar a surtos de compras, à promiscuidade e a argumentações insistentes do paciente acerca de sua genialidade e originalidade. Seu estado de humor expansivo apresenta uma qualidade "entusiástica" – em sua visão, tudo é "maravilhoso", "extraordinário", "espetacular" e "original". A energia inesgotável e a exuberância do psicótico maníaco consomem todos ao seu redor, inclusive o entrevistador. Os transtornos do sono são comuns, em geral manifestados por uma necessidade radicalmente reduzida de sono. O indivíduo maníaco passará a noite toda acordado telefonando para amigos, conhecidos e agências públicas, sufocando-os com ideias, planos e esquemas irracionais. Júbilo e euforia poderão ser alternados por períodos de intensa irritabilidade. Quando desafiado ou contrariado, ele poderá ficar enraivecido e furioso com a pessoa que questiona seus argumentos e comportamento extravagantes. O paciente maníaco psicótico aparenta ter um tipo de tempestade psíquica: tempestuoso, agitado e imprevisível. Trata-se de um fenômeno parecido com uma "descarga" cerebral, subjugando o cenário psicológico circundante com sua fúria. Um paciente bipolar descreveu o início do êxtase da sua psicose da seguinte forma: "Desde o início, a experiência parecia ser de transcendência. As belezas comuns da natureza tinham uma qualidade extraordinária. Eu me sentia muito perto de Deus, muito inspirado por Seu espírito, e, de certa forma, eu era Deus. Eu via o futuro, organizava o universo e salvava a humanidade. Eu era tanto masculino quanto feminino. Todo o universo existia dentro de mim". Esse estado de júbilo místico foi transitório e seguido de uma profunda e perigosa depressão, na qual o impulso de se matar forçava-se incessantemente à consciência.

Um conceito psicodinâmico da fenomenologia da mania sugere que ela pode ser comparada ao sono. É como o sonho de uma pequena criança, com a satisfação do desejo do ego prazeroso narcisista. Essa visão postula que o estado de humor de êxtase do paciente maníaco revive a experiência não verbal da união ao peito da mãe, e é uma defesa contra as frustrações e contra os desapontamentos dolorosos da vida. Uma paciente maníaca descreveu a sua experiência da seguinte maneira:

> No orgasmo, eu me dissolvo dentro da outra pessoa. É difícil de descrever, mas existe certa unidade. Uma perda do meu corpo no da outra pessoa como se eu fosse parte dela sem minha identidade individual, e, nela, parte de um mundo maior. Em outras ocasiões, eu sou a pessoa dominante e o outro é quem perde o corpo, de forma que me torno o todo perfeito. Quando ele parecia entrar em mim, eu ganhava seus atributos, por exemplo, seu gosto estético que era melhor do que o meu. Era como se eu absorvesse a beleza da qual ele me fez consciente.

A primeira parte da descrição dessa experiência sexual, o senso de unidade com o parceiro, está dentro do domínio da regressão normal do ego que pode ocorrer durante a relação sexual. O elemento psicótico está relacionado com a segunda parte, na qual as fronteiras do ego estão perturbadas e a identidade pessoal está perdida.

Paciente esquizofrênico agudo. Em contraste ao paciente psicótico maníaco agudo, cujo processo secundário frequentemente ainda funciona, embora de forma acelerada e irreal, o esquizofrênico agudo poderá estar mal-humorado e retraído, calado ou estuporoso, ter uma postura bizarra ou parecer agitado e incoerente, acossado pelas alucinações auditivas que o perseguem, acusando-o de maldades e manifestando um discurso incoerente que torna difícil, para o entrevistador, compreender o que o paciente está tentando dizer. No paciente esquizofrênico agudo cognitivamente mais organizado, as fantasias de fim do mundo apocalípticas são comuns. Muitas vezes trata-se de uma projeção da catástrofe mental interna que ocorreu dentro do paciente. As ideias delirantes podem permear seu pensamento. "Agora eu sei o que aconteceu comigo", comentou um esquizofrênico agudo. "A CIA e o FBI me vigiam porque tenho um conhecimento especial que vai mudar o mundo". Essa fantasia tem a função narcisística de assegurar ao paciente que o caos intrapsíquico que o acossou tinha um objetivo, pois ele era único e estava em uma missão gloriosa. Essas fantasias defensivas normalmente não são bem-sucedidas no propósito de acalmar o paciente. Elas poderão se cristalizar em uma explicação delirante rígida e sustentada em virtude de uma experiência subjetiva que o afetou. Quando isso passa, ele fica mais ansioso e agitado. Fantasias como essas estabelecem "significados" – uma necessidade humana universal – para aquilo que não tem sentido e que oprime, nesse caso, a experiência da psicose. "Por que isso está acontecendo comigo?" é substituído por "Isso acontece comigo porque tenho uma missão especial".

Delírios e alucinações

Conforme observado, os delírios, que tanto podem ocorrer nos pacientes maníacos quanto nos esquizofrênicos, possuem uma função restauradora. Eles podem representar uma tentativa de reparo psicológico e de fornecer uma explicação para a catástrofe intrapsíquica que ocorreu. Um ponto de diferenciação entre os delírios apresentados pelo maníaco *versus* os apresentados pelo esquizofrênico gira em torno da forma *fixa*, cristalizada e inalterada do delírio encontrado no paciente esquizofrênico. Isso contrasta com a *fluidez* dos delírios do paciente maníaco, que permanecem em mutação. É como se o paciente maníaco construísse as alucinações à medida que o tempo passa, mantendo seu conteúdo em constante mudança. Um delírio desaparecerá com o surgimento de outro.

Os mecanismos defensivos do ego de projeção e de negação são centrais a uma compreensão psicodinâmica, tanto dos delírios quanto das alucinações. Freud especulou que, nas alucinações e nos delírios, alguma coisa que havia sido esquecida na infância retorna e se força em direção à consciência. Para Freud, a essência era que não existe apenas *método na loucura*, mas também um núcleo de verdade histórica – isto é, delírios contêm, embora de forma distorcida, elementos da história do indivíduo. Essa formulação é relevante para o entrevistador, que não deverá simplesmente descartar a estrutura delirante como "completamente louca", mas ser curioso em relação ao que, de fato, poderá ser o seu significado latente e a qual aspecto da realidade e da história, relevante para a vida do paciente, está contido na elaboração psicótica. Isso poderá ser de grande ajuda nas áreas a serem exploradas depois de o paciente não estar mais psicótico.

Primeiramente, Freud deu atenção à utilização dos mecanismos de defesa de negação e projeção na formação do delírio. (Para maior conhecimento sobre o conceito de Freud da formação do delírio, o leitor deverá consultar o Capítulo 13, "Paciente Paranoide"). Mais tarde, ele percebeu o enorme papel que a agressão desempenha na formação do delírio. Outros desenvolvimentos na compreensão da psicodinâmica das alucinações auditivas e das ideias delirantes enfatizaram a projeção do superego do paciente psicótico. O perseguidor observa e critica o paciente – isto é, representa uma projeção da consciência má do paciente. Este poderá sentir que está sendo controlado, observado e criticado devido aos seus desejos sexuais, que são considerados sujos ou proibidos. Um paciente psicótico lamentou: "Meus pensamentos são obscenos e malignos. Por causa deles, serei punido por Deus. Eu mereço ser perseguido no inferno por causa dos meus desejos sexuais".

Entretanto, os delírios não são todos simplesmente persecutórios. Existem delírios hipocondríacos, de que o corpo está avariado e adoentado de alguma forma, delírios niilísticos de que o mundo está ou será em breve destruído, delírios grandiosos de ser o novo messias ou um indivíduo napoleônico que mudará o mundo.

Paciente esquizofrênico entrevistado na fase não aguda

A esquizofrenia é uma doença crônica, e a maior parte dos contatos clínicos com os pacientes esquizofrênicos ocorrerá na fase não aguda da doença. Além disso, muitos pacientes esquizofrênicos apresentam um início insidioso e gradual da sua doença. Em geral, esse tipo de paciente não é entrevistado pelo médico na fase agitada aguda descrita anteriormente. Seu retraimento do mundo e o aumento do isolamento social, juntamente com a tendência de esconder ideias delirantes, poderão levar a uma evolução da doença não percebida pelo médico por meses ou anos.

Os familiares desses pacientes, às vezes, conspiram na forma de negação, atribuindo o comportamento estranho e retraído crescente do paciente à "excentricidade". Nesses casos, de negação familiar, a ajuda somente será procurada quando o comportamento do paciente alcançar um limite insustentável.

Os pacientes esquizofrênicos apresentam os mesmo problemas e conflitos que os indivíduos neuróticos ou normais – esperanças e medos em relação a família, trabalho, sexo, idade, doença, etc. O esquizofrênico é um indivíduo com uma forma incomum de pensar, sentir e conversar sobre os mesmos assuntos que todos nós pensamos, sentimos e falamos. Frequentemente o entrevistador pode exercer sua mais valiosa função por meio desse reconhecimento, relacionando-se com o paciente como uma pessoa única e importante.

Distúrbios do afeto

O paciente esquizofrênico poderá apresentar um distúrbio na regulação e na expressão de seu afeto ou de suas emoções. Normalmente o entrevistador considera as respostas afetivas do paciente como um guia de como este está se relacionando com ele; consequentemente, deverá ajustar-se ao modo de comunicação afetiva do paciente. Com o paciente esquizofrênico, a experiência emocional subjetiva poderá estar reduzida, plana ou embotada. Além disso, ele poderá ter dificuldade de expressar e de comunicar as respostas emocionais conscientes. Há uma perda das graduações mais sutis na modulação do sentimento, e a emocionalidade que emerge poderá parecer exagerada. Sentimentos calorosos e positivos são esporádicos e não confiáveis. De alguma forma, o paciente os teme, como se a sua existência independente e contínua pudesse ser ameaçada caso sinta ternura por outra pessoa. Quando a afeição se manifesta, ela frequentemente está direcionada para um objeto incomum. Um paciente esquizofrênico poderá ter um sentimento positivo por seu animal de estimação, por alguém com quem tenha pouco contato real ou que outras pessoas possam considerar como estando muito abaixo da sua posição social. Uma jovem esquizofrênica alegou não se preocupar com sua família, mas estava intensamente envolvida com seu gato.

Alguns pacientes esquizofrênicos se queixam que sentem como se estivessem desempenhando apenas um papel ou que as outras pessoas parecem atores. Esse fenômeno também poderá ser observado nos pacientes com transtorno da personalidade. A sensação de estar representando resulta de uma defesa do paciente de se isolar emocionalmente em resposta a uma situação perturbadora. Dessa forma, permanece distante tanto dos seus próprios sentimentos quanto dos sentimentos dos outros. Isso é comum nos pacientes com personalidade *borderline*. Os com personalidade histriônica ou antissocial também podem parecer desempenhar um papel, mas esse fato raramente é descrito pelo próprio paciente; nesse caso, isso é observado pelo entrevistador, que percebe o falso *self* do paciente.

Os componentes físicos e corporais do afeto poderão tomar uma importância central nos esquizofrênicos. Esses componentes afetivos naturalmente estão presentes em todas as pessoas, embora muitas vezes ocorram sem a consciência subjetiva. Com frequência, o paciente estará totalmente consciente deles, mas negará sua importância emocional e irá explicá-los como resposta a um estímulo físico. Dessa forma, um paciente esquizofrênico ansioso poderá atribuir as inúmeras gotas de suor em sua testa ao calor da sala, ou um paciente entristecido poderá enxugar suas lágrimas, justificando que algo caiu em seus olhos.

O entrevistador poderá achar difícil ser empático ou mesmo, não acreditar nas suas próprias respostas empáticas dadas ao paciente. O afeto que espera encontrar no paciente não surge, e os sinais que normalmente o ajudam a compreender os sentimentos deste não existem ou não são confiáveis. Uma entrevista psiquiátrica bem-sucedida sempre envolve comunicação emocionalmente significativa e, se o paciente parecer ter um afeto mínimo, o problema será despertar e obter esse afeto, enquanto se tolera o nível de sentimento do paciente e se evita criticar ou desafiar sua capacidade defensiva. Alguns terapeutas empregam métodos drásticos ou incomuns para desenvolver um intercâmbio afetivo com pacientes com pouco afeto. Eles acreditam que devem usar seus próprios sentimentos como estímulo, antes de o paciente permitir o desenvolvimento de uma interação emocional. Essa forma é preferível a uma técnica passiva de neutralidade emocional que permite que a entrevista se desenrole sem emoção, mas o entrevistador deverá monitorar constantemente a diferença entre o que está sendo evitado e o que não é possível para o paciente compreender.

O entrevistador iniciante reluta em empregar seus próprios sentimentos de forma tão ativa. Ele teme criar problemas ou perturbar o paciente e está preocupado em, inadvertidamente, revelar muita coisa a seu respeito. De fato, poderá cometer erros, mas se estes o ajudarem a criar um intercâmbio afetivo onde não havia nenhum, eles poderão ser preferíveis a uma abordagem mais segura mas emocionalmente insípida.

Os sentimentos do paciente poderão parecer inadequados ao conteúdo aparente do seu pensamento, para a situação da entrevista ou para ambos. Entretanto, as respostas emocionais serão sempre adequadas à experiência interior do paciente, embora ela possa estar oculta para o entrevistador. Depois de identificar as emoções do paciente, a tarefa do entrevistador é descobrir e identificar os pensamentos que estão relacionados a estas. Frequentemente o paciente respondeu a algo que parece ser trivial ou incomum ao entrevistador. Este entenderá melhor o paciente se tentar desvendar o significado das suas reações à medida que ele as vivencia. O entrevistador não deverá esperar respostas emocionais convencionais de um paciente esquizofrênico; este poderá sentir essa expectativa e reagir ocultando suas emoções verdadeiras. Por exemplo, se um conhecido falou da morte recente da sua mãe, a resposta espontânea seria de empatia e de uma manifestação de solidariedade em compartilhar a experiência de pesar. A resposta do entrevistador para a maior parte dos pacientes seria similar. Entretanto, isso poderá perturbar o paciente esquizofrênico, porque, para ele, isso indicaria que o entrevistador esperava uma resposta diferente dos seus reais sentimentos. O paciente então reagirá com evasão e retraimento, sendo incapaz de corrigir o erro do entrevistador. Seus verdadeiros sentimentos não seriam revelados. Uma pergunta, de forma aberta, sobre os sentimentos do paciente irá permitir uma maior liberdade na sua resposta.

Distúrbios do pensamento

Com frequência, o paciente esquizofrênico apresenta dificuldade em organizar seus pensamentos de acordo com as regras usuais de lógica e realidade. Suas ideias poderão surgir em uma sequência confusa e desordenada. Todo aspecto concebível de organização é potencialmente defeituoso, como exemplificado pela perda de associações, tangencialidade, circunstancialidade, irrelevância, incoerência, etc.

A desorganização do pensamento e da comunicação não é aleatória. Embora a etiologia dessas dificuldades possa ser explicada biologicamente, o processo de desorganização poderá ser mais bem entendido em uma estrutura dinâmica. A desorganização obscurece e confunde, e aparece quando o paciente vivencia uma ansiedade emergente. A confusão do paciente serve como uma defesa, porque obscurece um assunto desconfortável.

Esses defeitos cognitivos apresentam também efeitos interpessoais secundários. A circunstancialidade e a tangencialidade tendem a distanciar e irritar o ouvinte e, por isso, poderão tornar-se um veículo para a expressão de hostilidade. O afrouxamento das associações e a incoerência evidentes despertam empatia, embora ao custo de acentuar a diferença do paciente em relação a outras pessoas e provocar seu isolamento social. Esses efeitos poderão ser explorados, normalmente de forma inconsciente, pelo paciente. Em geral não deverão ser interpretados de forma precoce no tratamento, porque representam um ganho secundário mínimo que ajuda a compensar uma perda primária maior. Mais tarde, poderão tornar-se uma fonte importante de resistência que deverá ser trabalhada.

O paciente esquizofrênico também poderá apresentar dificuldade com o aspecto simbólico da linguagem, manifestada por sua tendência ao pensamento inadequadamente concreto ou abstrato. Não apenas as conexões entre as palavras são perturbadas, mas as próprias palavras poderão apresentar inúmeros significados diferentes daqueles normalmente aceitos pelas demais pessoas; além disso, as palavras poderão vir a ser importantes por si só, em vez de servirem como símbolos para os pensamentos subjacentes. Com frequência o paciente interpretará as palavras do entrevistador de uma forma singularmente literal, como na ocasião em que um paciente foi questionado sobre o que o levara ao hospital e respondeu que tinha ido de ônibus. Às vezes, o contrário poderá acontecer, como quando um estudante universitário, que se encontrava agudamente psicótico, queixou-se de um medo: "Meu comportamento violou o imperativo categórico". Passaram-se várias horas até ele revelar que estava preocupado com os impulsos masturbatórios. Ele transformara seus sentimentos de culpa em ruminações a respeito dos sistemas filosóficos abstratos que lidavam com o certo e o errado. No momento em que ele visitou o entrevistador, eram os sistemas filosóficos, e não os pensamentos sexuais, que conscientemente o preocupavam. As funções de linguagem, que em geral são autônomas, poderão ficar envolvidas por sentimentos sexuais ou agressivos. Aparentemente, a cada dia as palavras cotidianas adquirem significados especiais. Uma jovem mulher esquizofrênica ficou constrangida quando a palavra "perna" foi usada na sua presença, porque viu nisso um significado sexual.

Além da dificuldade de organizar seus pensamentos e de manter um nível adequado de abstração, o paciente esquizofrênico poderá enfatizar características obscuras, enquanto ignora assuntos principais. Por exemplo, um homem hospitalizado com delírios paranoides, que havia trabalhado anteriormente como advogado, envolveu-se em uma campanha para a retirada dos Estados Unidos das Nações Unidas, escrevendo cartas ao presidente e aos membros do Congresso. Ao mesmo tempo, não tinha interesse em recuperar seu emprego regular ou mesmo em participar de atividades políticas mais tradicionais. Outro paciente esquizofrênico, um funcionário dos Correios, que desenvolvera asma, passou vários anos colecionando atestados das condições da poeira à qual ele havia se exposto durante o seu trabalho. Seus problemas reais com sua saúde, com sua família e com sua ocupação eram ignorados enquanto perseguia uma pequena compensação pela relativa incapacidade. Quando, finalmente, sua persistência foi recompensada, ele ficou ainda mais desorganizado.

O paciente esquizofrênico poderá gastar muito tempo preocupando-se com fantasias com conteúdos incomuns, mas que apresentam um significado especial para ele. Se confiar o suficiente no entrevistador para lhe revelar suas fantasias, estas poderão trazer informações valiosas em relação à sua vida emocional. No entanto, muitas vezes o paciente tem medo de expor suas fantasias aos outros. Para o paciente esquizofrênico, assim como para outras pessoas, as fantasias representam um refúgio da realidade e uma tentativa de resolver os problemas, construindo um mundo particular. Porém, essa função universal da fantasia poderá ser menos aparente devido ao uso personalizado dos símbolos pelo paciente e ao seu peculiar estilo de pensar. Além disso, ele não tem certeza de onde a fantasia termina. Às vezes, seu comportamento evidente só pode ser compreendido segundo a sua realidade interna. A natureza idiossincrática da fantasia poderá desviar o entrevistador do seu significado dinâmico. Em geral, é melhor que a exploração psicoterapêutica das origens dinâmicas das fantasias seja adiada para uma fase posterior no tratamento, porque o foco prematuro na vida fantasiosa poderá prejudicar seu contato com a realidade. A função psicológica da vida fantasiosa do paciente é ilustrada por um jovem homem que passou muitas horas planejando viagens para outros planetas e desenvolvendo métodos de comunicação com seres alienígenas. Sua vida na Terra era solitária, e ele tinha problemas em dominar a arte de comunicação mais simplória com amigos e familiares.

O paciente esquizofrênico poderá desenvolver sistemas mais complexos de ideias, mundos inteiramente seus, se suas fantasias forem elaboradas. Quando o teste de realidade está intacto, suas fantasias estão confinadas à sua vida mental, mas se o paciente for incapaz de diferenciar a fantasia da realidade, a fantasia se torna a base de um delírio. Frequentemente essas ideias são de natureza religiosa ou filosófica. À medida que o paciente luta com a natureza da sua própria existência, essas lutas são generalizadas para questões relacionadas ao significado do universo. A religiosidade é um sintoma comum; com frequência, os pacientes esquizofrênicos se voltam para os estudos da religião ou da filosofia existencial antes de procurarem tratamento mais diretamente. Indivíduos menos sofisticados poderão envolver-se profundamente em sua igreja, sinagoga ou mesquita, sendo comum darem mais ênfase às questões fundamentais da teologia do que às atividades diárias da congregação. A preocupação com a existência de Deus é um exemplo típico. O paciente mais delirante poderá estar convicto de que recebe mensagens de Deus ou de que tem uma relação especial com Ele.

Distúrbios do comportamento

O paciente cronicamente esquizofrênico com sintomas negativos acentuados poderá ter falta de iniciativa e de motivação. Ele parece não se importar com o que acontece e não está interessado em fazer nada, com medo de que qualquer atividade possa revelá-lo como uma pessoa inadequada ou incompetente. Seus problemas óbvios parecem afligir muito mais a sua família ou o entrevistador do que a ele mesmo. Assim como a aparente ausência de afeto, a aparente ausência de objetivo ou de motivação poderá dar ao paciente o ganho secundário de evitar o desconforto. No entanto, muitas vezes isso leva à frustração e à falta de esperança nos outros, aumentando ainda mais o isolamento do paciente. Às vezes, o entrevistador pode superar essa defesa, buscando por aquelas áreas em que o paciente permanece capaz de reconhecer um envolvimento e, ao mesmo tempo, explorando os medos que inibem seu interesse por outros aspectos da sua vida.

Distúrbios nas relações interpessoais

O paciente cronicamente esquizofrênico poderá apresentar dificuldade em relacionar-se com os demais. A psicoterapia dinâmica utiliza a exploração da transferência como uma ferramenta importante para ajudar o paciente neurótico a compreender seus conflitos e a modificar seus padrões de comportamento. Isso pressupõe que o paciente tenha uma relação não neurótica simultânea com o médico que lhe permite olhar para seus sentimentos de transferência objetivamente. Houve um tempo em que se pensava que o paciente esquizofrênico não estabelecia uma relação de transferência e, por isso, não poderia ser tratado pela psicoterapia psicodinâmica. Na verdade, muitas vezes ele estabelece rapidamente uma intensa transferência, mas os sentimentos resultantes poderão ameaçar a aliança básica entre paciente e terapeuta. O maior problema é manter a aliança terapêutica e, em vista disso, as interpretações das origens neuróticas da transferência deverão estar focadas naquelas que fortalecem a aliança terapêutica.

Com frequência, um parente próximo do paciente esquizofrênico busca ajuda de um profissional com o objetivo de compreender melhor uma filha, um filho ou o cônjuge:

> Um homem com pouco mais de 60 anos tinha um filho cronicamente esquizofrênico de 40 anos de idade. Ele se queixou com seu consultor que havia convidado o filho para ir a um restaurante refinado. Este tentou ser adequado para agradar ao pai, que ralhou severamente com ele por estar usando um par de tênis sujo com seu terno azul. O homem acrescentou que estava envergonhado e humilhado com o comportamento do filho. O consultor perguntou como ele entendia tal comportamento, ao que respondeu: "Ele fez isso para me irritar. Disse-lhe que era um lugar fino e para usar um terno. Você acha que fui muito duro com ele?". O entrevistador respondeu: "Seu filho não tem emprego ou qualquer outra conexão com o mundo em que ele nasceu, exceto por seu intermédio. Ele tentou lhe agradar, mas sentiu-se alienado de si mesmo, disfarçado como uma pessoa normal. Aqueles tênis sujos são um reflexo da sua identidade interior". O pai pareceu chocado e perguntou: "Existe alguma coisa que eu possa fazer para consertar a dor que lhe causei?". "Sim", respondeu o entrevistador: "Você poderá pedir desculpas, compartilhar com ele sua atual compreensão sobre os tênis sujos e convidá-lo para outro jantar". Duas semanas depois, o homem convidou novamente o filho para o restaurante, dessa vez sem dar instruções. Seu filho chegou com o mesmo terno azul, mas calçando um novo par de tênis de marca. A interação levou a uma troca comovente entre pai e filho.

Assertividade, agressão e luta pelo poder e pelo controle

Algumas vezes, o paciente esquizofrênico nutre sentimentos hostis e de raiva que sente como esmagadores. Ele fica ansioso para que esses sentimentos não surjam e para que não lhe seja permitido destruir os outros. Normalmente, ele suprime sua capacidade assertiva saudável junto com sua raiva violenta. Muitas vezes, seu julgamento é precário na avaliação tanto de seu potencial destrutivo quanto da sua habilidade de controlá-lo. Apesar de o resultado usual ser uma excessiva inibição, existem momentos em que esse temor parece estar bem-fundamentado, e o paciente poderá ser capaz de praticar a violência. A terapia tenta desenvolver a consciência e a integração do paciente tanto em relação à sua hostilidade interna quanto aos seus controles, sem forçá-lo a um comportamento assertivo amedrontador e prematuro. Um paciente não conseguia obter a carteira de motorista porque não podia tolerar a frustração e a raiva resultante de ter de esperar na fila. Ele também estava com medo da sua incapacidade de controlar suas respostas. Meses depois, deliberadamente arremessou o carro dos seus pais contra vários veículos estacionados em um supermercado, criando uma cena que mais parecia um campeonato de demolição.

Suicídio e violência

O suicídio é um perigo sempre presente nos pacientes psicóticos. Ele é a principal causa de morte prematura de pacientes esquizofrênicos e bipolares psicóticos. Uma pesquisa cuidadosa da ideação suicida é crucial na entrevista, porque a sua presença mostrou-se preditiva. A maior parte dos pacientes psicóticos não relata espontaneamente a ideação suicida, e o entrevistador deverá ser ativo na entrevista ao questionar sobre a presença e sobre a infiltração dessa ideação na vida mental do paciente. Uma abordagem tática eficaz poderá ser: "Você tem estado tão aflito; gostaria de saber se acha que a vida não vale a pena ser vivida". Se o paciente responder "Realmente, algumas vezes penso se não seria melhor se eu não estivesse por aqui" ou alguma coisa equivalente que poderá ser expressa de uma forma eufemística – por exemplo, "Eu sou um 'peso'" ou "A vida é um tormento" –, isso deverá precipitar uma pesquisa mais direta por parte do entrevistador de como o suicídio poderá se consumar. Se o paciente revelar um plano bem-elaborado, isso alertará o entrevistador de que o suicídio é um perigo iminente. A concomitante presença de sintomatologia depressiva – "O mundo é vazio", "Eu sou um fracasso", "Nada faz sentido", "Não encontro prazer na vida", "Tudo me parece inútil" ou "Minha situação não tem remédio" – também é um sinal de alerta para o entrevistador de que o suicídio é uma possibilidade real.

Alucinações de comando para o suicídio ou para ferir os outros são indicadores críticos de suicídio ou de violência potenciais nos pacientes esquizofrênicos. Apesar de apenas uma pequena minoria de pacientes esquizofrênicos ser violenta, a esquizofrenia está associada a um maior risco de comportamento agressivo. Alguns pacientes esquizofrênicos poderão agir de acordo com seus delírios paranoides, e o entrevistador deverá não apenas explorar empaticamente a natureza dos delírios, mas também investigar se o paciente está tentado tomar alguma atitude em relação às pessoas que ele acha que o estão investigando ou perseguindo de forma prejudicial.

Comorbidades

A comorbidade mais frequente na esquizofrenia é o abuso de substâncias. As pessoas esquizofrênicas apresentam um risco seis vezes maior de desenvolver um transtorno de abuso de substâncias do que a população em geral. É possível que a atração sentida pelo esquizofrênico por substâncias que alteram a mente faça parte de um desejo de controlar e modificar o estado mental doloroso que ele normalmente enfrenta. Contudo, o uso de tais substâncias poderá precipitar a exacerbação do transtorno, e o entrevistador deverá investigar cuidadosamente o uso de drogas ou de álcool pelo paciente, os quais, quando abusados de forma regular, requerem um tratamento específico.

Tanto o alcoolismo quanto o abuso de substâncias são condições comuns de comorbidade na doença bipolar. O uso de substâncias poderá intensificar os estados de humor ou precipitar episódios agudos, e uma cuidadosa investigação deverá ser realizada pelo entrevistador em relação ao uso desses agentes pelo paciente bipolar. A combinação de abuso de álcool e de substâncias com doença bipolar poderá ser especialmente fatal, e o entrevistador deverá monitorar essa questão com grande cuidado. Quando um paciente bipolar deslizar para o lado depressivo do transtorno, o uso de álcool ou de sedativos como automedicação poderão facilmente levar à superdosagem e ao óbito.

CONDUZINDO A ENTREVISTA

Poderá ser difícil estabelecer um *rapport* com um paciente psicótico, mas, como com qualquer outro paciente, essa é a tarefa primária do entrevistador. A intensa sensibilidade do paciente à rejeição pode levá-lo a se proteger por meio do isolamento e do retraimento. Na maior parte das entrevistas psiquiátricas, o paciente é encorajado a revelar seus conflitos e problemas, com um mínimo de intervenção possível por parte do entrevistador. Este serve como uma figura empática neutra que reconhece as necessidades do paciente sem gratificá-las diretamente, evitando se envolver com a vida deste fora das sessões. A entrevista com um paciente psicótico requer modificações, pois ele se sentirá rejeitado se o entrevistador meramente reconhecer suas necessidades. O entrevistador deve transmitir seu entendimento de forma mais ativa, expressando sua própria resposta emocional ou apresentando uma gratificação simbólica para as necessidades do paciente.

O paciente psicótico poderá pedir ao entrevistador que recomende uma cafeteria próxima ao consultório; o terapeuta deverá responder de forma direta, fornecendo a informação sem nenhuma outra interpretação. Por sua vez, com o neurótico, o terapeuta poderá fornecer a informação e também registrar e, possivelmente, interpretar os desejos inconscientes incorporados à solicitação, por exemplo, um desejo de gratificação dependente ou de evitação de um material mais rico em significados. Na fase inicial do trabalho com o paciente psicótico, o entrevistador aceitará qualquer contato emocional limitado possível. O paciente aceitará gratificações por parte do terapeuta, mas somente nos seus próprios termos. O terapeuta deverá aceitar esses termos como uma base para o relacionamento inicial enquanto eles estiverem dentro do domínio da realidade.

Histórias anteriores de hospitalização psiquiátrica, de medicação e de outros tratamentos são áreas importantes a serem investigadas. Isso inclui datas, duração das hospitalizações, nomes e dosagens dos medicamentos. Uma história dos efeitos colaterais também é crucial, porque eles são as maiores razões para os pacientes não cumprirem o plano de tratamento. Um fato ilustrativo ocorreu há alguns anos, quando um colega consultou um de nós a respeito de uma paciente portadora de esquizofrenia crônica, que parecia estar revivenciando sintomas psicóticos:

> O autor ouviu a história e sugeriu que não era o consultor adequado, e que lhe parecia que a paciente deveria procurar um psicofarmacologista. O colega insistiu: "Você é a pessoa certa para ver

essa paciente". O autor aceitou a solicitação e descobriu, após os primeiros 15 minutos de entrevista, que a paciente tinha secretamente descontinuado seus medicamentos devido a efeitos colaterais desagradáveis. O consultor comentou em um tom mais afetuoso: "Você gosta do Dr. A., não gosta?". "Muito!", respondeu a paciente. O entrevistador continuou: "Você não gostaria de desapontá-lo, gostaria?". Ela ficou triste e confessou que tinha descontinuado a medicação. O entrevistador pediu permissão para relatar essa descoberta ao Dr. A. de uma forma que, certamente, não magoaria os sentimentos dele, e disse a ela que o Dr. A. continuaria a ajudá-la com esse problema. Ela tinha mentido para o seu psiquiatra porque: "Ele é tão bonzinho, e sei que se preocupa comigo e deseja me ajudar; não gostaria de magoá-lo por ter rejeitado a medicação". Essa revelação abriu uma área importante para a exploração e para a interpretação psicoterapêutica. Em um tom de brincadeira, o consultor mostrou o relatório ao seu colega, dizendo: "Eu lhe disse que parecia que sua paciente teve problemas com a medicação". Ao que o outro respondeu: "Eu lhe disse que você era o consultor perfeito". Essa não é uma experiência única ou incomum quando se trabalha com pacientes bipolares ou esquizofrênicos.

Paciente psicótico agudo

Embora o paciente psicótico agudo possa, às vezes, se apresentar no consultório do entrevistador após marcar uma consulta, muitos deles são encontrados no departamento de emergência, para onde, frequentemente, são levados pela família, pelos amigos ou por agências sociais.

A agitação do paciente, estimulada por sua ansiedade aguda, com frequência é a característica clínica mais evidente e requer tanto intervenção somática quanto psicológica. A mais importante intervenção psicoterapêutica do entrevistador durante essa fase aguda é a oferta de um suporte psicológico e de um "continente" para os sentimentos disruptivos – o que corresponde a um ego externo para o paciente. Com frequência, o teste de realidade está fragmentado, e o entrevistador, adotando uma abordagem calma, comedida e empática, pode fornecer uma estrutura psicológica externa que ajudará a mitigar o senso de caos interno do paciente. O entrevistador precisará praticar o automonitoramento do perigo de ser "infectado" pela ansiedade desmedida do paciente. Deverá, também, avaliar, de forma racional, o potencial deste para a violência ou para o comportamento autodestrutivo. Em casos extremos, as contenções externas poderão ser necessárias para impedir o paciente de apresentar ataques de violência, fugas ou tentativas de suicídio.

Quando a fase aguda e agitada declinar, o entrevistador poderá começar a exploração do evento precipitador. Que fatores, intrapsíquicos ou contextuais, dispararam o início da doença? Uma pesquisa cuidadosa quanto ao uso de drogas deverá ser feita junto ao paciente, se possível, ou junto a seus amigos e familiares, porque muitos agentes – como cocaína, metanfetamina e fenciclidina – podem induzir uma psicose aguda. O entrevistador deverá discernir, em meio ao caos da psicose aguda do paciente, a sequência e o papel dos eventos, conflitos e perdas simbólicas ou reais que possam ter levado à doença aguda. O paciente psicótico poderá ser portador de uma diátese* biológica para a doença, mas, nor-

---

* N. de T. Diátese – Disposição geral em virtude da qual um indivíduo é atacado de várias afecções locais da mesma natureza; predisposição mórbida.

malmente, precipitadores ambientais estão envolvidos no seu surgimento ou nas exacerbações agudas. Um exemplo é o do jovem psicótico agudo que afirmou, pensativo: "Eu vou me casar em dois meses. Pode ser que isso me enlouqueça. O casamento me apavora, apesar de amar minha noiva". Esse paciente estava, de fato, apavorado com a evolução desse passo. Cada marco no desenvolvimento envolve ganhos e perdas. No caso desse paciente, a perda era a de ser uma criança adorada, com pais onipotentes, que sempre o protegiam. Ele estava dividido entre o desejo de ser criança e sua atração pela noiva e seu desejo de crescer. Esse conflito, combinado com uma vulnerabilidade genética, realmente o levou à "loucura".

Uma pesquisa cuidadosa da natureza dos delírios poderá ser muito produtiva no entendimento dos pacientes esquizofrênicos agudos e crônicos. O delírio dá um acesso especial para conhecer o paciente, porque ele incorpora seus desejos e suas preocupações centrais. O delírio é uma criação especial, muito semelhante a um sonho, que, nas palavras de Freud, é "a estrada real para o inconsciente". Para o paciente, o delírio explica tudo. Não se trata de uma crença falsa, um fenômeno universal na psicologia normal humana, mas de um sistema de crenças fixo, mantido defensivamente, ao qual o paciente se adere a despeito das evidências em contrário. O entrevistador não deverá debater com o paciente a respeito da irracionalidade do delírio, mas ser curioso em relação a seu conteúdo e a seu vasto significado para o paciente. Ele é uma criação com um importante significado individual.

O comportamento bizarro de um paciente psicótico agudo regressivo produz um efeito desconcertante na maior parte dos entrevistadores. O paciente poderá sentar-se no chão, no canto da sala, segurando seu casaco sobre a cabeça, ou interromper constantemente o entrevistador para conversar com uma terceira pessoa inexistente. O terapeuta poderá ajudá-lo a controlar esse comportamento e a promover o *rapport* ao indicar que ele espera alguma coisa diferente. Se o comportamento não perturbar o médico, ele poderá mencionar: "Está me dizendo que alguém acha que você está louco?". Outro entrevistador poderá sentar-se no chão, no canto, junto ao paciente. Isso indicará que não está impressionado nem intimidado com o comportamento do paciente. Se o entrevistador ficar perturbado, é melhor explorar primeiramente os aspectos hostis ou provocadores do comportamento do paciente. O impacto da comunicação de expectativas pelo profissional em saúde mental é ilustrado pelo entrevistador que foi chamado ao departamento de emergência para ver um paciente psicótico agudo que estava parado em um canto, gritando para os atendentes: "Arrependam-se de seus pecados... Jesus salva!". O entrevistador interrompeu-o e disse: "Você terá de sentar-se e parar de gritar por alguns minutos, para que possamos conversar". O paciente respondeu prontamente à expectativa do entrevistador de um comportamento social normal.

O comportamento do paciente poderá incluir exigências inapropriadas para o entrevistador. Ele poderá entrar no consultório e, sem tirar seu sobretudo e seus dois suéteres, solicitar que o terapeuta desligue o aquecedor e abra as janelas, porque poderá ficar superaquecido e pegar um resfriado quando voltar à rua. O entrevistador é aconselhado a não ceder a demandas irrealistas. Na exploração do conteúdo de um sistema delirante, poderá perguntar acerca de seus detalhes, como se achasse que o delírio é uma realidade. Ao demonstrar um genuíno interesse pelo conteúdo dos delírios, é importante que o entrevistador não sugira que acredita neles. No caso recém-mencionado, ele poderia perguntar ao paciente se sua mãe costumava alertá-lo para não pegar um resfriado quando fosse à rua depois de estar em um lugar muito aquecido. Se a pergunta for produtiva, o entrevistador poderá indagar sobre os sentimentos que acompanhavam essa experiência.

Se o paciente exibir um comportamento destrutivo, o entrevistador deverá impedi-lo de continuar a danificar a sua propriedade ou a do hospital, porque não será benéfico permitir-lhe que infrinja os direitos dos outros. O paciente que teve permissão para continuar com esse comportamento ficará envergonhado e sentindo-se culpado quando ficar menos psicótico e justificadamente zangado com o entrevistador que não empregou os controles necessários.

Desenvolvimento da aliança terapêutica

O mais comum dos problemas encontrados nas entrevistas com pacientes psicóticos envolve as consequências da sua desorganização interna. Além disso, a dificuldade do paciente psicótico em organizar seus pensamentos poderá ser usada defensivamente para evitar a comunicação com as demais pessoas. Por exemplo, um paciente psicótico poderá falar livremente no início da entrevista, manifestando pouca ansiedade ou hesitação; contudo, o entrevistador logo encontrará dificuldades em seguir a linha da conversação. O paciente inicia respondendo a uma pergunta, mas, em seguida, abandona o assunto. O entrevistador poderá responder com confusão, enfado ou irritação. Com frequência ele não reconhece que o paciente mudou de assunto até que este esteja no meio de um novo tópico. Em outras ocasiões, o paciente aparentará ter aderido ao assunto em pauta; suas palavras e, até mesmo, suas sentenças fazem sentido, mas, de alguma forma, não parecem se encaixar. Essa desorganização testa o interesse e a atenção do entrevistador e serve para bloquear uma comunicação efetiva. O entrevistador deverá revelar sua dificuldade em compreender o paciente em vez de responder, como na maioria das situações sociais, com um entendimento dissimulado e enfado escondido, ansiosamente antecipando o fim do contato. Ele poderá auxiliar o paciente evitando afirmações que tendam a repreendê-lo ou que sugiram que ele seja o responsável pela falta de entendimento do terapeuta. Em vez de dizer "Você não está sendo claro", deverá dizer: "Eu estou com alguma dificuldade de acompanhar o que você está dizendo". Da mesma forma, "Eu não entendi como chegamos a esse assunto" é preferível a "Por que você fica mudando de assunto?".

Mesmo sendo possível compreender o conteúdo desorganizado da comunicação do paciente, é importante lidar com o processo de desorganização e seus efeitos sobre o desenvolvimento do relacionamento entre o entrevistador e o paciente. Objetivos de longo prazo do tratamento incluem ajudar o paciente a comunicar-se de forma mais efetiva com outras pessoas da sua vida, bem como com o terapeuta.

A desorganização é, algumas vezes, aparente nos primeiros minutos da entrevista. O paciente poderá ser incapaz de descrever a queixa principal e dizer: "Eu não tenho me sentido bem ultimamente" ou indicar que um de seus parentes mais próximos pensa que ele deveria consultar o entrevistador. Um jovem rapaz veio ao departamento de emergência do hospital tarde da noite solicitando ver um psiquiatra, mas era incapaz de formular qualquer problema específico; simplesmente afirmava que estava perturbado. Sua face inexpressiva e seu olhar vago sugeriam uma doença psicótica. Quando o entrevistador perguntou diretamente sobre sua vida atual, ele revelou que acabara de chegar de uma viagem de negócios e que descobrira que sua esposa tinha pego seus filhos pequenos e saído de casa. Sentia-se em pânico e desamparado, mas em sua própria mente não conectava esses sentimentos com os eventos traumáticos que acabara de experimentar.

Quando um paciente responder a uma pergunta de abertura de forma vaga, é aconselhável indagar se ele próprio decidiu consultar um médico. Se ele sinalizar que não foi ideia sua, o entrevistador poderá explorar por que outra pessoa achou que esse tipo de consulta era indicada. Além disso, o entrevistador poderá perguntar se o paciente achou que foi "arrastado contra sua vontade" ou pressionado a vir. Empatizar com os ressentimentos do paciente a respeito desses processos facilitará o *rapport* inicial.

O entrevistador poderá então perguntar se essa é a primeira vez que o paciente consulta um psiquiatra. Se não, os contatos anteriores deverão ser cuidadosamente explorados. Na discussão dos contatos psiquiátricos anteriores, é importante um questionamento específico sobre as hospitalizações psiquiátricas anteriores. Muitas vezes os pacientes psicóticos sinalizam que houve hospitalizações anteriores, mas parecem incapazes de descrever o que os levou a elas. O entrevistador poderá perguntar sobre as circunstâncias da hospitalização e sobre os sintomas. É apropriado perguntar sobre uma história anterior de sintomas secundários a cada paciente francamente psicótico. Ao fazer essas perguntas, o entrevistador comunicará seu interesse em compreender o paciente em vez de demonstrar interesse em estabelecer um diagnóstico. Por exemplo, em vez de simplesmente perguntar ao paciente se ele ouvia vozes, deverá questionar o que elas diziam, como ele as interpretava e o que acha que causou essas experiências. Se o paciente descrever os sintomas de episódios psicóticos anteriores, o entrevistador poderá perguntar a respeito de sua recorrência no presente. Em relação aos delírios deverá perguntar quais são as crenças, qual é o seu grau de sistematização e elaboração, como o paciente acha que as outras pessoas veem suas convicções e o grau de certeza que ele tem da sua convicção no delírio.

O entrevistador auxilia ativamente o paciente psicótico a definir problemas e a focar questões. Isso também é válido para o paciente que não possui uma desorganização grave dos seus processos de raciocínio. A despeito desses esforços, alguns pacientes permanecem incapazes de identificar o problema que é o tema da entrevista. O entrevistador poderá ajudá-los buscando precipitadores específicos da razão da consulta. Perguntas como "Qual foi a gota-d'água?" ou "Por que você veio hoje e não na semana passada?" poderão ajudar. Por exemplo, se o paciente comunica que tem dificuldades de encontrar um emprego, o entrevistador tentará pinçar qual é a dificuldade específica encontrada; poderá, gradualmente, deslocar o foco de um problema externo ambiental para uma questão intrapsíquica. Frequentemente isso envolverá comentários interpretativos a respeito de estresses precipitadores da vida atual do paciente. Como ilustração, o entrevistador poderá dizer: "Parece que seus problemas no trabalho começaram no momento em que sua esposa ficou doente. É possível que isso o tenha perturbado de alguma forma?".

É fácil negligenciar as habilidades adaptativas do paciente psicótico. Ao focar a entrevista, o entrevistador deverá direcionar a atenção para as qualidades do paciente e para suas áreas do funcionamento saudável, assim como para sua patologia. A ênfase da entrevista, por conseguinte, mudará da exposição das deficiências do paciente para o apoio às suas tentativas de enfrentar os estresses da vida e os conflitos dentro de si mesmo. Isso também envolverá uma avaliação da situação de vida do paciente. Com quem ele vive? Qual é a natureza de seus relacionamentos? O paciente consegue cuidar de si próprio, pagar suas contas, cozinhar e tomar os remédios? O que ele tem feito ultimamente que o deixa feliz? Quais são os seus interesses?

A entrevista poderá parecer errática ou sem propósito a despeito das tentativas do entrevistador de prover uma estrutura. Nessa situação, o entrevistador busca por tópicos ou temas que ocorram repetidamente, mesmo que possam não ocorrer de forma sequenciada na entrevista. Assim, o entrevistador poderá dizer: "Você vive voltando ao problema com seu chefe. Eu acho que isso está em sua mente". Mesmo que a interpretação seja imprecisa, esse comentário indicará um interesse em buscar o significado dos pensamentos do paciente em vez de trata-los como produções incoerentes. A precisão é apenas um determinante do efeito de qualquer interpretação. O momento, o tato e o significado transferencial da atividade interpretativa são todos fatores importantes que influenciam o impacto dessa atividade. O paciente poderá ser ajudado por meio da observação de como o entrevistador tenta determinar o que está acontecendo, independentemente da tentativa ser bem-sucedida ou não. Somado a isso, o terapeuta tentará demonstrar que está interessado em compreender, muito mais do que julgar ou condenar. A precisão se torna cada vez mais importante à medida que o paciente aprende a confiar no terapeuta e a usar as descobertas que fez na terapia. Esse processo é particularmente lento com pacientes psicóticos e, por isso, é um erro do terapeuta eximir-se das atividades interpretativas no início do tratamento, por não estar seguro do que está acontecendo. Se ele estiver aberto em relação à sua incerteza e convidar o paciente a se juntar a ele nessa busca pelo significado, o desenvolvimento de uma aliança terapêutica será favorecido mesmo que sua interpretação esteja errada. Frases como "Eu não estou certo se compreendi totalmente o que aconteceu aqui, mas me parece que..." ou "Estou certo de que isso é apenas uma parte, mas pode ser que..." são válidas.

Conforme o paciente se torna mais próximo do entrevistador, ele poderá revelar um grau surpreendente de *insight* sobre o significado social de seu processo de pensamento desorganizado. Por exemplo, uma jovem explicou que, quando outra pessoa acenava em concordância, apesar de ela saber que essa pessoa não a entendia de fato, sua comunicação se tornava ainda mais difusa e incoerente.

Alguns pacientes expressam um transtorno emocional agudo associado à desorganização de seus processos de pensamento. O entrevistador primeiramente trabalhará com os sentimentos do paciente. Ele utilizará qualquer comunicação que pareça estar relacionada com o tom geral do sentimento do paciente e ligará isso à emoção demonstrada por este. Por exemplo, uma mulher agitada e perturbada apareceu no departamento de emergência do hospital resmungando incoerentemente. O entrevistador indagou, de forma empática, sobre o que ela estava resmungando, afirmando que se ele pudesse ouvir suas palavras, talvez pudesse compreender o que estava acontecendo. Ela ficou mais coerente e revelou que seu marido a havia abandonado e que estava proferindo uma "maldição" contra ele, de forma que ele tivesse uma morte horrível por causa do seu comportamento cruel para com ela e com os filhos. Após essa revelação, ela se acalmou consideravelmente.

PAPEL DO ENTREVISTADOR

O distúrbio do afeto do paciente leva a uma extensão do papel tradicional do entrevistador. O paciente poderá ser mais capaz de expressar suas emoções em resposta a alguma expressão similar por parte do entrevistador. Assim, este seguirá as pistas emocionais do paciente, as quais serão utilizadas para desenvolver o tom afetivo da entrevista. Essas pistas do paciente poderão ser difíceis de detectar, e o entrevistador poderá ter de assumir uma postura ativa para ajudá-lo tanto a experimentar quanto a expressar seus próprios sentimentos. Ele poderá verificar diretamente se o paciente está expressando algum sentimento particular, perguntando, por exemplo: "Você está zangado nesse momento?". Frequentemente o paciente responderá a essa intervenção com uma total negação de qualquer sentimento similar ao sugerido pelo entrevistador. Após a aceitação de que poderá estar errado, o entrevistador poderá discutir suas dificuldades em determinar os sentimentos do paciente. Isso levará a um exame dos aspectos motivacionais das defesas do paciente contra o sentimento, em vez de a uma discussão a respeito de quem conhece melhor sobre o seu estado mental interno. Se esse tipo de exploração for prematuro, o entrevistador poderá deixar esse assunto para mais tarde. É comum o paciente psicótico negar vigorosamente a resposta sugerida pelo entrevistador e, em seguida, semanas ou meses depois, referir-se ao episódio como se sempre estivesse em completa concordância.

Existem ocasiões em que o entrevistador não tem a menor ideia do que o paciente está sentindo, e a entrevista parece aborrecida e estagnada. A estagnação e a falta de interação reforçam a sensação de solidão, isolamento e alienação do paciente. Em tais situações, o entrevistador poderá utilizar sua própria resposta emocional como um guia para prosseguir com a condução da entrevista. Para ilustrar, o entrevistador poderá dizer: "À medida que presto atenção à descrição de sua vida, sinto um enfado e uma solidão me invadirem. Talvez você esteja sentindo o mesmo" ou "Para mim é como se sua vida estivesse sem um propósito e cheia de detalhes sem sentido. Já houve algum período em que isso não era assim?".

Quando o tratamento progredir o suficiente, o entrevistador poderá modificar seu papel de outras formas. Por exemplo, um paciente poderá vir até o consultório e comentar: "Está um lindo dia lá fora!". O entrevistador, que desenvolveu um relacionamento estável positivo com ele, poderá concordar e acrescentar: "Não será melhor sairmos para uma volta?". A sugestão espontânea para a troca de rotina abre áreas de rigidez no paciente, expõe o medo de obter prazer proibido ou inicia uma discussão sobre sua percepção do terapeuta como uma pessoa real. Se ele for capaz de aceitar esse tipo de contato, será uma oportunidade para compartilhar uma nova experiência. O terapeuta deverá sentir-se confortável antes de fazer essa sugestão ou o paciente perceberá e interpretará seu desconforto como indicativo de que o terapeuta está envergonhado de ser visto em público com ele. Nessa situação, a paciente respondeu à sugestão do entrevistador afirmando: "Provavelmente você possui colegas nessa vizinhança. E se um deles o ver caminhando comigo?". O entrevistador respondeu: "Sim, e daí?". "Eles ficarão se perguntando o que você está fazendo caminhando com essa velha senhora." Essa troca levou a uma discussão produtiva enquanto caminhavam.

Interpretações dos padrões defensivos

Com a capacidade do ego enfraquecida para a repressão, o paciente psicótico poderá revelar um material inconsciente na entrevista inicial que levaria meses para ser obtido de um paciente neurótico. É comum que o entrevistador iniciante fique intrigado por ouvir o paciente discutir conflitos que, normalmente, são inconscientes, nos mesmos termos que aparecem nos livros. Contudo, o *insight* intelectual do paciente do seu inconsciente não deverá ser encorajado, porque essa é uma manifestação da psicopatologia básica. O paciente psicótico poderá sentir que o entrevistador ficou intrigado e continuar a produzir esse tipo de material de forma a manter o seu interesse. O entrevistador responderá melhor a esse tipo de produção perguntando ao paciente se ele se sentiu ajudado em sua tentativa de compreender seu "complexo de Édipo" ou qualquer outro termo que o paciente possa ter usado. Se o paciente sinalizar que não, o entrevistador poderá perguntar por que ele deseja discutir esse tópico ou sugerir que direcione sua atenção para alguma outra área que seja de melhor proveito, enquanto reconhece que o paciente está tentando ser cooperativo com a terapia.

É valioso explorar o dia a dia da vida do paciente psicótico, porque ele tem dificuldades com esses aspectos da vida que o levam a um recolhimento defensivo e a um mundo próprio. Por exemplo, uma jovem psicótica veio para a sessão após uma volta pelo *shopping* que a deixou bastante deprimida. Ela ficou silenciosa nos primeiros 10 minutos, mas, com o encorajamento do entrevistador, contou sua conversa com uma vendedora, e ficou claro que ela tinha sido forçada a comprar alguma coisa que não queria pelo fato de sentir-se culpada por estar tomando o tempo da vendedora. Ela estava completamente inconsciente da sua resposta ou da raiva e do retraimento que se seguiram, sentindo apenas uma sensação de melancolia. Contudo, foi capaz de relatar esses eventos em detalhes, e, com a ajuda do terapeuta, também reconstruiu e reexperimentou suas respostas emocionais. Padrões como esse requererão várias novas experiências de natureza similar até que o paciente adquira o padrão psicológico necessário para extinguir o jeito antigo.

Em algumas ocasiões, a compreensão bem-sucedida do entrevistador de algum aspecto da fantasia privada da vida do paciente poderá intensificar o medo deste de ter sua mente lida e da perda da sua identidade. Ele poderá recuar para uma postura defensiva, e sua comunicação ficará mais obscura. É importante que o entrevistador reconheça sua inabilidade de compreensão, porque isso reassegurará ao paciente que ele é capaz de estabelecer uma identidade separada, sem se fundir em um único ser com o entrevistador.

> Uma jovem gravemente perturbada havia desenvolvido um forte e positivo laço com seu terapeuta após vários anos de trabalho. Um dia ela apresentou um sonho, um evento raro no tratamento, relativo à sua raiva para com um professor da escola que prestava menos atenção a ela do que a seus colegas. Como era característico, ela não fez qualquer associação ao sonho. O terapeuta intuitivamente o entendeu tão logo o ouviu, reconhecendo suas implicações de transferência e sua relação com uma mulher atraente que a paciente vira na sala de espera no dia anterior. Ele contou à paciente suas associações, e ela ficou silenciosa por alguns minutos. Disse que achava que os sonhos não possuíam significado algum e, por isso, raramente os discutia. Nos meses seguintes, foi ficando mais e mais reservada e evasiva, até que abandonou o tratamento. Certamente esse episódio isolado não foi a única causa, mas ele simbolizou o medo de a terapia representar uma ameaça à sua integridade pessoal, e que, enquanto

ela fosse a paciente, não conseguiria manter seus limites pessoais.

O entrevistador será mais bem-sucedido se visualizar o mundo conforme ele parece aos olhos do paciente. Para isso, deverá estar preparado para compartilhar sua solidão, seu isolamento e seu desespero. O paciente psicótico poderá induzir sentimentos de confusão e de intensa frustração no entrevistador. Muitas vezes é útil que o terapeuta admita para o paciente que está experimentando tais emoções e perguntar se ele está vivenciando sentimentos similares.

Tratamento auxiliar e continuidade do tratamento

Embora a pesquisa clínica tenha descartado as noções nocivas de que a psicose resultava da criação patológica dadas pelos pais, existem consideráveis evidências de que são proveitosas as intervenções familiares concomitantes. Esforços para um tratamento psicoeducacional da família, enfatizando o apoio emocional e empático para o paciente, enquanto se reconhece a frustração, a raiva e a culpa que a família poderá experimentar, são direcionados para ajudá-la a lidar com essa doença debilitante. Simultaneamente, o entrevistador tem o papel crucial de fomentar e de preservar a aliança terapêutica com o paciente. Essa aliança ajudará a manter a adesão à medicação e fará do paciente um parceiro para o reconhecimento das exacerbações iniciais da doença, que exijam uma intervenção psicofarmacológica ativa. Auxiliar o paciente a desenvolver o *insight* da sua doença, da sua realidade, do seu significado, bem como o valor de entender a si próprio e seus conflitos poderá ser altamente terapêutico. Para o paciente com psicose crônica, pequenas vitórias no funcionamento do dia a dia deverão ser reconhecidas e comemoradas pelo entrevistador.

CONCLUSÃO

O envolvimento individual do entrevistador que seja psicoterapeuticamente apoiador, consistente e emocionalmente constante com o paciente psicótico – uma abordagem que seja sensível tanto à psicodinâmica quanto ao impacto incapacitante que a psicose causa na autoestima –, poderá ser de crucial benefício à saúde. Isso foi eloquentemente expresso em uma carta escrita por um paciente esquizofrênico:

> Eu posso esquecer por algum momento que sou esquizofrênico? Eu estou isolado e sozinho. Eu nunca sou real. Represento a minha vida, tocando e sentindo apenas sombras. Meu coração e minha alma são tocados, mas esses sentimentos se mantêm trancados a distância, supurando dentro de mim por não encontrarem uma expressão... Para mim, um dos mais difíceis temas para lidar é a confiança. Minha mente tem criado tantas razões para temer o mundo real e as pessoas que nele estão, que confiar em uma nova pessoa ou mover-me para um novo patamar de confiança com uma pessoa familiar representa um conflito terrível que deve ser discutido repetidas vezes, até que eu possa encontrar um caminho para superar meus medos ou, em alguns casos, desistir da batalha, mesmo que seja apenas por algum tempo. A intensidade desses conflitos torna difícil estabelecer relacionamentos. É difícil para a minha família ajudar. É difícil para eles entenderem a natureza dessa doença. A terapia com esquizofrênicos poderá durar anos até que um nível de

confiança cresça o suficiente para que o paciente use seu terapeuta como uma ponte entre os dois mundos com os quais ele se confronta. Para mim, cada

nova experiência de confiança adiciona uma nova dimensão em minha vida e me aproxima muito mais de uma vida real.

Capítulo 15

O PACIENTE PSICOSSOMÁTICO

John W. Barnhill, M.D.

Todas as pessoas apresentam aspectos psicossomáticos das suas vidas emocionais. Reações como raiva, culpa, medo e amor possuem componentes fisiológicos mediados pelo sistema neuroendócrino, o mesmo sistema que pode afetar diretamente os aspectos subjetivos da emoção e da cognição. Essas relações entre cérebro, mente, músculos, sistema imunológico, humor, cognição e percepção são assustadoramente complexas, mesmo antes da adição de variáveis como idade, drogas lícitas e ilícitas, motivação e padrões de conflito e defesa psicológicos.

Portanto, a avaliação dos componentes psicológicos de um sintoma físico é complicada. As perguntas tradicionais a serem respondidas, para essa avaliação, incluem:

1. A sintomatologia do paciente não se enquadra em um padrão conhecido de doença orgânica?
2. Os sintomas físicos podem ser explicados em termos dos conflitos emocionais do paciente?
3. Os estresses emocionais ou interpessoais eram proeminentes na vida do paciente no início da condição ou estavam claramente relacionados a remissões e exacerbações?
4. O paciente associa algum significado psicológico incomum aos seus sintomas?
5. Uma condição psiquiátrica pode ser diagnosticada? Os sintomas físicos são compatíveis com o diagnóstico?
6. O paciente obtém um ganho secundário com sua doença?

Muitas vezes, o grau exato da contribuição desses fatores psicológicos para a queixa física permanece incerto. Essa incerteza poderá frustrar todos os envolvidos, inclusive o psiquiatra, outros médicos e o paciente. Este capítulo apresenta uma abordagem sobre pacientes psicossomáticos enfatizando tanto a construção de uma aliança quanto as técnicas que podem ajudar a determinar o grau de contribuição dos fatores psicológicos para as queixas físicas.

PSICOPATOLOGIA E PSICODINÂMICA

Abrangência da psicopatologia

Existem múltiplas categorias de doenças psicossomáticas. Primeiro, os pacientes podem apresentar uma reação psicológica a uma doença clínica. A notícia de uma doença grave pode fazer com que uma pessoa anteriormente saudável, por exemplo, fique abatida ou tenha uma resposta psicológica catastrófica com negação e distorção proeminentes. Incluídas nessa categoria estariam as exacerbações dos transtornos da personalidade ou de Eixo I de longa duração. Segundo, os pacientes podem apresentar uma doença clínica que induz fisiologicamente uma síndrome psiquiátrica. Por exemplo, certos cânceres provocam uma cascata de citocinas que poderá causar depressão e irritabilidade, podendo ser, de fato, o primeiro sinal do processo maligno. Um terceiro grupo de pacientes psicossomáticos apresenta doenças clínicas definidas que são agravadas pela angústia psicológica. Alguns exemplos são: a síndrome do intestino irritável, a psoríase e a asma. Esse grupo também incluiria um conjunto de distúrbios caracterizados de forma incompleta, como fibromialgia, síndrome da fadiga crônica e sensibilidade química múltipla.

Dois outros grupos de pacientes psicossomáticos tendem a provocar nos médicos uma especial preocupação. Os pacientes somatoformes apresentam queixas físicas que não têm explicação orgânica, sendo presumível haver uma etiologia psicológica. Um exemplo é o transtorno conversivo, em que as queixas são neurológicas. O paciente apresenta convulsões, mas os movimentos não parecem típicos, e o eletroencefalograma é normal. Como em todos os transtornos somatoformes, o problema clínico não é um resultado intencional, mas reflete conflito e ansiedade inconscientes. Um último grupo é aquele de pacientes que simulam conscientemente os sintomas. O paciente poderá estar fingindo para obter ganhos óbvios, como na simulação, ou apresentar um transtorno factício, em que, conscientemente, simula a doença por razões que não estão claras para ele, mas estão relacionadas ao papel de estar doente. Uma variante grave do transtorno factício é a síndrome de Münchausen, em que a busca pelo papel de estar doente poderá levar o paciente a prolongadas hospitalizações, repetidas cirurgias e, até mesmo, ao óbito.

Na prática, é difícil estabelecer essas distinções clínicas. Faltam testes diagnósticos definitivos para qualquer doença psicossomática. Algumas das distinções diagnósticas baseiam-se em suposições a respeito de processos inconscientes, sendo incomum o médico e o paciente concordarem com um diagnóstico de transtorno somatoforme, transtorno factício ou simulação. Finalmente, certos pacientes tendem a extrapolar os limites do diagnóstico. O câncer poderá levar qualquer indivíduo a uma resposta psicológica de tristeza, assim como a uma resposta depressiva mediada por citocina. A ansiedade desse paciente poderá baixar seu nível de tolerância à dor e ativar uma fibromialgia dormente, levando a múltiplas dores mal-definidas, que não combinam com as expectativas dos oncologistas. O mesmo paciente poderá buscar analgésicos, dramatizando conscientemente seus sintomas de dor, enquanto também desempenha o papel de doente por meio do exagero do seu nível de incapacidade. Não é uma surpresa, então, que os médicos de cuidados primários tendam a encarar esse tipo de paciente com certo temor.

Questões psicodinâmicas

Existe uma grande variedade de questões psicodinâmicas que se aplicam ao paciente psicossomático. Por exemplo, uma doença física tende a induzir uma regressão. Dependendo da estrutura do caráter básico, um paciente poderá voltar a um estado dependente e desamparado, outro poderá tornar-se triste e ansioso, e outro parecerá obter uma significativa gratificação da sua dependência. A doença poderá induzir um sofrimento específico em pacientes que, inconscientemente, experimentam a doença como uma punição por seus erros do passado. Outros usam a projeção para converter esse sofrimento em punição àqueles que amam, enquanto aparentam sentirem-se normais.

A negação é um mecanismo de defesa comum nos psicossomáticos. Mesmo quando o reconhecimento do conflito emocional é inevitável, o paciente poderá negar qualquer relação do conflito com seus sintomas. Por exemplo, sintomas físicos frequentemente apresentam uma camada externa de queixas neuróticas, construídas sob um grau mínimo de patologia orgânica. Às vezes, os médicos acham que esses sintomas desaparecerão assim que a menor indisposição física for identificada e tratada. Em vez disso, muitos desses pacientes acabam sentindo-se incompreendidos por seus médicos e agarram-se ainda mais fortemente às queixas.

Constelações psicodinâmicas específicas têm sido propostas para explicar a etiologia dos distúrbios clínicos, como asma, úlceras pépticas, hipertensão e doença intestinal inflamatória. Essas tentativas de predizer os sintomas a partir de formulações dinâmicas apresentam um alto grau de fracasso. Não apenas os conflitos psicológicos são inespecíficos como também sua importância na etiologia de cada condição é desconhecida e provavelmente varia de forma considerável.

Muitas pessoas usam seu corpo como defesa. Na somatização, os sentimentos emocionais dolorosos são transferidos para a preocupação com partes do corpo. Isso poderá tornar a psicoterapia frustrante, porque os pacientes são incapazes de usar as palavras para descrever seus estados emocionais. A conversão é caracterizada pela representação do conflito intrapsíquico em termos físicos e, frequentemente, simbólicos. Isso poderá ser observado no jovem cujo premente desejo de bater em alguém leva a uma paralisia psicogênica do braço. Ao fazer isso, ele converteu seu conflito relativo a um desejo inaceitável em uma simbolização motora, desenvolvendo um transtorno conversivo.

Processos inconscientes afetam a todos, e isso ocorre de formas que têm mais a ver com o indivíduo do que com a queixa clínica específica. Por isso, a entrevista de um paciente psicossomático deverá objetivar a compreensão da pessoa em vez de aplicar teorias psicodinâmicas predefinidas a um conjunto de sintomas.

Diagnóstico diferencial

Muitos pacientes apresentam queixas físicas secundárias a um transtorno primário de Eixo I, e apesar de "psicossomáticas", elas não são discutidas neste capítulo. Por exemplo, muitos pacientes com depressão maior apresentam-se apenas com queixas somáticas. Similarmente, a ansiedade poderá aumentar a tendência de focar em sensações físicas, e, muitas vezes, o transtorno de pânico simula um ataque cardíaco. O abuso de álcool e de substâncias provoca insônia, dores generalizadas, além de uma variedade de efeitos de abstinência que podem ser mal-interpretados ou mal-relatados pelo paciente. Alguns portadores de transtorno psicótico apresentam-se com delírios somáticos. Por exemplo, a parasitose refere-se à crença de infestação. Trata-se de um tipo de delírio que poderá ser nitidamente circunscrito, mantendo o paciente, ainda assim, racional e funcional. Esse exemplo contrasta com o paciente esquizofrênico que poderá apresentar delírios psicossomáticos que são parte de um conjunto mais claramente bizarro de sintomas. Ao entrevistar pacientes com queixas somáticas proeminentes, é importante pesquisar diagnósticos psiquiátricos primários, pois a entrevista e o tratamento serão totalmente diferentes.

CONDUZINDO A ENTREVISTA

Fase de abertura

O indivíduo com problemas psicossomáticos poderá sentir-se particularmente desconfortável ao consultar um psiquiatra. Em vez de reconhecer este profissional como fonte de ajuda, o paciente teme que a recomendação para esse novo médico signifique que seu médico principal considera suas queixas imaginárias ou que ele possa estar louco. Portanto, ajudará se o entrevistador passar algum tempo, no início da entrevista, acalmando o paciente. Por exemplo, perguntando ao paciente: "O que o Dr. X. comentou sobre os motivos de tê-lo recomendado a mim?". Esse desenvolvimento de uma aliança terapêutica é fundamental, e isso pode ser promovido por uma série de perguntas iniciais dentro do modelo médico. As perguntas específicas deverão ser individualizadas, com base não apenas na apresentação do paciente, mas também nas informações anteriormente coletadas do médico que o encaminhou e em uma análise cuidadosa dos registros médicos disponíveis. A natureza da queixa física deverá ser direcionada logo no primeiro encontro, e psicologismos prematuros deverão ser evitados. Em vez disso, deve-se descobrir como o paciente vê a consulta e esclarecer os mal-entendidos.

Muitos desses pacientes hesitarão em iniciar a entrevista sem uma noção de como ela poderá ajudá-los. Uma resposta típica poderá ser: "Não estou certo de que isso a ajudará, e isso será você e eu que determinaremos. Parece que seus problemas clínicos são difíceis para você. Muitas pessoas com um problema semelhante descobriram que ajuda falar sobre o assunto".

Pacientes com queixas físicas enigmáticas são, muitas vezes, desconfiados em relação à consulta psiquiátrica, temendo que seus problemas físicos sejam ignorados. Essa preocupação poderá ser abordada de várias formas, incluindo a demonstração de interesse e a intenção de ajudar nesses problemas. Por exemplo, o seguinte diálogo ocorreu com uma mulher portadora de problemas neurológicos incomuns.

Paciente (*furiosamente*): Meus médicos não fizeram nada para me ajudar. Eles não me entendem nem se preocupam comigo.
Entrevistador: Você acha que eles foram descuidados, mas também enfatizou que foram ativos ao solicitar exames e ao prescrever medicamentos.
Paciente: Eles haviam sido ativos. Agora estão se cansando de mim. Acho que eu era um enigma diagnóstico interessante, mas agora até mesmo os estudantes de medicina me acham uma chata.
Entrevistador: Você acha que foi por isso que eles me indicaram?
Paciente: Sim, porque não se importam mais.
Entrevistador: Talvez eles me vejam como um outro tipo de teste ou de tratamento. Alguma coisa que possa lhes dar uma pista de como ajudá-la.
Paciente (*após uma pausa e com uma significativa mudança de humor*): Você acha que realmente pode ajudar?

Exploração dos sintomas apresentados

O modelo médico é de particular ajuda para lidar com um entrevistado cauteloso. Deve-se perguntar pelos sintomas que mais incomodam: "O que você sente? Quando isso começou? Existe algum padrão? Até que ponto são graves? Eles são incapacitantes? O que alivia e o que piora?". Desenvolva uma história médica que tanto enfoque as preocupações atuais quanto os tratamentos e as hospitalizações anteriores. Um resumo da história familiar e pessoal e uma descrição da situação da vida do paciente são frequentemente obtidos na fase inicial da entrevista. Muitos pacientes são receptivos a essas questões estruturadas, contanto que sejam coerentes com as suas expectativas de uma entrevista médica. Longos períodos de silêncio podem aumentar o desconforto e corroer a aliança em formação; assim, o entrevistador deverá permanecer interpessoalmente ativo e apoiar as defesas características do paciente. É ineficaz pedir algo como: "Diga o que lhe vem à mente".

Além da história médica longitudinal, é proveitoso obter um histórico paralelo detalhado da vida do paciente no início da doença. Raramente é eficaz fazer perguntas como "O que estava acontecendo em sua vida quando as dores apareceram?", pois muitos não associam, de forma espontânea, conflito com sintomas. Além disso, essa abordagem poderá passar a ideia de que o entrevistador está relativamente pouco interessado nas preocupações somáticas do paciente e que, em vez disso, pretende focar uma etiologia psicológica presumida.

Com frequência, é mais útil obter histórias paralelas. A primeira irá abranger as queixas físicas, utilizando o modelo médico. A segunda será uma pesquisa da vida do paciente, com particular atenção para as pistas relacionadas a estressores psicossociais que possam estar relacionadas às queixas feitas. O entrevistador poderá detectar rapidamente as ligações que não foram percebidas pelo paciente. É muitas vezes razoável sugerir que certas respostas emocionais possam ter estado temporalmente relacionadas ao início dos sintomas físicos e, então, avaliar a resposta do paciente. Como em outras entrevistas, se ele se tornar desconfiado e retraído, costuma ser benéfico dar um passo atrás e discutir tal desconfiança, juntamente com as razões que a motivaram. O entrevistador poderá explicar (ou explicar mais uma vez) que o objetivo da entrevista é conhecer o paciente como pessoa, e que esse esforço tem sido proveitoso em casos semelhantes ao dele, sendo importante compreender como a doença afeta a sua vida, assim como a fisiologia dos sintomas.

Muitas vezes, é útil perguntar se o paciente conhece alguém que tenha uma doença similar à dele. A resposta poderá revelar atitudes inconscientes relacionadas à doença, além de pistas da sua origem. Apesar de os pacientes psicossomáticos, muitas vezes, resistirem às tentativas de correlacionar os sintomas a situações psicológicas específicas, muitas vezes eles revelarão que seus sintomas ocorrem quando estão nervosos. Nesse ponto, o entrevistador perguntará: "Que tipo de situação o deixa nervoso?". Outras perguntas incluem: "O que você percebeu primeiro?", "Como tudo isso começou?" ou "Qual foi a última vez na qual você se lembra de ter se sentido bem?". Em algumas ocasiões, solicitar que o paciente descreva detalhadamente um dia típico ou todos os eventos da última semana será uma maneira de se desviar eficazmente de suas defesas.

À medida que a entrevista evolui, o médico poderá desenvolver a sensação de que fatores psicológicos desempenham um papel significativo nas queixas do paciente. Mesmo assim, muitos pacientes continuarão relutando em associar sintomas somáticos à emoção. Certas técnicas poderão ajudá-los a desenvolver uma maior conscientização e uma maior sensibilidade aos seus sentimentos. Por exemplo, o paciente poderá negar o papel da ansiedade, do temor ou da raiva na produção dos seus sintomas físicos, mas poderá imediatamente reconhecer sintomas psicológicos como tensão, depressão, insônia, anorexia, fadiga, pesadelos e distúrbios sexuais. Muitas vezes, ele explicará que a sua doença física o deixa nervoso ou perturbado. O entrevistador é orientado a não desafiar esse paciente, nem aquele que nega totalmente o nervosismo, logo no início da entrevista. O objetivo não é pressionar o paciente a concordar com a conexão, mas, em vez disso, torná-lo curioso a respeito de si. O entrevistador deverá esperar até que o paciente, por exemplo, apresente ansiedade, ruborização ou transpiração durante a entrevista para, depois, indagar se ele associa essas manifestações ao nervosismo.

Uma consulta psicossomática comum se deve à dor, um fenômeno subjetivo complexo. Todas as dores são "reais". É quase sempre ineficaz e impreciso sugerir que a dor esteja sendo fingida ou exagerada de forma consciente. Em vez disso, o entrevistador poderá começar obtendo uma descrição detalhada da dor, da época em que ela teve início, o que parece tê-la provocado e o que parece aliviá-la, bem como a compreensão do paciente das suas causas e significados. Os pacientes cuja queixa de dor ou preocupação com sintomas físicos são uma manifestação de depressão poderão negar, inicialmente, a consciência dos sentimentos depressivos. Contudo, se o entrevistador se referir à dor e a outros sintomas dizendo "Deve ser terrivelmente deprimente sofrer assim", o paciente poderá reconhecer que a depressão é uma reação à dor. Poderá ser mais difícil para ele aceitar que a dor seja intensificada pela depressão. Assim como com muitas das possibilidades psicodinâmicas, é melhor sugerir a associação e aguardar a resposta do paciente. Talvez não seja necessário maior *insight*. Se a dor puder ser tratada com alguma combinação de medicação, psicoterapia de apoio, *yoga* e acupuntura, por exemplo, as queixas de depressão poderão diminuir, independentemente do grau de *insight*. O manejo desses problemas é mais amplamente discutido no Capítulo 7, "O Paciente Deprimido". O manejo do paciente com sintomas de ansiedade aguda é discutido no Capítulo 8, "O Paciente com Transtorno de Ansiedade".

Para entender melhor o significado psicodinâmico e os possíveis ganhos secundários dos sintomas, o psiquiatra poderá perguntar: "O que sua doença impede que você faça?" ou "O que você faria, se estivesse bem, que não está conseguindo fazer agora?". Também é aconselhável perguntar como os membros da família e os médicos encaram as suas queixas e como o paciente vê os médicos. Esse procedimento poderá abrir uma janela para as relações de objeto do paciente e para seu nível de sofisticação psicológica e capacidade de confiar. Também poderá promover uma aliança ao permitir que o entrevistador aponte os desapontamentos e as expectativas não correspondidas do paciente.

Durante a exploração do significado central e do ganho secundário dos sintomas, é importante explorar quem, dentro da família, é afetado por eles. Os sintomas incapacitantes podem levar a uma dinâmica familiar em que o paciente passa a ser o centro das gratificações. Essa recompensa inconsciente poderá tornar o tratamento difícil. Uma outra paciente poderá dizer: "Meu marido não percebe o quanto eu sofro com essa terrível dor lombar". O entrevistador poderá perguntar: "O que ele pensa sobre isso?". À medida que a paciente continua discutindo os sentimentos do seu marido a respeito da doença e sua falta de compreensão empática, as conexões entre o significado dos seus sintomas e as atitudes de reprovação e rejeição dele aparecerão gradativamente.

Muitas vezes, o entrevistador é incapaz de descobrir qualquer estresse precipitador específico na vida do paciente; em vez disso, a doença parece progredir como resultado dos efeitos cumulativos dos estresses da vida. Isso é particularmente verdadeiro para o indivíduo que vive sob a constante pressão de uma personalidade obsessivo-compulsiva. O entrevistador deverá abster-se de oferecer conselhos bem-intencionados, como: "Pare de se preocupar" ou "Tente relaxar". Em vez disso, ele poderá explicar que o estresse crônico parece contribuir para a piora dos sintomas físicos. Isso poderá levar a discussões sobre as preocupações e as tensões crônicas e sobre as formas de reduzir ou lidar com esses problemas.

Exploração dos problemas psicológicos

Muitos pacientes psicossomáticos são concretamente literais. Repetidas perguntas que comecem com "por que" poderão frustrá-los e minar a aliança inicial. O entrevistador deverá permitir que o paciente descreva suas reações emocionais aos sintomas, sem sugerir uma relação de causa e efeito. Alguns pacientes com queixas clínicas inexplicáveis são introspectivos e psicologicamente reflexivos e poderão gostar das oportunidades de compartilhar suas teorias. Às vezes, essas teorias parecerão uma caricatura psicanalítica, como no caso da paciente que acreditava que sua dor abdominal era secundária a uma identificação inconsciente com sua mãe grávida, de quando ela estivera em trabalho de parto da paciente. O psiquiatra poderá perguntar: "O trabalho de parto da sua mãe ao tê-la foi tão doloroso assim?". Se a resposta for afirmativa, o entrevistador poderá continuar: "E ela já lhe deu a entender que você continua lhe causando dores?".

Independentemente dos níveis de *insight* ou de pseudoinsight aparentes, é benéfico explorar a compreensão e os sentimentos do paciente relacionados com a doença. Também é útil avaliar as limitações impostas pelos sintomas, o prognóstico e as teorias do paciente relativas às causas dos sintomas. Os pacientes poderão admitir livremente que seus sintomas pioram sob estresse. Essa admissão abre um caminho natural para a discussão das situações que causam estresse e ansiedade.

Deve-se perguntar ao paciente sobre como ele já se ajudou; por exemplo, se tenta dietas, meditação, exercícios ou massagem. Ao mencionar esses tipos de tratamento, o entrevistador não apenas os legitima, mas também demonstra sua crença de que esforços não verbais podem ajudar. Da mesma forma, é importante demonstrar conhecer as constelações subsindrômicas. Por exemplo, pode-se perguntar a um paciente hipocondríaco se sua preocupação está predominantemente focada em seu corpo, no temor de uma doença ou na convicção de que tem uma doença. Essa discussão espontânea sobre os detalhes ajudará não apenas com as estratégias do tratamento como também com o estabelecimento da aliança terapêutica. De modo semelhante, o entrevistador poderá comentar sobre os pontos fortes do paciente, como a capacidade da pessoa hipocondríaca de focar intencionalmente os pequenos detalhes ou a capacidade da mulher gravemente abusada, com transtorno somatoforme, de manter sua casa em meio a tamanho estresse. O entrevistador deverá evitar exacerbar a vergonha que, em geral, toma conta dos pacientes psicossomáticos.

Algumas dessas pessoas sofreram de várias doenças por muitos anos, e suas queixas clínicas e incapacidades físicas gradualmente estruturaram seu autoconceito, sua situação social e seus relacionamentos interpessoais. Uma pequena parte dos pacientes desejará ou será capaz de reconhecer seus compromissos inconscientes. Embora o entrevistador possa desejar associar os sintomas com situações da vida do paciente, provavelmente este responderá de forma defensiva. O reasseguramento e o tratamento de apoio, com base no conhecimento do entrevistador da psicodinâmica dos problemas, são mais eficazes. Se for delicadamente conduzido à terapia, o paciente poderá por fim ficar curioso acerca de si próprio e desenvolver uma abordagem mais psicológica para o conflito. É improvável que uma confrontação prematura resulte em algo diferente do que minar a aliança e reduzir a chance de que tal paciente venha a tornar-se curioso a respeito da sua condição. Se o reasseguramento tivesse sido eficaz, provavelmente o paciente não teria sido encaminhado para uma consulta.

Cada paciente justifica uma avaliação biopsicossocial. Em particular, esforços para definir a etiologia intrapsíquica e ramificações psicológicas deverão estar misturados com uma consciência do *milieu* (ou meio) social e com uma compreensão dos modelos de doenças biológicas e da situação clínica específica do paciente. Em outras palavras, as tentativas de utilização de paradigmas psicodinâmicos para explicar completamente os sintomas somáticos são malsucedidas, assim como as tentativas de confiar nos exames físicos, nos testes laboratoriais e nas tomografias computadorizadas ou de confiar totalmente na investigação do ganho secundário que acompanha a doença.

Expectativas do paciente sobre o entrevistador

O paciente psicossomático espera fazer perguntas e obter respostas do psiquiatra. Frequentemente ele perguntará: "Como toda essa conversa pode me ajudar?". O psiquiatra poderá explicar que as emoções têm um importante efeito sobre o corpo e oferecer uma explicação rápida de como os fatores emocionais podem produzir ou intensificar os sintomas. Explicações longas e complicadas darão à entrevista o caráter de uma conferência; logo, devem ser evitadas.

Em algumas ocasiões, o paciente perguntará: "Você acha que estou louco, doutor?" ou "Está tudo em minha mente?". O médico poderá tranquilizá-lo dizendo que seus sintomas são reais, e que ele não está ficando louco. O psiquiatra poderá querer acompanhar essas preocupações por meio de discussões sobre como os problemas psicológicos podem intensificar as queixas clínicas do paciente, não significando, entretanto, que ele esteja louco.

Em outra situação, o paciente poderá surpreender o entrevistador perguntando: "Qual é o meu diagnóstico, doutor?" ou "O que, de fato, está errado comigo?". Essa poderá ser uma excelente oportunidade para explorar os temores e as fantasias do paciente relativos à sua doença. O reasseguramento será mais efetivo quando for específico à situação do paciente. Por exemplo, este poderá ter dores abdominais vagas sem diagnóstico conclusivo, mas que ele acredita serem causadas pela AIDS. Ele poderá, por exemplo, ter desenvolvido fantasias vagas de retribuição por seu comportamento sexual, que considera vergonhoso. Em sua mente, a dor abdominal indica AIDS, a qual significa morte dolorosa. Essa equação ancora sua ansiedade em forma livre, permitindo que se concentre apenas em um único grande problema: morrer de AIDS. Após o paciente constatar os recorrentes testes negativos para tal doença e seus sentimentos de vergonha relacionados com sua atividade sexual, o psiquiatra poderá, de forma delicada, ressaltar essa ligação. Ele poderá, então, mostrar ao paciente que a ansiedade persistirá e que uma terapia de longo prazo poderá ser benéfica para trabalhar as questões maiores relacionadas com a ansiedade flutuante e a vergonha.

Outro paciente, também com dor abdominal vaga, poderá ter desenvolvido uma intensa ansiedade após o diagnóstico de câncer de cólon. Depois de prolongada hesitação, ele poderá perguntar ao psiquiatra quanto tempo levará até que tenha a mesma morte dolorosa da sua mãe, que tivera essa doença. Nesse caso, o reasseguramento poderá incluir o esclarecimento da realidade, de que os tratamentos de câncer e da dor melhoraram muito desde a morte de sua mãe. A honestidade cuidadosa permanece sendo o objetivo, mas é importante ficar atento à situação específica. Para um paciente que pergunta "Doutor, tenho câncer?" e, então, acrescenta "Se eu tiver, vou suicidar-me", o melhor será que a verdade seja postergada, enquanto seu estado psicológico é explorado.

Contratransferência

Como em qualquer outra situação clínica, a entrevista psiquiátrica de pacientes psicossomáticos deverá combinar delicadeza, senso de oportunidade, honestidade e curiosidade. Diagnóstico e tratamento poderão ocorrer simultaneamente. A consciência da transferência e da contratransferência ajudará a orientar a entrevista. Contudo, existem aspectos importantes que diferem daqueles de uma entrevista tradicional, especialmente a natureza da queixa apresentada, a qual poderá levar o entrevistador a descuidar-se desses princípios. Com frequência esse descuido origina-se da contratransferência não analisada a partir de um paciente difícil, mas também poderá originar-se da ansiedade do entrevistador em relação a entrar em uma área médica que desconhece ou que há muito esqueceu.

O entrevistador poderá ser conivente com o paciente em evitar sentimentos dolorosos, conduzindo sua missão de forma seca e insensível, buscando fatos. Alternativamente, ele poderá procurar informações pessoais e psicodinâmicas carregadas de afeto, no esforço de descobrir as origens ocultas da queixa clínica, enquanto evita a realidade física. O entrevistador poderá achar inquestionável a associação dos sintomas com seu significado psicológico; contudo, o paciente provavelmente reconhecerá que essa perspectiva não é a dele, tendendo a não acreditar que a psicologia desempenha um papel em seus sintomas. Dessa forma, uma entrevista inicial que esteja focada apenas em sentimentos e conflitos intrapsíquicos será sentida como intrusiva, desprovida de empatia e hostil.

Os sintomas psicossomáticos têm escapado de uma completa caracterização, e a incerteza tende a levar ao ceticismo do médico. Normalmente o paciente é um historiador vago ou não confiável e, quando não o é, tende a ser escrupuloso e obsessivamente focado nos sintomas que parecerão exagerados. À medida que o entrevistador se frustra, um transtorno somatoforme é frequentemente considerado, o que tende a provocar um desinteresse na experiência real do paciente e a levar o foco para o manejo do comportamento. À medida que este se sente cada vez mais incompreendido e criticado, poderá ficar mais zangado ou magoado, o que tende a confirmar o diagnóstico médico de uma causa psicológica. Quando o paciente abandona o tratamento e parte para um novo "*shopping* de médicos", o profissional fica convencido do seu diagnóstico e, ao mesmo tempo, aliviado.

O psiquiatra poderá sentir que tanto o paciente quanto o médico que o indicou estão com expectativas de alívio mágico. Essa pressão poderá levar a vários tipos de erros, incluindo a tentativa de abordar todas as questões psicológicas do paciente na primeira sessão. É importante lembrar que os sintomas poderão ter se desenvolvido ao longo de uma vida e que intervenções biopsicossociais eficazes poderão requerer um considerável esforço do entrevistador e do médico que recomendou o paciente, assim como da família e do serviço social.

Quando confrontado com uma situação em que o paciente e seu médico estão em posições opostas, o entrevistador achará útil explorar a situação em vez de tomar partido nessa batalha. Interpretações precoces tendem a ser ineficazes, quer direcionadas ao paciente (p. ex., "Sua raiva para com seu médico é, de fato, uma projeção da sua própria raiva primitiva"), quer para o médico que encaminhou o paciente (p. ex., "Seu diagnóstico prematuro é uma defesa contra a ansiedade"). Tais comentários provavelmente não terão qualquer impacto a não ser o de focar a hostilidade na direção do entrevistador psiquiatra.

A atitude subjacente do entrevistador deverá ser de ceticismo respeitoso e cuidadoso em relação a qualquer informação. Enquanto mantém um interesse explícito na experiência do paciente, por exemplo, o entrevistador deverá procurar pelo ganho secundário óbvio e por estressores psicológicos precipitadores. De modo semelhante, o entrevistador deverá estar atento para o fato de que o paciente difícil poderá levar a uma avaliação médica incompleta e descaracterizada, e que a entrevista é uma nova oportunidade de detectar uma doença orgânica tratável. Se o psiquiatra concluir que as questões psicológicas desempenham um papel importante no desenvolvimento da queixa médica, ele deverá auxiliar a equipe de tratamento médico a desenvolver uma rede confiável de bons cuidados, ao mesmo tempo que minimiza os procedimentos invasivos.

Fase de Fechamento

A obscuridade de muitas das queixas psicossomáticas não deve necessariamente levar a uma incerteza paralela do entrevistador. Sempre que possível, o psiquiatra deverá estabelecer diagnósticos que preencham os critérios para o transtorno de Eixo I, como depressão maior e transtorno de pânico. O entrevistador deverá ser capaz de desenvolver convicção da possibilidade de transtorno somatoforme, transtorno factício ou simulação. A maior parte das outras doenças psicossomáticas inspira uma formulação em vez de um diagnóstico, mas, tanto quanto possível, o entrevistador deverá esclarecer a extensão em que ele acredita que os fatores psicológicos estejam contribuindo para a queixa somática.

Conforme a entrevista se aproxima do seu fechamento, é aconselhável que o médico explique o que compreendeu. Inicialmente, isso deverá aproximar-se do relato do paciente. Poderá ser útil reorganizar as informações de tal forma que impliquem uma formulação psicológica. Dessa maneira, o médico não só obterá uma oportunidade de esclarecer mal-entendidos, mas também de conseguir alguns indicativos sobre a receptividade do paciente aos *insights* psicológicos relacionados com sua doença. Por exemplo, após entrevistar um jovem adulto com dor estomacal recorrente sem achados físicos, o psiquiatra poderá dizer: "Parece que você sente dor em todas as manhãs ao longo da semana, e essa dor o impede de trabalhar, mas você não tem dores nos fins de semana e feriados". O entrevistador poderá, então, aguardar e ver como o paciente reage antes de teorizar explicitamente sobre a ligação específica entre o trabalho e a dor de estômago.

Na revisão da situação, algumas vezes poderá ser útil formular as preocupações do paciente em termos de ele ser especialmente sensível às sensações físicas. O entrevistador poderá dizer que ele parece ter uma capacidade particular de perceber sensações físicas sutis e, então, lembrtá-lo de que a maior parte das pessoas tem dores físicas todas as semanas sem qualquer demonstração de patologia orgânica. A sensibilidade do paciente poderá torná-lo excessivamente preocupado. Normalizando as dores e os sofrimentos e criando uma estrutura para a vivência das sensações do corpo, o entrevistador poderá ajudar a reduzir a tendência do paciente para a "catástrofe".

Antes do término da entrevista, o terapeuta deverá dar ao paciente tempo suficiente para fazer perguntas. Se as questões e os comentários deste permanecerem estagnados nos sintomas físicos, é improvável que ele seja receptivo às sugestões de uma psicoterapia orientada ao *insight*. Se, no entanto, ele prosseguir perguntando sobre assuntos relacionados com sua vida emocional, poderá ter um melhor resultado com uma psicoterapia reveladora.

Pessoas que são especialmente sensíveis ao desconforto são, com frequência, muito sensíveis aos efeitos colaterais de todos os medicamentos, incluindo, por exemplo, os antidepressivos. Um tempo adequado deverá ser reservado para que seja explicada a lógica da medicação, o regime de dosagem, os benefícios e os efeitos colaterais esperados. Da mesma forma, muitos desses pacientes são sensíveis à sugestão dos tratamentos psicoterápicos. Muitas vezes, explicações e reasseguramentos são necessários até que o paciente psicossomático fique predisposto a ficar curioso com a possibilidade da terapia.

CONCLUSÃO

Com frequência, é difícil entrevistar o paciente psicossomático, sendo importante lembrar que os pacientes mais difíceis fazem um esforço inconsciente para manterem-se íntegros. O abuso dos outros, a negação e a projeção de emoções agressivas e a rápida flutuação entre a idealização e o desprezo poderão ser desconfortáveis para o entrevistador, mas são uma estratégia importante de enfrentamento do paciente. Para muitos deles, os sintomas possuem um propósito útil. Parte da responsabilidade do entrevistador é de fornecer um modelo de um senso de curiosidade e de interesse compassivo. Ele deverá tentar entender o paciente individualmente, em vez de criar uma teoria geral, seja de causa ou resposta. Há séculos, o indivíduo com queixas psicossomáticas intriga e frustra os mais renomados médicos, oferecendo uma oportunidade de equilibrar o tradicional esforço médico de entender cada paciente com o adágio hipocrático central de não causar danos.

Capítulo 16

O PACIENTE COM DEFICIÊNCIA COGNITIVA

John W. Barnhill

A deficiência cognitiva afeta milhões de pessoas, e esse número continua a aumentar à medida que a população vive por mais tempo e sobrevive a doenças cada vez mais graves. As sofisticadas avaliações laboratoriais e por imagem permitem um entendimento mais profundo dessas síndromes, como a demência e o *delirium*, mas elas continuam sendo diagnósticos clínicos realizados com base na entrevista. Embora o diagnóstico possa ser óbvio, muitos casos são sutis o bastante para não serem percebidos por familiares e entrevistadores. Além disso, poucos pacientes se queixam espontaneamente da redução gradual da cognição da demência ou da confusão aguda do *delirium*. Esses fatores contribuem para um atraso de três anos no diagnóstico de um típico paciente portador da doença de Alzheimer e para o fato de que a maior parte dos casos de *delirium* nos pacientes hospitalizados nunca é reconhecida pela equipe de tratamento.

A deficiência cognitiva atinge o centro de como nós nos definimos. A perda de memória, a desatenção, a desorientação, a falha na percepção do ambiente, o descontrole comportamental e a instabilidade do humor tendem a acompanhar a deficiência cognitiva, e essa constelação de sintomas induz fortes sentimentos de estar sendo subjugado. Esses mesmos sintomas debilitam a capacidade do paciente de participar efetivamente de situações sociais e relacionadas à saúde, levando todos os que se preocupam com ele ao esgotamento psicológico e financeiro. As intervenções efetivas com o paciente portador de deficiência cognitiva requerem não somente a habilidade de diagnosticar e de tratar, mas também a facilidade de empregar as técnicas de entrevista, que diferem daquelas usadas com a maior parte dos demais pacientes. Essas intervenções poderão ser singularmente proveitosas não apenas para o paciente, mas também para a família e para a equipe médica. Neste capítulo, dois notórios tipos de deficiência cognitiva são explorados: o *delirium* e a demência.

PSICOPATOLOGIA E PSICODINÂMICA

Delirium

O *delirium* é um estado de confusão aguda que poderá estar presente em qualquer nível de atividade, desde o gravemente agitado até o silenciosamente mudo. Uma cuidadosa avaliação do paciente delirante detectará problemas de excitação, atenção, orientação, percepção, funções cognitivas e humor, mas a maior parte dos casos de *delirium* será suspeitada devido a uma aparência de confusão nos olhos do paciente ou pela fala descaracterizadamente confusa. A obnubilação da consciência tende a oscilar ao longo do dia, frequentemente piorando à noite. Apesar de raro na prática psiquiátrica tradicional com pacientes ambulatoriais, o *delirium* é encontrado em 15% dos adultos hospitalizados.

Alguns pacientes delirantes apresentam elevada atividade. Muitas vezes, essa atividade está relacionada à retirada de alguma substância ou à intoxicação, e esses pacientes hiperativos tendem a ser rapidamente reconhecidos. Muitos outros apresentam um *delirium* hipoativo ou um estado misto em que o nível de atividade oscila. Uma confusão discreta é comumente observada em pacientes que foram recentemente submetidos a cirurgia ou que estão na unidade de tratamento intensivo e naqueles que apresentam uma doença terminal ou estão lutando contra uma doença de qualquer gravidade dentro do contexto de uma demência. Geralmente, sob essas circunstâncias, o *delirium* hipoativo não é reconhecido. Quando a equipe médica e os parentes notam que o paciente parece estar "fora do ar", existe a tendência de "psicologizar" essa disfunção neurológica como uma resposta a um grave estressor biopsicossocial. É comum que, nesses casos, o paciente receba diagnósticos como depressão, apatia ou uma reação catastrófica às más notícias. Outras vezes, ele não recebe qualquer diagnóstico formal, mas sim o uso casual de eufemismos. Por exemplo, o termo *sundowning*, que se origina da frequente observação da tendência de o descontrole comportamental do *delirium* e da demência piorar à noite. Similarmente, o termo *psicose da UTI* é usado porque o *delirium* ocorre com frequência entre os pacientes que estão muito adoentados nas unidades de tratamento intensivo. Ao normalizarem o *delirium*, ambos os termos reduzem a motivação pela busca da etiologia.

A busca por uma etiologia é importante porque normalmente o início do *delirium* é o primeiro sinal de uma condição clínica grave. Ele pode ser precipitado, por exemplo, por infecção, medicações, câncer, trauma ou anormalidades metabólicas. É comum a intoxicação e a abstinência de drogas e álcool causarem *delirium*. Nos pacientes com demência, um *delirium* sobreposto poderá ser induzido por algo tão simples como uma febre, uma anemia ou um prolongado confinamento ao leito. Na população psiquiátrica, os medicamentos antipsicóticos poderão causar um *delirium* conhecido como síndrome neuroléptica maligna, enquanto os antidepressivos inibidores seletivos da recaptação da serotonina podem causar a síndrome serotoninérgica. O único tratamento eficaz para esses transtornos iatrogênicos é a descontinuação imediata do medicamento psiquiátrico indutor. Apesar de o *delirium* ser geralmente considerado agudo e autolimitado, todos esses estados de confusão tendem a continuar enquanto a causa subjacente permanecer sem tratamento. A falta de diagnóstico poderá levar a complicações como pneumonia aspiratória, quedas e escaras e também exacerbar a angústia emocional no paciente e nos familiares.

Existem várias dificuldades no diagnóstico do *delirium*. Embora classicamente de início agudo, a história poderá ser de difícil obtenção, sobretudo se o paciente não estiver acompanhado por um cuidador observador. Em geral, o *delirium* dura um tempo limitado, mas poderá permanecer indefinidamente, em especial nas doenças terminais, na demência coexistente e nas abstinências complicadas de drogas e álcool. Devido ao fato de a sintomatologia flutuante ser um aspecto central e de os sintomas tenderem a piorar à noite, o entrevistador diurno poderá subestimar os problemas do paciente. Com frequência, o subdiagnóstico do *delirium* origina-se do fato de a confusão discreta normalmente não requerer uma entrevista completa até que a família fique preocupada ou que o paciente seja incapaz de assinar um formulário de consentimento.

Apesar de ter uma causa clínica, o *delirium* também é um transtorno psicológico. O isolamento social e a privação dos sentidos aumentam as chances de ele ocorrer nos pacientes de risco, e as intervenções psicossociais realizadas no hospital mostraram reduzir sua incidência nos idosos. Portanto, as intervenções poderão reduzir atrasos no diagnóstico e no tratamento, complicações médicas e hospitalizações prolongadas.

Da mesma forma, é importante o fato de o *delirium* perturbar o paciente e todos os envolvidos nos seus cuidados, incluindo os parentes e a equipe médica. Quando lembrado semanas depois, muitas vezes o paciente fica atormentado por suas memórias. Além das possíveis intervenções médicas, a identificação e a explicação do *delirium* poderão reduzir significativamente a ansiedade que o rodeia.

Apresentação clínica

Um pródromo do *delirium* é habitualmente reconhecido, em primeiro lugar, pelo enfermeiro ou por um membro da família, que percebe uma alteração sutil da personalidade ou problemas no sono bem antes do desenvolvimento de claros déficits cognitivos. Por exemplo, é comum que membros da família percebam que seu ente querido "simplesmente não parece bem" um dia ou dois antes de ele ficar delirante de uma forma mais óbvia. Do mesmo modo, os membros da família frequentemente perceberão que, mesmo tendo melhorado o suficiente para receber alta hospitalar, o paciente necessitará de várias semanas ou meses até uma recuperação completa.

Uma vez desenvolvido o *delirium*, o paciente poderá aparentar uma grande normalidade por alguns períodos, até recair para os estados recorrentes de agitação, de confusão ou de estupor. Isso não é, necessariamente, acompanhado de sonolência e, na realidade, o paciente delirante com frequência é muito sensível aos estímulos ambientais. A velocidade com que ele reconhece os outros poderá ficar reduzida, e ele tenderá a parecer perplexo ou confuso. Quando o entrevistador observa um paciente com *delirium*, é comum ter aquela sensação de que "não há ninguém em casa". As alterações afetivas são frequentemente acentuadas, e a disforia irritável é comum. Com frequência, essas alterações de personalidade geram uma grande preocupação na família.

A perda do poder cognitivo é refletida no enorme esforço requerido para a execução de pequenas rotinas intelectuais. O paciente apresenta particular dificuldade com os pensamentos abstratos, tendo melhor desempenho com problemas concretos. Os graus leves de perseveração refletem-se na maior lentidão e na incapacidade para mudar facilmente de um assunto para outro. Desatento e desorientado, o paciente, em primeiro lugar, perde a consciência da data e também poderá falhar em reconhecer um lugar ou situação. É muito comum encontrar um paciente delirante quieto, que aparenta confusão e que, a despeito dos médicos com seus jalecos brancos e dos bipes dos ventiladores mecânicos, acredita estar em sua própria casa, e que o ano é 1996.

Muitos pacientes delirantes apresentam anomalias na percepção. Elas poderão ter início com a queixa de que os ruídos parecem estar muito altos ou que outro estímulo sensorial o está incomodando. Outros preferem falar com seus olhos fechados ou em um quarto com pouca luminosidade. Isso reflete sua dificuldade de filtrar mensagens ambientais irrelevantes, como se o mundo fosse demais para eles. Esse fato leva a falhas na percepção dos ruídos, das conversas e das sombras. É comum que os pacientes delirantes vejam insetos rastejando na televisão desligada e que desejem saber sobre as pessoas que estão penduradas nas cortinas do hospital. Às vezes, poderá haver uma conotação distintamente paranoide, mas muitos pacientes descreverão, com calma, eventos que em geral seriam concebidos como assustadores. Por exemplo, um paciente, após ser contido pelo enfermeiro, descreveu ter sido sequestrado por seus vizinhos, mas narrou isso com muita tranquilidade. Alguns entrevistadores fazem a distinção de que, em geral, o paciente com *delirium* perde a percepção tornando o que é desconhecido mais familiar, enquanto as alucinações esquizofrênicas pioram o sentimento de alienação. Por exemplo, muitas vezes, o paciente com *delirium* vê os funcionários do hospital como seus parentes, sendo mais provável que o paciente esquizofrênico os veja como terroristas. Mais uma vez, em contraste com o indivíduo esquizofrênico, o paciente com *delirium* tenderá a experimentar muito mais alucinações visuais e táteis. Alucinações auditivas poderão ocorrer e ser acompanhadas de delírios precariamente organizados. Muitas vezes, é difícil diferenciar a alucinação de um paciente confuso e clinicamente doente da má percepção ilusória de uma experiência real. Contudo, essa distinção é muito menos importante do que o reconhecimento, em primeiro lugar, de que o paciente está delirando.

Demência

À medida que a população tem envelhecido, a demência tem se tornado cada vez mais importante para os membros da família e para os profissionais em saúde que cuidam todos os dias de pacientes demenciados.

A demência é uma síndrome crônica de deterioração intelectual global, frequentemente acompanhada por alterações afetivas e de personalidade. Essa síndrome interfere nas atividades da vida diária e é acompanhada de uma consciência clara. Existem dúzias de etiologias subjacentes para a demência, e quase todas são distúrbios cerebrais irreversíveis e progressivos. Este capítulo foca a demência mais comum, a doença de Alzheimer, embora os princípios subjacentes sejam amplamente aplicáveis.

O cérebro possui uma impressionante capacidade de desenvolver mecanismos compensatórios, e o típico paciente com doença de Alzheimer inicial mantém sua funcionalidade suficientemente boa, a ponto de retardar o diagnóstico de demência por vários anos. Nesses casos, ele e seus parentes presumem que os déficits estão compatíveis com o prejuízo cognitivo do envelhecimento normal. A despeito dos meses ou anos de sinais de alarme, muitos familiares sentem o diagnóstico de demência como um inesperado e grave golpe. No entanto, a maior parte dos pacientes encara o diagnóstico com tranquilidade ou, até mesmo, apatia.

Em geral, a demência é definida em contraste com outras condições. Por exemplo, no *delirium*, a consciência está obnubilada, enquanto geralmente os pacientes com demência estão alertas. Os déficits cognitivos no retardo mental e na lesão traumática cerebral tendem a ficar estáveis, enquanto na demência tendem a progredir inexoravelmente. É comum que, na prática, esses contrastes sejam obscuros. Problemas cognitivos e comportamentais poderão piorar de forma abrupta durante os períodos de estresse e à noite, de forma que a demência poderá não aparentar "estabilidade" para os que cuidam do paciente. Além disso, os pacientes com demência são muito vulneráveis aos estressores metabólicos e psicológicos que podem induzir um *delirium*. Quando este cessa, o paciente com demência pode retornar ao seu nível anterior de funcionamento ou descer para um novo patamar. Isso explica a frequente confusão na diferenciação entre as síndromes cerebrais aguda e crônica.

Apresentação clínica

As deficiências cognitivas na demência variam enormemente e incluem o aprendizado de novas informações, a nomeação de objetos e a habilidade de fazer cálculos. A abstração, os cálculos e as construções visuoespaciais declinam aos poucos e interferem com a capacidade do paciente de agir de forma independente.

Com frequência, o paciente com demência tenta compensar seus déficits de memória usando frases descritivas como substitutas para os nomes esquecidos. Isso poderá levar à circunstancialidade, em que o paciente descreverá o hospital em vez de nomeá-lo. Outro paciente poderá olhar ao redor do quarto do hospital e dizer que está em um hotel. Não é raro que os pacientes insistam que os funcionários do hospital são seus parentes ou que os parentes são membros do hospital. Muitas vezes, esses pacientes tentarão terminar a entrevista reclamando de cansaço. Poderão estar realmente cansados, mas, muitas vezes, essa insistência é uma tentativa de esquivar-se do constrangimento de ter exposto o declínio das suas capacidades.

Apesar de o declínio cognitivo ser o aspecto central do diagnóstico de demência, é comum que outros sintomas neuropsiquiátricos representem uma maior ameaça à autonomia e ao bem-estar do paciente com demência. Pouco *insight* e apatia são frequentes, assim como um descaso passivo para com ele próprio e para com as pessoas queridas. Apesar de alguns pacientes com demência poderem apresentar hipersexualidade transitória, a maioria perde o interesse por sexo, bem como pelo sono e pela comida. A fala fica empobrecida, e o paciente tende a utilizar somente frases estereotipadas em vez de um diálogo espontâneo. É como se toda a vitalidade tivesse sido retirada daquela pessoa. Essa apatia deverá ser diferenciada da depressão, que também é comum nos pacientes com demência. Esta poderá parecer resultar da consciência do declínio – especialmente no início do processo –, mas a maior parte dos pacientes é surpreendentemente despreocupada com sua situação. Ao contrário, muitas depressões relacionadas com a demência parecem estar ligadas às alterações neurológicas que fazem parte do processo da doença subjacente.

Quase metade dos pacientes com demência fica delirante, com foco em situações como roubo, perseguição e infidelidade conjugal. A hipocondria é frequente. Não são raros casos de sair a esmo, agitação, esconder coisas e agressão. Ocorrem alucinações visuais e ilusões, sendo incomuns as alucinações auditivas. Muitos pacientes com demência se tornam desinibidos e resistentes. A demência poderá aparentar uma mudança da personalidade, de modo que uma pessoa idosa previamente agradável e refinada poderá tornar-se verbalmente rude, irracional e lábil. Em outras situações, traços normais da personalidade tornam-se exagerados. Em um caso, uma mulher levemente obsessiva foi se tornando rígida e metódica à medida que sua demência progredia. Em outro caso, um homem sociável se tornou embaraçosamente exibicionista e rude. O declínio da cognição é doloroso para a família, mas são esses problemas emocionais e comportamentais que tendem a levar a família à exaustão e à internação do paciente em clínicas especializadas.

CONDUZINDO A ENTREVISTA

O declínio cognitivo afeta significativamente a entrevista. Por exemplo, poucas pessoas com demência ou *delirium* queixam-se de problemas intelectuais. É raro solicitarem uma consulta com um psiquiatra. Elas tendem a perder a flexibilidade cognitiva e emocional. Em meio a uma tragédia vital, o paciente com deficiência cognitiva tenderá a discutir a perda mundana e não a existencial. Embora o entrevistador se esforce para criar uma entrevista previsível e tranquila a fim de acalmar um paciente que se distrai com facilidade, o ambiente hospitalar poderá ser imprevisivelmente caótico e público. Embora a entrevista inicial esteja, em geral, planejada para o diagnóstico, a clareza ideal não será alcançada a menos que uma aliança seja criada, e essa aliança poderá não ser estabelecida se o entrevistador, de forma apressada, buscar avaliar formalmente a cognição. Como nos outros tipos de entrevistas, as palavras permanecem importantes, mas é necessário que o paciente seja observado para que estas sejam colocadas em perspectiva.

Uma entrevista eficaz deverá levar em conta esses obstáculos inerentes, ao mesmo tempo que usa os pontos fortes dessa população. Por exemplo, em geral, o paciente e seus familiares não possuem um diagnóstico psiquiátrico preexistente, e o esforço do tratamento poderá ser aplicado ao processo neurológico debilitante e também aos frequentes problemas neuróticos leves. Os conflitos e o comportamento autoderrotista – encontrados tanto nos pacientes quanto nos familiares – poderão ser rápida e satisfatoriamente tratados por um entrevistador atento.

Por fim, o entrevistador deverá permanecer orientado para o objetivo da entrevista. Se outro médico desejar ajuda para o controle da agitação aguda e confusão, será um erro reunir somente informações relacionadas à dinâmica familiar. De forma oposta, se duas irmãs trouxerem um dos pais, com um já conhecido descontrole relacionado à demência, será injustificado focar somente na extensão exata do declínio do paciente. Por essas razões, o paciente com deficiência cognitiva merece uma entrevista flexível e de apoio, que deverá ser modificada com base na extensão e no tipo da deficiência.

Fase de abertura

Os momentos iniciais da entrevista deverão ser dedicados a uma série de tarefas concomitantes. Uma atitude amigável é importante. Pacientes e familiares apreciam apertos de mão calorosos e introduções breves. Enquanto diz "olá", o entrevistador observará o paciente e a sua aparência geral, buscando sinais de transtorno e de saúde. Asseio e postura são indícios importantes não apenas do grau de deficiência cognitiva do paciente, mas também da disponibilidade e da atenção da família. Além disso, o psiquiatra deverá buscar sinais da história pessoal que mais tarde possam ser utilizados para obter uma aliança ou entender melhor o paciente. Uma apreciação gentil das fotografias dos netos ou de um boné de *beisebol* gasto pelo uso poderá ser o ponto de partida para uma aliança. Durante esses momentos de abertura, o entrevistador deverá tomar algumas decisões importantes, com base nas informações disponíveis no momento. Um paciente bem-vestido, com um suposto declínio cognitivo leve, poderá querer falar sobre envelhecimento e perda, e esses assuntos poderão ser melhor tratados de forma privativa. O psiquiatra geralmente solicitará que parentes e assistentes aguardem do lado de fora. Para um paciente com demência ou *delirium*, moderadamente comprometido, poderá ser de melhor proveito que as afirmações e explicações sejam feitas junto aos seus entes queridos. Com frequência, as pessoas afetadas de forma grave são incapazes de se comunicar verbalmente com o entrevistador; por isso, a entrevista será conduzida, a princípio, com os cuidadores. Em muitos casos, a decisão sobre a presença ou a ausência de membros da família será tomada pela família e pelo paciente. O risco de uma confidencialidade comprometida é frequentemente compensado pelo reasseguramento e os esclarecimentos que poderão ser dados por amigos ou parentes bem-intencionados. Além disso, muitas vezes é útil para os membros da família testemunhar estilos efetivos de interação e ter suas próprias dúvidas respondidas diretamente pelo entrevistador.

A maior parte das entrevistas com pacientes com *delirium* ocorre em hospitais por solicitação de outros médicos (ver Cap. 18, "O Paciente Hospitalizado"). Após decidir se a família deverá estar presente e enquanto observa o paciente e a situação, o entrevistador se apresentará dizendo, cuidadosamente, seu próprio nome. Após reduzir distrações e melhorar a privacidade, fechando cortinas e desligando televisores, o psiquiatra deverá posicionar-se no nível do olhar do paciente e explorar o conhecimento que ele tem a respeito da razão da consulta. "Eu sou o Dr. X. Seu médico lhe explicou que eu viria?" O médico guiará seu próximo movimento pela resposta que o paciente der a essa introdução. Se o paciente entender que está sendo entrevistado por um psiquiatra, o entrevistador poderá prosseguir. Se não, deverá explicar delicadamente o porquê da consulta. Por exemplo, poderá dizer: "Eu soube que você tem estado perturbado", "Dr. Jones me contou que você vem tendo alguns períodos de confusão" ou "Seu médico acha que posso ajudá-lo com seus pesadelos". O paciente com comprometimento leve passará a discutir seus problemas, e o entrevistador seguirá o caminho apontado por ele. Se o seu desconforto físico for um assunto de grande preocupação, o entrevistador deverá passar algum tempo discutindo a queixa principal. O paciente com *delirium* grave pode ser diagnosticado tão logo o entrevistador entre na sala. Além de objetivar o diagnóstico, a entrevista com esses pacientes poderá ser terapêutica desde o início, provendo estrutura e um tom de reasseguramento.

A entrevista com o paciente com demência começa de forma similar, exceto pelo fato de que o paciente provavelmente não estará com uma doença clínica grave. Novamente, outra pessoa, que não o paciente, normalmente solicitou ajuda. O mais comum é que o paciente idoso esteja acompanhado por um parente ou amigo.

Relacionamento com o paciente

Atitude do entrevistador

Alguns entrevistadores poderão duvidar do valor terapêutico de uma entrevista psicodinâmica com pacientes com *delirium* ou com demência. Ao conversar com os pacientes que estão "fora de si", o entrevistador poderá querer se concentrar na avaliação formal do funcionamento cognitivo. Contudo, mesmo um paciente que apresenta confusão ou demência significativa poderá detectar o nível de interesse pessoal do entrevistador e responder ao apreço do médico, como faria qualquer outra pessoa, sentindo-se tranquilizado e tornando-se mais cooperativo. Os pacientes com demência e com *delirium* necessitam de um considerável apoio e não reagirão de forma favorável ao médico se este estiver desinteressado, distante ou excessivamente neutro. Apesar de uma atitude acolhedora, interessada e amigável ser desejável, algumas vezes o entrevistador precisará guiar o paciente de uma forma firme para um comportamento mais socialmente aceitável ou seguro.

Transferência

Os pacientes com prejuízo orgânico leve desenvolvem uma transferência que é determinada, primariamente, por seu tipo de personalidade básica. Os pacientes com transtornos mais graves poderão relacionar-se com o médico de formas associadas mais às suas doenças neuropsiquiátricas do que aos seus traços de caráter de base. As atitudes transferenciais desses pacientes não são interpretadas ou trabalhadas nos seus tratamentos. No entanto, o reconhecimento dessas atitudes permitirá ao entrevistador associar-se aos aspectos positivos da transferência. Isso poderá ser útil, por exemplo, para que o terapeuta atue de forma parental com um paciente que esteja agindo de forma dependente, embora possa ser um desafio para um jovem entrevistador agir de forma parental com um paciente idoso, sem que isso pareça duvidoso ou paternalista. Um exemplo comum é referir-se ao paciente idoso por seu primeiro nome. Outros pacientes com *delirium* e com demência são desconfiados ou amedrontados. É importante lembrar que, em geral, essas atitudes são alimentadas pela confusão e que o entrevistador deverá ser franco, tranquilizador e sensato.

Técnicas específicas

Utilizando entrevistas breves

Uma entrevista mais curta será de grande ajuda caso o paciente se canse facilmente. É melhor vê-lo várias vezes ao dia ou em vários dias sucessivos em entrevistas de 15 minutos.

Reconhecendo o paciente como pessoa

Após as observações iniciais espontâneas do paciente, o entrevistador determinará a queixa principal e elaborará uma breve história da doença atual, e só depois direcionará sua atenção para a experiência pessoal do paciente e para sua situação de vida atual. O paciente com demência é particularmente dependente das memórias das conquistas e das habilidades do passado para manter sua autoestima. Portanto, uma revisão do início da sua vida não somente é informativa para o entrevistador, como também terapêutica para o paciente.

Permitindo tempo ao paciente

A perda da memória, a circunstancialidade, a perseveração e a falta de espontaneidade poderão frustrar o entrevistador. Deverá ser dada ao paciente a chance de contar sua história do seu jeito. Se ele for muito desorganizado para fornecer uma estrutura, o entrevistador poderá ajudá-lo fazendo perguntas diretas e concretas. Impaciência e questionamento apressado poderão aumentar a desorganização do paciente.

Estimulando o encadeamento de memórias

O entrevistador poderá melhorar as lembranças do paciente pela estimulação dos padrões associativos. Muitas vezes, é proveitoso, por exemplo, que ele resuma o que o paciente disse para ajudá-lo a manter a continuidade caso perca a sequência. Quando o paciente para no meio de um pensamento e pergunta: "Sobre o que eu estava falando?", o entrevistador deverá repetir as suas palavras, ajudando-o, assim, a concentrar-se e a manter o foco. Um comentário empático a respeito de como deve ser frustrante ficar perdendo a sequencialidade do pensamento será apreciado.

Falando claramente

As lembranças do paciente serão melhoradas pelo uso de sentenças declarativas simples, que enfoquem um tópico de cada vez. Em geral, o humor é inapropriado como manobra terapêutica, embora possa ajudar como uma medida diagnóstica: tanto o paciente com *delirium* quanto o com demência tendem a responder de forma vazia a qualquer tipo de jogo de palavras.

Ajudando com o teste de realidade

Frequentemente, quando o médico descobre que o paciente está desorientado ou confuso, permite-lhe dar respostas erradas sem tentar qualquer ação para corrigir a informação. Em vez disso, será melhor reorientar carinhosamente o paciente informando-lhe a data e o local, além do nome de quem o está entrevistando.

Interessando-se pelas queixas físicas

A aliança se fortalece quando o entrevistador mostra interesse por aquilo que mais preocupa o paciente. Após discutir as queixas principais, muitos pacientes ficam mais abertos a discutir questões psicológicas e cognitivas.

Avaliação da autodestrutividade

Os pacientes com *delirium* e com demência se ferem de várias formas diferentes. Eles correm um grande risco de quedas e outros tipos de danos acidentais. Uma vez que esse tipo de paciente apresenta prejuízo na sua capacidade de executar as atividades diárias, ele pode se tornar subnutrido, desidratado e não aderente à medicação. A avaliação para depressão e para suicídio é complicada por várias razões. Com frequência, a depressão nos pacientes geriátricos é atípica, e eles poderão, por exemplo, apresentar primariamente um distúrbio do funcionamento executivo ou uma preocupação somática em vez de melancolia, variações diurnas ou autocrítica. Além disso, os pacientes com *delirium*, às vezes, suicidam-se por impulsividade, sem nunca terem mencionado ideias de suicídio ou depressão.

Exame do estado mental

O exame do estado mental é uma importante ferramenta no diagnóstico do declínio cognitivo. O relatório desse exame poderá parecer muito longo para o terapeuta, a ponto de a avaliação completa ser transformada em um exame cognitivo simplista. Dessa forma, um exame poderá conter muitos dados e pouca informação. Por exemplo, um entrevistador gastou quase a totalidade da sua entrevista aplicando o Miniexame do Estado Mental. Uma paciente de 80 anos saiu-se muito bem, errando apenas perguntas ocasionais. Uma vez que a paciente estava completamente orientada e obteve a pontuação de 26 em 30 pontos do exame, o entrevistador concluiu que nem *delirium* nem demência estavam presentes. Entretanto, por ater-se ao formulário e por não observar a paciente, ele deixou de perceber seu olhar vítreo e perplexo ou suas prolongadas pausas e o esforço exaustivo necessário para responder às perguntas. Nesse caso, o funcionamento cognitivo de base muito alto possibilitou uma boa pontuação no exame, a despeito do fato de a paciente apresentar um significativo *delirium*. Além de haver errado o diagnóstico, o entrevistador não reconheceu que o interminável questionário levou a paciente a se sentir rechaçada, ameaçada, enfadada e aborrecida.

Observar o paciente está no centro do exame do estado mental, e essa observação começa tão logo se entra no quarto. O paciente está acordado, dormindo, alerta, hostil, em estupor ou deprimido? Sua aparência, o empenho e o nível de interação ajudam a criar um sentido com o restante do exame do estado mental. O discurso é uma janela particularmente reveladora do mundo emocional e cognitivo do paciente. Falta-lhe fluência, cadência ou espontaneidade? Existem erros de sintaxe ou na escolha das palavras? As respostas poderão ser pistas de um *delirium* latente ou de uma demência sutil, podendo ser prontamente avaliadas durante o curso da entrevista.

O paciente com declínio cognitivo tende a ter uma baixa percepção dos estados emocionais. A observação do afeto é crítica, assim como a obtenção de informações colaterais dos familiares e amigos. Quando a tristeza for acompanhada de culpa significativa, de desesperança ou de ideias de suicídio, o paciente deverá ser cuidadosamente avaliado para uma depressão maior tratável. Alucinações e delírios poderão ser negados se o paciente for questionado de forma direta. Em vez disso, o entrevistador deverá prestar atenção nas pistas que indicam sua experiência desses fenômenos durante a entrevista. O paciente está beliscando a pele ou pegando algo no ar? Está olhando de forma estranha para a televisão ou para as cortinas? Está excessivamente cauteloso com o entrevistador ou em relação à solicitação deste de entrar em contato com os membros da sua família? Alguns pacientes poderão responder livremente quando questionados se estão considerando suicídio, e todos deverão ser questionados sobre isso. Contudo, o benefício será maior se for indagado se suas vidas deixaram de valer à pena, ou se algumas vezes ficam tão frustrados ou amedrontados a ponto de sentirem a necessidade de dar um fim em tudo. De modo similar, muitos pacientes que negam o desejo de machucar outra pessoa admitirão que existe alguém de quem devem se proteger. Essas perguntas não objetivam apenas identificar tendências suicidas ou homicidas, mas, sutilmente, investigar paranoia e depressão.

O "teste" do exame do estado mental mais comumente administrado é o da orientação em relação a tempo, pessoa e lugar. Normalmente é melhor começar perguntando sobre a situação, o quarto eixo na avaliação da orientação. Por exemplo, o entrevistador poderá perguntar ao paciente o motivo que o trouxe ao hospital ou consultório psiquiátrico. Se ele parecer confuso com essa pergunta ou com qualquer outra relativamente direta, o terapeuta poderá dizer: "Parece que você tem tido dificuldades de lembrar as coisas". Se o paciente responder "Por que você diz isso?", o entrevistador dirá: "Sempre que pergunto algo que exige sua memória, você muda de assunto. Isso me leva a pensar que deve estar tendo problemas de memória". Esse comentário demonstra a compreensão da situação do paciente, o que poderá fortalecer a aliança e permitir uma avaliação do *insight* deste. O entrevistador poderá, então, dizer que gostaria de fazer algumas perguntas sobre a memória. O tempo é uma medida sensível de orientação e poderá ser avaliado ao perguntar-se a data. Uma paciente não sabia a data ou o mês, e quando perguntada pela estação do ano, olhou para fora da janela buscando alguma pista do tempo. O entrevistador percebeu que ela estava procurando pistas do tempo e esclareceu ainda mais a extensão da sua confusão. O paciente poderá tentar rebater a pergunta respondendo que não presta atenção a esse tipo de coisa, mas uma persistência delicada provavelmente ajudará o entrevistador a concluir se o paciente não tem conhecimento por causa do declínio cognitivo ou como resultado de depressão ou de oposicionismo. Contudo, a orientação apresenta uma utilidade limitada. Muitas pessoas com declínio cognitivo são plenamente orientadas. Além disso, a desorientação poderá ser causada por uma grande variedade de dificuldades relacionadas à desatenção, à memória, ao conteúdo do pensamento e à linguagem.

Em geral, a testagem neuropsiquiátrica breve foca a memória, a amplitude da atenção e a concentração. A evocação e a memória de curto prazo podem ser eficientemente testadas solicitando-se ao paciente que repita os nomes de três objetos logo após ouvi-los e novamente alguns minutos depois. Os testes de atenção e concentração são muito afetados pelos níveis da educação. Por exemplo, séries de sete são difíceis para muitas pessoas clinicamente doentes e idosas; assim, o entrevistador deverá rapidamente trocar a pergunta por uma série de três ou pela repetição dos meses na ordem inversa. O Miniexame do Estado Mental de Folstein é útil para revelar inúmeros déficits cognitivos, enquanto o Teste de Desenho do Relógio promove uma rápida estimativa de funções executivas e apraxia construcional. Se realizados como parte de uma rotina de avaliação do paciente de risco, esses testes são bastante rápidos e bem mais úteis do que apenas fazer perguntas sobre o nível da orientação. Esses testes também poderão ser úteis para antecipar o potencial de recuperação e para seguir a evolução clínica do paciente. A entrevista e a história colateral, sobretudo em relação ao funcionamento doméstico, ajudam a colocar esses testes em perspectiva.

Testes cognitivos podem ter um significado psicológico. Por exemplo, quando solicitada a soletrar *world* ao contrário, uma mulher idosa rapidamente recitou *rawdlrow*. Essa paciente em particular havia ficado paranoide e não aceitara ser hospitalizada, e a equipe médica suspeitou de *delirium* ou demência. Após ouvir essa repetição, o entrevistador se deu conta de que ela estava soletrando *world war* ao contrário, o que levou a uma extensa discussão a respeito da experiência da paciente com o Holocausto. A paciente não estava cognitivamente deficiente; em vez disso, estava amedrontada pelo ambiente institucional, por sua própria doença clínica e pela perda de controle.

Grande parte do exame do estado mental poderá ser realizada com um paciente que não diga praticamente nada. Por exemplo, uma entrevistadora se aproximou do leito hospitalar de um homem idoso que havia sido hospitalizado devido a uma pneumonia. Ela o encontrou deitado em um ângulo de 45 graus, com o lençol cobrindo sua cabeça. A entrevistadora começou dizendo: "Parece que você está passando por dificuldades. Gostaria de contar-me sobre isso?".

Ele baixou o lençol, mas continuou quieto e amedrontado, mantendo seus olhos muito apertados. Ela continuou dizendo "Parece que você não está se sentindo seguro", ao que ele respondeu: "Eu estou bem". Ela, então, disse que ele poderia estar se sentindo confuso. O paciente não se moveu. A entrevistadora aventou a hipótese de que ele estava mantendo seus olhos fechados porque era muito difícil se concentrar com todas aquelas luzes e movimentos, ao que ele concordou com a cabeça. Ela perguntou o que ele estava fazendo ali, ao que ele respondeu dizendo que não sabia. Quando questionado sobre onde pensava estar, o paciente respondeu que estava em casa. A entrevistadora fez um diagnóstico preliminar de *delirium* assim que observou o paciente idoso deitado diagonalmente na cama. Esse diagnóstico foi substanciado pela desorientação, pelo medo, pela incapacidade de processar os estímulos externos e pela aparente turvação da consciência. Ela concluiu a entrevista dizendo-lhe que parecia que ele havia ficado confuso devido à sua infecção e que a equipe médica trabalharia para trazê-lo de volta ao seu estado habitual. Continuou dizendo que iria prescrever medicamentos para ajudá-lo a dormir à noite e também a manter seus pensamentos ordenados. Essas palavras pareceram confortá-lo. Essa breve entrevista ficaria incompleta sem a confirmação da história médica e pessoal, a revisão do prontuário e a discussão com a equipe médica principal, mas, com frequência, um razoável diagnóstico provisório poderá ser obtido pela observação do paciente.

Avaliação física

O diagnóstico, tanto do *delirium* quanto da demência, necessita de uma avaliação médica que inclua um exame físico e neurológico, testes laboratoriais e neuroimagens.

Talvez mais do que qualquer outro diagnóstico psiquiátrico, essas síndromes requerem uma busca da etiologia subjacente.

Plano terapêutico

Esforços para conquistar a confiança e a cooperação podem parecer fúteis com pacientes que poderão esquecer de você antes da próxima consulta. No entanto, os pacientes e seus familiares reconhecem o carinho, o respeito e a atenção. Frequentemente, explicações simples e esforços para a comunicação e para o reasseguramento poderão ser imensamente terapêuticos.

Uma resolução bem-sucedida do *delirium* requer a manutenção da segurança e o tratamento dos problemas clínicos subjacentes. Doses baixas de medicamentos antipsicóticos são muitas vezes necessárias, em especial como uma maneira de assegurar o sono noturno. Os esclarecimentos são importantes, tanto para o paciente quanto para a família. Por exemplo, as pessoas mais próximas são muitas vezes confortadas pelo conhecimento de que o *delirium* tem, geralmente, um prognóstico favorável, uma vez que os problemas clínicos subjacentes sejam corrigidos. Ao mesmo tempo, o *delirium* é frequentemente encontrado em doentes terminais, e a tarefa do entrevistador passa a incluir aconselhamento tanto para o paciente quanto para seus familiares e amigos. É provável que o médico que entende que seu trabalho é melhorar, não necessariamente curar, a condição do paciente fique menos subjugado às limitações criadas pela incapacidade deste ou por sua situação de vida.

Muitas vezes, as pessoas com demência leve beneficiam-se por ter um papel na família, como trabalhos domésticos e responsabilidades da casa. Talentos criativos, interesses amadores e passatempos deverão ser explorados. O entrevistador demonstrará seu interesse pedindo para ver amostras dos trabalhos produzidos pelos pacientes. Estes poderão desejar discutir os sentimentos de desamparo e vulnerabilidade. O reconhecimento e o respeito pelas realizações pré-mórbidas poderão produzir um substancial efeito terapêutico. Pela reflexão cuidadosa da história de vida do paciente, o terapeuta se oferece como um substituto ou suplente para os objetos amados perdidos e internalizados do paciente. Isso poderá trazer benefícios significativos ao paciente.

> Um homem de 80 anos de idade, aposentado há 15 anos, foi morar com a filha e o genro depois da morte da esposa. A filha, ao perceber períodos de confusão, irritabilidade e perda de memória, levou o pai para uma avaliação. Após exames clínicos e avaliação psiquiátrica, o paciente foi diagnosticado como tendo declínio cognitivo associado à idade. Além disso, havia indicações de que a principal fonte de autoestima do paciente, durante sua aposentadoria, vinha do domínio que exercia sobre a esposa. Ele tentou a mesma técnica em seu novo lar, mas encontrou constantes recusas e insucessos. Em uma sessão, relatou que sua filha lhe dissera: "Pai, você poderia fazer o favor de parar de ficar dizendo o tempo todo o que temos de fazer?". O entrevistador perguntou: "E como você se sentiu?". Ele respondeu: "Eu estava apenas tentando ajudar". O entrevistador continuou: "Mas como isso fez você se sentir?". O paciente respondeu: "Um pouco rejeitado, eu acho. Talvez eu seja um peso".
>
> O entrevistador reviu, com o paciente, vários incidentes em que tentara ser útil. O paciente, então, passou a lembrar-se das tarefas domésticas que precisavam ser feitas. O entrevistador perguntou: "Essas eram as tarefas com que sua esposa se ocupava quando estava viva?". Ele concordou: "Sim, agora que você mencionou". O entrevistador acrescentou: "Talvez eles pensem que você esteja sendo crítico ou resmungão". O paciente olhou, pensativo. O entrevistador perguntou: "Você estaria disposto a tentar uma experiência por duas semanas?" O paciente concordou com o entrevistador, que continuou: "Diga à sua filha e ao seu genro que gostaria de dar uma contribuição maior para a casa, assumindo algumas das tarefas domésticas". O paciente disse que pensaria nisso e passou a falar do quanto sentia falta da esposa. O terapeuta perguntou: "Você discute seus sentimentos com sua família?". Ele disse que não. Então, o entrevistador falou: "Você está negando-lhes a oportunidade de consolá-lo".
>
> A intervenção do entrevistador originou-se da sua visão de que o paciente regredira no contexto do seu declínio cognitivo leve e da perda da esposa. Em vez de começar a trabalhar intensamente, ele se manteve desocupado, esperando ser cuidado da mesma forma que o fora pela esposa. Apesar de esta ter aceito essa dominação irritante, sua filha e seu genro não estavam interessados em recriar essa dinâmica familiar particular. Em vez disso, os três haviam reconhecido a tensão, mas não souberam como identificar e tratar o problema. Por solicitação do paciente, o terapeuta repassou essas ideias para a filha, que sempre buscava o pai ao final das sessões semanais. Durante as semanas seguintes, pai e filha relataram melhoras significativas no humor do paciente e no nível familiar de intimidade naturalmente tranquila.

Família do paciente

Os pacientes com deficiência cognitiva levam o psiquiatra a um maior envolvimento com os familiares do que o habitual. Não apenas por haver uma comunicação bem maior, mas porque os membros da família acabam tomando decisões significativas a respeito do paciente, algumas vezes em conflito com os próprios desejos expressos por este. É importante para o entrevistador fazer contato com esses familiares no início da avaliação. Alguns apresentam dificuldades em reconhecer e aceitar o grau de deficiência no seu ente querido e sentem-se culpados e temerosos a respeito dos cuidados institucionais. Às vezes, essa culpa é discutida abertamente. Outras vezes, ela é expressa na forma de hostilidade para com a equipe médica. Outras famílias se ressentem com o paciente e procuram uma oportunidade de tirá-lo de casa. Um grande percentual de cuidadores de pacientes portadores da doença de Alzheimer fica deprimido. Um psiquiatra descobriu que sua intervenção mais útil para os membros da família foi lembrá-los de que necessitavam sair e se divertir regularmente. Para permitir essa liberdade, o psiquiatra deverá focar não apenas na culpa familiar, mas nas muitas intervenções comportamentais que poderão ser empregadas com as pessoas com demência.

CONTRATRANSFERÊNCIA

Os pacientes com deficiência cognitiva poderão induzir evitação e atitudes pessimistas no entrevistador. Essas atitudes derivam de várias questões associadas. Primeiro, o *delirium* e a demência afetam o *insight*, a cognição e a memória, qualidades que tendem a ser altamente valorizadas pelos entrevistadores. Os terapeutas tendem a desejar que seus pacientes melhorem, mas muitos jamais se recuperarão. Em geral, alterações de personalidade, sejam sutis ou drásticas, são encontradas e poderão ter pouca relação com os eventos históricos ou com os estressores atuais. Isso poderá ser desconcertante para os entrevistadores, que foram treinados para considerar que a personalidade é relativamente preservada ao longo do tempo e que a personalidade e as alterações de humor tendem a ter alguma conexão com os eventos internos ou externos. Por fim, a entrevista com o paciente portador de deficiência cognitiva poderá requerer um conhecimento em neurologia além do esperado de um entrevistador tradicional. Na avaliação de um paciente com deficiência cognitiva, o entrevistador poderá experimentar certo pavor ao tentar recordar dúzias de doenças demenciais e centenas de causas subjacentes do *delirium*. Essa potencial complexidade poderá levar muitos entrevistadores a evitar essa crescente porção da população. A ansiedade relacionada a ser confrontado com esse tipo de paciente poderá desqualificar até mesmo um entrevistador experiente.

Outros entrevistadores reagem de forma bem diferente a essa população. Muitas vezes, reagindo às preocupações a respeito da idade dos seus próprios pais ou deles mesmos, podem ficar intensamente envolvidos com os pacientes. Isso poderá levar tanto a uma satisfação profissional quanto a uma fadiga por ansiedade.

CONCLUSÃO

Poderá ser difícil para um jovem médico saudável sentir empatia por uma pessoa com *delirium* ou com demência, cuja cognição é deficiente e que enfrenta um futuro desanimador e solitário. A própria incerteza do entrevistador a respeito do tratamento poderá ser comparada àquela dos amigos e familiares do paciente, que deverão ser encorajados a visitar, a telefonar e a cercar este com jornais, fotos e outras coisas que o lembrem que existe uma continuidade para sua vida. Além do envolvimento familiar, costuma ser bastante positivo para esse paciente sentir que o médico presta atenção nele e, ao mesmo tempo, é um ouvinte empático. Uma formulação clara do problema do paciente e de sua trajetória de vida poderá ajudá-lo a sentir-se amado e protegido, provendo gratificação para as suas necessidades de dependência e proporcionando uma estrutura e uma perspectiva para seus entes queridos.

Parte III

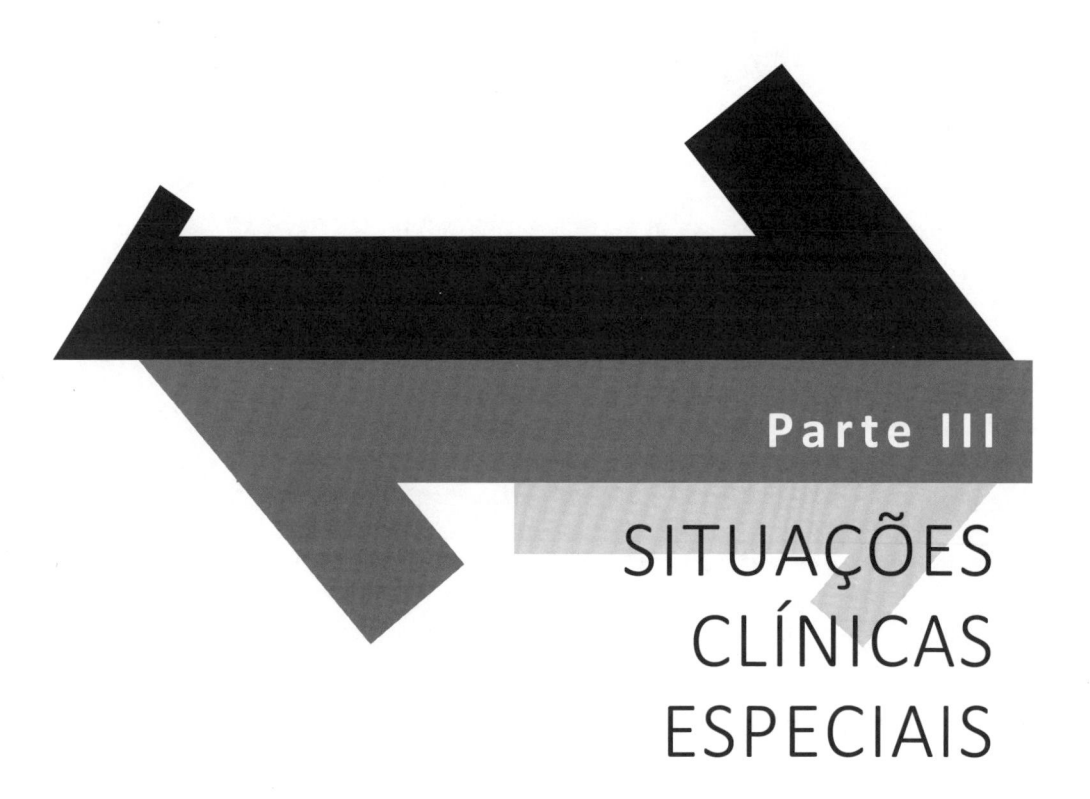

SITUAÇÕES CLÍNICAS ESPECIAIS

Capítulo 17
O PACIENTE NA EMERGÊNCIA

Um problema psiquiátrico se torna uma emergência quando a ansiedade do indivíduo aumenta a ponto de haver necessidade de ajuda imediata. A expressão "emergência psiquiátrica" não define uma situação clínica única, porque muitos tipos diferentes de pacientes poderão ser entrevistados em condições emergenciais. Uma pessoa poderá experimentar ansiedade por si própria e procurar ajuda ou promover ansiedade no parceiro que rotula a situação como emergencial e procura assistência para o paciente.

Os capítulos anteriores enfatizaram as fronteiras artificiais entre o diagnóstico inicial e as entrevistas posteriores ao longo do tratamento. Esse fato é particularmente válido em situações de emergência, nas quais a terapia começa com a conscientização do paciente sobre a disponibilidade de tratamento.

Em todas as situações emergenciais – psiquiátrica, civil, militar e outras –, as pessoas não sabem o que fazer. As funções mais importantes do entrevistador são: projetar o sentimento de que sabe o que *ele* poderá fazer e auxiliar o paciente e aqueles que o acompanham a desenvolver uma clara noção sobre o que *eles* poderão fazer. Essas definições dos papéis transformam a emergência em um problema, permitindo que os indivíduos envolvidos empreguem suas próprias capacidades adaptativas para mobilizar os recursos do seu ambiente. Nem sempre o paciente é um aliado nessa empreitada. Se ele estiver convencido de que está desamparado e impotente para lutar contra seus problemas, poderá realmente esconder seus próprios recursos na tentativa de fazer com que o entrevistador cuide dele. Depois da emergência, é comum descobrir que o paciente esqueceu de mencionar um parente próximo, uma reserva monetária ou um plano de contingências, que teriam sido acionados caso o entrevistador tivesse falhado com ele.

O senso de urgência que permeia cada emergência é análogo à ansiedade patológica de outras situações: prejudica o comportamento adaptativo efetivo e a utilização eficaz dos recursos. A tarefa do entrevistador é evitar ser subjugado por essa urgência, desse modo reduzindo o impacto sobre o paciente. Sua ferramenta mais importante é a aura de autoconfiança adequada que mantém durante a entrevista. O entrevistador deverá transmitir o sentimento de que está interessado e de que é capaz de ajudar o paciente com seu problema. Essa abordagem profissional e a definição inicial dos papéis reduzirão os efeitos desorganizadores da crise e estabelecerão uma base firme para o tratamento.

PSICOPATOLOGIA E PSICODINÂMICA

As emergências psiquiátricas poderão ser mais bem entendidas se primeiramente forem classificadas de acordo com as três categorias básicas da apresentação dos sintomas: intrapsíquica, somática e interpessoal. No início, a classificação baseada nesses três modelos de apresentação é mais útil do que as categorias de diagnóstico tradicionais, já que frequentemente a emergência requer decisões e ações antes de a avaliação diagnóstica poder ser concluída.

Uma questão central na avaliação psicodinâmica de qualquer crise é: "Por que isso ocorreu agora?" ou "O que interrompeu o funcionamento prévio do paciente?". Um entendimento do estresse que alterou o equilíbrio psicológico do paciente e que levou à manifestação do sintoma é fundamental para tratar a emergência. O estresse precipitador poderá ativar diretamente conflitos psicológicos ou poderá operar em nível fisiológico, prejudicando as funções autônomas e executivas do ego. Em qualquer um dos casos, o indivíduo responderá com padrões característicos determinados por sua estrutura básica de personalidade. Algumas pessoas são propensas a crises e muitas vezes respondem ao estresse com uma síndrome emergencial; outras controlam suas ansiedades de forma mais eficaz e raramente experimentam crises.

O paciente chega não apenas com a manifestação de um sintoma e um estresse precipitador, mas também com certas expectativas relacionadas ao tratamento que receberá. Esses três fatores determinarão a abordagem do entrevistador para uma entrevista de emergência.

Problemas intrapsíquicos

Os problemas intrapsíquicos mais comuns são a depressão, a ansiedade e a confusão.

Depressão

A depressão do paciente poderá estimular sua própria ansiedade ou a de um amigo ou ente querido. (A psicodinâmica da depressão é discutida no Capítulo 7, "O Paciente Deprimido".) Normalmente ela resulta da perda real ou imaginária do amor ou da redução da autoconfiança e da autoestima. Com frequência, os aspectos emergenciais da depressão desenvolvem-se a partir da possibilidade do suicídio. Esse perigo deverá ser explorado com cada indivíduo deprimido, quer o paciente tenha introduzido esse assunto voluntariamente ou não. A discussão dos pensamentos e dos sentimentos suicidas é o caminho para aumentar o entendimento do indivíduo deprimido; esse assunto também é discutido no Capítulo 7.

Uma reação aguda de luto, a resposta normal à perda de uma pessoa amada, poderá apresentar um quadro muito similar ao da depressão. A melancolia e a dor da perda, juntamente com crises de choro e insônia, poderão fazer com que os indivíduos procurem ajuda em uma emergência psiquiátrica. O paciente enlutado deverá receber apoio e oportunidade de desabafar seus sentimentos. Ele deverá ser encorajado a aceitar a ajuda dos outros, a tomar medicamentos, caso tenha dificuldades para dormir, e a confiar nos seus amigos e entes queridos. Acima de tudo, o entrevistador deverá deixar claro que as respostas do paciente são normais e sadias, que tudo terminará em breve e que ele será capaz de reassumir o papel normal da sua vida. Desejos regressivos e necessidades de dependência deverão ser apoiados e gratificados durante o estresse agudo, e o paciente deverá ser ajudado a elaborar o processo de luto, por meio da permissão para discutir sua perda e expressar sua melancolia.

Ansiedade

A ansiedade, uma resposta emocional ao perigo, é uma característica primordial de qualquer emergência psiquiátrica. Quando ela ocorre, poderá ser a principal queixa apresentada. Nas situações de emergência, ela geralmente surge quando um evento na vida atual do paciente desperta medos que estavam adormecidos no seu inconsciente ou quando ele acha que sua habilidade para controlar seus impulsos sexuais ou agressivos está ameaçada e tem medo das consequências. Raramente o paciente tem consciência de um medo específico que tenha surgido; em vez disso, ele tem uma sensação esmagadora de pavor ou pânico. Um exemplo clínico comum é o adolescente que deixa sua casa, vai para a faculdade e, pela primeira vez na vida, é convidado a compartilhar um quarto com outro jovem. Torna-se cada vez mais difícil reprimir os sentimentos homossexuais, e, quando o adolescente está sob influência do álcool, suas defesas ficam mais fracas e ele entra em pânico. Outro problema típico do departamento de emergência é a mulher que fica cada vez mais ressentida pela sobrecarga de cuidar do filho recém-nascido. Ela fica aterrorizada com a possibilidade de acidentalmente machucar o bebê, perfurá-lo com o alfinete da fralda ou afogá-lo no banho. Alguns pacientes se conscientizarão dos seus impulsos de medo, mas o mais comum é que sejam negados, como no caso da mulher no período pós-parto, ou projetados, como no caso do universitário que responde a sentimentos homossexuais inconscientes com o medo de que seu companheiro de quarto o ataque. Em cada uma dessas situações, o equilíbrio entre as pulsões do paciente e suas defesas do ego está perturbado, resultando no aumento agudo da ansiedade, que poderá ser acompanhada de novas defesas.

A ansiedade por uma possível perda de controle poderá perturbar tanto o paciente como figuras importantes do seu ambiente, dependendo de os impulsos envolvidos serem primariamente transgressões aos padrões internos do paciente ou à moral social e de o próprio paciente ou as outras pessoas acharem que provavelmente ele agirá segundo esses impulsos. Ambos os exemplos anteriores são de pacientes que têm medo de agir sob os impulsos que consideram repugnantes. Os pais de uma adolescente que a levam ao hospital porque ela ameaçou fugir de casa com o namorado e a mulher que leva seu marido alcoólatra porque tem medo de que ele possa machucar os filhos em um dos seus acessos de fúria provocada pelo álcool são exemplos de que os impulsos que surgem perturbam os familiares do paciente mais do que a ele próprio.

Procedimentos cirúrgicos e outras ameaças físicas são precipitadores comuns da ansiedade, porque simbolicamente reativam medos primitivos de danos corporais. Provas acadêmicas poderão representar símbolos mais abstratos do mesmo tipo de perigo. O terapeuta deverá compreender a relação da ansiedade com o perigo imaginário inconsciente, uma vez que o paciente focará a ameaça real à sua segurança, embora simples reasseguramentos direcionados para essa finalidade sejam de pouca eficácia.

A ansiedade poderá levar à formação de sintomas neuróticos. Alguns pacientes poderão apresentar ataques agudos de pânico, fobia social, reações conversivas ou síndrome de hiperventilação. Em geral eles solicitam ajuda voluntariamente, embora outros possam ser envolvidos antes de chegarem ao entrevistador. O indivíduo psicótico poderá responder à ansiedade por meio do medo da desintegração do ego e da desorganização generalizada. Em geral, esse paciente é incapaz de buscar ajuda por iniciativa própria, o que poderá induzir os outros a definirem a situação como uma emergência psiquiátrica.

Confusão

O paciente confuso talvez não saiba onde está ou como chegou até ali. Apresenta dificuldade de comunicar-se claramente, e seus processos de pensamento são fragmentados e desorganizados. Ele acha que sua percepção não é confiável e poderá interpretar os sinais e sons habituais de maneiras estranhas. Normalmente a ansiedade e a depressão resultam dos estresses que ameaçam as defesas psicológicas do ego. Elas sinalizam dificuldades para resolver os conflitos, controlar os impulsos e manter a gratificação de dependência. Por sua vez, a confusão está relacionada àquelas áreas de funcionamento do ego que, geralmente, são imunes aos conflitos psicológicos. Essas funções do ego autônomas ou livres de conflito incluem a memória, a percepção e o aprendizado. Elas estão deficientes nas síndromes cerebrais e em algumas psicoses funcionais agudas. O paciente fica confuso e desorientado. Poderá ficar amedrontado ou tão desamparado que os outros se preocupam com ele e, em geral, passa por esses dois estágios sequencialmente. Para uma discussão mais completa, ver o Capítulo 16, "O Paciente com Deficiência Cognitiva".

O precipitador agudo de uma emergência poderá ser um evento que não tenha prejudicado diretamente o funcionamento autônomo do ego, mas que estabeleceu demandas novas ou maiores a um ego já prejudicado. A mudança para um novo apartamento, com as muitas tarefas adaptativas pertinentes, poderá precipitar uma crise psiquiátrica aguda em uma pessoa idosa ou com o cérebro levemente prejudicado. Ela será incapaz de encontrar o banheiro, esquecerá a localização do telefone, terá saudades dos seus vizinhos anteriores e ficará agitada e amedrontada. Sua memória precária e seu pensamento espacial deficiente eram adequados ao ambiente familiar anterior, mas não ao novo local. O entrevistador deverá obter informações pertinentes aos aspectos práticos da vida atual do paciente para avaliar as habilidades que ele ainda retém e o tipo de assistência que permitirá que use essas habilidades remanescentes de forma mais efetiva. Poderá ter pouca importância para um idoso, que vive sozinho, saber o mês, o ano ou o nome do atual presidente, mas é crucial que ele se lembre de desligar o gás ou que seja capaz de encontrar a mercearia.

É comum que esse tipo de paciente seja levado ao entrevistador por outra pessoa, a qual está ansiosa para evitar que ele aja de forma irracional ou que se machuque. Embora a psicopatologia seja intrapsíquica, a definição de emergência e os planos para o tratamento envolvem dinâmicas interpessoais. Um erro comum é diagnosticar a doença subjacente de forma precisa (geralmente demência) e fazer recomendações apropriadas, mas levar ao fracasso o plano de tratamento, porque as necessidades e as expectativas do acompanhante da situação emergencial foram ignoradas.

Problemas somáticos

Sintomas somáticos com base em causas psicológicas são mais fáceis de tratar quando o paciente está consciente dessa relação ou, pelo menos, sabe da existência de problemas psicológicos concomitantes. Infelizmente, nas situações de emergência, esse é um caso raro. O entrevistador poderá logo determinar que a queixa somática é apenas uma manifestação sintomática de um ataque de pânico, e assim focará a entrevista nos conflitos emocionais do paciente. Contudo, no final dessa entrevista que ele pensou ter sido um sucesso, o paciente poderá surpreendê-lo, perguntando: "Mas e sobre a dor no meu peito?". Essas experiências demonstram que os sintomas somáticos deverão ser tratados de forma séria e explorados da mesma forma que os demais sintomas psicológicos. Em geral, o exame médico do paciente e os estudos diagnósticos já demonstraram que ele não está em uma crise somática no momento em que o psiquiatra é chamado.

O paciente cujos sintomas incluem manifestações somáticas de ansiedade ou depressão é o que mais provavelmente aceitará a existência de problemas emocionais. Outros pacientes psiquiátricos que se queixam de problemas somáticos resistirão à sugestão de um conflito psicológico. Hipocondria, delírios somáticos, reações conversivas, elaborações histriônicas de sintomas físicos e reações psicossomáticas geralmente não são consideradas pelo próprio paciente como oriundas de conflitos psicológicos. Elas só são vistas como uma emergência psiquiátrica quando outra pessoa acha que o problema é urgente e o define como psiquiátrico (ver Cap. 4, "O Paciente Histriônico"; Cap. 14, "O Paciente Psicótico"; e Cap. 15, "O Paciente Psicossomático").

Frequentemente os sintomas somáticos estão associados a uma grande negação dos problemas emocionais; por isso, o paciente é resistente em consultar o psiquiatra. Ele teme que o médico diga que o problema está na sua mente, ignorando seus sintomas físicos graves. Esse fato será ainda mais complicado se a pessoa que o indicou para a avaliação, ou o acompanhante da situação emergencial, for um médico ou um profissional em saúde. Novamente, o sintoma deverá ser levado a sério, discutido em detalhes e explorado com o paciente. Não será suficiente averiguar no prontuário do hospital se o médico anterior realizou um exame físico completo. Geralmente, se esse tipo de exame tranquilizar o paciente, este não será encaminhado ao psiquiatra. Além disso, os detalhes precisos dos sintomas físicos e do seu curso são uma importante fonte de informações sobre os problemas psicológicos.

Problemas interpessoais

Os problemas interpessoais frequentemente envolvem um indivíduo que se queixa do comportamento de outro – a esposa cujo marido é alcoólatra, o adolescente que ameaça sair de casa ou o homem psicoticamente agitado levado pela polícia. Essas situações estão muito além do modelo médico-paciente tradicional da medicina, e portanto, muitas vezes, são difíceis para os entrevistadores iniciantes. É importante buscar os pontos psicodinâmicos apropriados da intervenção, em vez de ser um juiz ou árbitro. Quando o paciente for psicótico, poderá ser mais fácil, mas, quando a patologia mais importante for um transtorno de caráter, talvez leve algum tempo para se identificar qual o problema psiquiátrico e que pessoa (ou pessoas) seria considerada como paciente.

Um paciente poderá ser levado ao entrevistador por outra pessoa porque é incapaz de reconhecer seus próprios problemas. O exemplo mais óbvio seria o indivíduo muito jovem ou muito velho – a criança com ataques incontroláveis de agressividade, cujos pais buscam freneticamente uma orientação, ou o idoso confuso levado pela família por estar andado a esmo pelas ruas.

Sempre que alguém levar outra pessoa – isto é, sempre que um acompanhante da situação emergencial estiver envolvido –, existirá um problema interpessoal na situação de emergência, mesmo que a psicopatologia básica seja intrapsíquica.

Foco no presente

As formulações psicodinâmicas recaem fortemente no material do desenvolvimento, entendendo os conflitos do paciente e relacionando-os a suas experiências iniciais e seus modos de enfrentamento e de relacionamento habituais. Na emergência, a atenção do paciente estará direcionada para sua crise atual, e normalmente o tempo será limitado. Portanto, será necessário focar seus meios de enfrentamento *desse* estresse, seus sentimentos e conflitos *atuais*. Deve-se construir uma formulação da crise aguda em vez de um padrão de personalidade de toda uma vida. Após a emergência ser contornada, mais material do desenvolvimento poderá ser obtido, e tentada uma explicação psicodinâmica mais completa. É um erro tentar concentrar-se na obtenção de um material histórico da infância de um indivíduo com transtorno de pânico – o foco das perguntas deverá estar sempre no que tem significado emocional imediato para o paciente.

É fundamental determinar, no início da entrevista, os sintomas que são agudos e os que estão presentes por um tempo considerável. Sintomas mais recentes serão mais fáceis de compreender e fornecerão pistas dos problemas e conflitos envolvidos na transformação de um problema crônico ou de um estilo de vida em uma crise aguda.

CONDUZINDO A ENTREVISTA

As emergências raramente ocorrem em um momento ou local conveniente. Apesar disso, os facilitadores tradicionais de uma entrevista deverão ser mantidos tanto quanto possível. Eles incluem um local calmo e confortável para sentar e conversar sem a sensação de pressa, bem como um número mínimo de interrupções.

Invariavelmente a entrevista de emergência exigirá mais tempo do que um iniciante espera. Ele deverá se dar conta de que mesmo o mais experiente entrevistador muitas vezes devota várias horas para esses problemas. Do contrário, ficará insatisfeito com seu próprio desempenho e aborrecido com seu paciente. Além disso, é comum que esses pacientes sejam incapazes de expressar apreciação pelo esforço do entrevistador, que deverá obter satisfação independentemente da gratidão deles.

A exploração dos problemas do paciente segue as características principais discutidas nas situações não emergenciais. Uma característica especial é a maior ênfase no estresse precipitador e em todas as pessoas que se preocupam com o paciente. Além disso, o entrevistador deverá estruturar a entrevista a fim de incluir áreas cruciais para as decisões terapêuticas imediatas.

Determinação de quem será entrevistado e quando

Se o paciente chegar acompanhado, o entrevistador deverá decidir quem será entrevistado primeiro. O procedimento usual é começar as entrevistas falando apenas com o paciente. Contudo, existem situações em que é preferível começá-la com o paciente e o acompanhante juntos. A decisão de tal inclusão é tomada quando ambos, de forma verbal ou não verbal, indicarem o desejo de estarem juntos na entrevista. Por exemplo, no caso de o paciente parecer relutante em deixar o acompanhante, ambos deverão ser convidados para a sala de consulta. Em geral isso indica que a pessoa que acompanha o paciente está emocionalmente envolvida na emergência e, portanto, deverá ser considerada na condução da entrevista. Se a parte inicial da entrevista conjunta revelar que o acompanhante inibe a comunicação do paciente, ele deverá ser dispensado. No entanto, se o paciente deixar seu acompanhante na sala de espera e for incapaz de descrever seu problema, o acompanhante deverá ser convidado a participar da entrevista.

Algumas vezes, a pessoa que acompanha o paciente solicitará permissão para falar com o entrevistador primeiro, sozinha. De modo geral, isso é errado, porque o paciente poderá não mais perceber o terapeuta como um aliado. O entrevistador poderá informar que está interessado naquilo que o acompanhante tem a dizer, mas que primeiro deseja conversar com ele e com o paciente juntos. Se o paciente fizer objeção a isso, o entrevistador deverá entrevistá-lo sozinho. Se o acompanhante insistir na entrevista particular, o entrevistador, ainda assim, deverá entrevistar primeiramente o paciente. Mais tarde, na entrevista, é comum que o paciente concorde com uma entrevista em separado com o acompanhante.

Em uma crise familiar ou de um grupo, existem na verdade vários pacientes, e toda a família poderá ser entrevistada e receber um tratamento emergencial. Muitas vezes, um indivíduo vira o foco das interações patológicas em uma família, o bode expiatório do conflito familiar. É importante ampliar a noção dessa família sobre quem está com problemas, para que a ajuda adequada seja disponibilizada para os demais.

A seleção do grupo inicial a ser entrevistado é importante, mas isso não limita a liberdade do entrevistador de trocar os membros desse grupo conforme a entrevista evolui. É comum solicitar que o acompanhante aguarde do lado de fora após o relato de sua visão do problema. Poderá ser útil solicitar que as várias pessoas envolvidas entrem ou saiam da sala durante a entrevista. Isso permitirá que o entrevistador obtenha novas informações enquanto mobiliza o interesse e o envolvimento dos outros. O estabelecimento de relações diretas com familiares ansiosos é vital para a eficácia do plano de tratamento.

Se o acompanhante do paciente não for incluído na consulta inicial, será necessário solicitar-lhe que permaneça nas proximidades para o caso de o entrevistador desejar falar com ele posteriormente. Esse procedimento também facilitará o transporte do paciente para casa ou, se necessário, para o hospital. A falha em deixar clara essa solicitação poderá fazer com que o entrevistador gaste uma hora ou duas tentando encontrar o marido da paciente, que havia retornado ao seu emprego noturno na fábrica, em local de difícil localização, ou, então, debatendo-se para tomar providências práticas que seriam facilmente realizadas pelo acompanhante.

Fase de abertura

A parte mais formal da entrevista começa, como sempre, com a discussão do assunto que mais preocupa o paciente – sua queixa principal. Enquanto explora esse problema, o entrevistador tentará determinar o seguinte: Quem sentiu a necessidade de ajuda? Como o problema foi identificado como psiquiátrico? Qual foi o estresse precipitador? As duas primeiras perguntas são de crucial importância na avaliação da consciência do paciente de que seu problema é psiquiátrico; a não ser que ele tenha aceitado essa ideia, ao menos parcialmente, é pouco provável que siga o plano de tratamento do entrevistador.

Quem sentiu a necessidade de ajuda?

A necessidade de ajuda poderá ser sentida pelo paciente, por sua família, pelos amigos, por um assistente social, por um médico ou por qualquer outra pessoa. Entrevistadores da área da saúde mental tendem a aceitar melhor os pacientes que buscaram tratamento por decisão própria, já que eles têm mais probabilidade de apresentar sintomas intrapsíquicos e de expressar o sofrimento emocional em termos psicológicos. Terapeutas inexperientes consideram que esses pacientes são os de mais fácil engajamento psicoterapêutico, sendo, em geral, seus preferidos. Os pacientes com sintomas somáticos poderão ser preferidos pelo clínico geral, mas ele ficará desencorajado quando os seus sintomas não apresentarem uma base orgânica e quando as queixas do paciente não forem aliviadas por seus esforços terapêuticos. Normalmente esses pacientes irritam o médico que os encaminhou devido à sua dependência adesiva, e o encaminhamento psiquiátrico mais parece uma tentativa de livrar-se do problema do que de resolvê-lo. Pacientes com queixas interpessoais poderão ir ao psiquiatra por conta própria, mas o mais comum é que estejam acompanhados por um membro da família ou que sejam encaminhados por um assistente social. Esses pacientes poderão rapidamente perceber que o entrevistador prefere aqueles que procuraram ajuda sozinhos e os que desejam psicoterapia. Com o intuito de agradar o entrevistador, o paciente poderá alterar sua história. Por isso, é necessário explorar cuidadosamente os detalhes da procura da ajuda para identificar a verdadeira fonte do encaminhamento.

Ocasionalmente, o entrevistador é chamado para ver um paciente quando não há qualquer indicação válida para o encaminhamento psiquiátrico. Por exemplo, um cirurgião solicita uma consulta após tratar lacerações em um jovem que esteve envolvido em uma briga de bar. O paciente recebe o terapeuta com protestos, afirmando que foi "apenas uma briga" e que não necessita ver nenhum psiquiatra. Se este insistir, perguntando se incidentes como esse já ocorreram outras vezes, o paciente poderá responder: "Sim, e daí?". Um entrevistador inexperiente tentará convencê-lo da possibilidade de ele ter problemas emocionais. Contudo, o problema na verdade diz respeito ao entrevistador, que se sente inseguro, relutante em dispensar o paciente sem completar um exame formal e em dizer a seu colega cirurgião que a consulta não está indicada, porque o paciente não tem consciência de qualquer problema psiquiátrico e que não haverá benefícios com a entrevista. A esse paciente deverá ser dito: "Você não tem de falar comigo se não desejar"; além disso, deverá lhe ser dada uma oportunidade de responder a essa declaração. A disposição do entrevistador de terminar a entrevista poderá estimular o desejo do paciente de continuar. Se não, o terapeuta meramente informará ao paciente a disponibilidade de futura ajuda psiquiátrica, caso ele mude de ideia. Para uma discussão mais detalhada sobre esse assunto, ver Capítulo 18, "O Paciente Hospitalizado".

Como o problema foi identificado como psiquiátrico?

O paciente poderá estar certo de que seu problema é psiquiátrico, poderá considerar essa possibilidade de forma hesitante, ou poderá ter a certeza de que não é psiquiátrico. Com frequência, ele já procurou ajuda antes da entrevista, consultando um médico, psicólogo, sacerdote, professor ou assistente social. Ele poderá ter lido livros de psicologia ou rezado. Sua descrição dessas tentativas e o significado delas para ele revelarão sua visão inicial do problema e como este se definiu como psiquiátrico.

Se não foi o paciente quem definiu o problema como psiquiátrico, ele poderá ter sido encaminhado a um psiquiatra por várias razões. O médico que o encaminhou talvez não tenha sido capaz de classificar as queixas físicas de acordo com as síndromes clínicas clássicas ou poderá ter percebido problemas emocionais subjacentes. Ocasionalmente, fatores alheios à emergência imediata, como uma história de doenças emocionais, determinarão o encaminhamento à psiquiatria. O entendimento da razão do encaminhamento do paciente e do sentimento deste a respeito disso ajudará a avaliar sua atitude em relação ao psiquiatra e ao tratamento.

> Um estudante universitário foi encaminhado a um psiquiatra por um médico da família, que também era um amigo pessoal dos pais. Estes eram religiosos devotados e estavam muito perturbados com o fato de seu filho rejeitar a igreja e seus ensinamentos. Eles eram incapazes de ver isso como algo que não fosse um sintoma de doença e solicitaram ajuda ao médico da família, membro da mesma igreja, para reavivar a fé do filho. O jovem estava consciente dos sentimentos dos seus pais e via o psiquiatra apenas como outro agente do controle deles. De fato, ele estava agudamente perturbado, mas não com a religião. Sua namorada havia lhe contado recentemente que estava grávida, e ele entrou em pânico e ficou deprimido, chegando a pensar em suicídio. O rapaz se sentia incapaz de discutir esse assunto com seus familiares, e a questão religiosa os mantinha emocionalmente distantes. Ele só foi capaz de contar a história depois que o entrevistador esclareceu o papel dele, explicando que não possuía nenhuma ideia preconcebida de qual era o problema ou de como ele poderia ser resolvido, mas que desejava discutir qualquer assunto que o paciente considerasse perturbador e ver se poderia ou não ajudar.

Qual foi o estresse precipitador?

A pergunta "Por que agora?" considera algum acontecimento no passado da vida do paciente que perturbou seu sistema de defesas anteriormente operacional. As alterações poderão ser no ambiente intrapsíquico, fisiológico, interpessoal ou externo. Em geral, essas informações não são voluntariamente fornecidas, e é comum sequer serem conscientes, mas é essencial que elas sejam obtidas e entendidas logo na entrevista inicial.

A pergunta direta "O que o trouxe aqui hoje?" muitas vezes é seguida de: "As coisas estão sendo demais para mim" ou "Não consigo suportar mais isso". O entrevistador deverá aprofundar o assunto, por exemplo, perguntando: "Como você escolheu este hospital?", "Você procurou ajuda de mais alguém?" ou "Algo aconteceu que tenha sido a gota d'água?".

Uma descrição detalhada dos eventos da última semana e, particularmente, das últimas 24 horas é, muitas vezes, esclarecedora. Eventos importantes na vida do paciente ou mudanças no seu papel são considerados. Aniversários e feriados levam a reações emocionais baseadas nos seus significados simbólicos – por exemplo, depressões poderão apresentar recorrência regular no aniversário da perda do ente querido, e feriados importantes são momentos comuns para reações de depressão aguda.

O entrevistador faz perguntas com base no conhecimento da psicodinâmica envolvida nos grupos de sintomas específicos. Por exemplo, se um paciente deprimido não relatar espontaneamente uma perda, o entrevistador pesquisará essa área. Similarmente, se o paciente está preocupado em ficar psicótico, o entrevistador poderá investigar as experiências recentes em que ele teve medo de perder o controle. Um de nós realizou várias consultas de emergência com estudantes universitários com medo de psicose iminente, sem apresentarem uma causa aparente. Em resposta a uma pergunta específica, eles revelaram que o uso recente de *ecstasy* ou maconha havia precipitado seus ataques de pânico. Esses episódios levarão o paciente a buscar ajuda, mas a vergonha ou o medo da sua importância poderá fazer com que ele relute em revelar as características cruciais da história. Ele busca reasseguramento, mas quer evitar a exposição. Questionamentos diretos do entrevistador não apenas trazem à tona informações específicas, mas também reduzem a ansiedade do paciente porque lhe garantem que o terapeuta está familiarizado com esse tipo de problema e que sabe lidar com ele.

Síndromes específicas

Neste capítulo, apenas os aspectos emergenciais das síndromes específicas são considerados. Para uma discussão mais aprofundada dessas entrevistas, o leitor deverá consultar os respectivos capítulos.

Depressão e suicídio

Ao entrevistar pacientes deprimidos em situações de emergência, a área mais óbvia da pesquisa estruturada é a exploração do risco de suicídio. O paciente deverá ser interrogado sobre esse assunto diretamente. Se o entrevistador ficar preocupado com o tema ou empregar eufemismos, como "fazer alguma coisa com você mesmo", o paciente se sentirá inibido. O entrevistador determinará os pensamentos e impulsos do paciente, sua atitude para com eles e as ações resultantes. Por exemplo, se o entrevistador perguntar "Você já pensou em suicídio?" ou "Você já desejou morrer?", o paciente poderá responder: "Sim, eu acho que devo pôr um fim a tudo isto". Uma resposta apropriada do entrevistador seria: "Você já pensou o bastante a ponto de planejar como fazê-lo?". Se o paciente responder "Não, o pensamento foi muito desagradável", e se outras perguntas revelarem que ele não agiu por impulso no passado, o risco será pequeno. Outro paciente poderá responder da seguinte forma à pergunta inicial: "Pensei um pouco sobre suicídio na semana passada, mas não hoje". Um entrevistador atento fará mais perguntas: "Você pensou em como realizar isso?". A resposta "Eu pensei em me dar um tiro; de fato, comprei um revólver e alguma munição há alguns dias" sugerirá um risco grave. Se o entrevistador, então, perguntar "Você estava amedrontado?", e o paciente responder "Bem, não sei; acho que todo mundo ficará melhor se eu morrer", medidas imediatas de proteção são indicadas.

As comunicações relativas aos impulsos suicidas frequentemente são não verbais ou indiretas. Se um paciente deprimido chegar no departamento de emergência com sua mala feita, ele está solicitando hospitalização; se deixou a porta da sua casa destrancada, gastou seu último dinheiro com uma boa refeição ou com um telefonema para um amigo distante ou está despreocupado sobre o local ou a hora da próxima visita, talvez não espere estar vivo por muito tempo. Essas mensagens indicam sua ambivalência sobre viver ou morrer. Se alguém se preocupar o suficiente com ele, essa pessoa poderá obter sucesso em influenciar sua ambivalência na direção da vida. Pessoas que possuem um parente próximo ou um amigo que cometeu suicídio apresentam um risco maior, assim como pacientes com história pessoal de tentativas anteriores de suicídio. Se recentemente o indivíduo fez um testamento ou deixou em ordem seus assuntos financeiros, poderá estar planejando morrer. A crença na vida após a morte ou a fantasia de um encontro com uma pessoa morta que ele amou é outra parte importante da informação. Uma série de fatores demográficos, étnicos e sociais apresenta uma evidente relação com o risco de suicídio.

O entrevistador perguntará sobre quem restará se o paciente morrer. Ele poderá salvar a vida do paciente convencendo-o de que o suicídio infligirá uma grande dor e sofrimento a uma pessoa que ele ama. No caso do paciente suicida fisicamente doente, idoso, sem entes queridos ou sem dinheiro, o entrevistador poderá dizer: "Posso entender o quanto você se sente mal e as poucas razões para viver, mas já vi outros que se sentiam assim, que foram auxiliados pelo tratamento e se recuperaram. Você não tem nada a perder se dando uma chance de ficar bom". Entrevistadores iniciantes muitas vezes tentam passar segurança fazendo afirmações como: "Não se preocupe – não deixaremos você se matar". Essa atitude convida o paciente a abrir mão do seu próprio controle e a depositar no entrevistador a responsabilidade de conter sua pulsão autodestrutiva, sendo uma promessa que raramente poderá ser cumprida. Em vez disso, o entrevistador perguntará ao paciente suicida se ele não gostaria de ficar no hospital, onde poderá sentir-se mais capaz de resistir ao ímpeto suicida até melhorar. Se a hospitalização não for indicada, o entrevistador deverá informar ao paciente onde exatamente ele poderá ser encontrado, de dia ou de noite, e quem o paciente poderá chamar no caso de ele não estar disponível. Obviamente, a pessoa a ser chamada pelo paciente, no caso da indisponibilidade do entrevistador, deverá ser avisada com antecedência.

Ataques de ansiedade

O paciente com ataques agudos de pânico e com síndrome de hiperventilação poderá responder dramaticamente à explicação direta dos seus sintomas. É evidente que a revelação deverá estar à altura da sua capacidade de compreensão. A um paciente humilde poderá ser dito: "Quando alguém se sente assustado, respira muito rapidamente sem se dar conta disso. Talvez a respiração rápida seja a causa de muitos dos seus sintomas". Ele poderá ser ainda mais convencido solicitando-lhe que hiperventile deliberadamente e, depois, mostrando-lhe como controlar seus sintomas pela regulação da frequência respiratória.

Situações clínicas

Paciente ansioso

Pacientes com ansiedade opressiva já foram aconselhados por outras pessoas a relaxar. Se o conselho tivesse ajudado, o paciente não estaria procurando outras assistências. O entrevistador deverá evitar repetir esse tipo de conselho e deverá garantir ao paciente que seu problema será, finalmente, entendido em vez de apenas suprimido.

O simples reasseguramento é de pouco valor para quem teme estar ficando louco. Em vez de dizer ao paciente que não está ficando louco, o entrevistador deverá descobrir o que a palavra "louco" significa para ele. Isso revelará o significado dos seus medos e permitirá a exploração das fontes da sua ansiedade. O entrevistador poderá perguntar: "O que você entende por 'louco'?" ou "Como você pensa que seria ficar louco?". Poderá, então, ser perguntado ao paciente se ele já viu alguém que fosse considerado louco e o que observou naquele momento. Finalmente, o terapeuta descobrirá como o paciente pensa que as pessoas responderão à sua loucura. É normal o paciente com ataque agudo de pânico expressar seus medos dos impulsos agressivos ou sexuais. Uma vez que os temores específicos tenham sido revelados, o reasseguramento do entrevistador terá um impacto muito maior.

Paciente confuso

O entrevistador poderá ser solicitado a ver um paciente que à primeira vista aparenta estar completamente desconectado do mundo ao seu redor. O cenário é o departamento de emergência de um hospital geral; o paciente está deitado na maca, com dificuldade de manter-se acordado e com os cabelos desgrenhados. Ele não responde às perguntas ou murmura incoerentemente sem olhar para o examinador. A primeira impressão sugere consequências de uma catástrofe neurológica significativa. Pacientes com síndromes confusionais necessitam de constante fornecimento de estímulo sensorial e de informações de orientação para manter sua atenção e contato com o mundo exterior. O entrevistador deverá fazer uma breve avaliação da situação. Depois, deverá encorajar o paciente a sentar-se e, se possível, conduzir a entrevista com ele em uma cadeira. O entrevistador poderá inicialmente estruturar a discussão focando a atenção do paciente na sua situação de vida imediata. A resposta poderá ser dramática; eventualmente, será possível obter uma história e fazer uma avaliação detalhada do seu problema.

Paciente intoxicado

Uma das síndromes cerebrais mais difíceis é observada no alcoólatra com intoxicação aguda. Essa condição apresenta muitas complicações potenciais, algumas com um índice de mortalidade significativo. Além das complicações clínicas do *delirium tremens*, alucinose ou intoxicação patológica, os controles emocionais do paciente estão debilitados e, muitas vezes, ele está deprimido. O suicídio ou outro comportamento impulsivo é um problema. O entrevistador deverá determinar por que o paciente está bebendo e se esse episódio é diferente dos anteriores. Ele terá pouco sucesso se tentar conduzir uma entrevista enquanto o paciente estiver agudamente intoxicado, porque o álcool produz uma barreira química que prejudica a comunicação efetiva. Com frequência, o paciente não tem controle emocional, fica beligerante e não cooperativo, ou melancólico e deprimido. Muitas vezes, se ele puder ser observado por algumas horas, o quadro clínico confuso melhorará consideravelmente, e será possível uma avaliação mais cuidadosa.

Paciente com uma "pseudopatologia coronariana"

O paciente convencido de que está tendo um ataque cardíaco é um problema comum no departamento de emergência. Assim como para qualquer paciente com problemas somáticos, é indicada a obtenção de uma história médica cuidadosa. O entrevistador utilizará suas perguntas para demonstrar a conexão entre sintomas e emoções. Um paciente que poderia se aborrecer com a pergunta "Você acha que a dor no peito se deve ao fato de estar amedrontado?" responderá bem confortavelmente a "Você deve estar bastante preocupado com sua dor no peito". Costuma ser útil realizar os exames físicos pessoalmente; isso dará um ar de autenticidade aos posteriores reasseguramentos sobre a doença física. Caso esse paciente mencione alguma parte afetada do corpo, certamente um exame deverá ser feito. Ele deseja mostrar seu problema e, se o médico aparentar desinteresse, ele procurará outro profissional.

Quando o sintoma somático for a dor, o entrevistador jamais deverá desafiar sua autenticidade. A dor é uma sensação subjetiva, e apenas a pessoa que a sente será capaz de dizer se ela existe. Isso não significa, contudo, que o entrevistador deva aceitar a explicação do paciente para a causa da dor, porque esse é um assunto médico. O entrevistador poderá dizer: "O que você descreve certamente é dor, mas precisamos de mais informações para determinar a causa desse problema".

Paciente abusador de substâncias

Um dos problemas de diagnóstico diferencial mais difíceis na emergência psiquiátrica envolve o paciente sob suspeita de simular a dor para obter medicamentos narcóticos. Apesar de a maioria dos pacientes desejar tratamento médico para sua doença subjacente, o paciente com dor grave poderá inicialmente estar buscando apenas o alívio do seu sintoma. Ele raramente especificará a maneira de tratá-lo, enquanto o paciente abusador de substâncias, que simula a dor, poderá ter em mente uma droga específica e sua dosagem.

Paciente com crise interpessoal

O paciente com uma crise interpessoal inicialmente tenderá a culpar alguém por suas dificuldades e sinalizará que deseja apenas uma manipulação ambiental. Assim como o entrevistador não dirá ao paciente com dor psicogênica que tudo está na mente dele, ele também não atacará maciçamente estes padrões de defesa. O entrevistador que pergunta "Por que você continua entrando nessas situações confusas?" poderá achar que está procurando as origens de um problema psicológico, mas o paciente irá se sentir acusado. Considere uma adolescente levada ao departamento de emergência pelos pais enlouquecidos, após ela ter ingerido 10 aspirinas em uma atitude dramática de suicídio. Ela estava brigando com sua mãe por ter chegado tarde em casa e por causa do seu namorado. A mãe estava obviamente controlando sua raiva no momento em que perguntou se a filha estava bem. Então, acrescentou: "Nós tentamos mantê-la bem, mas não podemos fazer nada por ela".

O entrevistador se percebe dividido entre o apelo da paciente por empatia e independência e o desamparo frustrante dos pais. Ele ficará tentado a explicar ou a manipulação coerciva da paciente ou o domínio controlador dos pais, assumindo, dessa forma, um dos lados. Em vez disso, ele poderá explorar os eventos que precipitaram a emergência. O processo de discussão dotará a família de uma alternativa para o padrão de cenas dramáticas e de alvoroços que tem sido o modelo característico da interação.

Paciente agressivo

A condução de uma entrevista com um paciente agressivo é sempre um problema. Se o cenário for um departamento de emergência hospitalar, no momento em que o entrevistador chegar poderá encontrar o paciente deitado no chão, contido pela força de vários atendentes. Geralmente essa demonstração de força será suficiente para ajudar o paciente a recuperar o controle dos seus impulsos agressivos. O entrevistador poderá ajoelhar-se ao lado do paciente e perguntar-lhe: "Qual é o motivo de toda esta confusão?". À medida que os atendentes relaxarem a pressão, o entrevistador poderá rapidamente avaliar se o paciente planeja retomar ou não sua luta. Se isso não ocorrer (normalmente é esse o caso), o entrevistador poderá perguntar: "Você não preferiria sentar-se em uma cadeira e conversar comigo?". Em seguida ajudará o paciente a se levantar, enquanto os outros são dispensados. O entrevistador continuará com o questionamento imediato "O que aconteceu?" e com a discussão sobre a perda de controle do paciente. Em algumas ocasiões, comumente com psicoses orgânicas, o paciente deverá ser mantido sob restrição enquanto o entrevistador administra tranquilizantes parenterais. Quando a medicação se tornar efetiva, a entrevista continuará como se estivesse sob outras circunstâncias.

Os entrevistadores iniciantes têm a preocupação de que, se fizerem uma pergunta errada, o paciente poderá ficar violento novamente. Em geral, este está mais preocupado com isso do que o entrevistador, e a ele deverá ser solicitado que informe caso sinta a manifestação dos seus impulsos violentos.

Alguns pacientes não chegaram a agredir ninguém, mas estão próximos de fazê-lo. Eles poderão não ser afetados pelos modos calmos do entrevistador e continuar movimentando-se, em um estado de grande agitação. Esses pacientes deverão ser medicados antes de a entrevista continuar. O terapeuta poderá ficar com o paciente enquanto a medicação faz efeito e não deverá aumentar o medo dele de ser aprisionado colocando-se entre o paciente e a porta.

Esses temores poderão provocar agressão ou fuga.

Se o entrevistador chegar para ver o paciente gravemente agitado alguns minutos atrasado, acabará tentando entrevistar alguém que está se dirigindo para a porta de saída. Ele deverá ser firme, porém gentil, e dizer: "Um momento". Caso o paciente pare, continuará a entrevista onde ele está, mesmo que seja do lado de fora, na calçada. O *rapport* será melhor obtido pela exploração da pressa do paciente de ir embora. Uma vez que essa etapa tenha sido cumprida, o entrevistador sugerirá que a entrevista continue em um local mais confortável e procederá como nos outros casos.

O paciente agressivo será tranquilizado pela confiança que o entrevistador experiente sente e demonstra. O mesmo paciente rapidamente detectará uma confiança simulada que acoberta o medo e poderá reagir ao medo do entrevistador com um comportamento violento. Se um entrevistador inexperiente continuar a temer o paciente, ele deverá administrar medicamentos ou utilizar auxiliares para controlá-lo, de forma que possa conduzir a entrevista de modo mais confortável.

Expectativas do paciente

O paciente chega ao entrevistador com expectativas para o resultado dessa visita. Essas expectativas são tanto conscientes como inconscientes, positivas e negativas. Elas deverão ser consideradas pelo entrevistador desde o início da entrevista e reavaliadas ao seu término. Frequentemente é possível ajudar o paciente a modificar suas expectativas durante o curso da entrevista, após ele se conscientizar delas. O entrevistador poderá demonstrar a inadequação de certas expectativas, enquanto fortalece e apoia outras que ele espera poder satisfazer. Se o paciente não for capaz de formular nenhuma expectativa realista, o entrevistador deverá fazê-lo por ele. Se o entrevistador falhar, o paciente ficará insatisfeito com a entrevista e buscará ajuda em outro local.

Não se deve perguntar, muito cedo na entrevista, o tipo de ajuda que o paciente espera receber. Ele poderá interpretar essa pergunta como uma recusa do entrevistador em apurar suas dificuldades ou como uma rejeição hostil. No entanto, uma vez que o *rapport* tenha sido estabelecido, essa questão poderá revelar muito. Perguntar a respeito das tentativas anteriores de obter ajuda também é útil. O paciente que procurou a polícia antes de aparecer no departamento de emergência frequentemente espera que controles sejam impostos. Para pacientes que já procuraram ajuda de conselheiros religiosos, é importante perguntar o tipo específico de ajuda solicitada. O paciente que buscou a indicação de um psiquiatra possui expectativas diferentes daquelas do que buscou ajuda por meio de orações. Também existe diferença entre o paciente que reza para ter força para lidar com a situação e aquele que reza por uma solução por meio de uma intervenção onipotente.

Quando existir uma pessoa na vida do paciente que teria sido uma óbvia fonte de ajuda, mas a quem ele evitou, perguntas a respeito da evitação poderão revelar algumas das expectativas temerosas trazidas para a entrevista. O entrevistador também poderá fazer perguntas diretas a respeito das expectativas negativas. Essa pesquisa nem sempre é bem-sucedida, mas os sentimentos do paciente poderão ser revelados indiretamente pelas histórias das experiências dos familiares e amigos com profissionais em saúde mental, por anedotas sobre hospitais, por brincadeiras, e assim por diante. Se um paciente iniciar a entrevista com uma brincadeira ("Onde estão aqueles homens com seus jalecos brancos, que arrastam as pessoas para o manicômio?"), isso revelará não apenas alguma capacidade de manter o senso de humor, mas também o medo de estar sendo visto como louco, com todas as muitas possíveis implicações conscientes e inconscientes.

O acompanhante da situação emergencial também tem suas expectativas, que poderão ser similares ou diferentes daquelas do paciente. No caso de o acompanhante ter iniciado a busca da ajuda, suas expectativas também deverão ser consideradas; do contrário a procura continuará, independentemente da eficácia da entrevista com o paciente.

Expectativas inconscientes

As expectativas inconscientes do paciente estão estreitamente relacionadas com a psicodinâmica do estresse precipitador, sendo a mais comum delas a de que o entrevistador resolverá diretamente seu conflito. Por exemplo, o paciente deprimido deseja substituir a sua perda, e uma tarefa inicial importante é deslocar esse desejo para uma esperança de que a sua dor será confortada e de que sua reduzida autoestima será restaurada. No caso do homem que está deprimido depois da perda do seu emprego, o entrevistador averiguará por que o paciente se culpa. Demonstrando a discrepância entre a atitude crítica do paciente em relação a si mesmo e seu sucesso em outras áreas da sua vida, o entrevistador focará as habilidades atuais do paciente e seu desejo de encontrar um novo emprego, e não suas esperanças perdidas e fantasias de que o entrevistador, de alguma forma, conseguirá seu emprego de volta.

Outra situação é ilustrada pela mulher deprimida que está com raiva do marido, mas tem medo de que ele a deixe se demonstrar sua raiva. Ela se sente como uma mártir, mas tem medo de rebelar-se. Quando pergunta "Você acha que é justo eu viver deste jeito?", está pedindo permissão para agir. Essa paciente poderá ficar deprimida se o entrevistador não lhe der essa permissão, mas poderá sentir-se ainda mais ameaçada se ele conceder. É importante estabelecer primeiro uma aliança confiável e, depois, buscar padrões alternativos de comportamento, que permitam alguma gratificação para seus impulsos, porém sem graves consequências.

Expectativas conscientes

As expectativas conscientes dos pacientes emergenciais incluem hospitalização, tratamento médico, medicação, manipulação ambiental, psicoterapia, reasseguramento, ausência de efeito e danos reais físicos ou psicológicos.

A hospitalização poderá ser vista como uma proteção contra a ameaça dos impulsos internos ou como uma forma de influenciar o ambiente. Por exemplo, uma mulher procurou ajuda, poucas semanas após ter dado à luz uma criança, devido aos seus medos obsessivos de que deixaria o recém-nascido cair ou que o machucaria. Quando o entrevistador aprofundou a questão, ela disse: "Espero que você me hospitalize ou que me tome o bebê antes que eu o mate". Ela estava procurando controle. O ato de buscar controle significou que alguns controles internos estavam funcionando e que precisavam ser descobertos e fortalecidos. A própria paciente era o seu melhor aliado.

Se o paciente vê o tratamento como uma maneira de controlar os outros, ele poderá primeiramente insistir em ser hospitalizado e, em seguida, ser igualmente insistente para obter alta, um ou dois dias depois. Aquele que protesta em voz alta contra sua hospitalização, enquanto, ao mesmo tempo, age de forma descontrolada, poderá realmente estar solicitando a hospitalização, mas recusando-se a aceitar a responsabilidade disso. Sua expectativa é ser forçado à internação contra a sua vontade, e poderá ficar mais irritado se essa expectativa não for satisfeita.

O paciente poderá temer que o entrevistador escolha a alternativa errada para tratar o problema do impulso. Assim, um paciente religioso que está preocupado com seus sentimentos sexuais poderá desejar removê-los ou suprimi-los e poderá ter medo de que o entrevistador estimule sua sexualidade. Se suas esperanças e medos forem declarados, ele poderá ser ajudado. O entrevistador poderá dizer: "Acho que você gostaria de eliminar seus sentimentos sexuais e tem medo que eu piore as coisas, encorajando esses sentimentos".

Os pacientes com pouca sofisticação psicológica e aqueles com sintomas somáticos desejarão medicação. Esses pacientes poderão solicitar medicação já no início da entrevista, e os terapeutas iniciantes muitas vezes concordam muito depressa. O problema apresentado poderá parecer diferente ao final da entrevista, e a prescrição da medicação poderá esperar até esse momento, mesmo quando o entrevistador achar que ela será necessária. Se o paciente acreditar que tudo o que o entrevistador poderá fazer será prescrever medicamentos, ele perderá o interesse na entrevista, e, uma vez de posse da receita, o que seguirá será um desapontamento. Em uma situação de emergência, a prescrição deverá ser na quantidade suficiente para durar apenas até a próxima entrevista. Se o entrevistador assegurar ao paciente que as coisas logo ficarão bem e fornecer três meses de medicação, o paciente poderá não acreditar em tais palavras. Uma dose inicial de remédios fornecida diretamente pelo entrevistador e, talvez, tomada na sua presença terá um valor especial. Ela terá o poder mágico do instrumento terapêutico pessoal do entrevistador. Um paciente com quem o entrevistador não esteja bastante familiarizado nunca deverá receber quantidades potencialmente perigosas de medicação. Mesmo que o paciente não seja suicida, ele poderá achar o entrevistador descuidado ou despreocupado com seu bem-estar.

Muitas vezes, o entrevistador faz recomendações que envolvem a manipulação do ambiente do paciente. Ele poderá recomendar um cuidador domiciliar ou uma licença médica para a escola ou para o trabalho. Ao fazê-lo, ele distinguirá entre o paciente que deverá ser encorajado a abandonar seu senso patológico de obrigação e aquele cuja autoestima fragilmente mantida é dependente da continuidade das suas funções. Por exemplo, a sugestão de um cuidador domiciliar poderá contrariar a mãe que, a despeito da sua depressão, tem orgulho da sua habilidade contínua de cuidar da casa e das crianças. Nessa situação, o entrevistador reconhecerá a devoção da paciente à sua família, tratará sua depressão e perguntará: "Existe alguém na sua família que possa ajudá-la nas suas responsabilidades enquanto tratamos da sua depressão?". Se ela não possuir alguém que possa ajudá-la, mas estiver receptiva para a ideia de uma ajuda temporária, poderá ser sugerida a presença de um "assistente pessoal".

Frequentemente, o paciente com problemas interpessoais desejará que o entrevistador modifique seu ambiente, removendo o problema. Dessa forma, uma mulher poderá reclamar que apanha do marido e que deseja que o entrevistador o tire de casa.

O entrevistador poderá responder: "Apenas a polícia pode fazer isso, e você me disse que esteve com os policiais muitas vezes. Contudo, sou capaz de ajudar com os problemas que o levam a beber ou com sua incerteza de querer deixá-lo, se você também estiver preocupada com esses problemas". Talvez a paciente já tenha alguma consciência dessas considerações, a qual algumas vezes poderá ser obtida com comentários como: "Se desejasse apenas alguém que retirasse seu marido de casa, você não teria vindo a um psiquiatra". Assim, o entrevistador estará reforçando as expectativas mais realistas da paciente.

A psicoterapia é mais provavelmente esperada pelos pacientes que têm um grau maior de instrução ou que pertencem a uma classe social mais elevada e cujos sintomas sejam de natureza psicológica. Contudo, a consciência do paciente dos problemas psicológicos não significa que ele não necessitará de medicação, orientação direta ou hospitalização. A sua angústia, assim como a dos pacientes com sintomas somáticos, poderá ser uma indicação para medicação. De fato, uma consciência muito aguda dos conflitos internos muitas vezes é indicativa de uma rápida quebra de defesas.

Expectativas negativas e o paciente não colaborativo

O paciente com expectativas negativas antecipa que não receberá ajuda e que deverá esperar mais injúrias e humilhação. Quando deprimido, tenderá a ser suicida; quando paranoide, provavelmente será beligerante e combativo. Ele não aceita a intervenção psiquiátrica. Essas expectativas negativas deverão ser abertamente discutidas para haver alguma esperança de obter a cooperação do paciente no plano de tratamento. Na discussão dessas expectativas inconscientes, é crucial que o entrevistador se alie às esperanças inconscientes do paciente e não aos seus medos inconscientes.

Poderá ser necessário forçar o tratamento contra a vontade do paciente a fim de protegê-lo e aos outros ao seu redor. Isso deverá ser feito de forma clara. É melhor dizer ao paciente "Terei de hospitalizá-lo, mesmo que você não concorde em ir", do que esconder isso, dizendo: "Teremos de marcar nossa próxima consulta no prédio do outro lado da rua". No final das contas, o paciente apreciará a honestidade e a correção do entrevistador, e sua atitude para com os outros médicos será influenciada de forma favorável.

Antes de hospitalizar involuntariamente o paciente, o entrevistador deverá esgotar todas as possibilidades de convencê-lo a internar-se de modo voluntário. Esse processo começa com a explicação da razão terapêutica que existe por trás da hospitalização naquele momento – geralmente a necessidade de proporcionar-lhe uma assistência externa para o controle dos seus impulsos suicidas ou agressivos. Se ele não desejasse ter esses impulsos controlados, não teria permitido ser entrevistado e teria mantido a existência dos impulsos em segredo até que estivesse livre para atuá-los. Isso deverá ser dito explicitamente ao paciente.

Poucos juízes forçarão uma internação involuntária contra os desejos dos parentes do paciente, a menos que ele tenha cometido um crime. Muitos pacientes são hospitalizados repetidas vezes e simplesmente liberados por um parente no dia seguinte, contra a orientação médica. Portanto, é necessário obter o apoio dos familiares quando o entrevistador recomenda a hospitalização. Frequentemente um parente, amigo, sacerdote ou outra pessoa em quem o paciente confia poderá influenciá-lo e ajudá-lo a aceitar a hospitalização muito mais do que o entrevistador.

Uma discussão cuidadosa a respeito dos temores que o paciente tem de ser hospitalizado é essencial. Ele poderá achar que não obterá sua própria alta quando considerar não mais precisar da hospitalização ou poderá ter tido experiências anteriores desagradáveis em hospitais psiquiátricos. Planos alternativos para ajudar no controle dos seus impulsos deverão ser discutidos. Algumas vezes, esse procedimento poderá convencer o entrevistador de que a hospitalização não é a única forma de enfrentar a emergência. O entrevistador deverá sentir-se livre para alterar sua recomendação. Finalmente, quando um paciente reluta em aceitar a hospitalização, ele não deverá ser deixado sem supervisão após essa indicação ter sido feita, especialmente depois que a decisão de internação tiver sido tomada.

Plano de tratamento

Conforme a entrevista se aproximar do final, o entrevistador começará a formular suas sugestões e planos para a continuação do tratamento. Isso deverá ser transmitido ao paciente de forma a ajudá-lo em sua aceitação. Os planos de tratamento do próprio paciente deverão ser explorados em primeiro lugar. Como ele lidou com problemas similares no passado e quais foram os resultados? Se o seu plano diferir radicalmente daquele do entrevistador, ele considerou alternativas? Se ele sinalizar que já rejeitou o plano do entrevistador, poderá ser-lhe mostrado que ele pensou sobre o assunto e que, ao menos, considerou o plano como uma possibilidade. O entrevistador descobrirá as razões do paciente contra e a favor do plano e negociará com os argumentos dele, em vez de usar os seus próprios. Se o paciente não considerou a alternativa específica que o médico tem em mente, esta será sugerida, solicitando-se que ele pense sobre o assunto durante a entrevista. Se ele chegar ao mesmo plano do entrevistador, haverá maior probabilidade de aceitá-lo do que se ele simplesmente for informado sobre as ideias do entrevistador.

> Por exemplo, um estudante universitário com depressão aguda procurou ajuda na semana dos seus exames finais. Ele nunca apresentara um episódio similar no passado. Descreveu seus problemas, e o entrevistador perguntou sobre seus planos. Ele respondeu que esperava fazer as provas, mas que, no seu estado atual, estava certo de que não seria aprovado. O entrevistador perguntou: "Você considerou alguma alternativa?". O paciente disse: "Sim, pensei em pedir dispensa dos exames, mas provavelmente o professor não concordará e, de qualquer forma, isso não seria justo". O terapeuta perguntou: "Você não poderia dizer ao professor que não está se sentindo bem e solicitar permissão para fazer os exames quando estiver melhor?". O paciente não havia considerado isso porque, como a maior parte das pessoas deprimidas, ele não achava que iria melhorar. Então, respondeu: "Bem, eu não sei, não quero que o professor saiba que consultei um psiquiatra. Ele nunca entenderia". O entrevistador passou a explorar as reações dele e a demonstrar que seus temores não tinham qualquer fundamento real, mas que, em vez disso, estavam baseados na sua baixa autoestima e na consequente suposição de que os outros seriam intolerantes com ele. Esse tipo de discussão ajudará o paciente a utilizar a recomendação do entrevistador, apesar de, no início, ele ter sido bastante resistente.

Se o acompanhante da situação emergencial iniciou a consulta, ele também deverá ser incluído no plano de tratamento. Se o entrevistador não reduzir sua ansiedade, ele continuará a procurar outras formas de ajuda. Não será suficiente simplesmente comunicar-lhe o plano de tratamento se ele não estiver presente durante a sua formulação. Suas expectativas também deverão ser conhecidas, e quaisquer discrepâncias entre elas e o plano real deverão ser discutidas.

Fechamento da entrevista

Devido ao fato de o paciente emergencial não saber a duração da sessão, o entrevistador sempre deverá avisar que o tempo está acabando quando ainda restarem alguns minutos. Ele poderá dizer: "Teremos de terminar em alguns minutos" ou "Nosso tempo está quase acabando". Isso dará ao paciente a oportunidade de acrescentar mais algum material ou, o mais importante, fazer perguntas. O entrevistador poderá perguntar: "Existe alguma coisa de que ainda não falamos?" ou "Existe alguma coisa que você gostaria de contar ou algo que você gostaria de perguntar?". A escolha do paciente revelará o que ele considera ser um problema crucial ou a maior ansiedade. Ocasionalmente, ele responderá: "Não existe nada". Essa resposta não significará necessariamente que o paciente esteja satisfeito. O entrevistador não deverá parar nesse ponto, mas procurar discutir uma área que ainda não foi explorada por completo. O tópico poderá ser um que, embora afetivamente carregado, não foi desenvolvido por ser tangencial à emergência. Ao paciente que não tem qualquer pergunta, será dada a oportunidade de revelar um material adicional por meio das suas linhas de associações.

Ao término da entrevista, é preferível marcar com o paciente de emergência uma consulta específica, em vez de sugerir vagamente que ele retorne em breve. Se o problema era grave o suficiente para precipitar uma emergência, o paciente deverá ser reavaliado em uma segunda entrevista. Se o entrevistador não marcar uma consulta específica, o paciente precisará criar outra emergência para retornar.

CONCLUSÃO

A psicodinâmica do comportamento emergencial engloba todas as síndromes clínicas específicas, mas existem considerações especiais acrescentadas pela situação emergencial. Uma compreensão dessas questões dinâmicas adicionais permitirá ao entrevistador utilizar seu conhecimento de forma mais efetiva. Uma abordagem sistemática do problema aliviará sua própria ansiedade, protegendo-o da atmosfera de crise produzida pelo paciente e seu acompanhante. Isso permitirá ao entrevistador reduzir a ansiedade do paciente, e, como resultado, este mobilizará suas próprias capacidades adaptativas para enfrentar seus problemas.

Capítulo 18

O PACIENTE HOSPITALIZADO

John W. Barnhill

O paciente hospitalizado oferece uma oportunidade única para o médico que conhece a psicodinâmica. Estressores fisiológicos e psicológicos ameaçam o seu modo de vida habitual, levando até mesmo o paciente mais psicologicamente saudável a sentir-se desconfortável. O entrevistador que atende no hospital trabalhará com muitas pessoas que nunca consultaram um psiquiatra ou que nunca receberam um diagnóstico psiquiátrico. Algumas delas apresentarão sintomas originados das reações psicológicas à doença, enquanto outras apresentarão sintomas secundários às alterações fisiológicas. As pessoas com doenças psiquiátricas preexistentes poderão ser especialmente vulneráveis à angústia subjetiva e apresentar estilos de enfrentamento que interferirão no tratamento médico. Um grupo desses pacientes estava há muito tempo sob cuidados psiquiátricos e aceitava o psiquiatra entrevistador como um potencial aliado no ambiente estranho. Já outro grupo evitou contato psiquiátrico por décadas, e a entrevista realizada no hospital poderá ser a primeira e a única oportunidade de serem avaliados talvez para uma personalidade esquizoide ou para agorafobia grave.

Em geral, as entrevistas psiquiátricas no hospital são realizadas por solicitação do médico clínico do paciente. Embora as respostas psicológicas do paciente sejam muito importantes para o entrevistador, normalmente o clínico tem preocupações práticas específicas e não está interessado em entender a psicodinâmica do paciente tampouco na responsabilidade pelo processo de coleta dos dados psiquiátricos. Frequentemente as solicitações de consultoria envolvem problemas de pouca adesão ou que contribuíram para as queixas clínicas. O entrevistador que atende no hospital deverá permanecer atento ao diagnóstico e aos objetivos da equipe médica para o tratamento e, ao mesmo tempo, deverá maximizar o potencial da experiência terapêutica para o paciente. O entrevistador de um paciente hospitalizado deverá prestar atenção a uma variedade de síndromes neuropsiquiátricas e psiquiátricas, às necessidades do médico solicitante da consultoria e à criação de uma aliança com o paciente que está doente, cansado e confuso.

O entrevistador que atende no hospital não atua com a mesma independência que o médico ambulatorial. Como um consultor, ele se torna um observador participante da rede social que inclui o paciente, o médico solicitante da entrevista, outros médicos consultores, assistentes sociais, enfermeiros, outros membros da equipe médica, outros pacientes, a família e os amigos do paciente. Cada um desses poderá ter interesses diferentes – e conflitantes – em relação ao resultado. Em meio a essa complexidade está a realidade de que, embora muitos pacientes hospitalizados estejam muito agudamente doentes para se beneficiarem das interpretações dos seus desejos ou temores inconscientes, a natureza catastrófica de suas doenças poderá fazer com que tirem proveito de intervenções focais breves e baseadas na psicodinâmica.

PSICODINÂMICA

Fatores psicodinâmicos do paciente

Os pacientes exibem uma série de respostas subjetivas e comportamentais à doença e à hospitalização. Para a maioria, a hospitalização induz a uma dependência regressiva, mas esperançosa, que permite que aceitem e participem dos cuidados médicos. A presença moderada de tristeza e de ansiedade é comum e geralmente poderá ser atribuída à ferida narcisista secundária à perda do senso de invulnerabilidade, juntamente com a perda das atividades do dia a dia que fortalecem o ego. Além disso, a maior parte das doenças consome a energia, a concentração e o entusiasmo. À medida que os pacientes se recuperam, a maioria deles rapidamente retorna à sua personalidade pré-hospitalização e recupera seu senso de autonomia habitual. Contudo, alguns experimentam uma mistura mais grave de regressão, tristeza, confusão, privação de sono e uma fadiga induzida pela doença. A extensão da debilidade psicológica poderá estar relacionada ao funcionamento psicológico pré-mórbido, à cronicidade ou gravidade da doença ou a ambos, sendo em geral impossível predizer a resposta de determinada pessoa à doença e à hospitalização.

Muitas das características típicas podem ser encontradas no caso do executivo de 55 anos de idade que desenvolveu complicações após um infarto do miocárdio e uma cirurgia de revascularização:

Na segunda semana de hospitalização do paciente, foi solicitada uma consultoria psiquiátrica. A equipe de cardiologia achou que ele estava deprimido e preocupou-se porque ele recusava procedimentos importantes. Os fisioterapeutas relataram que a fraca motivação impedia sua recuperação; a equipe de enfermagem observou que, frequentemente, ele ficava desrespeitoso e desdenhoso. Além disso, o paciente com frequência ameaçava dar-se alta hospitalar, contrariando o parecer médico. Assim que o psiquiatra se encontrou com o paciente, suspeitou que o motivo precipitador da consultoria provavelmente fossem esses comportamentos em vez da depressão.

Apesar de o paciente nunca ter consultado um psiquiatra antes, estava ansioso para falar, explicando que estava a ponto de enlouquecer. Ele se descreveu como um vendedor de títulos institucionais, "um vendedor de sucesso que poderia superar qualquer um de Wall Street", duas vezes divorciado e com uma filha adulta. Ele imediatamente se lançou em uma série de reclamações a respeito do hospital, da equipe, dos amigos e dos familiares. Os enfermeiros eram lentos no atendimento, a comida era horrível, seu melhor amigo viajou para um torneio de golfe e havia dias que sua filha nem ao menos lhe telefonava. O psiquiatra disse: "Ser um paciente hospitalizado é uma experiência desconcertante. É especialmente difícil para um homem bem-sucedido. Aqui você se despe da sua dignidade e autoridade e torna-se dependente daqueles que cuidam de você". Esses comentários ressoaram no paciente. Ele disse que não era um "perdedor incompetente" e passou a descrever como costumava preencher suas noites com jantares com clientes e seus fins de semana com amigos, mulheres e esportes; então, espontaneamente, acrescentou que não havia percebido que era tão sozinho. Já estava sentindo dor no peito há meses antes de ir ao cardiologista, mas, durante toda a sua vida, sua habilidade de "absorver" tudo havia sido valiosa. Estava preocupado com a possibilidade de perder seu emprego e, apesar de possuir algumas economias, toda a sua vida mudaria. Ele sentia uma disforia irritável, que nunca havia experimentado antes.

Quando o psiquiatra lhe perguntou se já estivera em um hospital, o paciente disse que sempre tivera uma saúde de ferro. Contou que, aos 20 anos, seu pai morrera de insuficiência cardíaca. Solicitado a contar mais, descreveu como desprezara o pai por ser um perdedor nos negócios. Disse que sua mãe morrera após o divórcio, quando ele tinha 11 anos. Sempre achou que ela havia morrido de desgosto e acreditava que ambos os pais foram fracos. Também achava que sua resistência pessoal fizera dele um "jogador no mercado", mas agora temia estar perdendo tudo. Estava furioso com todos, mas sobretudo com sua própria fraqueza.

Essa rápida consultoria ilustra muitos problemas que, frequentemente, são encontrados nos pacientes hospitalizados. O paciente apresentava uma duradoura e persistente tendência a negar suas emoções e uma defesa hipomaníaca contra a tristeza. Embora prejudicassem a sua vida familiar, essas defesas o levaram ao sucesso financeiro e a um grau de satisfação pessoal. A negação das emoções e de seus sintomas físicos também o levou à demora inicial em buscar tratamento, o que complicou sua recuperação. Muitos pacientes respondem ao estresse da doença – ou doença fantasiada – com negação, que poderá ser adaptativa quando lhes permitir agir face à adversidade, mas poderá ser mal-adaptativa quando levar a prejuízo na vida pessoal, a recusa a procedimentos necessários ou a ameaças de alta prematura.

Esse paciente também descreveu autocrítica significativa, disforia, desesperança e desamparo, que sugerem depressão. O diagnóstico de depressão maior em um paciente clinicamente doente é complicado devido ao fato de que muitos sintomas de depressão se sobrepõem aos sintomas da doença física. Além disso, muitas doenças físicas – incluindo as doenças cardíacas – podem fisiologicamente predispor a uma síndrome depressiva. No entanto, os sintomas depressivos do paciente pareciam ser predominantemente uma reação psicológica à sua doença física. Como em muitos pacientes, sua doença levou ao temor consciente da possibilidade de ficar inválido, de nunca mais trabalhar, assim como ao temor de que o próximo esforço poderia levá-lo a uma morte súbita, o que poderia ser a explicação para o seu baixo empenho na fisioterapia. Sua doença fizera emergir conflitos de longa data a respeito da dependência em um homem que experimentou muitas perdas e privações depois da morte da mãe. Seu "ódio" contra o pai parecia ser uma defesa inconsciente contra os sentimentos dolorosos de perda e de necessidade. Sua autoaversão espelhava sua repugnância pela fraqueza do pai.

> O consultor disse ao paciente: "O hospital está deprimindo você. Você não consegue fazer as coisas que o faziam se sentir melhor, como trabalhar, praticar esportes e fazer sexo. Você passou toda a sua vida como um homem de sucesso, forte e independente, e, agora, não pode nem descer as escadas sozinho. Além disso, essa situação é particularmente assustadora para alguém cujo próprio pai morreu de insuficiência cardíaca e a mãe de desgosto". O paciente sorriu e disse: "Eu não sei o que é pior, ter sido operado do coração ou estar sendo analisado". O entrevistador sorriu e o paciente continuou: "Não pare agora,

lembre-se de que sou um cara durão". O entrevistador continuou: "Bem, eu estava pensando no porquê de eles terem feito questão de você me ver e de você não estar colaborando com o programa. Está se sentindo fraco e joga isso sobre todos à sua volta. O irônico disso é que quanto mais você recusar a fisioterapia, mais tempo ficará preso no hospital". O paciente ficou admirado e, o mais importante, seu comportamento subsequente melhorou.

Fatores psicodinâmicos da equipe

Não é papel do consultor ser terapeuta da equipe médica, mas é frequentemente útil entender a pessoa que está solicitando a entrevista. A complexidade da ciência médica, para muitos médicos, é um desafio menor do que o estresse do trabalho com doenças crônicas, sofrimento e morte. Com frequência, esses problemas diários fazem surgir solicitações de consultorias psiquiátricas, apesar da desculpa oficial ser a depressão ou a ansiedade do paciente. A partir do reconhecimento de que as consultorias frequentemente possuem múltiplos precipitantes, o entrevistador poderá atuar de forma mais efetiva.

Muitas vezes, as consultorias derivam de questões relacionadas tanto com a equipe primária do hospital quanto com o paciente. Por exemplo, se é solicitado ao psiquiatra que "apresse-se e faça suas anotações no prontuário", poucas horas antes de uma alta programada, é mais provável que a solicitação esteja relacionada a questões administrativas e médico-legais em vez do desejo de uma orientação clínica. Essa situação é francamente oposta àquela em que o internista solicita que o psiquiatra avalie a possibilidade de transtorno de pânico em um paciente internado com dor no peito. Apesar de este também poder ficar internado por apenas algumas horas, é bem provável que o médico solicitante, nesse caso, esteja interessado em recomendações clínicas.

O médico solicitante da entrevista poderá perguntar como um paciente poderá ser melhor preparado para a consultoria psiquiátrica. Essa preocupação poderá estar relacionada à irritabilidade ou à vulnerabilidade percebida do paciente, e é uma das razões pelas quais muitos pacientes não são informados sobre a solicitação da consultoria psiquiátrica. Se o paciente apresentar preocupações psicológicas, é recomendável sugerir que o médico solicitante descreva a consultoria como uma tentativa de ajudar com essas preocupações, que poderão variar desde depressão, questões relativas à internação, até conflitos com a equipe médica.

Alguns pacientes provocam intensos conflitos com a equipe médica. Tais conflitos podem refletir sua patologia de caráter. Por exemplo, uma paciente idealizou seu médico principal enquanto denegria a equipe da casa. Isso levou a equipe a não gostar dela, ao mesmo tempo que seu médico principal adorava essa bajulação. O consultor psiquiátrico foi chamado pela equipe porque seus membros achavam que a paciente estava irritada e difícil. A consultoria revelou um padrão de relacionamentos instáveis por um longo período da vida, medo de abandono e instabilidade do humor, os quais pioravam sob estresse. O psiquiatra teorizou que ela estava dividindo a equipe médica entre os totalmente positivos e os totalmente negativos. Os membros da equipe temporária e inconscientemente aceitaram esses papéis, levando alguns deles a sentimentos benevolentes, enquanto outros se sentiam incompreendidos e com raiva. Enquanto os membros da equipe discutiam entre si, a paciente relaxava e "assistia à cena". A *divisão*, ou cisão, é discutida no Capítulo 9, "O Paciente *Borderline*". No ambiente hospitalar, o foco do consultor poderá ser tratar a ansiedade do paciente enquanto une os membros da "equipe dividida", mostrando-lhes os padrões. Ao fazê-lo, a equipe poderá reconhecer que a ruptura da amizade costumeira é, na realidade, o diagnóstico da psicopatologia específica do paciente.

A equipe médica poderá dividir-se em relação à solicitação de uma consultoria psiquiátrica em outras situações. Por vezes, paradoxalmente, a equipe tende a beneficiar pacientes impopulares e a afetar adversamente os preferidos. Por exemplo, uma consultoria foi solicitada para acelerar a liberação de um paciente barulhento e argumentativo. O consultor diagnosticou abstinência de álcool, e a liberação foi postergada de forma a possibilitar o tratamento de um *delirium* de abstinência iminente. Em outro caso, um internista negou uma consultoria psiquiátrica para uma agradável senhora idosa, portadora de câncer de mama, que apresentava depressão moderada. Mais tarde, o médico admitiu que não desejava diagnosticar patologia em uma mulher que o fazia lembrar-se da sua própria mãe, a qual também havia sido recentemente diagnosticada com câncer. Questões de contratransferência similares poderão levar o médico a hesitar em obter uma consultoria psiquiátrica, mesmo para um paciente que cometeu uma grave tentativa de suicídio. É comum que os médicos tentem negar as psicopatologias dizendo que o *delirium* é normal na unidade de tratamento intensivo e que a situação de suicídio é normal nos pacientes terminais. Em ambos os casos, o consultor deverá lembrar seu colega médico de que o *delirium* e o suicídio poderão ser respostas a doenças graves, mas que poderão ser tratadas e que justificam uma intervenção psiquiátrica. Discussões diplomáticas e francas com os outros médicos poderão levar a consultorias mais apropriadas e oportunas, assim como a intervenções mais efetivas.

Equipes médicas e de enfermagem se sentem aliviadas ao encontrarem psiquiatras que empregam o mínimo de jargão psiquiátrico e cuja aparência e características profissionais se assemelham às dos demais médicos. Por exemplo, muitos entrevistadores que atendem no hospital vestem o jaleco branco para "se assemelharem" à equipe médica.

CONDUZINDO A ENTREVISTA

O objetivo principal da consultoria no hospital é a melhora do cuidado médico geral do paciente. Existem objetivos relacionados, incluindo o diagnóstico e o tratamento de transtornos psiquiátricos e o desenvolvimento de uma aliança de confiança, mas o psiquiatra que atende no hospital possui a missão de responder às questões e às preocupações propostas pela equipe médica principal. As sugestões do entrevistador deverão refletir a responsabilidade pelos aspectos psiquiátricos do caso, sem intromissão nas áreas que são mais bem cuidadas pelos colegas clínicos e cirurgiões. Espera-se que o consultor sugira uma abordagem para os aspectos psiquiátricos do caso no momento da entrevista, e o valor das sugestões será rapidamente avaliado pela equipe médica, pelo paciente e por seus familiares.

A flexibilidade é essencial nas entrevistas hospitalares. Cada aspecto – o paciente, o motivo da consultoria, a estrutura da entrevista, a equipe médica – poderá variar de tal maneira que não é possível controlá-los. Essa combinação de incerteza e da necessidade de responder às demandas externas poderá frustrar o entrevistador psiquiátrico se ele não for criativo e pragmático.

Antes de encontrar o paciente

A preparação aumenta extremamente a eficácia das consultorias hospitalares. O entrevistador deverá esclarecer a razão da solicitação da consultoria e obter o máximo possível de informações, lendo cuidadosamente o prontuário. Muitas vezes, as anotações da enfermagem são especialmente úteis, uma vez que tendem a focar as questões psicossociais e comportamentais. Uma breve discussão com um dos membros da equipe médica poderá ser crucial. Explorar todas essas fontes de informação aumenta a probabilidade do sucesso da intervenção, em vez de rondar sem objetivos em torno de uma situação complexa. Um percentual significativo de questões relacionadas ao encaminhamento se mostrará incompleto ou enganoso, mas esses "erros" permitem ao consultor ser particularmente útil a seus colegas cujo foco e perícia estão fora do âmbito da psiquiatria. Por exemplo, muitas vezes, a "depressão" em idosos é *delirium*, ao passo que a falta de adesão com irritabilidade é o reflexo comum de um transtorno do humor ou da personalidade. O psiquiatra consultor deverá permanecer atento às pistas diagnósticas, assim como ao médico solicitante, tanto explícitas quanto implícitas. Por exemplo, um paciente que parecia fazer uso abusivo de analgésicos foi encaminhado para uma consultoria psiquiátrica. Enquanto falava com o médico residente, o psiquiatra percebeu que o verdadeiro problema não era o uso abusivo de opiáceos e sim a doença terminal que estava irritando a todos os envolvidos. Isso havia levado a uma redução da medicação para dor e a sentimentos de desespero tanto no paciente quanto na sua equipe de tratamento. Essa formulação hipotética foi possível mesmo antes de encontrar o paciente.

Encontrando o paciente

Após conversar com a equipe médica e revisar o prontuário, o entrevistador se apresentará ao paciente. Muitas questões surgirão nesse momento. Muitas vezes, a privacidade estará abaixo do ideal. Poderá ser necessário solicitar que parentes deixem o quarto. Outro paciente, companheiro de quarto, poderá estar presente. Nesse caso, poderá ser possível transferir a entrevista para um outro local, reservado, ou solicitar que o companheiro de quarto se retire, mas, muitas vezes, a entrevista terá que ser realizada ao alcance da audição de estranhos curiosos e atentos. Nesse caso, as cortinas deverão ser baixadas em torno da cama do paciente para, no mínimo, permitir uma privacidade visual. O entrevistador deverá sentar-se próximo, preferivelmente no nível dos olhos do paciente, e falar o mais delicadamente possível. Poderá ser proveitoso desligar a televisão, embora o som desta ou do rádio possa servir para distrair o companheiro de quarto. Se o paciente parecer relutante em falar, o entrevistador poderá comentar sobre a falta de privacidade e dizer que tópicos pessoais poderão ser transferidos para um momento mais oportuno. Contudo, em muitos casos, é o entrevistador quem fica mais desconfortável com a falta de privacidade.

Apesar de a consultoria hospitalar requerer a coleta de uma grande quantidade de informações, a construção de uma aliança também é crucial. De uma forma mais ampla do que em outras situações psiquiátricas, o entrevistador deverá estar preparado para ser ativo, pessoalmente revelador e acessível tanto ao paciente quanto à equipe médica. A revelação criteriosa de experiências pessoais de vida, o humor e a intuição para a contratransferência poderão ajudar na aliança entre ele e o paciente.

Contratransferência

A consultoria hospitalar é, ao mesmo tempo, muito desafiadora e muito recompensadora para o entrevistador. Muitos problemas se originam da estrutura da entrevista. Por exemplo, a privacidade fica comprometida porque, diversas vezes, as entrevistas ocorrem sob o olhar e a atenção de outras pessoas. As sessões poderão ser interrompidas a qualquer momento. Frequentemente os pacientes estão muito doentes para participar de discussões prolongadas. Além disso, os entes queridos do paciente poderão intrometer-se nas entrevistas e no plano de tratamento, enquanto, em outros casos, poderão evitar o envolvimento apesar de estarem desesperadamente necessitados. Não encontrar os prontuários e a ausência dos pacientes comprometem a eficiência. Com frequência, é imperativo ler todos os prontuários médicos e as anotações da enfermagem, criar uma aliança com a equipe médica e interagir de modo significativo com os familiares do paciente; tudo isso demanda um considerável esforço e flexibilidade.

Além disso, pacientes hospitalizados estão doentes. A complexidade de seus problemas clínicos poderá requerer um significativo conhecimento médico fora do âmbito da psiquiatria. Para os médicos em treinamento, a necessidade de considerar áreas fora de suas novas especialidades poderá desafiar sua identidade profissional em desenvolvimento, enquanto a tentação de agir como consultor médico poderá afastá-los do seu papel psiquiátrico. Os psiquiatras iniciantes poderão ficar aborrecidos com os pacientes muito adoentados que têm a mesma idade que eles, bem como com pacientes mais velhos cujas expectativas de transferência colocam o entrevistador no papel de pai/mãe.

O psiquiatra hospitalar poderá estar bastante consciente das suas limitações. Muitos pacientes se deparam com um futuro limitado. Isso poderá induzir sentimentos de inadequação nos entrevistadores que ligam seu autovalor ao resultado do paciente. Com frequência, os psiquiatras são vistos por outros médicos da equipe com ceticismo, desprezo e medo. Para os psiquiatras que desejam certo tipo de respeito, a consultoria hospitalar é difícil.

Por fim, as interpretações psicodinâmicas são, com frequência, inapropriadas no trabalho com pacientes hospitalizados. Hospitalização e doenças graves interferem nas trajetórias habituais da vida. Alguns psiquiatras poderão ficar insatisfeitos trabalhando com pacientes que não se beneficiam das vantagens das interpretações "profundas", mas que necessitam de um tipo diferente de entrevista. A equipe médica está ainda menos interessada em interpretações, em especial quando seus problemas inconscientes tiverem precipitado uma consultoria não completamente bem ponderada ou um conflito paciente-equipe. O resultado é que o entendimento psicodinâmico do entrevistador é crucial, mas, normalmente, ele é utilizado para orientar seu plano de tratamento em vez de como tema de uma discussão psicoterápica.

Engajamento e aliança

Após apresentar-se e aumentar a privacidade, o entrevistador poderá perguntar se o paciente esperava por um psiquiatra e o que ele entende como sendo a razão da consulta. Se o paciente tiver sido informado de forma adequada e precisa sobre as razões da consultoria, o psiquiatra continuará com a entrevista. Do contrário, informará ao paciente a razão e aguardará uma resposta.

O entrevistador, então, focará a doença atual do paciente. Se este parecer desinteressado ou hostil com essa discussão, o psiquiatra deverá mudar para um assunto que lhe desperte algum entusiasmo ou interesse particular. A intenção dessa mudança de foco é melhorar a autoestima do paciente e tornar mais fácil para este a posterior exploração de sentimentos e pensamentos menos confortáveis. Por exemplo, poderá ser útil comentar sobre as fotografias, flores ou cartões que estão ao lado da cama. O entrevistador poderá perguntar pela idade dos netos ou pela duração do casamento e, então, naturalmente, sobre assuntos como emprego ou aposentadoria.

> Um psiquiatra foi chamado para avaliar uma frágil senhora idosa que havia recusado os serviços de atendimento domiciliar recomendados. Ela havia quebrado o braço em uma queda recente, e a equipe médica estava preocupada porque poderia machucar-se ainda mais quando retornasse ao seu desorganizado apartamento. Ela estava sendo avaliada para uma internação involuntária em uma clínica de repouso. O internista percebera que a paciente estava isolada, inflexível e pronta para gritar com a equipe.
>
> Quando o entrevistador entrou no quarto, observou que a paciente estava notadamente elegante e que o único item pessoal no quarto era uma velha fotografia de um jovem rapaz. O entrevistador se apresentou, e ela imediatamente pediu um copo de água gelada. Após ir até a máquina de gelo, o entrevistador estendeu-lhe o copo com água e gelo e disse: "Ouvi dizer que existe uma certa confusão a respeito da sua alta". A paciente respondeu: "Eles não lhe contaram? Nós nos odiamos". Ele sorriu e disse: "Eles me contaram sobre alguns conflitos, mas não mencionaram que você era do Sul". Ela sorriu e perguntou: "Como você soube que sou do Sul?". Então, ele respondeu: "Bem, você tem um sotaque característico". O entrevistador continuou perguntando: "O que você está fazendo em Nova York?". A paciente sorriu de novo e contou que se mudara para o Norte quando se casara. O psiquiatra apontou para a fotografia e perguntou se aquele era seu marido. Ela confirmou com um movimento da cabeça e disse que ele havia falecido um ano antes e rapidamente acrescentou: "Faz anos que ninguém reconhece o meu sotaque. De onde você é?". O entrevistador lhe contou, e a paciente explicou que ela era de um estado próximo. Ele perguntou: "Como o seu marido faleceu?". Isso levou a uma discussão sobre seu marido e sobre como a doença dele havia levado seus parentes "a rondar como urubus tentando pegar qualquer coisa que não estivesse presa ao chão. Eles são maus como os médicos e os enfermeiros daqui, que estão apenas tentando tirar dinheiro do Medicare (seguro social)". O entrevistador disse que parecia que ela sentia muito a falta do marido, e a paciente concordou. Então, ele disse que ela estava tentando manter seu apartamento e as memórias do marido seguras, e que talvez por isso ela se recusava a aceitar os serviços residenciais. "Mas", ele continuou, "se você não permitir que alguém vá até lá para arrumar o local, não deixarão que volte para casa". A paciente piscou e mudou de assunto, mas a conversa continuou. Mais tarde na entrevista, ela perguntou: "O que você faria?". O psiquiatra fez uma pausa e perguntou-lhe o que ela achava que seu marido sugeriria. Ela sorriu e disse que ele lhe diria para deixar de ser tão paranoica. Eles sorriram e, mais tarde, ela aceitou os serviços residenciais após a alta hospitalar.

O entrevistador do hospital foi habilidoso em desenvolver uma conexão pelo oferecimento da água, colocando-se fora do conflito paciente-equipe ao não acusar ninguém, e pelo reconhecimento do sotaque da paciente. Ele revelou alguma coisa a seu respeito – seu estado de origem – que não revelaria a um paciente ambulatorial típico. Desse modo, ele conseguiu aprofundar a entrevista pela discussão de como a doença e a morte do marido haviam afetado a paciente, levando-a ao dilema atual. Esse tipo de intercâmbio pode fortalecer as esperanças do paciente e melhorar seu funcionamento do ego. Humor e brincadeiras também podem ser eficazes no aprofundamento da aliança. O psiquiatra não desafiou a provável paranoia e a projeção da paciente; em vez disso, reforçou seus sentimentos de perda. A aliança reforçada permitiu à paciente desenvolver a flexibilidade de imaginar o ponto de vista de seu marido e, até mesmo, demonstrar algum humor sobre si própria.

Exploração das defesas típicas

Apesar de a maior parte das pessoas superar bastante bem o estresse da doença e a hospitalização, é comum certo grau de regressão, frequentemente representado pelo conflito da integridade *versus* desintegração e desespero, que Erikson usou para caracterizar o estágio final da vida. Pacientes que sentem estar se deteriorando poderão apresentar um olhar retraído e vazio, sentimentos embotados, constrição comportamental e incapacidade de discutir ideias. Esse conjunto poderá fazer com que o paciente clinicamente doente se sinta infeliz e incapaz de participar dos seus cuidados médicos. Nesses casos, o entrevistador ativo e atento se conectará solicitando que ele fale sobre sua vida. "Olhando para seu passado, quais as coisas que o deixaram especialmente orgulhoso? Quais foram os seus desapontamentos e arrependimentos?". O entrevistador poderá encorajar o paciente a contar suas histórias e lançar mão de fotografias ou cartas. Depois, tentará construir uma narrativa de vida egossintônica. Uma típica narrativa foi feita a uma mulher de 40 anos de idade recentemente diagnosticada com câncer de mama: "Acho que você está recusando a quimioterapia por uma série de razões, mas a principal está relacionada ao seu senso de responsabilidade. Você deseja estar o mais saudável possível, pelo maior tempo possível, de forma a estar presente para seus filhos, e já viu o quanto debilitante a quimioterapia pode ser. E o que é tão terrível é que você prometeu a si mesma que nunca abandonaria seus filhos como sua própria mãe fez, quando se divorciou de seu pai. Você está com medo de ficar tão doente a ponto de não poder tomar conta deles, mas a melhor chance que tem de estar presente para eles é fazer a quimioterapia, lidar com os efeitos colaterais e tentar lutar contra a doença".

Além da regressão, os pacientes clinicamente doentes muitas vezes ficam desmoralizados. Alguns expressam seu desânimo de forma indireta, como pela expressão de simpatia pelo médico que trabalha duro para tão poucos resultados. Esses pacientes muitas vezes se protegem dos impactos psicológicos da doença por meio do emprego da negação. O médico principal poderá sentir-se sobrecarregado pelo desamparo e pela falta de perspectiva da doença do paciente, bem como pela ameaça do óbito. Em vez de participar da desesperança compartilhada pelo clínico e pelo paciente, o consultor psiquiátrico deverá tentar ser empático com a situação do paciente e identificar conflitos familiares ou condições psiquiátricas primárias tratáveis. Mesmo quando não houver esperança de sobrevivência em longo prazo, o consultor psiquiátrico poderá ser requisitado para exercer um forte impacto no paciente terminal, em seus entes queridos e na equipe médica. Por exemplo, um consultor foi solicitado a avaliar depressão em um homem com câncer de pâncreas metastático. O internista descreveu o paciente como frágil e com possíveis desejos suicidas caso soubesse do verdadeiro prognóstico da sua doença. Antes de o entrevistador entrar no quarto, a esposa do paciente insistiu que este não soubesse que sua condição era terminal. Depois de visitar o paciente por duas vezes e de desenvolver uma aliança amigável, o consultor perguntou se ele tinha qualquer ideia sobre seu prognóstico. Ele disse que tinha a impressão de que lhe restavam poucos meses de vida, mas pediu ao entrevistador que não contasse à sua esposa e aos filhos porque queria lhes dar a notícia cuidadosamente. O psiquiatra perguntou: "E se a sua esposa já souber sobre o seu prognóstico?". Isso fez com que o paciente chorasse pela primeira vez desde que ficara doente. Explicou que, de repente, percebeu que ele e sua esposa haviam conspirado a não falar sobre sua morte e que agora eles teriam de enfrentá-la juntos.

O entrevistador psiquiátrico deverá encontrar maneiras de dar esperanças em uma situação em que tanto o paciente quanto a equipe médica estão no fundo do poço. Às vezes, é difícil para os psiquiatras iniciantes perceberem o poder potencial de uma rápida intervenção nessas situações.

Dois tipos de resistências são particularmente comuns nos pacientes hospitalizados. Um paciente poderá cumprimentar o psiquiatra com raiva ou sarcasmo, iniciando a entrevista com a declaração "Suponho que o Dr. Jones pensa que o problema está todo em minha mente" ou "Acho que o Dr. Jones pensa que eu simplesmente imagino essas dores de cabeça". Esses comentários indicam que ele não aceitou a consulta, o que necessariamente não significa que o médico que o encaminhou negligenciou prepará-lo. Existem pacientes que têm tanto medo da psiquiatria, que mesmo esforços enormes de preparação poderão não ser bem-sucedidos. Nesse caso, os traços de caráter paranoide proeminentes levaram o paciente a antecipar a crítica e a rejeição. Para ele, o encaminhamento para a psiquiatria significava que o seu médico o estava rejeitando e desistindo dele. Reasseguramentos direcionados para essas questões são muito eficazes. O consultor poderá responder: "Na verdade, quando o Dr. Jones me telefonou, eu tive a impressão de que ele estava extremamente preocupado com você e que esperava que eu pudesse ajudá-lo de outra forma".

Um segundo tipo de paciente resistente é superficialmente condescendente, mas com uma motivação mínima. Em geral, essa superficialidade é acompanhada da negação defensiva e da falta de *insight*, características que tendem a frustrar o consultor. Se o psiquiatra perceber que essas atitudes são comuns aos pacientes hospitalizados, é menos provável que ele se sinta aborrecido ou impaciente.

Muitas vezes, o psiquiatra hospitalar é questionado pelo paciente ou pela família sobre a doença clínica. Embora o entrevistador possa fornecer informações gerais, a maior parte das perguntas que se referem a assuntos mais específicos deverá ser endereçada ao médico principal. Nessas situações, o psiquiatra demonstrará curiosidade por aquilo que mais interessa ao paciente sem se afastar muito do objetivo da entrevista e da especialidade do entrevistador. Este poderá ser útil tanto ao paciente quanto à equipe médica, facilitando a comunicação entre eles.

Uma situação diferente é ilustrada pelo psiquiatra que foi chamado para ver uma paciente internada, que era enfermeira e apresentava uma doença hemorrágica bizarra secundária à ingestão deliberada de medicação anticoagulante. Quando ele se apresentou, a paciente imediatamente focou sua doença física e, de forma ressentida, protestou que seu clínico geral havia concluído que ela poderia estar provocando a condição nela mesma. De fato, as evidências laboratoriais eram conclusivas para esse fato. O psiquiatra respondeu: "Parece que você e o Dr. Jones estão tendo um conflito, e ele me pediu para ajudá-la nessa situação. Entendo que o exame laboratorial está indicando que a sua condição se originou da ingestão de um anticoagulante". Evitando o conflito e a crítica à paciente, que parecia ter um transtorno factício, o entrevistador continuou dizendo: "O fato de você se agredir dessa maneira significa que existe uma dificuldade muito grave em sua vida, e em vez de entrarmos em uma discussão sobre detalhes, vamos tentar entender o que poderia a estar perturbando". O psiquiatra enfatizou o direito da paciente de ficar doente, mas sinalizou que a sua doença destinava-se a resolver um problema de sua vida. Essas afirmações devem ser feitas de modo direto e não acusatório, com a intenção de que ambos, imparcialmente, observem juntos o comportamento disfuncional. Conforme descrito no próximo capítulo, entretanto, esses pacientes não concordam com facilidade em pesquisar os estressores psicológicos subjacentes, independentemente da habilidade e do tato do entrevistador.

Algumas consultorias são solicitadas porque o paciente apresenta uma história de doença psiquiátrica anterior. Se ele está há um longo tempo estável e cooperando com o plano de tratamento, o psiquiatra deverá transmitir confiança a ele e à equipe hospitalar, sem sugerir tratamento adicional. Alguns pacientes apresentam um transtorno psiquiátrico concomitante, que permanece ativo, mas não interfere com o tratamento da doença clínica. Nesse caso, as possibilidades de tratamento poderão ser discutidas com o paciente. Um subconjunto desses pacientes ficará feliz por ganhar um encaminhamento para sua depressão ou transtorno de ansiedade de longa data. Em geral, aqueles com transtornos da personalidade estarão menos interessados no tratamento. Uma hospitalização clínica não é o momento de impor com ênfase o tratamento dessas condições. Não só é provável que o esforço seja infrutífero, como também poderá levar a uma não adesão ao tratamento e a uma alta hospitalar prematura.

Situações especiais

Avaliação da capacidade

Ao avaliar a capacidade de consentir ou de recusar, o entrevistador incluirá uma avaliação clara da capacidade cognitiva do paciente de entender o procedimento ou a opção de internação, a taxa de risco-benefício e sua aplicabilidade para o paciente. Se este preencher esses critérios e for capaz de tomar uma decisão clara, então será considerado capaz. Entretanto, o psiquiatra normalmente vai além dessa estrutura básica. Por meio da exploração da doença e do seu significado, da vida do paciente, dos objetivos da hospitalização e da importância ou não da família, a "consulta da capacidade" pode se tornar terapêutica. O paciente poderá recusar um importante procedimento devido à ansiedade ou à exacerbação de um transtorno da personalidade. É importante descobrir o significado pessoal do procedimento sugerido, sem realizar um julgamento. Uma paciente recusou o exame de imagem por ressonância magnética porque estava com medo do barulho. O oferecimento de um sedativo preparatório e a permissão para que o marido ficasse junto a levaram a aceitar o procedimento. Outra paciente recusou uma biópsia porque sua mãe havia morrido de câncer, e ela estava com medo de possuir a mesma doença. Um paciente não colaborador e cognitivamente intacto é mais passível de aceitar a intervenção sugerida se ele se sentir ouvido, compreendido e se suas preocupações forem abordadas.

Lealdade múltipla

Frequentemente as entrevistas no ambiente hospitalar envolvem *duas partes*, e o psiquiatra deve sua lealdade tanto ao paciente quanto à outra pessoa ou instituição. Por exemplo, ao entrevistar um paciente que é um potencial receptor de órgãos, o entrevistador poderá decidir que o uso abusivo de substâncias ou a provável falta de adesão do paciente o tornam de alto risco. Apesar de o transplante continuar sendo de grande valor para esse paciente em particular, o papel do entrevistador no sistema poderá contribuir para um julgamento em favor de outro potencial paciente receptor. O entrevistador psiquiatra que é um funcionário do hospital poderá sentir-se pressionado a reduzir o tempo de internação, o risco de processos por má prática médica ou a hospitalização de pessoas sem seguro de saúde. Em cada caso, ele deverá deixar claro para si próprio, e quando necessário para o paciente, quando está agindo como um defensor do hospital ou como um terapeuta. Um dilema um pouco diferente ocorre quando a entrevista psiquiátrica para capacidade leva à colocação do paciente em uma clínica de repouso. Nesse caso, os desejos do paciente poderão conflitar com sua segurança pessoal. O entrevistador consultor poderá estimar plenamente os inevitáveis conflitos filosóficos entre a beneficência e a autonomia, mas clinicamente é difícil participar da remoção de uma pessoa idosa da sua casa de tantos anos.

Abuso de substâncias

Um número significativo de pacientes hospitalizados usa substâncias alteradoras do humor, muitas vezes sem informar à equipe médica. O entrevistador deverá perguntar sobre medicações prescritas antes de o paciente ser admitido no hospital, sobre o uso de álcool e drogas ilícitas, tabaco, cafeína e medicamentos alternativos ou herbáceos. Costuma ser de grande utilidade perguntar sobre quais medicamentos eles guardam em seus armários de remédios e o que poderiam ter tomado para melhorar a saúde ou reduzir a dor.

Diferentemente das entrevistas psiquiátricas mais tradicionais, em que as pessoas enganam por razões neuróticas, os abusadores de substâncias frequentemente enganam para obter drogas. Como regra, os psiquiatras não são particularmente adeptos a revelar essa dissimulação. Devido ao alto risco de intoxicação e de abstinência, as entrevistas hospitalares deverão ser acompanhadas de triagem para drogas.

Em função de os abusadores de substâncias comumente apresentarem transtornos do humor e serem considerados pela equipe hospitalar como manipuladores e não colaborativos, esses pacientes recebem consultorias psiquiátricas frequentes. A entrevista oferece ao paciente uma oportunidade para refletir sobre sua doença. Qual é o papel que a substância desempenha em sua vida? O que ela lhe oferece? Quais são os prós e os contras do seu uso? Quais são os motivadores para seu uso? Que esforços foram feitos para parar? Qual é a visão do paciente sobre o programa dos 12 passos? Essas perguntas ajudam a determinar recomendações de tratamento factíveis. Uma abordagem amistosa e franca permite ao entrevistador evitar moralizações destrutivas e encoraja o paciente a observar seu próprio comportamento de forma mais objetiva. Essa abordagem também incentiva a honestidade, que é o primeiro passo para a recuperação.

Outros diagnósticos comuns no hospital

O foco deste capítulo está nos pacientes que lidam com o estresse da hospitalização médica. Além disso, muitos desses pacientes apresentam queixas que parecem possuir proeminentes componentes psicológicos. Esses pacientes são discutidos no Capítulo 15, "O Paciente Psicossomático". Todas as entrevistas psiquiátricas hospitalares deverão pesquisar declínio cognitivo e alteração do estado mental. Para uma discussão mais profunda sobre demência e *delirium*, ver o Capítulo 16, "O Paciente com Deficiência Cognitiva". Finalmente, os pacientes hospitalizados poderão ter qualquer diagnóstico psiquiátrico. O leitor deverá ler os capítulos apropriados para esses pacientes.

Fechando a entrevista

Uma reconstrução ambiciosa da personalidade não é apropriada para uma consultoria hospitalar, mas uma entrevista orientada psicodinamicamente não apenas poderá facilitar o tratamento médico como também proverá um alívio significativo para o paciente. Ao final da entrevista inicial, o psiquiatra deverá comunicar ao paciente, em termos gerais, o que ele descobriu. Poderá marcar entrevistas adicionais, em especial se a consulta foi abreviada devido à doença ou à fadiga do paciente. Também poderá planejar um acompanhamento ambulatorial. Se indicado, deverá obter a permissão do paciente para falar com um parente ou ente querido a fim de obter informações extras.

Geralmente o paciente hospitalizado fica agradecido por encontrar alguém com quem possa discutir seus assuntos pessoais. Essa avidez de falar é confundida, algumas vezes, com motivação de continuar a psicoterapia após a alta hospitalar. Os novatos são surpreendidos ao descobrirem que seu "muito motivado" paciente não mais deseja ver um psiquiatra após sua recuperação.

Algumas vezes, as entrevistas psiquiátricas hospitalares levam a uma hospitalização psiquiátrica involuntária ou a uma internação em alguma instituição. Clínicas de repouso, centros de reabilitação e hospitais psiquiátricos poderão fazer aflorar sentimentos de ansiedade, sobretudo nas pessoas cujas vidas estão sendo significativamente alteradas. O mesmo psiquiatra que toma a decisão sobre a capacidade ou a periculosidade também poderá ajudar a tornar a resolução menos traumática, dispondo de um tempo extra e mostrando sensibilidade para com os temores do paciente e da sua família.

A consultoria não estará completa até que o psiquiatra tenha feito suas anotações e discutido seus achados com o médico solicitante. As mesmas anotações no prontuário são escritas para a equipe principal, seguradoras e advogados; a realidade de múltiplos interessados torna difícil fazer uma boa anotação. Os médicos solicitantes focam a avaliação e as sugestões que concluem a anotação e preferem sugestões concisas, sem jargões e especificamente úteis. Assistentes sociais e enfermeiros leem as anotações para ajudá-los no manejo do paciente e na sua alta hospitalar. Seguradoras valorizam anotações que cobrem uma série de bases específicas. No caso de um evento indesejado, auditores de má prática médica buscam por discrepâncias, erros e indicações de que o risco não foi considerado pela equipe médica. Formulações psicodinâmicas detalhadas, de modo geral, não constam no prontuário, mas, dependendo do nível de interesse, poderão ser verbalmente fornecidas aos membros da equipe principal.

CONCLUSÃO

Os objetivos de uma entrevista hospitalar geralmente são limitados pelos estados físico e psicológico do paciente e pela brevidade da maior parte das hospitalizações. Essas mesmas questões estruturais poderão fazer com que a consultoria hospitalar seja extremamente importante para o paciente, seus familiares e amigos. Após ajudar o paciente a completar, de forma segura, essa perigosa jornada, é geralmente benéfico que o psiquiatra se despeça dele antes da sua alta hospitalar, desejando-lhe felicidades em sua próxima fase da vida.

Capítulo 19

O PACIENTE COM EXPERIÊNCIA DIFERENTE

A estrutura de caráter do paciente, sua psicopatologia e o contexto e propósito da entrevista são os três mais importantes determinantes do curso desta. O contexto social e cultural da entrevista – e particularmente as diferenças socioculturais entre o entrevistador e seu paciente – é o quarto determinante. Questões como linguagem, etnia, classe social, subcultura, educação, sofisticação psicológica, idade, deficiência, orientação sexual e hospitalização têm influência significativa. O reconhecimento e o entendimento do entrevistador sobre essas questões, e particularmente o uso que fará desse conhecimento, determinarão o sucesso ou a falha da experiência.

A questão subjacente para o entrevistador é obter a necessária experiência, a familiaridade e a tranquilidade para compreender o paciente que é social ou culturalmente diferente. Um objetivo fundamental é o entrevistador vivenciar o *rapport* com o paciente e determinar como ele se vê e como ele é vivenciado por aqueles ao seu redor. Todos são únicos de muitas formas e vulneráveis a sentirem-se desconfortáveis com as pessoas cuja experiência é diferente da sua própria. O entrevistador habilidoso faz contato com o paciente de forma a permitir-lhe que compartilhe sua ansiedade por suas "diferenças", e não

meramente para reexperimentá-la na entrevista. Muitas vezes, o significado social de uma entrevista psiquiátrica torna isso mais difícil, assim como o estigma associado à psiquiatria. Este capítulo explica os fatores que podem aumentar essa dificuldade, juntamente com as estratégias para minimizá-los e, algumas vezes, até mesmo utilizá-los de forma positiva.

A antropologia cultural considera como sua questão-problema a investigação das diferentes culturas e oferece algumas considerações para a tarefa desafiadora de entrevistar e compreender o paciente com uma experiência diferente. Tipicamente, o antropólogo se envolve no trabalho de campo, que inclui uma imersão literal em outra cultura, que é observada e estudada em profundidade. Diferente do entrevistador clínico, contudo, o trabalhador de campo vive entre aqueles que estão sendo estudados, participando das suas vidas e costumes, no papel de um observador participante. O etnógrafo Evans-Pritchard sugeriu que o antropólogo deve desenvolver a capacidade "de abandonar-se sem reservas" e de tentar pensar e sentir como as pessoas da sua pesquisa.

Kracke, um antropólogo psicanaliticamente sofisticado, contou sua experiência psicológica pessoal ao conduzir um trabalho de campo entre os índios brasileiros Kagwahiv. Logo no início, percebeu que experimentava um sentimento de alegria: "A excitação da descoberta à medida que rapidamente aprendia fatos básicos e importantes da cultura social dos Kagwahiv". Aos poucos, ele se conscientizou de uma crescente irritabilidade por não ser completamente compreendido pelos Kagwahiv, que lhe traziam à mente o padrão de interação que tivera com sua irmã menor, fortemente caracterizada pela rivalidade fraternal. Seus sonhos passaram a ser cheios de memórias da sua casa e povoados pelos membros da sua família. Kracke postulou estar apresentando uma tendência regressiva, induzida pela frustração e pela desorientação que surgiram da tentativa de compreender uma cultura diferente. O mais importante foi que reconheceu o reaparecimento das suas experiências de dependência da infância em resposta à situação de estar conhecendo outra cultura.

De forma análoga, o entrevistador clínico é confrontado com algumas das mesmas questões psicológicas quando tenta entender pacientes com uma experiência diferente. Kracke percebeu uma força regressiva vinda da tentativa de compreender alguém cujas cultura, tradições e atitudes eram radicalmente diferentes ou mesmo incompreensíveis. Ele reexperimentou aspectos da sua infância quando elementos do mundo adulto não podiam ser compreendidos ou lhe eram misteriosos. Para a criança, isso poderá levar a sentimentos conscientes de frustração, desamparo e inadequação. Inconscientemente, o mesmo conjunto de sentimentos poderá surgir no entrevistador que a princípio não consegue compreender o mundo do paciente com uma experiência diferente. É crucial uma mente aberta e uma atitude de curiosidade intelectual por parte do entrevistador, combinadas a uma consciência automonitorada de sua dificuldade, frustração e regressão, que poderão ocorrer na tentativa de compreender esse paciente.

ETNIA, CULTURA E RAÇA

Todas as pessoas pertencem a um ou a vários grupos étnicos. Nos Estados Unidos e na maior parte dos outros países, uma crescente parcela da população pertence a um grupo étnico minoritário. Uma das consequências é que frequentemente entrevistador e paciente são oriundos de grupos étnicos diferentes. Muitos costumes ou comportamentos que são comuns e "passam despercebidos" em um grupo poderão ser considerados como fora dos padrões e passíveis de exploração em outro e, nesse sentido, diferenças entre o entrevistador e o paciente poderão levar a desentendimentos. Por exemplo, um jovem e sério entrevistador judeu insistiu em questionar uma mulher, oriunda de uma antiga cultura inglesa, sobre seu filho de 10 anos que estava prestes a ser enviado para um internato, o que era uma decisão normal dentro da família da paciente. Outro entrevistador, proveniente do norte da Europa, questionou a razão de sua paciente, solteira e com quase 30 anos de idade, permanecer morando na casa dos seus pais, imigrantes gregos – comportamento comum nessa cultura. O problema em ambos os cenários foi a presunção dos entrevistadores de que seus segmentos pessoais do mundo eram o padrão ou a norma, e que as variações estavam inerentemente fora do padrão, em vez de manterem uma atitude de curiosidade e de neutralidade para com o sistema familiar do paciente. É muitas vezes importante que o entrevistador conheça algo da cultura do paciente, mas é ainda mais importante que ele indague respeitosamente, considerando o paciente como um professor e orientador em vez de impor suposições preconceituosas.

É importante diferenciar cultura, raça e etnia, porque muitas vezes esses termos são usados erroneamente como se fossem a mesma coisa. *Cultura* constitui um grupo de estruturas conceituais, que determinam a experiência de vida do indivíduo e inclui conjuntos de significados, instituições, práticas diárias, padrões de comportamento socialmente transmitidos, artes e crenças. Comumente, *raça* é um termo aplicado a um grupo mais ou menos distinto conectado pela descendência ou origem comum e, algumas vezes, com características físicas similares. *Etnia* refere-se à percepção de pertencer a um grupo com identidade distinta caracterizada pela herança comum de nacionalidade, religiosidade, linguística ou cultural. Dessa forma, inclui aspectos tanto da cultura quanto da raça.

Cultura

A cultura é intrinsecamente complexa. Por exemplo, existem várias comunidades hispânicas diferentes e com culturas distintas, além de culturas asiáticas como da China, Japão, Coreia e Vietnã que são totalmente diferentes umas das outras. Comunidades negras da África, do Caribe e dos Estados Unidos possuem experiências culturais distintas. Um paciente que se identifica como "porto-riquenho" responderá positivamente se o entrevistador expressar curiosidade sobre quando veio para o continente, onde vivia em Porto Rico, se vivia em um meio urbano ou rural e como era a cultura local. Essa discussão não apenas proporcionará informações úteis, mas também transformará Porto Rico de "algum lugar" para uma alternativa singular e interessante ao "aqui".

Também é importante reconhecer que nem todas as diferenças são totalmente explicadas pela cultura. Um de nós ficou sabendo, quando trabalhava no serviço de saúde universitário, que a equipe muitas vezes "considerava normal" o comportamento incomum de estudantes estrangeiros, oriundos de outras culturas, até descobrirem, quando profissionais de saúde mental da mesma cultura dos estudantes eram consultados, que eles estavam gravemente perturbados.

As culturas têm formas distintas de expressar e de responder a problemas emocionais e psicológicos, e o conhecimento disso será de grande valia na entrevista. Por exemplo, a cultura dominante nos Estados Unidos é mais voltada para explicações médicas e psicológicas de suas experiências do que a maior parte das demais culturas do mundo. Nos Estados Unidos, a depressão é amplamente reconhecida como um transtorno psicológico; em outras partes do mundo, ela é vivenciada como física em vez de psicológica. Também nos Estados Unidos, as pessoas podem procurar um profissional de saúde mental para discutir os sentimentos de desamparo ou desespero. Em outros países, é mais provável que elas procurem um guia religioso ou espiritual, cuja assistência também poderá ser requisitada para alucinações ou para distúrbios de consciência.

Os entrevistadores sempre deverão presumir que os pacientes já procuraram ajuda em outro local. A forma como eles procuraram frequentemente refletirá as atitudes culturais em relação aos seus problemas e as respostas consideradas úteis. Explorar as visitas de um paciente a médicos de cuidados primários poderá ser análogo a explorar as visitas de outro paciente culturalmente diferente a espiritualistas ou xamãs, e o envolvimento desses curandeiros no programa de tratamento do segundo paciente poderá ser tão auxiliador quanto o envolvimento do médico de cuidados primários no programa de tratamento do primeiro. Esse reconhecimento requer uma mente aberta, flexibilidade e adaptação por parte do entrevistador, atitudes essenciais para superar a lacuna entre as culturas.

Racismo

O preconceito racial é comum. O impacto psicológico na vítima de um racismo deliberado e consciente é destrutivo. O racismo inconsciente também é comum e, muitas vezes, refletido na prática dos profissionais e nos padrões de cuidado dos sistemas de serviço de saúde. Como exemplo, estudos mostram que afro-americanos são menos propensos do que os americanos a receber psicoterapia, sendo mais propensos a receber apenas farmacoterapia nas clínicas de saúde mental.

O entrevistador se esforça para examinar seus próprios preconceitos e os sentimentos de superioridade da sua própria subcultura e para conseguir uma perspectiva neutra, objetivando entrar no mundo de um paciente com uma experiência diferente. Todo mundo possui preconceitos, positivos e negativos. Os positivos estão baseados na excessiva identificação com indivíduos que apresentam experiências culturais e étnicas similares e na consequente tendência de ignorar suas psicopatologias. Esses preconceitos apresentam seus próprios problemas para o entrevistador e levam à perda da neutralidade. Simultaneamente, é necessário entender que a maior parte dos membros de grupos minoritários desfavorecidos experimentou preconceito, de uma forma ou de outra, desde a infância até a vida adulta, e desenvolveram seu próprio contrapreconceito. O entrevistador que é membro de uma cultura dominante poderá sentir-se constrangido de explorar essas questões, à semelhança do constrangimento que existe quando se explora a vida e as fantasias sexuais de um paciente. Contudo, assim como é crucial examinar a vida sexual de um paciente de forma sensível, é importante entender suas experiências de preconceito racial ou étnico. Quando isso ocorreu? Como ele reagiu? Como ele lidou com o fato? Quais seus efeitos residuais? A conexão empática com esses aspectos da experiência de vida dos pacientes de grupos minoritários facilitará o desenvolvimento de uma aliança e melhorará o impacto terapêutico da entrevista. De forma oposta, o entrevistador que é membro de uma cultura minoritária deverá estar atento às indicações de preconceitos ou de constrangimento do paciente e discuti-los sem defesa ou retaliação.

IDIOMA E INTÉRPRETES

Idioma

A entrevista é um intercâmbio verbal, e problemas inevitáveis ocorrerão quando o entrevistador e o paciente não compartilharem o mesmo idioma. Obviamente, esse fato não é um problema apenas do paciente, mas também um problema entre este e o entrevistador, sobretudo se o entrevistador tender a reagir negativamente em resposta ao paciente. É útil demonstrar o desejo de comunicar-se o mais completamente possível e conquistar a colaboração do paciente na busca da melhor maneira de fazê-lo. Isso poderá demandar a procura por linguagens alternativas (talvez escrever, compartilhar uma segunda língua, pantomima ou desenho) ou fazer uso de um intérprete, quando houver essa possibilidade.

Uso de intérprete

Selecionando o intérprete

O intérprete ideal seria uma máquina de comunicação única que pudesse converter uma linguagem em outra, capturando o significado das palavras e sentenças, traduzindo-as instantaneamente, incluindo as nuanças e os sentimentos tanto do entrevistador quanto do paciente. Logicamente isso é impossível. Muitas vezes, a tradução de detalhes envolve a perda dos tons sutis emocionais ou do humor. Nessas situações, o intérprete deverá possuir um conhecimento íntimo de ambas as culturas para fazer a tradução, mesmo que seja de forma aproximada. Essa é uma tarefa excessivamente difícil de ser realizada de forma rápida e tranquila. O melhor exemplo desse tipo de tradução poderá ser encontrado nas Nações Unidas, onde um discurso é traduzido linha por linha à medida que é proferido.

O ideal seria que o entrevistador selecionasse um intérprete profissional. Na prática, isso não costuma ser possível, de forma que se deve buscar os serviços de colaboradores bilíngues. Muitas vezes, esse profissional não estará disponível, e o entrevistador será obrigado a lançar mão de um membro da família ou amigo que acompanhou o paciente. Se houver uma escolha, permita que o paciente decida o familiar ou amigo com quem se sinta mais confortável. Assegure-se de que a pessoa selecionada possui um bom controle do idioma do entrevistador e que pareça capaz de seguir instruções. Geralmente o paciente escolherá um adulto do mesmo sexo. Se ele solicitar que o intérprete seja uma criança ou alguém do sexo oposto, poderá estar tentando evitar certos aspectos da entrevista. Em certas ocasiões, poderá haver a sugestão do emprego de mais de um intérprete, o que não é muito recomendável, porque, muitas vezes, os intérpretes interromperão a entrevista por causa das discordâncias sobre o significado preciso de determinada frase.

Instruindo o intérprete

O intérprete será mais útil se o entrevistador instruí-lo sobre o papel a ser desempenhado antes do início da entrevista. É preferível que ele traduza as frases do entrevistador e do paciente em vez de tentar explicar seu significado. Ele também não deverá nem ampliar observações nem explorar suas próprias ideias. O entrevistador poderá manter um *rapport* melhor se a tradução for feita sentença a sentença, e não com resumos que recontem o conteúdo geral da conversação. Não é desejável que o intérprete traduza meramente as palavras sem o sentimento que as acompanha. Sua expressão e voz deverão refletir o tom afetivo de cada interação. Se o paciente conversar diretamente com o intérprete durante a entrevista, é provável que este tenha se envolvido em uma manobra defensiva do paciente. Um paciente poderá procurar pelo intérprete depois da entrevista para continuar a discussão. Esse comportamento refletirá o sentimento do paciente de que necessita de uma assistência prática direta que poderá ser melhor fornecida por um membro da sua própria cultura. Também poderá significar que ele se sente mais próximo do ou mais bem compreendido pelo intérprete do que pelo entrevistador. Este poderá apoiar a tentativa do paciente de melhorar suas habilidades sociais e adaptativas. Contudo, o relacionamento do paciente com o intérprete também poderá ser usado como uma resistência ao envolvimento com o entrevistador. O entrevistador tentará conhecer e supervisionar esses contatos fora das sessões para que o intérprete se torne um terapeuta auxiliar.

Quando o intérprete for um familiar próximo, poderá ser particularmente difícil para ele ser fiel ao seu papel. Na realidade, o entrevistador acabará se vendo na condução de uma entrevista familiar. Isso não é necessariamente indesejável; contudo, é importante lembrar que os membros da família, sobretudo na entrevista inicial de grupo, em geral tendem a proteger-se, mantendo certas informações fora do conhecimento do entrevistador.

Transferência e contratransferência

O entrevistador deverá ficar de frente para o paciente, e o intérprete ao lado deste. Ele deverá falar como se o paciente pudesse entender suas palavras, em vez de dizer ao intérprete: "Pergunte a ele se fez isso ou aquilo". Se o entrevistador se dirigir ao intérprete dessa forma, encorajará o paciente a responder: "Diga a ele que...". O entrevistador ficará ansioso se não conseguir "ganhar o paciente", e seu papel de terapeuta ficará ameaçado. Ele reagirá por meio de uma relação com o intérprete de forma dependente, em vez de utilizá-lo como seu assistente. A percepção do paciente de uma proximidade social maior com o intérprete do que com o entrevistador poderá aproximá-lo mais ainda do primeiro. Uma terceira pessoa presente na sala de entrevistas inibirá tanto o paciente quanto o entrevistador; contudo, à medida que a entrevista progredir, esse efeito tenderá a diminuir. O tempo extra necessário para a tradução, e a presença do intérprete poderão deixar o entrevistador impaciente.

Quando se tenta conversar com alguém que não fala a mesma língua, existe a tendência de falar mais alto, como se isso possibilitasse o entendimento da pessoa. O entrevistador deverá resistir a essa tendência e falar com um tom de voz normal, em vez de comportar-se como se estivesse conversando com uma pessoa surda. Falando lentamente, ele se permitirá expressar sentimentos com seu tom de voz, gestos e expressões faciais. Isso facilitará o estabelecimento do *rapport*, mesmo que o paciente não entenda diretamente as palavras do entrevistador. Se, em algum momento da discussão, o paciente inexplicavelmente ficar zangado ou não reagir como esperado, o entrevistador deverá voltar na conversação e determinar se alguma coisa foi traduzida incorretamente ou se a sua falta de entendimento a respeito da cultura do paciente levou-o a fazer algum comentário ou questionamento inadequado.

Na maior parte das vezes, o paciente desenvolverá uma transferência para o entrevistador como se o intérprete não estivesse presente. Em outras ocasiões, o paciente poderá utilizar o intérprete como uma defesa, evitando relacionar-se com o entrevistador. O terapeuta deverá precaver-se contra se sentir rejeitado, aborrecido ou deprimido. Atitudes competitivas com o intérprete também poderão interferir no funcionamento do terapeuta.

Modificações na entrevista

Tentando suprimir qualquer preconceito, frequentemente o entrevistador deixa de questionar sobre a experiência racial e étnica do paciente. Entretanto, este entenderá corretamente essa omissão como uma evidência direta de preconceito por parte do entrevistador. Assim, é importante que, no início da entrevista, sejam feitas perguntas sobre as características da família do paciente, há quanto tempo está no país, sobre sua condição atual de vida e sobre suas experiências com a nova cultura. No caso de um paciente com desvantagens sociais, o entrevistador poderá ficar constrangido por ouvir que ele tem sido muito maltratado pelos grupos majoritários. Contudo, a discussão sobre condições atuais da vida do paciente, circunstâncias econômicas e experiências tanto felizes quanto não, vividas nessa nova cultura, dará ao entrevistador um conhecimento mais profundo dos problemas e passará para o paciente o sentimento de que alguém está preocupado.

Se parecer que o intérprete está desviando das instruções e não está traduzindo todo o comentário feito pelo paciente, simplesmente lembre-o sobre a natureza da sua tarefa. Não tente interpretar seu comportamento. Concentrando sua atenção no paciente, o entrevistador deixará o intérprete mais confortável. Isso reduzirá as chances de este experimentar respostas emocionais adversas durante a entrevista.

O paciente esperará menor concentração no material do desenvolvimento passado e direcionará sua atenção mais para o presente. É sempre útil determinar como ele foi encaminhado para os cuidados psiquiátricos e quem considerou o problema como sendo psiquiátrico. Quando o intérprete é um membro da família ou um amigo, o entrevistador deverá tocar sutilmente nos assuntos que o paciente talvez não deseje discutir em frente a essa pessoa, como sexo, dinheiro, religião e política. Contudo, cada caso deverá ser avaliado individualmente. Em algumas ocasiões, o paciente poderá vir de uma cultura em que esses assuntos não são um grande tabu.

Sempre que o entrevistador tiver dificuldades de entender os dados fornecidos pelo paciente devido ao seu significado cultural, ele deverá ser muito honesto em admitir sua ignorância a respeito da cultura deste. Nesses casos, deverá perguntar diretamente ao paciente se esse comportamento é considerado normal, incomum ou significativo em sua cultura. Dessa forma, poderá reduzir bastante a desvantagem óbvia dos seus limitados conhecimentos e criar no paciente a confiança em relação ao seu interesse genuíno. Se o entrevistador acumulou algum conhecimento da cultura do paciente, poderá facilitar o desenvolvimento mais rápido de um relacionamento de confiança ao demonstrar esse conhecimento.

Muitas vezes o entrevistador sabe quando o paciente é capaz de falar mais a língua dele do que inicialmente revelou. Essa revelação evidencia uma grande confiança por parte do paciente, e nenhuma interpretação ou comentário do entrevistador será necessário, porque isso fará com que o paciente se sinta criticado por seu comportamento anterior.

O paciente precisará de tempo no final da entrevista para fazer perguntas. Providências deverão ser tomadas para que o intérprete esteja presente na segunda entrevista marcada. Assim como em qualquer situação nova, o conforto e a perícia do entrevistador aumentarão substancialmente à medida que adquirir mais experiência na condução das suas entrevistas com a assistência de um intérprete.

CLASSE SOCIAL E SUBCULTURA

Classe social

O *status* socioeconômico está correlacionado com a etnia, mas é diferente dela. Geralmente os profissionais em saúde mental são da classe média. Sua educação, orientação profissional, rendimentos e experiência familiar determinam isso. Os pacientes poderão ser oriundos de qualquer classe, embora transtornos psiquiátricos mais graves estejam correlacionados com a classe social mais baixa. A classe social é revelada pela linguagem, pela vestimenta, pelos modos, pela ocupação, por hábitos, expectativas e preocupações, assim como pela classe dos pais. O entrevistador desejará compreender o paciente e, ao mesmo tempo, evitar ofendê-lo ou humilhá-lo durante o processo. Alguns aspectos da assimetria social da situação da entrevista espelham as assimetrias das classes sociais, e os entrevistadores deverão estar cientes disso ou poderão, inadvertidamente, causar danos narcisísticos e sabotar os objetivos básicos do processo.

Apesar de não haver uma maneira de evitar as diferenças sociais, o entrevistador deverá empenhar-se até mesmo em evitar parecer equiparar essas diferenças com as atitudes relacionadas ao valor ou à importância pessoais. Por exemplo, deve-se estar sempre interessado no significado psicológico pessoal da organização da vida diária do paciente. O entrevistador sensível estará interessado tanto em como um operário gasta seu tempo livre caçando e pescando quanto no envolvimento do paciente abastado em cavalgar, velejar ou patrocinar eventos de caridade. Assistir televisão é uma atividade de lazer que transcende às classes sociais. Muito poderá ser conhecido a respeito de alguém por meio de perguntas sobre seus programas e canais favoritos, quanto tempo devota por semana para assistir TV e se essa é uma experiência compartilhada. O objetivo é compreender como o paciente vê e organiza seu tempo livre e demonstrar que o entrevistador está interessado nas decisões que ele toma para dispor os recursos da sua vida, em vez de apenas estar interessado nos recursos propriamente ditos. Isso também servirá para transmitir que o entrevistador não ficará sobrecarregado pela inveja ou pelo desdém do paciente, embora seja sensível à expectativa deste de que o entrevistador venha a experimentar esses sentimentos.

Subcultura

O paciente pertence a uma cultura e poderá viver em meio a uma cultura dominante diferente, como uma família de imigrantes asiáticos vivendo em uma grande cidade norte-americana. Contudo, frequentemente esses pacientes também são membros de subculturas específicas, como uma comunidade do *campus* universitário, uma comunidade ultrarreligiosa ou uma gangue de rua. Entrevistar um paciente que possua uma identidade importante como membro de uma dessas subculturas requer o conhecimento de algo a respeito desse grupo e da posição que ele ocupa nessa comunidade. Normalmente é mais proveitoso deixar claro o desconhecimento do assunto e o desejo de aprender, em vez de exagerar o pouco conhecimento que se tem. Também é importante ser respeitoso.

> Um entrevistador ficou espantado quando uma mulher hassídica ultraortodoxa recusou seu oferecimento de cumprimentá-la com um aperto de mãos, sem saber que, para ela, esse ato era proibido. Então, solicitou a ajuda dela para estabelecer a disposição das cadeiras para a entrevista, esperançoso de evitar outra *gafe* e, conforme a entrevista progrediu, de novo se surpreendeu quando ela revelou seu interesse por assuntos cotidianos, autonomia e competência para tentar administrar um casamento difícil com um marido abusivo. Ela lhe explicou que tanto o aborto quanto o divórcio eram opções aceitas por sua comunidade, apesar de o aperto de mãos de um homem estranho não ser. Ele passou a demonstrar que apesar de os profissionais em saúde mental não serem úteis para dizer a alguém o que fazer, eles podiam ajudar a identificar as opções e auxiliar o paciente a escolher entre elas, uma tarefa que ela havia aprendido a evitar.

> Um jovem paciente de uma contracultura chegou para a entrevista com seus longos cabelos desgrenhados e sua barba irregular, usando uma camiseta tingida, brincos e bracelete. A princípio pareceu encontrar dificuldades em manter-se focado na conversação, como se estivesse "alto" devido a drogas, mas "entrou em sintonia" conforme a entrevista progrediu. A entrevistadora, elegantemente vestida como uma profissional conservadora que era, convidou-o a falar sobre sua vida. Quando ele usava termos que ela pouco

compreendia – "pancada", "chapado", "coroa" e outros –, pedia para que os explicasse. A mensagem era de que ela era uma turista no mundo em que ele vivia, e que recebia com agrado sua ajuda como guia. Quando ele falou da sua raiva da polícia e do seu descontentamento com as normas, ela nem concordou nem discordou, passando a explorar não apenas os sentimentos dele, mas também o que ele achava que os outros pensavam. Com o tempo, o jovem foi ficando mais confortável, contando-lhe não apenas sobre sua subcultura, mas também sobre seus problemas pessoais e, por fim, sobre sua solidão, porque não confiava naqueles da sua subcultura mais do que nos outros, e sentia-se tão distante em relação a eles quanto à sociedade em geral. Revelou que, na realidade, sua namorada não era exatamente uma "coroa" assim como a "coroa" da sua mãe não fora exatamente uma mãe, e finalmente foi capaz de reconhecer que procurou uma terapeuta que pudesse desempenhar esse papel para ele.

SOFISTICAÇÃO PSICOLÓGICA

Certos pacientes parecem ser psicologicamente retraídos e desinteressados em si próprios. Muitos entrevistadores preferem aqueles que pensam de forma introspectiva, que descrevem a si próprios e aos outros segundo motivações e sentimentos e que demonstram *insight*. Pacientes retraídos pensam de forma concreta e podem não ter nada a dizer ou, se o fazem, falam de ações e de eventos. Quando descrevem uma pessoa, utilizam principalmente termos referentes às características físicas ou ocupacionais. Negação, projeção, externalização e inibição das declarações e da curiosidade são as defesas principais.

Em alguns pacientes, uma verdadeira constrição da personalidade é uma manifestação de sua psicopatologia. Eles são inibidos mesmo se vistos por meio da ótica da sua experiência sociocultural. Em outros pacientes, uma aparente constrição da personalidade é o produto da distância social entre eles e o entrevistador. Esses indivíduos não seriam vistos como retraídos pelos padrões daqueles do seu próprio ambiente.

Descrição do problema

É importante que o entrevistador diferencie o paciente realmente retraído daquele que tem uma experiência cultural a qual faz com que seja difícil para ele se relacionar da forma como o entrevistador está acostumado. O paciente verdadeiramente retraído apresentará dificuldades para se relacionar ou para se expressar sobre qualquer assunto, incluindo aqueles sobre os quais tem grande conhecimento. Ele possui poucos interesses e gera pouco entusiasmo. Quanto a um diagnóstico, poderá estar deprimido ou apresentar uma psicose crônica ou outras síndromes como o transtorno de Asperger.

O paciente culturalmente restrito parecerá menos retraído quando estiver discutindo temas que lhe são familiares e confortáveis. Ele expressará entusiasmo nas áreas do seu interesse, apesar de estas poderem ser estranhas ao entrevistador. A diferença da experiência sociocultural cria a ilusão da retração. O paciente de uma classe socioeconômica mais baixa poderá ser considerado restrito com base na sua experiência cultural precária e na sua psicodinâmica individual.

Frequentemente o entrevistador reage a um paciente pouco sofisticado com enfado ou desinteresse. Essa resposta vinda de um indivíduo interessado nas pessoas e que possui a oportunidade de estudar alguém diferente dele mesmo deriva de uma retirada defensiva secundária à distância social entre o entrevistador e o paciente. A resposta mudará com a melhoria do conhecimento da psicodinâmica e da habilidade de entrevistar. Muitas vezes, a falta de familiaridade do paciente com a introspecção fornece uma oportunidade única para testar hipóteses psicodinâmicas, sem a contaminação produzida pela exposição educacional da informação psicológica. Respostas dramáticas a interpretações específicas, acompanhadas do alívio dos sintomas, poderão ocorrer. Os derivados psicodinâmicos do desenvolvimento normal – por exemplo, conflitos de dependência, rivalidade entre irmãos, ansiedade de castração e complexo de Édipo – são muitas vezes revelados com grande clareza durante a entrevista.

Observou-se que pacientes de uma classe socioeconômica mais baixa frequentemente desistem da psicoterapia psicodinâmica após uma ou duas sessões. Em alguns casos, isso é uma resposta à insatisfação com a condução tradicional das entrevistas psiquiátricas. Não apenas o modelo tradicional de entrevista psiquiátrica está insatisfatoriamente adaptado a esse paciente, mas também o entrevistador inexperiente muitas vezes não está familiarizado com a experiência sociocultural bastante diferente desse paciente. Outro paciente poderá achar que suas dificuldades diminuíram após uma ou duas entrevistas, embora o entrevistador as tenha considerado primariamente diagnósticas. A oportunidade que o paciente teve de ventilar seus sentimentos proporcionou-lhe um alívio enorme.

Formas comuns de psicopatologias que levam à solicitação de uma intervenção psiquiátrica incluem transtornos psicóticos e psicofisiológicos, abuso de substâncias e perturbações sexuais. Apesar de as reações psiconeuróticas serem comuns, elas raramente motivam esse paciente a procurar ajuda psiquiátrica. Para a pessoa que é pobre, a infelicidade parece derivar da miséria diretamente relacionada à sua pobreza. Com frequência, somente após a pessoa se tornar mais abastada financeiramente é que descobre a existência de problemas internos que não foram resolvidos pela aquisição de bens materiais.

Os aspectos da experiência desse paciente poderão diferir daqueles aspectos do paciente de classe média. Isso leva ao desenvolvimento de estilos de pensamentos. Menor valor é dado à intelectualidade e à aquisição intelectual, o que poderá levar o entrevistador, de modo geral, a julgar mal a inteligência do paciente. Esses pacientes poderão não ser introspectivos e não consideram importantes as sutilezas das suas vidas emocionais. Eles não acham que falar possa ser útil na solução dos problemas, estando mais preocupados com a ação e, dessa forma, desejando um aconselhamento direto sobre o que deverão fazer. Eles evitam discussões filosóficas e estão interessados nas ideias apenas pelo seu valor prático. Não estão acostumados a descrever seus sentimentos a respeito dos outros, particularmente a estranhos, nem estão inclinados a revelar o próprio material altamente pessoal.

Esse tipo de paciente tende a culpar o mundo externo, em vez de a si próprio, pelos seus infortúnios e infelicidades. A tendência de externalizar a responsabilidade com frequência influencia o entrevistador, levando-o a considerar esse paciente como um mau candidato para a psicoterapia orientada para o *insight*.

Conduzindo a entrevista

O paciente não sofisticado psicologicamente não é uma entidade clínica única. Os métodos de entrevista discutidos aqui serão aplicáveis a muitos deles, mas não a todos. Se o entrevistador desenvolver uma abordagem estereotipada para pacientes de um padrão socioeconômico inferior, conduzirá mal as entrevistas dos pacientes com escolaridade e que desenvolveram valores e atitudes da classe média. De modo inverso, um paciente de nível universitário, de uma classe socioeconômica mais alta, poderá ser incapaz de discutir suas experiências subjetivas. Já o paciente proveniente de uma classe socioeconômica média ou mais alta poderá apresentar problemas clínicos de um paciente não sofisticado psicologicamente, e as sugestões oferecidas aqui também se aplicam a esse paciente.

Fase de abertura

Assim como acontece com a maioria dos outros pacientes, a entrevista começa com a exploração da queixa principal; contudo, é comum que o paciente diga que não possui nenhuma queixa ou que veio ao terapeuta porque alguém o levou. O entrevistador poderá perguntar quem o levou e por que essa pessoa achou que a ajuda psiquiátrica era indicada. A entrevista deverá prosseguir com a discussão de qualquer material que seja oferecido, quer pareça relevante ou não em relação ao problema principal do paciente. Por exemplo, o paciente poderá referir-se a episódios anteriores de dificuldade emocional ou poderá indicar que recentemente deixou o emprego, largou a escola, separou-se da sua esposa ou fez alguma outra alteração no seu padrão de vida. Em um momento apropriado, o entrevistador poderá perguntar se essas experiências o deixaram nervoso. O termo "nervoso" é particularmente adequado porque evita a negação do paciente dos seus problemas emocionais.

A entrevista poderá ser caracterizada por um modo disperso. O paciente é pouco cooperativo e suas respostas aos questionamentos do entrevistador são muito resumidas. Este sentirá que está fazendo todo o trabalho e logo ficará ressentido com o paciente por sua inabilidade para revelar seus sentimentos. O entrevistador expressará seu ressentimento tornando-se menos interessado no paciente à medida que a entrevista progredir, ficando inclinado a liberá-los mais cedo. Por sua vez, uma manifestação muito grande de carinho ou de muito interesse pessoal poderá fazer com que o paciente deixe o tratamento.

O paciente não está acostumado a discutir o que sente pelos amigos ou pelos parentes com ninguém, em especial com um estranho. Portanto, na parte inicial da entrevista, perguntas concretas geralmente produzirão mais material do que os questionamentos abertos. Por exemplo, o entrevistador não deverá dizer "Descreva seus pais", mas perguntar: "Qual é o tipo de trabalho do seu pai?". O entrevistador poderá, então, perguntar se a mãe do paciente trabalha fora. Poderá fazer perguntas práticas a respeito dos interesses e passatempos deles e o que fazem a título de recreação, em vez de perguntar: "Como eles são?". Quando o entrevistador tiver desenvolvido o *rapport* com o paciente, poderá perguntar de forma mais aberta.

No início da entrevista, uma determinação aproximada deverá ser feita a respeito do grau de conhecimento e da escolaridade do paciente. O entrevistador deverá ser cauteloso para nunca falar abaixo ou acima da capacidade de entendimento do paciente. Qualquer comentário oferecido pelo paciente que enfatize sua distância social em relação ao entrevistador deverá ser explorado abertamente de imediato.

Contratransferência

O entrevistador inexperiente presume erroneamente que sua entrevista está evoluindo mal quando o paciente não produz material contendo *insights* psicológicos. Ele fica frustrado e perturbado, como se o paciente estivesse deliberadamente interferindo na condução da entrevista. Essa resposta será menos provável se o entrevistador perceber que está trabalhando com um paciente retraído, incapaz de participar de uma discussão introspectiva. Silêncios prolongados tendem a se tornar embaraçosos, aumentando a distância entre o paciente e o entrevistador. Esses silêncios deverão ser evitados, sobretudo na entrevista inicial, embora pequenas pausas sejam esperadas enquanto o paciente ou o entrevistador organiza seus pensamentos.

O entrevistador perguntará a esse paciente em que ele pensava durante o breve silêncio, e ele responderá: "Eu estava apenas esperando por sua próxima pergunta". Se o entrevistador esperar que o paciente voluntarie alguma coisa, tipicamente este dirá: "Você pode me fazer mais perguntas?". Segue um exemplo clássico desse tipo de paciente, há pouco visto por um de nós:

> "O que o trouxe até mim?", perguntou o entrevistador. O paciente respondeu: "Você deve perguntar isso à minha esposa, é ela quem tem queixas". Então o entrevistador perguntou: "Quais são as queixas dela?". O paciente, obedientemente, listou as reclamações da esposa de que ele não a ouvia, que terminava as frases dela, que nunca a levou para sair e que não a amava. Questionado sobre como se sentia a respeito dessas reclamações, respondeu: "Eu a amo, mas ela tem razão em relação ao restante. Eu tento não fazer essas coisas, mas não consigo". Isso foi dito em um tom ameno, sem nenhuma evidência de que o paciente estivesse perturbado. Ele negou sentir raiva da esposa. Quando perguntado sobre sua infância, respondeu: "Eu tive uma infância normal. Meus pais me amavam. Eu sou filho único. Lembro-me de ter sido feliz". O entrevistador pediu um resumo sobre os pais do paciente, e ele respondeu: "Nossa, essa é uma pergunta difícil, eles eram boas pessoas. Tinham amigos. Eu não sou muito bom nisso". O entrevistador logo percebeu que teria de arrancar as informações. O paciente o estava tratando da mesma forma que tratava a esposa – aparentemente ouvindo e adotando um tom de voz cooperativo, mas não produzindo nada. Todas as questões relativas à infância eram respondidas com um tom de voz sincero, mas as palavras eram: "Nossa, eu não me lembro!". Tentar entrar na mente desse paciente era como tentar encontrar uma forma de entrar em uma casa sem portas ou janelas.

Esse paciente ficou marcado na mente do entrevistador como "o homem sem história". Para conquistar a colaboração desse tipo de paciente, a entrevista requer uma modificação considerável. Esse foi um caso notável, porque o paciente era um homem educado e sofisticado. Quando revelou que já havia visto vários psiquiatras no passado, mas que não sentiu melhora alguma, o entrevistador perguntou: "Na realidade, você está aqui apenas para tirar sua esposa do seu pé?". "Penso que sim", respondeu. "Você já disse isso a ela?", continuou o entrevistador. "Na verdade, não", respondeu o paciente, e o início de uma aliança de trabalho foi estabelecida.

Modificações na entrevista

A reciprocidade das expectativas do paciente e do terapeuta é um fator crucial na determinação do sucesso ou do fracasso de uma entrevista. Quando o entrevistador direciona a discussão para as expectativas do paciente, frequentemente este responde discutindo as bases do seu sofrimento em relação à realidade externa. Por exemplo, ele poderá dizer que está ali para solicitar a ajuda do profissional para obter um apartamento maior por meio da agência de serviço social. Devido ao fato de as expectativas do paciente serem incongruentes com as do entrevistador, é essencial que este adote uma abordagem flexível e ativa para conduzir a entrevista inicial.

O tratamento deverá ser modificado para abordar as expectativas do paciente. Respostas diretas às suas perguntas, ajuda prática com os problemas ambientais e medicação facilitarão o desenvolvimento de um relacionamento de confiança. O entrevistador poderá, aos poucos, explicar a forma de participação esperada do paciente e, ao mesmo tempo, definir seu próprio papel. Ele deverá mostrar que o paciente poderá ser ajudado, mas que isso levará um tempo, e que ele, entrevistador, não dispõe de qualquer cura mágica. Ele poderá introduzir o conceito de que a conversa constitui trabalho na psicoterapia, especialmente a conversa acompanhada da expressão das emoções do paciente, que, com o tempo, levarão à modificação do seu comportamento. O paciente necessitará de ajuda com a culpa em relação aos sentimentos críticos para com sua família. Conforme a terapia progredir, ele será capaz de aceitar uma entrevista menos estruturada.

Se o terapeuta ajustar sua estrutura conceitual à de seu paciente, evitará o uso de analogias e metáforas que seriam estranhas à experiência do paciente. Além disso, será mais responsivo às necessidades deste se, na primeira entrevista, não se concentrar no material do desenvolvimento passado e sim em objetivar pequenos *insights* relacionados à situação da vida atual do paciente.

O terapeuta poderá sentir-se desconfortável na entrevista com uma pessoa que inicialmente sinaliza não ter qualquer interesse em ser um paciente. Contudo, esse indivíduo poderá ter um grande desejo de receber ajuda. Em virtude de os terapeutas apresentarem uma tendência a evitar pacientes retraídos, o entrevistador poderá ficar muito tentando a acatar uma negação verbal da motivação. É simplesmente natural que um indivíduo que não está familiarizado com os pensamentos introspectivos, desacostumado a relacionamentos interpessoais próximos e sobrecarregado com muitos problemas da realidade resista à psicoterapia. A demanda inicial do paciente poderá recair na medicação ou na manipulação ambiental. O entrevistador poderá oferecer um grau considerável de ajuda nessas áreas e, ao fazê-lo, contribuirá de forma substancial. Ele terá de assumir um papel diretivo e talvez tenha de fornecer aconselhamento prático. No início do tratamento, as interpretações intelectuais, com base na reconstrução psicodinâmica do passado, são de pouca ajuda; em geral, elas levam à frustração do terapeuta e ao distanciamento do paciente.

Fase de fechamento

Antes de terminar a entrevista, o terapeuta deverá tomar providências definidas para a segunda entrevista, em vez de perguntar quando o paciente deseja retornar ou dizer que entrará em contato. Até o momento, o paciente revelou suas dúvidas conscientes e reservas a respeito do tratamento; discutiu suas expectativas, sua própria visão do problema e a ajuda que espera receber. Alguns minutos deverão ser reservados para que ele faça algumas perguntas. Finalmente, o entrevistador poderá fazer um resumo, formulando os problemas em termos simples, da forma como os entendeu, e, ao mesmo tempo, esboçar uma abordagem prática para o tratamento.

O terapeuta assumirá um papel ativo para chegar ao paciente não sofisticado de maneira que o entendimento possa ser conquistado no nível da capacidade deste, seja o nível que for. Isso não significa que o entrevistador limitará suas intervenções a aconselhamento, reasseguramento, lisonja, ensinamentos, e assim por diante. Ele usará seu conhecimento do papel dos processos inconscientes na formação dos sintomas com esse paciente exatamente como usa com qualquer outro. Por fim, na psicoterapia dinâmica, tais conflitos inconscientes deverão ser trabalhados de forma a resolver os sintomas do paciente, e as intervenções ativas preliminares fortalecerão o ego e os mecanismos de enfrentamento deste, fazendo com que seja capaz de aceitar as interpretações dos conflitos internos.

CONFLITOS DE LEALDADE

O entrevistador está estabelecendo um relacionamento com o paciente, mas inevitavelmente ele possui outros relacionamentos e outras lealdades que são potencialmente conflitantes. Com frequência, os profissionais em saúde mental são chamados para entrevistar o paciente de uma instituição, como o paciente hospitalizado, membro das forças armadas, estudante de uma escola ou faculdade ou um prisioneiro. Inevitavelmente, as percepções do paciente da relação do entrevistador para com a instituição, assim como a realidade dessa relação, se tornarão determinantes poderosas da entrevista.

De fato, para quem o entrevistador está trabalhando? Existe confidencialidade? Quais são os seus limites? Qual é o potencial impacto da entrevista na atitude da instituição para com o paciente? A entrevista terá mais chances de sucesso se os interesses do paciente estiverem alinhados com os do entrevistador. Por exemplo, o estudante de psiquiatria que está avaliando um universitário novato após uma tentativa de suicídio é, ao mesmo tempo, um membro importante da rede de saúde e uma potencial ameaça à continuidade da carreira do estudante naquela escola. Geralmente é melhor que, no início da entrevista, o entrevistador pergunte sobre o conhecimento que o paciente tem das providências e que então esclareça a realidade. O paciente ficará mais confortável com um entrevistador franco a respeito de quaisquer limitações institucionais sobre os limites clínicos tradicionais, como relatórios, limites da confidencialidade ou possíveis consequências adversas da entrevista, e que talvez até mesmo enfatize essas limitações, ao contrário do entrevistador que tenta minimizar, negar ou evadir-se dessas questões.

INCAPACIDADE

A incapacidade é outro aspecto importante da identidade, e o paciente incapaz poderá ser membro de uma subcultura distinta. A surdez influencia na linguagem e na comunicação; o uso de cadeira de rodas influencia no local da entrevista ou na disponibilidade de dispositivos especiais nos banheiros. É importante que o entrevistador reconheça e esteja atento a essas questões práticas, ou o paciente sentirá que seus interesses não são considerados relevantes ou significativos. Também é desejável que o entrevistador reconheça que o indivíduo incapaz se ressente da presunção de que sua deficiência seja sua identidade primária. Ele é uma pessoa que, por acaso, é cega, surda ou está em uma cadeira de rodas, e não "o cego", "o surdo" ou "o inválido". Termos que salientam suas diferenças, como "deficiente físico", geralmente provocam ressentimento, sendo preferida a descrição que enfatiza sua adaptação. Ele "usa cadeira de rodas para sua mobilidade" é preferível a "está preso à cadeira de rodas", e ele têm uma "capacidade diferenciada" a "incapaz". Similarmente, o entrevistador deverá explorar como o paciente se adapta à sua deficiência, em vez de como sua incapacidade interfere em sua vida. Por exemplo, perguntar "Quais são as providências que você tomou para se deslocar?", em vez de "Isso deve interferir em suas saídas". A ênfase está na identidade do paciente como alguém que enfrenta a adversidade, em vez de alguém cuja vida foi definida pela adversidade. Um homem que tivera uma carreira acadêmica de sucesso ficou gravemente incapaz – tetraplégico – no final da sua vida. Ele descreveu como seus colegas o acolheram, incluindo-o em seus eventos sociais. Contudo, estava dolorosamente consciente de que cada vez que alguém vinha falar com ele em uma festa, ele ou ela ficava "preso", incapaz de escapar até que outra pessoa o substituísse. Detestando sentir-se como uma "armadilha", ele dispensava o colega de uma forma que era considerada arrogante pelos outros. O entrevistador reconheceu que isso era um problema de caráter assim como a incapacidade e sugeriu que o paciente levasse com ele um estudante graduado que se sentiria honrado em ser convidado e que poderia servir como um "amortecedor" social, reduzindo a pressão sobre os colegas que não mais ficariam "aprisionados".

IDADE

Os pacientes poderão ser significativamente mais novos ou mais velhos do que o entrevistador. Apesar disso, em geral, não significar um problema em especial, poderá levar a uma dificuldade, sobretudo nos extremos de faixa etária. Em geral, o adolescente acha que pertence à subcultura da sua geração, que está em conflito com a cultura adulta dominante, à qual o entrevistador pertence. O entrevistador deverá reconhecer a diferença e mostrar seu interesse sem tentar "transformar-se" em um pseudoadolescente ou sugerir desaprovação ao assumir valores e atitudes que o adolescente associa ao mundo adulto. Se o adolescente mencionar um astro de *rock* da atualidade que admira, será importante saber a razão de ele achar as músicas desse astro tão atraentes, como essa atração se relaciona com sua visão de si mesmo, se seus amigos compartilham dessa sua paixão, e assim por diante.

O problema é diferente no outro extremo da faixa etária. O paciente idoso possui experiências e preocupações que o entrevistador ainda não vivenciou. Aposentadoria, enfermidades, dependência dos filhos e morte do cônjuge ou amigos que formavam seu ciclo social substituem as preocupações com a ambição, a chegada de filhos e a adaptação ao maior poder e a responsabilidades. Mais uma vez, o entrevistador se interessará pela vida que o paciente construiu a partir do material bruto disponível e pelo papel que seu caráter desempenha para moldar seu destino.

O paciente idoso poderá suscitar medos contratransferenciais no entrevistador de seu próprio envelhecimento e morte e induzir relutância na exploração dos sentimentos sobre esses assuntos, que normalmente nunca estão longe da superfície. Outro problema comum de contratransferência com o paciente idoso é o fato de o entrevistador vê-lo como um dos seus pais e, inconscientemente, dotá-lo de atributos psicológicos dos pais, em particular aqueles que lhe suscitaram conflitos durante seu desenvolvimento.

Muitos dos pontos levantados sobre rotulação na discussão sobre o paciente portador de incapacidade aplicam-se aos idosos, que não gostam de ser classificados dessa forma. Ser "velho" é um desafio para a maior parte das pessoas, mas de formas bastante diferentes e durante um período da vida bastante amplo. Para um adolescente, "velho" poderá ser alguém da idade dos seus pais ou mais velho. Todos nós temos nossa própria definição de *velhice*. Conforme envelhecemos, o termo é mais provavelmente aplicado à fragilidade ou àqueles que não são mais capazes de se cuidarem sozinhos.

Um dos problemas mais comuns de contratransferência é a falha do entrevistador em considerar e em tomar conhecimento das necessidades sexuais contínuas das pessoas idosas saudáveis. O paciente idoso tem vida sexual. Às vezes, o seu desempenho está prejudicado, e esse fato poderá ser perturbador para ele, que muitas vezes reluta em discutir esses assuntos, mesmo que eles o preocupem. Uma exploração sensível da vida sexual dos idosos deverá ser uma parte central da entrevista. Muitos indivíduos idosos têm vida sexual ativa, que permanece como fonte contínua de satisfação. Um problema comum de contratransferência é o entrevistador erroneamente acreditar que sexo não é mais importante para o paciente idoso. Desejos, fantasias e atividades sexuais são contínuos por todo o ciclo da vida.

Assim como acontece com o paciente oriundo de outra cultura, classe social ou experiência educacional, não é essencial que o entrevistador conheça as circunstâncias da vida do paciente idoso antecipadamente, mas ele deve saber como ajudar o paciente a falar sobre essas circunstâncias e como fazê-lo de forma a dar apoio ao orgulho do paciente de sua identidade. Isso é particularmente válido quando o assunto é a aposentadoria.

A aposentadoria apresenta questões sociais, médicas e psicológicas complexas, que representam um desafio para o entrevistador. Existe uma velha anedota entre as velhas esposas que diz: "O casamento é para o bem ou para o mal, mas não para o almoço". Segue um exemplo típico:

A paciente era a esposa de um recente aposentado que saíra de uma empresa de prestígio em que fora sócio-gerente sênior. Seu casamento, de modo geral, era bem-sucedido; eles haviam criado os filhos e tinham netos que adoravam. O marido tinha uma tendência para microgerenciamento no trabalho e, na aposentadoria, passou a mirar a máquina de lavar louça da família, que ele sempre ignorara. Prontamente a paciente lhe avisou que a cozinha era seu domínio, e que ele deveria manter-se "fora". Isso logo levou a uma luta de poder, porque ele não tinha mais a quem chefiar à sua volta.

Após duas sessões ouvindo sobre essa história, o entrevistador explicou que era triste para um homem que havia tido tanto sucesso estar na posição de não ter qualquer lugar onde pudesse exercer poder. Ela respondeu: "Eu não havia pensado nisso dessa maneira. Espero que você não esteja sugerindo que agora ele seja meu chefe". "Absolutamente não", respondeu o terapeuta, "Tudo o que você precisa é passar esse serviço para ele; assim você não sentirá que ele a critica cada vez que carregar a máquina de lavar louça". A paciente decidiu que isso serviria como um modelo situacional pelo qual ela poderia permitir que seu marido se sentisse útil e prestar a ele um reforço positivo. O marido se voltara contra ela para preencher parte do vazio criado pela aposentadoria, e o entrevistador sugeriu que ela poderia colaborar com ele, procurando alternativas prazerosas para preencher seu vazio da vida.

Outro paciente consultou um de nós porque estava sendo forçado a uma aposentadoria prematura devido a uma rápida perda de memória. O psiquiatra obteve uma cuidadosa história médica, incluindo a lista de todos os medicamentos usados pelo paciente. Este disse que iniciara, há seis meses, o uso de um medicamento para o coração, chamado Tenormin. Em sua presença, o psiquiatra consultou um guia médico de referência de medicamentos e descobriu que a droga poderia causar um estado semelhante à demência. Após ler tal informação para o paciente, pediu-lhe permissão para telefonar para sua esposa a fim de explicar-lhe a situação, incluindo os riscos de parar de forma súbita o medicamento e a importância de marcar imediatamente uma consulta com o cardiologista. Felizmente, para todos os envolvidos, o diagnóstico estava correto e a história terminou bem.

Os melhores preditores de uma aposentadoria de sucesso incluem a presença de pessoas amadas com quem o tempo possa ser compartilhado, bom estado de saúde, segurança financeira e existência de passatempos recompensadores e interesses extras da carreira anteriores à aposentadoria. O entrevistador poderá explorar cada uma dessas áreas, colhendo exemplos para documentar a precisão das declarações gerais do paciente, de que tudo está "bem" ou "OK" na área da aposentadoria. Esses questionamentos serão mais produtivos se as perguntas do entrevistador forem oriundas de um autêntico interesse na nova vida do paciente e na sua conexão com o passado. Perguntas como "O que você faz no seu tempo livre?", "Por favor, descreva uma semana típica", "Você sente falta do seu trabalho e mantém contato com seus antigos colegas?", "Algumas vezes você se sente deprimido ou aborrecido?", "Quanto tempo você gasta assistindo televisão?" e "O que você faz como exercício?" são auxiliadoras. Perguntas sobre filhos, netos, cônjuge e membros afins da família também são produtivas.

Algumas questões sobre o grau de satisfação do paciente com sua vida passada poderão ser reveladoras. "Se você pudesse viver sua vida novamente, quais decisões importantes você mudaria?" ou "Quais são os aspectos da sua vida pelos quais você sente maior orgulho ou satisfação?" são perguntas que proporcionam entradas para a vida emocional do paciente. Se ele responder que não existe nada que ele tenha alguma vez refletido ou que teria feito diferente, o entrevistador poderá esperar calmamente e ver o que o paciente trará em seguida, porque provavelmente isso estará relacionado a sentimentos inconscientes induzidos pelo questionamento do entrevistador.

Por fim, o paciente idoso é frequentemente responsivo à psicoterapia, sendo muitas vezes capaz de usar os *insights* obtidos de forma produtiva.

ORIENTAÇÃO SEXUAL

Oficialmente em 1980, a psiquiatria deixou de considerar a homossexualidade uma patologia em resposta ao reconhecimento de que essa rotulagem não passava de uma forma de preconceito social. O efeito psicológico danoso em incontáveis indivíduos foi grave. O preconceito resulta da homofobia e da crença na superioridade moral da heterossexualidade, que é chamada de *heterossexismo*.[*] Muitas dessas crenças negativas são paralelas a outros preconceitos, como o racismo. Por muitos anos, o resultado foi que indivíduos homossexuais esconderam sua orientação sexual e sentiram vergonha ou culpa. Além disso, muitos pacientes homossexuais tiveram uma infância doloro-

---

[*] N. de T. Heterossexismo – termo relativamente recente e que designa um pensamento segundo o qual todas as pessoas são heterossexuais até que se prove o contrário.

sa devido à sua orientação sexual central. Assim como com os pacientes pertencentes a minorias que experimentaram racismo, o entrevistador deverá ser sensível ao impacto do preconceito evidente ou dissimulado contra os pacientes homossexuais e cuidadosamente explorar essa questão na entrevista.

Transferência e contratransferência

Anos de discriminação, que persistem até o presente, e o proeminente papel da comunidade em saúde mental de nutrir essa discriminação fizeram com que muitos homossexuais ficassem receosos em relação às entrevistas psiquiátricas. Essa atitude patologizadora para com a homossexualidade, por parte de muitos psiquiatras e de outros profissionais em saúde mental no passado, é bem conhecida pela comunidade homossexual. Como consequência, entrevistadores de qualquer orientação sexual são orientados para a conscientização dos sentimentos de desconforto de muitos pacientes homossexuais durante uma entrevista inicial. Questionamentos feitos por pacientes homossexuais como "Qual é a sua experiência profissional e qual é sua orientação sexual?" frequentemente sinalizam preocupações subjacentes do paciente para com a atitude do entrevistador em relação à homossexualidade. O entrevistador poderá responder de forma empática: "Você gostaria de saber se se sentiria confortável em trabalhar seus problemas comigo. Ainda sobre isso, eu gostaria de saber se você também não tem algumas preocupações com a minha atitude para com a homossexualidade?". Em geral, o paciente homossexual confirmará seu medo de colocar-se nas mãos de um entrevistador que acredita que a homossexualidade seja inerentemente patológica.

É importante estabelecer, na entrevista inicial com um homossexual, se os problemas do paciente estão diretamente envolvidos com sua homossexualidade. O fato de ser homossexual poderá não apresentar conflitos para muitos pacientes, que se apresentam com problemas em seus relacionamentos; conflitos relacionados a casamento, filhos e estabelecimento de uma família; ou problemas com o trabalho, mas sem preocupações com sua orientação sexual. Contudo, inicialmente alguns pacientes homossexuais poderão buscar ajuda desejando mudar sua orientação sexual ou na esperança de mudar de uma orientação bissexual em direção à heterossexualidade. Uma paciente, que já havia tido certo número de relacionamentos amorosos intensos com mulheres, mas nunca com um homem, declarou sua confusão sobre sua identidade sexual durante a entrevista inicial: "Eu realmente não sei se sou homossexual. E, se eu for, não sei se desejo ser". Rapidamente foi revelado que ela estava apavorada com a resposta dos seus pais caso ela assumisse seu posicionamento: "Eles nunca mais falarão comigo. Eu não conseguirei suportar isso". O entrevistador deixou claro para essa paciente que a tarefa deles juntos era entender a natureza do conflito relacionado com sua homossexualidade, para que ela conquistasse maior liberdade psicológica, mas que ele não a influenciaria nem para um lado nem para o outro. Alguns homossexuais internalizaram preconceitos sociais anti-homossexuais, direcionando-os para eles mesmos e intensificando seus conflitos relacionados com a orientação sexual. Revelar e tratar essa homofobia interna muitas vezes é libertador para eles.

Os problemas nas entrevistas com pacientes homossexuais são similares àqueles encontrados com outros membros de grupos sociais ou culturais. O paciente é um profundo conhecedor do seu mundo pessoal; o interesse do entrevistador, sua curiosidade e a ausência de preconceito facilitarão a exploração de como o paciente se enquadra nesse mundo e que desafios específicos enfrenta. Crises do desenvolvimento diante das atitudes dos pais e dos irmãos, a respeito da sexualidade do paciente, conflitos sobre "se assumir" e experiências com preconceito e com discriminação serão provavelmente importantes. A relação sexual homossexual é, no mínimo, tão complexa e variada quanto a heterossexual, e a história das experiências sexuais engloba muito mais do que o gênero do parceiro, incluindo quem faz o quê, com quem, quais as fantasias, as ansiedades relacionadas com o desempenho, o prazer, a consideração pelo parceiro, as preocupações com as consequências e as precauções. Infelizmente, a comunidade homossexual apresentou uma especial vulnerabilidade para a epidemia da AIDS, e as entrevistas com a maior parte dos pacientes homossexuais incluirão discussões de como suas vidas foram afetadas por essa praga.

Entrevistador e paciente homossexuais

O entrevistador homossexual que se encontra com um paciente homossexual pela primeira vez poderá confrontar-se com várias situações. Primeiro, o paciente poderá ter sido informado diretamente pelo médico que o indicou ou por qualquer outra fonte de referência que o entrevistador é homossexual. Segundo, o paciente poderá ter solicitado o encaminhamento para um terapeuta homossexual, mas não se sente seguro de como este se encaixa na sua solicitação. Terceiro, o médico que o encaminhou poderá tê-lo feito sem nunca ter mencionado a orientação sexual do entrevistador. Por fim, a fonte de referência poderá dizer ou não ao entrevistador o que foi efetivamente contado ao paciente. Portanto, assim como em outras situações, o primeiro encontro com um paciente homossexual deverá explorar como ele chegou até a consulta, que qualidades ele buscava em um entrevistador, o que lhe foi dito em relação ao entrevistador indicado e por que ele escolheu um entrevistador em vez de outro, caso tenha recebido mais de um nome.

Se foi dito ao paciente que o entrevistador consultor é homossexual, perguntar "Como você imaginou que poderia ser útil ter um terapeuta homossexual?" poderá ser educativo em delinear as preocupações do paciente e imediatamente ressaltará os elementos fantasiosos do significado de um entrevistador homossexual para ele. Respostas como "Pensei que seria mais fácil para falar da minha vida sexual" ou "Pensei que não teria de explicar muito sobre a subcultura homossexual" ou "Pensei que você não seria muito crítico a meu respeito" deverão ser cuidadosamente anotadas pelo entrevistador, porque é provável que sejam úteis mais tarde no tratamento como manifestações iniciais de áreas de preocupação ou dificuldade do paciente ou indicações de tendências precoces de transferência.

Por exemplo, o paciente que diz que não precisaria explicar muito ou que teria mais em comum com o entrevistador provavelmente estará de certa forma correto, porque o entrevistador homossexual poderá ter um conhecimento atualizado dos locais e das pessoas que são importantes na subcultura homossexual. Contudo, muitas vezes o paciente também faz conjecturas errôneas, apesar de compreensíveis, de que o terapeuta homossexual é mais parecido ou tem mais em comum com ele do que um terapeuta heterossexual. As pressuposições de que o entrevistador sabe ou faz coisas similares na comunidade homossexual são comuns, mas não são necessariamente corretas por parte do paciente. Por exemplo, uma mulher homossexual de 20 anos, paciente de uma entrevistadora homossexual de 40 anos, ficou desapontada ao descobrir que esta não conhecia um bar homossexual particularmente novo na cidade. Já a entrevistadora ficou perturbada pela imagem da paciente a seu respeito, como sendo uma homossexual farrista, dada a flertes em bares, quando ela estava mais preocupada em criar seus filhos e pagar sua hipoteca. O fato de ambas serem homossexuais pareceu ser menos relevante do que a distância de gerações existente entre elas.

Outra pressuposição comum de similaridade por parte do paciente é a de que o entrevistador homossexual teve dificuldades de desenvolvimento ou experiências de vida em comum com ele. Um delicado homossexual que se considerava efeminado ficou desapontado ao encontrar seu entrevistador homossexual corpulento e com o corpo definido, porque repentinamente percebeu que, ao solicitar um entrevistador homossexual, imaginara que compartilharia sua história da infância, de quando era intimidado e caçoado por ser efeminado. Ironicamente, o entrevistador compartilhava sua história de desenvolvimento que, em parte, era responsável por seu interesse em fisiculturismo quando adulto, mas o paciente presumiu, com base na sua aparência, que ele não teria passado por isso. Salientar e esclarecer essas pressuposições, logo no início do processo terapêutico, poderá ser um caminho proveitoso para começar a engajar o paciente na exploração do seu mundo interior.

Mesmo quando o paciente solicitou um entrevistador homossexual, ele poderá estar ambivalente em relação a ter seu pedido realmente aceito. A homofobia internalizada por parte da paciente poderá trazer-lhe a preocupação de que sua entrevistadora homossexual seja, de alguma forma, deficiente ou não tão saudável psicologicamente. Uma forma inicial de abordar essa possibilidade com o paciente que está ciente de que o entrevistador é homossexual é fazer a pergunta "Você imaginou que existiriam coisas em que eu possa não ser realmente bom para ajudá-lo, pelo fato de eu também ser homossexual?", além de perguntas sobre as razões pelas quais o terapeuta com orientação homossexual possa ter sido desejado. Essa tática evidencia, de modo mais geral a forma imparcial pela qual o material complicado e conflituoso será manipulado durante o tratamento. Além disso, ela salienta a real possibilidade de que o terapeuta possa ter pontos cegos nas áreas em que seus conflitos se sobrepõem àqueles do paciente.

Como na maioria das situações clínicas em que o paciente toma conhecimento de algum aspecto pessoal importante do entrevistador, saber a orientação sexual deste frequentemente leva o paciente a fazer perguntas extras, como se o entrevistador tem algum relacionamento, se tem filhos, se passou por um processo difícil para "assumir" seu posicionamento, e assim por diante. Assim como com quaisquer outras informações pessoais, o significado dessas perguntas deverá ser analisado, e o entrevistador sempre deverá ser criterioso ao revelar informações pessoais relativas à sua vida fora do consultório.

O fato de o paciente começar a terapia já sabendo que o entrevistador é homossexual não descarta a possibilidade de que, em algum momento posterior do tratamento, ele venha a fantasiar ou mesmo a acreditar que o entrevistador seja heterossexual. Um paciente homossexual decidiu que sua terapeuta homossexual ficara "curada" com seu próprio tratamento e que passara a ter um relacionamento com um homem. Ele chegou a essa conclusão quando ela começou a usar uma aliança e ficou grávida pouco tempo depois. Simultaneamente, ele achou que o passo dela ficara menos pesado e que parecia estar menos masculinizada. Esses sentimentos coincidiram com uma percepção alterada dele mesmo como menos efeminado, assim como o fato de a gravidez da terapeuta ter originado questões relacionadas a ele ter filhos também. Essas questões variavam desde a inveja da capacidade dela de ter filhos até sentimentos homofóbicos há muito tempo internalizados que o faziam sentir-se desconfortável, questionando se era justo que ela "forçasse" a criança a crescer em um lar homossexual.

Quando o paciente chega ao consultório sem conhecer a orientação sexual do entrevistador, ele poderá perguntar diretamente: "Você é homossexual?". Explorar o que cada resposta poderá significar para o paciente, de preferência, deverá preceder a resposta à pergunta; mas nutrir e manter a aliança terapêutica, bem como evitar lutas de poder na entrevista inicial poderá levar o entrevistador a escolher responder simplesmente "sim" ou "não". Uma posição intermediária seria o entrevistador responder: "Eu não sou contra responder essa pergunta, mas primeiramente será mais importante explorar o que isso significa para você". Outros pacientes poderão ficar curiosos, porém desconfortáveis para fazer a pergunta diretamente e poderão, em vez disso, tentar deduzir a resposta. Um paciente homossexual, em sua entrevista inicial, fez uma referência a um clube popular da cidade, predominantemente frequentado por homossexuais, como uma forma de testar se o entrevistador estaria familiarizado com esse local e de presumir se ele seria homossexual. Isso poderá proporcionar a oportunidade de obter detalhes sobre o que o paciente imagina ser o estereótipo homossexual. Descobrir o que ele está buscando para ajudá-lo a decidir se o entrevistador é homossexual poderá servir de começo para a explicação dos aspectos importantes de sua representação de si mesmo como uma pessoa homossexual. Mais uma vez, usar o comportamento anterior do paciente na tentativa de engajá-lo no processo de autoquestionamento deverá ser a pedra fundamental da abordagem terapêutica.

Já um outro paciente poderá ter de iniciar o tratamento e trabalhar na entrevista por algum tempo antes de estar pronto para confrontar a possibilidade de o terapeuta também ser homossexual. Algumas vezes, essa será uma tentativa do paciente de manter sentimentos eróticos contidos, bem como o desejo e o medo de eles serem atuados pelo terapeuta. Em outras ocasiões, a tendência anti-homossexual internalizada do próprio paciente poderá ser tão forte, no início do tratamento, que saber que o entrevistador é homossexual poderá fazer com que ele desvalorize o terapeuta a ponto de tornar a terapia impraticável. Nesse caso, somente após algumas dessas questões serem exploradas e suas intensidades reduzidas, é que o paciente será capaz de contemplar se o terapeuta é homossexual. Essas e outras situações semelhantes, em que as forças ativas do paciente impedem que ele pense a respeito ou que queira saber sobre a orientação sexual do terapeuta, poderão ser difíceis para o terapeuta homossexual inexperiente, que poderá ficar tentado por sua ansiedade ou por seus interesses a informar sua orientação sexual ou a agressivamente perguntar por que o paciente não trouxe esse assunto à tona. Para muitos terapeutas homossexuais, ser uma entidade anônima e desconhecida para o paciente parece recriar a experiência inicial da vida, de ficar escondido, não ser percebido e ser desconhecido pelos que estão à sua volta. Contudo, tolerar e entender a natureza do que poderá ser um intenso desejo de contar ao paciente sobre sua orientação sexual é um aspecto-chave no manejo da contratransferência e da autoanálise para o entrevistador homossexual.

Homossexuais, assim como membros de outros grupos minoritários nos Estados Unidos, vivem em meio a uma revolução social. Eles podem ser participantes ativos ou evitar totalmente qualquer envolvimento, mas não podem evitar a conscientização e a escolha. A habilidade do entrevistador manifesta-se na capacidade de explorar esses assuntos sem transmitir julgamentos, aprovação, condenação ou persuasão, mas um interesse em como o paciente aborda e seleciona entre as alternativas da sua vida.

CONCLUSÃO

A experiência de ser "diferente" é universal, e as entrevistas clínicas se enriquecem pelo reconhecimento e pela exploração desse fato, validando sua existência e sua universalidade e compreendendo como o paciente enfrenta essa diferença. O entrevistador precisa evitar várias armadilhas comuns como: primeiro, fingir que isso não existe – que não há preconceito, discriminação ou tensão sociocultural no mundo –, e que a experiência do paciente sobre isso é patológica; segundo, ignorar o assunto – entrevistando sem perguntar ao paciente sobre sua experiência com a "diferença"; e terceiro, focar exclusivamente esse assunto, tratando o paciente como um protótipo ou estereótipo de um grupo minoritário, em vez de um indivíduo único que é membro de um desses grupos. Se o entrevistador for bem-sucedido, ele poderá não apenas facilitar uma entrevista bem-sucedida, mas também obter a recompensa adicional de aprender a respeito de um aspecto do mundo que, de outra forma, não experimentaria.

Parte IV

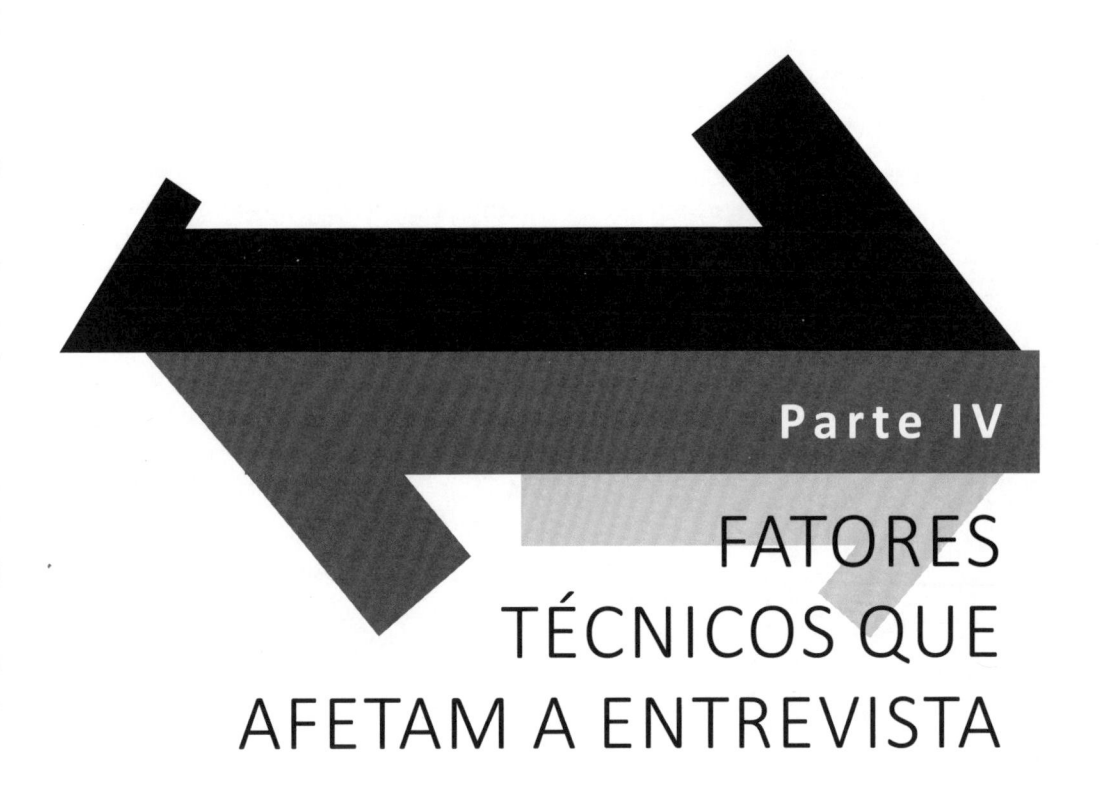

FATORES TÉCNICOS QUE AFETAM A ENTREVISTA

Capítulo 20

ANOTAÇÕES E A ENTREVISTA PSIQUIÁTRICA

Este capítulo discute o registro escrito da avaliação psiquiátrica inicial e das sessões terapêuticas subsequentes. Esse registro é extremamente útil para a supervisão e para o ensino, porque, diferentemente da história preparada, organizada em um formato mais ou menos padronizado, essas anotações revelam o processo da relação entrevistador-paciente à medida que ele acontece.

Muitas vezes, o estudante se angustia ao perceber que psiquiatras experientes variam consideravelmente em suas opiniões a respeito da quantidade e dos métodos ideais de fazer suas anotações. A diversidade de conselhos dados aos novatos é enorme. Com frequência as anotações são sugeridas pelo supervisor; por isso, representam a intrusão de um terceiro na situação da entrevista. Isso poderá perturbar tanto o paciente como o entrevistador. Portanto, uma discussão a respeito das anotações requer considerações sobre o relacionamento com a supervisão. Um supervisor poderá aconselhar o estudante a não fazer qualquer anotação e concentrar-se completamente naquilo que o paciente está dizendo, confiando em sua memória para a reprodução do material. No outro extremo, existe o supervisor que recomenda que sejam tomadas "notas literais". O estudante sempre fica confuso com a definição de "literal", mas, no espírito de colaboração, escreve freneticamente, tentando incluir tudo o que foi dito por ele e pelo paciente. Esse mesmo supervisor poderá parecer inconsistente, adotando abordagens diferentes para diferentes estudantes ou para o mesmo estudante com diferentes pacientes ou para diferentes períodos do treinamento. Para compreender esse problema complexo, é necessário estabelecer alguns princípios fundamentais.

Todos os entrevistadores fazem anotações mentais conforme ouvem o paciente. Uma das tarefas básicas para melhorar a sua própria habilidade de entrevistar é aprender a ouvir e a registrar a mensagem implícita, e não apenas o conteúdo explícito. Ao mesmo tempo, o entrevistador deverá observar o comportamento e as reações afetivas do paciente, bem como suas próprias respostas ao paciente. Além disso, espera-se que ele perceba a correlação de tópicos específicos com determinadas respostas afetivas ou movimentos corporais. Os supervisores sugerem que o entrevistador aprenda a identificar a "linha vermelha" ou a continuidade inconsciente existente entre as associações do paciente. Também é esperado que o entrevistador considere cada observação que fará ao paciente e que seja capaz de lembrar de seus comentários, perguntas, interpretações, sugestões, conselhos, tom de voz, etc., quando estiver relatando a entrevista. Já que isso é impossível, o resultado será uma conciliação.

A pressão que o entrevistador sofre poderá ser aliviada pela concentração em um ou mais dos itens mencionados anteriormente. Alguns enfatizam os dados históricos relativos ao paciente, enquanto outros direcionam a atenção para o processo interpessoal que está ocorrendo entre o entrevistador e o paciente. Os supervisores que enfatizam os dados históricos tendem a ser mais exigentes com as anotações durante a entrevista e, normalmente, desejam um registro preciso dos dados referentes ao paciente na ordem em que eles foram obtidos. No caso daqueles que enfatizam o processo interpessoal, é mais comum que encorajem um relatório das declarações do entrevistador, sendo indiferente se as anotações foram feitas durante ou após a entrevista. Portanto, o registro das anotações é parte de um questionamento mais amplo: que aspecto da entrevista terá a atenção do entrevistador e de seu supervisor?

Este capítulo se concentra na questão mais restrita: o tipo de registro que será feito e quando deverá ser feito em relação à entrevista. A necessidade de manter registros do paciente é onipresente no exercício do cuidado à saúde. Há a responsabilidade legal e moral de manter-se um registro preciso do diagnóstico e do tratamento de cada paciente. Essas exigências são muito abrangentes; contudo, os entrevistadores estão sujeitos às políticas das suas instituições específicas. Apesar de essas políticas influenciarem inegavelmente as atitudes, a forma precisa com que o material será registrado é, em geral, deixada a critério de cada entrevistador. Outro objetivo importante de manter os registros é ajudar a própria memória em relação a cada paciente. Dessa forma, cada entrevistador deverá decidir que tipo de informação é mais difícil de ser lembrado e usar esse conhecimento como uma orientação em seu próprio sistema de manutenção do registro. Os dados básicos de identificação, como nome e endereço do paciente, nomes de outros membros da família, idade dos filhos, esposa, irmãos, pais, etc., deverão estar por escrito, porque esse tipo de informação não é facilmente memorizado. Uma descrição concisa do paciente e de seu comportamento durante a entrevista inicial e as impressões iniciais do diagnóstico frequentemente são úteis ao longo do tratamento. Estudos sugeriram que os terapeutas que preparam a exposição sistemática do caso por escrito são consistentemente mais bem-sucedidos do que aqueles que apenas organizam o material mentalmente.

O principal problema em fazer anotações durante a entrevista é a potencial distração do atendimento ao paciente. Com a experiência progressiva, será cada vez mais fácil tomar notas com um mínimo de distração, dando quase total atenção ao paciente. Além disso, o entrevistador poderá ficar menos preocupado com a obrigatoriedade de lembrar-se das informações e mais livre para ouvir e observar o paciente se souber que os dados principais estão escritos e preservados para uma futura referência. Muitos terapeutas fazem anotações bastante completas durante as primeiras sessões, enquanto coletam os dados históricos. Posteriormente, a maioria registra as novas informações históricas, eventos importantes da vida do paciente, medicamentos prescritos, tendências de transferência ou contratransferência, sonhos e comentários gerais sobre o progresso do paciente.

O entrevistador ansioso ou constrangido poderá encontrar, no registro das informações, um refúgio do contato emocional com o paciente. Isso lhe permite desviar o olhar e ocupar seus pensamentos com outros assuntos. Suas anotações poderão estar uma frase ou duas atrás da conversa. A entrevista passa para o segundo plano, e aquilo que o deixava ansioso fica menos perturbador. Quando isso acontece, é uma indicação de que as anotações deverão ser deixadas de lado e que os problemas de contratransferência deverão ser explorados. Para exemplificar, um psiquiatra residente contou a um de nós que estava particularmente impressionado com um artigo que lera, o qual associava manobras entre terapeutas iniciantes do sexo masculino com pacientes do sexo feminino para encontros pessoais ou interação amorosa. O residente achava que o registro das anotações o ajudava a estabelecer a sensação de ter uma identidade profissional e de que ele estava se relacionando com a paciente de maneira correta e apropriada. Aqui, o registro funcionava para reforçar a identidade profissional e para ajudar a prover distração, de forma que o terapeuta ficava mais envolvido com as anotações do que com seus sentimentos de atração para com a paciente.

Existe uma qualidade profissional em qualquer registro, e isso poderá ser usado terapeuticamente. O entrevistador poderá estabelecer um senso de maior intimidade ao colocar de lado a caneta e o bloco de anotações. Isso é comum nas discussões do material que, como esperado, deixará o paciente reticente – sua vida sexual, seus comentários transferenciais ou seus sentimentos negativos a respeito de um entrevistador anterior.

Ao apresentar o material ao supervisor, o supervisionado obsessivo sente-se confortável levando uma abundante quantidade de anotações. Ele se sente inseguro em relação a qual material é o mais importante e se preocupa que, se depender de seu julgamento, ele poderá apresentar os dados errados. Ele compensa sua incapacidade de discriminar tentando apresentar tudo. Invariavelmente deixará as coisas mais importantes de fora, aquelas que ocorreram no caminho para o consultório ou ao final da entrevista, quando ele já havia colocado de lado seu bloco de anotações. Uma vez que é mais difícil escrever quando se está falando do que quando se está ouvindo, existe uma tendência de as anotações serem mais precisas e completas quando relacionadas aos comentários feitos pelo paciente do que aos feitos pelo entrevistador. Muitas vezes, quando o supervisor sugere que o estudante deveria ter dito isso ou aquilo ou perguntado por tais e tais coisas em certo ponto da entrevista, este logo assegura que o fez, sendo isso, de fato, verdadeiro – ele apenas não teve a chance de anotar.

Notas "literais" não são exatamente literais. Na realidade, não existe essa coisa de registro completo da sessão. Mesmo uma gravação em videoteipe não é um relatório total de tudo o que aconteceu durante a entrevista, uma vez que ele contém apenas o comportamento visível externo. Além disso, muitas das sutis insinuações verbais poderão ser obscurecidas pelo equipamento de gravação ou completamente perdidas se forem separadas das pistas não verbais que as acompanharam. A informação crucial dos sentimentos subjetivos e das respostas do entrevistador não poderá ser registrada diretamente por qualquer meio. A qualidade do relacionamento entre o supervisor e o supervisionado determina quanto do material importante da sessão será reproduzido durante uma hora de supervisão. Se o supervisionado respeita e confia em seu supervisor e não o percebe como alguém de fora prejudicando-o ou enfraquecendo-o, muito mais do material será comunicado. Se o supervisionado estiver amedrontado, provavelmente o supervisor não ficará sabendo muito sobre as coisas importantes que ocorreram durante a sessão, mesmo que existam quantidades copiosas de anotações.

Gravações em áudio ou videoteipe são um tipo de registro que a tecnologia moderna tornou cada vez mais popular. Quando esses métodos forem empregados, devem-se considerar os efeitos que eles produzirão no paciente e no entrevistador. A preocupação do entrevistador em relação aos direitos e ao sigilo do paciente é revelada pela forma como o primeiro lhe apresenta esses procedimentos. Na experiência do autor, raramente o paciente nega a gravação da sessão, mas a todos eles deverá ser explicado, com antecedência, o procedimento, bem como ser solicitada a permissão. O equipamento só deverá ser ligado após o paciente estar consciente disso, ter dado sua permissão e haver entendido quem terá acesso ao material e qual o propósito. O paciente estará muito mais preocupado com a atitude do entrevistador a respeito da invasão da sua privacidade do que com o conteúdo do que poderá ser revelado.

Por sua vez, o entrevistador, com frequência, estará bastante preocupado com o julgamento de seus colegas e supervisores. Isso irá sufocar a espontaneidade e poderá levá-lo a conduzir uma entrevista "segura", mais estereotipada e cognitiva. Além disso, suas respostas ao equipamento de registro muitas vezes serão projetadas no paciente, e ele poderá procurar a ansiedade do paciente com a gravação, mesmo que este esteja, na realidade, indiferente ao fato. Um dos autores iniciou sua primeira entrevista gravada em videoteipe com: "Imagino que você esteja se perguntando sobre o equipamento de televisão", apenas para ouvir em troca um: "Ora, vocês não fazem isso sempre?". Em algumas ocasiões, o exibicionismo do clínico se sobressairá, e ele tentará manobras dramáticas. Em qualquer um dos casos, estará respondendo a uma plateia oculta e não ao paciente.

Até o momento, consideramos o registro das anotações predominantemente do ponto de vista do terapeuta e seus efeitos sobre ele. Mas o registro também afeta os pacientes.

Provavelmente, o paciente paranoide ficará aborrecido com as anotações e, sobretudo, com as gravações de áudio e videoteipe. Ele acha que as gravações representam evidências perigosas que, depois, poderão ser usadas contra ele. Ao se trabalhar com esse tipo de paciente, é geralmente aconselhável restringir as anotações feitas em sua presença às informações históricas básicas. O entrevistador deverá responder às perguntas dos pacientes desconfiados a respeito de quem terá acesso às anotações. É importante explorar essas preocupações do paciente e garantir-lhe que o entrevistador será discreto. Fazer as anotações ao final da sessão minimiza alguns desses problemas, mas muitas vezes é impraticável.

O paciente obsessivo-compulsivo poderá achar que o entrevistador está tirando vantagem dele, mas estará mais inclinado a ver o registro das anotações como um indicativo sobre a importância do que disse. O paciente também poderá indicar sua percepção da importância das anotações fazendo pausas periódicas para facilitar o registro. Em geral, esse paciente reluta em aceitar que seu comportamento seja motivado por seu ressentimento pelo fato de o entrevistador demonstrar maior interesse por suas anotações do que por ele.

Pacientes tratados por terapeutas estagiários em centros de treinamento acadêmico normalmente apresentam alguma consciência do papel formador da instituição específica na qual ele buscou ajuda. Em geral, não perguntam diretamente sobre os supervisores ou pela supervisão, mas muitas vezes expressam essa curiosidade com perguntas relacionadas ao registro das anotações. Uma pergunta comum é: "Para que você precisa dessas anotações?". Com frequência o estagiário acha que a pergunta está diretamente ligada ao processo de supervisão e que representa uma potencial exposição do seu grau de inexperiência. Nesse caso, ele poderá ficar tentado a responder com certa parcela de desonestidade, dando respostas como: "As anotações são um aspecto importante do registro do seu tratamento" ou "A clínica solicita que as anotações sejam feitas". Notoriamente escondida nessas questões está a preocupação do paciente de que o entrevistador venha a quebrar a confidencialidade. As respostas evasivas do terapeuta iniciante também podem derivar da sua culpa ou de seu constrangimento com a ideia de revelar as confidências do seu paciente para o supervisor ou em uma conferência. É importante responder a essas questões perguntando se o paciente tem alguma ideia específica a respeito do propósito das anotações. O entrevistador poderá descobrir pensamentos que o paciente tem escondido. Perseguir esse ponto poderá levar a questionamentos diretos sobre a supervisão do terapeuta. Essas perguntas poderão ameaçar o novato, mas ele se surpreenderá ao saber que frequentemente o paciente se tranquiliza com a ideia de que seu terapeuta inexperiente está sendo auxiliado por um supervisor mais experiente. Em outras ocasiões, ele já sabe a resposta a essas perguntas e sente-se aliviado e impressionado pelo fato de que seu terapeuta seja franco e honesto sobre sua condição.

Às vezes, o paciente poderá perguntar: "O que exatamente você está escrevendo?" ou "Por que você escreveu o que eu disse?". Essas questões indicam sua busca por uma resposta mágica para seu problema ou seu medo e sua desconfiança a respeito do entrevistador. Este entenderá melhor o processo subjacente se não responder diretamente à pergunta, mas perguntar: "O que você acha que eu anotei?" ou "Com o que você está preocupado?". Revelar os significados ocultos da pergunta desviará o foco do interesse do paciente nas anotações para sua própria ansiedade. Outras variações dessa situação ocorrem quando o paciente tenta ler as anotações de cabeça para baixo, enquanto elas estão sendo escritas. Esse comportamento poderá ser acompanhado de comentários que indicam que ele acaba de ler alguma coisa. O entrevistador deverá parar de escrever nesse momento e explorar o significado do interesse do paciente, como sugerido anteriormente.

Pacientes obsessivo-compulsivos e esquizofrênicos com frequência ficarão preocupados com a propriedade das anotações. Uma declaração comum é: "Essas anotações são sobre mim; portanto, devem ser minhas". O entrevistador deverá questionar sobre as preocupações do paciente e mostrar que as anotações são, na realidade, sobre o trabalho de ambos. Algumas vezes, os pacientes perguntam se podem ler as anotações ou se podem ter uma cópia delas. Eles poderão achar que as anotações possuem alguma resposta mágica que dará uma solução imediata para seus problemas, bastando apenas que o entrevistador as compartilhe com eles. O entrevistador deverá determinar em que aspecto do registro o paciente tem interesse, em vez de lhe fornecer as anotações. Uma vez exploradas as bases do interesse do paciente, as preocupações com as anotações serão esquecidas.

A propriedade das anotações também poderá vir a ser um problema com os pacientes portadores de um transtorno do controle de impulsos. Um paciente típico poderá perguntar: "O que você faria se eu corresse e tomasse suas anotações?". As interpretações sobre as preocupações de perda do controle do paciente são importantes. Esses comentários poderão ser malsucedidos com o paciente com pensamento muito literal, fazendo-se necessário que o entrevistador diga-lhe que as anotações pertencem a ele, não ao paciente, e que não permitirá que as pegue.

Os pacientes histriônicos e os deprimidos tendem a ressentir-se com o registro das anotações. Esses indivíduos desejam uma atenção total do terapeuta, e qualquer interferência provoca sua raiva e faz com que se sintam privados. Muitas vezes seus ressentimentos com as anotações são revelados em sonhos, muito antes de eles reclamarem abertamente sobre isso nas sessões. Como com outros pacientes que se sentem perturbados com o registro das anotações, pode-se evitar esse problema fazendo o registro após a sessão. Contudo, poderá haver uma diminuição da qualidade dos registros. Assim como com outros desejos transferenciais desses pacientes, a questão importante não é se o terapeuta satisfaz ou não o desejo do paciente, e sim se o desejo será articulado e explorado, e se essa exploração contribuirá para o autoentendimento do paciente.

Como qualquer outro fenômeno que modifica a estrutura da situação da entrevista, o registro das anotações refletirá questões de transferência e de contratransferência. Quando esse impacto for examinado, o registro poderá iluminar positivamente tanto a situação clínica quanto a de supervisão.

O controle do supervisor das anotações do estudante, incluindo a exploração da transferência do supervisionado para o supervisor, que se reflete nas anotações, muitas vezes passa a ser uma importante experiência educacional, na qual a supervisão proporciona um "processo paralelo" àquele da terapia que está sendo supervisionada.

Capítulo 21

TELEFONES, *E-MAILS*, OUTRAS MÍDIAS DIGITAIS E A ENTREVISTA PSIQUIÁTRICA

A comunicação eletrônica, iniciada com o telefone e recentemente incluindo o *e-mail*, desempenha um importante papel na prática clínica contemporânea. À primeira vista, o assunto parece muito simples ou direto para necessitar de maior atenção. Contudo, ele envolve uma importante área do trabalho clínico com pacientes; por isso, deverá ser objeto de estudo. Uma vez que este tema não é normalmente discutido durante o treinamento dos profissionais em saúde mental, tornou-se uma área em que o estilo pessoal de cada entrevistador surge com um menor automonitoramento, e com frequência desenvolvem-se problemas de contratransferência que podem ser reconhecidos.

A maior parte dos pacientes faz seus contatos iniciais com um entrevistador pelo telefone, e muitos deles fazem ligações subsequentes. As chamadas telefônicas poderão interromper uma entrevista e, por essa razão, apresentar problemas. Alguns profissionais normalmente aceitam ligações enquanto entrevistam um paciente, já outros nunca o fazem ou aceitam interrupções telefônicas ocasionais, com uma variedade de critérios para essa decisão. Além disso, o telefone poderá ser utilizado para conduzir entrevistas clínicas emergenciais ou de forma rotineira. Os pacientes também contatam seus terapeutas por *e-mail*. Apesar de esse procedimento ser de muitas formas semelhante a deixar uma mensagem na secretária eletrônica, é comum a obtenção de uma resposta por *e-mail*, com menor possibilidade de interação direta com o receptor.

Outras mídias digitais, como, por exemplo, o Facebook, impõem questões complexas tanto para o entrevistador como para o paciente. Se o entrevistador publica *posts* no Facebook, e dependendo de quanta informação pessoal é disponibilizada, o paciente que teve acesso a esse conteúdo entrará na entrevista inicial com um conhecimento sobre o entrevistador impregnado de transferência pré-formada e de valência voyeurística. Entretanto, assim como qualquer outro aspecto "real" do clínico observado diretamente pelo paciente – como a aparência, o mobiliário do consultório e assim por diante –, o impacto desse conhecimento indireto, bem como seu significado para o paciente precisarão ser explorados. Os perigos da situação contrária – o entrevistador que investiga o paciente por meio de suas postagens no Facebook – é capturado a seguir:

> Nas primeiras entrevistas com um paciente, o entrevistador percebeu

que estava tendo dificuldades para obter uma história coerente e uma narrativa do passado do paciente. Ele procurou o paciente em uma rede social na Internet e descobriu que ele havia vencido um campeonato de xadrez na adolescência. Pensando em estreitar a aliança terapêutica e que, assim, o paciente se sentiria mais compreendido e confortável para se revelar, o entrevistador compartilhou sua descoberta com ele. "Nunca mais o verei de novo", respondeu o paciente e, então, saiu atormentado. Isso ao menos estabeleceu o diagnóstico: um indivíduo paranoide que sentiu – corretamente – que havia sido espionado.

O PACIENTE TELEFONA PARA O ENTREVISTADOR

Chamada telefônica inicial

Cada entrevistador tem sua própria maneira de lidar com a chamada telefônica inicial vinda de um provável paciente. A maioria espera alguma informação relacionada ao paciente antes de marcar o primeiro encontro. Algumas vezes, essa informação foi previamente fornecida pela pessoa que o encaminhou, mas é comum que o entrevistador não saiba nada sobre o indivíduo que está ligando para marcar uma consulta.

Espera-se que a pessoa que ligou chame o profissional pelo nome, identifique-se e dê algumas explicações relacionadas ao propósito da chamada. O provável paciente que telefona para um entrevistador nem sempre segue essas expectativas sociais habituais, fornecendo, assim, pistas sobre seu padrão de personalidade e sobre a gravidade da sua doença.

Mesmo quando o entrevistador responde à ligação com um "Alô!", em vez de iniciar com seu nome, um paciente psicótico poderá imediatamente começar uma discussão sobre seu problema. O entrevistador poderá interrompê-lo, perguntando: "Com quem eu estou falando?". Em geral, o paciente responderá identificando-se e dizendo que deseja marcar uma consulta. Se ele apenas se identificar e continuar a discussão dos seus problemas, o entrevistador poderá interrompê-lo, dizendo: "Você ligou para marcar uma consulta?". Antes de realmente marcar a consulta, será útil perguntar: "Posso saber como você obteve meu nome?". Se o paciente obteve o nome do terapeuta de uma fonte de referência apropriada, como um colega ou a assistência social, poderá lhe ser perguntado se o problema que deseja discutir é dele mesmo. A pessoa que fez a chamada poderá responder algo como: "Não, na realidade a paciente é minha esposa" ou "Na realidade, eu quero que você avalie meu filho". Nesse exemplo, o entrevistador respondeu: "Qual é a idade do seu filho?". "Ele tem 37 anos", respondeu a pessoa ao telefone. E ela continuou: "Ele tem uma namorada que não aprovamos, não tem emprego e continua a viver em casa". Essas situações necessitam de uma maior discussão por telefone antes que a consulta seja marcada, para evitar uma consulta inadequada e um possível desperdício de tempo e dinheiro. O caso da vinheta revela que a pessoa que fez a chamada tem dificuldades de lidar com a pessoa de quem fala, sendo mais apropriado marcar uma entrevista com a pessoa que fez a ligação telefônica. Contudo, se a pessoa que fez a chamada desejar que o médico, por exemplo, vá à sua casa, simulando ser um convidado, em um plano para remover um parente psicótico, alguns esclarecimentos sobre o papel do psiquiatra serão necessários. Uma breve discussão telefônica também ajudará a evitar a marcação indesejada de encontros com vendedores, corretores de seguros e outros. Se o paciente informar que obteve o nome do entrevistador na lista telefônica, deve-se determinar se ele deseja um clínico geral ou um profissional em saúde mental, evitando, assim, um mal-entendido.

É possível que os pacientes obsessivo-compulsivos ou paranoides tenham um cuidado especial a fim de se certificarem de que estão falando com o próprio entrevistador antes de revelar qualquer coisa a respeito deles próprios. Frequentemente esses pacientes são insensíveis às expectativas sociais habituais e poderão iniciar uma discussão prolongada sobre seus problemas por telefone. Quando isso ocorrer, o entrevistador poderá dizer: "Poderemos discutir isso de forma detalhada quando você vier me ver". Muitas vezes, o paciente obsessivo-compulsivo tentará controlar o entrevistador ao marcar a primeira consulta, sugerindo uma lista dos seus horários disponíveis. Em vez de interpretar esse comportamento por telefone, o entrevistador poderá indicar um horário que lhe seja conveniente. Com frequência, o paciente obsessivo-compulsivo perguntará o valor da consulta antes de marcá-la. Essas perguntas são mais bem respondidas dizendo-se diretamente por telefone o valor a ser pago. O paciente poderá perguntar: "Esse valor pode ser negociado?". Quando ele se refere a esse assunto durante a chamada telefônica inicial, isso costuma indicar uma ambivalência em relação ao tratamento. Já que uma exploração inicial não será possível, o terapeuta deverá confrontar a ambivalência de forma direta, em vez de ceder a ela, respondendo que o valor da consulta inicial não é negociável. O paciente poderá ficar indeciso sobre sua marcação. Então o entrevistador poderá sugerir que, se o valor for muito alto, o paciente poderá ser encaminhado a outro profissional, cuja consulta seja de menor valor, ou a uma clínica, se apropriado.

O paciente que fez a chamada para um primeiro encontro poderá solicitar informações sobre como chegar até o consultório ou informações a respeito de estacionamento na vizinhança. É apropriado fornecer informações breves e factuais a essas perguntas. O paciente poderá solicitar permissão para levar alguém com ele. Se essa pessoa estiver envolvida no problema ou for um parente próximo do paciente, o entrevistador poderá concordar sem hesitação. Se o relacionamento não estiver claro, será preferível perguntar sobre os motivos para isso antes de concordar.

No período entre a chamada inicial e o primeiro encontro, o paciente poderá ligar uma segunda vez. Talvez para informar que chegará atrasado para a consulta ou, se já estiver atrasado, para perguntar: "Apesar de já terem se passado alguns minutos, ainda posso ir?". Se o paciente puder chegar ao consultório para 15 minutos, valerá a pena sugerir que ele venha mesmo que por um período curto; do contrário, uma nova consulta deverá ser marcada. Outro paciente poderá telefonar na manhã da sua sessão para dizer: "Estou com resfriado, e minha temperatura é de 37,5°C; deverei ir hoje à tarde?". O entrevistador poderá perguntar: "Você tem alguma outra razão para não comparecer à consulta além do resfriado?" ou "Se você está deixando a decisão para mim, significa que está bem o suficiente para vir?". Esses comentários indicarão que o entrevistador espera ver o paciente na hora marcada, e a conversa poderá terminar nesse ponto. Após as primeiras entrevistas, quando o entrevistador estiver familiarizado com a dinâmica específica envolvida, outras técnicas poderão ser mais adequadas. Uma discussão completa desses problemas está além do escopo deste capítulo.

Telefonemas depois da primeira entrevista

Diferentes motivos estão envolvidos quando o paciente telefona após a primeira visita. Alguma coisa discutida durante a entrevista pode tê-lo incomodado, e, se isso não for explorado, ele poderá, por medo, esquivar-se de um novo contato. Em outras ocasiões, o paciente telefonará porque acha que "omitiu" alguma coisa importante durante a sessão. Ele poderá dizer: "Veja, esqueci de lhe dizer" ou "Cometi um engano ao dizer esta ou aquela coisa" ou "Eu gostaria de incluir o seguinte àquilo que disse anteriormente". Esses comentários indicam que ele está insatisfeito com a forma como se expressou, ou com aquilo que acredita ter sido a impressão do entrevistador, ou poderá ter sentido que o entrevistador não o compreendeu ou não aceitou sua visão de si próprio. O entrevistador poderá comentar a impressão causada e sugerir que esse assunto seja mais explorado durante o próximo encontro. Outro paciente poderá telefonar para "confessar" alguma coisa embaraçosa ou humilhante, que foi incapaz de revelar durante a entrevista.

Frequentemente os pacientes fóbicos telefonarão após a primeira consulta, queixando-se dos seus sintomas ou expressando desejo de reasseguramento. O entrevistador comentará: "Alguma coisa durante nosso encontro pode ter incomodado você; isso é comum, e poderemos discutir isso no nosso próximo encontro". É essencial oferecer esse tipo de reasseguramento ao paciente fóbico na fase inicial do tratamento, para ajudar a estabelecer um relacionamento terapêutico de trabalho.

Um exemplo de reações hostis ocultas contra o terapeuta é o da paciente que telefona após a primeira sessão para dizer: "Aqui é Elizabeth Smith, a paciente que você atendeu na quinta-feira às 10h". A insinuação é de que houve tão pouco contato emocional que o entrevistador não se lembrará dela, ou que sua autoestima está tão fragilizada que acredita que ninguém se lembrará dela. O entrevistador poderá decidir não responder a esse aspecto do comentário até a próxima entrevista. Contudo, ocasionalmente, poderá dizer: "Sim, é claro que me lembro de você".

Ao final da primeira entrevista, é possível que um paciente ansioso solicite o telefone da casa do entrevistador. Ao paciente, poderá ser perguntado se ele está antecipando uma emergência, porque essa é a razão habitual dessa solicitação. O entrevistador poderá explorar o tipo de emergência que o paciente teme e como ele lidou com essas situações no passado. Foi dito, no Capítulo 8, "O Paciente com Transtorno de Ansiedade", que muitas vezes o paciente fóbico solicita que o terapeuta participe de várias barganhas neuróticas antes de estabelecer uma aliança terapêutica. É essencial que o terapeuta diga como poderá ser encontrado em caso de emergência.

Endossamos a visão da minoria dos entrevistadores que é favorável a informar seu telefone residencial para a maior parte dos pacientes. Isso significa, para o paciente, que o terapeuta não está com medo das suas necessidades de dependência e que não se sentirá indevidamente preocupado ou aborrecido se ele tiver uma emergência. Nossa experiência é de que os pacientes raramente abusam da privacidade domiciliar do entrevistador. A possibilidade de contato rápido poderá aliviar a ansiedade do paciente e, na verdade, reduzir o número das suas chamadas.

Muitas vezes, os indivíduos gravemente deprimidos ou suicidas estão tão receosos de serem uma sobrecarga, que necessitam de permissão para pedir ajuda ao entrevistador. Este poderá dar simbolicamente essa permissão oferecendo seu telefone residencial de forma direta, em vez de dizer que o número poderá ser obtido no serviço automático de caixa postal. Contudo, se o paciente acreditar que o entrevistador está fornecendo seu telefone residencial devido à sua própria insegurança e ansiedade, isso poderá, na verdade, precipitar uma crise.

Ocasionalmente o entrevistador telefonará para o paciente depois da primeira hora para alterar o horário da próxima entrevista. Essas solicitações não requerem uma explicação para o paciente. Se este perguntar: "Por que isso é necessário?" ou "Eu espero que nada esteja errado", será suficiente responder: "Aconteceu um imprevisto que torna essa alteração necessária". Durante a próxima sessão, o entrevistador poderá explorar a reação do paciente à alteração do horário, bem como o significado da sua curiosidade, se isso parecer indicado.

Às vezes, um paciente poderá intencionalmente tentar interromper o entrevistador com chamadas telefônicas, demonstrando elementos da sua personalidade arrogante, hostil ou sem consideração. Não se deverá ficar com raiva ou ser rude com ele; será melhor mostrar-lhe consideração, mesmo que ele não seja capaz da reciprocidade. Essa atitude ajudará o paciente a adotar o terapeuta como um novo ideal de ego. Poderá ser dito em um tom de voz polido e amistoso: "Eu estou ocupado neste momento. Posso ligar para você daqui a pouco?".

Em outra situação, a mensagem de um novo paciente deixará dúvidas sobre retornar ou não a chamada. Frequentemente as mensagens são confusas, e o entrevistador não conhece seu paciente o suficiente após as primeiras entrevistas para ter certeza do que está acontecendo com ele. Portanto, até que se conheça completamente o paciente, todas as ligações telefônicas deverão ser retornadas. Isso evitará diversos possíveis desentendimentos sérios. O paciente que é forçado a cancelar uma consulta marcada apreciará se o terapeuta telefonar perguntando sobre seu problema.

Às vezes, o entrevistador deverá decidir entre telefonar ou não para o paciente que faltou a uma consulta marcada sem comunicar. Durante as entrevistas iniciais, é uma boa ideia telefonar nessas circunstâncias. Frequentemente, esse comportamento do paciente indica um problema na transferência que requer uma intervenção terapêutica imediata. Se o paciente não telefonar na primeira oportunidade para remarcar, é porque normalmente um problema de transferência está ocorrendo.

Quando um paciente telefonou entre as sessões, é normalmente útil comentar a ligação na próxima sessão. Dessa forma ele terá a oportunidade de discutir as suas reações à conversa telefônica e explorar o profundo significado para ele, quando apropriado. O terapeuta ajustará sua análise dos significados inconscientes da chamada à capacidade do paciente de desenvolver *insight*. Com os pacientes mais gravemente doentes, essa tentativa de revelação deverá ser adiada para um momento posterior do tratamento.

LIGAÇÕES TELEFÔNICAS DE OUTRAS PESSOAS

Interrupções telefônicas durante a entrevista

Algumas vezes, o entrevistador atenderá a chamadas telefônicas durante a sessão com um paciente. O residente que está "de plantão" é um exemplo. Outros exemplos podem incluir o entrevistador que vem tentando telefonar para alguém difícil de ser encontrado e tem a necessidade de falar urgentemente com essa pessoa. O entrevistador poderá ser um pai com um filho doente e estar aguardando um retorno telefônico do médico deste. Quando for esperada uma possível interrupção desse tipo, será melhor que o paciente seja avisado: "Eu poderei receber uma ligação que precisarei atender". Normalmente os pacientes aceitam e perguntam: "Você gostaria que eu ficasse do lado de fora caso a ligação ocorra?". O entrevistador avaliará a realidade da situação e usará seu melhor julgamento para responder "Sim, por favor" ou "Isso não será necessário". Quer o paciente permaneça ou não, o entrevistador deverá estar atento para sua reação à interrupção. Se o paciente realmente ouvir a conversa, aumentará a probabilidade de reações específicas à medida que ele tomar conhecimento de novas informações pessoais relacionadas ao entrevistador.

As interrupções telefônicas podem ser consideradas quanto ao seu efeito na entrevista em andamento, assim como na relação entre o entrevistador e a pessoa que está telefonando. Muitos tentam contornar esse problema não aceitando chamadas telefônicas quando estão com um paciente. Esse procedimento apresenta vantagens e desvantagens. Suas entrevistas nunca serão interrompidas; o paciente e o terapeuta nunca serão distraídos por uma conversa irrelevante. Contudo, não aceitar chamadas telefônicas durante a entrevista reforça a onipotência infantil do paciente, encorajando sua fantasia de ser a única pessoa com a qual o terapeuta está preocupado. Alguns entrevistadores que seguem esse sistema permitem que o paciente ouça o toque do telefone, antes de ser atendido por uma secretária ou pelo serviço automático de caixa postal. Além disso, eles poderão continuar a entrevista, ignorando o toque como se ele não tivesse acontecido. É menos provável que o paciente comente sobre a distração provocada pelo telefone caso o entrevistador tente ignorá-lo, mas, ainda assim, ele perceberá.

Outros entrevistadores têm um dispositivo que desliga o som do telefone, substituindo-o por um sinal luminoso. A prática habitual é que a luz seja colocada em um local visível ao entrevistador, mas não ao paciente. É, então, possível que o entrevistador aceite ou não as ligações dependendo do paciente, da situação e de seu próprio humor. Se ele não for aceitar ligações durante a entrevista, será melhor que o paciente não saiba quando o telefone estiver tocando. Na prática, não aceitamos mais do que uma interrupção telefônica por sessão.

No tratamento de indivíduos mais gravemente perturbados, as conversas telefônicas do entrevistador poderão ajudar o paciente a melhorar seu teste de realidade e seu reconhecimento das emoções. Por exemplo, um paciente psicótico poderá interpretar de forma totalmente equivocada a natureza da chamada. A interrupção telefônica será útil se o terapeuta reconstruir a conversa e tentar determinar como o paciente chegou às suas conclusões. O terapeuta poderá mostrar as distorções mais importantes e, por vezes, revelar a verdadeira natureza da chamada. Isso ajudará o paciente a lidar com a realidade, melhorando sua habilidade de comunicar-se e de interpretar a comunicação dos outros. À medida que ele apresentar melhora, suas especulações se tornarão mais perceptivas e precisas. Situações em que ele continuar a interpretar equivocadamente são indicativas de um maior trabalho terapêutico. Os princípios são similares àqueles utilizados no trabalho com as reações do paciente para com os outros membros de um grupo terapêutico.

Durante as primeiras sessões do tratamento, é comum que o paciente não manifeste qualquer reação às interrupções telefônicas. Nas fases mais avançadas da terapia, as reações serão óbvias. Essas respostas são manifestações da transferência e, consequentemente, deverão ser objeto do estudo analítico e interpretação. Ouvir o terapeuta conversar com outra pessoa ao telefone proporcionará ao paciente a oportunidade de perceber um aspecto da personalidade do entrevistador diferente daquele que é induzido pela personalidade do paciente. Esse fato poderá levar à descoberta de que o terapeuta é capaz de expressar ternura, carinho, raiva, etc., e, em uma fase posterior do tratamento, poderá ajudar o paciente a obter uma imagem mais realista do terapeuta. Por exemplo, um paciente abandonara sua carreira de professor por achar que era uma profissão passiva, feminina e, portanto, degradante. Um dia, por acaso, ouviu uma rápida conversa telefônica do seu terapeuta e deduziu que ele também era professor e capaz de cumprir suas funções como homem eficazmente. Isso o ajudou a elaborar seus conflitos neuróticos.

Os efeitos de uma interrupção telefônica em qualquer entrevista dependerão dos problemas do paciente, da personalidade do entrevistador e dos eventos específicos no momento da interrupção. O terapeuta que tiver um conhecimento apurado de todos esses fatores poderá predizer as reações do seu paciente a determinada interrupção telefônica. Se ele achar que a interrupção poderá ter efeitos desfavoráveis na terapia, poderá desligar o telefone.

Reação do paciente à interrupção

Os pacientes podem apresentar uma variedade de reações quando suas entrevistas são interrompidas por um telefonema.

Alívio

Os pacientes poderão sentir alívio depois das interrupções telefônicas por muitas razões. Por exemplo, a descoberta de que outras pessoas têm problemas exatamente como eles. A disposição do entrevistador em atender um telefonema urgente de outra pessoa permitirá ao paciente chamar o entrevistador em um momento de necessidade. Um terceiro motivo de alívio é aquele descrito pelo paciente como "salvo pelo gongo". Tipicamente isso ocorre quando ele está prestes a discutir um material difícil.

Na primeira situação, o entrevistador poderá explorar os sentimentos subjacentes à surpresa do paciente em reconhecer que outras pessoas também têm problemas. Da mesma forma, exploração estará indicada quando o paciente ficar aliviado ao saber que é permitido chamar o entrevistador em um momento de necessidade. Contudo, o paciente que se sente "salvo pelo gongo" necessitará de uma abordagem diferente. Ele estará usando a interrupção como um suporte para a sua resistência. Algumas vezes, o entrevistador simplesmente esperará que o paciente retorne aos comentários que estava fazendo no momento da interrupção. Em outras, o melhor será explorar seus sentimentos de alívio pela interrupção como uma forma de torná-lo mais consciente da sua resistência. Se ele continuar a reagir dessa maneira, o entrevistador desligará o telefone, especialmente quando o paciente estiver discutindo um material difícil. O paciente fóbico tipicamente reagirá com esse tipo de resposta.

Distração

Uma reação típica de distração é caracterizada pela pergunta: "Onde eu estava quando o telefone tocou?" ou "O que eu estava falando?". Essa reação também indica resistência, embora em um nível mais inconsciente; por isso, será menos provável que esse paciente aceite a interpretação. A interrupção poderá trazer pensamentos perturbadores a sua consciência. Após a chamada telefônica, o paciente tentará reconstruir suas defesas, reiniciando sua discussão resistente anterior. Em vez de explorar o comportamento resistente diretamente, poderá ser útil perguntar ao paciente em que ele estava pensando enquanto a conversa telefônica ocorria. Muitas vezes, um material esclarecedor será revelado na resposta a essa questão.

Normalmente é apropriado que o entrevistador não diga nada após uma interrupção, dando ao paciente a oportunidade de buscar suas próprias associações. Durante as entrevistas iniciais, o entrevistador poderá ignorar por completo a interrupção e simplesmente auxiliar o paciente a continuar com o que estava dizendo. O terapeuta deverá ser cuidadoso ao adotar essa opção, porque com frequência ela servirá para facilitar a evitação das respostas ocultas de raiva ou curiosidade à conversa telefônica. Uma vez que isso seja reconhecido pelo entrevistador, ele poderá trabalhar com os sentimentos mais profundos.

Raiva

Respostas de raiva a uma interrupção telefônica incluem declarações diretas de raiva e observações sarcásticas indiretas, como: "Você não pode pagar uma secretária?" ou "Você me deve três minutos". É importante que o entrevistador não responda com raiva ou com um comportamento defensivo. Observações explicativas desviarão o tratamento da questão importante. O entrevistador escutará (enquanto o paciente ventila sua raiva) e continuará com a entrevista ou interpretará os sentimentos do paciente de que está sendo trapaceado ou privado da total atenção do entrevistador. Esses comentários apoiam a raiva do paciente e o ajudarão a sentir que o entrevistador realmente o compreende. Se a chamada demorar mais do que um minuto, o entrevistador poderá perguntar ao paciente se ele poderá ficar mais alguns minutos após o fim da sessão. Pacientes obsessivo-compulsivos e paranoides têm maior probabilidade de ficar visivelmente com raiva em resposta às interrupções.

Negação

O exemplo característico de negação é o paciente que ignora a chamada telefônica, parecendo estar em um estado de animação suspensa até o entrevistador concluir sua conversa. O paciente, então, terminará sua frase como se nenhuma interrupção tivesse acontecido. Essa resposta poderá estar escondendo sua raiva ou seu grande interesse em cada detalhe da conversa telefônica, bem como fantasias relacionadas à chamada, ou poderá refletir uma luta para manter seus pensamentos apesar da interrupção. Alguns pacientes utilizarão a formação de uma fantasia para evitar escutar a conversa. Essa negação é uma defesa contra a expressão dos impulsos proibidos. O paciente que nega também manifesta uma impressionante ausência de distração, sendo importante o entrevistador comentar: "Parece que você não se distraiu com a chamada telefônica". Se o paciente negar a existência de pensamentos de distração, o entrevistador deixará o assunto de lado. Esse tipo de resposta poderá ocorrer com o paciente histriônico que foi interrompido em meio a um drama ensaiado, ou com o paciente obsessivo-compulsivo que estava ocupado organizando suas anotações mentais. Se o entrevistador for bem-sucedido ao revelar o ressentimento do paciente, o foco da entrevista será desviado para esse assunto.

Culpa ou sentimentos de inadequação

Respostas de culpa ou sentimentos de inadequação revelam que o paciente ouviu cuidadosamente a conversa. Um comentário típico será: "Você tem responsabilidades enormes" ou "Por que você se preocupa comigo quando existem outras pessoas muito mais necessitadas do que eu?". O paciente poderá até mesmo se oferecer para sair da sala enquanto o entrevistador está atendendo a ligação telefônica. Essas respostas basicamente derivam de uma raiva inconsciente que o paciente direciona, internamente, contra si mesmo. A autoestima do paciente é baixa, e ele não se sente no direito de querer mais da vida. Subjacente a isso, ele se ressente da necessidade de compartilhar o entrevistador com outras pessoas, que acredita terem problemas considerados mais importantes que os dele. Devido ao seu profundo senso de inadequação, ele acha que não tem o direito de reclamar. Muitas vezes, os terapeutas são tentados a interpretar os ressentimentos subjacentes do paciente, o que faz com que este se sinta pior na maior parte das vezes. Em vez disso, será melhor comentar ao paciente que, até mesmo na sua doença, ele parece se achar um fracasso – que seus sintomas são menos interessantes ou que sua história é menos atraente do que a de qualquer outra pessoa.

O paciente que reage dessa forma também esconde sentimentos de intensa competitividade. Sua resposta à interrupção telefônica fornecerá uma imediata oportunidade para discutir esses sentimentos. A princípio, o paciente poderá apenas aceitar a ideia de que está constantemente fazendo comparações desfavoráveis entre ele e os demais. Mais tarde, poderá reconhecer o sentimento de ressentimento por estar sempre na posição de perdedor. O paciente estará mais propenso a aceitar isso se o entrevistador não tentar enfatizar imediatamente o sentimento de ressentimento do paciente para com ele. Sentimentos hostis são mais fáceis de ser aceitos quando estão direcionados para outra pessoa que não esteja fisicamente presente. A posição do entrevistador, como figura de autoridade e potencial fonte de apoio, também inibirá a experiência dos sentimentos hostis do paciente. A resposta de culpa ou de inadequação é característica do paciente deprimido ou com caráter masoquista.

Inveja ou competição

A resposta claramente invejosa ou competitiva é uma variação da reação de raiva evidente. Após ouvir a conversa telefônica, o paciente poderá perguntar: "Por que você não age dessa maneira comigo?". O carinho ou a camaradagem do entrevistador com a pessoa que telefonou aflorou sentimentos de competição e de inveja. O paciente sente que o entrevistador não se preocupa tanto com ele. Esses sentimentos poderão ser expressos de forma mais sutil com o comentário: "Esse não deve ser um paciente!". Se o paciente for questionado sobre o porquê ou como chegou a essa conclusão, responderá que o entrevistador parecia "muito afetuoso". Como nas respostas a reações evidentes de raiva, o entrevistador não deverá oferecer defesa ou tentar convencer o paciente de que ele não está sendo privado. Em vez disso, ele poderá encorajar o paciente a prosseguir expressando seus sentimentos de privação.

Respostas paranoides

Uma resposta paranoide típica seria: "Você estava falando de mim?" ou "A ligação era para mim?". Se o paciente não for muito perturbado, o entrevistador saberá mais se não se apressar em corrigir a má interpretação feita. Primeiro, ele poderá explorar a fantasia do paciente e depois determinar o processo pelo qual este chegou à sua conclusão. Esse procedimento evitará levar o paciente a uma furiosa defesa da sua interpretação. Explorar o conteúdo da fantasia esclarecerá importantes sentimentos de transferência, e apontar as distorções do processo de pensamento será útil para auxiliar o paciente a melhorar seu teste de realidade. O paciente paranoide não sabe em quem acreditar. Ele compensa essa sua incapacidade acreditando indiscriminadamente em todo mundo ou desconfiando de todos. O entrevistador poderá perguntar: "Com quem você acha que eu estava falando?" e "O que você imagina que estávamos conversando?". A fantasia revelada pelo paciente fornecerá informações importantes a respeito da psicodinâmica de seu transtorno emocional. Depois que o entrevistador tiver explorado por completo as ideias do paciente, será útil revelar-lhe a realidade e juntos traçarem o processo que conduziu à má interpretação.

Em certas ocasiões, a chamada telefônica poderá ser sobre o paciente que está sendo entrevistado. Nesse caso, será sensato o entrevistador informar ao paciente a identidade da pessoa ao telefone, assim que o souber. Isso poderá ser feito chamando a pessoa ao telefone pelo nome e prosseguindo com a conversa. Esse gesto ajudará o paciente a reconhecer que o entrevistador não está mantendo conversas secretas a seu respeito.

Curiosidade

A curiosidade, assim como a negação, é um tipo de resposta em que frequentemente o paciente não tem nenhuma percepção de qualquer reação emocional consciente. Ele ficou envolvido na conversa, mas apenas consciente do interesse no que está acontecendo entre o entrevistador e a pessoa ao telefone. Comentários típicos incluem: "Era sua esposa ao telefone?", "Está tudo certo em casa?" ou "Espero que não sejam más notícias". Geralmente a curiosidade é uma defesa contra uma reação emocional profunda, como a curiosidade residual infantil a respeito das atividades dos pais. Comentários que demonstram curiosidade oferecem ao entrevistador a oportunidade de mencionar algo como: "Vamos examinar sua curiosidade". Em vez de responder a essas perguntas, será melhor estabelecer com o paciente que ele, de fato, ficou curioso a respeito desse material. Outra abordagem será explorar o significado da curiosidade do paciente e relacioná-la com sua infância.

Empatia

Uma resposta empática surgirá quando ficar aparente que a pessoa ao telefone está aflita. O paciente no consultório poderá comentar "Espero que tudo fique bem com essa pessoa" ou poderá voluntariamente abrir mão da sua consulta para que o entrevistador possa vê-la. Essas reações são frequentemente defesas contra a experiência dos sentimentos de raiva, inveja ou culpa. A interpretação da emoção subjacente é difícil; o terapeuta poderá fazer muito pouco nesse momento, exceto continuar a entrevista. Talvez ele possa agradecer ao paciente por suas boas intenções. Respostas empáticas são mais comuns nos pacientes deprimidos ou masoquistas.

Medo

Às vezes, quando o terapeuta expressar raiva com uma pessoa ao telefone, o paciente poderá reagir com medo. Um exemplo disso ocorreu quando um corretor de seguros interrompeu o entrevistador pela terceira vez, parecendo não estar disposto a aceitar a declaração de que ele não estava disponível para conversar. Ao contrário, o corretor insistiu em completar seu discurso decorado. Quando o entrevistador se enfureceu e repentinamente terminou a conversa, o paciente ficou chocado e disse: "Você não foi muito gentil com essa pessoa!". O paciente ficou com medo de também provocar uma resposta de raiva no entrevistador. Pacientes que inibem sua própria agressividade frequentemente temem que, como resultado da terapia, possam perder o controle da raiva reprimida e causar danos aos outros. Qualquer sinal de que o entrevistador possa ficar furioso aumentará esse medo.

Uma variação dessa reação poderá ser caracterizada pelo desapontamento do paciente com o entrevistador. Isso poderá acontecer quando algum aspecto desencantador de sua personalidade for exibido ao paciente pela primeira vez. O entrevistador poderá lidar com essa reação de diferentes formas; por exemplo, interpretando o desapontamento do paciente por ele não ser perfeito ou ajudando-o a relembrar experiências anteriores de desapontamento com pessoas que admirava.

Prazer

O paciente, algumas vezes, sentirá prazer na forma como o entrevistador se comporta ao telefone. Por exemplo, ele poderá experimentar prazer ao ouvir o entrevistador expressar raiva de uma forma que o paciente não seria capaz de fazer. Nessa situação, o entrevistador poderá direcionar a entrevista para as maneiras características do paciente de expressar raiva e tentará revelar os medos que o impedem de ter um tipo de expressão emocional mais aberta.

Outra situação em que o paciente poderá sentir prazer será quando o entrevistador obviamente tiver recebido boas notícias. Essa reação exigirá maior discussão somente se parecer apropriado explorar o conjunto de inveja ou competitividade inconscientes.

Reação do entrevistador face à interrupção

É importante que o entrevistador esteja ciente da sua própria reação emocional às interrupções telefônicas. Ele poderá sentir alívio de um aborrecimento caso o paciente esteja expressando hostilidade. Poderá ficar distraído e experimentar sentimentos de culpa por haver perdido a continuidade da entrevista. Poderá reagir sentindo-se feliz ou triste em resposta a boas ou más notícias. Poderá ficar com raiva por várias razões: como resultado da interação com a pessoa ao telefone, pela simples razão da interrupção ou devido ao momento específico em que esta ocorreu. Poderá reconhecer a contratransferência em algumas reações, como quando usa a chamada telefônica para melhorar seu *status* aos olhos do paciente no seu consultório.

Geralmente, ao atender uma ligação telefônica, o entrevistador avisa que não está disponível para conversar. Contudo, se uma breve conversa for inevitável, ele poderá encontrar uma boa oportunidade terapêutica se, discretamente, observar o comportamento do paciente durante o telefonema.

Em raras ocasiões, o entrevistador poderá pedir ao paciente para deixar a sala de entrevista ao receber uma chamada telefônica. Um exemplo seria uma chamada envolvendo grave emergência da vida pessoal do entrevistador. Nessas circunstâncias, ele colocaria um peso indevido sobre o paciente se revelasse desnecessariamente seu problema pessoal.

Às vezes, alguém à procura do paciente poderá ligar para o consultório. Se o paciente estiver presente nesse momento, o entrevistador simplesmente lhe passará o telefone. Caso o paciente não esteja, ele poderá anotar e transmitir o recado ao paciente. Se o assunto não for urgente o suficiente para justificar uma interrupção, o entrevistador analisará o motivo de o paciente encorajar seus parentes ou amigos a um comportamento como esse.

Uma vez que a maior parte das pessoas tem um telefone celular, somente em uma rara exceção o paciente solicitará o uso do telefone do entrevistador. Se a solicitação for feita ao final da sessão e causar alguma inconveniência, poderá ser sugerido que o paciente telefone em outro local. Se a solicitação for feita no início da sessão, o entrevistador permitirá a chamada, mas, nesse caso, dirigirá a atenção do paciente para as razões de não ter feito a ligação antes da consulta. Entretanto, o uso do telefone do entrevistador poderá apresentar um valor terapêutico. Em um caso, uma paciente pediu para usar o telefone do consultório, ligou para seu corretor de ações e, de forma arrogante, deu diversas ordens de "compra e venda". Após o entrevistador ter comentado sobre seu comportamento incomum, ela revelou: "Você acaba de observar uma parte da minha personalidade da qual me envergonho muito. Espero que você seja capaz de me ajudar".

LIGAÇÕES TELEFÔNICAS DOS FAMILIARES DO PACIENTE

Os familiares do paciente poderão ligar para o entrevistador solicitando uma consulta ou informações sobre o paciente. Poderá ser dito ao familiar: "Eu direi ao John que vocês ligaram e que demonstraram interesse pelo seu problema", sem divulgar nenhuma informação. Às vezes, o parente poderá solicitar que o entrevistador não diga nada sobre o telefonema. Se o entrevistador concordar, ficará em uma posição insustentável, e a terapia será inevitavelmente prejudicada.

O terapeuta poderá suspeitar, corretamente, que a pessoa ao telefone deseja interferir na terapia. Acreditamos que seja um erro frequente a recusa de falar com esse tipo de pessoa se ela for próxima ao paciente. Muitas vezes, ela exerce uma influência importante na vida do paciente, ou este é dependente dela. Afastar essas pessoas poderá magoar o paciente. Se este der seu consentimento, uma entrevista com o familiar poderá ser marcada com ou sem a sua presença.

Reciprocamente, o entrevistador poderá ter de contatar o familiar do paciente ou uma instituição, como a escola ou a faculdade. Outra situação é a do paciente que expressa desejos ou intenções suicidas ou homicidas. Se ele expressou uma intenção de se machucar ou a alguém, o entrevistador ficará preocupado com a segurança do indivíduo ameaçado e com os possíveis impactos sobre o paciente. O entrevistador tem responsabilidades éticas e legais de proteger o paciente e as demais pessoas, e o paciente deverá ser informado disso. No caso de uma intenção séria de suicídio, os familiares deverão ser contatados para realizarem a hospitalização do paciente.

CONDUZINDO SESSÕES POR TELEFONE

Emergências telefônicas

Um paciente poderá telefonar para o entrevistador em um estado de depressão grave ou de ansiedade aguda, o que se constitui em uma emergência. É evidente que o terapeuta estará em desvantagem ao tratar o paciente por telefone. Seu exame se limitará ao material sonoro, sendo incapaz de utilizar outras impressões sensoriais. Em vez de trabalhar dessa forma desvantajosa, alguns terapeutas insistirão que o paciente vá ao consultório para um exame presencial, caso contrário recusarão ajudá-lo. Outros se apoiarão no conhecimento que têm do paciente e nas sutis comunicações que têm mais significado do que o conteúdo verbal. O tom de voz, a cadência da fala e o tempo de resposta aos comentários do terapeuta transmitirão abundante informação.

Uma rigidez do entrevistador limita muito a sua utilidade. Certamente o paciente também sabe que uma entrevista presencial é preferível a uma chamada telefônica. No entanto, em uma emergência, mesmo um breve contato positivo poderá salvar a sua vida. Portanto, é essencial que se responda com o mesmo grau de respeito e dignidade demonstrado em uma entrevista presencial. Os terapeutas poderão reagir à solicitação de uma entrevista por telefone com contrariedade e com ressentimento, que são rapidamente comunicados ao paciente. Com frequência, a chamada telefônica é um teste do paciente para determinar se o terapeuta é um indivíduo receptivo ou não. É preconceito de alguns terapeutas afirmar que as solicitações de entrevistas telefônicas sejam sempre manifestações de resistência. Nós não concordamos com isso.

O entrevistador poderá começar pedindo o nome, o endereço e o telefone do paciente, caso ele ainda não tenha se identificado. Este poderá estar relutante em fornecer essas informações. Nesse caso, poderá ser questionado por que acha necessário esconder essas informações. Geralmente, esse paciente tomou providências para burlar o identificador de chamadas do entrevistador.

Em nossa experiência, o paciente que telefona muitas vezes já teve contato com outros médicos especializados em saúde mental. Portanto, será útil perguntar sobre esses contatos no início da entrevista. Isso é particularmente válido no caso do paciente que se recusa a revelar sua identidade.

Após obter uma breve descrição do problema atual, será importante perguntar ao paciente se ele consideraria uma entrevista presencial. Se ficar aparente que o paciente está psicótico, o entrevistador poderá perguntar se ele tem medo de que uma entrevista presencial leve a uma internação hospitalar. Se for esse o caso, o terapeuta poderá então investigar os sintomas específicos que o paciente acha que poderão requerer um tratamento hospitalar. Muitas vezes, depois dessa discussão, é possível garantir ao paciente que seus sintomas não necessitam de hospitalização. Poderá ser dito a esse paciente que o sucesso do tratamento dependerá de sua cooperação e que um tratamento forçado provavelmente não o ajudará. O entrevistador também poderá reassegurar o paciente de que ele realmente tem alguma motivação para receber ajuda, conforme evidenciado por seu telefonema.

Entrevistas telefônicas

Os pacientes buscam as entrevistas telefônicas por várias razões. O problema da distância física impede que alguns compareçam pessoalmente. Outras motivações frequentes para as entrevistas telefônicas são o medo das despesas imprevistas associadas à ajuda psiquiátrica ou o medo da humilhação como resultado da discussão face a face de material constrangedor. Alguns pacientes experimentam desejos tão intensos de cometer suicídio que têm medo de não viverem o suficiente para serem entrevistados pessoalmente; por isso, fazem o contato telefônico como uma medida de verdadeiro desespero.

Em raras ocasiões, ao final de uma consulta por telefone, o entrevistador perceberá que o paciente que se recusa a comparecer pessoalmente está precisando seriamente de ajuda. Nesse caso, será proveitoso marcar um novo contato telefônico para uma segunda entrevista. Depois de várias dessas entrevistas, normalmente o paciente desejará apresentar-se para uma entrevista presencial.

Se outra pessoa, que não o paciente, estiver telefonando, será necessário determinar o relacionamento entre eles. Em um exemplo recente, um de nós recebeu um telefonema de um colega muito perturbado. Quinze minutos de apresentação clínica do que parecia ser uma consultoria passaram-se, até ficar claro que o paciente era a esposa do colega e não um dos seus casos clínicos. Isso não foi um simples mal-entendido. A situação revelou a grande necessidade do colega de separar-se do seu próprio relacionamento pessoal, descrevendo sua esposa como se fosse simplesmente outra paciente com quem estava preocupado.

É importante que o entrevistador pergunte a idade da pessoa com quem está falando logo no início do contato telefônico. Um encontro presencial com o paciente fornece indícios visuais sobre a sua idade. Erros de muitos anos poderão ser cometidos facilmente se a estimativa da idade do paciente for baseada apenas na sua voz. Outros dados básicos de identificação, que fazem parte da rotina do entrevistador na entrevista presencial, também são frequentemente negligenciados na entrevista por telefone.

Uma técnica óbvia, mas frequentemente negligenciada, de reduzir a limitação inerente à situação telefônica é solicitar que o paciente se descreva fisicamente. Apesar de ninguém responder a essa pergunta de forma objetiva, certos pacientes tendem a distorcer os fatos mais do que outros. Essa tendência está baseada em como eles se sentem em relação a si mesmos. O entrevistador poderá reduzir essa distorção perguntando se a resposta está baseada em como as outras pessoas o veem ou em como ele se vê.

Um entrevistador poderá decidir chamar a polícia em resposta a um telefonema de um paciente gravemente suicida ou homicida, que esteja no limite da perda do controle dos seus impulsos e que não irá ao hospital. Isso deverá ser feito abertamente, com o paciente informado dessa ação. Se ele contestar, o entrevistador poderá aumentar a responsabilidade do paciente por essa decisão, mostrando-lhe que ele mesmo tornou essa atitude necessária pela descrição do seu problema.

Por exemplo, um paciente poderá telefonar para um entrevistador dizendo que acabou de ingerir um vidro inteiro de pílulas para dormir. Obviamente, o entrevistador perguntará o nome do paciente, seu endereço e número do telefone e, em seguida, o nome da medicação e o número aproximado de pílulas. Se ele tomou uma dose perigosa, o terapeuta poderá avisá-lo de que a polícia será enviada imediatamente e orientar que ele abra a sua porta, facilitando a entrada dos policiais, mencionará, ainda, que ligará novamente tão logo tenha chamado a polícia. Ele também poderá perguntar o nome e o telefone de um vizinho próximo, para o caso de a polícia não estar imediatamente disponível.

Se o paciente se recusar a revelar seu nome e endereço, o entrevistador poderá comentar: "Você deve ter alguma dúvida a respeito do seu desejo de morrer ou não teria me telefonado. Temos muito pouco tempo para que mude de ideia. Você tomou uma dose fatal, talvez já seja tarde demais para salvar sua vida, mas ainda podemos tentar". Percebendo que o resultado já é incerto, o paciente poderá conceder que o "acaso" se apresente e fornecer os dados de identificação. Uma situação análoga poderá ocorrer com o paciente que está no limite de cometer um homicídio. Nessa situação, em que há uma vítima específica em risco, o entrevistador deverá tomar medidas imediatas para proteger essa pessoa, quer seja chamando-a por telefone, ligando para a polícia ou para outra pessoa que facilite a hospitalização do paciente. Em um momento posterior da entrevista telefônica, o entrevistador poderá perguntar se existe alguém mais com quem ele possa conversar; com a visão de outra pessoa dos problemas do paciente, o entrevistador poderá obter informações que o ajudarão a avaliar a situação clínica.

Um problema especial na entrevista telefônica é o silêncio, que ocorre da mesma forma que nas entrevistas convencionais. É muitas vezes difícil para o entrevistador, que está ao telefone, permitir que esses silêncios se desenvolvam durante a conversa e ainda manter-se focado no paciente. Isso é um reflexo do desconforto, da insatisfação ou da impaciência do entrevistador. Somente com a experiência é que o terapeuta poderá relaxar e ficar à vontade profissionalmente ao conduzir uma entrevista por telefone.

Sessões terapêuticas por telefone

Não raro, sessões de tratamento poderão ser conduzidas por telefone. Por exemplo, um paciente poderá ser obrigado a interromper uma terapia em andamento devido a uma mudança de endereço ou por ter sido transferido para alguma parte do país onde a psicoterapia não esteja disponível. Viagens de negócios, reuniões fora da cidade e outras razões poderão levar à perda de um número significativo de sessões presenciais. Nessas circunstâncias, as sessões de tratamento poderão ser apropriadamente conduzidas por telefone.

Três vinhetas breves ilustram alguns pontos importantes. No primeiro caso, uma mulher deprimida de meia-idade, com vários anos de terapia, viajou para outro estado por seis semanas para obter o divórcio. Seu casamento contribuíra para sua depressão, mas ela era incapaz de encarar a possibilidade do divórcio sem o suporte emocional da terapia. O tratamento foi conduzido com sucesso, por telefone, duas vezes por semana, durante seis semanas.

O segundo caso é o de uma mulher de 30 anos, deprimida, com tendências à ansiedade e à hipocondria. Depois de um ano de tratamento, ela ficou grávida, mas havia o risco de aborto. Seu obstetra insistiu para que ela ficasse de repouso absoluto, na cama, por três meses. Sua situação em casa era intolerável, e ela morava longe demais para que o terapeuta a visitasse. Ele a tratou por telefone, duas vezes por semana, durante esse período.

O terceiro caso é uma situação que, sob certos aspectos, era mais incomum. A paciente era uma dona de casa, fóbica, de 30 anos de idade, que se mudou para o subúrbio após vários anos de tratamento. Um dia, uma tempestade de neve muito forte forçou o cancelamento de uma sessão. A paciente esperou até a hora da entrevista para telefonar, porque nutria a esperança de encontrar alguma forma de transporte. O terapeuta percebeu que ela estava ávida por terminar a chamada e comentou esse fato. Ela revelou pensamentos perturbadores sobre o entrevistador que suprimia com sucesso quando estava no consultório. Como ela isolaria seus sentimentos se o assunto fosse deixado para a próxima sessão, ele foi discutido naquele momento. Em outra ocasião, a paciente deliberadamente procurou outra sessão por telefone, na qual surgiu um material ainda mais difícil. Dessa vez, o entrevistador se recusou, porque estava claro que a solicitação da paciente era uma forma de resistência.

É inegável que essas são situações especiais, mas, a despeito disso, elas são particularmente singulares. A combinação de manter o tratamento do paciente por telefone implica que a dependência deste pelo terapeuta seja realista. Nas situações em que isso é indesejável, as sessões telefônicas não são indicadas.

Como o leitor pode perceber, a consulta por telefone apresenta muitos problemas difíceis e desafiadores. O entrevistador que desenvolveu habilidade e flexibilidade para essa situação será capaz de trabalhar de modo mais eficaz com uma maior variedade de pacientes.

Telefone celular

Telefones celulares, incluindo *smart phones*, são onipresentes, e muitos pacientes os trazem para a sala de consulta. O paciente poderá estar falando ao telefone, digitando mensagens de texto ou navegando na internet quando o entrevistador aparecer para recebê-lo e o acompanhar até o consultório. Ele poderá desligar o celular ou deixá-lo ligado durante a entrevista. Neste caso, o telefone poderá tocar ou receber notificações de mensagem e interromper a entrevista. Novamente, o paciente poderá desligá-lo, aceitar a ligação ou ver quem está chamando para decidir. Em raras circunstâncias, ele poderá até mesmo fazer uma chamada durante a sessão.

O princípio mais básico é que todos esses comportamentos são parte da entrevista – comunicações e encenações que possuam um significado poderão ser exploradas, entendidas e, se apropriado, discutidas com o paciente. Assim como todas as encenações, não existem relações simples entre o tipo específico do ato e um significado específico. Tudo dependerá do contexto, da personalidade do paciente, dos temas dominantes de transferência e contratransferência e do significado atribuído (ou não atribuído) a encenações semelhantes no passado.

Talvez a situação mais simples seja a do paciente que está falando ao celular ou digitando mensagens de texto quando o entrevistador chega à sala de espera. O mais comum é que essa situação não justifique nenhum comentário, mas a maneira como o paciente responde à chegada do terapeuta e como ele termina a chamada ou o envio de um *e-mail* ou mensagem de texto incorpora uma mensagem acerca do relacionamento, assim como o paciente que continua a ler uma revista ou que começa a tirar o casaco quando o entrevistador se aproxima. "Desculpe tê-lo deixado esperando", "Isso é mais importante que mais alguns segundos extras com você", "Você não é mais importante que meus outros assuntos" ou "Veja como sou ocupado" são várias possibilidades. O entrevistador registrará esse comportamento, mas provavelmente não comentará sobre isso tão cedo.

A decisão do paciente de deixar o celular ligado ou de atender uma ligação ou responder a uma mensagem de texto mais provavelmente induzirá um comentário. Aqui, o princípio básico é que o entrevistador está interessado em compreender o comportamento e em convidar o paciente a participar desse entendimento, e não em terminá-lo ou proibi-lo. Comentários como "Você decidiu deixar o celular ligado", "Fale-me sobre o fato de você ter atendido a chamada" ou "Você olhou para ver quem estava chamando. O que estava na sua mente?" poderão ser úteis. O paciente que responde "Meus filhos estão sozinhos em casa", "Meu marido fica furioso se não consegue entrar em contato comigo" ou "Minha namorada está sempre alterando os planos para a noite" abrirá áreas para discussão.

Alguns pacientes estarão menos preocupados com uma chamada específica, mas sabem que ficarão ansiosos se sua conexão, por celular, com o mundo exterior for interrompida. Muitas vezes o paciente racionalizará, mas isso servirá para ocultar uma ansiedade fóbica – o profissional que explica que está de "plantão" sabe que a ligação poderá esperar; a mãe que está preocupada com seus filhos sabe que sua preocupação é mais neurótica do que realística. A exploração do comportamento, a visão do paciente de si mesmo e a resposta do entrevistador servirão de modelo para a maneira como outros assuntos da "realidade" serão explorados no tratamento. O celular é um embaixador do mundo externo que o paciente traz para a sessão; por isso, fornece uma oportunidade de explorar a maneira pela qual ele lida com os desafios do mundo real.

Um exemplo incomum foi o de uma mulher, profissional importante, que se desculpou no início da sessão, explicando que deveria fazer uma chamada telefônica durante a consulta. No momento marcado, ela pegou seu celular e fez a ligação. Ficou claro que a chamada era para um dos seus representantes que estava negociando em um leilão de objetos de arte. O entrevistador perguntou como ela se sentiu conduzindo essa atividade na sua frente. A discussão que se seguiu levou à exploração do seu conflito de exibir sua riqueza, colecionar objetos valiosos, incitar inveja nos outros e tentar, sem sucesso, usar essas estratégias para compensar os sentimentos de frustração e desespero em seus relacionamentos pessoais. Ela foi bem-sucedida no leilão, mas o mais importante foi que entendeu por que aquilo era tão importante para ela.

E-mail

A comunicação por *e-mail* ou mensagem de texto com o paciente apresenta desafios interessantes para o entrevistador. O envio de um *e-mail* ou mensagem de texto, por si só, é uma comunicação, assim como a decisão do entrevistador de responder ou não por essas vias. A resposta é uma ação que transmite uma mensagem não verbal para o paciente a respeito da atitude do terapeuta para com a encenação. O tempo é algo tão precioso que, quando o paciente deseja perguntar ao entrevistador "Eu tenho os seguintes sintomas uma hora após a primeira dose do meu novo medicamento. Você quer que eu continue tomando?", isso poderá ser visto como um uso apropriado do *e-mail* que justifica uma resposta por essa mesma via. O paciente poderá ter problemas em encontrar o entrevistador por telefone, porque ele está sempre ocupado, ou o paciente poderá estar em uma reunião quando o terapeuta estiver livre, mas o seu computador estará ligado e receberá um *e-mail* de resposta. Se houver significados mais profundos, eles poderão ser explorados na próxima consulta.

O *e-mail* é diferente do telefone, porque o tom da voz, o ritmo da conversa, o falar e o calar, as pausas sugestivas e outros fatores estão ausentes. A única informação transmitida é léxica – palavras. Um paciente falando ao telefone poderá dizer "Eu estou bem, não sei por que minha esposa pensa diferente", mas sua hesitação, seu tom de voz e seu estilo poderão transmitir algo bastante diferente. A mesma mensagem por *e-mail* consistiria apenas em palavras, e muito seria perdido. No entanto, como em qualquer texto literário, a mensagem do *e-mail* poderá prontamente transmitir afeto pela escolha das palavras ou pela presença de comentários sarcásticos ou hostis. Os pacientes poderão usar uma fraseologia que significa conflito ou ambivalência a respeito do que está sendo escrito. O imediatismo da comunicação e seu componente interativo estão reduzidos no *e-mail*. As idas e vindas deste podem assemelhar-se a um jogo psicológico de xadrez, em que cada participante pensa no seu próximo movimento antes de fazê-lo, mas a interação está acontecendo, geralmente lentificada no tempo real. O entrevistador poderá encontrar-se em um envolvimento terapêutico contínuo por *e-mail*.

Talvez, o uso mais comum do *e-mail* seja, aparentemente, "administrativo" – cancelamento ou alteração de consultas, solicitação de formulários para o reembolso do seguro, e assim por diante. Entretanto, para um entrevistador dinâmico, nada é puramente administrativo, e o significado das comunicações administrativas, particularmente aquelas que o paciente tenta conduzir fora das sessões regulares, poderá ter uma grande importância. Qualquer coisa que ocorra entre o entrevistador e o paciente, incluindo *e-mail*, nunca será desprovida de um significado inconsciente. O terapeuta terá isso em mente quando ler esses *e-mails*, e decidirá se e como irá respondê-los, e se deverá comentá-los na próxima sessão. Em geral, se a resposta não se fizer necessária antes da próxima sessão, não será preciso responder de imediato, mas o assunto será trazido na sessão, mostrando que a expectativa de tais assuntos pertence ao tratamento. Se uma resposta mais imediata for indicada, o entrevistador poderá observar se o assunto poderia ter sido discutido na sessão anterior; em caso afirmativo, ele poderá abordá-lo no próximo encontro. Os pacientes poderão incluir comentários que são sinais de transferência direta – "Desculpe-me por estar atrapalhando você", "Sei que está ocupado", "Esqueci de perguntar", "Uma coisa realmente importante aconteceu" ou, mesmo, "Você me cobrará se eu tiver de cancelar?". A regra prática e simples é que esses tipos de comentários fazem parte do tratamento, e o entrevistador deverá levá-los para a sessão, e também observar e levar para a sessão a tentativa do paciente de manter esses comentários fora das sessões. A comunicação frequente via *e-mail* com familiares e amigos é comum na vida de muitas pessoas. Devido à transferência, o entrevistador poderá ser facilmente incorporado a esse grupo, sendo bombardeado com várias mensagens. A política do entrevistador a respeito da comunicação deverá ser transmitida para o paciente no início. Sempre que possível, a interação clínica deverá estar confinada ao consultório, embora entenda-se que uma comunicação urgente via telefone ou *e-mail* poderá ocorrer.

Menos comum, porém mais difícil de manejar, é o caso do paciente que tenta terminar um tratamento por *e-mail*.

> Uma mulher de 30 anos, com transtorno da personalidade *borderline*, era propensa a ataques de raiva súbitos. Um deles aconteceu ao final da sessão, quando o terapeuta pareceu indiferente ao sofrimento dela, interrompendo-a no horário habitual. Algumas horas depois, ele recebeu um *e-mail*: "Eu odeio você. Não quero vê-lo nunca mais". Conhecendo os padrões da paciente e acreditando que era vital trazer isso para o tratamento, enquanto ao mesmo tempo sentia que ela precisava experimentar uma retaliação triunfante,

ele respondeu: "Não percebi que você ficou tão brava. Podemos discutir isso na próxima quinta-feira em nosso horário habitual?". Ele propositadamente permitiu a ambiguidade de isso ser feito por telefone ou pessoalmente no consultório. Ela foi à sessão, e o tratamento seguiu seu curso difícil.

Alguns pacientes enviarão por *e-mail* comunicações para o terapeuta – piadas, charges, artigos de jornal ou mensagens que receberam de outra pessoa. Essas comunicações raramente precisarão de qualquer resposta direta, mas, mais uma vez, será importante discutir isso na próxima sessão.

Um homem que estava lutando contra seu desconforto devido à assimetria da relação terapêutica enviou para seu entrevistador uma charge mostrando um paciente que, levantando-se do divã, pegava uma arma e atirava no seu analista. O texto dizia: "Você tem me ajudado muito, mas agora sabe demais!". O paciente não mencionou a charge na sessão seguinte, mas o terapeuta comentou: "Recebi sua mensagem falando sobre o quanto você se sente desconfortável ao contar-me seus segredos". O paciente imediatamente negou, dizendo: "Era apenas uma piada", mas admitiu que odiava a ideia de o terapeuta saber muito sobre ele, enquanto ele nada sabia sobre o terapeuta. Este perguntou: "Quais são seus temores pelo fato de eu ter todo esse conhecimento pessoal sobre você?". O paciente respondeu: "Você poderia usá-lo contra mim". Isso abriu uma exploração de um aspecto paranoide do paciente, não revelado anteriormente, em que ele achava que, ao revelar seus medos e conflitos, estaria potencialmente prejudicado, porque duvidava da fidelidade do entrevistador à total confidencialidade relativa ao tratamento.

Uma mulher intermitentemente psicótica, que tinha dois filhos, enviava com regularidade *e-mails* ao seu terapeuta com cópias dos boletins dos filhos. Eles estavam indo bem, e a mensagem subjacente era de que ela era uma boa mãe, mas havia um subtexto em que o terapeuta estava sendo visto, inconscientemente, como o pai. A questão de ser uma boa mãe era particularmente crucial, porque a paciente estava em processo de divórcio e temia que sua condição psiquiátrica pudesse ser usada contra ela na determinação da custódia dos filhos. O terapeuta comentou sobre o desempenho das crianças, acrescentando que ela deveria se sentir orgulhosa, e perguntou se ela estava preocupada com a possibilidade de que seu futuro ex-marido planejasse questionar sua competência em cuidar das crianças.

É claro que existe uma infinidade de outras maneiras de o *e-mail* ser usado, e a maioria das pessoas o considera parte da sua rotina diária. Algumas vezes, o *e-mail* tem a vantagem, devido ao distanciamento de um envolvimento emocional imediato, de permitir que um paciente mais retraído verbalize sentimentos que se sentiria desconfortável em expressar no consultório do entrevistador, pelo medo da sua própria agressão ou da resposta do entrevistador. Esses assuntos ocultos podem ser revelados por *e-mail*, e poderão ser produtivamente examinados na sala de consulta. Os entrevistadores deverão ter em mente que, apesar de o texto comunicar, ele permite que muita coisa fique escondida e também evita uma interação imediata que é essencial na condução da terapia. Contudo, a forma como o paciente o utiliza, juntamente com a resposta e o entendimento do terapeuta, proporcionará mais uma oportunidade de se melhorar o processo terapêutico.

POSFÁCIO

Não podeis acalmar um espírito doente,
Arrancar-lhe da memória os pesares arraigados,
Apagar as angústias gravadas no cérebro
E, com um doce antídoto que faça esquecer,
Aliviar o peito oprimido do peso perigoso
Que comprime o coração?

Macbeth, de Shakespeare, implora ao médico a respeito da loucura de sua esposa. Pessimistamente, o médico responde:

É preciso aqui
Que o doente seja o seu próprio médico

Hoje podemos ser mais otimistas. É possível, de fato, cuidar de "uma mente doente", e o paciente não tem mais de "curar a si mesmo". Uma parte essencial desse cuidado é uma entrevista psiquiátrica sensível e atenta. Esperamos que o leitor deste livro tenha consciência da "música" envolvida no diálogo entre paciente e clínico, que vem a ser a essência terapêutica da entrevista psiquiátrica.

REFERÊNCIAS

Prefácio

American Psychiatric Association: Diagnostic and Statistical Manual of Mental Disorders, 5th Edition. Arlington, VA, American Psychiatric Association, 2013

Buckley PJ, Michels R, Mackinnon RA: Changes in the psychiatric landscape. Am J Psychiatry 163:757–760, 2006

Freud A: The widening scope of indications for psychoanalysis: discussion. J Am Psychoanal Assoc 2:607–620, 1954

Gabbard GO: Mind, brain, and personality disorders. Am J Psychiatry 162:648–655, 2005

Shedler J, Beck A, Fonagy P, et al: Personality disorders in DSM-5. Am J Psychiatry 167:1025–1028, 2010

Capítulo 1

American Psychiatric Association: Diagnostic and Statistical Manual of Mental Disorders, 4th Edition, Text Revision. Washington, DC, American Psychiatric Association, 2000

Brenner C: The Mind in Conflict. New York, International Universities Press, 1982

Buckley PJ (ed): Essential Papers on Object Relations. New York, New York University Press, 1986

Cooper AM: Changes in psychoanalytic ideas: transference interpretation. J Am Psychoanal Assoc 35:77–98, 1987

Fenichel O: The Psychoanalytic Theory of Neurosis, 50th Anniversary Edition. New York, WW Norton, 1996

Gabbard GO: Psychodynamic Psychiatry in Clinical Practice, 5th Edition. Washington, DC, American Psychiatric Publishing, 2014

Gill M, Newman R, Redlich F: The Initial Interview in Psychiatric Practice. New York, International Universities Press, 1954

Gill MM: Psychoanalysis in Transition: A Personal View. Hillsdale, NJ, Analytic Press, 1994

Greenson RR: The Technique and Practice of Psychoanalysis. New York, International Universities Press, 1967

Kohut H: The Analysis of the Self. New York, International Universities Press, 1971

Kohut H: The Restoration of the Self. New York, International Universities Press, 1977

Loewald HW: On the therapeutic action of psychoanalysis, in Papers on Psychoanalysis. New Haven, CT, Yale University Press, 1980, pp 221–256

MacKinnon RA, Yudofsky SC: Principles of the Psychiatric Evaluation. Baltimore, MD, Lippincott Williams & Wilkins, 1991

Margulies A, Havens LL: The initial encounter: what to do first? Am J Psychiatry 138:421–428, 1981

Michels R, Abensour L, Eizirik C, et al (eds): Key Papers on Countertransference. London, Karnac, 2002

Perry S, Cooper AM, Michels R: The psychodynamic formulation: its purpose, structure and clinical application. Am J Psychiatry 144:543–550, 1987

Person ES, Cooper AM, Gabbard GO (eds): The American Psychiatric Publishing Textbook of Psychoanalysis. Washington, DC, American Psychiatric Publishing, 2005

Rado S: Adaptational Psychodynamics. New York, Science House, 1969

Sandler J, Dare C, Holder A: The Patient and the Analyst: The Basis of the Psychoanalytic Process, 2nd Edition. Revised and expanded by Sandler J,

Dreher AU. Madison, CT, International Universities Press, 1992

Schwaber E (ed): The Transference in Psychotherapy: Clinical Management. New York, International Universities Press, 1985

Sullivan HS: The Psychiatric Interview. New York, WW Norton, 1954

Wallerstein RS: The growth and transformation of American ego psychology. J Am Psychoanal Assoc 50:135–169, 2001

Capítulo 2

Arlow JA: Unconscious fantasy and disturbances of mental experiences. Psychoanal Q 38:1–27, 1969

Arlow JA, Brenner C: Psychoanalytic Concepts and the Structural Theory. New York, International Universities Press, 1964

Brenner C: The Mind in Conflict. New York, International Universities Press, 1982

Buckley PJ (ed): Essential Papers on Object Relations. New York, New York University Press, 1986

Cooper AM: Changes in psychoanalytic ideas: transference interpretation. J Am Psychoanal Assoc 35:77–98, 1987

Erikson E: Childhood and Society. New York, WW Norton, 1950

Fenichel O: The Psychoanalytic Theory of Neurosis, 50th Anniversary Edition. New York, WW Norton, 1996

Freud A: The ego and the mechanisms of defense (1936), in The Writings of Anna Freud, Vol 2. New York, International Universities Press, 1966

Gabbard GO: Psychodynamic Psychiatry in Clinical Practice, 5th Edition. Washington, DC, American Psychiatric Publishing, 2014

Gill MM: Psychoanalysis in Transition: A Personal View. Hillsdale, NJ, Analytic Press, 1994

Greenberg J, Mitchell SA: Object Relations in Psychoanalytic Theory. Cambridge, MA, Harvard University Press, 1983

Greenson RR: The Technique and Practice of Psychoanalysis. New York, International Universities Press, 1967

Kernberg OF: Object Relations Theory and Clinical Psychoanalysis. New York, Jason Aronson, 1976

Kernberg OF: Internal World and External Reality: Object Relations Theory Applied. New York, Jason Aronson, 1980

Kohut H: The Analysis of the Self. New York, International Universities Press, 1971

Kohut H: The Restoration of the Self. New York, International Universities Press, 1977

Loewald HW: On the therapeutic action of psychoanalysis, in Papers on Psychoanalysis. New Haven, CT, Yale University Press, 1980, pp 221–256

Mahler MS, Pine F, Bergman A: The Psychological Birth of the Human Infant: Symbiosis and Individuation. New York, Basic Books, 1975

Michels R, Abensour L, Eizirik C, et al (eds): Key Papers on Countertransference. London, Karnac, 2002

Perry S, Cooper AM, Michels R: The psychodynamic formulation: its purpose, structure, and clinical application. Am J Psychiatry 144:543–550, 1987

Person ES, Cooper AM, Gabbard GO: The American Psychiatric Publishing Textbook of Psychoanalysis. Washington, DC, American Psychiatric Publishing, 2005

Pine F: Drive, Ego, Object, and Self: A Synthesis for Clinical Work. New York, Basic Books, 1990

Rado S: Adaptational Psychodynamics. New York, Science House, 1969

Sandler J, Dare C, Holder A: The Patient and the Analyst: The Basis of the Psychoanalytic Process, 2nd Edition. Revised and expanded by Sandler J, Dreher AU. Madison, CT, International Universities Press, 1992

Schwaber E (ed): The Transference in Psychotherapy: Clinical Management. New York, International Universities Press, 1985

Stern DN: The Interpersonal World of the Infant: A View from Psychoanalysis and Developmental Psychology. New York, Basic Books, 1985

Thomä H, Kächele H: Psychoanalytic Practice, Vol 1: Principles. Translated by Wilson M, Roseveare D. New York, Springer-Verlag, 1987

Wallerstein RS: Self psychology and "classical" psychoanalytic psychology: the nature of their relationship, in The Future of Psychoanalysis: Essays in Honor of Heinz Kohut. Edited by Goldberg A. New York, International Universities Press, 1983

Wallerstein RS: The growth and transformation of American ego psychology. J Am Psychoanal Assoc 50:135–169, 2001

Winnicott DW: The Child, the Family and the Outside World. Reading, MA, Addison-Wesley, 1987

Capítulo 3

Abraham K: Contributions to the theory of anal character (1921), in Selected Papers of Karl Abraham. London, Hogarth Press, 1942, pp 370–392

American Psychiatric Association: Diagnostic and Statistical Manual of Mental Disorders, 4th Edition, Text Revision. Washington, DC, American Psychiatric Association, 2000

Diaferia G, Bianchi I, Bianchi ML, et al: Relationship between obsessivecompulsive personality disorder and obsessive-compulsive disorder. Compr Psychiatry 38:38–42, 1997

Esman AH: Psychoanalysis and general psychiatry: obsessive-compulsive disorder as paradigm. J Am Psychoanal Assoc 37:319–336, 1989

Freud S: Notes upon a case of obsessional neurosis (1909), in The Standard Edition of the Complete Psychological Works of Sigmund Freud, Vol 10. Translated and edited by Strachey J. London, Hogarth Press, 1955, pp 151–318

McCullough PK, Maltsberger JT: Obsessive-compulsive personality disorder, in Treatments of Psychiatric Disorders, 2nd Edition, Vol 2. Edited by Gabbard GO. Washington, DC, American Psychiatric Press, 1995, pp 2367–2376

Capítulo 4

American Psychiatric Association: Diagnostic and Statistical Manual of Mental Disorders, 2nd Edition. Washington, DC, American Psychiatric Association, 1968

American Psychiatric Association: Diagnostic and Statistical Manual of Mental Disorders, 3rd Edition. Washington, DC, American Psychiatric Association, 1980

American Psychiatric Association: Diagnostic and Statistical Manual of Mental Disorders, 4th Edition, Text Revision. Washington, DC, American Psychiatric Association, 2000

Breuer J, Freud S: Studies on hysteria (1893–1895), in The Standard Edition of the Complete Psychological Works of Sigmund Freud, Vol 2. Translated and edited by Strachey J. London, Hogarth Press, 1955, pp 1–319

Chodoff P: The diagnosis of hysteria: an overview. Am J Psychiatry 131:1073–1078, 1974

Chodoff P, Lyons H: Hysteria, the hysterical personality and "hysterical" conversion. Am J Psychiatry 114:734–740, 1958

Easser BR, Lesser SR: Hysterical personality: a re--evaluation. Psychoanal Q 34:390–405, 1965

Freud S: Fragment of an analysis of a case of hysteria (1905 [1901]), in The Standard Edition of the Complete Psychological Works of Sigmund Freud, Vol 7. Translated and edited by Strachey J. London, Hogarth Press, 1953, pp 1–122

Gabbard GO: Hysterical and histrionic personality disorders, in Psychodynamic Psychiatry in Clinical Practice, 5th Edition. Washington, DC, American Psychiatric Publishing, 2014, pp 545–576

Gunderson JG, Gabbard GO (eds): Psychotherapy for Personality Disorders (Review of Psychiatry Series, Vol 19, No 3; Oldham JO and Riba MB, series eds). Washington, DC, American Psychiatric Press, 2000

Kernberg OF: Borderline Conditions and Pathological Narcissism. New York, Jason Aronson, 1975

Veith I: Hysteria: The History of a Disease. Chicago, IL, University of Chicago Press, 1965

Zetzel ER: The so-called good hysteric. Int J Psychoanal 49:256–260, 1968

Capítulo 5

Adler G: Psychotherapy of the narcissistic personality disorder patient: two contrasting approaches. Am J Psychiatry 143:430–436, 1986

Akhtar S: The shy narcissist. Paper presented at the 150th American Psychiatric Association Annual Meeting, San Diego, CA, May 1997

Akhtar S, Thompson JA: Overview: narcissistic personality disorder. Am J Psychiatry 139:12–19, 1982

American Psychiatric Association: Diagnostic and Statistical Manual of Mental Disorders, 2nd Edition. Washington, DC, American Psychiatric Association, 1968

American Psychiatric Association: Diagnostic and Statistical Manual of Mental Disorders, 4th Edition, Text Revision. Washington, DC, American Psychiatric Association, 2000

Bach S: Narcissistic States and the Therapeutic Process. New York, Jason Aronson, 1985

Cooper AM: Further developments of the diagnosis of narcissistic personality disorder, in Disorders of Narcissism: Diagnostic, Clinical, and Empirical Implications. Edited by Ronningstam EF. Washington, DC, American Psychiatric Press, 1998, pp 53–74

Gabbard GO: Two subtypes of narcissistic personality disorder. Bull Menninger Clin 53:527–532, 1989

Graves R: Narcissus, in The Greek Myths. New York, Penguin Books, 1957, pp 286–288

Gunderson J, Ronningstam EF, Bodkin A: The diagnostic interview for narcissistic patients. Arch Gen Psychiatry 47:676–680, 1990

Gunderson J, Ronningstam EF, Smith L: Narcissistic personality disorder, in DSM-IV Sourcebook, Vol 2. Edited by Widiger TA, Frances AJ, Pincus HA, et al. Washington, DC, American Psychiatric Association, 1996, pp 745–756

Hibbard S: Narcissism, shame, masochism, and object relations: an exploratory correlational study. Psychoanal Psychol 9:489–508, 1992

Kernberg OF: Borderline Conditions and Pathological Narcissism. New York, Jason Aronson, 1975

Kernberg OF: The narcissistic personality disorder and the differential diagnosis of antisocial behavior. Psychiatr Clin North Am 12:553–570, 1989

Kernberg OF: Pathological narcissism and narcissistic personality disorder: theoretical background and diagnostic classifications, in Disorders of Narcissism: Diagnostic, Clinical and Empirical Implications. Edited by Ronningstam EF. Washington, DC, American Psychiatric Press, 1998, pp 29–51

Kohut H: The Analysis of the Self. New York, International Universities Press, 1971

Kohut H: Thoughts on narcissism and narcissistic rage. Psychoanal Study Child 27:360–400, 1972

Kohut H: The Restoration of the Self. New York, International Universities Press, 1977

Kohut H, Wolf E: The disorders of the self and their treatment: an outline. Int J Psychoanal 59:413–425, 1978

Miller A: Depression and grandiosity as related forms of narcissistic disturbances, in Essential Papers on Narcissism. Edited by Morrison AP. New York, New York University Press, 1986, pp 323–347

Millon T: DSM narcissistic personality disorder: historical reflections and future directions, in Disorders of Narcissism: Diagnostic, Clinical and Empirical Implications. Edited by Ronningstam EF. Washington, DC, American Psychiatric Press, 1998, pp 75–101

Morrison AP: Shame, ideal self, and narcissism, in Essential Papers on Narcissism. Edited by Morrison AP. New York, New York University Press, 1986, pp 348–371

Pulver SE: Narcissism: the term and the concept. J Am Psychoanal Assoc 18:319–341, 1970

Reich A: Pathological forms of self-esteem regulation. Psychoanal Study Child 15:215–232, 1960

Ronningstam EF: Pathological narcissism and narcissistic personality disorder in Axis I disorders. Harv Rev Psychiatry 3:326–340, 1996

Ronningstam EF (ed): Disorders of Narcissism: Diagnostic, Clinical and Empirical Implications. Washington, DC, American Psychiatric Press, 1998

Ronningstam EF, Gunderson J: Identifying criteria for narcissistic personality disorder. Am J Psychiatry 147:918–922, 1990

Ronningstam EF, Gunderson J: Differentiating borderline personality disorder from narcissistic personality disorder. J Personal Disord 5:225–232, 1991

Ronningstam EF, Gunderson J: Descriptive studies on narcissistic personality disorder. Psychiatr Clin North Am 12:585–601, 1998

Stern DN: The Interpersonal World of the Infant. New York, Basic Books, 1985

Capítulo 6

American Psychiatric Association: Diagnostic and Statistical Manual of Mental Disorders, 4th Edition, Text Revision. Washington, DC, American Psychiatric Association, 2000

Bach S: The Language of Perversion and the Language of Love. Northvale, NJ, Jason Aronson, 1994

Bach S, Schwartz L: A dream of the Marquis de Sade. J Am Psychoanal Assoc 20:451–475, 1972

Broucek F: Shame and the Self. New York, Guilford, 1991

Cooper AM: Narcissism and masochism: the narcissistic–masochistic character. Psychiatr Clin North Am 12:541–552, 1989

Cooper AM: Psychotherapeutic approaches to masochism. J Psychother Pract Res 2:51–63, 1993

Chused JF: The evocative power of enactments. J Am Psychoanal Assoc 39:615–639, 1991

Deleuze G: Sacher-Masoch: An Interpretation. Translated by McNeil JM. London, Faber & Faber, 1971

Fairbairn WRD: The repression and return of bad objects. British Journal of Medical Psychology 19:327–341, 1943

Freud S: The economic problem of masochism (1924), in The Standard Edition of the Complete Psychological Works of Sigmund Freud, Vol 19. Translated and edited by Strachey J. London, Hogarth Press, 1961, pp 155–170

Khan MM: Alienation in Perversions. New York, International Universities Press, 1979

Krafft-Ebing RF: Psychopathia Sexualis, With Special Reference to Contrary Sexual Instinct: A Medico-Legal Study. London, FA Davis, 1886

McLaughlin J: Clinical and theoretical aspects of enactment. J Am Psychoanal Assoc 39:595–614, 1991

Novick KK: The essence of masochism. Psychoanal Study Child 42:353–384, 1987

Novick KK, Novick J: Some comments on masochism and the delusion of omnipotence from a developmental perspective. J Am Psychoanal Assoc 39:307–331, 1991

Sade DAF: The Marquis de Sade: The 120 Days of Sodom and Other Writings. Compiled and translated by Seaver R, Wainhouse A. New York, Grove Press, 1986

Capítulo 7

American Psychiatric Association: Diagnostic and Statistical Manual of Mental Disorders, 4th Edition, Text Revision. Washington, DC, American Psychiatric Association, 2000

American Psychiatric Association: Practice Guideline for the Treatment of Patients With Major Depressive Disorder, 2nd Edition. Washington, DC, American Psychiatric Press, 2000

Busch FN, Rudden M, Shapiro T: Psychodynamic Treatment of Depression. Washington, DC, American Psychiatric Publishing, 2004

Freud S: Mourning and melancholia (1917 [1915]), in The Standard Edition of the Complete Psychological Works of Sigmund Freud, Vol 14. Translated and edited by Strachey J. London, Hogarth Press, 1957, pp 237–260

Havens L: Recognition of suicidal risks through the psychological examination. N Engl J Med 276:210–215, 1967

Hirschfeld RMA, Russell JM: Assessment and treatment of suicidal patients. N Engl J Med 337:910–995, 1997

Kendler KS, Kessler RC, Walters EE, et al: Stressful life events, genetic liability and onset of an episode of major depression in women. Am J Psychiatry 150:833–842, 1999

Nemeroff CB: The neurobiology of depression. Sci Am 278:42–49, 1998

Parker G, Fink M, Shorter E, et al: Issues for DSM-5: whither melancholia? The case for its classification as a distinct mood disorder. Am J Psychiatry 167(7):745–747, 2010

Schatzberg AF, Nemeroff CB (eds): The American Psychiatric Publishing Textbook of Psychopharmacology, 3rd Edition. Washington, DC, American Psychiatric Publishing, 2004

Solomon A: The Noonday Demon: An Atlas of Depression. New York, Scribners, 2001

Capítulo 8

American Psychiatric Association: Practice guideline for the treatment of patients with panic disorder. Work Group on Panic Disorder. Am J Psychiatry 155 (5, suppl):1–34, 1998

American Psychiatric Association: Diagnostic and Statistical Manual of Mental Disorders, 4th Edition, Text Revision. Washington, DC, American Psychiatric Association, 2000

Breuer J, Freud S: Studies on hysteria (1893–1895), in The Standard Edition of the Complete Psychological Works of Sigmund Freud, Vol 2. Translated and edited by Strachey J. London, Hogarth Press, 1955, pp 125–134

Brown TA, Barlow DH: Comorbidity among anxiety disorders: implications for treatment and DSM-IV. J Consult Clin Psychol 60:835–844, 1992

Freud S: Inhibitions, symptoms and anxiety (1926), in The Standard Edition of the Complete Psychological Works of Sigmund Freud, Vol 20. Translated and edited by Strachey J. London, Hogarth Press, 1959, pp 75–175

Fricchione G: Generalized anxiety disorder. N Engl J Med 351:675–682, 2004

Kagan J, Snidman N: The Long Shadow of Temperament. Cambridge, MA, Harvard University Press, 2004

Klein DF: Delineation of two drug-responsive anxiety syndromes. Psychopharmacology 5:397–408, 1964

Shear MK: Psychotherapeutic issues in long-term treatment of anxiety disorder patients. Psychiatr Clin North Am 18:885–894, 1995

Shear MK, Cooper AM, Klerman GL, et al: A psychodynamic model of panic disorder. Am J Psychiatry 150:859–866, 1993

Stein DJ (ed): Clinical Manual of Anxiety Disorders. Washington, DC, American Psychiatric Publishing, 2004

Stein DJ, Hollander E (eds): Textbook of Anxiety Disorders. Washington, DC, American Psychiatric Publishing, 2002

Capítulo 9

American Psychiatric Association: Diagnostic and Statistical Manual of Mental Disorders, 3rd Edition. Washington, DC, American Psychiatric Association, 1980

American Psychiatric Association: Diagnostic and Statistical Manual of Mental Disorders, 4th Edition. Washington, DC, American Psychiatric Association, 1994

American Psychiatric Association: Diagnostic and Statistical Manual of Mental Disorders, 4th Edition, Text Revision. Washington, DC, American Psychiatric Association, 2000

Deutsch H: Some forms of emotional disturbance and their relationship to schizophrenia. Psychoanal Q 11:301–321, 1942

Falret J: Etudes Cliniques sur les Maladies Mentales. Paris, Bailliére, 1890

Frosch J: The psychotic character: clinical psychiatric considerations. Psychiatr Q 38:1–16, 1964

Gabbard GO: Mind, brain, and personality disorders. Am J Psychiatry 162:648–655, 2005

Gabbard GO, Wilkinson SM: Management of Countertransference With Borderline Patients. Washington, DC, American Psychiatric Press, 1994

Grinker RR Jr, Werble B, Drye RC: The Borderline Syndrome: A Behavioral Study of Ego Functions. New York, Basic Books, 1968

Gunderson JG: Borderline Personality Disorder: A Clinical Guide. Washington, DC, American Psychiatric Publishing, 2001

Hoch P, Polatin P: Pseudoneurotic forms of schizophrenia. Psychiatr Q 23:248–276, 1949

Kernberg OF: Borderline personality organization. J Am Psychoanal Assoc 15:641–685, 1967

Kernberg OF: Borderline Conditions and Pathological Narcissism. New York, Jason Aronson, 1975

Kernberg OF: Severe Personality Disorder. New Haven, CT, Yale University Press, 1984

Kernberg OF: The management of affect storms in the psychoanalytic psychotherapy of borderline patients. J Am Psychoanal Assoc 51:517–545, 2003

Knight RP: Borderline states. Bull Menninger Clin 17:1–12, 1953

Linehan MM: Cognitive-Behavioral Treatment of Borderline Personality Disorder. New York, Guilford, 1993

Practice guideline for the treatment of patients with borderline personality disorder. American Psychiatric Association. Am J Psychiatry 158 (10, suppl):1–52, 2001

Steiner J: Psychic Retreats: Pathological Organizations in Psychotic, Neurotic and Borderline Patients. London, Routledge, 1993

Stern A: Psychoanalytic investigation of and therapy in the borderline group of neuroses. Psychoanal Q 7:467–489, 1938

Stone MH: The borderline syndrome: evolution of the term, genetic aspects, and prognosis, in Essential Papers on Borderline Disorders. Edited by Stone MH. New York, New York University Press, 1986, pp 475–497

Stone MH (ed): Essential Papers on Borderline Disorders. New York, New York University Press, 1986

Zanarini MC, Frankenburg FR, Hennen J, et al: The longitudinal course of borderline psychopathology. Am J Psychiatry 160:274–283, 2003

Capítulo 10

American Psychiatric Association: Diagnostic and Statistical Manual of Mental Disorders, 3rd Edition. Washington, DC, American Psychiatric Association, 1980

American Psychiatric Association: Diagnostic and Statistical Manual of Mental Disorders, 4th Edition, Text Revision. Washington, DC, American Psychiatric Association, 2000

American Psychiatric Association: Diagnostic and Statistical Manual of Mental Disorders, 5th Edition. Arlington, VA, American Psychiatric Association, 2013

Andreasen NC, Noyes R Jr, Hartford CE, et al: Management of emotional reactions in seriously burned adults. N Engl J Med 286:65–69, 1972

Bergmann MS, Jucovy ME (eds): Generations of the Holocaust. New York, Columbia University Press, 1982

Birmes P, Hatton L, Brunet A, et al: Early historical literature for posttraumatic symptomatology. Stress and Health 19:17–26, 2003

Breslau N, Davis GC, Andreski P: Risk factors for PTSD-related traumatic events: a prospective analysis. Am J Psychiatry 152:529–535, 1995

Breslau N, Peterson EL, Schultz LR: A second look at prior trauma and the posttraumatic stress disorder effects of subsequent trauma. Arch Gen Psychiatry 65:431–437, 2008

Breuer J, Freud S: Studies on hysteria (1893–1895), in Standard Edition of the Complete Psychological Works of Sigmund Freud, Vol 2. Translated and edited by Strachey J. London, Hogarth Press, 1955, pp 1–319

Brown PJ, Wolfe J: Substance abuse and post-traumatic stress disorder comorbidity. Drug Alcohol Depend 35:51–59, 1994

Burgess AW, Holstrom L: Rape trauma syndrome. Am J Psychiatry 131:981–986, 1974

Coleridge ST: The rime of the ancient mariner (1834), in Coleridge Poetry and Prose. New York, WW Norton, 2004

Freud A: Comments on psychic trauma, in The Writings of Anna Freud, Vol 5. New York, International Universities Press, 1967

Freud S: Beyond the pleasure principle (1920), in Standard Edition of the Complete Psychological Works of Sigmund Freud, Vol 18. Translated and edited by Strachey J. London, Hogarth Press, 1955, pp 1–64

Grinker RR, Spiegel JP: Men Under Stress. Philadelphia, PA, Blakiston, 1945

Herman JL (with Hirschman L): Father-Daughter Incest. Cambridge, MA, Harvard University Press, 1981

Herman JL: Trauma and Recovery. New York, Basic Books, 1997

Horowitz MJ: Stress Response Syndromes. New York, Jason Aronson, 1976

Kardiner A: The Traumatic Neurosis of War. New York, Hoeber, 1941

Kardiner A, Spiegel H: War Stress and Neurotic Illness. New York, Hoeber, 1947

Kempe RS, Kempe CH: Child Abuse. Cambridge, MA, Harvard University Press, 1978

Kessler RC, Berglund P, Demler O, et al: Lifetime prevalence and age of onset distribution of DSM IV disorders in the national comorbidity survey replication. Arch Gen Psychiatry 62:593–602, 2005

Krystal H (ed): Massive Psychic Trauma. New York, International University Press, 1968

Krystal H: Trauma and affect. Psychoanal Study Child 33:81–116, 1978

Krystal H: Trauma and the stimulus barrier. Psychoanalytic Inquiry 5:121–161, 1985

Lifton RJ: Death in Life: Survivors of Hiroshima. New York, Random House, 1967

Lifton RJ: Home From the War; Vietnam Veterans: Neither Victims nor Executioners. New York, Simon & Schuster, 1973

Myers CS: A contribution to the study of shell shock. Being an account of the cases of loss of memory, vision, smell, and taste admitted to the Duchess of Westminster's War Hospital, Le Touquet. Lancet 185:316–320, 1915

O'Donnell ML, Creamer M, Pattison P: Posttraumatic stress disorder and depression following trauma: understanding comorbidity. Am J Psychiatry 161:1390–1396, 2004

Putman FW: Pierre Janet and modern views on dissociation. J Trauma Stress 2:413–430, 1989

Rivers WHR: Instinct and the Unconscious: A Contribution to a Biological Theory of the Psychoneuroses. Cambridge, UK, Cambridge University Press, 1920

Roberts AL, Austin SB, Corliss HL, et al: Pervasive trauma exposure among US sexual orientation minority adults and risk of posttraumatic stress disorder. Am J Public Health 100:2433–2441, 2010

Roberts AL, Gilman SE, Breslau J, et al: Race/ethnic differences in exposure to traumatic events, development of posttraumatic stress disorder, and treatment seeking for posttraumatic stress disorder in the United States. Psychol Med 41:71–83, 2011

Shatan C: The Grief of Soldiers: Vietnam Combat Veterans' Self-Help Movement. Am J Orthopsychiatry 43:640–653, 1973

Solzhhenitsyn A: The Gulag Archipelago 1918–1956. London, Collins, 1974

Southwick SM, Charney DS: Resilience: The Science of Mastering Life's Greatest Challenges. Cambridge, UK, Cambridge University Press, 2012

van der Kolk BA, van der Hart O: Pierre Janet and the breakdown of adaptation in psychological trauma. Am J Psychiatry 146:1530–1540, 1989

Capítulo 11

American Psychiatric Association: Diagnostic and Statistical Manual of Mental Disorders, 2nd Edition. Washington, DC, American Psychiatric Association, 1968

American Psychiatric Association: Diagnostic and Statistical Manual of Mental Disorders, 3rd Edition. Washington, DC, American Psychiatric Association, 1980

American Psychiatric Association: Diagnostic and Statistical Manual of Mental Disorders, Fifth Edition. Arlington, VA, American Psychiatric Association, 2013

Bentley GE: The Stranger From Paradise: A Biography of William Blake. New Haven, CT, Yale University Press, 2001

Bowlby J: Attachment and Loss, Vol 1: Attachment. London, Hogarth Press, 1969

Breuer J, Freud S: Studies on hysteria (1893–1895), in the Standard Edition of the Complete Psychological Works of Sigmund Freud, Vol. 2. Translated and edited by Strachey J. London, Hogarth Press, 1955, pp 1–319

Charcot J-M: Oeuvres Completes de J-M Charcot. Paris, Lecrosnier et Babe, 1980

Dell PF: Understanding dissociation, in Dissociation and the Dissociative Disorders: DSM-V and Beyond. Edited by Dell PF, O'Neil JA. New York, Routledge, 2009, pp 709–825

Dutra L, Bianchi I, Siegel D, et al: The relational context of dissociative phenomena, in Dissociation and the Dissociative Disorders: DSM-V and Beyond. Edited by Dell PF, O'Neil JA. New York, Routledge, 2009, pp 83–92

Ferenczi S: Confusion of tongues between adults and children: the language of tenderness and of passion (1933). Int J Psychoanal 30:225–230, 1949

Foote B: Dissociative identity disorder: epidemiology, pathogenesis, clinical manifestations, course, assessment, and diagnosis. UpTo-Date, May 2015. Available at: http://www.uptodate.com/contents/dissociative-identity-disorder-epidemiology-pathogenesis-clinicalmanifestations-course-assessment-and-diagnosis. Accessed June 3, 2015.

Freud S: Five lectures on psycho-analysis (1910), in Standard Edition of the Complete Psychological Works of Sigmund Freud, Vol 11. Translated and edited by Strachey J. London, Hogarth Press, 1957, pp 9–55

Freud S: Observations on transference-love (1914), in Standard Edition of the Complete Psychological Works of Sigmund Freud, Vol 12. Translated and edited by Strachey J. London, Hogarth Press, 1958, pp 159–171

Greenberg J: Theoretical models and the analyst's neutrality. Contemp Psychoanal 22:87–106, 1986

Herman JL: Trauma and Recovery. New York, Basic Books, 1992

Jones E: The Life and Work of Sigmund Freud. New York, Basic Books, 1961

Kluft RP: Incest and subsequent revictimization: the case of therapistpatient sexual exploitation, with a description of the sitting duck syndrome, in Incest-Related Syndromes of Adult Psychopathology. Edited by Kluft RP. Washington, DC, American Psychiatric Press, 1990, pp 263–287

Kluft RP: Dealing with alters: a pragmatic clinical perspective. Psychiatr Clin North Am 29(1):281–304, xii, 2006 16530598

Knox RA: Enthusiasm: A Chapter in the History of Religion. New York, Oxford University Press, 1950

Kohut H: The two analyses of Mr. Z. Int J Psychoanal 60(1):3–27, 1979 457340

Kohut H: How Does Analysis Cure? Chicago, IL, University of Chicago Press, 1984

Lewis IM: Ecstatic Religion: A Study of Shamanism and Spirit Possession. New York, Routledge, 1989

Liotti G: Attachment and dissociation, in Dissociation and the Dissociative Disorders: DSM-V and Beyond. Edited by Dell PF, O'Neil JA. New York, Routledge, 2009, pp 53–66

Loewenstein RJ: Posttraumatic and dissociative aspects of transference and countertransference in the treatment of multiple personality disorder, in Clinical Perspectives on Multiple Personality Disorder. Edited by Kluft RP, Fine CG. Washington, DC, American Psychiatric Press, 1993, pp 51–85

Lyons-Ruth K, Dutra L, Schuder MR, et al: From infant attachment disorganization to adult dissociation: relational adaptations or traumatic experiences? Psychiatr Clin North Am 29(1):63–86, viii, 2006 16530587

O'Neil JA: Dissociative multiplicity and psychoanalysis, in Dissociation and the Dissociative Disorders: DSM-V and Beyond. Edited by Dell PF, O'Neil JA. New York, Routledge, 2009, pp 287–325

Putnam F: Diagnosis and Treatment of Multiple Personality Disorder. New York, Guilford, 1989

Shusta-Hochberg SR: Therapeutic hazards of treating child alters as real children in dissociative identity disorder. J Trauma Dissociation 5:13–27, 2004

Veith I: Hysteria: The History of a Disease. Chicago, IL, University of Chicago Press, 1965

Capítulo 12

American Psychiatric Association: Diagnostic and Statistical Manual of Mental Disorders, 4th Edition, Text Revision. Washington, DC, American Psychiatric Association, 2000

Cleckley HM: The Mask of Sanity: An Attempt to Clarify Some Issues About the So-Called Psychopathic Personality, 5th Edition. St Louis, MO, CV Mosby, 1976

Gabbard GO, Coyne L: Predictors of response of antisocial patients to hospital treatment. Hosp Community Psychiatry 34:243–248, 1986

Galanter M, Kleber HD (eds): The American Psychiatric Publishing Textbook of Substance Abuse Treatment, 3rd Edition. Washington, DC, American Psychiatric Publishing, 2004

Hare RD: Diagnosis of antisocial personality disorder in two prison populations. Am J Psychiatry 140:887–890, 1983

Hare RD: Psychopathy: a clinical construct whose time has come. Crim Justice Behav 23:25–54, 1995

Kernberg OF: Severe Personality Disorders: Psychotherapeutic Strategies. New Haven, CT, Yale University Press, 1984

Kernberg OF: Pathological narcissism and narcissistic personality disorder: theoretical background and diagnostic classification, in Disorders of Narcissism. Edited by Ronningstam EF. Washington, DC, American Psychiatric Press, 1998, pp 29–51

Kraepelin E: Psychiatrie, 8th Edition. Leipzig, Barth, 1909

Luntz BX, Wisdom CS: Antisocial personality disorder in abused and neglected children grown up. Am J Psychiatry 151:493–498, 1994

Mannuzza S, Klein RG, Bessler A, et al: Adult psychiatric status of hyperactive boys grown up. Am J Psychiatry 155:493–498, 1998

Meloy JR: Antisocial personality disorder, in Treatments of Psychiatric Disorders, 2nd Edition, Vol 2. Edited by Gabbard GO. Washington, DC, American Psychiatric Press, 1995, pp 2273–2290

Stone MH: Gradations of antisociality and responsivity to psychosocial therapies, in Psychotherapy for Personality Disorders (Review of Psychiatry series Vol 19, No 3; Oldham JM and Riba MS, series eds). Edited by Gunderson JG, Gabbard GO. Washington, DC, American Psychiatric Press, 2000, pp 95–130

Capítulo 13

Akhtar S: Paranoid personality disorder: a synthesis of developmental, dynamic and descriptive features. Am J Psychother 44:5–25, 1990

American Psychiatric Association: Diagnostic and Statistical Manual of Mental Disorders, 4th Edition, Text Revision. Washington, DC, American Psychiatric Association, 2000

Auchincloss EL, Weiss RW: Paranoid character and the intolerance of indifference. J Am Psychoanal Assoc 40:1013–1037, 1992

Bak R: Masochism in paranoia. Psychoanal Q 15:285–301, 1946

Blum HP: Object inconstancy and paranoid conspiracy. J Am Psychoanal Assoc 29:789–813, 1981

Cameron N: The development of paranoic thinking. Psychological Review 50:219–233, 1943

Freud S: Psycho-analytic notes on an autobiographical account of a case of paranoia (dementia paranoides) (1911), in The Standard Edition of the Complete Psychological Works of Sigmund Freud, Vol 12. Translated and edited by Strachey J. London, Hogarth Press, 1958, pp 1–82

Freud S: Some neurotic mechanisms in jealousy, paranoia and homosexuality (1922), in The Standard Edition of the Complete Psychological Works of Sigmund Freud, Vol 18. Translated and edited by Strachey J. London, Hogarth Press, 1955, pp 221–232

Klein M: Contributions to Psychoanalysis 1921–1945. London, Hogarth Press, 1948

Capítulo 14

American Psychiatric Association: Diagnostic and Statistical Manual of Mental Disorders, 4th Edition, Text Revision. Washington, DC, American Psychiatric Association, 2000

American Psychiatric Association: Practice guideline for the treatment of patients with bipolar disorder (revision). Am J Psychiatry 159 (4, suppl):1–36, 2002

Bowers MB: Retreat From Sanity. Baltimore, MD, Penguin, 1974

Buckley PJ: Experiencing madness. Am J Psychother 68(3):273–276, 2014

Feinsilver D: Towards a Comprehensive Model of Schizophrenic Disorders. Hillsdale, NJ, Lawrence Erlbaum, 1986

Freud S: Psycho-analytic notes on an autobiographical account of a case of paranoia (dementia paranoides) (1911), in The Standard Edition of the Complete Psychological Works of Sigmund Freud, Vol 12. Translated and edited by Strachey J. London, Hogarth Press, 1958, pp 1–82

Fromm-Reichmann F: Psychoanalytic psychotherapy with psychotics. Psychiatry 6:277–279, 1943

Goodwin FK, Jamison KR: Manic-Depressive Illness. New York, Oxford University Press, 1990

Grotstein J: Deciphering the schizophrenic experience. Psychoanalytic Inquiry 3:37–69, 1983

Jamison KR: An Unquiet Mind. New York, Vintage Books, 1995

Lehman AF, Lieberman JA, Dixon LB, et al: Practice guideline for the treatment of patients with schizophrenia, 2nd edition. Am J Psychiatry 161 (2, suppl):1–56, 2004

Lewin BD: The Psychoanalysis of Elation. New York, WW Norton, 1950

Michels R: "The Relationship between Psychoanalysis and Schizophrenia" by R. Lucas: a commentary. Int J Psychoanal 84:9–12, 2003

Schatzberg AF, Nemeroff CB (eds): The American Psychiatric Publishing Textbook of Psychopharmacology, 3rd Edition. Washington, DC, American Psychiatric Publishing, 2004

Searles HF: Collected Papers on Schizophrenia and Related Subjects. London, Hogarth Press, 1965

Steiner J: Psychic Retreats: Pathological Organizations in Psychotic, Neurotic, and Borderline Patients. London, Routledge, 1993

Strauss JS, Carpenter WT Jr: Schizophrenia. New York, Plenum, 1981

Sullivan HS: Schizophrenia as a Human Process. New York, WW Norton, 1962

Volkan V: Identification with the therapist's functions and ego-building in the treatment of schizophrenia. Br J Psychiatry 23:77–82, 1994

Willick MS: Psychoanalytic concepts of the etiology of severe mental illness. J Am Psychoanal Assoc 38:1049–1081, 1990

Willick MS: Psychoanalysis and schizophrenia: a cautionary tale. J Am Psychoanal Assoc 49:27–56, 2001

Capítulo 15

Asher R: Munchausen's syndrome. Lancet 1:339–341, 1951

Craig TJ, Boardman AP, Mills K, et al: The South London somatization study, I: longitudinal course and the influence of early life experiences. Br J Psychiatry 163:579–588, 1993

Dersh J, Polatin PB, Gatchel RJ: Chronic pain and psychopathology: research findings and theoretical considerations. Psychosom Med 64:773–786, 2002

Engel GL: "Psychogenic" pain and the pain-prone patient. Am J Med 26:899–918, 1959

Engel GL: The need for a new medical model: a challenge for biomedicine. Science 196:129–136, 1977

Feldman MD, Eisendrath SJ (eds): The Spectrum of Factitious Disorders. Washington, DC, American Psychiatric Press, 1996

Folks DG, Freeman AM 3rd: Munchausen's syndrome and other factitious illness. Psychiatr Clin North Am 8:263–278, 1985

Groves JE: Taking care of the hateful patient. N Engl J Med 298:883–887, 1978

Horowitz M: Stress Response Syndromes. New York, Jason Aronson, 1976

Massie MJ (ed): Pain: What Psychiatrists Need to Know. Washington, DC, American Psychiatric Press, 2000

Phillips KA (ed): Somatoform and Factitious Disorders (Review of Psychiatry Series, Vol 20, No 3; Oldham JO and Riba MB, series eds). Washington, DC, American Psychiatric Publishing, 2001

Pilowsky I: Dimensions of hypochondriasis. Br J Psychiatry 113:89–93, 1967

Stuart S, Noyes R: Attachment and interpersonal communication in somatization. Psychosomatics 40:34–43, 1999

Capítulo 16

Alexopoulos GS, Borson S, Cuthbert BN, et al: Assessment of late life depression. Biol Psychiatry 52:164–174, 2002

Armstrong SC, Cozza KL, Watanabe KS: The misdiagnosis of delirium. Psychosomatics 38:433–439, 1997

Askin-Edgar S, White KE, Cummings JL: Neuropsychiatric aspects of Alzheimer's disease and other dementing illnesses, in The American Psychiatric Publishing Textbook of Neuropsychiatry and Clinical Neurosciences, 4th Edition. Edited by Yudofsky SC, Hales RE. Washington, DC, American Psychiatric Publishing, 2002, pp 953–988

Banerjee S, Smith SC, Lamping DL, et al: Quality of life in dementia: more than just cognition. An analysis of associations with quality of life in dementia. J Neurol Neurosurg Psychiatry 77:146–148, 2006

Breitbart W, Gibson C, Tremblay A: The delirium experience: delirium recall and delirium-related distress in hospitalized cancer patients. Psychosomatics 43:183–194, 2002

Cassem NH, Murray GB, Lafayette JM, et al: Delirious patients, in Massachusetts General Hospital Handbook of General Hospital Psychiatry. Edited by Stern TA, Fricchione GL, Cassem NH, et al. St Louis, MO, CV Mosby, 2004, pp 119–134

Cummings JL: Alzheimer's disease. N Engl J Med 351:56–67, 2004

Folstein MF, Folstein SE, McHugh PR: Mini-Mental State: A practical method for grading the cognitive state of patients for the clinician. J Psychiatr Res 12:189–195, 1975

Forrest DV: Psychotherapy for patients with neuropsychiatric disorders, in The American Psychiatric Publishing Textbook of Neuropsychiatry and Clinical Neurosciences, 4th Edition. Edited by Yudofsky SC, Hales RE. Washington, DC, American Psychiatric Publishing, 2002, pp 1199–1236

Inouye SK, Bogardus ST, Charpentier PA, et al: A multicomponent intervention to prevent delirium in hospitalized older patients. N Engl J Med 340:669–676, 1999

Levin M: Delirium: a gap in psychiatric teaching. Am J Psychiatry 107:689–694, 1951

Livingston G, Johnston K, Katona C, et al: Systematic review of psychological approaches to the management of neuropsychiatric symptoms of dementia. Old Age Task Force of the World Federation of Biological Psychiatry. Am J Psychiatry 162:1996–2021, 2005

Lockwood KA, Alexopoulos GS, van Gorp WG: Executive dysfunction in geriatric depression. Am J Psychiatry 159:1119–1126, 2002

Lyketsos CG, Olin J: Depression in Alzheimer's disease: overview and treatment. Biol Psychiatry 52:243–252, 2002

Lyketsos CG, Rosenblatt A, Rabins P: Forgotten frontal lobe syndrome or "executive dysfunction syndrome." Psychosomatics 45:247–255, 2004

Samton JB, Ferrando SJ, Sanelli P, et al: The Clock Drawing Test: diagnostic, functional, and neuroimaging correlates in older medically ill adults. J Neuropsychiatry Clin Neurosci 17:533–540, 2005

Trzepacz PT, Meagher DJ: Delirium, in The American Psychiatric Publishing Textbook of Psychosomatic Medicine. Edited by Levenson JL. Washington, DC, American Psychiatric Publishing, 2005, pp 91–130

Trzepacz PT, Baker RW, Greenhouse J: A symptom rating scale for delirium. Psychiatry Res 23:89–97, 1988

Capítulo 17

Allen MH (ed): Emergency Psychiatry (Review of Psychiatry Series, Vol 21, No 3; Oldham JO and Riba MB, series eds). Washington, DC, American Psychiatric Publishing, 2002

Forster PL, Wu LH: Assessment and treatment of suicidal patients in an emergency setting, in Emergency Psychiatry. Edited by Allen MH. Washington, DC, American Psychiatric Publishing, 2002, pp 75–113

Lindenmayer JP, Crowner M, Cosgrove V: Emergency treatment of agitation and aggression, in Emergency Psychiatry. Edited by Allen MH. Washington, DC, American Psychiatric Publishing, 2002, pp 115–149

Capítulo 18

Druss RG, Douglas CJ: Adaptive responses to illness and disability: healthy denial. Gen Hosp Psychiatry 10:163–168, 1988

Griffith JL, Gaby L: Brief psychotherapy at the bedside: countering demoralization from medical illness. Psychosomatics 46:109–116, 2005

Klausner EJ, Alexopoulos GS: The future of psychosocial treatments for elderly patients. Psychiatr Serv 50:1198–1204, 1999

Perry S, Cooper AM, Michels R: The psychodynamic formulation: its purpose, structure, and clinical application. Am J Psychiatry 144:543–550, 1987

Viederman M: Active engagement in the consultation process. Gen Hosp Psychiatry 24:93–100, 2002

Viederman M, Perry SW 3rd: Use of a psychodynamic life narrative in the treatment of depression in the physically ill. Gen Hosp Psychiatry 2:177–185, 1980

Capítulo 19

Blazer DG: The psychiatric interview of older adults, in The American Psychiatric Publishing Textbook of Geriatric Psychiatry. Edited by Blazer DG, Steffens DC, Busse EW. Washington, DC, American Psychiatric Publishing, 2004, pp 165–177

Buckley PJ: Observing the other: reflections on anthropological fieldwork. J Am Psychoanal Assoc 42:613–634, 1994

Carter JH: Culture, race and ethnicity in psychiatric practice. Psychiatr Ann 34:500–504, 2004

Clifford J: The Predicament of Culture. Cambridge, MA, Harvard University Press, 1988

Evans-Pritchard EE: Social Anthropology and Other Essays. New York, Free Press, 1962

Fernando S: Mental Health, Race, and Culture. New York, St Martin's Press, 1991

Friedman RC, Downey JI: Homosexuality. N Engl J Med 331:923–930, 1994

Kleinman A: Culture and depression. N Engl J Med 351:951–953, 2004

Kracke W: Encounter with other cultures: psychological and epistemological aspects. Ethos 15:58–81, 1987

Ritter KY, Terndrup AI: Handbook of Affirmative Psychotherapy With Lesbians and Gay Men. New York, Guilford, 2002

Roughton RE: Four men in treatment: an evolving perspective on homosexuality and bisexuality, 1965 to 2000. J Am Psychoanal Assoc 49:1187–1217, 2001

Ruiz P: Addressing culture, race and ethnicity in psychiatric practice. Psychiatr Ann 34:527–532, 2004

Capítulo 20

Arlow J: The supervisory situation. J Am Psychoanal Assoc 2:576–594, 1963

Jacobs D, David P, Meyer DJ: The Supervisory Encounter. New Haven, CT, Yale University Press, 1995

Perry S, Cooper AM, Michels R: The psychodynamic formulation: its purpose, structure, and clinical application. Am J Psychiatry 144:543–550, 1987

Capítulo 21

Lester D (ed): Crisis Intervention and Counseling by Telephone. Springfield, IL, Charles C Thomas, 2002

MacKinnon R, Michels R: The role of the telephone in the psychiatric interview. Psychiatry 33:82–93, 1970

Peterson MR, Beck RL: E-mail as an adjunctive tool in psychotherapy: response and responsibility. Am J Psychother 57:167–181, 2003

Posfácio

Shakespeare W: The Tragedy of Macbeth. The Pelican Shakespeare. Edited by Harbage A. Baltimore, MD, Penguin Books, 1956, Act 5, Scene 3

ÍNDICE

A

Abuso de álcool. *Ver também* Abuso de substância
  abstinência de, 463
  delirium causado por, 421-423
  entrevista com o paciente intoxicado, 450-451
  paciente antissocial e, 341-342, 342-344
  paciente *borderline* e, 260-261, 263, 269
  paciente deprimido e, 261-262
  paciente histriônico e, 122-123
  paciente hospitalizado e, 470
  paciente psicossomático e, 412-413
  paciente psicótico e, 399-400
  paciente traumatizado e, 290, 295
  parental, 295, 325
Abuso de substância, 450-451, 482
  delirium causado por, 421-423
  entrevista de pacientes hospitalizados sobre, 470-471
  entrevista do paciente intoxicado, 450-451
  parental, 312
  pelo paciente antissocial, 333, 336-337, 340, 342-344
  pelo paciente *borderline*, 254-256, 260-261, 263, 265, 269, 270
  pelo paciente com transtorno dissociativo de identidade, 308, 309, 313-314
  pelo paciente deprimido, 184, 207-208
  pelo paciente psicossomático, 410, 412-413
  pelo paciente psicótico, 399-400
  pelo paciente traumatizado, 290, 298-299
  simulação de dor para obtenção de narcóticos, 450-451
  transtorno de déficit de atenção/hiperatividade e, 333
Abuso/agressão sexual
  transtorno dissociativo de identidade e, 310-312, 325
  transtorno de estresse pós-traumático e, 277, 285, 288, 290-291, 293-294, 299-300
Abuso/trauma na infância, 277-279
  do paciente masoquista, 172-173
  patologia *borderline* e, 260, 265
  sexual
    transtorno dissociativo de identidade e, 306, 308, 310-312, 325
    transtorno de estresse pós-traumático e, 277, 285, 288, 290-291, 293-294, 299-300
    transtorno dissociativo de identidade e, 306-307, 308, 310-312, 324, 325
"*Acting in*", 20-21
Acumulação, 87-89, 425
Adesão ao tratamento
  do paciente com comprometimento cognitivo, 429, 431
  do paciente histriônico, 114-115, 123, 127-128
  do paciente hospitalizado, 459, 464, 469, 470
  do paciente psicótico, 408
  do paciente que abusa de substância, 470-471
Afeto(s), 7-8, 17, 32, 67. *Ver também* Emoções do paciente
  do paciente antissocial, 334, 336-338, 347-348
  do paciente *borderline*, 254-257
  do paciente com comprometimento cognitivo, 430
  delirium, 423-424
  demência, 424-425
  do paciente com transtorno de conduta, 335
  do paciente com transtorno dissociativo de identidade, 306-308, 310-311, 317
  do paciente deprimido, 184-188, 212-213, 215
  do paciente histriônico, 17, 110, 118-120, 126
  do paciente maníaco, 198, 391
  do paciente narcisista, 143
  do paciente obsessivo-compulsivo, 17, 95-96, 98
  do paciente psicótico, 391, 393-396, 401-402
  modelos de relações de objeto, 81-82
  resistência e, 17
Afrouxamento das associações, 395-396
Agência dupla, 470
Agitação
  do paciente com comprometimento cognitivo, 421-424, 426
  do paciente de emergência, 442, 443
  agressivo, 452-453
  do paciente deprimido, 185, 187-189, 191-192
  psicótico, 192-193
  do paciente maníaco, 391
  do paciente psicótico, 77, 388, 390-394, 401-402, 405-406, 443
  do paciente traumatizado, 290-291
  do recém-nascido, 227
Agorafobia, 226, 227-228
  critérios diagnósticos do DSM-5 para, 227-228
Agressão, 25-26, 64, 70-71, 78-79. *Ver também* Periculosidade; Violência
  como traço do caráter, 72-73
  conduzindo a entrevista com paciente agressivo, 451-453
  do paciente antissocial, 333-334, 337-339
  do paciente *borderline*, 173, 254-255, 257, 259, 262-263, 267, 270-272
  do paciente com transtorno de ansiedade, 227, 229-232, 238-239, 243-245, 250
  do paciente com transtorno de conduta, 333-335

do paciente com transtorno
    dissociativo de identidade,
    313, 319
do paciente deprimido, 190, 195-196,
    199-200, 261-262, 203,
    208-209, 214, 220, 222-225
do paciente histriônico, 117, 118-120,
    139-140
do paciente masoquista, 173, 176-177,
    181
do paciente narcisista, 149, 153-154
do paciente obsessivo-compulsivo, 90,
    93, 97, 99-100, 106-107, 109,
    231-22
do paciente paranoide, 360-366, 372,
    374-375, 382-383, 386
do paciente psicótico, 388, 392-393,
    398-399
do paciente suicida, 199-200, 261-262
do paciente traumatizado, 282-286,
    294-295
modelo psicológico do *self* de, 82-83
na infância, 42, 43
sadismo e, 99
sexual, 43, 271-272
sonhos de, 39
Agressor, identificação com, 289, 294-295,
    302-303, 373
Alegria, 7-8
Aliança terapêutica, xi. *Ver também*
    Relacionamento
    médico-paciente
    com o entrevistador homossexual, 493
    com o paciente *borderline*, 260-261,
        266-268, 275-276
    com o paciente com
        comprometimento cognitivo,
        426-427, 429, 431
    com o paciente com experiência
        diferente, 476, 484-485
    com o paciente com transtorno
        dissociativo de identidade,
        320, 322
    com o paciente de emergência, 454
    com o paciente deprimido, 212-213
    com o paciente fóbico, 247
    com o paciente histriônico, 113, 139
    com o paciente hospitalizado, 460, 463,
        465-468
    com o paciente masoquista, 176
    com o paciente obsessivo-compulsivo,
        91, 105-107
    com o paciente paranoide, 378-384
    com o paciente psicossomático,
        410-417
    com o paciente psicótico, 34-35,
        389-390, 398, 403-406, 408
    com o paciente traumatizado, 290-292,
        294-295
    impacto das interpretações sobre a, 31
    intelectualização e, 16
    investigação das postagens no
        Facebook e, 503-504
    transferência e, 9, 10
Altruísmo, 173, 174, 176

Alucinações, 32, 69-70, 75
    de paciente com comprometimento
        cognitivo, 430
    delirium, 423-425
    demência, 425
    diferenças culturais na busca de ajuda
        para, 475-476
    do paciente com transtorno
        dissociativo de identidade,
        306, 310, 312-315, 317
    do paciente paranoide, 367, 375,
        378-379
    do paciente psicótico, 390-391,
        392-393, 399-400, 423-424
    do paciente traumatizado, 280
Ambivalência
    do paciente com transtorno
        dissociativo de identidade,
        315-316, 328-29
    do paciente deprimido, 203
    do paciente obsessivo-compulsivo,
        87-89, 152, 504-505
    do paciente paranoide, 364-370, 373
    do paciente suicida, 212, 448
    expressa em *e-mail*, 520
    sobre consultoria de saúde mental, 7-8
    sobre o entrevistador homossexual,
        492
Amizades. *Ver* Relações interpessoais
Amnésia. *Ver também* Comprometimento
    da memória
    dissociativa
        no transtorno de estresse
            pós-traumático, 282-283, 286
        no transtorno dissociativo de
            identidade, 306-311, 313-315,
            317, 322, 330-331
    histriônica, 117
    retentividade anal, 91
Andreasen, N., 280
Anotações, 4, 497-502
    anotações "textuais", 497, 499-500
    anotações de prontuário, 471-472
    anotações mentais, 497-498
    como refúgio do contato emocional
        com o paciente, 499
    durante entrevista, distração por, 499
    ênfase de dados históricos *versus*
        processo interpessoal, 498
    gravações de áudio ou vídeo, 499-501
    manejo do supervisor de, 497-502
    perguntas do paciente sobre, 500-501
        com relação à propriedade das
            anotações, 501
    políticas institucionais sobre, 498
    propósitos das, 498
    resposta do paciente deprimido a, 502
    resposta do paciente esquizofrênico a,
        501
    resposta do paciente histriônico a, 502
    resposta do paciente
        obsessivo-compulsivo a,
        500-501
    resposta do paciente paranoide a,
        500-501

Ansiedade, 67, 71
    antecipatória, 71, 226, 234, 248-249
    apresentação de emergência de,
        440-442
        conduzindo a entrevista, 449-450
    castração, 71, 95, 115-116, 124, 368,
        482
    de estranhos, 40, 227, 237-239
    de separação, 40, 111-112, 227, 236-240
    defesas contra, 72
    depressão e, 187
    do paciente antissocial, 337-338, 344
        defesas contra, 341-342
    esquizofrenia e, 394-395
    modelo de relações de objeto da, 227
    modelo psicológico do ego da, 227
    neurótica, 71-72, 226-227
    versus medo, 226
    resistência causada por, 13-14
    sinal, 72, 227
    transtorno de estresse pós-traumático
        e, 290
Ansiedade antecipatória, 71, 226, 234,
    248-249
Ansiedade da castração, 71, 95, 115-116,
    124, 368, 482
Ansiedade de estranhos, 40, 227, 237-239
Ansiedade de separação, 40, 111-112, 227,
    236-240
Ansiedade do entrevistador, 7-8, 21-22,
    25-27
    provocada pelo paciente com
        transtorno de ansiedade,
        252-252
    provocada pelo paciente paranoide,
        381-383
    provocada pelo paciente psicótico, 388
Ansiedade sinal, 72, 227
Antecedentes morais, 43-44
Antidepressivos, 134-135, 184-186,
    236-237, 420, 422-423
Antipsicóticos, 312, 317, 389-390,
    422-423, 433
Anulação, 14, 89, 95-96, 152
Apatia, 421-422
    do paciente com comprometimento
        cognitivo, 424-425
    do paciente deprimido, 187-188, 202
    do paciente psicótico, 391
Aposentadoria, 488-489
Arranjos da vida, 45
Arranjos dos assentos para a entrevista, 49
Arrogância, 6-7, 487, 514
    do paciente histriônico, 114
    do paciente narcisista, 142-148,
        159-162, 361-362
    do paciente obsessivo-compulsivo, 89
    do paciente paranoide, 361-362
Asma, 398-399, 410-412
Aspectos egossintônicos, 18, 36-37, 72-73
    do paciente antissocial, 336-337, 344
    do paciente com transtorno
        dissociativo de identidade, 321
    do paciente hospitalizado, 467-468
    do paciente masoquista, 183

Aspectos estranhos ao ego, 72-74, 121
Associação livre, 59, 176
Assumir risco, 41, 237-238
Ataques de pânico, 57-58, 71, 227-228, 235-236
　apresentação de emergência de, 441-442, 449
　diagnóstico diferencial de, 228
　exemplo de casos de, 30-31, 76-77
　interpretação de, 30-31
　sintomas somáticos de, 235-236
Ataxia social, 92, 369-370
Atuação, 18-21
　definição de, 18, 352
　do paciente antissocial, 352-353
　do paciente *borderline*, 270
　do paciente com transtorno dissociativo de identidade, 329
　do paciente histriônico, 115-116, 118, 138
　do paciente masoquista, 168, 175-176, 178
Auchincloss, E.L., 367
Autoagressão. *Ver* Comportamento autodestrutivo; Tendência suicida
Autoconfiança do entrevistador, 20
Autoconfiança do paciente, 16
　paciente deprimido, 194-195, 198, 202, 213, 217, 440
　paciente fóbico, 231, 238-239, 239-240
　paciente histriônico, 111-112, 124
　paciente narcisista, 143-144
　paciente obsessivo-compulsivo, 97
Autodramatização, 110-112, 118-119, 123-125, 128-131
Autodúvida, 131-132, 152, 180-181, 320
Autoestima do entrevistador, 24, 222
Autoestima do paciente
　chamadas telefônicas e, 506-507, 510-511
　modelo das relações de objeto de, 82
　paciente antissocial, 334, 336, 337-338, 341-343
　paciente *borderline*, 261-262
　paciente com comprometimento cognitivo, 428-429, 433
　paciente de emergência, 454, 457-458
　paciente deprimido, 186, 193, 194-197, 199-200, 202-203, 440-441
　paciente histriônico, 116, 122-123, 133-135
　paciente hospitalizado, 465-466
　paciente masoquista, 173-176, 183
　paciente narcisista, 142, 148, 156
　paciente obsessivo-compulsivo, 90, 92, 94, 97, 174
　paciente paranoide, 364-365, 373-374, 376, 383-384
　paciente psicótico, 408-409
Autofragmentação, medo de, 155, 161-162
Autoimagem do entrevistador, 23
Autoimagem do paciente, 42
　paciente *borderline*, 254-255
　paciente deprimido, 194-197, 199, 261-262

　paciente histriônico, 111-112, 119-120, 134
　paciente paranoide, 199, 359, 367
Autoindulgência, 114-115
Autopercepção do paciente, 56-57
Autopreocupação
　do paciente deprimido, 187-188, 190
　do paciente narcisista, 144-145, 159-160
Autorrepresentação, 194-195
Autorretidão, 139
　do paciente *borderline*, 259
　do paciente masoquista, 174-175, 181
　do paciente paranoide, 360
Autossacrifício
　do paciente deprimido, 190
　do paciente masoquista, 165-167, 174-175
　do paciente paranoide, 363
Avaliação clínica do paciente com comprometimento cognitivo, 432
Avaliação da capacidade, 469-470
Avaliação do estado mental, 32, 46-47, 429-432

B

Babinski, Joseph, 278-279
Barreiras de linguagem, 476
　uso de intérpretes para, 476-479
　　dando instruções para o intérprete, 477-478
　　modificações da entrevista, 478-479
　　questões de transferência e contratransferência, 478-479
　　seleção do intérprete, 476-477
Base teórica, 3
Bergmann, M.S., 289
Blake, William, 305
Bowlby, John, 311
Breuer, Josef, 288, 306, 310-311, 330
Brincadeira de criança, 41
　sexual, 43
Burgess, A.W., 280

C

Câncer, 207-208, 210, 417-418, 421-422, 463, 467-468, 470
　depressão e, 410-412
Carbonato de lítio, 389
Casamento entre pessoas do mesmo sexo, 44-45
Celulares, 514, 517-519
Chamada telefônica inicial, 503, 503-506
Chamadas telefônicas, 4, 503-519
　após a primeira entrevista, 505-507
　com parentes do paciente, 351, 514-515
　contato telefônico inicial do paciente, 503-506
　entre sessões, 49, 507

　fornecimento do número de telefone residencial do entrevistador aos pacientes, 506-507
　interrupções telefônicas durante a entrevista, 503, 507-514
　　decisão de responder às chamadas, 508-509
　　reações do entrevistador a, 513-514
　　reações do paciente a, 509-513
　　　alívio, 509-510
　　　culpa ou sentimentos de inadequação, 510-512
　　　curiosidade, 512
　　　distração, 509-510
　　　empatia, 512-513
　　　inveja ou competição, 511-512
　　　medo, 513
　　　negação, 510-511
　　　prazer, 513
　　　raiva, 509-511
　　　respostas paranoides, 511-512
　　pedido do paciente para usar o telefone do entrevistador, 514
　sessões conduzidas por, 503, 517-518
　　emergências por telefone, 514-516
　　entrevistas por telefone, 515-517
　　sessões de tratamento por telefone, 517-518
　telefones celulares, 514, 517-519
Charcot, Jean-Martin, 278-279, 306, 310
Choro, 6-7, 49
　da criança fóbica, 229
　do bebê, 264, 343-344
　do paciente antissocial, 350
　do paciente com transtorno de pânico, 236
　do paciente de luto, 440-441
　do paciente deprimido, 205-206, 210, 218, 224-225
　do paciente histriônico, 113, 122-123
　do paciente traumatizado, 294-295, 302
Circunstancialidade, 395-396, 425, 428-429
Ciúme, 30-31, 511-512. *Ver também* Inveja
　edipiano (*Ver* Conflitos edipianos)
　paciente *borderline* e, 266-267
　paciente deprimido e, 188-189
　paciente histriônico e, 123, 124, 137
　paciente narcisista e, 155-156
　paciente paranoide e, 363-365, 371
Clarificação, 28-31, 76
　com o paciente antissocial, 348-349
　com o paciente com comprometimento cognitivo, 427, 433
　com o paciente com transtorno de ansiedade, 242, 248-249
　com o paciente deprimido, 213, 217
　com o paciente histriônico, 137
　com o paciente narcisista, 160-161
　com o paciente paranoide, 379, 383-384
　com o paciente psicossomático, 411-414, 418-420

Cleckley, H. M., 332
Clorpromazina, 389
Comportamento
  ameaçador ou agressivo, 32, 451-453
  modelo estrutural da mente e, 77-81
  perspectiva psicodinâmica do, 63-70
  regulação do, 65-66
Comportamento autodestrutivo. *Ver também* Tendência suicida
  abuso de substância e, 290
  do paciente *borderline*, 173, 253, 254-255, 260-263, 265, 269, 270, 273, 275-276
  do paciente com comprometimento cognitivo, 429
  do paciente deprimido, 184-186, 199-200, 212-213, 222
  do paciente histriônico, 126
  do paciente masoquista, 178
  do paciente traumatizado, 282-283, 297-299
Comportamento automutilante. *Ver também* Comportamento autodestrutivo
  do paciente *borderline*, 254-255, 260-262, 265, 270
Comportamento contrafóbico, 234-236
Comportamento criminoso, 265
  do paciente antissocial, 333, 334, 336-339, 342-344, 348-349
  famílias criminosas, 153-154, 336-337
  internação involuntária para, 455-456
Comportamento de autoderrota, 65, 100
  do paciente com comprometimento cognitivo, 426
  do paciente masoquista, 164-166, 173, 178-179, 183
Comportamento/funcionamento sexual. *Ver também* Homossexualidade
  adulto, 43-45
  do paciente *borderline*, 258-259, 271-273
  do paciente histriônico, 114-116
  do paciente idoso, 488
  do paciente masoquista, 164
  do paciente obsessivo-compulsivo, 95-97
  frigidez, 44-45, 72, 114-116, 126-127
  história psicossexual de, 42-43
  impulso sexual, 64-65
  infantil, 42, 64-65
Comportamento manipulativo, 260-262, 350, 451-452
  do paciente antissocial, 332, 333, 335, 341, 348-350, 352-356
  do paciente com crise interpessoal, 451-452
  do paciente com transtorno de ansiedade, 247
  do paciente com transtorno dissociativo de identidade, 330
  do paciente histriônico, 43-44, 110-111, 114, 121-123, 126, 131-133, 140, 152-154, 345
  medo do entrevistador, 137, 139

do paciente masoquista, 176, 182
do paciente narcisista, 143, 145-146, 149, 263
do paciente paranoide, 382-383
do paciente que abusa de substância, 470-471
Comportamento motor do paciente, 7-8
Comportamento sedutor, 6-7, 12-13, 19-20
  da mãe do paciente paranoide, 373
  do paciente *borderline*, 271-272, 275
  do paciente fóbico, 231
  do paciente histriônico, 43-44, 110-116, 118-119, 121-122, 122-125, 128-129, 139-140
Comportamentos ritualizados, 20-21, 66
  de paciente fóbico, 246
  do paciente obsessivo-compulsivo, 65, 88-91, 100, 107, 152
Comprometimento da memória, 47, 488-489. *Ver também* Amnésia
  déficits cognitivos e, 421, 425, 428-429, 431-435
  do paciente de emergência, 359
  estimulando encadeamentos de memória, 428-429
  induzido por eletroconvulsoterapia, 216
  listas/anotações de pacientes com, 16, 102-103
  melancolia e, 191-192
Compulsão à repetição, 20-21, 288
Compulsões, 72-73, 87-88
Comunicação
  do entrevistador inexperiente, 20-23
  não verbal, 6-7
    anotações e, 499-500
    do paciente deprimido, 204
    do paciente obsessivo-compulsivo, 105-106
    do paciente suicida, 448
    silêncio como, 15
  por telefone, 4, 503-519
  resistência expressa por padrões de, 13-17
  significado implícito da, 6-7
  via *e-mail*, 4, 351, 503, 519-521
Comunicação não verbal, 6-7
  anotações e, 499-500
  do paciente deprimido, 204
  do paciente obsessivo-compulsivo, 105-106
  do paciente suicida, 448
  silêncio como, 15
Comunicação por *e-mail*, 4, 351, 503, 519-521
Condição socioeconômica/classe social, 45, 479-480, 482-483
  transtorno de estresse pós-traumático e, 285
Conduzindo a entrevista, 51-62
  com o paciente antissocial, 345-354
  com o paciente *borderline*, 266-273
  com o paciente com comprometimento cognitivo, 426-435

com o paciente com transtorno de ansiedade, 240-248
com o paciente com transtorno dissociativo de identidade, 314-323
com o paciente de emergência, 444-458
com o paciente deprimido, 203-213
com o paciente histriônico, 126-137
com o paciente hospitalizado, 463-472
com o paciente masoquista, 174-181
com o paciente narcisista, 157-159
com o paciente obsessivo-compulsivo, 100-105
com o paciente paranoide, 374-387
com o paciente psicologicamente não sofisticado, 482-486
com o paciente psicossomático, 412-420
com o paciente psicótico, 34-35, 76-77, 399-406
com o paciente traumatizado, 290-298
Confiança no entrevistador, 6-7, 9, 21-22, 33-34, 46, 478-479
  do paciente com transtorno de ansiedade, 234
  do paciente deprimido, 207, 218-219
  do paciente masoquista, 175-176
Confidencialidade, 4-5, 54, 348-352, 386, 427, 486, 500-501, 520-521. *Ver também* Privacidade
Conflito de fidelidade, 486
Conflito obediência-desafio, do paciente obsessivo-compulsivo, 92-93, 152, 361-362
Conflitos edipianos, 12-13, 16-17, 40, 156, 482
  paciente deprimido e, 195-196, 196-197
  paciente histriônico e, 111-112, 115-120, 123-124, 133-136
  paciente masoquista e, 169-170
  paciente obsessivo-compulsivo e, 95, 152
  paciente paranoide e, 372
  paciente psicótico e, 407
  paciente traumatizado e, 325
Conflitos internos, 69-71
Conflitos pré-edipianos, 40. *Ver também* Conflitos edipianos
  paciente histriônico e, 119-120
  paciente obsessivo-compulsivo e, 89
Confrontação, 29-31
  do paciente antissocial, 346-350, 355-356
  do paciente *borderline*, 269-273
  do paciente com transtorno de ansiedade, 248
  do paciente deprimido, 208-209, 220
  do paciente histriônico, 118, 121-122, 130-134
  do paciente narcisista, 160-161
  do paciente obsessivo-compulsivo, 90, 99, 103
  do paciente paranoide, 374-379

do paciente psicossomático, 416-417
Conscienciosidade
  do paciente distímico, 173
  do paciente masoquista, 166-167
  do paciente narcisista, 152-153
  do paciente obsessivo-compulsivo, 87, 89, 92-93
Consciente, 77-79
Conselheiros religiosos, 453, 475-476
Constrangimento do paciente, 7-9, 60-61
  paciente *borderline*, 272-273
  paciente com comprometimento cognitivo, 425
  paciente com transtorno de ansiedade, 227-228, 244-245, 247
  paciente deprimido, 198
  paciente histriônico, 138
  paciente masoquista, 169, 178-179
  paciente narcisista, 143-144, 148, 152, 156-157, 160-161
  paciente obsessivo-compulsivo, 90, 99, 102-104
  paciente paranoide, 383-384
  paciente psicótico, 398-399, 398
  paciente traumatizado, 295
  revelado ao telefone, 505-506, 516
  sobre a história psicossexual, 42, 43
Consulta(s), 60
  chamada telefônica inicial para, 503-506
  chamada telefônica para o paciente após falta na consulta, 507
  chegando cedo para, 47-48
  chegando tarde ou esquecimento
    pelo entrevistador, 26-27, 48-49
    pelo paciente, 19, 47-49, 505-506
  comunicações por *e-mail* sobre, 520
  mudança de horário de, 18-19, 506-507
  para segunda entrevista, 60-61
  tempo de transição entre, 49
  tempo necessário para, 6, 47-48, 94, 102-103
Conteúdo da entrevista, 6-7
Contratransferência, 23-27
  consciência da, 27
  dependente, 24
  exibicionismo causado por, 24
  falha em reconhecer encenações de transferência, 26-27
  identificação excessiva com o paciente, 25-26
  onipotente, 24-25, 182, 223-224, 234-235
  paciente antissocial e, 355-357
  paciente *borderline* e, 27, 274-275
  paciente com transtorno de ansiedade e, 252-252
  paciente com transtorno dissociativo de identidade e, 327-330
  paciente deprimido e, 222-225
  paciente histriônico e, 137-140
  paciente hospitalizado e, 465-466
  paciente idoso e, 488
  paciente masoquista e, 181-182

paciente narcisista e, 161-193
paciente obsessivo-compulsivo e, 99, 106-109
paciente psicologicamente não sofisticado e, 483-485
paciente psicossomático e, 418-419
paciente traumatizado e, 298-304
pacientes homossexuais e, 490-491
recusa em reconhecer as próprias atitudes ou comportamento, 25
relacionada a anotações, 502
relacionada à comunicação eletrônica, 503
relacionada ao uso de intérprete, 478-479
Convulsões, 69-70, 314, 320, 321
  histéricas, 64-65, 120, 306
  no transtorno conversivo, 410-411
Crenças religiosas, 35-36, 43, 89, 172-173, 243-244, 252, 447, 480
  cultura, etnia e, 474-479
  do paciente deprimido, 196-197
  do paciente paranoide, 362
  do paciente psicótico, 390-391, 397, 402
  do paciente traumatizado, 298-299, 302
  estados dissociativos e, 305
  sobre sexualidade, 454
  sobre vida após a morte, 200, 212
Criatividade, 66, 82, 91, 109, 433
Crueldade com animais, 42, 333-335, 386
Culpa do sobrevivente, 289, 298
Curiosidade do entrevistador, 26-27, 57-58
  com o paciente com experiência diferente, 474-475, 490
  com o paciente obsessivo-compulsivo, 94
  com o paciente psicossomático, 418, 420
  com o paciente psicótico, 392-393, 403
  com o paciente traumatizado, 303-304
Curiosidade do paciente, 37, 47-48, 109, 208-209, 273, 481
  estimulação de, 16-17, 56-58
  paciente antissocial, 354-355
  paciente psicossomático, 415, 416-417
  sobre a orientação sexual do entrevistador, 493
  sobre interrupções telefônicas, 512
  sobre o processo de supervisão, 500-501
Custo do tratamento. *Ver* Honorários

D

Dados de entrevista, 6-32
  afeto e pensamento, 6-7
  conteúdo e processo, 6-6-7
  entrevistador, 20-21-32
    contratransferência, 23-27
    entrevistador inexperiente, 20-23
    paciente especial, 27-28

  papel, 28-32
  introspectivos e inspectivos, 6-7
  paciente, 7-21
    psicodinâmica, 8-9
    resistência, 13-21
    psicopatologia, 7-9
    pontos fortes da personalidade, 8-9
    transferência, 9-13-14
Dados inspectivos, 6-7
Dados introspectivos, 6-7
Delírios somáticos, 371, 392-393, 412-413, 443
Delírios, 32, 75
  de ciúmes, 364-365, 371
  definição de, 369-370
  do paciente *borderline*, 261-262
  do paciente com comprometimento cognitivo, 424-425, 430
  do paciente com transtorno dissociativo de identidade, 317
  do paciente deprimido, 185, 187-192, 212-213
  do paciente maníaco, 392-393
  do paciente obsessivo-compulsivo, 88-89
  do paciente paranoide, 345, 359-360, 363-369, 371-381, 382-383
    com esquizofrenia, 368-369
    desafiando os, 379-380
    diferenciando da realidade, 380, 383-385
  do paciente psicótico, 388, 390-394, 397-400, 412-413
    perguntando sobre, 401-404
  erotomaníacos, 370-371
  grandiosos, 363-366, 368-371, 393-394
  niilistas, 393-394
  persecutórios, 364-366, 368-371, 392-393
  perspectiva psicodinâmica dos, 368-369
  somáticos, 371, 392-393, 412-413, 443
    parasitose, 412-413
Delirium, 421-425. *Ver também* Paciente com comprometimento cognitivo
  abstinência de álcool, 463
  apresentação clínica de, 421-425
  comórbido com demência, 421-423
  contratransferência e, 434-435
  em paciente hospitalizados, 421-423, 463-464, 470-471
  entrevista do paciente com, 426-435
  etiologia de, 421-423
  subdiagnóstico de, 422-423
Delirium tremens, 450
Demência, 421-422, 424-426. *Ver também* Paciente com comprometimento cognitivo
  apresentação clínica de, 425-426
  contratransferência e, 434-435
  de Alzheimer, 303-304, 421, 424-425, 433-434
  delirium comórbido com, 421-423
  em pacientes hospitalizados, 470-471

entrevistando o paciente com, 426-435
plano de tratamento de emergência
    para, 442
Depressão
    doença clínica e, 410-411, 461-462
    "mascarada", 184-186
    patologia *borderline* e, 262-263
    patologia paranoide e, 363
    prevalência de, 184
    transtorno de estresse pós-traumático
        e, 290
    transtorno dissociativo de identidade
        e, 307-308
    transtorno de ansiedade e, 251-252
Depressão neurótica, 192-193
Depressões de aniversário, 194
Desafio
    a figuras de autoridade, 21-22
    do paciente antissocial, 344
    do paciente obsessivo-compulsivo, 90,
        92-98, 106-107, 152, 345,
        361-362
    do paciente passivo-agressivo, 174
    pagamento de honorários e, 50
    silêncio causado por, 15
    do paciente com transtorno
        dissociativo de identidade,
        317-319, 322-327
    contratransferência e, 327
    de paciente paranoide, 360-364,
        374-378, 381-383
    de paciente psicossomático, 414
    do paciente deprimido, 195-196
    do paciente masoquista, 171-172
    do paciente narcisista, 144-145,
        159-160
    do paciente obsessivo-compulsivo,
        95-97, 100, 104
    do paciente psicótico, 76
    do paciente traumatizado, 291-292
    história conjugal e, 44-45
Desconfiança, 9, 52-53, 72-74,
    500-501
    confidencialidade e, 54
    do paciente antissocial, 342-343, 346-
        349, 353-356
    contratransferência e, 357
    do paciente *borderline*, 268
    do paciente com comprometimento
        cognitivo, 427-428
    do paciente com transtorno
        dissociativo de identidade,
        317-319, 322-327
    contratransferência e, 327
    do paciente paranoide, 65, 359-364,
        374-378, 381-383
    do paciente psicossomático, 414
    do paciente deprimido, 195-196
    do paciente masoquista, 171-172
    do paciente narcisista, 144-145,
        159-160
    do paciente obsessivo-compulsivo,
        95-97, 100, 104
    do paciente psicótico, 76, 388
    do paciente traumatizado, 291-292

história conjugal e, 44-45
Desenvolvimento da criança de 1 a 3
    anos, 40-41
Desenvolvimento da criança, 40-42
Desenvolvimento do adolescente, 42
Desenvolvimento do bebê, 40-41
Deslocamento, uso de, 9, 72, 79-80, 82
    pelo paciente antissocial, 341, 352
    pelo paciente deprimido, 188-189
    pelo paciente fóbico, 230-231, 233, 234,
        241, 250
    pelo paciente histriônico, 130
    pelo paciente obsessivo-compulsivo,
        95-96
Despersonalização, 32, 75
    paciente *borderline* e, 261-262
    paciente com transtorno dissociativo
        de identidade e, 314
    paciente com transtorno de pânico e,
        236, 243-244
    paciente deprimido e, 187-188
    paciente traumatizado e, 283-285
Desrealização, 75
    paciente *borderline* e, 261-262
    paciente com transtorno de pânico e,
        236
    paciente traumatizado e, 283-285
Desvalorização, 43-44, 319
    do terapeuta homossexual, 493-494
    pelo paciente *borderline*, 253-258,
        262-263, 268, 274
    pelo paciente com transtorno
        dissociativo de identidade, 327
    pelo paciente narcisista, 149, 151,
        153-154, 159-162, 259,
        262-263
    pelo paciente obsessivo-compulsivo,
        105
Determinismo psiquiátrico, 64-65
Deutsch, Helene, 254
Devaneios, 39
    de Sade, Marquês, 164-165
    do paciente histriônico, 117-119
Diferenciação de *self*-objeto, 154
Direitos do paciente, xi
Distimia, 154, 173, 184, 186
Distrações durante a entrevista, 49
    anotações e, 499
    causadas por interrupções telefônicas,
        508-511, 514
    com paciente antissocial, 356
    com paciente com comprometimento
        cognitivo, 426, 427
    com paciente hospitalizado, 460
Divisão, uso de
    pelo paciente bipolar, 314
    pelo paciente *borderline*, 274, 372
    pelo paciente com transtorno
        dissociativo de identidade,
        306, 308, 310-312, 314,
        327-328
    pelo paciente histriônico, 111-112
    pelo paciente hospitalizado, 462
Divórcio, 44-45
Doença clínica

    delirium causado por, 421-422
    paciente hospitalizado, 459-472
    psicodinâmica da, 411-413
        no paciente hospitalizado, 460-462
    reações psicológicas à, 410-412, 460
        negação, 460-462
Doença de Alzheimer, 303-304, 421,
    424-425, 433-434
Doença de Parkinson, 228
Doença intestinal inflamatória, 228,
    411-412
Doenças psiquiátricas prévias, 39
Dor torácica, 460-461
    em transtorno de pânico, 77, 236,
        243-244, 462
    "pseudocoronária", 450-451
Dramatização, 9, 18
    pelo paciente fóbico, 22, 234-235
    pelo paciente histriônico, 110-112,
        118-119, 123-125, 128-131,
        345
    pelo paciente psicossomático, 411-412
"Dupla consciência", 306, 310-311
Duração das entrevistas, 6, 47-48, 94,
    102-103
Duração do tratamento, 51, 60

E

ECT (eletroconvulsoterapia), 216
Efeito placebo, 215-216
Ego, 5, 41, 66, 78-80
    do paciente antissocial, 334, 336-337,
        343-344
    do paciente *borderline*, 254-257, 264,
        269-270, 272-273
    do paciente com experiência diferente,
        486
    do paciente com transtorno de
        ansiedade, 227, 247
    do paciente confuso, 441-442
    do paciente de emergência, 440
    do paciente deprimido, 194-198,
        212-213, 220
    do paciente histriônico, 110-111, 116,
        117, 121-123, 134-135, 139
    do paciente hospitalizado, 466-468
    do paciente narcisista, 143-144, 150
    do paciente obsessivo-compulsivo, 89
    do paciente paranoide, 366, 368-372,
        381
    do paciente psicótico, 34-35, 75, 388,
        392-393, 401-402
    do paciente suicida, 212
    papel no comportamento, 80
    parte observadora do, 26-27, 31
    "regressão adaptativa a serviço do ego",
        66
Eletroconvulsoterapia (ECT), 216
Emergências psiquiátricas. *Ver* Paciente
    de emergência
Emoções do entrevistador, 6-7, 100-101
    contratransferência e, 23-27
Emoções do paciente, 6-8. *Ver também*
    Afeto(s)

em resposta às interpretações, 31
paciente *borderline*, 255-257
paciente histriônico, 17, 110-113
  como defesa, 118-119, 134-135
paciente obsessivo-compulsivo, 90, 92-93, 150-151
  emoções após o fato, 96-97
  nomeações de, 105
  uso de emoções-símbolo, 96-97
paciente psicótico, 393-396
transferência e, 9-14
Emoções e psicodinâmica, 67
Empatia do entrevistador, 19, 38, 54, 66, 89. *Ver também* Respostas empáticas do entrevistador
  com o paciente *borderline*, 262-263, 267-276
  com o paciente com comprometimento cognitivo, 428-429, 434-435
  com o paciente com experiência diferente, 476, 490
  com o paciente com transtorno dissociativo de identidade, 321, 327-329
  com o paciente deprimido, 192-193, 204, 222-225
  com o paciente fóbico, 229-230, 233
  com o paciente histriônico, 130, 131-134, 139
  com o paciente hospitalizado, 467-468
  com o paciente masoquista, 165-166, 176-183
  com o paciente narcisista, 158, 159-162, 193
  com o paciente obsessivo-compulsivo, 94, 105-109
  com o paciente paranoide, 376-377
  com o paciente psicótico, 75-76, 388-390, 394-395, 399-402, 405-408
  com o paciente traumatizado, 290-291, 294-295, 299-300
Empatia, falta de
  pelo paciente antissocial, 333, 335, 337-338, 344
  pelo paciente narcisista, 142- 147, 154, 155-157, 344
Emulação do terapeuta, 11-12
Encaminhamento para entrevista, 51-53, 503-505
  do paciente de emergência, 445-446
  do paciente hospitalizado, 464, 468, 469
  do paciente paranoide, 381
  do paciente psicossomático, 412-414
  do paciente traumatizado, 291-292, 295
  pelo entrevistador homossexual, 491
Encenação
  pelo paciente esquizofrênico, 394-395, 408-409
  pelo paciente histriônico, 118-119
Encontrando o paciente, 52-53
  desenvolvendo *rapport*, 52-54

encontros casuais fora da entrevista, 51-52
"Energia psíquica", 64
Entrevista clínica, 4-5. *Ver também* Entrevista psiquiátrica
Entrevista diagnóstica, 5, 22-23, 58
Entrevista inicial, 6, 52-53-60
Entrevista médica, 4-5
Entrevista psiquiátrica, 4-5
  arranjos dos assentos para a, 49
  conduzindo a, 51-62
  confidencialidade da, 4-5, 54, 348-352, 386, 427, 486, 500-501, 520-521
  conteúdo da, 6-7
  dados da, 6-32
  diferenças da entrevista clínica geral, 4-5
  encontro casual com o paciente fora da, 51-52
  entrevistas diagnósticas e terapêuticas, 5-6, 58
  expectativas pré-entrevista para, 51-53
    entrevistador, 51-53
    paciente, 51-52
  fase de abertura da, 52-54
  fase de encerramento da, 57-60
  fase intermediária da, 55-58
  fatores de tempo para, 47-49
  final, 6, 60-62
  honorários para, 49-51
  importância da, 63
  inicial, 6, 52-60
  privacidade da, 49
  processo da, 6-7
  revelação ou dissimulação do paciente na, 4-5
  término precoce da, 60
  uso do primeiro nome com os pacientes, 11-14, 52-53, 271-272, 427-428
  via telefone, 515-517
  voluntariedade da, 4-5
Entrevista terapêutica, 5-6, 58
Entrevistador, 20-32
  como ideal de ego para o paciente, 11-12
  comportamento de "cortejo" do, 9
  desenvolvendo *rapport* com o paciente, 52-54 (*Ver também* Aliança terapêutica; Relacionamento médico-paciente)
  escolha do paciente do, 51-52
  fantasias de resgate do, 275, 299-301, 329, 346
  inexperiente, 20-21-23
  modo de se relacionar do paciente com o, 6-7
  paciente especial do, 24, 27-28
  papel do, 28-32
  perguntas sobre a vida pessoal do, 10-11
  responsividade do, 8-9
  respostas de contratransferência do, 23-27

treinamento do, 3, 4
uso do primeiro nome com os pacientes, 11-14, 52-53, 271-272, 427-428
uso terapêutico do *self*, 21-22
Entrevistador não julgador, 28
Entrevistador onipotente
  contratransferência e, 24-25, 182, 223-224, 234-235
  paciente histriônico e, 113, 135-136
  transferência e, 9, 11, 13-14, 221, 252, 384
Entrevistas posteriores, 6, 60-62
Erikson, E., 466-467
Escalas de avaliação, 46, 63
Escravidão sexual, 164-165
Espelhamento
  do estado do bebê pela mãe, 264
  parental, 154-157, 265, 461-462
  pelo paciente antissocial, 351
  pelo paciente narcisista, 157, 160-161
  transferência, 142, 160-161
Esquizofrenia, xi-xii, 75. *Ver também* Paciente psicótico
  curso da, 393-394
  fase aguda da, 392
  fase não aguda da, 393-399-400
    asserção, agressão e luta por poder e controle, 398
    perturbações das relações interpessoais, 398
    perturbações de afeto, 393-396
    perturbações do comportamento, 397-398
    perturbações do pensamento, 395-397
    suicídio e violência, 399-400
  hipocondria e, 368
  paranoide, 77, 368-369, 373-374
  pseudoneurótica, 253, 254
  sintomas positivos e negativos da, 390-391
  delírios e alucinações, 392-393
  uso da intelectualização na, 16
  uso do humor na, 198
  versus transtorno dissociativo de identidade, 312-313
Estabelecendo limites, 31-32
  com o paciente antissocial, 352-353
  com o paciente *borderline*, 270-272
  com o paciente histriônico, 138
  com o paciente narcisista, 154
Estados de possessão, 305
Estados de transe, 305
Estilo de linguagem, 6-7
  do paciente obsessivo-compulsivo, 102-103
Estudos sobre a Histeria, 236-237, 310
Etnia, 10, 51-52, 478-479
  classe social e, 479
  definição de, 474-475
  diferenças entre paciente e entrevistador, 474-475
  racismo e, 475-476
  risco de suicídio e, 449

Euforia
   do paciente antissocial que abusa de substância, 342-343
   do paciente maníaco, 198, 390-391
   do paciente paranoide, 370-371
   do paciente psicótico, 388
Evitação, uso de
   pelo paciente com transtorno de ansiedade, 245-246
      agorafobia, 227-228
      fobia, 228-235
      interpretação da, 250, 251
      na entrevista, 247-249
      transtorno de pânico, 239-240, 240
   pelo paciente obsessivo-compulsivo, 95-96, 100-101
   pelo paciente traumatizado, 288, 299-300
      transtorno de estresse agudo, 284-286
      transtorno de estresse pós-traumático, 282-285
Evitação de dano, 41, 237-238
Exame físico, 32
Exame psiquiátrico, 32-52
   estado mental, 32, 46-47, 429-432
   formulação terapêutica baseada no, 47
   história psiquiátrica, 32-46
Exibicionismo, 82-83
   pelo entrevistador, 24, 500-501
   pelo paciente fóbico, 231, 240, 243-244
   pelo paciente histriônico, 110-112, 127-128
   pelo paciente narcisista, 124-125, 160-162
Experiências na escola, 41-44
Exposição ao combate, 277-280, 285, 288, 289, 290, 325, 367. *Ver também* Paciente traumatizado
Êxtase sexual, 164-165
Externalização, uso de, 481-483
   pelo paciente *borderline*, 253, 266-267
   pelo paciente histriônico, 121-122
   pelo paciente paranoide, 366
   pelo paciente traumatizado, 287, 290-291

F

Facebook, 503-503-504
Fairbairn, W.R.D., 172-173
Falret, J., 254
Família. *Ver também* Pais/criação
   atitude em relação a e noção da doença do paciente, 45
   chamadas telefônicas com, 351, 514-515
   comunicação por *e-mail* com, 520
   conflitos edipianos na (*Ver* Conflitos edipianos)
   de paciente com comprometimento cognitivo, 422-427, 433-435
   do adolescente delinquente, 344
   do paciente antissocial, 344, 351-352
   do paciente de emergência, 444-446, 455
   do paciente deprimido, 202-204, 207, 214, 219-221, 455
   do paciente fóbico, 231, 238-240, 247
   do paciente histriônico, 114, 118-124, 131-134
   do paciente hospitalizado, 467-468
   do paciente paranoide, 369-370, 372-374
   do paciente psicossomático, 416
   do paciente psicótico, 393-394, 408
   efeito dos sintomas do paciente na, 37-38
   experiência religiosa, cultural e moral da, 43-44, 474-475, 478-480
   famílias criminosas, 153-154, 336-337
   uso como intérprete do paciente, 477-479
Fantasias
   de perigo, 67, 71, 78
   de proteção mágica, 67
   do paciente antissocial, 342-343, 348-349, 354-355
   do paciente *borderline*, 266-267, 271-274
   do paciente com transtorno de ansiedade, 243-245
   do paciente com transtorno dissociativo de identidade, 309
   do paciente deprimido, 188-189, 195-196, 199, 202-203, 216
   do paciente histriônico, 114-123, 126-127, 133, 137, 345
   do paciente masoquista, 114-115, 164-176, 179-180
   do paciente narcisista, 143-147, 150, 155, 157, 263
   do paciente obsessivo-compulsivo, 90, 96-97, 101-103
   do paciente paranoide, 360, 363, 366, 368-374, 384, 512
   do paciente psicossomático, 417-418
   do paciente psicótico, 392, 398-399-397, 407
   do paciente suicida, 210, 449
   do paciente traumatizado, 278-279, 289-295, 298-299, 302-304, 306
   edipiana (*Ver* Conflitos edipianos)
   memórias de, 69
   modelo de relações de objeto de, 81
   perguntando sobre, 39, 41
   perspectiva psicodinâmica de, 63, 67, 69
   sexual (*Ver* Fantasias sexuais)
   sobre o entrevistador, 6-7, 10, 14, 18, 31, 354-355, 384
Fantasias de pigmalião, 25-26
Fantasias sexuais, 44-45, 66, 71, 476, 488
   adolescentes, 43
   do paciente *borderline*, 266-267, 272-274
   do paciente histriônico, 137
   do paciente masoquista, 165-170, 173-174
   do paciente obsessivo-compulsivo, 90
   homossexualidade e, 491, 493
Fase de abertura da entrevista, 52-54
Fase de encerramento de entrevista, 57-60
Fase intermediária da entrevista, 55-58
Fatores culturais, 43, 473-476, 474-476.
   Ver também Paciente com experiência diferente
   definição de cultura, 474-475
   em resposta a problemas psicológicos, 475-476
   estados dissociativos e, 305
   sofisticação psicológica e, 481-482
   subculturas, 480-481
Fatores genéticos, xi-xii, 63, 75
   compulsão à repetição e, 20-21
   depressão e, 193, 236-237
   interações gene-ambiente, xii
   mania e, 198
   medo e, 226
   no modelo psicológico do *self*, 82
   psicogenética, 46, 47
   psicopatologia *borderline* e, 254-255, 262-264
   psicopatologia paranoide e, 372
   psicose e, 401-402
   tendência suicida e, 200
   transtorno da personalidade antissocial e, 333
   transtorno de estresse pós-traumático e, 285
   transtornos de ansiedade e, 236-238
Fatores precipitantes da doença atual, 37
Fatores temporais
   alterando o horário da consulta, 18-19, 506-507
   duração das entrevistas, 6, 47-48, 94, 102-103
   duração do tratamento, 51, 60
   relacionados ao entrevistador, 26-27, 48-49, 381
   relacionados ao paciente, 18-19, 47-49
      chegar atrasado ou esquecer as consultas, 19, 47-49, 505-506
      falta de preocupação do paciente histriônico com a pontualidade, 110-111, 114
      pontualidade do paciente obsessivo-compulsivo, 73-75, 89, 92-93
   transição entre entrevistas, 49
Ferenczi, Sándor, 306
Férias do entrevistador, 222-223, 246, 260, 352, 381-382
Fixação, 66
Flashbacks
   do paciente com transtorno dissociativo de identidade, 309, 312, 328
   transferência de *flashback*, 324
   do paciente traumatizado, 280, 282-286, 288, 290-291
"Fobia de câncer", 229-230
Fobia escolar, 239-240
Formação reativa, uso de, 48-49
   pelo paciente deprimido, 212-213

Índice

pelo paciente obsessivo-compulsivo, 89, 109
pelo paciente paranoide, 364-366, 369-370, 373
Formulação de caso, 4, 47-48, 499
Formulação psicodinâmica, 4, 47, 63-64
  teoria das relações de objeto e, 82
Formulação terapêutica, 47-48
Franqueza sobre erros, 25
Freud, Anna, xi-xii, 289
Freud, Sigmund, 3, 64-65, 68-69, 76, 161-162
  Além do princípio do prazer, 288
  conceito de realidade, 80
  modelo topográfico de, 77-78
  o caso do Homem dos Lobos de, 254
  o caso do Homem dos Ratos, 89
  sobre ansiedade neurótica, 226-227
  sobre fenômenos dissociativos, 306, 310
  sobre histeria, 236-237, 278-279, 288, 310-311
  sobre masoquismo, 164-166
  sobre narcisismo, 141
  sobre paranoia, 364-365
  teoria estrutural de, 78-80
Frigidez, 44-45, 72, 114-116, 126-127
Fromm-Reichmann, Frieda, 389
Frosch, John, 254
Fúria. *Ver também* Raiva/hostilidade do paciente
  causada por interrupções telefônicas, 510-511
  do paciente antissocial, 338, 339, 345
  do paciente *borderline*, 255-256, 258, 263, 269, 275-276, 520-521
  do paciente com transtorno dissociativo de identidade, 311
  do paciente deprimido, 200, 218, 218-219, 454
  do paciente erotomaníaco, 370-371
  do paciente histriônico, 115-116, 117, 123, 126
  do paciente masoquista, 170-172, 177-182
  do paciente narcisista, 142-144, 150, 158, 161-162, 169, 263
  do paciente obsessivo-compulsivo, 90, 92-97, 105
  do paciente paranoide, 361-367, 373
    esteroides anabólicos e, 371
  do paciente psicossomático, 410, 419
  do paciente psicótico, 398
  do paciente suicida, 200
  do paciente traumatizado, 280, 294-295, 325, 298
  medo de infância, 238-239
  supressão da, 70-71

G

Gabbard, Glen, xii, 111-112
Ganhos secundários, 29-30, 38, 72-73
  exemplos de caso de, 30-31, 38
  paciente fóbico e, 230-231, 235-236, 246-247, 250

paciente histriônico e, 116, 121-122, 131135
paciente psicossomático e, 410, 415-419
paciente psicótico e, 398-399
transtorno dissociativo de identidade factício e, 314
Generalização, 16-17
Generations of the Holocausto, 289
Grandiosidade
  da personalidade hipomaníaca, 153-154
  do paciente com transtorno de ansiedade, 235-236
  do paciente deprimido, 188-189, 199, 222-223
  do paciente histriônico, 133
  do paciente masoquista, 167, 179-180
  do paciente narcisista, 126-127, 133, 142-147, 151, 155-162, 263, 266
  do paciente obsessivo-compulsivo, 97, 98, 107
  do paciente paranoide, 359, 361-373, 379, 384, 385
  do paciente psicopático, 333
  do paciente psicótico, 391, 393-394
  na infância, 82
Gravações de áudio da entrevista, 499-501
Gravações de vídeo da entrevista, 499-501
Grinker, Roy, 254-255, 279
Gunderson, J.G., 254-255, 262-263

H

Hare, R. D., 333
Herman, J. L., 280
Heterossexismo, 489
Hipertensão, 411-412
Hiperventilação, induzida por ansiedade, 77, 243-244, 441-442, 449
Hipervigilância
  do paciente narcisista, 159-160
  do paciente paranoide, 238-239, 359, 366
  do paciente traumatizado, 279, 282-288
Hipocondria
  do paciente com comprometimento cognitivo, 425
  do paciente de emergência, 443
  do paciente deprimido, 187, 189-190, 197, 207-208, 517-518
  do paciente fóbico, 229-230, 22
  do paciente narcisista, 144-145
  do paciente paranoide, 368-371
  do paciente psicossomático, 416-417
  do paciente psicótico, 392-393
  transtornos associados com, 368
Hirschman, L., 280
Histeria, 64-65
  diagnósticos do DSM associados com, 306-307
  estudos de Breuer e Freud de, 236-237, 310-311
  transtorno dissociativo de identidade e, 305, 310-311

traumática, 278-279, 310-311
História conjugal, 44-45, 53, 55
História da doença atual, 36-38
  fatores precipitantes, 37
  impacto da doença do paciente, 37-38
  início, 36-37
História do desenvolvimento, 39-45. *Ver também* História pessoal do paciente
História educacional, 41-44
História familiar, 4-5, 29-30, 45
  do paciente bipolar, 262-263
  do paciente perigoso, 385
  do paciente traumatizado, 285
  dos pacientes psicossomáticos, 413-414
História médica, 4-5, 32-33
História militar, 45
História ocupacional, 43-44
História paralela, 37, 208-209, 414
História pessoal do paciente, 39-45
  antecedentes religiosos, culturais e morais, 43-44
  fase adulta, 43-45
    história conjugal, 44-45
    história familiar, 45
    história militar, 45
    história ocupacional e educacional, 43-44
    relações sociais, 43-44
    sexualidade, 43-45
    situações sociais atuais, 45
  fase final da infância, 42
  fase inicial da infância, 40-41
  fase intermediária da infância, 41-42
  história pré-natal, 39-40
  história psicossexual, 42-43
História pré-natal, 39-40
História psicossexual, 42-43. *Ver também* Comportamento/funcionamento sexual
História psiquiátrica, 32-46
  organização de dados para, 34-45
  doenças psiquiátricas prévias, 39
  história da doença atual, 36-38
  história pessoal, 39-45
  identificação preliminar, 34-36
  queixa principal, 35-37
  revisão psiquiátrica de sistemas, 38-39
  propósito da, 32-33
  técnicas para obtenção, 33-35
    com paciente psicótico, 34-35
    questionários, 33-34
    treinamento em, 34-35
HIV/AIDS, 417-418, 491
Hoch, P., 254
Holstrom, L., 280
Homofobia, 491
Homossexualidade, 489-494
  adolescente, 43, 187-188, 440-441
  ansiedade sobre, 440-441
  casamento ou relacionamentos estáveis entre pessoas do mesmo sexo, 44-45

entrevistador e paciente homossexuais, 491-494
medo do paciente da revelação da, 54, 187-188
paciente *borderline* e, 271-272
paciente histriônico e, 118-119, 124
paciente paranoide e, 77, 364-367, 372-375, 384
questões de transferência e contratransferência relacionadas com, 490-491
remoção do rótulo psicopatológico da, 489
Honorários, 49-51, 60
cobertura de seguro para, 47-48, 59, 520
discussão com o paciente obsessivo--compulsivo, 105, 504-505
falhar ou esquecer de pagar, 19
Hospitalização
do paciente paranoide, 374-375, 378-379
do paciente suicida, 209-210, 449
insistência do paciente na, 454
involuntária, 455-456, 471-472
medos do paciente da, 456-457
obtendo o suporte da família para, 455-456
para psicose, 77
Humor, uso de
com o paciente deprimido, 187, 204, 214
com o paciente hospitalizado, 453, 465-467
com o paciente maníaco, 198
com o paciente masoquista, 178
com o paciente narcisista, 146-147
com o paciente obsessivo-compulsivo, 92-93
com o paciente paranoide, 382-383
paciente com comprometimento cognitivo e, 428-429
serviços de intérprete e, 477

I

Id, 78-79-80, 81
Idade do paciente
determinação durante contato telefônico, 516
diferenças entre idade do entrevistador e, 487-489
transferência e, 12-13
Ideal de ego, 78, 79-80
do paciente deprimido, 194-195
do paciente histriônico, 122-124
do paciente narcisista, 143-144, 158
do paciente paranoide, 383-384
terapeuta como, 11-12, 507
Identificação, uso de, 40, 99
pelo paciente antissocial, 343-344
pelo paciente *borderline*, 266
pelo paciente deprimido, 195-197
pelo paciente fóbico, 244-245
pelo paciente histriônico, 118-124, 134
pelo paciente masoquista, 171-172

pelo paciente paranoide, 368-369, 373
pelo paciente psicossomático, 416
pelo paciente traumatizado, 289, 298-299, 302-303
Identificação com o agressor, 289, 294-295, 302-303, 373
Identificação do gênero, 41
Identificação excessiva com o paciente, 25-26
Ilusões, 75, 425
Imagem cerebral, xi-xii
no comprometimento cognitivo, 421, 432
no transtorno de estresse pós-traumático, 8-9, 287
Impacto da doença do paciente, 37-38
Impulsividade, 42, 72-73
como fator de risco de transtorno de estresse pós-traumático, 287, 290-291
do paciente antissocial, 262-263, 333-334, 338, 341-342
do paciente bipolar, 262-263
do paciente *borderline*, 126, 253-263, 269, 270, 273
do paciente histriônico, 110-11 , 126-127
do paciente narcisista, 150, 158
suicídio e, 261-262, 210, 429, 450
Impulsos, 64-65, 68, 81
controle do ego de, 78
do paciente agressivo, 451-452, 455-456
do paciente antissocial, 334, 336-338, 341-342, 352, 355-356
do paciente *borderline*, 260-261, 271-272, 275
do paciente com transtorno de ansiedade, 227, 228, 231-239, 243-245, 248, 440-442, 450
do paciente com transtorno dissociativo de identidade, 311, 314, 327-329
do paciente confuso, 441-442
do paciente deprimido, 198, 203, 214, 448, 454
do paciente histriônico, 119-120, 123
do paciente homicida, 386-387, 516
do paciente narcisista, 152
do paciente obsessivo-compulsivo, 95-96
do paciente paranoide, 360-366, 370-374, 378-379, 386-387
do paciente suicida, 199-200, 209-212, 260-261, 448, 455-456, 516
hospitalização como proteção contra, 454-457
id e, 78-80
masturbatórios, 398-399
motivação e, 64
sexuais, 71-72, 78, 233, 364-365, 373-374, 440-441, 450
Impulsos sexuais
ansiedade e culpa por, 78
ataque de pânico e, 450
homossexuais, 364-365

inibição de, 71
na puberdade, comportamento paranoide e, 373-374
projeção de, 72, 233, 364-365
repressão de, 72
Incendiar, 42, 334-335, 340, 386
Incesto, 43, 115-116, 123, 236-237, 372
paciente *borderline* e, 266, 275-276
vítimas de, 280, 293-294
Incoerência, 388, 392, 395-396, 405-406, 450
Inconsciente, 77-79
dinâmico, 64-65
Indecisividade
do paciente deprimido, 185
do paciente obsessivo-compulsivo, 87-91, 98, 152-153
sobre agendamento de consultas, 504-505
Informações de identificação do paciente, 34-36, 53, 55
folha de resumo de, 33-34, 53
Inibições sexuais, 64-65, 71, 72
do paciente obsessivo-compulsivo, 95-97
Inibidores seletivos de recaptação de serotonina, 422-423
Início da doença atual, 36-37
Insegurança do entrevistador novato, 20-23
Insônia. *Ver* Padrões/perturbações do sono
Instinto de morte, 288
Intelectualização, uso de, 16-17, 482
pelo entrevistador, 26-28
pelo paciente histriônico, 16, 115-116, 130, 135-136, 139-140
pelo paciente narcisista, 144-145
pelo paciente obsessivo-compulsivo, 89, 102-103, 150-151
Interpretação(ões), 29-31
completa, 29-30
curso temporal da, 30-31
especificidade da, 30-31
etapas preliminares da, 29-30
exemplo de casos de, 29-31
impacto sobre a aliança terapêutica, 31
impacto sobre o paciente, 31
objetivos da, 29-31
reação do paciente antissocial a, 352-353
reação do paciente com transtorno de ansiedade a, 248-250
reação do paciente deprimido a, 218-219
reação do paciente masoquista a, 175-177, 218
reação do paciente paranoide a, 383-385
reação do paciente psicótico a, 406-408
rejeição do paciente a, 31
Intérpretes, 476-479
aspectos da transferência e contratransferência com uso de, 478-479

dando instruções aos, 477-478
modificações da entrevista para uso de, 478-479
seleção de, 476-477
Intervenção onipotente, 187-188, 216, 453
Introjeção, uso de, 29-30
  pelo paciente deprimido, 196-197
  pelo paciente paranoide, 372
Introjetos do ego, 196-197
Inveja. *Ver também* Ciúme
  paciente antissocial e, 344, 355-356
  paciente com experiência diferente e, 480, 493
  paciente deprimido e, 190, 222-223
  paciente fóbico e, 230-231
  paciente histriônico e, 119-120, 122-123, 126-127, 139
  paciente masoquista e, 175-176, 181
  paciente narcisista e, 143-145, 149, 153-158, 161-162
  paciente paranoide e, 362, 373-374
  relacionada a interrupções telefônicas, 511-513, 519
  versus ciúme, 155-156
Irmão(s)
  morte de, 40-41
  relações na infância com, 40-41
Irrelevância, 395-396
Isolamento emocional. *Ver também* Retraimento social
  do paciente antissocial, 342-343
  do paciente narcisista, 150
  do paciente obsessivo-compulsivo, 90-92, 95-96, 100-101, 109, 151
  do paciente psicótico, 394-395
Isolamento, uso de. *Ver também* Retraimento social

J

Janet, Pierre, 278-279, 308, 310
Jucovy, M.E., 289
Julgamentos críticos, medo de, 7-8

K

Kardiner, Abram, 279-281
Kempe, C.H., 280
Kempe, R.S., 280
Kernberg, Otto, 254
Klein, Melanie, 371-372
Kluft, Richard, 327, 329
Knight, Robert, 254
Knox, Ronald, 305
Kohut, Heinz, 158, 323, 326
Kracke, W., 474
Kraepelin, E., 332
Krafft-Ebing, E.F., 164-164-165
Krystal, Henry, 280, 289

L

La belle indifférence, 121
Lacunas do superego, 343-344
Lifton, Robert, 280

Loewenstein, R.J., 324
Lutas de poder, 18, 25-26, 40
  paciente com experiência diferente e, 488-489, 493
  paciente obsessivo-compulsivo e, 93-98, 102-109
  paciente paranoide e, 367
Luto, 194

M

Manual diagnóstico e estatístico de transtornos mentais (DSM-5), xi-xii, 59
  episódio depressivo maior no, 184-185
    com características atípicas, 191-192
  transtorno da personalidade antissocial no, 333-334
  transtorno da personalidade *borderline* no, 254-255
  transtorno da personalidade histriônica no, 110-111
  transtorno da personalidade narcisista no, 143-144
  transtorno da personalidade obsessivo-compulsiva no, 87-88
  transtorno da personalidade paranoide no, 357-359
  transtorno de conduta em, 333-335
  transtorno depressivo persistente (distimia) em, 184, 186
  transtorno dissociativo de identidade no, 306-308
  transtorno obsessivo-compulsivo no, 87-89
  transtornos de ansiedade no, 226
    agorafobia, 227-228
    fobia específica, 229-230
    transtorno de ansiedade de separação, 227-228
    transtorno de pânico, 236-237
  transtornos de personalidade no, xi-xii
  transtornos psicóticos no, 389-390
  transtornos relacionados ao trauma no, 281
  transtorno de estresse agudo, 284-285
  transtorno de estresse pós-traumático, 281-285
Masoquismo, 16-17, 50
  depressão e, 184-187, 218-225
  patologia *borderline* e, 270
  patologia paranoide e, 360, 363
  personalidade antissocial e, 338, 353-354
  personalidade histriônica e, 111-112, 114-115, 124
  personalidade narcisista e, 152, 154, 161-162
  personalidade obsessivo-compulsiva e, 98
Masoquismo moral, 98, 165-166
Masturbação, 42, 43, 96-97, 118-119, 398-399

Mecanismos de defesa, 5, 8-9, 61-62, 72, 79-80. *Ver também defesas específicas*
  do paciente antissocial, 341-343
  do paciente *borderline*, 254-255
  do paciente deprimido, 188-189, 196-199, 212-213
  do paciente fóbico, 233-236
  do paciente histriônico, 116-122
  do paciente hospitalizado, 466-469
  do paciente obsessivo-compulsivo, 95-99, 101-102, 150-151
  do paciente paranoide, 365-368
  do paciente psicótico, 406-408
  ego e, 78-79
  interpretação de, 29-31
  psicose, neurose e, 75
Medicações
  efeito placebo de, 215-216
  para ansiedade, 236-237, 248-250
  para depressão, 184-186, 215-217, 224-225
  para psicose, 389-390
  pedidos do paciente por, 454-455
  simulação de dor para conseguir narcóticos, 450-451
Médico como paciente, 28
Medo(s) do entrevistador, 19, 21-22
  de discutir a tendência suicida, 211
  de ser manipulado, 137
  provocado pelo paciente idoso, 488
  provocado pelo paciente paranoide, 381-382
  provocado pelo paciente psicótico, 388, 394-395
  provocado por proposições sexuais, 20
Medo(s) do paciente, 5, 7-8, 11, 29, 51-52, 56-58. *Ver também* Ansiedade
  antecipatório, 67
  atraso causado por, 19
  com poucas amizades, 43-44
  conflito entre desejos inconscientes e, 29-30, 39, 65, 69, 71, 72-73, 80
  de castração, 71, 95, 115-116, 124
  de eletroconvulsoterapia, 216
  de "enlouquecer", 450
  de homossexualidade, 365, 372, 384
  de psicose iminente, 447
  de rejeição, 43-44, 111-112, 118-119, 131, 260, 373-375, 386-387
  de traição da confiança, 54, 500-501
  do sucesso, 229-230, 323, 363
  médico-paciente, 28
  modelo de relações de objeto e, 81-82
  na infância, 41, 67
  paciente antissocial, 334-339, 341, 356
  paciente *borderline*, 260, 269, 272-273
  paciente com comprometimento cognitivo, 432-434
  paciente com transtorno de ansiedade, 248-249, 252
    agorafobia, 227-228-228
    ansiedade da separação, 227-228
    fobia, 72, 229-235, 239-240, 243-245, 248-251

transtorno de pânico, 236-240
paciente com transtorno dissociativo de identidade, 309-310, 317, 323-326
paciente de emergência, 440-443, 447-448, 452-453-457
paciente deprimido, 187-190, 195-198, 199, 203, 207-210, 217-219, 222, 454, 506-507
paciente *gay*, 490
paciente histriônico, 113-120, 123-124, 126-128, 134-136, 139-140
paciente hospitalizado, 460-462, 465, 468, 471-472
paciente masoquista, 164-170, 173-181
paciente narcisista, 145-147, 159-162
paciente obsessivo-compulsivo, 90-100, 109, 345
paciente paranoide, 359, 360-368, 372-387
paciente psicossomático, 410, 412-418
paciente psicótico, 381, 393-394, 398-399, 397-398, 406-409, 515-516
paciente traumatizado, 278-279, 282-288, 291-294, 297
patologia neurótica e, 70-71
realidade psíquica e, 80
relacionado a anotações, 500-501
relacionado a chamadas telefônicas, 506-507, 513, 515-516
sobre o terapeuta homossexual, 493-494
versus ansiedade neurótica, 226-227
Medo(s) dos pais, 41
Melancolia, 190-192
Memórias, 71, 74-75, 78-79
da infância, 41, 69-69-70
do paciente *borderline*, 257, 274
do paciente com transtorno dissociativo de identidade, 306, 311, 314-317, 327-328
do paciente histriônico, 117, 121
do paciente paranoide, 360-361
do paciente traumatizado, 278-279, 282-283, 286-288, 293-294, 298
pós-*delirium*, 422-423
reprimidas, recuperação de, 26-27, 69
Menninger, William, 279
Mentalização, 82
Mentira
pelo paciente antissocial, 332, 333-334, 340, 348-350, 356
pelo paciente com transtorno de conduta, 334-335
pelo paciente histriônico, 118
pelo paciente narcisista, 143-144, 148
Mídia digital, 503-504
Mídia social, 503-504
Mini-Exame do Estado Mental, 429
Minimização, uso de
pelo paciente antissocial, 341
pelo paciente com transtorno dissociativo de identidade, 314-315

pelo paciente fóbico, 246
pelo paciente obsessivo-compulsivo, 96-97, 101-102, 150
Modelo de relações de objeto, 3, 68-69, 81-82
de ansiedade, 227
do paciente antissocial, 338-340
do paciente paranoide, 367
interpretação e, 29-30
Modelo estrutural da mente, 77-81
Modelo topográfico da mente, 77-78
Modelos psicanalíticos de funcionamento mental, 77-83
Modéstia, 143, 174-175
Moralidade do paciente obsessivo compulsivo, 87, 91-92, 98
Morte
ameaça de, 302, 467-468
de irmão, 40-41
equivalentes simbólicos de, 200
modos drásticos de, 200
pensamentos recorrentes de, 185 (*Ver também* Tendência suicida)
Motivação, 64-65, 70-71
inibição da, 71
Mudança, resistência à, 14, 14n, 20-21
Myers, Charles, 279

N

Necessidades de dependência, 11, 70-71
do paciente *borderline*, 262-263, 263
do paciente com transtorno de ansiedade, 231, 243-246, 250-251
do paciente confuso, 441-442
do paciente deprimido, 193, 202-206, 212, 221-223
do paciente histriônico, 113, 124-125
do paciente hospitalizado, 460-462
do paciente neurótico, 400-401
do paciente obsessivo-compulsivo, 95-97
do paciente paranoide, 365
do paciente psicossomático, 411-412
do paciente psicótico, 400-401
ganho secundário e, 38, 246, 250
Negação, uso de, 75
pelo paciente antissocial, 337-338, 346-347, 356
pelo paciente *borderline*, 266-267
pelo paciente com transtorno de ansiedade, 230-231, 234, 243-244, 247-248, 253
pelo paciente deprimido, 187, 194-197, 203, 209-215, 218-219
pelo paciente histriônico, 118, 121-122, 131-133
pelo paciente hospitalizado, 460-462, 467-468
pelo paciente maníaco, 198
pelo paciente obsessivo-compulsivo, 101-103
pelo paciente paranoide, 364-366, 369-370, 373, 376-378

pelo paciente psicossomático, 410-412, 420, 443
pelo paciente psicótico, 392-393, 405-406
pelo paciente retraído, 481, 486
relacionado a interrupções telefônicas, 510-511
Neurose da ansiedade, 226
Neurose da guerra, 278-280, 289. *Ver também* Paciente traumatizado
Neurose de transferência, 9-10, 26-27
Neurose histérica, 306-306-307
Neurose obsessiva, 89
Neutralidade do entrevistador, 8-9
com o paciente com comprometimento cognitivo, 427-428
com o paciente com experiência diferente, 474-476
com o paciente com transtorno de ansiedade, 247
com o paciente com transtorno dissociativo de identidade, 325
com o paciente deprimido, 212, 218-219
com o paciente histriônico, 130
com o paciente narcisista, 162
com o paciente obsessivo-compulsivo, 105
com o paciente psicótico, 394-395, 399-400
Niederland, William, 280
Normalidade e patologia, 69-71

O

Objetos, 68-70, 81
Obnubilação da consciência, 421-425, 432
Obsessões, 32, 72, 72-73, 87-88, 278-279
Orgulho do paciente, 7-8, 8-9
Orientação
avaliação da, 47, 430-431
comprometida, 47, 421, 431-432
sexual, 473, 489-494
Orientação sexual, 473, 489-494. *Ver também* Homossexualidade
do paciente *borderline*, 259
entrevistador e paciente homossexuais, 491-494
questões de transferência e contratransferência relacionadas à, 490-491
Orientação teórica, 3, 54

P

Paciente adolescente, 487-488
Paciente agressivo, 451-453
Paciente antissocial, 20-21, 332-358
características clínicas do, 336-343
alcoolismo e abuso de substância, 342-343
ansiedade, 337-338
comportamento antissocial, 340
comportamento criminoso, 334-339, 342-344, 348-349

culpa, 338
defesas e técnicas adaptativas, 341-343
impulsos, 336-338
pontos fortes, 340-341
relações de objeto, 338-340
superficialidade, 338
conduzindo a entrevista com, 345-354
   atuação, 352-353
   clarificação e confrontação, 348-349-349
   comportamento pré-entrevista, 346
   exploração do problema do paciente, 347-353
   fase de encerramento, 352-354
   papel da interpretação, 352-353
   parentes do paciente, 351-352
   primeiros minutos, 346-347
   queixa principal, 346-348
   raiva do paciente, 349-351
   retenção e segredos, 347-349
descrições históricas e termos para, 332-333
diagnóstico diferencial de, 344-345
   paciente *borderline*, 262-263, 346
   paciente histriônico, 345
   paciente narcisista, 153-154, 344-345
   paciente obsessivo-compulsivo, 345
   paciente paranoide, 345, 363-364
fantasias do, 342-343, 348-349, 354-355
psicopatologia e psicodinâmica do, 334, 336-345
   psicodinâmica do desenvolvimento, 342-344
questões de transferência e contratransferência com, 353-357
Paciente *borderline*, 6-7, 68, 253-276
aliança terapêutica com, 260-261, 266-268, 275-276
características do, 255-263
   automutilação e tendência suicida, 260-263
   dissociação, 261-263
   ideação paranoica, 261-262
   impulsividade, 260-261
   instabilidade afetiva, 255-257
   perturbações de identidade, 259-260
   relacionamentos interpessoais instáveis, 257-258
   sensibilidade à rejeição, 260
   sexualidade, 258-259
comorbidades de, 262-263
conduzindo a entrevista com, 266-273
   confrontações iniciais, 269-273
   exploração das questões apresentadas, 266-269
continuum de gravidade clínica para, 255-256
descrições históricas do, 253-254
diagnóstico diferencial do, 262-263
desvalorização narcisista, 263

paciente antissocial, 262-263, 345
paciente com transtorno dissociativo de identidade, 313-314
paciente histriônico, 124-126
paciente masoquista, 173
fantasias do, 266-267, 271-274
idade e gênero do, 255-256
modelo de relações de objeto para, 82
psicodinâmica do desenvolvimento do, 263-266
psicopatologia e psicodinâmica do, 255-266
questões de transferência e contratransferência com, 273-275
respostas de contratransferência ao, 27
tentativa de terminar o tratamento por *e-mail*, 520-521
terminologia para, 253
Paciente cadeirante, 487
Paciente cego, 487
Paciente com comprometimento cognitivo, 421-435
aliança terapêutica com, 426-431
conduzindo a entrevista com, 426-432
   atitude do entrevistador, 427-428
   avaliação física, 432
   contratransferência, 434-435
   exame do estado mental, 47, 429-432
   fase de abertura, 426-428
   técnicas específicas, 428-429
      aplicando entrevistas breves, 428-429
      auxiliando com o teste de realidade, 429
      avaliação de autodestrutividade, 429
      dando tempo ao paciente, 428-429
      estimulando encadeamentos de memória, 428-429
      falando claramente, 428-429
      reconhecendo o paciente como pessoa, 428-429
      ter interesse em queixas físicas, 429
   transferência, 427-428
intervenções com a família do, 433-434
plano terapêutico para, 432-434
psicopatologia e psicodinâmica do, 421-422-426
   delirium, 421-425
   demência, 424-426
   transtorno de estresse pós-traumático e, 290-291
Paciente com experiência diferente, 473-494
aliança terapêutica com, 476, 484-485
barreiras de linguagem, 476
uso de intérpretes para, 476-479
   dando instruções para o intérprete, 477-478

   modificações da entrevista, 478-479
   questões de transferência e contratransferência, 478-479
   seleção do intérprete, 476-477
classe social, 479-480
conflito de lealdade e, 486
diferenças de idade, 487-489
etnia
   cultura e raça, 474-476
   racismo, 475-476
orientação sexual, 489-494
   entrevistador e paciente homossexuais, 491-494
   questões de transferência e contratransferência relacionadas à, 490-491
paciente incapacitado, 486-487
paciente psicologicamente não sofisticado, 481-486
   conduzindo a entrevista com, 482-486
   fase de abertura, 482-484
   fase de encerramento, 485-486
   modificação da entrevista, 484-485
   questões de contratransferência, 483-485
   descrição do problema, 481-483
subcultura, 480-481
Paciente com transtorno de ansiedade, 226-252
chamadas telefônicas após a primeira entrevista com, 506-507
conduzindo a entrevista com, 240-248
   alterações dos sintomas, 244-245
   busca de tratamento pelo paciente, 245-246
   cooperação inicial, 240-241
   episódio inicial, 243-244
   evitação, 245-248
   evitação na entrevista, 247-248
   exploração de sintomas, 241-245
   ganho secundário, 246-247
   identificação, 244-245
   revelando detalhes, 243-244
   senso de perigo do paciente, 245-246
   sintomas fisiológicos, 243-245
diagnóstico diferencial do, paciente obsessivo-compulsivo, 100
exemplo de caso de, 72
   questões de contratransferência com, 252-252
fantasias do, 243-245
princípios do tratamento do, 248-252
   depressão, 251-252
   educação do paciente, 248-249
   medicação, 236-237, 248-250
   necessidade de reasseguramento, 248-249
   papel da interpretação, 250-251
   psicodinâmica do desenvolvimento de fobia e transtorno de pânico, 237-240
   psicopatologia e psicodinâmica do, 228-240

paciente com transtorno de pânico,
  235-237
paciente fóbico, 228-236
Paciente com transtorno de pânico,
  226-228, 235-240
  conduzindo a entrevista com, 240-248
    alterações dos sintomas, 244-245
    busca de tratamento pelo paciente,
      245-246
    cooperação inicial, 240-241
    episódio inicial, 243-244
    evitação, 245-248
    evitação na entrevista, 247-248
    exploração dos sintomas, 241-245
    ganho secundário, 246-247
    identificação, 244-245
    revelando detalhes, 243-244
    sensação de perigo do paciente,
      245-246
    sintomas fisiológicos, 243-245
  critérios diagnósticos do DSM-5 para,
    236-237
  descrição de Freud de, 236-237
  princípios do tratamento do, 248-252
    depressão, 251-252
    educação do paciente, 248-249
    medicação, 236-237, 248-250
    necessidade de reasseguramento,
      248-249
    papel da interpretação, 250-251
  psicodinâmica do desenvolvimento de,
    239-240
Paciente com transtorno dissociativo de
  identidade (TDI), 305-331
  abuso infantil de, 306-312, 325
  aliança terapêutica com, 320, 322
  alters do, 307-309
  amnésia no, 306-317, 322, 330-331
  comorbidades do, 307-308
  conduzindo a entrevista com, 314-323
    abordagem dos estados de
      personalidade, 317-319
    estágios posteriores, 320-323
    fase inicial, 314-317
  critérios diagnósticos do DSM-5 para,
    306-308
  diagnóstico diferencial do, 312-314
    esquizofrenia, 312-313
    outras causas de perturbação da
      memória, 314
    TDI simulado ou factício, 314
    transtorno bipolar, 312, 313
    transtorno de personalidade
      borderline, 307-308, 313-314
  dificuldade em diagnóstico do,
    309-310
  estados de personalidade do, 307-308
  psicopatologia e psicodinâmica do,
    306-312
  queixas de apresentação do, 310
  questões de contratransferência com,
    327-330
  questões de transferência com,
    324-327
  representações na mídia do, 314, 330

revitimização do, 327
Paciente confuso. *Ver também* Paciente
  com comprometimento
  cognitivo
  apresentação de emergência do,
    441-442
  conduzindo a entrevista, 450
Paciente de emergência, 60, 439-458
  aliança terapêutica com, 454
  avaliação psicodinâmica do, 440
  chamadas telefônicas do, 514-516
  classificação de emergências
    psiquiátricas, 440
  com problemas interpessoais, 440,
    443-444
  com problemas intrapsíquicos,
    440-442
    ansiedade, 440-442
    confusão, 441-442
    depressão, 440-441
  com problemas somáticos, 440-443
  conduzindo a entrevista com, 444-458
    decidindo quem será entrevistado e
      quando, 444-446
    determinando quem necessita de
      ajuda, 445-446
    em síndromes específicas, 448-449
      ataques de ansiedade, 449
      depressão e tendência suicida,
        448-449
    expectativas do paciente, 452-457
      expectativas conscientes,
        454-456
      expectativas inconscientes,
        453-454
      expectativas negativas o paciente
        involuntário, 455
    fase de abertura, 445-448
      determinando como o problema
        foi identificado como
        psiquiátrico, 446-447
      determinando o estresse
        precipitante, 440, 447-448
    fase de encerramento, 457-458
    paciente agressivo, 451-453
    paciente ansioso, 449-450
    paciente com crise interpessoal,
      450-452
    paciente confuso, 450
    paciente intoxicado, 450-451
    paciente "pseudocoronariano",
      450-451
    paciente que faz uso abusivo de
      substância, 450-451
    plano de tratamento, 456-458
  foco no presente com, 444
  paranoide, 377-379
  psicótico, 401-402
Paciente deprimido, 184-225
  apresentação de emergência do,
    440-441, 448-449
  plano de tratamento para, 456-458
  características clínicas do, 187-193
    afeto, 187-188
    comportamento, 188-190

depressão atípica, 190-192
depressão psicótica e neurótica e
  luto normal, 188-193, 440-441
melancolia, 190-192
pensamento, 187-189
relações sociais, 189-190
sintomas físicos, 187-190, 197, 207-
  208, 412-413
sintomas fóbicos, 233
comorbidades do, 184
conduzindo a entrevista com, 203-213
  apresentação inicial, 203-205
  discussão de suicídio, 209-213,
    448-449
  em situações de emergência,
    448-449
  exploração de sintomas depressivos,
    205-207
  necessidade de indagação ativa,
    208-210
  sintomas físicos, 207-208
critérios diagnósticos do DSM-5 para
  episódio depressivo maior,
  184-185
dinâmica do desenvolvimento do,
  261-203
fantasias do, 188-189, 195-196, 199,
  202, 203, 216
fatores precipitantes para, 193-196
  ameaças a autoconfiança e
    autoestima, 194-196
  perda, 193-194
  sucesso, 195-196
  teorias biológicas e psicológicas,
    193
fornecendo número de telefone da casa
  do entrevistador para o,
  506-507
mecanismos de defesa do, 188-189,
  196-199, 212-213
padrões psicodinâmicos do, 195-196,
  261-262
  identificação e introjeção, 196-197
  isolamento e negação, 197
  projeção e respostas paranoides,
    199
  raiva, 196-197
  síndromes maníacas, 198-199
  suicídio, 184, 199-261-262
princípios do tratamento de, 212-221
  entrevistando a família, 219-221
  psicoterapia de apoio, 213-215
  psicoterapia exploratória, 217-219
  tratamentos somáticos, 184-186,
    190, 215-217, 224-225
psicopatologia e psicodinâmica do,
  184-186, 203
  aliança terapêutica com, 212-213
  questões de transferência e
    contratransferência com,
    221-225
resposta às anotações do
  entrevistador, 502
sessões de tratamento por telefone
  com, 517-518

Índice

Paciente especial, 24, 27-28
Paciente fóbico, 56-57, 65, 71, 72, 226-236
   aliança terapêutica com, 247
   chamadas telefônicas após a primeira entrevista, 506-507
   conduzindo a entrevista com, 240-248
      alterações dos sintomas, 244-245
      busca de tratamento pelo paciente, 245-246
      cooperação inicial, 240-241
      episódio inicial, 243-244
      evitação, 245-248
      evitação na entrevista, 247-248
      exploração de sintomas, 241-245
      ganho secundário, 246-247
      identificação, 244-245
      revelando detalhes, 243-244
      sensação de perigo do paciente, 245-246
      sintomas fisiológicos, 243-245
   critérios diagnósticos do DSM-5 para fobia específica, 229-230
   diagnóstico diferencial do, 228, 231-233
      depressão, 233
      paciente histriônico, 22
      paciente obsessivo-compulsivo, 100, 231
      transtorno de ansiedade generalizada, 233
   mecanismos de defesa do, 233-236
      comportamento contrafóbico, 234-236
      deslocamento e simbolização, 233
      evitação, 234-235
      parceiro fóbico, 234-235
      projeção, 233-234
   princípios do tratamento do, 248-252
      depressão, 251-252
      educação do paciente, 248-249
      medicação, 236-237, 248-250
      necessidade de reasseguramento, 248-249
      papel da interpretação, 250-251
   psicodinâmica do desenvolvimento do, 237-240
   questões de contratransferência com, 252-252
   sintomas do, 229-231
   traços do caráter do, 230-231
   uso errado do termo "fobia", 229-230
Paciente homossexual, 489-494. *Ver também* Homossexualidade
Paciente hipomaníaco. *Ver também* Paciente maníaco
   versus paciente histriônico, 126-127
   versus paciente narcisista, 153-154
Paciente histriônico, 110-140
   aliança terapêutica com, 113, 139
   características do, 111-116
      autodramatização, 111-112
      autoindulgência, 114-115
      dependência e impotência, 113-114
      emocionalidade, 111-113
      falta de adesão, 114-115
      problemas sexuais e conjugais, 114-116
      sedução, 113
      sintomas somáticos, 116
      sugestibilidade, 114-115
   conduzindo a entrevista com, 126-137
      comportamento dramático ou sedutor, 128-130
      comportamento regressivo, 134-136
      confrontações iniciais, 130-134
      distorções e exageros, 130-131
      envolvimento e pseudoenvolvimento do paciente, 135-137
      exploração de problemas, 130-131
      fase de abertura, 127-131
      hiperemocionalidade como defesa, 134-136
      interpretação do papel do paciente, 133-134
      negação de responsabilidade, 131-133
      rapport inicial, 127-128
      reconhecimento da angústia do paciente, 137
      respostas do paciente, 134-137
   diagnóstico diferencial do, 124-127
      paciente antissocial, 345
      paciente *borderline*, 124-126
      paciente fóbico, 22
      paciente hipomaníaco, 126-127
      paciente narcisista, 124-127, 152-154
   fantasias do, 114-123, 126-127, 133, 137, 345
   mecanismos de defesa do, 116-122
      devaneio e fantasia, 117-119
      emocionalidade, 118-119
      externalização, 121-122
      identificação, 118-120
      negação e isolamento, 121-122
      regressão, 121-122
      repressão, 117
      somatização e conversão, 119-121
   psicodinâmica do desenvolvimento do, 121-125
   psicopatologia e psicodinâmica do, 111-127
   questões de transferência e contratransferência com, 137-140
   resistência do, 16, 17
   resposta às anotações do entrevistador, 502
Paciente homossexual feminina, 489-494. *Ver também* Homossexualidade
Paciente hospitalizado, 459-472
   conduzindo a entrevista com, 463-472
      anotações de prontuário e discussão com o médico encaminhante, 471-472
      antes de encontrar o paciente, 464
      contratransferência, 465-466
      em situações especiais, 469-471
      abuso de substância, 470-471
      avaliação da capacidade, 469-470
      lealdades mistas, 470
      outros diagnósticos comuns, 470-471
      encontrando o paciente, 464-465
      envolvimento e aliança, 460, 463-468
      exemplo de caso de, 465-467
      exploração de defesas, 466-469
      fase de encerramento, 470-472
   pedidos de consultoria para, 459-460
   psicodinâmica do, 460-463
      fatores da equipe, 461-463
      fatores do paciente, 460-462
Paciente idoso, 488-489
Paciente incapacitado, 486-487
Paciente maníaco, 198-199. *Ver também* Paciente hipomaníaco
   delírios do, 392-393
   psicodinâmica do, 198
   psicótico, 391-392
   versus paciente paranoide, 363-364
Paciente masoquista, 164-183
   características do, 167-171
      alívio do superego, 169-170
      fantasias sexuais masoquistas como critério diagnóstico, 168-170
      manutenção do controle, 170-171
      sofrimento e autossacrifício, 167-168
   conduzindo a entrevista com, 174-181
      aliança terapêutica com, 176
      comportamento terapêutico, 175-176
      empatia, 176-181
      modéstia excessiva e autorretidão, 174-175
      outros transtornos de caráter e, 166-167
      princípio do prazer-dor e, 164-166, 169-170
      psicopatologia e psicodinâmica do, 166-174
      sadismo e, 164-165
      transferência e contratransferência com, 177, 181-182
      visões interna e externa do masoquismo, 174-175
   critérios para transtorno da personalidade masoquista, 166-167
   descrição de Krafft-Ebing do, 164-165
   diagnóstico diferencial do, 173-174
      paciente *borderline*, 173
      paciente dependente, 174
      paciente distímico, 173-174
      paciente obsessivo-compulsivo, 99-100, 174
      paciente passivo-agressivo, 174
      pessoa altruísta, 173
   fantasias do, 114-115, 164-180
   psicodinâmica do desenvolvimento do, 171-173
Paciente narcisista, 141-193

alterações ao longo do ciclo de vida, 157
características do, 145-150
  desvalorização narcisista, 149
  falta de empatia, 147
  grandiosidade, 145-147
  inveja, 149
  narcisismo grave, 149-150
  senso de direito, 148
  vergonha, 148-149
conduzindo a entrevista com, 157-159
continuum de patologia do, 143-144
diagnóstico diferencial do, 150-154
  paciente antissocial, 153-154, 344-345
  paciente *borderline*, 262-266
  paciente hipomaníaco, 153-154
  paciente histriônico, 124-127, 152-154
  paciente obsessivo-compulsivo, 99, 150-153
  paciente paranoide, 363-365
fantasias do, 143-150, 155-157, 263
Mito grego de Narciso, 141-142
psicodinâmica do desenvolvimento do, 154-157
psicopatologia e psicodinâmica do, 145-157
superego do, 143-144
timidez, 143-147, 154-157
transferência e contratransferência com, 158-159, 193
uso do modelo psicológico do *self* para, 82-83
Paciente obsessivo-compulsivo, 6-7, 56, 65, 87-109
  aliança terapêutica com, 91, 105-107
  chamada telefônica inicial do, 504-505
  conduzindo a entrevista com, 100-105
  conflito central do, 92-99
    conflito obediência-desafio, 92-93, 152, 361-362
    defesas derivadas do, 95-99
    questões envolvidas no, 93-95
  diagnóstico diferencial do, 99-100
    paciente antissocial, 345
    paciente fóbico, 100, 231-22
    paciente masoquista, 174
    paciente narcisista, 100, 150-153
  discussão de questões financeiras com, 93-95, 105, 504-505
  fantasias do, 90, 96-97, 101-103
  mecanismos de defesa do, 95-102, 150-151
  psicopatologia e psicodinâmica do, 89-100
  questões de transferência e contratransferência com, 106-109
  resposta às anotações do entrevistador, 500-501
  traços obsessivo-compulsivos e seus problemas, 91-93
Paciente paranoide, 65, 359-387
  aliança terapêutica com, 379-384

chamada telefônica inicial do, 504-505
conduzindo a entrevista com, 374-387
  estabelecendo aliança terapêutica, 379-384
    cedendo a pedidos irreais, 378-379
    controlando a ansiedade no terapeuta, 381-383
    desafiando o delírio, 379-380
    desenvolvendo plano de tratamento, 380-381
    diferenciando ilusões de realidade, 380
    evitando humor, 382-383
    evitando reasseguramento inapropriado, 382-384
    mantendo abertura e consistência, 381-382
  fase de abertura, 374-379
    demandas para ação, 377-379
    desconfiança, 376-378
    discurso prolongado, 375-376
    negação, 376-377
    "olhar paranoide", 375
    raiva e silêncio, 374-375
  paciente perigoso, 385-387
  uso de interpretações, 383-385
    compreensão da importância do momento, 383-384
    interpretação da transferência, 384-385
diagnóstico diferencial do, 363-365
  paciente antissocial, 345, 363-364
  paciente maníaco, 363-364
  paciente narcisista, 363-365
  paciente obsessivo-compulsivo, 99-100
fantasias do, 360, 363, 366, 368-374, 384, 512
mecanismos de defesa do, 365-368
psicopatologia e psicodinâmica do, 360-375
  estresse precipitante, 373-375
  psicodinâmica do desenvolvimento, 371-374
  teorias psicodinâmicas da paranoia, 364-368
  psicótico, 77, 360, 373-378, 381-384
  resposta às anotações do entrevistador, 500-501
  síndromes paranoides, 368-371
    estados paranoides induzidos por drogas, 371
    hipocondria, 368-369
    psicoses, 368-371
  traços de caráter do, 360-363
    depressão e masoquismo, 363
    desconfiança, 360-361
    grandiosidade, 361-362
    inveja e ciúme, 362-363
    justiça e regras, 361-362
    ressentimento crônico, 360-362
    vergonha, 362
Paciente passivo-agressivo, 100, 114, 174
Paciente psicologicamente não sofisticado, 481-486

conduzindo a entrevista com, 482-486
  fase de abertura, 482-484
  fase de encerramento, 485-486
  modificação da entrevista, 484-485
  questões de contratransferência, 483-485
descrição do problema, 481-483
Paciente psicossomático, 410-420
  alcance da psicopatologia do, 410-412
  aliança terapêutica com, 410-417
  conduzindo a entrevista com, 412-420
    expectativa do paciente em relação à consultoria, 417-418
    exploração dos problemas psicológicos, 416-418
    exploração dos sintomas apresentados, 413-416
    fase de abertura, 412-414
    fase de encerramento, 419-420
    respostas de contratransferência, 418-419
  psicodinâmica do, 411-413
  "*shopping* de médicos" pelo, 418
Paciente psicótico, 68, 388, 408-409
  antipsicóticos para, 389, 389-390
  chamada telefônica inicial do, 503-504
  comorbidades do, 399-400
  comunicações por *e-mail* do, 520-521
  conduzindo a entrevista com, 34-35, 76-77, 399-406
    aliança terapêutica, 34-35, 389-390, 398, 403-408
    paciente agudamente psicótico, 401-403
  conflitos neuróticos do, 74-77, 389
  exemplo de caso de, 77
  fantasias do, 392, 398-399, 407
  paciente agudamente psicótico, 389-394
    delírios e alucinações, 392-394
    esquizofrenia aguda, 392
    paciente maníaco, 391-392
    perturbações do pensamento e do afeto, 391-393
    sintomas positivos e negativos, 389-391
  paciente com esquizofrenia que se apresenta na fase não aguda, 393-394-400
    asserção, agressão e luta por poder e controle, 398
    perturbações do afeto, 393-396
    perturbações do comportamento, 397-399
    perturbações do pensamento, 395-397
    perturbações nas relações interpessoais, 75-76, 398
    suicídio e violência, 398-400
  papel de entrevistador com, 405-408
    interpretações do padrão defensivo, 406-408
    tratamento auxiliar e contínuo, 408
  paranoide, 77, 360, 373-378, 381-384
  psicopatologia e psicodinâmica do, 389-400

resposta às anotações do entrevistador, 501
uso do modelo de relações de objeto para, 82
Paciente retraído, 15, 481
  comunicação por *e-mail* com, 521
  cultura e, 481-482
  paciente com transtorno de pânico, 227-228
  paciente deprimido, 192-193, 204, 224-225
  paciente fóbico, 226, 228
  paciente masoquista, 176
  paciente obsessivo-compulsivo, 95-96
  resposta de contratransferência ao, 483-484, 485
Paciente surdo, 486-487
Paciente transgênero, xi
Paciente traumatizado, 277-304
  aliança terapêutica com, 290-295
  comorbidades do, 290-291
  conduzindo a entrevista com, 290-298
  critérios diagnósticos do DSM-5
    para transtorno de estresse agudo, 284-285
    para transtorno de estresse pós-traumático, 281-285
  epidemiologia do, 285-287
  epidemiologia do transtorno de estresse pós-traumático, 285-287
  estudos históricos do, 278-280
  exposição ao combate, 277-280, 285, 288, 289, 290, 325
  fantasias do, 278-292, 294-295, 298-299, 302-306
  fatores protetores e resiliência do, 275-276, 287, 299-300
  psicopatologia e psicodinâmica do, 281-291
  questões de transferência e contratransferência com, 298-304
  resposta psicológica à exposição traumática, 277-278
  síndrome do trauma do estupro, 280
  sobreviventes do Holocausto, 279-280, 288-292, 298, 302, 302-303, 432
  trauma e o ciclo de vida, 289-290
Padrões/perturbações do sono, 38-39
  do paciente com *delirium*, 422-423
    antipsicóticos para, 433
  do paciente com demência, 425
  do paciente com transtorno de ansiedade de separação, 227
  do paciente deprimido, 189-190, 207-208
    depressão atípica, 191-192
    melancolia, 191-192
  do paciente em luto, 440-441
  do paciente hospitalizado, 460
  do paciente maníaco, 391
  do paciente traumatizado, 282-293, 325
  na infância, 40

lutas de pai/mãe-criança em relação a, 93, 95, 122-123
Pais/criação. *Ver também* Família
  antecedentes culturais e religiosos dos, 43-44, 474-475
  desenvolvimento da criança e, 39-42, 82
  desenvolvimento do superego e, 78-80
  desenvolvimento sexual e, 43
  do paciente antissocial, 334-335, 338, 343-344, 348-351
    contratransferência e, 355-357
    transferência e, 354-356
  do paciente *borderline*, 257, 260-261, 264-266, 272-273
    transferência e, 273-275
  do paciente com experiência diferente, 474-475, 484-485
  do paciente com transtorno de ansiedade, 237-240, 243-245, 248-249, 252
  do paciente com transtorno dissociativo de identidade, 309, 311-312
    contratransferência e, 328-329
    transferência e, 326
  do paciente de emergência, 441-442, 444, 447, 451-452
  do paciente deprimido, 194-197, 200-203, 216, 219, 223-224
  do paciente histriônico, 113, 118-123, 131-135
    contratransferência e, 139-140
    transferência e, 131-132, 138 de
  do paciente masoquista, 165-166, 169-173, 176, 181
    contratransferência e, 182
  do paciente narcisista, 143-144, 143-144, 148, 151-157
  do paciente obsessivo-compulsivo, 92-95, 99, 102-103, 363
  do paciente paranoide, 367-369, 372-374
    transferência e, 385
  do paciente psicótico, 398, 401-402, 408
  do paciente traumatizado, 278-279, 283, 284, 292-294, 298, 300-302
  entrevistador como reapresentação simbólica dos, 5
  contratransferência e, 25-26
  transferência e, 9, 11-13, 18, 131-132, 138, 465
  modelo de relações de objeto dos, 29-30
  paciente homossexual, 490, 491
  representações dos, 68
Papel de doente, 410-412
Papel do entrevistador, 28-32
  alcançando a maturidade no, 21-22
Parasitose, 412-413
Passividade do entrevistador, 23
  provocada pelo paciente deprimido, 205
  provocada pelo paciente masoquista, 182

  provocada pelo paciente psicótico, 394-395
Passividade do paciente, 15, 43-44, 49
  na infância, 41, 42, 343-344
  paciente antissocial, 337-339
  paciente *borderline*, 259, 266
  paciente com comprometimento cognitivo, 425
  paciente com transtorno dissociativo de identidade, 309, 317, 327
  paciente deprimido, 189-190, 203-204
  paciente histriônico, 115-116
  paciente hospitalizado, 468
  paciente masoquista, 164-165, 168, 171-174
  paciente obsessivo-compulsivo, 95-96
  paciente paranoide, 365, 372-377, 380, 381
  pelo paciente antissocial, 341-343
  pelo paciente com comprometimento cognitivo, 422-423
  pelo paciente deprimido, 195-196, 197, 200
  pelo paciente histriônico, 121-122
  pelo paciente narcisista, 143-144, 150, 161-162
  pelo paciente obsessivo-compulsivo, 89-92, 95-97, 100-101, 109
  pelo paciente paranoide, 368-369, 373
  pelo paciente psicótico, 75, 393-400, 406, 408
Pensamento(s), 6-8
  censura ou edição de, 15-16
  constrito, 7-8, 187, 204
  delirante (*Ver* Delírios)
  do paciente com comprometimento cognitivo, 423-432
  do paciente confuso, 441-442
  do paciente deprimido, 185-189, 192-193, 204, 205, 217, 448
  do paciente fóbico, 228, 229-230, 237-240, 251
  do paciente histriônico, 120, 126
  do paciente maníaco, 198, 390-391
  do paciente obsessivo-compulsivo, 87-89, 95-97
  do paciente suicida, 199, 203-204, 209-212, 440-441, 448-449
  emoções e, 67
  evitação de, pelo paciente traumatizado, 282, 282-283, 286
  mágico (*Ver* Pensamento mágico)
  motivos e, 64
  perturbações de, no paciente psicótico, 75-77, 390-397, 405-406
  processo primário e processo secundário do pensamento, 79-80
  supressão ou evitação de, 13-14
Pensamento abstrato, 65, 398-399, 423-424
Pensamento mágico, 66
  do paciente deprimido, 212
  do paciente fóbico, 234-235, 239-240

do paciente obsessivo-compulsivo, 88-89
do paciente paranoide, 369-370
Pensamento retraído, 7-8, 187, 204
Perda secundária a partir dos sintomas, 38, 72, 117, 131, 165-166
Perfeccionismo
　do paciente narcisista, 151-152
　do paciente obsessivo-compulsivo, 73-74, 87, 89, 91-92, 107, 109, 151
　parental, do paciente deprimido, 203
Perguntas "bobas", 46-47
Periculosidade. *Ver também* Agressão; Tendência homicida; Tendência suicida; Violência
　do paciente *borderline*, 273
　do paciente com transtorno dissociativo de identidade, 322-323, 328
　do paciente paranoide, 371, 385-387
　do paciente psicopático, 333
　do paciente traumatizado, 304
　internação involuntária para, 471-472
Perigo
　fantasias de, 67, 71, 78
　medo de, 70-71
　sensação do paciente fóbico de, 245-246
Personalidade
　alters no transtorno dissociativo de identidade, 307-309
　　abordagem dos, 317-319
　　contratransferência e, 327-329
　constrição da, 481
　desenvolvimento da, 41-42, 64
　estilos de, 3
　pontos fortes da, 8-9
　traços do caráter e, 72-73
　versus caráter e *self*, 89
Personalidade "Como se", 253, 254
Personalidade criminosa, 332
Perturbações de identidade
　do paciente bipolar, 314
　do paciente *borderline*, 254-255, 259-260
Pesadelos, 39, 42. *Ver também* Sonhos
　do paciente com comprometimento cognitivo, 427
　do paciente com transtorno de ansiedade, 227, 239-240
　do paciente psicossomático, 415
　do paciente traumatizado, 278-281, 288, 292-293, 325
Pílulas para dormir, tendência suicida e, 200, 222-223, 299-300, 517
Plano de tratamento, 46, 51
　discussão com o paciente, 57-59
　falta de adesão do paciente psicótico com o, 400-401
　para alívio de sintomas, 73-74
　para o paciente com comprometimento cognitivo, 432-434

para o paciente de emergência, 442, 445-446, 455-458
para o paciente paranoide, 380-381
Polatin, P., 254
Posição esquizoparanoide, 371-372
Pré-consciente, 77
Presentes do paciente, 20, 25-26, 139-140
Princípio da realidade, 66
Princípio do prazer-dor, 65-66
　masoquismo e, 164-166, 169-170
Privacidade. *Ver também* Confidencialidade
　do contexto da entrevista, 49
　dos registros médicos, 4-5
　revelação de informação e, 59
Problemas conjugais, do paciente histriônico, 114-116
Processo de entrevista, 6-7
Processo de pensamento primário, 79-80
Processo de pensamento secundário, 79-80
Procrastinação, 87-90, 94, 100, 152-153
Prognóstico, perguntas do paciente sobre, 60
Projeção, uso de, 72, 75
　pelo paciente antissocial, 341-342
　pelo paciente deprimido, 187-188-189, 199, 212-213
　pelo paciente fóbico, 233-234, 243, 250
　pelo paciente hospitalizado, 466-467
　pelo paciente maníaco, 198
　pelo paciente narcisista, 156-158, 263
　pelo paciente paranoide, 360, 364-366, 369-373, 384
　pelo paciente psicossomático, 411-412, 419, 420
　pelo paciente psicótico, 392-393
　pelo paciente retraído, 481
Proposição sexual do entrevistador, 20
Provocação
　do paciente homossexual, 492
　pelo paciente histriônico, 121-122
　pelo paciente masoquista, 169-170
　pelo paciente obsessivo-compulsivo, 89, 92-93, 99
Pseudodemência, depressiva, 188-189
Psicanálise, 64
　pressupostos básicos da, 64-70
Psicodinâmica, xi, 3, 8-9, 63-83
　da psicopatologia, 69-77
　　estrutura da patologia neurótica, 70-73
　　neurose e psicose, 74-77
　　normalidade e patologia, 69-71
　　sintoma e caráter, 72-75
　do paciente antissocial, 334, 336-337, 342-344
　do paciente *borderline*, 263-266
　do paciente deprimido, 261-262
　do paciente histriônico, 121-125
　do paciente hospitalizado, 460-463
　　fatores da equipe, 461-463
　　fatores do paciente, 460-462

do paciente masoquista, 171-173
do paciente narcisista, 154-157
do paciente paranoide, 364-368, 371-375
do paciente psicossomático, 411-413
do paciente traumatizado, 288-289
do transtorno dissociativo de identidade, 310-312
dos pacientes fóbicos e com transtorno de pânico, 237-240
modelos psicanalíticos de funcionamento mental, 77-83
　modelo de relações de objeto, 81-82
　modelo estrutural e da psicologia do ego, 77-81
　modelo psicológico do *self*, 82-83
pressupostos básicos da psicanálise e, 64-70
　determinismo psíquico, 64-65
　emoções, 67
　fantasias de perigo, 67
　fixação e regressão, 66
　inconsciente dinâmico, 64-65
　motivação, 64-65
　objetos, 68-70
　princípios regulatórios, 65-66
　reapresentações, 67-68
Psicodinâmica do desenvolvimento do paciente antissocial, 342-344
　de pacientes fóbicos e com transtorno de pânico, 237-240
　do paciente *borderline*, 263-266
　do paciente deprimido, 261-262
　do paciente histriônico, 121-125
　do paciente masoquista, 171-173
　do paciente narcisista, 154-157
　do paciente paranoide, 371-375
Psicologia comportamental, 3
Psicologia do ego xi, 3, 79-80, 82, 227, 289, 372
Psicologia do *self*, 3, 82-82-83
Psicologia intersubjetiva, 3
Psicologia relacional, 3
Psicopata, 332-333. *Ver também* Paciente antissocial
Psicopathia Sexualis, 164
Psicopatologia, 7-9
　normalidade e, 69
　psicodinâmica da, 69-77
Psicopatologia e psicodinâmica
　do paciente antissocial, 334, 336-345
　do paciente *borderline*, 255-266
　do paciente com comprometimento cognitivo, 421-426
　do paciente deprimido, 184-186, 203
　do paciente masoquista, 166-174
　do paciente paranoide, 360-361, 374-375
　do paciente psicossomático, 410-413
　do paciente psicótico, 389-390, 399-400
　do paciente traumatizado, 281, 290-291
　do transtorno dissociativo de identidade, 306-312

Psicopatologia neurótica, 7-8, 69-71
  adaptativa, 71
  estrutura da, 70-73
  psicose e, 74-77
  sintomas, caráter e, 72-75
Psicose, 7-8
  como "doença cerebral", xi-xii, 389
  depressão e, 187-193
  paranoide, 368-371
  transtorno bipolar e, 390-392, 398, 400-401
  transtorno de estresse pós-traumático e, 290-291
  unidade de terapia intensiva, 421
Psicose da unidade de terapia intensiva (UTI), 421
Psicoterapia de apoio, para depressão, 212-215
Psicoterapia exploratória, para depressão, 217-219
Psiquiatria biológica, xi-xii
Psoríase, 410-411
Puberdade, 43
  paciente antissocial e, 344
  paciente *borderline* e, 265
  paciente histriônico e, 123
  paciente narcisista e, 157
  paciente paranoide e, 373-374
Punição
  do paciente antissocial, 340
  masoquismo e, 178
  necessidade inconsciente do paciente de, 14
  simbólica, sintomas como, 72-73

Q

Queixa principal, 35-37
Queixas somáticas, 19. *Ver também* Hipocondria
  avaliação de componentes psicológicos de, 410-411
  diagnóstico diferencial de, 412-413
  do paciente antissocial, 350
  do paciente com comprometimento cognitivo, 429
  do paciente com transtorno de ansiedade, 243-245
  durante o ataque de pânico, 235-236, 450
  do paciente com transtorno de conversão, 410-413
  do paciente de emergência, 442-443
  do paciente deprimido, 187, 189-190, 197, 207-208, 412-413
  do paciente histriônico, 116, 119-121, 131
  do paciente paranoide, 368-369
  do paciente psicossomático, 410-420
  do paciente psicótico, 412-413
  do paciente que abusa de substância, 412-413
Questionários, 33-34
Questões financeiras

cobertura de seguro para tratamento, 47-48, 59, 520
discussão com o paciente obsessivo-compulsivo, 93, 94, 95, 105, 504-505
honorários, 19, 49-51, 60
Questões retóricas, 16-17, 133, 204

R

Raça, definida, 474-475
Racionalização, uso de, 518-519
  pelo paciente antissocial, 333-334, 341, 349-350
  pelo paciente com transtorno de ansiedade, 234, 250
  pelo paciente deprimido, 196-197
  pelo paciente narcisista, 164
  pelo paciente obsessivo-compulsivo, 91, 95-96, 107, 109, 151
  pelo paciente paranoide, 364-365, 378-379
  pelo paciente suicida, 212
Racismo, 475-476
Rado, Sandor, 17n
Raiva da família, 219, 220, 408
Raiva do entrevistador, 24, 26-27, 48-49, 502
  provocada pelo paciente antissocial, 357
  provocada pelo paciente *borderline*, 275-276
  provocada pelo paciente com experiência diferente, 478-479
  provocada pelo paciente com transtorno dissociativo de identidade, 327
  provocada pelo paciente deprimido, 223-225
  provocada pelo paciente fóbico, 252
  provocada pelo paciente histriônico, 140
  provocada pelo paciente paranoide, 381-383
  relacionada a interrupções telefônicas, 507, 513-514
Raiva dos pais, 41, 171-172, 238-239
Raiva/hostilidade do paciente, 7-8, 16-18, 31, 60-61. *Ver também* Fúria
  atraso causado por, 19
  deflagrada por interrupções telefônicas, 509-513
  interpretação da, 29-31
  não pagar por, 50
  paciente ameaçador ou agressivo, 32, 451-453
  paciente antissocial, 344-347, 349-351, 356
  paciente *borderline*, 253-264, 269-270, 274, 520-521
  paciente com experiência diferente, 480
  paciente com transtorno de ansiedade, 22, 243-244, 247-252

paciente com transtorno dissociativo de identidade, 308-313, 317-321
paciente deprimido, 187-190, 195-199, 204, 207, 213-223, 454
paciente histriônico, 17, 110-118, 126, 130, 134-137
paciente hospitalizado, 460-461, 468
paciente masoquista, 100, 169-183
paciente narcisista, 144-153, 159-160
paciente obsessivo-compulsivo, 90-103, 106-108
paciente paranoide, 359-366, 373-381, 384
paciente passivo-agressivo, 100, 174
paciente psicossomático, 415, 418-419
paciente psicótico, 398, 403, 405-407
paciente traumatizado, 279, 282-287, 291-297, 300-301
relacionada a anotações, 502
sadismo e, 99
término de entrevista por, 60
Rapport com o paciente, 52-54.
  Ver também Aliança terapêutica; Relacionamento médico-paciente
Reação terapêutica negativa, 20-21, 172-176, 181, 218
Reações de luto, 192-193, 440-441
Realidade psíquica, 69, 80
Reasseguramento, 5, 8-9, 16, 20, 23, 29, 56-57, 60
  do paciente antissocial, 341
  do paciente *borderline*, 256-257, 261-262
  do paciente com comprometimento cognitivo, 427-428, 433
  do paciente com transtorno de ansiedade, 22, 239-241, 245-252, 506-507
  do paciente com transtorno dissociativo de identidade, 311, 315-317, 329
  do paciente de emergência, 448-454
  do paciente deprimido, 187-188, 207-208, 214-217
  do paciente hospitalizado, 463, 468-469
  do paciente paranoide, 375, 378-379, 382-384
  do paciente psicossomático, 416-420
  do paciente psicótico, 407
  via telefone, 506-507, 515-516
Reencenação, traumática, 278-279, 282-286, 294-295, 298-304
Regressão, 66
  adaptativa, 66
  induzida por doença clínica, 411-412
  pelo paciente com transtorno de pânico, 239-240
  pelo paciente histriônico, 121-123, 134-136
  pelo paciente hospitalizado, 460, 466-468
  pelo paciente obsessivo-compulsivo, 89

pelo paciente paranoide, 364-367, 369-370, 372-374
"Regressão adaptativa a serviço do ego", 66
Relacionamento médico-paciente, xi-xii.
Ver também Aliança terapêutica
com paciente com comprometimento cognitivo, 427-428
confidencialidade do, 4-5, 54
contratransferência e, 23-27
desenvolvendo *rapport*, 52-53-54
encontrando o paciente, 52-53
sentimento compartilhado de compreensão para, 5
transferência e, 9-14
Relações interpessoais, 4-5, 43-44, 67, 70-71, 74-75, 498
do paciente antissocial, 335, 337-339, 345, 353-354, 357
do paciente *borderline*, 254-261, 264-266, 272-273
do paciente com transtorno dissociativo de identidade, 329
do paciente de emergência, 443-446, 455
do paciente deprimido, 189-190
entrevistando o paciente em situação de crise, 450-452
do paciente histriônico, 110-111, 115-116
do paciente masoquista, 166-167
do paciente narcisista, 143-144
do paciente obsessivo-compulsivo, 87, 90-93
do paciente paranoide, 366, 369-370
do paciente psicossomático, 410, 416-417
do paciente psicótico, 75-76, 395-398, 408-409
na infância, 42
qualidade de, 43-44
Reminiscências, 69
Representações, 67-68
modelo das relações de objeto das, 81-82
Repressão, uso de, 13-14, 48-49, 78-79
anulação de, 14, 29-30
de desejos sexuais, 72, 121
pelo paciente com transtorno dissociativo de identidade, 310-311, 323
pelo paciente deprimido, 212-213
pelo paciente fóbico, 228, 237-238
pelo paciente histriônico, 117-118, 120
pelo paciente obsessivo-compulsivo, 96-97
pelo paciente psicótico, 406
Reserpina, 389
Resistência, 13-21, 34-35, 61-62, 82-83
adiamento de assunto importante até os minutos finais da entrevista como, 47-48
atraso como, 47-48
atuação como, 18-21, 352

concentração em detalhes triviais como, 17
definição de, 13-14
do paciente antissocial, 352-354
do paciente com transtorno de ansiedade, 240-241, 247
do paciente com transtorno dissociativo de identidade, 314-319, 326
do paciente deprimido, 218-219, 222-223
do paciente histriônico, 131-12
do paciente hospitalizado, 468
do paciente obsessivo-compulsivo, 97, 100
do paciente psicótico, 398-399
exemplos entrevistadores de, 14-21
exibição afetiva como, 17
expressa por padrões de comunicação, 13-14, 15-17
generalização como, 16-17-17
intelectualização como, 16-16-17
interpretação de, 29-30-31
momento da, 30-31-31, 37
relacionada a chamadas telefônicas, 509-518
relutância em participar do tratamento como, 20-21
revelação da, 58
sedutora, 19-20
transferência usada como, 13-14, 31
transferência traumática, 326
Responsividade empática dos pais à criança, 82-83, 264-265
Resposta de medo-fuga, 226
Resposta de fuga ou luta, 67, 280, 452-453
Respostas empáticas do entrevistador, 4-5, 23, 28, 53. *Ver também* Empatia do entrevistador
ao paciente antissocial, 350
ao paciente *borderline*, 255-257, 260-261
ao paciente com comprometimento cognitivo, 434-435
ao paciente com crise interpessoal, 451-452
ao paciente com transtorno de ansiedade, 246, 247
ao paciente com transtorno dissociativo de identidade, 327-329
ao paciente deprimido, 187, 205, 221
ao paciente histriônico, 111-112, 124-125, 130-134, 137-139
ao paciente maníaco, 198
ao paciente masoquista, 167
ao paciente obsessivo-compulsivo, 95, 100-101
ao paciente paranoide, 375, 381-382
ao paciente psicótico, 395-396, 404
ao paciente traumatizado, 292-293
ganho secundário e, 14, 30-31, 38
Respostas empáticas do paciente, provocadas por interrupções telefônicas, 512-513

Respostas paranoides, 360-361
a interrupções telefônicas, 511-512
do paciente *borderline*, 261-262
do paciente deprimido, 199
Ressentimento, 15
do paciente deprimido, 207, 222
do paciente fóbico, 244-245
do paciente histriônico, 113, 122-123
do paciente incapacitado, 487
do paciente masoquista, 166-167, 171-176, 181
do paciente obsessivo-compulsivo, 107, 151, 500-501
do paciente paranoide, 360-362, 366, 380, 385
do paciente psicótico, 404
relacionado a anotações, 500-502
relacionado a interrupções telefônicas, 510-512
Retraimento social. *Ver também* Isolamento emocional
do paciente deprimido, 187-192
do paciente paranoide, 368-370
do paciente psicótico, 75, 393-394
do paciente traumatizado, 279, 280, 283
Revisão de sistemas, psiquiátrica, 38-40
Rigidez
do paciente com comprometimento cognitivo, 425
do paciente obsessivo-compulsivo, 87-96, 107, 109, 361-362
do paciente paranoide, 361-362, 369-370
do paciente psicótico, 406
Rivers, William, 279

S

Sadismo, 25.78, 164-165
de pais de paciente paranoide, 362, 372-374
do paciente antissocial, 337-338
do paciente narcisista, 124-125, 147, 152-153
do paciente obsessivo-compulsivo, 89-93, 99-101
história do paciente traumatizado de, 302, 304
masoquismo e, 164-171, 179-183
Searles, Harold, 389
Seguro médico, 47-48, 59, 520
Self
desenvolvimento na infância do senso de, 237-238
versus personalidade e caráter, 89
Sensibilidade à rejeição
do paciente *borderline*, 260
do paciente deprimido, 191-192
Senso de direito, 507
do paciente antissocial, 340-344
do paciente histriônico, 126-127
do paciente narcisista, 142-148, 153-157, 161-263
Sentimentos competitivos do entrevistador, 21-22

Sentimentos de culpa da família, 408, 433-434
Sentimentos de culpa do entrevistador, 20-22, 500-501
   provocados pelo paciente antissocial, 350, 356
   provocados pelo paciente *borderline*, 275
   provocados pelo paciente deprimido, 222-225
   provocados pelo paciente histriônico, 138-140
   provocados pelo paciente narcisista, 160-161
Sentimentos de culpa do paciente, 7-9, 14, 60-61, 67, 485
   ausência no paciente antissocial de, 332-340, 344, 355-356
   controle psicológico da culpa, 341-342
   paciente *borderline*, 262-263, 265-266, 273
   paciente com comprometimento cognitivo, 430
   paciente com transtorno de ansiedade, 243-246, 250
   paciente deprimido, 185-197, 203, 208-215, 220-223
   paciente histriônico, 116-123
   paciente homossexual, 489
   paciente masoquista, 166-173, 176-181
   paciente narcisista, 142-145, 148-151, 156, 160-161
   paciente obsessivo-compulsivo, 90-96, 99-100, 105
   paciente paranoide, 345, 366, 374-375, 383-384
   paciente psicossomático, 410
   paciente psicótico, 398-399, 403, 407
   paciente traumatizado, 282-284
      culpa do sobrevivente, 289, 298
      relacionados a interrupções telefônicas, 510-514
   teoria estrutural e, 78
Sentimentos de desesperança, 475-476
   do paciente *borderline*, 259
   do paciente com comprometimento cognitivo, 430
   do paciente com transtorno dissociativo de identidade, 307-308
   do paciente deprimido, 20-21, 185-188, 207-208, 212-215, 218-221, 224-225
   do paciente hospitalizado, 461-462, 467-468
   do paciente masoquista, 181
   do paciente melancólico, 191-192
   do paciente suicida, 398
   do paciente traumatizado, 297
Sentimentos de impotência, 15, 24, 39, 67, 72
   com doença clínica, 461-462
   do paciente com comprometimento cognitivo, 433

do paciente com transtorno dissociativo de identidade, 322, 327-329
do paciente confuso, 442
do paciente de emergência, 439
do paciente deprimido, 184-186, 190, 193-195, 202, 221-225
do paciente fóbico, 239-240, 252
do paciente histriônico, 111-114, 121-133, 134-135, 139-140
do paciente masoquista, 181
do paciente obsessivo-compulsivo, 95-98
do paciente psicossomático, 411-412
do paciente psicótico, 404
do paciente traumatizado, 284-285
dos pais de paciente com crise interpessoal, 451-452
Sentimentos de inadequação do entrevistador, 21-24, 465
   provocados pelo paciente masoquista, 181, 182
Sentimentos de inadequação do paciente, 15, 56-57, 510-512
   paciente antissocial, 334-337
   paciente *borderline*, 266
   paciente com transtorno de ansiedade, 233
   paciente deprimido, 193, 194, 195-197, 208-209
   paciente distímico, 173
   paciente masoquista, 176-179
   paciente narcisista, 144-149, 155-157
   paciente obsessivo-compulsivo, 96-98
   paciente paranoide, 367, 370-371, 376, 385
   perda secundária e, 72
Sentimentos de inutilidade
   do paciente com transtorno dissociativo de identidade, 320
   do paciente deprimido, 185, 199, 218
   do paciente masoquista, 171-172
   do paciente narcisista, 149, 152
   do paciente paranoide, 366-367, 372, 376, 385
   do paciente suicida, 398
Sentimentos de onipotência
   do paciente masoquista, 170-171
   do paciente narcisista, 263
   do paciente obsessivo-compulsivo, 97-98, 105-106
Sentimentos ou experiências de abandono, 41
   do paciente antissocial, 343-344, 349
   do paciente *borderline*, 254-255, 258, 260-263, 268, 269
   do paciente deprimido, 196-197, 205, 207
   do paciente histriônico, 126
   do paciente hospitalizado, 462, 467-468
   do paciente masoquista, 169-170, 171-172
   do paciente obsessivo-compulsivo, 109
   do paciente psicótico, 405-406

do paciente traumatizado, 278-279, 300-301
Sentimentos parentais do entrevistador, 427-428, 488
Sentimentos sexuais para com o paciente, 26-27
Sessões de tratamento por telefone, 517-518
Sexualidade infantil, 42, 64-65, 279
Shatan, C., 280
Silêncio do entrevistador, 19
   com o paciente com experiência diferente, 483-484
   com o paciente deprimido, 205
   com o paciente histriônico, 129
   com o paciente masoquista, 177
   com o paciente obsessivo-compulsivo, 100-101, 106-107
   com o paciente psicossomático, 414
Silêncio do paciente, 13-15, 29-30
   durante entrevista pelo telefone, 517
   paciente com transtorno de ansiedade, 240
   paciente histriônico, 121-122
   paciente obsessivo-compulsivo, 104
   paciente paranoide, 374-375-375
   paciente psicótico, 407, 408
Simbolização, uso de, 79-80
   pelo paciente deprimido, 188-189
   pelo paciente fóbico, 230-231, 233-234, 250
   pelo paciente psicossomático, 412-413
Simulação, 279
   pelo paciente com transtorno dissociativo de identidade, 314
   pelo paciente psicossomático, 410-412, 419
   pelo paciente que faz uso abusivo de substância, 450-451
Síndrome da serotonina, 422-423
Síndrome de Munchausen, 410-411
Síndrome de personalidade, xi-xii
Síndrome do intestino irritável, 410-411
"Síndrome do pato sentado", 327
Síndrome do sobrevivente, 280
Síndrome do trauma do estupro, 280
Síndromes cerebrais orgânicas, 74-75, 368-369
Sintomas/estados dissociativos, 11, 305
   histeria e, 306-307, 310-311
   paciente *borderline* e, 254-255, 260-263
   paciente histriônico e, 118
   paciente traumatizado e, 278-285, 310-311
      abuso de substância e, 290
      transtorno de estresse agudo, 284-286
      transtorno de estresse pós-traumático, 281-286, 290-291, 306-307
Sintomas/transtorno de conversão, 14, 72-73
   ansiedade e, 441-442
   do paciente histriônico, 116-121

histeria e, 306
problemas somáticos e, 410-443
Sobreviventes do Holocausto, 279-280, 288-292, 298, 302-303, 432. *Ver também* Paciente traumatizado
Sociopata, 332. *Ver também* Paciente antissocial
Somatização, 19, 120, 412-413, 416-417
Sonhos, 17, 19, 26-27. *Ver também* Pesadelos
   durante a infância, 41
   perguntando sobre, 39, 61-62
   repetitivos, 39
   sexuais, 39
   temas comuns de, 39
   transferência e, 10, 11, 30-31
Spiegel, John, 279
Stern, Adolph, 254
Stone, M.H., 254-255, 332-333
Subculturas, 480-481
Submissividade, 13-14, 50
   do paciente antissocial, 339
   do paciente masoquista, 164, 168-172
   do paciente obsessivo-compulsivo, 90, 92-93, 97, 106-108, 152, 345
   do paciente paranoide, 365-367, 373-375, 380, 382-383
Suborno, 20, 50
Sugestibilidade, 110-111, 114-115, 278-279
Sullivan, Harry Stack, 4-5, 66, 388
Sundowning, 421
Superego, 78-80, 196-197
   do paciente antissocial, 333, 334, 336, 343-344
   do paciente *borderline*, 266
   do paciente com transtorno de ansiedade, 227, 238-239
   do paciente deprimido, 196-198, 203
   do paciente histriônico, 110-112, 124
   do paciente maníaco, 198-199
   do paciente masoquista, 169-170
   do paciente narcisista, 143-144, 150, 156
   do paciente paranoide, 366-367
   do paciente psicótico, 392-393
   do paciente traumatizado, 289
   papel no comportamento, 80
Superficialidade
   do paciente antissocial, 333, 334-340
   do paciente com transtorno de conduta, 335
   do paciente histriônico, 110-111
   do paciente narcisista, 259
   do paciente psicótico, 75, 76
Supervisão da entrevista, 4, 20-23, 82-83
   anotações, 497-502
   avaliação do estado mental, 47
   com tipos específicos de pacientes
     paciente *borderline*, 275
     paciente com transtorno dissociativo de identidade, 328-329

paciente psicótico, 389-390
paciente traumatizado, 303-304
emulação de supervisor feita pelo entrevistador jovem, 23
obtenção da história psiquiátrica, 34-35
relacionada ao manejo de honorários, 50

T

Tangencialidade, 391, 395-396
TDAH (transtorno de déficit de atenção/hiperatividade), 333-334, 343-344
TDI. *Ver* Paciente com transtorno dissociativo de identidade
TEA. *Ver* Transtorno de estresse agudo
Tédio do entrevistador, 26-27
   provocado pelo paciente deprimido, 224-225
   provocado pelo paciente masoquista, 174-175
   provocado pelo paciente não sofisticado, 482
   provocado pelo paciente narcisista, 159
   provocado pelo paciente obsessivo-compulsivo, 95-96, 100-101
   provocado pelo paciente psicótico, 403
Tédio do paciente, 489
   paciente com comprometimento cognitivo, 430
   paciente histriônico, 110-111, 114
   paciente obsessivo-compulsivo, 17
Teimosia, 465-466
   do paciente obsessivo-compulsivo, 87-91, 100, 109
Tempestades afetivas, 257
Tendência homicida, 430
   avaliação de risco para, 385-386
   dever de proteger e, 514-517
   do paciente *borderline*, 258
   do paciente narcisista, 150
   do paciente paranoide, 385-387
   relato de chamadas telefônicas, 514-517
   tendência suicida e, 199-200
Tendência suicida, 440-441
   ambivalência sobre, 212, 448
   discussão com o paciente, 261-262, 209-213, 448-449
   do paciente *borderline*, 260-263
   do paciente com transtorno dissociativo de identidade, 309, 310
   do paciente deprimido, 184, 199, 261-262, 440-441, 448-449
   do paciente paranoide, 363
   do paciente psicótico, 398-400
   fatores de risco e proibitivos para, 200
   fornecimento do número de telefone residencial do entrevistador ao paciente, 506-507
   hospitalização para, 209-210, 449
   impulsividade e, 261-262
   motivações para, 199-200

significado inconsciente da, 200, 210-211
significado psicológico de morrer, 200
Teoria da mente, 82
Teoria do apego, 82
   ansiedade da separação e, 227-228
   apego desorganizado, 311
   fobia e, 229
   masoquismo e, 164-165, 170-171
   psicopatologia *borderline* e, 259, 265
   psicopatologia histriônica e, 113, 119-120, 123
   psicopatologia narcisista e, 260-261
   psicopatologia paranoide e, 367
   psicose e, 389
   transtorno de pânico e, 236-237, 239-240, 243
   transtorno dissociativo de identidade e, 311-312, 322-323, 326
   transtorno de estresse pós-traumático e, 289
TEPT. *Ver* Transtorno de estresse pós-traumático
Terapia familiar, 220, 408
Térmico precoce da entrevista, 60
Teste de realidade
   do paciente antissocial, 345
   do paciente *borderline*, 255-256, 263
   do paciente com comprometimento cognitivo, 429
   do paciente fóbico, 234
   do paciente paranoide, 512
   do paciente psicótico, 74-75, 397, 401-402
     chamadas telefônicas e, 508-509
Testes cognitivos, 431-432
Testes neuropsiquiátricos, 431
Testes psicológicos, 63, 266-267
The Mask of Sanity, 332
Timidez, 56-57
   masoquismo e, 174-176
   na infância, 41, 43, 237-238, 242
   narcisismo e, 143-, 154-157
TOC. *Ver* Transtorno obsessivo-compulsivo
TPB. *Ver* Transtorno da personalidade *borderline*
Traços de caráter, 72-75, 80
   do paciente antissocial, 340, 353-354
   do paciente com comprometimento cognitivo, 427-428
   do paciente fóbico, 230-231, 248
   do paciente histriônico, 114, 116-119, 123, 152-153
   do paciente masoquista, 176, 180-183
   do paciente obsessivo-compulsivo, 92-93, 97
   do paciente paranoide, 360-363, 377-378, 468
   do paciente psicótico, 76, 254
   versus personalidade e *self*, 89
Transferência competitiva, 11-14, 16-17, 19
Transferência idealizadora, 158-162
Transferência traumática, 324-326

Índice

Transferência(s), xi-xii, 9-14. *Ver também* Contratransferência
  aliança terapêutica e, 9
  competitiva, 11-19
  de espelhamento, 142, 160-161
  definição de, 9
  de *flashback*, 324
  de idealização, 158-162
  de pacientes homossexuais, 490-491
  dependente, 10-11, 16-17
  do paciente antissocial, 20-21, 353-356
  do paciente *borderline*, 253, 273-274
  do paciente com comprometimento cognitivo, 427-428
  do paciente com transtorno dissociativo de identidade, 324-327
  do paciente deprimido, 221-223
  do paciente histriônico, 137-140
  do paciente masoquista, 177, 181-182
  do paciente narcisista, 158-193
  do paciente obsessivo-compulsivo, 106-109
  do paciente traumatizado, 298-304
  do paciente paranoide, 384-385
  negativa, 9-10, 13-14
    deslocada para outras figuras de autoridade, 18
    do paciente com transtorno dissociativo de identidade, 324, 326
    do paciente paranoide, 9
  onipotente, 9, 11, 13-14, 221, 252, 384
  padrões comuns de, 10-14
  positiva, 9-14
    do paciente com transtorno de ansiedade, 245-246
  pré-entrevista, 51-52
  relacionada a anotações, 502
  relacionada à idade, 12-13
  relacionada ao uso de intérprete, 478-479
  traumática, 324-326
  usada como resistência, 13-14
Transição entre entrevistas, 49
Transtorno bipolar, 184, 198
  abuso de substância e, 399-400
  lítio para, 389
  psicótico, 390-392, 398, 400-401
  transtorno da personalidade bipolar e, 254-255, 262-263
  transtorno da personalidade *borderline* e, 262-263
  transtorno da personalidade paranoide e, 363-364
  versus narcisismo, 150, 153-154
  versus transtorno dissociativo de identidade, 312, 313
Transtorno da personalidade antissocial, 332-333
  critérios diagnósticos do DSM-5 para, 333-334
  etiologia do, 333
  transtorno de conduta e, 333-335
  transtorno de déficit de atenção/hiperatividade e, 333-334

Transtorno da personalidade *borderline* (TPB), 142-143, 254-255
  critérios diagnósticos do DSM-5 para, 254-255
  transtorno dissociativo de identidade e, 307-308, 313-314
Transtorno da personalidade histérica, 111-112
Transtorno da personalidade histriônica
  critérios diagnósticos do DSM-5 para, 110-111
  versus transtorno da personalidade histérica, 111-112
Transtorno da personalidade narcisista, 6-7, 142-143
  critérios diagnósticos do DSM-5 para, 143-144
  subtipo tímido ou dissimulado, 143-147
Transtorno da personalidade obsessivo-compulsiva, 43-44, 87-89
  critérios diagnósticos do DSM-5 para, 87-88
Transtorno da personalidade paranoide, critérios diagnósticos do DSM-5 para, 357-359
Transtorno de ansiedade de separação, 227-228
Transtorno de ansiedade generalizada, 227-233, 236-237
Transtorno de arrancar cabelos, 22-23, 88-89
Transtorno de conduta, 333-335
Transtorno de déficit de atenção/hiperatividade (TDAH), 333-334, 343-344
Transtorno de estresse agudo (TEA), 284-285
  critérios diagnósticos do DSM-5 para, 284-285
Transtorno de estresse pós-traumático (TEPT), 8-9, 228
  classificação DSM do, 281
  comorbidades com, 290-291
  complexo, 281, 306-307, 324
  conduzindo a entrevista no, 290-298
  critérios diagnósticos do DSM-5 para, 281-285
  versus DSM-IV-TR, 284-286
  distribuição de gênero do, 285
  epidemiologia do, 285-287
  fatores de risco para, 285-287
  prevalência do, 277
  psicopatologia e psicodinâmica do, 281-291
  questões de transferência e contratransferência no, 298-304
  transtorno dissociativo de identidade e, 307-308
  trauma e o ciclo de vida, 289-290
Transtorno depressivo persistente (distimia), 184, 186
Transtorno obsessivo-compulsivo (TOC), 87-89

  critérios diagnósticos do DSM-5 para, 87-89
  tratamento de, 89
Transtornos alimentares, 100, 126, 157, 254-255, 265
Transtornos de caráter, 20-21, 443
  com aspectos obsessivos e narcisistas, 150
  falta de ansiedade consciente em, 72
  masoquista, 164-168, 173
  noção do paciente sobre a patologia em, 73-74
  patologia do ego em, 79-80
  psicoterapia de, 89
  queixa principal de pacientes com, 36-37
  relações sociais do paciente com, 43-44
Transtornos de personalidade
  no DSM-5, xi-xii
  subtipo tímido ou dissimulado, 143-147
  transtorno da personalidade antissocial, 332334 (*Ver também* Paciente antissocial)
  transtorno da personalidade *borderline*, 142-143, 254-255 (*Ver também* Paciente *borderline*)
  transtorno da personalidade histérica, 111-112
  transtorno da personalidade histriônica, 110-112 (*Ver também* Paciente histriônico)
  transtorno da personalidade narcisista, 6-7, 142-144 (*Ver também* Paciente narcisista)
  transtorno da personalidade obsessivo-compulsiva, 43-44, 87-88 (*Ver também* Paciente obsessivo-compulsivo)
  transtorno da personalidade paranoide, 357-359 (*Ver também* Paciente paranoide)
  transtorno de estresse pós-traumático e, 290-291
Transtornos factícios, 469
  transtorno dissociativo de identidade, 314
  transtornos somatoformes, 410-412, 419
Transtornos somatoformes, 306-307, 410-412, 418, 419
Trauma pós-guerra, 279
Treinamento de higiene, 39-40, 40, 93, 95
Tristeza, 7-8, 184, 184-186, 187

U

Úlceras pépticas, 411-412
Uso do primeiro nome com os pacientes, 11-14, 52-53, 271-272, 427-428
Uso terapêutico do *self*, 21-22

V

Vergonha, 7-8, 15, 67
  do paciente antissocial, 338
  do paciente com transtorno dissociativo de identidade, 314-315, 324, 330
  do paciente deprimido, 197, 209-211, 222
  do paciente fóbico, 229-230, 240, 243-244
  do paciente homossexual, 489
  do paciente masoquista, 168, 172-173, 179-181
  do paciente narcisista, 143-52, 156-162
  do paciente obsessivo-compulsivo, 93, 97, 99, 105, 114
  do paciente paranoide, 362, 366, 374-375, 383-384
  do paciente psicossomático, 416-418
  do paciente psicótico, 403
  do paciente suicida, 211
  do paciente traumatizado, 282-284, 291-292
Violações de fronteiras, 20, 25-26
  paciente *borderline* e, 275
Violência. *Ver também* Agressão; Periculosidade; Tendência homicida
  conduzindo a entrevista com o paciente agressivo, 451-453
  do paciente antissocial, 332-333, 339, 345, 352-353
  do paciente *borderline*, 255-258, 269
  do paciente deprimido, 200, 208-209
  do paciente fóbico, 238-239
  do paciente narcisista, 149, 150
  do paciente paranoide, 363-364, 386
  do paciente psicótico, 398, 401-402
  do paciente suicida, 200, 398-400
  dos *alters* do paciente com transtorno dissociativo de identidade, 308
  exposição do paciente traumatizado a, 278-286, 290, 293-294, 298-300
  regulação comportamental de, 65
  sexual, 278-279, 282, 290, 293-294

W

Weiss, R.W., 367
Winnicott, D.W., 68

IMPRESSÃO:

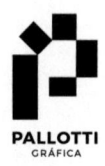

PALLOTTI
GRÁFICA

Santa Maria - RS | Fone: (55) 3220.4500
www.graficapallotti.com.br